Psychiatrie der Gegenwart 5

4. Auflage

Herausgeber:
H. Helmchen
F. Henn
H. Lauter
N. Sartorius

Springer

Berlin
Heidelberg
New York
Barcelona
Hongkong
London
Mailand
Paris
Singapur
Tokio

Schizophrene und affektive Störungen

H. HELMCHEN · F. HENN
H. LAUTER · N. SARTORIUS

HERAUSGEBER

M. BAUER · H. BECKMANN · M. BERGER · R. J. BOLAND
H. D. BRENNER · G. W. BROWN · P. J. CLAYTON · J. E. COOPER
J. M. CYRANOWSKI · S. ECKER · W. W. FLEISCHHACKER · J. A. FLEMING
A. FRANCIS · E. FRANK · E. FRANZEK · TH. FUCHS · W. GAEBEL
T. E. GOLDBERG · I. I. GOTTESMANN · A. HEINZ · H. HEISE
H. HELMCHEN · F. HENN · H. HOFFMANN · H. H. HOLCOMB
A. JABLENSKY · C. L. E. KATONA · M. B. KELLER · A. KOPELOWICZ
K.-T. KRONMÜLLER · A. C. LAHTI · J. LEFF · R. P. LIBERMAN · W. MAIER
D. R. MEDOFF · H. W. MOISES · CH. MUNDT · M. S. NOBLER
M. RIETSCHEL · W. RÖSSLER · H. A. SACKEIM · H. SAUER · S. SCHWAB
S. S. SHERGILL · L. SIEGEL · J. C. SIMPSON · S. P. SINGH · T. E. SMITH
C. SPANIER · C. A. TAMMINGA · M. E. THASE · M. T. TSUANG
U. VODERHOLZER · T. W. WEICKERT · D. R. WEINBERGER · M. WEISBROD
H.-U. WITTCHEN · D. VON ZERSSEN

MITARBEITER

Mit 26 Abbildungen
und 44 Tabellen

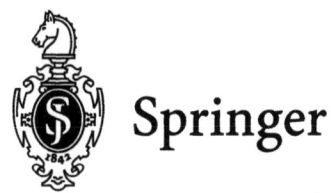

Springer

Prof. em. Dr.
HANFRIED HELMCHEN
Freie Universität Berlin
Psychiatrische Klinik
Eschenallee 3
D-14050 Berlin

Prof. em. Dr.
HANS LAUTER
Technische Universität München
Klinikum rechts der Isar
Ismaninger Str. 22
D-81675 München

Prof. Dr. Dr.
FRITZ HENN
Zentralinstitut
für Seelische Gesundheit
Postfach 12 21 20
D-68072 Mannheim

Prof. Dr. Dr. Dr. h.c. mult.
NORMAN SARTORIUS
Hôpitaux Universitaires de Genève
Belle-Idée, Bâtiment Salève
2, chemin du Petit-Bel-Air
CH-1225 Chêne-Bourg/Genève

ISBN-13:978-3-642-64057-5   e-ISBN-13: 978-3-642-59626-1
DOI: 10.1007/978-3-642-59626-1

Die Deutsche Bibliothek – CIP-Einheitsaufnahme
Schizophrene und affektive Störungen: mit 40 Tabellen / Hrsg.: Hanfried Helmchen ... – Berlin;
Heidelberg; New York; Barcelona; Hongkong; London; Mailand; Paris; Singapur; Tokio: Springer,
2000
   (Psychiatrie der Gegenwart; Bd. 5)
   ISBN-13:978-3-642-64057-5

Springer-Verlag Berlin Heidelberg New York
ein Unternehmen der BertelsmannSpringer Science + Business Media GmbH

Umschlaggestaltung: e STUDIO CALAMAR, Pau/Girona
Layout: e STUDIO CALAMAR, Pau/Girona
Satz: K + V Fotosatz GmbH, Beerfelden

Gedruckt auf säurefreiem Papier   SPIN 10469303   26/3130SM - 5 4 3 2 1 0

Vorwort zur 4. Auflage

Fünfzehn Jahre nach dem Ende des zweiten Weltkrieges wurde mit der ersten Auflage von *Psychiatrie der Gegenwart* der Versuch unternommen, den damaligen Stand der Psychiatrie zusammenfassend darzustellen und damit auch die weitgehend zerstörten Verbindungen der deutschen Psychiatrie zum internationalen Kenntnisstand wieder zu eröffnen. Sozialpsychiatrische Ansätze, aber auch zunehmend empirische Forschungsergebnisse bestimmten die rund 10 Jahre später erschienene zweite Auflage. Die verstärkte Beachtung wissenschaftlich kontrollierter Empirie charakterisierte die in den 80er Jahren publizierte dritte Auflage ebenso wie auch die Bedeutung der Psychotherapie in der Psychiatrie. Ihr war ein eigener Band gewidmet, während in der nun vorliegenden vierten Auflage die inzwischen erfolgte Integration der Psychotherapie in die Psychiatrie darin ihren Ausdruck findet, daß die verschiedenen psychotherapeutischen Verfahren vermehrt störungsspezifisch dargestellt werden. Die vierte Auflage enthält am Ende der „Dekade des Gehirns" das aktuelle Wissen der biologischen Basis der Psychiatrie. Sie lenkt aber auch den Blick auf die vielschichtigen psychiatrisch relevanten soziokulturellen Probleme unserer heutigen Welt und auf die Internationalisierung unseres Fachgebietes.

Die vierte Auflage der *Psychiatrie der Gegenwart* vermittelt den aktuellen Stand des wissenschaftlich kontrollierten psychiatrischen Wissens ebenso wie auch den der erfahrungsbegründeten ärztlich-psychiatrischen Kunst. Sie stellt die gegenwärtige Forschung in ihren Brennpunkten, Konzepten, Kontroversen und methodischen Innovationen sowie Entwicklungstrends und Perspektiven für die Zukunft psychiatrischen Handelns und Forschens dar. Sie zielt darauf, die Vielfalt aller Gebiete psychiatrischer Tätigkeit darzustellen, allerdings nicht umfassend, sondern paradigmatisch: es geht um konzeptuelle Klärung und Öffnung von Perspektiven. Dabei kommen bewährte Konzepte ebenso wie neue theoretische Entwicklungen, natur- ebenso wie kulturwissenschaftliche Methoden und Ansätze, die subjektive Wirklichkeit der erlebten Innenwelt ebenso wie die objektive Realität der physischen (einschließlich der eigenen körperlichen) und sozialen Umwelt zur Geltung, sofern sie für das psychiatrische Handeln Bedeutung gewonnen oder begründete Aussicht haben, psychiatrisches Handeln zu beeinflussen. Die *Psychiatrie der Gegenwart* liefert somit das aktuelle Wissen um die biologischen, psychologischen und sozialen Grundlagen der psychischen Störungen und versucht, deren Interaktion als relevante Wissensgrundlage der Psychiatrie darzustellen. Sie legt dabei besonderes Gewicht auf zukunftsträchtige Entwicklungen durch neue Erkenntnisse der Molekularbiologie und Genetik, durch neue Methoden im Bereich der bildgebenden Hirndiagnostik, durch Einbeziehung neuester neuropsychologischer Forschungsergebnisse. Damit will die *Psychiatrie der Gegenwart* dem angehenden wie dem erfahrenen, dem praktisch tätigen wie dem forschenden Psychiater das Instrumentarium an die Hand geben, der Vielfalt und Häufigkeit psychischer Störsyndrome mit Kompetenz zu begegnen und dem psychisch Kranken ein sorgfältiger und verläßlicher Partner zu sein.

Die *Psychiatrie der Gegenwart* kommt zwar aus der Tradition der deutschsprachigen Psychiatrie, spiegelt aber mit dieser vierten Auflage die internationale Entwicklung mit Autoren aus vielen Regionen der Welt wider. Deshalb erscheint sie auch erstmalig zweisprachig: als *Psychiatrie der Gegenwart* und als *Contemporary Psychiatry*. Reizvoll ist dabei der Vergleich dieser unterschiedlichen Traditionen, der eher deskriptiv-pragmatischen englischsprachigen Welt mit der eher analytisch-geistesgeschichtlichen Sichtweise deutschsprachiger Autoren.

Diese vierte Auflage der *Psychiatrie der Gegenwart* folgt einem neuen Konzept insofern, als viele Themen aus unterschiedlichen Perspektiven behandelt werden: aus der Perspektive verschiedener Disziplinen (Bände 1 und 2), im Rahmen besonderer Situationen und Lebensabschnitte (Band 3) und unter dem Aspekt spezifischer psychiatrischer Krankheiten und Störungen (Band 4–6).

Obwohl die Bände in einem inneren Zusammenhang stehen, hat doch jeder Band eine erhebliche Selbständigkeit. So werden in Band 1 (‚Grundlagen der Psychiatrie‘) die wissenschaftlichen Grundlagen- und Nachbardisziplinen der Psychiatrie – Kultur- und Sozialwissenschaften, Neurowissenschaften, Psychopathologie, Epidemiologie und Genetik – behandelt. In Band 2 (‚Allgemeine Psychiatrie‘) werden die Klassifikation und Diagnostik, Vorbeugung und Behandlung psychischer Krankheiten, psychiatrische Versorgungssysteme, rechtliche und ethische Fragen in der Psychiatrie, und die Qualifizierung des Psychiaters und des psychiatrischen Handelns dargestellt.

Da in der sich regional rasch wandelnden, multikulturell differenzierenden und gleichzeitig zunehmend global interagierenden Welt eine Fülle spezieller psychiatrischer Probleme an Bedeutung gewonnen hat und auch neuartige Problemfelder mit psychiatrischer Relevanz aufgetreten sind (demographischer Wandel, Verfolgung, Folter und Gewalt), beschäftigt sich der gesamte Band 3 (‚Psychiatrie spezieller Lebenssituationen‘) mit der Psychiatrie verschiedener Lebensabschnitte, insbesondere der Entwicklung in Kindheit und Jugend einerseits und dem Altern und Alter andererseits, weiter mit der Psychiatrie in speziellen Situationen (z. B. Lagerhaft, Katastrophen, besondere Umweltbedingungen), und nicht zuletzt mit kulturspezifischen und geschlechtsabhängigen psychischen Störungen sowie mit der Komorbidität psychischer Störungen und mit der geistigen Behinderung.

Die spezielle Psychiatrie wird in weiteren 3 Bänden dargestellt, in Band 4 (,Psychische Störungen bei somatischen Krankheiten') die Demenzen, Delirien, organischen Wesensänderungen sowie die psychischen Störungen bei körperlichen Erkrankungen, auch bei neuartigen Krankheiten und Situationen (wie bei AIDS oder in der Transplantationsmedizin), in Band 5 (,Schizophrene und affektive Störungen') Klinik, Verlauf, Epidemiologie, Pathogenese und Behandlung schizophrener, schizoaffektiver, schizophrenieähnlicher sowie manischer und depressiver Störungen einschließlich der Rehabilitation und Versorgung der an diesen Krankheiten Leidenden, und in Band 6 (,Erlebens- und Verhaltensstörungen, Abhängigkeit und Suizid') Angst- und Zwangsstörungen, somatoforme und neurasthenische Störungen, Suizid und Parasuizid, Anpassungsstörungen, Störungen des Eß-, Schlaf- und Sexualverhaltens, Persönlichkeitsstörungen und Verhaltensstörungen sowie Mißbrauch und Abhängigkeit von Alkohol, Tabak und anderen psychotropen Substanzen.

Die *Psychiatrie der Gegenwart* ist keine Enzyklopädie. Sie behandelt weder alle Gebiete psychiatrischer Tätigkeit in eigenen Beiträgen, noch sind die Kapitel selbst in jedem Falle umfassend. Vielmehr wollen sie Anregungen und Hilfen zum eigenen Weiterstudium wesentlicher Literatur geben. Denn umfassende Literaturübersichten können heute nicht mehr aktuell sein und sind in Zeiten des schnellen Zugriffs zu Literatur-Datenbanken auch weniger wichtig als konzeptuelle Ordnung: es geht um Kristallisationskerne für das heute unverzichtbar gewordene lebenslange eigenständige Lernen in einer kontinuierlichen medizinischen Fortbildung, die der Reflektion der eigenen Erfahrung und der kritischen Aneignung wissenschaftlich kontrollierten Wissens (,evidenced-based medicine') dient.

Die *Psychiatrie der Gegenwart* geht davon aus, daß Diagnosen hilfreich sind, indem sie die klinische Arbeit erleichtern und Vergleiche der Befunde verschiedener Untersucher erlauben, ohne daß sie notwendigerweise eine ätiologische Bestimmung enthalten. Deshalb haben die Herausgeber darauf geachtet, der Internationalen Klassifikation der Krankheiten (ICD-10) ebenso wie wichtigen nationalen Klassifikationen psychischer Störungen, insbesondere dem DSM-IV der amerikanischen psychiatrischen Fachgesellschaft (APA), zu folgen. Da manche Autoren die eine, andere Autoren die andere Klassifikation bevorzugen, wurde für die Vergleichbarkeit beider Diagnostiksysteme durch Vergleichstabellen zwischen ICD-10 und DSM-IV Sorge getragen. Darüber hinaus haben die Herausgeber sich bemüht, wo immer möglich auch andere klinische Terminologien in der Überzeugung zu berücksichtigen, daß Klassifikationen psychischer Störungen nur Konventionen, also Ausdruck des Wissens und der Überzeugungen einer Gruppe von Psychiatern zu einem bestimmten Zeitpunkt sind und sich schnell wandeln können. Sie sollten deshalb als nichts anderes angesehen werden denn als Hilfen für die psychiatrische Entscheidungsfindung und die Kommunikation zwischen all denen, die in der Psychiatrie tätig sind. Diese Kommunikation gewinnt an Bedeutung angesichts der immer notwendiger werdenden Kontakte zwischen Psychiatern aus unterschiedlichen Kulturen. Dabei werden nicht nur kulturell bedingte Verschiedenheiten, sondern auch die teilweise bedrückend extremen Unterschiede in der Verteilung von

Ressourcen deutlich, und zwar nicht nur zwischen Ländern sehr unterschiedlichen Entwicklungsstandes, sondern auch innerhalb von Industrienationen. Diese Kenntnisse relativieren manchen eigenen Standpunkt und warnen vor unzulässigen Verallgemeinerungen.

Abschließend seien noch einige technische Hinweise gegeben: Leseempfehlungen (*) verweisen auf besonders empfehlenswerte Übersichtsartikel und herausragende Originalarbeiten; Marginalien sollen jeweils die Kernprobleme einer Seite markieren und damit dem Leser einen Sofortüberblick ermöglichen; Querverweise auf andere Kapitel bilden auch die erforderliche Vernetzung der zahlreichen partikularen Wissensgebiete der Psychiatrie ab; schließlich sollte bei aller Bemühung um eine einheitliche Makrostruktur des Werkes in Gliederung und Layout doch die Individualität der Autoren erkennbar bleiben, um auch darin die Vielfalt der Psychiatrie in ihren Erscheinungsformen und Zugangsweisen deutlich zu machen.

Die Herausgeber fühlen sich der langjährigen Tradition der *Psychiatrie der Gegenwart* verpflichtet und gedenken vor allem ihrer inzwischen verstorbenen Vorgänger Erik Strömgren, Karl Peter Kisker und Joachim Ernst Meyer, welche die letzten beiden Auflagen maßgeblich geprägt haben.

Am Ende einer sich über 5 Jahre hinziehenden intensiven und vielfältigen Arbeit gilt der Dank der Herausgeber den Autoren ebenso wie den Mitarbeitern des Springer-Verlages. Viele Autoren haben sowohl die Änderungswünsche der Herausgeber sehr konstruktiv aufgegriffen; einige, erfreulicherweise sehr pünktliche Autoren haben dankenswerterweise große Geduld gegenüber den gelegentlich längeren Bearbeitungszeiten und erneute Bemühungen um eine Aktualisierung mancher Manuskripte aufgebracht. Das Werk selbst wäre nicht zustande gekommen ohne die Initiative von Dr. Thomas Thiekötter, das Engagement von Dr. Heike Berger sowie den in der Schlußphase unermüdlichen Einsatz von Renate Scheddin und den zahlreichen Mitarbeitern des Verlages, von denen insbesondere Dr. Christiane Grosser, Meike Seeker, Miriam Feldhaus, Stefanie Zöller und Gisela Zech dankbar genannt sein sollen.

Heidelberg, im Mai 1999

HANFRIED HELMCHEN
FRITZ HENN
HANS LAUTER
NORMAN SARTORIUS

Inhaltsverzeichnis

Besondere somatische Therapieverfahren

Mitarbeiterverzeichnis

BAUER, M., Prof. Dr. Dr., Neuropsychiatric Institute and Hospital,
Department of Psychiatry and Behavioral Sciences,
Mood Disorders Research Program, 300 UCLA Medical Plaza,
Los Angeles, CA 90095-6968, USA

BECKMANN, H., Prof. Dr., Universitäts-Nervenklinik,
Psychiatrische Klinik und Poliklinik, Füchsleinstr. 15, D-97080 Würzburg

BERGER, M., Prof. Dr., Universitätsklinik für Psychiatrie und
Psychosomatik, Hauptstr. 5, D-79104 Freiburg

BOLAND, R.J., Prof. Dr., Miriam Hospital, Department of Psychiatry,
Providence, RI 02906, USA

BRENNER, H.D., Prof. Dr. Dr., Universitäre Psychiatrische Dienste Bern
(UPD), Laupenstr. 49, CH-3000 Bern 10, Schweiz

BROWN, G.W., Prof. Dr., Royal Holloway, University of London,
Socio-medical Research Centre, Department of Social Policy and
Social Science, 11 Bedford Square, London WC1B 3RA, United Kingdom

CLAYTON, P.J., Dr., University of Minnesota Medical School,
Department of Psychiatry, 420 Delaware Street SE, Minneapolis,
MN 55455, USA

COOPER, J.E., Prof. Dr., Meadow Cottage, 25, Ireton Grove, Attenbo-
rough, Nottingham NG9 6BJ, United Kingdom

CYRANOWSKI, J.M., Dr., University of Pittsburgh Medical Center,
Western Psychiatric Institute and Clinic,
Depression and Manic-Depression Prevention Program,
3811 O'Hara Street, Pittsburgh, PA 15213, USA

ECKER, S., Dr., Zentralinstitut für seelische Gesundheit, J5,
D-68159 Mannheim

FLEISCHHACKER, W.W., Univ.-Prof. Dr., Universitätsklinik für
Psychiatrie, Abteilung für Biologische Psychiatrie, Anichstr. 35,
A-6020 Innsbruck, Österreich

FLEMING, J.A., Dr., Harvard Medical School, Department of Psychiatry,
Massachusetts Mental Health Center, 74 Fenwood Road, Boston,
MA 02115, USA

FRANCIS, A.J., Dr. Dr., SUNY Stony Brook, Health Science Center T-10, Stony Brook, New York, NY 11794, USA

FRANK, E., Prof. Dr., University of Pittsburgh School of Medicine, 3811 O'Hara Street, Pittsburgh, PA 15213, USA

FRANZEK, E., PD Dr., Psychiatrische Klinik der Universität, Füchsleinstr. 15, D-97080 Würzburg

FUCHS, TH., PD Dr., Psychiatrische Klinik der Ruprecht-Karls-Universität, Voßstr. 4, D-69115 Heidelberg

GAEBEL, W., Prof. Dr., Psychiatrische Klinik der Heinrich-Heine-Universität, Rheinische Landes- und Hochschulklinik, Bergische Landstr. 2, D-40629 Düsseldorf

GOLDBERG, T.E., NIMH Neuropsychiatric Research Hospital, 2700 Martin Luther King Jr Avenue SE, Washington, DC 20032, USA

GOTTESMANN, I.I., Prof. Dr., University of Virginia, Department of Psychology, Gilmer Hall, Charlottesville, VA 22901, USA

HEINZ, A., PD Dr., Zentralinstitut für seelische Gesundheit, J5, D-68159 Mannheim

HEISE, H., Dr., Universitäre Psychiatrische Dienste Bern, Laupenstr. 49, CH-3000 Bern 10, Schweiz

HELMCHEN, H., Prof. em. Dr., Freie Universität Berlin, Psychiatrische Klinik, Eschenallee 3, D-14050 Berlin

HENN, F., Prof. Dr. Dr., Zentralinstitut für seelische Gesundheit, J5, D-68159 Mannheim

HOFFMANN, H., PD Dr., Universitäre Psychiatrische Dienste Bern, Laupenstr. 49, CH-3000 Bern 10, Schweiz

HOLCOMB, H.H., Dr., University of Maryland School of Medicine, Maryland Psychiatric Research Center, Baltimore, MD 21228, USA

JABLENSKY, A., Prof. Dr., The University of Western Australia, Department of Psychiatry, Medical Research Foundation Building Level 3, 50 Murray Street, Perth, WA 6001, Australia

KATONA, C.L.E., Prof. Dr., Institute of Psychiatry, Department of Psychological Medicine, De Crespigny Park, Denmark Hill, London SE5 8AF, United Kingdom

KELLER, M.B., Dr., Butler Hospital, Sawyer Building, 345 Blackstone Boulevard, Providence, RI 02906, USA

KOPELOWICZ, A., Dr., San Fernando Mental Health Clinic, 15535 San Fernando Mission Boulevard, Mission Hills, CA 91345, USA

KRONMÜLLER, K.-T., Dr., Psychiatrische Klinik der Ruprecht-Karls-Universität, Voßstr. 4, D-69115 Heidelberg

LAHTI, A.C., Dr., University of Maryland School of Medicine, Maryland Psychiatric Research Center, Baltimore, MD 21228, USA

LEFF, J., Prof., Medical Research Council, Social, Genetic and
Developmental Psychiatry Research Centre, Social Psychiatry Section,
Institute of Psychiatry, De Crespigny Park, London SE5 8AF,
United Kingdom

LIBERMAN, R. P., Prof. Dr., Clinical Research Center, West Los Angeles
VA Medical Center, 11301 Wilshire Boulevard, Los Angeles, CA 90073,
USA

MAIER, W., Prof. Dr., Rheinische Friedrich-Wilhelms-Universität,
Klinik und Poliklinik für Psychiatrie und Psychotherapie,
Sigmund-Freud-Str. 25, D-53127 Bonn

MEDOFF, D. R., Dr., University of Maryland School of Medicine,
Maryland Psychiatric Research Center, Baltimore, MD 21228, USA

MOISES, H. W., Prof. Dr., Klinikum der Christian-Albrechts-Universität,
Klinik für Psychiatrie, Niemannsweg 147, D-24105 Kiel

MUNDT, CH., Prof. Dr., Psychiatrische Klinik der
Ruprecht-Karls-Universität, Voßstr. 4, D-69115 Heidelberg

NOBLER, M. S., Prof. Dr., New York State Psychiatric Institute,
Department of Biological Psychiatry, 1051 Riverside Drive, Unit 126,
New York, NY 10032, USA

RIETSCHEL, M., Dr., Rheinische Friedrich-Wilhelms-Universität,
Klinik und Poliklinik für Psychiatrie und Psychotherapie,
Sigmund-Freud-Straße 25, D-53105 Bonn

RÖSSLER, W., Prof. Dr., Psychiatrische Universitätsklinik, Militärstr. 8,
CH-8021 Zürich, Schweiz

SACKEIM, H. A., Prof. Dr., New York State Psychiatric Institute,
Department of Biological Psychiatry, 1051 Riverside Drive, Unit 126,
New York, NY 10032, USA

SAUER, H., Prof. Dr., Klinikum der FSU, Klinik für Psychiatrie,
D-07740 Jena

SCHWAB, S., Dr., Rheinische Friedrich-Wilhelms-Universität,
Klinik und Poliklinik für Psychiatrie und Psychotherapie,
Sigmund-Freud-Str. 25, D-53105 Bonn

SHERGILL, S. S., Dr. Dr., Institute of Psychiatry, Department of
Psychological Medicine, De Crespigny Park, Denmark Hill,
London SE5 8AF, United Kingdom

SIMPSON, J. C., Dr., Harvard Department of Psychiatry,
Community Support Services, Brockton/ West Roxbury VA Medical Center,
Massachusetts Mental Health Center, 74 Fenwood Road, Boston, MA 02115,
USA

SINGH, S. P., Dr., University Hospital, Queens Medical Centre, B Floor
South Block, Nottingham NG7 2UH, United Kingdom

SMITH, T. E., Dr., White Plains, 21 Bloomingdale Road, New York,
NY 10605, USA

SPANIER, C., Dr., University of Pittsburgh School of Medicine,
3811 O'Hara Street, Pittsburgh, PA 15213, USA

TAMMINGA, C. A., Dr., University of Maryland, Maryland Psychiatric
Research Center, Department of Psychiatry, PO Box 21247, Baltimore,
MD 21228, USA

THASE, M. E., Dr., University of Pittsburgh School of Medicine,
3811 O'Hara Street, Pittsburgh, PA 15213, USA

TSUANG, M. T., Dr. Dr., Massachusetts Mental Health Center,
74 Fenwood Road, Boston, MA 02115, USA

VODERHOLZER, U., Dr., Albert-Ludwigs-Universität,
Abteilung für Psychiatrie und Psychotherapie, Hauptstr. 5,
D-79104 Freiburg

WEICKERT, T. W., Dr., NIMH Neuropsychiatric Research Hospital,
2700 Martin Luther King Jr Avenue SE, Washington, DC 20032, USA

WEINBERGER, D. R., Prof. Dr., Clinical Brain Disorder Branch, DIRP,
NIMH, Neurosciences Center, at St. Elizabeth's Hospital, Washington,
DC 20032, USA

WEISBROD, M., Dr., Psychiatrische Klinik der Ruprecht-Karls-Universität,
Voßstraße 4, D-69115 Heidelberg

WITTCHEN, H.-U., Prof. Dr., Max-Plank-Institut für Psychiatrie,
Klinisches Institut, AG Klinische Psychologie, Kraepelinstr. 2–10,
D-80804 München

ZERSSEN, D. VON, Prof. Dr., Ottostr. 11, D-82319 Starnberg

Schizophrene Störungen

KAPITEL 1

Symptome schizophrener Störungen

A. JABLENSKY

Übersetzung: M. und K. Schwarz

1 Defintion der Schizophrenie durch ihre Symptome

1.1 Diagnose

Klinische Diagnose

Ein Jahrhundert nach der Erstbeschreibung der diagnostischen Entität der Dementia praecox ist die Schizophrenie noch immer ein „epigenetisches Rätsel" (Gottesman u. Shields 1982). Ihre Diagnose erfordert eine sorgfältige Analyse der von den Patienten geschilderten subjektiven Erlebnisse, der Vorgeschichte und des Verlaufs der Symptome, weiterhin die Beobachtung des Verhaltens und (in einem geringen Umfang) die Beurteilung von prämorbider Entwicklung, Persönlichkeitszügen und familiärem Hintergrund. Jüngste Forschungen hoben Kandidatenmarker, wie z.B. neurokognitive Defizite, Besonderheiten der Gehirnmorphologie und neurochemische Abweichungen hervor, jedoch besitzt gegenwärtig keine dieser Variablen die für einen diagnostischen Test erforderliche Sensivität und Spezifität. Im wesentlichen bleibt die Schizophrenie eine klinische Entität, die durch ihre Symptome und deren Verlauf definiert wird. Die Existenz einer spezifischen Krankheit (oder von Krankheiten), die dieser klinischen Entität zugrunde liegt, ist eine Arbeitshypothese, deren endgültiger Beweis oder Widerlegung noch aussteht, obwohl die Verbindung zwischen Schizophrenie und Störungen des Gehirns nicht länger in Zweifel gezogen wird.

Polymorphismus schizophrener Symptome

Die Symptome der Schizophrenie entstammen allen Bereichen der Psychopathologie und zeigen ein außergewöhnliches Ausmaß interindividueller Variation. Das diagnostische Konzept der Schizophrenie ist ein Sammelbegriff für klinische Bilder, die so unterschiedliche Erscheinungsformen wie die schleichende Entwicklung des klinischen Mangelsyndroms („clinical poverty syndrome"; Wing u. Brown 1970) oder die expansive wahnhafte Beschäftigung mit kosmischen Themen umfassen. Der Polymorphismus ihrer Manifestationen (fälschlicherweise auch als Heterogenität bezeichnet) ist ein wesentliches Merkmal der Schizophrenie und eine hartnäckige Herausforderung für jede Theorie, die eine in ihrem Wesen einheitliche Natur dieser Störung behauptet.

Symptome als diagnostische Kriterien

Die Einführung expliziter Diagnosekriterien in die Psychiatrie, deren jüngste Versionen in der ICD-10 (WHO 1992) und dem DSM-IV (APA 1994) enthalten sind, stellte einen wesentlichen Fortschritt dar, durch den semantische Variationen und Bias-Effekte aufgrund selektiver Betonung spezieller Manifestationen der Schizophrenie in unterschiedlichen „Denkschulen" reduziert wurden.

– Ziele expliziter Diagnosekriterien

Mit den Diagnosekriterien für Schizophrenie, die seit Feighner et al. (1972) eingeführt wurden, sollten zumindest 3 verschiedene, nicht vollständig kompatible Ziele erreicht werden:
1. Patientengruppen mit ähnlicher Prognose (z.B. ungünstiges Behandlungsergebnis) zu identifizieren,
2. eine „erbliche" diagnostische Kategorie zu definieren und
3. eine frühzeitige Diagnosestellung und Behandlung zu ermöglichen.

Enge Definitionen wie die Research Diagnostic Criteria (RDC; Spitzer et al. 1978), das DSM-III (APA 1980) und das DSM-III-R (APA 1987), erreichten erfolgreich das 1. Ziel einfach deswegen, weil sie vorausgehende Chronizität als ein Diagnosekriterium einschlossen. Hinsichtlich des 2. Ziels sind die Ergebnisse widersprüchlich: Die enge DSM-III-Definition führte zu einer höheren Erblichkeit in Zwillingsstudien, jedoch nicht in Adoptions-, Familien- oder Kopplungsstudien, wo höhere Erblichkeit mit einer weiter gefaßten Definition erzielt wurde. Hinsichtlich des 3. Ziels erlauben uns die vorliegenden Forschungsergebnisse nicht zu unterscheiden, ob die Wahl zwischen engen und weiten Kriterien und die damit zusammenhängende Rate von falsch-positiven und falsch-negativen Diagnosen mit besseren oder schlechteren Ergebnissen der Frühinterventionen bei beginnender psychotischer Krankheit verbunden ist.

Es wird inzwischen allgemein akzeptiert, daß kein Einzelsymptom für die Stellung der Diagnose Schizophrenie absolut notwendig ist und daß jede Untergruppe von Symptomen aus einer akzeptierten Liste für die Diagnose ausreichend sein kann (diese Klassifikationsmethode wird polythetisch genannt im Gegensatz zum monothetischen Verfahren, welches das Vorliegen von mindestens einem strengen Indikator verlangt) (Sokal 1974). In der Praxis bedeutet die polythetische Definition der schizophrenen Symptomatik, daß Patienten dieser diagnostischen Kategorie zugeordnet werden können, ohne daß sie ein einziges Symptom gemeinsam haben.

– monothetische und polythetische Verfahren

Die Symptomchecklisten, die in den aktuellen Diagnosekriterien für Schizophrenie enthalten sind (Tabelle 1), behandeln Symptome als wechselseitig austauschbar, so daß das Vorliegen von einem oder zwei beliebigen Symptomen ausreichen würde, um das Kriterium zu erfüllen. Dementsprechend ist die Übereinstimmung zwischen verschiedenen, gegenwärtig gebräuchlichen operationalen Definitionen der Schizophrenie nicht ideal. Der Anteil der Patienten, die von den verschiedenen Diagnosesystemen übereinstimmend als schizophren diagnostiziert werden, kann enttäuschend gering sein, und dies ist nicht nur zwischen verschiedenen Diagnosesystemen der Fall, sondern auch innerhalb desselben Systems, da unterschiedliche Untergruppen von Symptomen für die Diagnose angewendet werden können (McGorry et al. 1992).

Im polydiagnostischen Ansatz, vorgeschlagen von Berner u. Katschnig (1984), werden alternative Gruppen von Diagnosekriterien auf denselben Patienten angewandt, um so eine Kerngruppe zu identifizieren, die allen Kriterien genügt; der praktische Wert dieses Verfahrens ist noch unsicher.

– polydiagnostischer Ansatz

1.2 Ist Schizophrenie eine Krankheitseinheit?

Kritik des Konzepts
Die Behauptung, daß klinisch so unterschiedliche Bilder wie Hebephrenie, Katatonie und paranoide Psychose irgendetwas gemeinsam haben könnten, hat von Beginn an eine lebhafte Debatte hervorgerufen. Hoche (1912) verglich Kraepelins Theorie mit der Jagd nach einem Phantom. Gegen Ende seiner Karriere änderte Kraepelin selbst seinen Standpunkt und räumte ein, daß die Schizophrenie, statt eine Krankheit zu sein,

Kraepelins Positionen

5

Tabelle 1. Symptome als Bestandteil der Definitionskriterien für Schizophrenie

Diagnostische Kriterien	Wahn	Halluzinationen	Erstrangsymptome	Denk- und Sprechstörungen	Negative Symptome	Andere Symptome
Research Diagnostic Criteria (RDC; Spitzer et al. 1978)	Kontroll- oder Beeinflussungswahn; bizarre oder multiple Wahnideen (leibbezogen, religiös, nihilistisch, Größenideen oder andere), länger als 1 Woche andauernd; jeden Typs, wenn länger als 1 Woche von Halluzinationen begleitet	Nichtaffektive verbale, zum Betroffenen gesprochen; jeden Typs, ganztägig über mehrere Tage oder intermittierend über mehr als 1 Monat	Gedankenausbreitung, -eingebung oder -entzug; das Verhalten oder die Gedanken fortlaufend kommentierende Stimme; 2 oder mehr dialogisierende Stimmen	Ausgeprägte formale Denkstörungen, begleitet von abgeflachtem oder unangemessenem Affekt; Wahn oder Halluzinationen jeden Typs oder grob desorganisiertes Verhalten		
DSM-III-R (APA 1987)	Bizarre (vollkommen abwegige) Wahnideen über mehr als 1 Woche	Vorherrschendes Stimmenhören (ganztägig über mehrere Tage oder mehrmals pro Woche über mehrere Wochen), Inhalt ohne erkennbaren Zusammenhang mit Depression oder gehobener Stimmung	Stimme, die fortlaufend das Verhalten oder die Gedanken der Person kommentiert; 2 oder mehr dialogisierende Stimmen	Inkohärenz oder ausgeprägte Lockerung der Assoziation	Abgeflachter oder grob unangemessener Affekt	Katatones oder grob desorganisiertes Verhalten
DSM-IV (APA 1994)	Wahn anhaltend über einen erheblichen Teil der Zeitspanne von 1 Monat (oder weniger, falls erfolgreich behandelt); nur 1 Wahnsymptom erforderlich, wenn bizarren Typs	Halluzinationen	Stimme, die fortlaufend das Verhalten oder die Gedanken der Person kommentiert	Desorganisierte Sprechweise, häufiges Entgleisen oder Zerfahrenheit	Affektive Verflachung, Alogie, Willensschwäche	Grob desorganisiertes oder katatones Verhalten
ICD-10 (WHO 1993)	Kontroll- oder Beeinflussungswahn, Gefühl des Gemachten, bezogen auf Körper- oder Gliederbewegungen oder bestimmte Gedanken, Tätigkeiten oder Empfindungen; anhaltender Wahn anderer Art	Anhaltende Halluzinationen in jeder Modalität, täglich über mehr als 1 Monat auftretend, begleitet von Wahnideen ohne affektiven Inhalt oder von anhaltenden überwertigen Ideen	Gedankenlautwerden, -eingebung, -entzug oder -ausbreitung; Wahnwahrnehmung	Neologismen, Gedankenabreißen oder Einschiebungen in den Gedankenfluß; Inkohärenz, Inkongruenz oder Vorbeireden	Apathie, Sprachverarmung, Verflachung oder Inkongruenz emotionaler Reaktionen	Katatones Verhalten: Erregung, Haltungsstereotypien, wächserne Biegsamkeit, Negativismus, Mutismus, Stupor

auch als eine dem Menschen eigentümliche Reaktion auf höchst verschiedene Formen von Noxen (Kraepelin 1920) gesehen werden könnte. Die vielgestaltige Natur der Symptome und Verhaltensweisen, die von der Diagnose Schizophrenie umfaßt werden, bleibt weiterhin im Fokus der Kritik.

Moderne Kritiker des Konzepts bringen 3 Hauptargumente vor.

Kritik am Konzept der Krankheitseinheit

1. Dem Konzept fehlt wegen des Polymorphismus seiner wesentlichen Merkmale die Kohärenz – ein Kritikpunkt, den derzeit niemand zu bestreiten scheint.
2. Mit dem Stellen der Diagnose Schizophrenie können keine anderen Attribute (auf biologischer oder Verhaltensebene) vorausgesagt werden.
3. Eine genetische Grundlage, die spezifisch für Schizophrenie wäre, konnte nicht nachgewiesen werden, und die Befunde von Familienstudien (inklusive der Ergebnisse von Zwillings- und Adoptionsstudien) und ebenso die von genetischen Kopplungsstudien sind vollständig kompatibel mit alternativen Erklärungsmodellen.

Die Lösungsvorschläge der Kritiker sind

Alternative Perspektiven

1. die Schizophrenie in kleinere, enger definierte Syndrome zu untergliedern, die getrennte genetische und pathophysiologische Grundlagen haben könnten,
2. die gegenwärtige Nosologie durch ein wiederaufgewärmtes Konzept der Einheitspsychose zu ersetzen oder
3. das Konzept insgesamt aufzugeben, da es nicht mehr als eine „soziale Konstruktion" (Sarbin 1990) oder einen „wissenschaftlichen Wahn" (Boyle 1990) darstellt.

Relevanz des Konzepts
Obwohl jedes der oben genannten kritischen Argumente etwas für sich hat, sind merkliche Vorteile der Alternativvorschläge kaum zu erkennen. Sowohl Strategien der Untergliederung als auch der Zusammenfassung sind verfolgt worden, z.B. durch die Kleist-Leonhard-Schule (Leonhard 1995) bzw. durch die psychobiologische Schultradition (Meyer 1958), ohne daß dadurch wesentliche Fortschritte des wissenschaftlichen Verständnisses der Schizophrenie hätte gewonnen werden können. Radikale Kritiker, die einer Demontage des Konzepts das Wort reden, haben bisher kein plausibles Alternativmodell vorbringen können, das den subjektiven Erlebnissen und Verhaltensweisen, die wir als schizophren bezeichnen, oder den konsistenten Beobachtungen, daß 1% der Bevölkerung im Laufe ihres Lebens eine solche Störung entwickelt, Rechnung trägt.

Der vielleicht überzeugendste Befund, daß es sich bei der Schizophrenie nicht um ein artifizielles Konstrukt handelt, ist in der relativen Invarianz des klinischen Bildes und der Inzidenz in verschiedenen Populationen und über die Zeit hinweg zu finden. Feldforschungen der Weltgesundheitsorganisation (WHO) haben gezeigt, daß Patienten, die zu dem diagnostischen Konzept passen, in über 20 Populationen und Kulturen verläßlich identifiziert werden können und daß die Inzidenz dieser Störungen im Bereich zwischen 1,8–4,2 pro 10 000 Einwohnern der Risikopopulation pro Jahr liegt (WHO 1973, 1979; Jablensky et al. 1992). Ver-

Transkulturelle Stabilität von Inzidenz und Klinik

gleichsstudien, die sich auf Krankenhausarchive und auf eine Reanalyse von Kraepelins eigenen Fallgeschichten stützen (Jablensky et al. 1993; Jablensky u. Woodbury 1995), führten zu dem Schluß, daß die psychopathologischen Bilder, die um die Jahrhundertwende zum 20. Jh. als Dementia praecox und heute als Schizophrenie klassifiziert werden, im wesentlichen gleichartig sind. Das ubiquitäre Auftreten und die auffallende Konstanz der Manifestationen der Schizophrenie inmitten allgemeiner menschlicher Verschiedenheit führten zu der Vermutung, daß sie auf irgendeine direkte Weise mit den „Arteigentümlichkeiten" des Homo sapiens in Verbindung stehen (Crow 1997).

Gibt es eine Basisstörung?

Historische Modelle

Es hat viele Versuche gegeben, einen gemeinsamen Nenner für die verwirrende Vielfalt der Äußerungsformen der Schizophrenie zu finden. Die grundlegende Störung wurde in einer Schwäche der Triebfeder des Willens und einem Verlust der inneren Einheit geistiger Aktivitäten (Kraepelin 1919), in einer strukturellen Lockerung der Assoziation (Wernicke 1900; Bleuler 1911), einer Schwäche des Bewußtseins (Berze 1914), einer innerpsychischen Ataxie (Stransky 1904) und einem Verlust des vitalen Realitätskontaktes (Minkowski 1927) gesucht. Obwohl intuitiv reizvoll, ersetzten solche Beschreibungen doch nur eine Beschreibungsebene durch eine andere.

Neue Modelle

Neuere Versuchte, grundlegendere Störungen zu definieren, beziehen theoretische Modelle mit ein, die es erlauben, überprüfbare Vorhersagen zu machen. In solchen Modellen wird angenommen, daß es sich bei der Schizophrenie im wesentlichen um eine kognitive Störung handelt, die aus einem neurointegrativen Defekt (Meehl 1990), einer neurokognitiven Vulnerabilität (Zubin u. Spring 1977; Nuechterlein et al. 1990) oder aus einer Fehlverschaltungsstörung, die die multimodalen Assoziationskortizes und die Basalganglien betrifft (Frith 1992; Hemsley 1994), herrührt. Die aus solchen theoretischen Modelle ableitbaren Vorhersagen sind gegenwärtig Ausgangspunkt für eine beträchtliche Fülle empirischer Forschung.

Es bleibt eine offene Frage, ob sich eine einzige Basisstörung oder eine Causa prima für die Symptome der Schizophrenie wird finden lassen. Es ist möglich, daß die primären genetischen, physiologischen und kognitiven Defizite vielfältiger Art und untereinander nur lose verbunden sind, obwohl sie letztlich eine „gemeinsame Endstrecke" haben. Es ist ebenso möglich, daß die primären Defizite nicht intrinsisch pathologischer Natur sind, sondern lediglich strukturelle und funktionelle Extremvarianten darstellen. Ihre Interaktion, additiven oder nichtlinearen Typs, könnte die zu diagnostizierenden Symptome hervorrufen, während subklinische Manifestationen bei ansonsten gesunden Individuen nachweisbar wären. Es existieren einigermaßen überzeugende vorläufige Forschungsergebnisse, die die im Entstehen begriffene Forschungsagenda entlang dieser Orientierungslinien unterstützt, mit Kandidatenmarkern des pathogenetischen Prozesses im Bereich der Aufmerksamkeits- und Gedächtnisfunktionen, der Gerhirnmorphologie und -physiologie.

Zusammenfassend ist festzustellen, daß wir nicht wissen, ob die Schizophrenie einen einzigen Prozeß mit pleiotropen Manifestationen auf dem Niveau der Gehirnorganisation darstellt oder aber eine Ansammlung von aetiologisch unverbundenen, aber interagierenden Prozessen. Ihre Manifestationen passen insgesamt nicht klar in eines der aktuellen Krankheitsmodelle, einschließlich solcher mit multifaktoriellem Ansatz, wie sie üblicherweise mit Krebserkrankungen, ischämischer Herzerkrankung oder Diabetes in Verbindung gebracht werden. Vorläufig basiert die Validität des klinischen Konstrukts Schizophrenie auf einer polythetischen Logik in dem Sinne, daß wir als Schizophrenie irgendeine gemeinsam auftretende Untergruppe von Manifestationen in folgenden Bereichen bezeichnen:

Validität des klnischen Konstrukts

- charakteristische Symptome,
- charakteristische Verlaufs- und Ergebnismuster,
- charakteristische Gehirnmorphologie und Neurochemie,
- charakteristisches neurokognitives Leistungsprofil,
- charakteristische genetische Assoziationen.

Das Schlüsselwort „charakteristisch" bezieht sich hier auf interne Konsistenz und Diskriminationsfähigkeit gegenüber Abnormalitäten, die mit anderen Störungen oder klinischen Konstrukten assoziiert sind.

Warum soll man Symptome untersuchen?
Bei Fehlen einer identifizierbaren Basisstörung und validierter biologischer Marker wird das klinische Konzept der Schizophrenie zusammengehalten durch die Stärke der empirischen Evidenz, daß ihre vielfältigen Facetten ein weitgefaßtes Syndrom mit einer gewissen inneren Kohäsion und einer charakteristischen Entwicklung im Verlauf der Zeit bilden. Diese Evidenz ist weder abschließend noch statisch und muß ggf. revidiert werden, wenn neue Konzepte und Technologien aus den Bereichen der Molekulargenetik, der Kognitionswissenschaften oder der bildgebenden Verfahren neue Perspektiven hinsichtlich Krankheitsverursachung und Gerhirnfunktion hervorbringen. Die Erstellung der auf Kognitionstheorien basierenden „Top-down"-Modellen muß ergänzt werden durch einen „Bottom-up"-Ansatz, der die reliable und valide Beschreibung der Symptome und klinischen Zeichen einschließt, die ihrerseits die Bausteine des ganzen Gebäudes darstellen.

Jedoch sollte das Studium der Symptome nicht länger ausschließlich deskriptiv bleiben. Die Zuordnung der klinischen Phänomenologie zu spezifischen Fehlfunktionen des Gehirns (und umgekehrt) ist im Begriff, Realität zu werden, und die daraus resultierende „funktionelle Psychopathologie" (van Praag 1993) kann die gegenwärtige Nosologie wesentlich umgestalten. Die Zergliederung der Schizophrenie in klinische Phänotypen mit spezifischen neurokognitiven oder neurophysiologischen Grundlagen wird allmählich in der psychiatrischen Genetik als ein erfolgversprechender Ansatz angesehen, verbunden mit wachsendem Zweifel, ob die diagnostischen Kategorien des DSM-IV oder der ICD-10 im humanen Genom enkodiert sind.

Funktionelle Psychopathologie

Wie das „Schizophrene" in den Symptomen zu fassen ist

Die Symptome der Schizophrenie beziehen sich auf eigentlich alle Bereiche psychischer Funktionen. Das Charakteristikum, das sie von anderen psychischen Störungen unterscheidet, ist die durchdringende Weise, in der sie sich auf die innerste Wahrnehmung des Selbst und der äußeren Welt auswirkt. Scharfetter (1983) prägte den Begriff der Ich-Psychopathologie und schlug vor, die Schlüsselsymptome der Schizophrenie in 5 psychopathologische Bereiche von Ich-Störungen zu gruppieren: Vitalität, Aktivität, Konsistenz, Demarkation und Vitalität.

Manifestationen der Schizophrenie und ihre Erfassung

Ganz allgemein lassen sich die Manifestationen der Schizophrenie in 2 Großkategorien aufteilen: abnorme subjektive Erlebnisse und objektive beobachtbare Störungen des Verhaltens und der Leistung. Die charakteristisch „schizophrene" Qualität der subjektiv erlebten Symptome läßt sich nur mit einer phänomenologischen Analyse fassen (Jaspers 1948), die auf den Selbstberichten der Patienten beruht, seien sie spontan hervorgebracht oder mit den Mitteln klinischer Interviews wie dem *Present State Examination* (*PSE*; Wing et al. 1974, 1990) eruiert.

Ein gemeinsamer Nenner für viele der charakteristischen subjektiven Symptome ist darin zu finden, daß bei ihnen Störungen des Bedeutungsbewußtseins vorliegen, bei denen die normalen Kategorien kognitiv bewußten Erfassens – nämlich Zeit, Raum und Kausalität – zerfallen oder von einem durchdringenden wahnhaften Bewußtsein der Verknüpftheit zwischen objektiv unabhängigen Ereignissen, Personen und Intentionen verdrängt werden (der Patient weiß, daß es eine Bedeutung hat, weiß jedoch nicht, worin diese besteht) (Gruhle 1915). Bei einem dieser Symptome, der Wahnwahrnehmung, werden die individuellen Wahrnehmungsinhalte von ihrem natürlichen Kontext losgelöst und erhalten Eigenschaften, die anders sind als die, die sie bei Bestehenbleiben des normalen Kontextes haben (Matussek 1952). In diesem Beispiel legt die phänomenologische Analyse die Hypothese einer zugrundeliegenden neurokognitiven Dysfunktion (Unfähigkeit, im Arbeitsgedächtnis den Kontext aufrecht zu halten) nahe, die ihrerseits empirischer Überprüfung zugänglich ist.

2 Übersicht über die Symptome

2.1 Klassifikation und Häufigkeit

Verfahren zur Klassifikation der Symptome

Verschiedene Verfahren sind vorgeschlagen worden, um die vielfältigen Symptome und klinischen Zeichen der Schizophrenie zu klassifizieren (Cutting 1995). Bleuler (1911) führte die Unterscheidung zwischen Grund- und akzessorischen Symptomen ein. Die Grundsymptome (Lockerung der Assoziation, Ambivalenz und Autismus) sind, zumindest in einem minimalen Ausprägungsgrad, bei jedem Fall einer schizophrenen Erkrankung anzutreffen und sind daher für die Diagnose notwendig. Die akzessorischen Symptome, wie Halluzinationen, Wahnideen und katatone Symptome, sind zwar wesentlich augenfälliger als die Grundsymptome, aber nicht notwendig für die Diagnose. Wenn jedoch klar identifizierbare Grundsymptome fehlen, können akzessorische Symptome für die Diagnosestellung ausreichend sein.

Andere Verfahren der Gruppierung von Symptomen berücksichtigen die Positiv-negativ-Unterscheidung (s. unten) oder die zeitliche Abfolge der Symptome (prodromal, akut und residual). Allerdings stellen weder Bleulers Unterscheidung zwischen Grund- und akzessorischen Symptomen noch das Positiv-negativ-Schema oder das der zeitlichen Abfolge präzise Klassifikationen dar, die auf expliziten Prinzipien und Regeln basieren. Daher werden im folgenden Überblick Symptome entsprechend psychopathologischer Dimensionen gruppiert, beginnend mit solchen, die im phänomenologischen Sinne subjektiv sind und fortschreitend zu solchen, die objektiver Beobachtung und Messung zugänglich sind.

Abbildung 1 zeigt Häufigkeitsprofile für 44 psychotische und affektive Symptome von 1288 schizophrenen, mehrheitlich ersterkrankten Patienten, die im Rahmen der Zehnländerstudie der WHO untersucht wurden (Jablensky et al. 1992). Die Gruppenprofile der Patienten aus Entwicklungsländern (Indien, Nigeria, Kolumbien) sind denen aus entwickelten Ländern (Tschechische Republik, Dänemark, Irland, Japan, Rußland, Großbritannien und USA) bemerkenswert ähnlich.

Die häufigsten Symptome

Tabelle 2 listet die 15 am weitesten verbreiteten Symptome und deren Häufigkeit während der Indexepisode und 2 Jahre später auf, bezogen

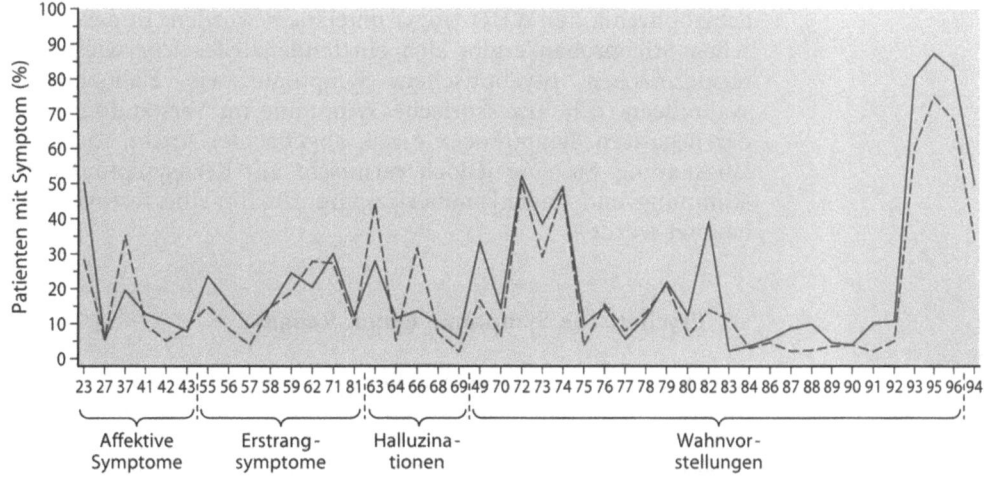

Abb. 1.
Häufigkeit von 44 ausgewählten Symptomen bei 551 Patienten aus Entwicklungsländern (*gestrichelte Linie*) und 737 Patienten aus entwickelten Ländern (*durchgezogene Linie*), die alle die ICD-Catego-Kriterien für Schizophrenie erfüllen. Daten der Zehnländerstudie über Schizophrenie der WHO (Jablensky et al. 1992). *Affektive Symptome:* 23 depressive Verstimmung; 27 morgendliche Depression; 37 Früherwachen; 41 expansive Stimmung; 42 psychomotorische Anspannung; 43 überwertige Ideen und Handlungen. *Erstrangsymptome:* 55 Gedankeneingebung; 56 Gedankenausbreitung; 57 Gedankenlautwerden; 58 Gedankenentzug; 59 Gedankenlesen; 49 Wahnstimmung. *Halluzinationen:* 62 Stimmen bei dritter Person; 63 auf das Subjekt gerichtete Stimmen; 64 dissoziative Halluzinationen; 66 optische Halluzinationen; 68 olfaktorische Halluzinationen; 69 Geruchswahn; 70 andere Halluzinationen. *Wahnvorstellungen:* 71 Kontrolle; 72 Beziehung; 73 wahnhafte Fehldeutung; 74 Verfolgung; 75 Unterstützung; 76 überwertige Fähigkeiten; 77 überwertige Identität; 78 religiös; 79 paranormal; 80 körperliche Kraft; 81 fremde Mächte; 82 primärer Wahn; 83 subkulturelle Überzeugungen; 84 krankhafte Eifersucht; 86 sexuell; 87 grotesk; 88 Schuld; 89 Erscheinung; 90 Depersonalisation; 91 hypochondrisch; 92 Untergang; 93 Wahnsystem; 94 Ausweichen; 95 Eingenommensein von Wahnideen oder Halluzinationen; 96 Ausleben von Wahnideen

Tabelle 2.
Die 15 häufigsten Symptome in einer Kohorte von 811 schizophrenen Patienten, untersucht im Rahmen der WHO International Pilot Study of Schizophrenia (WHO 1979)

Symptom	Häufigkeit (%) während der psychotischen Indexepisode	Häufigkeit (%) bei der Zweijahresnach-untersuchung
Beziehungsideen	55,1	18,0
Mißtrauen	60,0	25,2
Beziehungswahn	50,3	14,2
Verfolgungswahn	48,1	12,7
Akustische Halluzinationen	43,8	11,6
Verbale akustische Halluzinationen	37,9	10,7
Stimmen, die zum Patienten sprechen	36,3	9,4
Wahnstimmung	47,5	10,5
Gedankenübertragung	33,5	7,4
Reduzierte Sprachproduktion	17,5	12,9
Abgeflachter Affekt	51,0	27,1
Apathie	30,4	18,8
Fehlende Krankheitseinsicht	82,7	42,5
Inadäquate Symptombeschreibung	67,2	25,2

auf 811 schizophrene Patienten, die in der International Pilot Study of Schizophrenia der WHO (1973) untersucht wurden. In den meisten klinischen Stichproben ergibt sich ein tendenzielles Überwiegen der relativ unspezifischen psychotischen Symptome wie Halluzinationen und Wahnideen (d.h. akzessorische Symptome im Verständnis Bleulers) und der negativen Symptome wie z.B. abgeflachter Affekt, Apathie und Verlangsamung. Sie sind jedoch vermischt mit Kernsymptomen wie Wahnstimmung und Gedankenübertragung, für die eine relative Spezifität behauptet wurde.

2.2 Psychotische Symptome ersten Ranges

Definition

Kurt Schneider (1950, 1957) stellte die These auf, daß 9 Gruppen von Symptomen ein entscheidendes Gewicht in der Differentialdiagnose zwischen Schizophrenie und affektiven Psychosen haben und bezeichnete diese als Symptome 1. Ranges. Diese Symptomgruppen sind die folgenden:
- Gedankenlautwerden,
- dialogische Stimmen,
- kommentierende Stimmen,
- leibliche Beeinflussungserlebnisse,
- Gedankenentzug und andere Denkstörungen,
- Gedankenausbreitung,
- Wahnwahrnehmungen und
- jedes andere Gefühl des „Gemachten" in bezug auf Willensbildung, Handlungsimpulse und Gefühle (jeweils erlebt als verursacht durch eine von außen kommenden Kraft).

Schneider anerkannte die empirische Herkunft der Erstrangsymptome und merkte an, daß ihnen eine gemeinsame Struktur fehlte (obgleich er zugab, daß einige von ihnen als ein Konturverlust des Ich beschrieben werden könnten) und daß sie keine theoretischen Implikationen für das Verständnis der Schizophrenie hätten.

Akzeptanz der Schneiderschen Konzeption

Das Konzept der Symptome 1. Ranges, das deutschsprachigen Psychiatern seit den 1940er Jahren vertraut war, wurde v. a. durch die englische Übersetzung der 5. Auflage der *Klinischen Psychopathologie* (Schneider 1950), veröffentlicht 1959, durch die Arbeit von Fish (1967) und durch die International Pilot Study of Schizophrenia (WHO 1973) international zugänglich. Gegenwärtig sind die Symptome 1. Ranges, explizit oder implizit, in den RDC (Spitzer et al. 1978), dem DSM-III und seinen Nachfolgern (APA 1980, 1987, 1994) und in der ICD-10 (WHO 1992, 1993) aufgenommen. Ihre internationale Akzeptanz seit den 1960er Jahren war möglicherweise auf die Schärfe ihrer Definition sowie auf die Überzeugung, daß sie verläßlich festgestellt werden könnten, zurückzuführen.

Varianten – Mellor

Es gibt mehrerer Modifikationen in der Darstellung der Symptome 1. Ranges (Tabelle 3). Mellors Liste (Mellor 1970) enthält Definitionen, die mit denen von Schneider weitgehend übereinstimmen und die durch Falldarstellungen illustriert werden. Daten über die Häufigkeit und das gemeinsame Auftreten der Symptome in einer Stichprobe von 173 schizophrenen Patienten werden angeführt. Die 10. Auflage des *PSE*, Teil der *Schedules for Clinical Assessment in Neuropsychiatry* (*SCAN*; Wing et al. 1990) beinhaltet ein halbstrukturiertes klinisches Interview, ein Glossar von Definitionen und Ratingregeln für 11 Symptome 1. Ranges, aber weder die Zusammensetzung der Liste noch die Definitionen des Glossars stimmen vollständig überein mit denen von Mellor.

– PSE-Catego

Der *PSE*-Catego-Algorithmus (diagnostische Kategorien; Wing et al. 1974), angewandt in den transkulturellen Studien der WHO, definiert eine Kernklasse der Schizophrenie (S+), die charakterisiert ist durch das Vorliegen von mindestens 3 von 6 Erstrangsymptomen Schneiders oder, bei deren Fehlen, durch das gleichzeitige Vorhandensein von anderen, nichtaffektiven Halluzinationen oder Wahnideen.

– Koehler

Bei der Überprüfung der Abgrenzungskriterien von Schneiders Symptomen schlug Koehler (1979) vor, die Symptome 1. Ranges als 3 phänomenologische Kontinua (Wahn, Passivität und Sinnestäuschung) neu zu fassen. Jedes Symptom kann dabei unterteilt werden in eine enge und eine weite Form. Ein von O'Grady (1990) zusammengestellter klinischer Fragebogen kombiniert Mellors Erstrangsymptome mit den Eng-weit-Dichotomien.

Kritik des Konzepts

Wie gut bewährt sich das Konzept der Erstrangsymptome in klinischer Praxis und Forschung? Wie häufig treten Erstrangsymptome bei schizophrenen Patienten auf und wie spezifisch sind sie für die Schizophrenie? Kritik an der diagnostischen Nützlichkeit der Erstrangsymptome wurde angestoßen durch die überzogene Behauptung einer pathognomonischen Bedeutung [vornehmlich in der britischen und amerikanischen Literatur (s. Andreasen u. Flaum 1994)] sowie durch das Fehlen ausreichender

Tabelle 3.
Vergleich zwischen 3 Definitionen von Schneiders Erstrangsymptomen

Mellor (1970)	Koehler (1979)	SCAN* (Wing et al. 1990)
	Wahnkontinuum	
	Wahnstimmung	Wahnstimmung
	Wahnidee in Verbindung mit oder hervorgerufen von einer Wahrnehmung	
Wahnwahrnehmung	Wahnwahrnehmung	Wahnwahrnehmung
Leibliches Beeinflussungserleben (körperliche Passivität)	*Passivitätskontinuum*	
„Gemachte" Impulse (Antrieb)	Passiv-Gestimmtheit	„Gemachte" Impulse
„Gemachte" Willensakte	Allgemeine Beeinflussungserlebnisse	Aufgehobene Handlungskontrolle
Gedankeneingebung	Spezifische Beeinflussungserlebnisse	Gedankeneingebung
„Gemachte" Gefühle	Beeinflussungserlebnisse im Sinne der Depersonalisation	Aufgehobene Affektkontrolle
	„Positive" Entfremdungserlebnisse	
Gedankenentzug	„Negativ-aktive" Entfremdungserlebnisse (inklusive Gedankenentzug)	Gedankenentzug
Gedankenausbreitung (Diffusion)	„Negativ-passive" Entfremdungserlebnisse (inklusive Gedankenausbreitung)	Gedankenausbreitung
	Sinnestäuschungs-Kontinuum	
Kommentierende Stimmen	Pseudohalluzinatorische Stimmen (kommentierend, dialogisierend, Gedankenlautwerden)	Kommentierende Stimmen; Gedankenlautwerden; Gedankenechos
Dialogisierende Stimmen; Gedankenlautwerden („écho de la pensée")	Halluzinierte Stimmen (kommentierend, dialogisierend, Gedankenlautwerden)	
		Halluzinationen anderer Sinnesmodalitäten

* Schedules for Clinical Assessment in Neuropsychiatry

Evidenz (nach heutigen Maßstäben) für die Reliabilität und Validität dieser Symptome in Schneiders eigenen Schriften (Boyle 1990; Crichton 1996).

Sind psychotische Symptome 1. Ranges pathognomonisch?

In bezug auf die pathognomonische Bedeutung sind Schneiders eigene Äußerungen etwas inkonsistent: Innerhalb desselben Kapitels wird den Erstrangsymptomen hinsichtlich der klinischen Entscheidungsfindung sowohl eine starke Rolle („sie haben bei der Frage der Zuordnung unbestritten den Vorrang") als auch eine schwächere (sie hätten „für die Diagnose ... ein ganz besonderes Gewicht") zugeordnet (Schneider 1950, S. 138 u. 140). Schneider selbst bezeichnete die Erstrangssymptome niemals als pathognomonisch und stellte ausdrücklich fest, daß sie ebenso bei psychotischen Zuständen im Zusammenhang mit einer organischen Erkrankung des Gehirns auftreten können. Ihr ursprünglicher Zweck war pragmatisch: „Wenn ich bei einer körperlich nicht begründbaren Psychose Gedankenentzug finde, heiße ich, gewissermaßen verabredungsgemäß, diese Psychose eben eine Schizophrenie" (Schneider 1957). Die Erstrangsymptome sind hinsichtlich ihrer Evidenz bezogen auf diagnostische Nützlichkeit intensiver beforscht worden als jede andere Gruppe von Symptomen bei Schizophrenie.

Die Häufigkeit der Erstrangsymptome ist nicht so gering wie angenommen wurde. Akzeptiert man gewisse Abweichungen hinsichtlich der Einschlußkriterien, dann liegt deren Prävalenz in einer klinischen Population von Schizophrenen im Bereich von 35–68% und somit in einem Häufigkeitsbereich, der für die Anwendung der Likelihood Ratio für klinisch-diagnostische Entscheidungen optimal ist. Wie Geddes et al. (1996) ausführen, legen die veröffentlichten Daten eine Likelihood Ratio von ungefähr 30 nahe. Bei einer Apriori-Wahrscheinlichkeit von Schizophrenie in einer klinischen Population von 30–50% würde die Feststellung von Erstrangsymptomen die Aposteriori-Wahrscheinlichkeit für einen Patienten, der die RDC-Kriterien für Schizophrenie erfüllt, auf 85–95% erhöhen. Bei einer niedrigeren Apriori-Wahrscheinlichkeit von 5–10% würde die Aposteriori-Wahrscheinlichkeit immer noch in der Größenordnung von 65–75% liegen.

Häufigkeit

Die verfügbaren Daten scheinen die relative Spezifität der Erstrangsymptome zu bestätigen (Tabelle 4). Der positive prädiktive Wert, also das Verhältnis von bezüglich der Erstrangsymptomatik positiven Fällen, die tatsächlich schizophren sind (diagnostiziert anhand von Kriterien, die keine Erstrangsymptome enthalten) zu allen bezüglich der Erstrangsymptomatik positiven Fällen liegt im Bereich von 0,68–1,00. Auch unter Berücksichtigung von Stichprobenumfang und systematischen Fehlern (Auswahl- und diagnostischer Bias) wäre es angemessen anzunehmen, daß der positive prädiktive Wert nicht geringer als 0,80 ist. Mit anderen Worten zeigen Erstrangsymptome an, daß andere psychotische Symptome, die für Schizophrenie diagnostisch relevant sind, vorliegen. Andererseits schließt die Abwesenheit von Erstrangsymptomen (d.h. ihr negativer prädiktiver Wert) das Vorliegen einer Schizophrenie nicht aus.

Spezifität

Erstrangsymptome sind transkulturell robust. In klinischen Studien mit einem Umfang von mehr als 450 Fällen wurden Erstrangsymptome bei 20–56% von nichteuropäischen schizophrenen Patienten in Indien (Radhakrishnan et al. 1983), Pakistan (Malik et al. 1990), Südafrika (Teggin et al. 1985), Saudi-Arabien (Zarrouk 1978) und unter Einwanderern in Großbritannien und Nordirland (Ndetei u. Vadher 1984) beschrieben. In den WHO-Studien (WHO 1973; Jablensky et al. 1992) bewegte sich die Prävalenz von Erstrangsymptomen (Catego-Klasse S+) unter Patienten mit der ICD-Diagnose Schizophrenie zwischen 38% (ländliche Region Indiens) und 84% (Nigeria). Die subjektiven Berichte der Patienten über solche Symptome waren bemerkenswert ähnlich.

Transkulturelle Robustheit

Überdies lag das Morbiditätsrisiko (im Alter von 15–54 Jahren) für Catego S+-Schizophrenie in der Zehnländerstudie der WHO in dem engen

Tabelle 4. Häufigkeit, positiver prädiktiver Wert (PPW) und negativer prädiktiver Wert (NPV) von Schneiders Erstrangsymptomen (ERS), errechnet aus den Daten von 6 Studien

Autor(en)	Stichproben-umfang (n)	Schizophrene Patienten (n)	ERS-Definition	Anteil schizophrener Patienten mit einem oder mehreren ERS	PPW	NPW
WHO IPSS (1973)	1131[a]	809[g]	CATEGO S (PSE-8)	0,68	0,91	0,51
Carpenter et al. (1973)	165[b]	103[h]	8 ERS (PSE-8)	0,51	0,85	0,50
Radhakrishnan et al. (1983)	266[c]	88[i]	PSE-8	0,35	0,68	0,74
Tandon u. Greden (1987)	294[d]	81[j]	SADS	0,51	0,82	0,83
O'Grady (1990)	99[e]	21[k]	Mellors „enge" Definition (PSE-9)	0,62	1,00	0,90
Jablensky et al. (1992)	1288[f]	1087[l]	CATEGO S+	0,58	0,87	0,19

IPSS International Pilot Study of Schizophrenia; PSE Present State Examination; SADS Schedules for Affective Disorders and Schizophrenia
[a] Stationäre Krankenhauspatienten mit Schizophrenie, Depression und nicht-psychotischen Störungen
[b] Untergruppe der IPSS-Population der WHO
[c] Unausgewählte konsekutive Aufnahmen
[d] Patienten, die auf einer Forschungsabteilung aufgenommen wurden, 2 Wochen medikamentenfrei
[e] Akute Krankenhausaufnahmen
[f] Epidemiologische Stichprobe von erstuntersuchten, nichtaffektiven Psychosen
[g] ICD-8
[h] DSM-II
[i] Feighners Kriterien
[j] Research Diagnostic Criteria (RDC)
[k] Carpenters Flexible System
[l] ICD-9

Bereich von 0,27–0,54%, im Gegensatz zu dem Risiko für die weit gefaßte klinische Diagnose, das zwischen 0,50 und 1,72% lag. Die Erstrangsymptome umgrenzen folglich eine Untergruppe von Fällen, die die Kriterien für eine „positive" schizophrene Symptomatik in unterschiedlichen Populationen und Kulturen erfüllen würden.

Allgemeine Pathophysiologie – temporolimbische Dysfunktion

Die transkulturelle Robustheit der Erstrangsymptome deutet darauf hin, daß sie eine gemeinsame pathophysiologische Basis haben könnten, z.B. im Sinne einer temporolimbischen Dysfunktion. Erstrangsymptome treten bei Psychosen in Zusammenhang mit Temporallappenepilepsie auf (Trimble 1990). Catego-S+-Patienten hatten in der WHO-Studie (Jablensky et al. 1992) im Vergleich zu Nicht-S+-Patienten eine erhöhte Wahrscheinlichkeit (relatives Risiko $\geqslant 2$) von Krampfanfällen in der Vorgeschichte. Ein anderer möglicher Hinweis ergibt sich aus den Forschungsergebnissen, daß Erstrangsymptome Marker einer postsynaptischen dopaminergen Supersensitivität sein können, worauf die signifikant erhöhte Ausschüttung von Wachstumshormon nach Apomorphin

– dopaminerge Supersensitivität

bei Catego-S+-Patienten im Vergleich zu Nicht-S+-Patienten hinweist (Whalley et al. 1984).

2.3 Prodromale und residuale Basissymptome

Die Basisdefizite oder Basissymptome (Huber 1983; Süllwold u. Huber 1986; Gross u. Huber 1995) sind begrifflich mit Schneiders Erstrangsymptomen verwandt. Sie werden als subjektive Erlebnisse beschrieben, die Episoden von floriden psychotischen Symptomen bei Schizophrenie oder schizoaffektiver Störung vorangehen oder folgen. Als Vorpostensymptome oder Prodrome können sie die frühesten Vorboten einer Psychose sein; als postpsychotische „reine Defekte" nimmt man an, daß sie Aspekte der biologischen Vulnerabilität für Schizophrenie zum Ausdruck bringen, z.B. in Form von subtilen Beeinträchtigungen der Informationsverarbeitung.

Definition

Die Basissymptome sind keine negativen Symptome; sie sind als mikroproduktive Symptome oder als positive Symptome in statu nascendi beschrieben worden. Als solche wird von ihnen behauptet, daß sie die eigentlichen primären Symptome der Schizophrenie und die Basis der fluktuierenden produktiv-psychotischen Symptomatik, besonders der Erstrangsymptome, seien (Huber u. Gross 1989). Patienten haben zumindest eine teilweise Einsicht in sie und können Bewältigungsstrategien entwickeln. Sie können in einer günstigen Umgebung kompensiert bleiben.

Vorboten der Psychose

Die Basissymptome werden auf einem Kontinuum eingestuft, das sich von den am wenigsten spezifischen (Stufe 1) bis zu den spezifischsten oder typisch schizophrenen Phänomenen erstreckt, welche die Erstrangsymptome einschließen (Stufe 3). Die *Bonn Scale for Assessment of Basic Symptoms* (*BSABS*; Gross et al. 1987) enthält 98 einzelne Basissymptome, die in 5 Gruppen unterteilt werden:

Beurteilung und Messung

– Gruppen von Basissymptomen

1. direkte Minussymptome (Ermüdbarkeit, Minderung der psychischen Belastungsfähigkeit, Minderung an Energie);
2. indirekte Minussymptome (erhöhte Beeindruckbarkeit, Zwangsphänomene, Depersonalisationsphänomene, Phobien);
3. kognitive Denkstörungen, bezogen auf
   a) Denken, Sprechen und Gedächtnis (Verlangsamung und Erschwerung der Denkvorgänge, Störung der Revisualisation, Störung der Symbolerfassung, besonders strukturierte Störungen des Langzeitgedächtnisses, Störung der rezeptiven und expressiven Sprache),
   b) Wahrnehmungsstörungen (z.B. Akoasmen, Mikro- und Makropsien, Scheinbewegungen von Wahrnehmungsobjekten oder Auflösung der Geradlinigkeit gegenständlicher Konturen, Überempfindlichkeit gegenüber bestimmten Reizen, Fesselung durch Wahrnehmungsdetails, Wahrnehmungsveränderungen am eigenen Gesicht, sog. Spiegelphänomen),
   c) motorische Phänomene (Automatosesyndrom, motorische Blockierung, Bannungszustände, Automatismenverlust);
4. Koenästhesien oder Veränderungen der allgemeinen Sensibilität (paroxysmale Taubheit oder Schmerzen, Wandersensationen, thermi-

sche oder Elektrisierungssensationen, Sensation der Vergrößerung oder Schrumpfung des Körpers, Levitationsphänomene, „dysästhetische Krisen", die Panikattacken ähneln und hauptsächlich nachts auftreten);

5. zentral-vegetative Störungen (Pupillenanomalien, Hyperhidrosis, vasomotorische Störungen, Nykturie und Polyurie, paroxysmale Tachykardien, systolischer Bluthochdruck).

Die Beschreibung der Basissymptome läßt auf eine beträchtliche Überschneidung mit der Symptomatik schließen, die gewöhnlich unter den Rubriken Angst, obsessiv-kompulsive, somatoforme oder anderen neurotische Manifestationen klassifiziert ist.

Prädiktiver Wert

Die klinische Epidemiologie der Basissymptome ist weniger gut untersucht worden als die der Erstrangsymptome. Die Hypothese, daß frühes Vorhandensein von Basissymptomen eine spätere Schizophrenie vorhersagt, wurde in einer 8jährigen Follow-up-Untersuchung von 96 Patienten mit einer vorläufigen Diagnose von neurotischen, Stimmungs- oder Persönlichkeitsstörungen getestet, von denen 78 in der Erstuntersuchung Basissymptome aufwiesen (Klosterkötter et al. 1997). Bei der Nachuntersuchung hatten 58% entweder Schneiders Erstrangsymptome entwickelt oder erfüllten die DSM-III-R-Kriterien für Schizophrenie. Alle Patienten, die schließlich als schizophren diagnostiziert wurden, hatten in der Erstuntersuchung Basissymptome aufgewiesen, und keiner der Patienten, die in der Nachuntersuchung nichtpsychotisch blieben, hatte bei der Erstuntersuchung Basissymptome gezeigt. Als Screeningkriterien erzielten die Basissymptome einen optimalen Sensitivitätswert von 1,0, jedoch einen geringen Wert für die Spezifität (0,45), woraus eine Fehlklassifikation von 23% (falsch-positiv für Schizophrenie) resultierte. Der prädiktive Wert der Basissymptome erklärte sich hauptsächlich aus den subjektiven kognitiven Symptomen wie Denkstörungen oder Wahrnehmungsverzerrungen. Daher läßt sich die Möglichkeit nicht ausschließen, daß psychotische Symptome in dieser Studie zwar vorhanden, bei der Indexuntersuchung jedoch durch eine andere Symptomatik überlagert waren. Eine weitere Evaluation des klinischen Nutzens der Basissymptome ist erforderlich.

2.4 Denk-, Sprach- und Kommunikationsstörungen

Frühere Studien
– Kraepelin

Kraepelin (1919) widmete den Denk- und Sprachstörungen große Aufmerksamkeit. Auf der Grundlage seiner vorherigen Forschung in Wilhelm Wundts psychologischem Labor führte er den Wortassoziationstest in die Untersuchung der Dementia praecox ein. Unter den Rubriken Störungen des Selbstausdrucks, des inneren Sprechens und des Gedankenflusses beschrieb er, in mancher Hinsicht die heutigen Konzepte vorwegnehmend, Verarmung des Denkens (Mangel an persönlichem Ausdrucksbedürfnis), Inkohärenz, Reimen und Wortspiel, Stereotypien, Gedankenabreißen, Paraphasien und Neologismen. Bleuler (1911) betrachtete die

– Bleuler

Lockerung der Assoziation als pathognomonisch und als bei jedem Erkrankten in jeder Krankheitsphase feststellbar. Verschiedene andere Facetten der Denkstörungen wurden als Alogie und Paralogie (Kleist 1930),

„overinclusiveness" (Cameron 1939), Konkretismus (Goldstein 1944) und „kognitives Gleiten" (Meehl 1990) beschrieben.

Trotz der Fülle an klinischen Beschreibungen waren Terminologie und Klassifikation auf diesem Gebiet der Psychopathologie uneinheitlich. Andreasen (1982) schlug vor, diese Gruppe von Beeinträchtigungen als Denk-, Sprach- und Kommunikationsstörungen zu bezeichnen und teilte sie unter Verwendung linguistischer Prinzipien in folgende Störungen auf:

Terminologie und Klassifikation

- Morphologie (Wortannäherungen, Neologismen, Klingen, Paraphasien),
- Syntax (Inkohärenz),
- Textdiskurs (Entgleisung, Zielverlust) und
- Pragmatik (Verarmung der Sprachproduktion, Verarmung des Inhalts, Rededrang, ablenkbares Sprechen).

Diese Klassifikation liegt den *Thought, Language and Communication (TLC) Scales* (Andreasen 1979) und dem *Communication Disturbance Index* (*CDI*; Docherty et al. 1996) zugrunde. Letzterer konzentriert sich speziell auf die Kommunikationspragmatik und schließt Aspekte wie vage, verworrene oder mehrdeutige Anspielungen, fehlende Information und Mangel an struktureller Klarheit ein.

Meßinstrumente und Skalen

Der *Thought Disorder Index* (*TDI*; Johnston u. Holzman 1979) basiert auf den Transkripten der wortwörtlichen Antworten von Versuchspersonen auf Rorschach-Karten, die mittels 20 Kategorien beurteilt wurden.

Es ist schwer zu erkennen, ob die verschiedenen Skalen ein gemeinsames Konstrukt messen. In dieser Hinsicht kann die psychopathologische und neurokognitive Forschung von einem Referenzstandard profitieren, der von der Linguistik zur Verfügung gestellt wird. Chaika (1974, 1990) führte eine linguistische Analyse von Redetransskripten von Patienten durch, bei denen Schizophrenie diagnostiziert worden war. Sie kam zu dem Schluß, daß die Sprechweise schizophrener Patienten, aus linguistischer Sicht, als „normales" Sprechen analysierbar war. Sie wies jedoch deutlich mehrere regelmäßig auftretende Eigentümlichkeiten auf, wie z. B. eine sporadische Unterbrechung in der Fähigkeit, semantische Inhalte mit konkreten lexikalischen Begriffen in der Sprache zusammenzubringen, die Bildung von Sätzen entsprechend phonologischer oder semantischer Strukturen zuvor geäußerter Wörter (und nicht dem Thema entsprechend) und ein Ausbleiben der Selbstkontrolle beim Sprechen. Keines dieser Merkmale würde einen „schizophrenen" Sprecher als sprachlich inkompetent charakterisieren. Zusammengenommen scheinen die Abweichungen indes eher auf Defizite des Gedächtnisses und der Informationsverarbeitung hinzuweisen als auf einen primären Defekt in der linguistischen Kompetenz.

Linguistische Perspektive

Neurophysiologische Forschung, die sich Fehlerdetektions- und semantischer Priming-Paradigmen bedient, eröffnet einige Einsichten in das Wesen dieser grundlegenden Defizite. Leudar et al. (1994) fanden experimentelle Unterstützung für das Konzept der mangelnden Selbstkontrolle (die interne Fehlerentdeckungsrate in einer Stichprobe von Patienten mit

Neurokognitive Studien

Schizophrenie war um 50% niedriger als bei den Kontrollpersonen). Vinogradov et al. (1992) untersuchten das semantische Gedächtnis bei schizophrenen Patienten unter Verwendung eines semantischen Priming-Paradigmas. Ihre Ergebnisse ließen auf ein intaktes Netzwerk des semantischen Gedächtnisses und einen normalen Priming-Effekt (der die Ausbreitung der Aktivierung in diesem Netzwerk widerspiegelt) schließen, solange es um „automatisches" Verarbeiten ging, z. B. in einer Aufgabe, bei der es um die Aussprache von Wörtern geht. Keine wesentlichen Priming-Effekte wurden indes in lexikalischen Entscheidungsaufgaben beobachtet (z. B. bei der Entscheidung, ob eine Buchstabenfolge ein Wort oder keines ist), welche „kontrollierte" oder postlexikalische Informationsverarbeitung erfordern.

Untersuchungen von akut denkgestörten schizophrenen Patienten weisen auf das Vorkommen anderer Abweichungen hin, die mit ihrem Zustand verbunden sein können. Manschreck et al. (1988) beschrieben bei solchen Patienten ein „Hyperpriming" und Spitzer (1997) fand einen gesteigerten indirekten semantischen Priming-Effekt (d. h. ein Übermaß an wenig wahrscheinlichen, ungewöhnlichen oder abwegigen Reaktionen auf Stimuluswörter). Diese Ergebnisse stehen im Einklang mit einem Hemmungsdefizit, das Hyperaktivierung in semantischen Assoziationsnetzwerken und eine daraus folgende Absenkung des Verhältnisses von Signal zu Rauschen verursacht.

Goldman-Rakic (1994) zog Analogien aus der Primatenforschung heran und schlug vor, daß beide Arten der Ergebnisse mit einem primären Defekt des Arbeitsgedächtnisses verbunden sein könnten, welcher sich in einer beeinträchtigten Fähigkeit, relevante semantische Kontexte quasi „on line" aufrechtzuerhalten, manifestiert.

Sind Denk-, Sprach- und Kommunikations- störungen spezifisch für die Schizophrenie?

Solche Beeinträchtigungen mögen für die Schizophrenie nicht spezifisch sein. Untersuchungen, die das Sprechverhalten von Patienten mit unterschiedlichen psychotischen Störungen verglichen, ist es nicht gelungen, eine klare Trennung zwischen schizophrenen und anderen Patienten zu schaffen, und einige der linguistischen Eigenschaften, die „schizophrene" Sprecher an den Tag legen, treten auch bei Patienten mit manischen Störungen auf (Docherty et al. 1996). Es scheint daher, daß, im Gegensatz zu Bleuler (1911), Denk- und Sprachstörungen möglicherweise weder fundamental noch pathognomonisch für die Schizophrenie sind, sondern sekundär Ausdruck eines ausgedehnteren neurophysiologischen Defizits, das die Mechanismen des Gedächtnisses in Mitleidenschaft zieht.

2.5 Bewegungsstörungen: katatone Phänomene

Definition

Katatone Phänomene, erstmals von Kahlbaum (1874) als klinische Gruppe identifiziert, umfassen Störungen der Bewegung, des Sprechens und autonomer Funktionen. Die motorischen Störungen bestehen aus Hyperkinese (Erregung), Hypokinese (Hemmung und Verlangsamung) und Dys- oder Parakinesen (abnorme Körperhaltungen, Verlust der Flüssigkeit spontaner Bewegungen, Manieriertheit, Grimassieren, Starren, Stereotypien, Iterationen). Diese Störungen sind gewöhnlich mit Phänomenen verflochten, die als Störungen der Willenskraft beschrieben werden (Negativismus, exzessives oder automatisches Befolgen, Echophänomene, Impulsivität). Katatone Sprechstörungen umfassen Perseverationen, Verbigerationen, Echo- oder Palilalie, Aprosodie und Mutismus. Charakteristische klinische Zeichen seitens des autonomen Nervensystems sind die Dilatation der Pupillen oder Anisokorie, Seborrhoe, Schwitzen, Ödeme, Akrozyanose und Veränderungen des Muskeltonus (Rigidität, Hypotonie).

Zwei Ratingskalen, die *Modified Rogers Scale* mit 17 Items (Lund et al. 1991) und die *Bush-Francis Catatonia Rating Scale* mit 23 Items (Bush et al. 1996), haben sich als reliabel erwiesen. Eine Checkliste von klinischen Zeichen der Katatonie und Glossardefinitionen sind im *SCAN* (Wing et al. 1990) enthalten.

Klinische Ratingskalen

Katatone Symptome werden in klinischen Populationen i. allg. zu selten diagnostiziert und dokumentiert. In diesem Kontext verdient die von Leonhard (1957, 1995) eingebrachte differenzierte Typologie der katatonen Phänomene eine breitere klinische Anwendung. Innerhalb der Gruppe der systematischen Schizophrenien unterschied Leonhard 6 Typen der Katatonie:

Leonhards Typologie der Katatonie

1. parakinetisch (groteske Verrenkungen oder Fragmentationen von Bewegungen und Sprache, die reaktiv auf externe Stimuli auftreten);
2. maniert (Überwiegen sonderbarer stereotypisierter oder stilisierter Bewegungen, die eine besondere Bedeutung oder Absicht anzudeuten scheinen);
3. proskinetisch (automatische oder impulsive Bewegungen, die durch externe Stimuli ausgelöst werden);
4. negativistisch (Überwiegen von Widerspenstigkeit oder Widerstand in Anforderungssituationen);
5. sprechbereit (durch Fragen hervorgerufen Störung der Sprachproduktion);
6. sprachträge (Verlangsamung und Verarmung der Sprachproduktion bis hin zu Mutismus).

Es ist zweifelhaft, daß diese Typen unabhängige Entitäten darstellen, aber ihre Beschreibung sollte helfen, katatone Phänomene von anderen Bewegungsstörungen wie Parkinsonismus, tardiver Dyskinesie oder akinetischem Mutismus zu unterscheiden.

Die Forschungsergebnisse deuten darauf hin, daß bei genauer Prüfung katatone Symptome bei wenigstens 7–14% konsekutiver Klinikaufnahmen von Patienten mit der Diagnose Schizophrenie festgestellt werden können (Bush et al. 1996). Solche Symptome waren bei nicht weniger als 23% der Patienten der präneuroleptischen Ära vorhanden, die während der 1950er Jahre aufgenommen wurden (Fenton et al. 1997). Dies ist vergleichbar mit der von Kraepelin (1919) genannten Häufigkeit von 19,5%. In der Zehnländerstudie der WHO (Jablensky et al. 1992), wurde der katatone Subtyp der Schizophrenie bei 5,2% von 1151 erstuntersuchten Patienten diagnostiziert, aber der Anteil schwankte beträchtlich zwischen 10,3% in den Entwicklungsländern und 1,2% in den entwickelten Ländern.

Häufigkeit katatoner Phänomene

*Spezifität
bei Schizophrenie*

Es ist eine weitverbreitete Überzeugung, daß katatone Phänomene diagnostisch unspezifisch sind und daß die Schizophrenie nur einer von vielen Zuständen ist, bei denen solche Störungen auftreten können. Katatone Symptome sind bei Depression [20% älterer Depressiver nach Starkstein et al. (1996)], Manie und organischen Gehirnkrankheiten [ein katatoner Typus wurde von Bonhoeffer (1912) aufgeführt als einer der exogenen Reaktionstypen] beschrieben worden. Jedoch stimmen die veröffentlichten Forschungsergebnisse nicht vollständig mit dieser Ansicht überein. Fenton et al. (1997) fanden in einer retrospektiven Kohortenstudie an 273 neuroleptikafreien Patienten, die auf Bewegungsstörungen untersucht wurden, daß spontane Dyskinesien allein mit der Diagnose Schizophrenie statistisch signifikant korrelierten, obwohl Dyskinesien ebenso bei 14,3% der Patienten mit bipolarer affektiver Störung vorzufinden waren. Möglicherweise schließt das katatone Syndrom solche Komponenten ein, die vornehmlich im Zusammenhang mit Schizophrenie und Störungen aus dem autistischen Spektrum auftreten (Wing 1996), während es andere Komponenten mit Bewegungsstörungen bei affektiven Störungen (z.B. melancholischen Stupor) oder bei organischen Gehirnerkrankungen (z.B. Parkinsonismus) teilt (s. Kap. 26 in diesem Band).

Pathophysiologische Basis

Die pathophysiologische Basis der Katatonie bleibt schwer zu fassen. Es ist die Tendenz feststellbar, die katatonen Phänomene den extrapyramidalen Störungen zuzuordnen (Rogers 1991), doch liegen erstaunlich wenig Forschungsergebnisse dahingehend vor, daß sie als organisch im neurologischen Sinne oder als strikt unwillkürlich anzusehen seien. Katatone Störungen unterliegen in besonderer Weise Einflüssen der Umgebung, wie durch subjektive Patientenberichte gezeigt werden konnte (Strömgren 1992). Indirekte Belege für einen Umgebungseffekt sind in der Abnahme der Inzidenz des katatonen Subtyps in modernen soziokulturellen Settings und ihrem relativen Fortbestehen in traditionellen ländlichen Gemeinschaften zu finden. Trotz ihrer neurologischen Erscheinungsweise sind katatone Phänomene möglicherweise enger mit den dissoziativen Störungen verwandt. Ihre Bezeichnung als „Störungen des Willens" durch Bleuler (1911) mag daher ganz angemessen sein.

2.6 Störungen des Affekts und der Stimmung

*Fundamentale affektive
Beeinträchtigungen*

Beeinträchtigungen des Affekts gehören zu Bleulers „Grundstörungen" bei der Schizophrenie (Bleuler 1911). Sicherlich gehören Abnormitäten des Affekts, der emotionalen Reaktion und der Stimmung auch zu den am stärksten sichtbaren Manifestationen, da sie in jeder sozialen Situation leicht erkennbar sind und sie in psychomotorischer Hinsicht Verhalten und Ausdruck der Patienten ganz durchdringen. Die starke Beeinträchtigung des emotionalen Rapports oder des affektiven Austausches, die von einem trainierten Interviewer bei der Interaktion mit einem schizophrenen Patienten wahrgenommen wird, wurde von Rümke (1941) als „Praecox-Gefühl" bezeichnet und als pathognomonisch für diese Störung angesehen. Zu den grundlegenden affektiven Beeinträchtigungen, die als Defizite oder Negativsymptome beschrieben werden können, zählen die folgenden:

- abgestumpfter oder abgeflachter Affekt unter Einschluß allgemein verminderter emotionaler Reaktion und Indifferenz gegenüber Ereignissen oder Themen, die normalerweise eine solche Reaktionen hervorrufen würden;
- Affektinkongruenz (Affekt steht nicht im Einklang mit dem inhaltlichen Kontext oder ist in ihm nicht verständlich), auch als Parathymie bezeichnet, wenn dieses Merkmal von ausgeprägtem und überdauerndem Charakter ist;
- eingeschränkter Affekt oder affektive Rigidität (Fehlen affektiver Modulation);
- Anhedonie (eine alles durchdringende und hartnäckige Verminderung der Fähigkeit, Freude zu erleben).

Ein anderes charakteristisches Symptom, Verwirrtheit oder das bedrückende Bewußtsein, unfähig zu sein, einen konsistenten Realitätsbezug zu bewahren (Störring 1939), ist ein affektiver Zustand mit einer starken kognitiven Komponente.

Ratlosigkeit

Obwohl affektive Symptome weit verbreitet und langanhaltend sind (s. Tabelle 2), ist ihnen doch weniger Forschung gewidmet worden als anderen negativen oder positiven Symptomen bei der Schizophrenie. Einige jüngere Forschungsergebnisse hinsichtlich der Emotionen bei der Schizophrenie scheinen die übliche klinische Betrachtung affektiver Störungen als Manifestationen innere emotionaler Verarmung in Frage zu stellen. Während Patienten, konfrontiert mit einem emotional anregenden Videoausschnitt, im Vergleich zu Kontrollpersonen mimisch sowohl hinsichtlich positiver wie negativer Emotionen als signifikant weniger expressiv beurteilt wurden, berichteten sie doch, genausoviele positive wie negative Gefühle wie die Kontrollpersonen zu erleben (Kring et al. 1993). Weiterhin wurde die „Anhedoniehypothese", derzufolge Schizophrene selektiv hinsichtlich des Erlebens positiver Emotionen, jedoch nicht bezüglich des Erlebens negativer Emotionen beeinträchtigt seien, nicht bestätigt. Diese Befunde legen die Annahme einer Dissoziation zwischen dem relativ intakten inneren emotionalen Erleben und dem grob gestörten, nach außen gerichteten Gefühlsausdruck nahe.

Dissoziation zwischen Erleben und Ausdruck

Depressive Symptome sind bei Schizophrenie extrem weit verbreitet und können in jedem Stadium der Erkrankung auftreten. Während der Prodromalphase oder der ersten psychotischen Episode kann eine depressive Stimmung bei über 40% der Patienten festgestellt werden (Leff et al. 1988; Bustamante et al. 1994). Im Rahmen der Zehnländerstudie der WHO (Jablensky et al. 1992) lag eine depressive Stimmung zum Zeitpunkt der Erstuntersuchung bei 50% der Patienten in den entwickelten und bei 30% der Patienten in den Entwicklungsländern vor. Patienten mit einer Erstrangsymptomatik im Sinne Schneiders neigten zu höheren Prävalenzraten depressiver Symptome (über 69%) als Patienten ohne Erstrangsymptome. Während des 5jährigen Nachuntersuchungsintervalls entwickelten 15% der schizophrenen Patienten rein affektive Episoden (Leff et al. 1992). Während der Stabilisierungsphase der Schizophrenie liegt die Punktprävalenz depressiver Symptome in der Größenordnung von 30% (Birchwood et al. 1993). Dementsprechend ist das Suizidrisiko

Häufigkeit depressiver Störungen

hoch (letztendlich begehen 13–15% der Schizophrenen einen Suizid) (Caldwell u. Gottesman 1990) und stellt ein zentrales Problem des Langzeitmanagements der Patienten mit Schizophrenie dar.

Heterogenität depressiver Zustände

Die Depression bei Schizophrenie ist heterogen. Erstens muß eine depressive Verstimmung von Anhedonie – einem primären Defizit – und von akinetischem Parkinsonismus, bei dem es sich um eine Nebenwirkung neuroleptischer Behandlung handeln kann, unterschieden werden. Zweitens kann es sich bei der Depression, wenn zutreffend diagnostiziert, um folgendes handeln:
- einen Bestandteil des Krankheitsprozesses selbst,
- eine psychologische Antwort auf die schizophrene Erkrankung als einer traumatischen Lebenssituation (Birchwood et al. 1993),
- eine echte komorbide Störung.

Schizoaffektive Störung

Die Häufigkeit depressiver Symptome bei Schizophrenie und ihre zeitliche Beziehung zu psychotischen Symptomen ließ Zweifel entstehen hinsichtlich der Validität, für die schizoaffektive Störung eine separate klinische Entität zu etablieren. Derselbe Vorbehalt gilt für die diagnostischen Regeln in der ICD-10 und im DSM-IV, die der Diagnose einer schizoaffektiven oder affektiven Störung den Vorrang einräumen, wenn charakteristische schizophrene Symptome oder andere stimmungsinkongruente psychotische Symptome auf ein majores depressives Syndrom folgen oder zeitgleich mit ihm auftreten. Wenn man bedenkt, daß zu affektiven Erkrankungen prädisponierende Gene sehr weit verbreitet sein müssen und daß sie mit anderen verbreiteten Genen, die mit einem Schizophrenierisiko assoziiert sind, interagieren können, so könnte man erwarten, daß ein gemeinsames Auftreten von schizophrenen und affektiven Symptomen im Phänotyp eher die Regel als die Ausnahme ist.

2.7 Negative Symptome und Defizite

Ursprung des Konzepts

Eine allgemeine Schwächung mentaler Prozesse, die in einem „Defekt" endet, war der Grundstein für die Konstruktion der Dementia praecox aus den zuvor unverbundenen Syndromen Hebephrenie, Katatonie und paranoide Demenz. Kraepelin (1919) vertrat die Ansicht, daß die Vorläufer des Defektes in den frühesten Stufen des Prozesses entdeckt werden könnten, gemeinsam auftretend mit produktiven oder floriden Symptomen. Seit den 70er Jahren des 20. Jh. haben die Begriffe negative Symptome und positive Symptome die Bezeichnungen Defekt und produktive Symptome in der Literatur praktisch ersetzt. Nach Berrios (1985) wurden die Begriffe negative und positive Symptome erstmals von Reynolds 1858 erwähnt. Jedoch leitet sich ihre gegenwärtige Verwendung von Hughling Jacksons Lehre der Trennung höherer Nervenfunktionen (Jackson 1887) ab. In den 60er Jahren des 20. Jh. schlug Wing (1961) ein Symptomprofil der Schizophrenie vor, das aus 4 Faktoren bestand: Abgestumpftheit des Affekts, Verarmung der Quantität oder des Inhaltes der Sprachproduktion, Inkohärenz der Sprache und kohärent geäußerte Wahnideen und Halluzinationen. Snezhnevskij (1975) entwickelte in Rußland eine auf Jacksons evolutionärem Konzept basierende Syndromskala mit 9 Stufen von positiven und 10 Stufen von negativen schizophrenen Syndromen.

Typ-I- und Typ-II-
Schizophrenie

Die gegenwärtige Popularität der Begriffe ist in großem Maße der ein-flußreichen Arbeit von Crow (1980) zu verdanken, der vorschlug, die Be-schreibung der Schizophrenie zu vereinfachen, indem ihre Symptome und klinischen Zeichen zusammengefaßt werden unter der Bezeichnung positiv oder negativ. Typ-I- (positive) Schizophrenie wurde charakteri-siert durch Halluzinationen, Wahnideen und formale Denkstörungen, de-nen vermutlich eine dopaminerge Dysfunktion zugrunde liegt, wie durch das gute Ansprechen dieser Symptome auf Neuroleptika gezeigt wird. Die Typ-II- (negative) Schizophrenie zeigt das klinische Mangel-syndrom („clinical poverty syndrom"; Wing u. Brown 1970) mit sozia-lem Rückzug, Verlust der Willenskraft, affektiver Abstumpfung und In-haltsarmut von Sprachproduktion und Denken. Sie sprach kaum auf Neuroleptika an und man vermutete, daß ihre Pathophysiologie mit strukturellen Gehirnabnormalitäten mit Ventrikelvergrößerung und Ver-minderung der Hemisphärenasymmetrie zusammenhängt. Diese Typolo-gie kann klinisch in die Irre führen, da sie impliziert, daß die 2 Cluster oder Typen sich wechselseitig ausschließen, was sicher nicht der Fall ist (s. auch Eaton et al. 1995, S. 28).

Beurteilungsverfahren

Andreasen u. Olsen (1982) entwickelten Skalen für die Beurteilung nega-tiver (*SANS*) und positiver Symptome (*SAPS*) auf der Basis einer Fakto-renanalyse die aufzeigte, daß die 2 Symptomgruppen auf einem einzigen bipolaren Faktor laden und daß ihre Extremformen, ähnlich dem Typ I und Typ II von Crow, die 2 Enden eines Kontinuums besetzten. Die Be-hauptung, daß die Symptome der Schizophrenie auf einen einzigen bipo-laren Faktor zurückgeführt werden könnten, wurde in der Folgezeit zu-rückgenommen und die Typ I-Typ II-Dichotomie durch ein Drei- oder Vierfaktorenmodell ersetzt. Weiterhin werden jedoch die *SANS* und *SAPS*, die eine „Kurzfassung" für die Beurteilung des psychischen Status ermöglichen, in der Schizophrenieforschung weithin verwendet. Daß sol-che Kurzfassungsmethoden nicht ohne Nachteil sind, wird durch die Be-funde von Bell et al. (1994) illustriert, die ein logistisches Modell („item-response analysis") auf *SANS-SAPS*-Befunde, die aus der Untersuchung von 149 Patienten gewonnen wurden, anwandten. Sie wiesen eine hohen Anteil (85%) von Schwellenwertfehlern nach, die den Skalen selbst zuei-gen sind. Es ist wahrscheinlich, daß ähnliche Skalierungsprobleme unter vielen anderen Instrumenten, die einfache, aggregierte Maße für psycho-tische Symptomatik liefern, weit verbreitet sind.

Sind die Bezeichnungen
negativ und positiv
Fehlbenennungen?

Die Positiv-negativ-Typologie kann zu einer Auflockerung der Konzepte in der klinischen Beschreibung der Schizophrenie beitragen. Die Be-zeichnungen sind in ihrem gegenwärtigen Gebrauch Fehlbezeichnungen, insofern sie einen Bezug auf Jacksons Konzept der hierarchischen Tren-nung von Funktionen (Jackson 1887) implizieren. Letzterer vertrat die Ansicht, daß negative klinische Zeichen den läsionsbedingten Verlust oder das Aussetzen einer höheren Hirnfunktion anzeigen würden. Ein positives klinisches Zeichen kann nicht durch eine Läsion hervorgerufen werden, sondern resultiert aus dem Nachlassen von Funktionen niedri-geren Niveaus durch den Wegfall inhibitorischer Prozesse. Daher gehen negative Symptome den positiven voran, und man kann sagen, daß sie die positiven Symptome verursachen. Obwohl Jacksons Theorie der Trennung höherer Nervenfunktionen, der sich Kraepelin (1920) ausdrücklich anschloß, immer noch einige Bedeutung für das Verständnis der positiven Symptome der Schizophrenie haben mag, ist die gegenwärtige Verwendung der Bezeichnungen negative und positive Symptome „atheoretisch" und rein deskriptiv. Da keine theoriebasierte Regel für die Klassifikation der Schizophreniesymptome als entweder negativ oder positiv existiert, ist die Zuordnung der Symptome zu diesen Kategorien im großen und ganzen willkürlich.

Bei Durchsicht der Literatur kamen Walker u. Lewine (1988) zu dem Schluß, daß lediglich 6 Symptome konsistent als entweder negativ oder positiv klassifiziert werden und in weithin verwendeten klinischen Skalen aufgenommen sind; weitere 19 Symptome werden zwar widerspruchsfrei klassifiziert, sind aber nicht weit verbreitet und 7 Symptome (einschließlich Bleulers Lockerung der Assoziation) wurden weder konsistent klassifiziert noch in Ratingskalen aufgenommen. In vielen Fällen ist es schwer zu erkennen, welche Überlegungen helfen könnten zu entscheiden, ob ein Symptom negativ oder positiv ist. Denk- und Sprechstörungen, ebenso wie die nur schwer einer Gruppe zuzuordnenden katatonen Symptome, veranschaulichen die Ambiguität der Negativ-positiv-Klassifikation. Die Erwartung, daß durch statistische Bearbeitung von Symptomen durch Faktorenanalyse oder andere Techniken eine „natürliche" Klassifikation der Schizophreniesymptome gewonnen werden könnten, ist ungerechtfertigt, wenn nicht die als Input für eine solche Analyse verwendeten Rohdaten erschöpfend oder repräsentativ, frei von Selektions-Bias und phänomenologisch zuverlässig sind.

Primäre Defizite

Der Vorschlag von Carpenter et al. (1988), zwischen primären und sekundären Negativsymptomen zu unterscheiden, ist ein Versuch, die Klassifikation negativer Symptome zu verfeinern. Die primären Defizitsymptome sind „andauernde Charakteristika", die der psychotischen Erstmanifestation vorangehen können; sie sind sowohl während als auch zwischen den Episoden vorhanden, sind nicht zurückzuführen auf Depression, Angst oder Nebenwirkungen von Medikamenten und sprechen nicht auf konventionelle antipsychotische Medikationen oder auf den Entzug von denselben an. Zu diesen gehören Anhedonie, flacher oder eingeengter Affekt, inhaltliche Verarmung der Sprache, fehlende Entschlußkraft und verminderter sozialer Antrieb. Im *Schedule for Deficit Syndrome* (*SDS*; Kirkpatrick et al. 1989) ist das Vorhandensein von 2 dieser Symptome erforderlich für die Diagnose eines Defizitsyndroms. Im Gegensatz dazu fluktuieren nichtdefizitäre negative Symptome wie psychomotorische Langsamkeit, Anergie, sozialer Rückzug oder fehlendes Durchhaltevermögen in ihrem Ausprägungsgrad und zeigen einen zeitlichen Bezug zur affektiven Verfassung oder zu Nebenwirkungen von Medikamenten. Es konnte gezeigt werden, daß Patientenstichproben, die durch Kriterien des Defizitsyndroms definiert waren, höhere Raten von schlechter prämorbider Anpassung und von neurologischer Beeinträchtigung sowie niedrigere Depressionswerte und niedrigere Raten von Alkoholabusus aufwiesen (Buchanan et al. 1990; Kirkpatrick et al. 1996 a, b).

Ein einzelnes Syndrom oder eine Dimension?

Ungeachtet des Vorteils, ein primäres Kerndefizit zu definieren, ist die Validität des Vorgehens, ein einzelnes Defizitsyndrom zu bestimmen statt einer kontinuierlichen Dimension primärer Defizite, eine offene

Frage. Es ist vorstellbar, daß die bei schizophrenen Patienten gefundenen primären Defizite den extremen Endpunkt eines Kontinuums darstellen, das sich bis hin zu den Borderlinezuständen, dem normalen Temperament und der Variation eines Charakterzuges erstreckt. Es könnte für die Forschung ein vielversprechender Weg sein, neurobehaviourale Untersuchungen und psychometrische Maße zu entwerfen, die in der Lage sind, solche kontinuierlichen Variationen zu erfassen.

2.8 Andere Symptome

Klinisch-neurologische Zeichen

Es konnte wiederholt gezeigt werden, daß neurologische Abnormitäten (sowohl „hard" als auch „soft signs") bei schizophrenen Patienten häufiger auftreten als bei normalen Kontrollpersonen. Der Unterschied zwischen schizophrenen Patienten und Kontrollpersonen bleibt bestehen, wenn man Effekte der Medikation berücksichtigt. Die Abweichungen sind vielfältig, zu den am häufigsten festgestellten zählen die folgenden:
- Defizite der motorischen Koordination (z.B. Dysdiadochokinese, Ataxie),
- unwillkürliche Bewegungen (z.B. choreatische Bewegungen),
- Störungen integrativer sensorischer Funktionen (z.B. Astereognosie, Rechts-links-Unterscheidung),
- Primitivreflexe (z.B. Schnauzreflex).

Patienten mit neurologischen Abnormitäten neigen dazu, im Vergleich zu Patienten ohne solche Auffälligkeiten und zu Kontrollpersonen bei neurokognitiven Aufgaben eine schlechtere Leistung zu bringen (Flashman et al. 1996). Vielleicht noch bedeutsamer ist, daß neurologische Defizite familiär gehäuft aufzutreten scheinen, wobei nichtpsychotische Geschwister von Patienten hinsichtlich ihrer Leistungswerte zwischen Patienten und gesunden Kontrollpersonen liegen (Ismail et al. 1998). Daher erscheint es möglich, daß die diffusen neurologischen Abnormitäten den mildesten Ausdruck der der Schizophrenie zugrundeliegenden genetischen Vulnerabilität darstellen.

Kleinere körperliche Anomalien

Seit dem 19. Jh. wurden bei Patienten mit Psychosen dysmorphe oder dysplastische klinische Zeichen beschrieben. Lombroso (1887) bestimmte systematisch anthropometrische Maße an in Institutionen lebenden Patienten in Italien und der Schweiz und berichtete ein Übermaß an Anomalien (besonders kraniofazial) unter den Patienten psychiatrischer Anstalten, von denen viele unzweifelhaft schizophren waren. Unter Verwendung der *Waldrop Scale* (Waldrop u. Halverson 1971) verglichen Gualtieri et al. (1982) schizophrene Patienten mit anderen psychiatrischen Patienten und mit Kontrollpersonen und fanden höhere Werte für kleinere körperliche Anomalien in der Gruppe der Schizophrenen. Die Mehrzahl der späteren Studien bestätigten, daß schizophrene Patienten im Vergleich zu Kontrollpersonen eine höhere Inzidenz von geringeren Abnormitäten zeigen, zu denen folgende zählen:
- hoher Gaumen, abnormer Gaumenbogen,
- gespaltene Zunge,
- Epikanthus,
- abstehende Ohren,

- palmare Querfurche und eine verringerte Gesamtsumme a–b der (Handflächen-)Wülste.

Diese Abnormitäten sind nicht spezifisch für Schizophrenie und sind nicht eng assoziiert mit irgendeinem der klinischen Merkmale oder bekannten Risikofaktoren (McGrath et al. 1995). Unter Verwendung einer verfeinerten Skala identifizierten Lane et al. (1997) 12 kraniofaziale Anomalien, die reliabel schizophrene Patienten von Kontrollpersonen unterschieden. Diese Zeichen waren normalverteilt sowohl bei Patienten als auch bei den Kontrollpersonen, jedoch mit einem höheren Mittelwert für die Patientengruppe. Allgemein wird akzeptiert, daß geringere körperliche Anomalien Zeichen einer Instabilität der Entwicklung sind, aber der genaue Beitrag, den genetische und Umweltfaktoren, wie z.B. Ereignisse in der Schwangerschaft zwischen der 8. und 22. Woche, hierzu leisten, ist unbekannt (s. auch Kap. 4 und 6 in diesem Band).

3 Reduktion der Varianz: Gruppieren und Schichten

3.1 Gruppieren auf der Basis klinischer Konzepte

Große Kliniker sind in der Lage, bedeutsame Zusammenhänge zu erfassen (Jaspers 1948) – eine Leistung, die Computer und statistische Analysen nur unvollkommen nachahmen, die sie aber testen können. Es besteht kein Mangel an Versuchen, die Komplexität der Schizophrenie auf einfache Gesetze, basierend auf klinischer Beobachtung und Analyse, zu reduzieren.

Bleulers Grund- und akzessorische Symptome
Eine Vereinfachung, die nicht nur überdauerte, sondern auch unser gegenwärtiges Denken über Schizophrenie tiefgreifend beeinflußt hat, ist Bleulers Unterscheidung zwischen Grundsymptomen und akzessorischen Symptomen (Bleuler 1911).

Grundlegende „4 As"

Bleulers grundlegende „4 As" umfassen die folgenden:
1. Assoziationslockerung (formale Denkstörungen),
2. affektive Störungen (Abstumpfung, Verflachung, Inkongruenz),
3. Ambivalenz (Störung des Willens und des Verhaltens),
4. Autismus (Rückzug aus der Realität).

Jede dieser Störungen kann von minimaler (wie bei der „latenten" Schizophrenie) zu maximaler Ausprägung (wie in der schizophrenen Psychose) variieren, aber sie sind anhaltend, niemals abwesend und verleihen dem klinischen Erscheinungsbild jene spezifische Qualität, die dem erfahrenen Kliniker die Diagnose Schizophrenie erlaubt. Sie haben Vorrang gegenüber allen anderen Symptomen (z.B. affektiven Störungen), die zeitgleich mit ihnen auftreten können, und sind entscheidend für die Diagnose.

Akzessorische Symptome

Andererseits sind die akzessorischen Symptome bei weitem augenfälliger und dominieren gewöhnlich das klinische Bild, ohne daß sie spezifisch oder notwendig wären für die Diagnose:

- Wahrnehmungsstörungen (Halluzinationen und Illusionen),
- Wahnideen,
- Gedächtnisstörungen,
- Veränderungen im verbalen Ausdruck (Sprechen und Schreiben),
- Persönlichkeitsveränderungen,
- katatone Symptome,
- körperliche Symptome,
- akute Zustände (depressiv, manisch, kataton).

Die Unterscheidung zwischen Grund- und akzessorischen Symptomen ist rein klinisch und sollte nicht verwechselt werden mit Bleulers weniger erfolgreichem Versuch, aetiologisch primäre und sekundäre Symptome zu identifizieren.

Kraepelins „Register"

In einem seiner letzten Zeitschriftenaufsätze bezweifelte und verwarf Kraepelin (1920) praktisch die Existenz einzelner Krankheitsentitäten in der Psychiatrie (die er selber propagiert hatte) und schlug an deren Stelle ein Modell vor, das auf Jacksons evolutionärem Konzept basierte. In diesem Modell bildeten die hauptsächlichen psychopathologischen Syndrome ein hierarchisches Kontinuum von „enzephalopathischen" mentalen Zuständen im Zusammenhang mit organischen Gehirnschäden bis zu Syndromen, die präformierte, ererbte Formen der Reaktion auf Noxen ausdrücken. Kraepelin (1920, S. 25) verglich die psychopathologischen Syndrome „mit den verschiedenen Registern einer Orgel ..., die je nach der Stärke oder Ausdehnung der krankhaften Veränderungen in Betrieb gesetzt werden und nun den Äußerungen des Leidens ihre eigenartige Färbung geben, ganz unabhängig davon, durch welche Einwirkungen ihr Spiel ausgelöst wurde".

Kraepelin unterschied 3 Hauptregister mentaler Störungen:
1. affektive, paranoide und hysterische Formen,
2. die schizophrene Form,
3. enzephalopathische und paroxysmale Formen.

Hauptregister mentaler Störungen

Pathologische Prozesse, die sich auf der Stufe der encephalopathischen oder paroxysmalen Stufe ereignen, aktivieren gewöhnlich Funktionen der höheren Ebenen und können daher schizophrene, affektive oder hysterische Merkmale zeigen. Der umgekehrte Fall tritt nicht ein: Ein primär affektiver oder hysterischer Reaktionsmechanismus kann keinesfalls die niedrigeren Stufen einbeziehen. Andererseits impliziert die intermediäre Position des schizophrenen Registers, daß sich seine Manifestationen mit einer der anderen Stufen oder mit beiden verbinden kann.

Interaktion zwischen den Registern

Dieses Modell stellt natürlich eine allzu große, dafür aber produktive Vereinfachung dar. Es findet in der Gegenwart einen Widerhall in der Hypothesen des Kontinuums der Psychose (Crow 1995) und kann einen strukturierenden Rahmen für viele der aktuellen genetischen und neurophysiologischen Konzepte abgeben.

3.2 Gruppieren durch statistische Methoden

Notwendigkeit der Datenreduktion

Betrachtet man die Spannbreite der schizophrenen Symptomatik, so zeigt sich die Notwendigkeit der Datenreduktion, um so die Beschreibung von Patientenstichproben zu vereinfachen und die statistische Aussagekraft klinischer und biologischer Studien zu erhöhen. Seit den 60er Jahren wurde die Faktorenanalyse auf psychiatrische Ratingskalen angewandt (Lorr et al. 1963; WHO 1973). Das Interesse an ihrer Anwendung auf die Symptome der Schizophrenie wurde in der jüngeren Zeit dadurch belebt, daß PC-gestützte Statistikpakete zur Verfügung stehen.

Faktorenanalyse

Im wesentlichen reduzieren Faktorenanalyse und verwandte Methoden die Kovarianz der primären Datenmatrix auf eine kleine Anzahl latenter Variablen oder Faktoren, die der Beziehung der primären Variablen untereinander Rechnung tragen und einen Anteil ihrer beobachteten Varianz erklären. Indem sie Beziehungen aufklärt, die ansonsten der bloßen Betrachtung oder univariaten Analyse verborgen geblieben wären, generiert die explorative Faktorenanalyse (EFA) Hypothesen über Dimensionen, die der weiteren Bestätigung durch konfirmatorische Faktorenanalyse (KFA) und durch Validierung mittels externer Kriterien (die nicht der primären Datenmatrix entstammen sollten) bedürfen.

Die Resultate der faktorenanalytischen Untersuchungen von Schizophreniesymptomen sind strikt abhängig von den verwandten Daten. Beispielsweise erzeugen Studien, die die *SANS* und *SAPS* verwenden, Faktoren, die sich von denen unterscheiden, die durch Untersuchungen mittels der *Positive and Negative Syndrome Scale for Schizophrenia (PANSS)* oder anderen Instrumenten erstellt werden.

Dreifaktorenmodell

Basierend auf einer relativ kleinen Zahl von Inputvariablen (wie z.B. *SANS-SAPS*-Werte), wurde von Liddle (1987) eine Dreifaktorenstruktur beschrieben und von anderen Untersuchern bestätigt (Brown u. White 1992; Johnstone u. Frith 1996). In diesem Modell laden die negativen Symptome auf einem einzigen Faktor oder auf einer Dimension (psychomotorische Verarmung), während die positiven Symptome dazu tendieren, sich in einen Faktor Wahn und Halluzinationen (Wahrnehmungsverzerrung) und einen Faktor Denk- und Sprachstörungen (Desorganisation) aufzuteilen. Nach Vergleich von Liddles und mehreren anderen Faktorenmodellen auf der Basis von *SANS* und *SAPS* hinsichtlich ihrer Anpassungsgüte („goodness of fit") kamen Peralta et al. (1994) zu dem Ergebnis, daß ein Vierfaktorenmodell am besten mit den Originaldaten im Einklang steht. Der vierte vorgeschlagene Faktor wurde Beeinträchtigung des Beziehungsverhaltens („relational impairment") genannt und bezieht die *SANS*-Items Anhedonie–Asozialität mit ein (Peralta et al. 1994; Toomey et al. 1997).

Anzahl der Faktoren

In der Regel ist die Zahl der Faktoren, die für die Varianzaufklärung benötigt werden, größer, wenn ein weiter Bereich von Symptomen als Input verwendet wird. Beispielsweise führt die Verwendung der 50 *SANS-SAPS*-Items statt der 10 *SANS-SAPS*-Globalbeurteilungen oder anderer alternativer Instrumente wie der *PANSS* (Kay 1990) mit 30 Items oder der *Comprehensive Psychopathological Rating Scale (CPRS*; Åsberg et al.

1978) mit 27 Items zu unterschiedlichen Faktorenlösungen, zu denen ein depressiver Faktor (Kay u. Sevy 1990; White et al. 1997; Arora et al. 1997; Salokangas 1997), ein kognitiver Faktor (Lindenmayer et al. 1995), ein allgemeiner neurotischer Faktor (Rey et al. 1994) und ein Faktor prämorbider sozialer Beeinträchtigung (Lenzenweger u. Dworkin 1996) zählen. Unter Verwendung der 12 Items der *Operational Criteria for Diagnosis (OPCRIT)* Symptomenchecklist, angewandt auf 102 Patienten mit Schizophrenie, erhielten Cardno et al. (1996) einen negativen Faktor, einen Faktor Desorganisation und 3 Faktoren positiver Symptome (paranoide Wahnideen und im Sinne der Erstrangsymptome subjektive Denkstörungen und Halluzinationen). Die Faktorenlösungen sind daher nicht eindeutig, und die Frage, wieviele Faktoren die Symptomatik der Schizophrenie möglichst ökonomisch beschreiben könnten, kann nur im Zusammenhang mit einer bestimmten Auswahl von Symptomen und Meßmethoden beantwortet werden.

Die meisten faktorenanalytischen Untersuchungen sind Querschnittsstudien mit klinischen Populationen von unterschiedlicher Krankheitsdauer. Eine Studie (Arndt et al. 1995) über gerade erkrankte Patienten untersuchte das Dreifaktorenmodell im zeitlichen Längsschnitt über 2 Jahre und ergab, daß die 3 Faktoren unabhängig voneinander variieren. Der negative Faktor war bei der Eingangsuntersuchung feststellbar und blieb über 2 Jahre stabil. In einer anderen Längsschnittstudie über gerade erkrankte Patienten (Salokangas 1997) erwiesen sich sowohl der negative Faktor als auch der Faktor Wahn als über 5 Jahre stabil. Die Stabilität der Faktoren kann indes über längere Untersuchungszeiten allmählich verlorengehen.

Stabilität der Faktoren

Eine prospektive Follow-up-Untersuchung an 90 Patienten in Madras, Indien (Eaton et al. 1995), die monatlich über einen Zehnjahreszeitraum hinsichtlich der *PSE*-Symptome beurteilt werden, spricht dafür, daß sich die initiale Zweifaktorenstruktur von negativen und positiven Symptomen im Laufe der Zeit allmählich auflöst und sich ein einziger Faktor herausbildet, zu dem sowohl negative als auch positive Faktoren beitragen.

In Anbetracht der Unterschiedlichkeit der untersuchten klinischen Populationen (hinsichtlich Stichprobenumfang, Alter, Krankheitsdauer und angewandter diagnostischer Kriterien) und der Begrenztheit der für die Datengewinnung verwendeten Instrumente sollten die Ergebnisse faktorenanalytischer Untersuchungen der Schizophrenie mit Vorsicht interpretiert werden. Meßfehler führen zwangsläufig zu Widersprüchlichkeiten oder zu methodenbedingter Kovarianz in der primären Korrelationsmatrix der Faktorenanalyse, was sich letzten Endes auf die Ergebnisse auswirkt. Es ist daher verfrüht, die Faktorenlösung der Studien, die auf möglicherweise psychometrisch und phänomenologisch falschen Maßen beruhen, als etablierte Dimensionen oder Syndrome zu bezeichnen.

Leistungsgrenzen der Faktorenanalyse

Während die Faktorenanalyse Variablen zusammenfaßt, gruppiert die Clusteranalyse Individuen auf der Basis eines Maximums an gemeinsamen Charakteristika. Farmer et al. (1983) bestimmten 4 Cluster, in die Patienten mit Schizophrenie entsprechend ihrer Symptome gruppiert

Clusteranalyse

werden könnten. Eine Kombination von Clusteranalyse und multidimensionaler Skalierung unter Verwendung von *SANS-SAPS*-Beurteilungen (Minas et al. 1992) ergab 4 Gruppen von Symptomen (negative Symptome, Denkstörungen, Halluzinationen und Wahnideen sowie Verfolgungswahn). In einer jüngeren Studie (Dollfus et al. 1996) ergab die Untersuchung einer Stichprobe von 138 Patienten mit Schizophrenie, die mit der *PANSS* beurteilt wurden, ebenfalls 4 Cluster: einer geprägt von negativen Symptomen, einer hauptsächlich psychotisch, einer gemischt und einer oligosymptomatisch. Der psychotische Cluster konnte weiterhin aufgeteilt werden in eine Gruppe mit konzeptueller Desorganisation und eine andere mit Wahnideen und Halluzinationen.

Die Clusteranalyse ist ebenso wie die Faktorenanalyse von der Auswahl der Inputvariablen abhängig. Ihr Vorteil, daß sie Individuen und nicht Variablen zusammenfaßt, macht sie für epidemiologische Untersuchungen geeignet, weniger jedoch für klinische Forschung, die sich auf Krankheitskonzepte konzentriert.

Modell des Grades der Zugehörigkeit

Ein statistischer Ansatz, der Elemente der Faktorenanalyse und der Clusteranalyse kombiniert, ist das Modell des Grades der Zugehörigkeit („grade of membership model"), in dem psychiatrische Störungen als unscharfe Mengen („fuzzy sets"; Woodbury et al. 1994; Manton et al. 1994a) dargestellt werden, wodurch den Individuen ermöglicht wird, Element von mehr als einer Menge zu sein. Diese Methode ist hinsichtlich der Berechnung komplex und wurde geschaffen, um große Datenmengen zu analysieren und kategoriale Variablen und fehlende Meßwerte zu bewältigen. Das Modell des Grades der Zugehörigkeit gewinnt aus der Datenmatrix eine Anzahl von reinen Typen („pure types", entsprechend den Faktoren in einem allgemeinen Sinn) und setzt Punktwerte fest, die den Grad beschreiben, in dem ein Individuum zu einem reinen Typen gehört.

Eine entsprechende Analyse wurde mit 1065 Patienten der International Pilot Study of Schizophrenia der WHO durchgeführt, wobei die Beurteilung von 170 Symptomen als Eingabedaten verwendet wurden (Manton et al. 1994a). Eine statistisch optimale Lösung („maximum likelihood") für Schizophrenie wurde mit 5 reinen Typen erzielt, von denen jeder durch eine eindeutige Menge von Symptomen bestimmt wurde. Es gab 2 klar affektive Typen (einer depressiv, einer manisch) und einen negativen reinen Typ, charakterisiert durch Apathie und sprachliche Einschränkungen. Die positiven Symptome der Schizophrenie bildeten 2 reine Typen: einen mit ausgeprägten Erstrangsymptomen und einen anderen, der durch multiple Wahrnehmungsstörungen, Depersonalisationsbzw. Derealisationsphänomenen und bizarren Wahnideen charakterisiert war. Bei der Korrelation der reinen Typen mit Verlauf und Ergebnis über 5 Jahre zeigte sich, daß der durch Wahrnehmungsstörungen, Depersonalisation bzw. Derealisation und bizarren Wahnideen charakterisierte reine Typ die schlechteste Prognose hatte. Die Fähigkeit des Modells des Grades der Zugehörigkeit, Komplexität in Datenmengen zu bewältigen, macht es gut geeignet für das Studium schizophrener Symptomatik, aber seine gegenwärtigen Anwendungen befinden sich noch in einem Anfangsstadium.

Die Anwendung statistischer Modellierungsmethoden und datenanalytischer Techniken auf große, klinisch gut charakterisierte Stichproben sollte es ermöglichen, spezifische Dimensionen oder Syndrome innerhalb des breiten Spektrums schizophrener Symptomatik herauszuarbeiten. Dieses würde einen erheblichen Fortschritt für die klinische und biologische Forschung darstellen, die sich gegenwärtig noch hauptsächlich auf die globale Diagnose des Phänotyps stützt. Dieses Ziel läßt sich bei der Schizophrenie jedoch möglicherweise nicht leicht erreichen. Eine schwerwiegende Beschränkung, die die Stärke der Strategie, eine „natürliche Klassifikation" zu entdecken, reduziert, ist die schmale Informationsbasis über Symptome wegen kleiner oder durch systematische Fehler verzerrter Stichproben, selektiver Messungen und aufgrund des Fehlens von Validierungskriterien.

Allgemeine Bemerkungen zur Reduktion von Daten

3.3 Gruppieren durch die Bildung von Familienclustern

Das Spektrum der Schizophrenie
Die Verwendung molekulargenetischer Methoden für das Studium der Ätiologie der Schizophrenie in Gruppen verwandter Individuen (ganze Familien, Geschwister, Zwillinge) setzt die Fähigkeit voraus, zwischen betroffen und nichtbetroffenen oder nichtdiagnostizierten Personen zu unterscheiden. Da die Ergebnisse genetischer Kopplungsmethoden sehr sensitiv für die falsch-positive Identifizierung eines Individuum als betroffen sind, würde es sicherer sein, nur solche Probanden als betroffen zu bezeichnen, die restriktive (enge) diagnostische Kriterien erfüllen, wie z.B. die Kriterien des DSM-III-R. Jedoch würde die Seltenheit der Familien mit mehreren Fällen von Schizophrenie unter Verwandten 1. Grades dazu führen, daß die Stichproben klein und die Fähigkeit der statistischen Analyse, Kopplungen zu entdecken, gering wäre.

Untersuchungsprobleme

– Probleme genetischer Kopplungsstudien

Um diese Beschränkung zu überwinden, können Daten von epidemiologischen und Familienuntersuchungen herangezogen werden, die darauf hindeuten, daß der genetische Einfluß auf die Anfälligkeit für Schizophrenie in Familien mit der Anfälligkeit für andere Störungen oder Syndrome in dem Sinne zusammenhängt, daß Schizophrenie Teil eines Spektrums von Zuständen ist, die eine gemeinsame genetische Basis haben (Kendler u. Diehl 1993). Das Hauptkriterium für die Entscheidung, ob eine gegebene Störung dem Schizophreniespektrum zugeordnet werden kann, ist das Verhältnis ihres relativen Risikos; dabei wird ihre Prävalenz unter den Verwandten 1. Grades von Schizophrenen mit der Prävalenz unter den Verwandten von Probanden mit anderen psychiatrischen Diagnosen oder mit in der Gesamtbevölkerung verglichen.

– Verwendung von Daten aus epidemiologischen und Familienuntersuchungen

Eine ganze Reihe von Störungen und Syndromen erfüllen dieses Kriterium in unterschiedlichem Ausmaß und sind in das Schizophreniespektrum aufgenommen worden:
- „typische" Schizophrenie (Kernbestandteil des Spektrums),
- schizotype und paranoide Persönlichkeitsstörung,
- schizoaffektive Störung (depressiver Typ),
- andere nichtaffektive psychotische Störungen (schizophreniforme und wahnhafte Störungen, atypische Psychosen),
- affektive Störung mit psychotischen Merkmalen.

Störungen im Rahmen des Schizophreniespektrums

Für das Ausmaß der gemeinsame Anfälligkeit für diese 5 Störungen wurde auf der Basis einer epidemiologischen Familienstudie ein Korrelationskoeffizient von 0,36 geschätzt (Kendler et al. 1995). Während jedoch eine starke Evidenz dafür spricht, daß die „typische" Schizophrenie und die affektiven Störungen mit psychotischen Merkmalen 2 Endpunkte des Spektrums sind, bleiben die relativen Position für schizophrenieähnliche Persönlichkeitsstörungen und die gemischte Gruppe der anderen nichtaffektiven psychotischen Störungen innerhalb dieses Spektrums unklar. Einige Forscher behandeln Schizophrenie zusammen mit der schizotypen Persönlichkeitsstörung als harte Elemente des Spektrums, im Gegensatz zu den weichen Elementen des Spektrums, die die verbleibenden 3 oder manchmal sogar noch weitere Zustände umfassen. In all seinen Variationen ist das Spektrumkonzept indes entscheidend abhängig von der Validität des Konzepts der schizotypen Persönlichkeitsstörung.

Unterscheidung von harten und weichen Elementen des Spektrums

Schizotype Persönlichkeitsstörung

Historische Entwicklung des Konzepts

Der Ursprung des Konzepts der schizotypen Persönlichkeitsstörung, welches seinerseits den Eckpfeiler der Theorie des Schizophreniespektrums bildet, ist in Bleulers Überzeugung zu finden, daß „es unzweifelhaft auch latente Schizophrenien, die niemals manifest werden" gibt (Bleuler 1923, S. 328). Latente Schizophrenie wurde als ein Subtyp der Schizophrenie in die ICD-8 und ICD-9 aufgenommen. Die Bezeichnung schizotyp wurde von Rado (1956) eingeführt und später von Meehl (1990) übernommen für die Beschreibung eines Persönlichkeitstyps, der durch Anhedonie, Ambivalenz, interpersonelle Aversivität, Körperschemastörungen, Wahrnehmungsanomalien und sensorische, kinaesthetische und vestibuläre Abweichungen gekennzeichnet ist.

Nach ähnlichen Prinzipien entwickelten Chapman et al. (1982) Meßskalen für Wahrnehmungsabweichungen und magisches Denken als zeitlich überdauernde Merkmale, die eine Anfälligkeit für Psychosen vorhersagen. Diese beiden Konstrukte wurden mit klinischen Beschreibungen der dänisch-US-amerikanischen Adoptionsstudie zu einer diagnostischen Kategorie verschmolzen (Kety et al. 1978), welche für die Erklärung der übermäßigen Prävalenz von Eigenartigkeiten der Persönlichkeit und des Verhaltens unter biologischen Verwandten adoptierter Kinder, die als Erwachsene eine Schizophrenie entwickelten, verwendet wurde.

Diagnosekriterien

Mit einigen Veränderungen wurde diese diagnostische Kategorie in das DSM-III und seine Nachfolger sowie in die ICD-10 aufgenommen. Die Kriterien heben folgende Punkte hervor:
- vorherrschende soziale und interpersonelle Defizite,
- eingeengter Affekt,
- seltsame Sprache,
- kognitive oder Wahrnehmungsverzerrungen,
- seltsame Überzeugungen oder magisches Denken,
- gelegentliche, kurze quasipsychotische Episoden.

Das relativ häufige Auftreten der schizotypen Persönlichkeitsstörung unter Verwandten 1. Grades schizophrener Probanden wurde von der Mehrzahl (jedoch nicht von allen) Familienstudien bestätigt (Kendler u. Walsh 1995). Es deutet auch einiges darauf hin, daß Individuen, die in die Stichprobe zur Überprüfung des Vorhandenseins von Merkmalen der schizotypen Persönlichkeitsstörung aufgenommen wurden, eine höhere Wahrscheinlichkeit für Verwandte mit klinischer Schizophrenie haben als die Kontrollpersonen ohne schizotype Persönlichkeitsstörung (Thaker et al. 1993).

Alles in allem sind die Forschungsergebnisse, die dafür sprechen, daß die schizotype Persönlichkeitsstörung ein wohldefiniertes und kohärentes Cluster von Merkmalszügen darstellt, nicht überwältigend. Bisher liegen keine Daten für die Populationsprävalenz vor und die Reliabilität der Diagnose, die auf selbstberichteten Maßen beruht, ist hinterfragt worden (Kendler et al. 1996). Daten aus Zwillingsuntersuchungen lassen darauf schließen, daß die gegenwärtigen Kriterien für die schizotype Persönlichkeitsstörung heterogen sein könnten und daß ihre Manifestationen einerseits ein negatives Cluster (Seltsamkeiten der Sprache und des Verhaltens, unangemessener Affekt und soziale Ängstlichkeit) bilden, welches häufiger unter Verwandten schizophrener Probanden auftritt, und andererseits ein positives Cluster (magisches Denken, kurze quasipsychotische Episoden) darstellen, das möglicherweise in Beziehung steht zu majoren affektiven Störungen (Torgersen et al. 1993).

Konstruktvalidität

4 Verlauf der Symptomatik

Die systematische Untersuchung des Verlaufs der schizophrenen Symptomatik wurde von Kraepelin initiiert, der überzeugt war, daß in Ermangelung einer nachweisbaren Gehirnpathologie und identifizierbarer Ursachen, die Validität einer Krankheitseinheit durch die sorgfältige Beobachtung des natürlichen Verlaufs begründet werden könnte: Die Komplexität der Zustände, die im Bereich der Dementia praecox zu beobachten seien, sei sehr groß. Deren innere Verbundenheit sei zunächst nur dadurch erkennbar, daß sie nacheinander im Verlaufe derselben Erkrankung auftreten (Kraepelin 1919).

Begründung durch Kraepelin

4.1 Schizophrenie bei Erwachsenen

Gegen Ende seiner Laufbahn revidierte Kraepelin seine frühere Behauptung, daß die Prognose der Dementia praecox unveränderlich schlecht sei und erkannte an, daß „andauernde Heilungen" bei ungefähr 15% seiner Patienten stattgefunden hatten. Viele spätere Längsschnittstudien hoben die große Variabilität des Verlaufs der Schizophrenie hervor, welche das hervorstechendste Charakteristikum ihrer natürlichen Entwicklung zu sein scheint. Manfred Bleulers Beobachtungen an 208 Patienten, die er intensiv über 22 Jahre bzw. bis zum Tod nachuntersuchte (Bleuler 1972; Bleuler et al. 1976) sind es wert, als ein wichtiger Bericht über die präneuroleptischen Prognose der Schizophrenie in Erinnerung behalten zu werden (obwohl einige der Patienten in den späteren Stadien der Nachuntersuchung medizinisch behandelt wurden):

Variabilität des Verlaufs

- andauernde Genesung („vollständige Heilungen") bei 20–26%, schwere chronische Zustände bei 14–24% der Patienten,

- keine weitere Verschlechterung ab dem 5. Jahr nach Krankheitsbeginn und Entwicklung eines klinisch stabilen Zustandes bei 50–75% der Patienten,
- wellenförmiger Verlauf, charakterisiert durch mehrfache Episoden und vollständige Remission bei 22% der Patienten,
- katastrophaler Verlauf (rascher Beginn einer chronischen Verschlechterung) bei 4% der Patienten
- Zwanzigjahressuizidrate von 14–22% der Patienten.

Neuere Untersuchungen zu Verlauf und Ausgang

Neuere Studien bestätigten zumeist die Ergebnismuster früherer Studien. Die berichteten Raten von Verbesserungen ohne Rückfall lagen zwischen 21% (Bland u. Orn 1978) und 30% (Scottish Schizophrenia Research Group 1992), und die Raten schlechter Ergebnisse im Sinne kontinuierlicher psychotischer Symtome und/oder zunehmender sozialer Behinderung rangierten zwischen 24 und 43% (Shepherd et al. 1989).

– Ergebnisse transkultureller Untersuchungen

Die prospektiven WHO-Studien (WHO 1973, 1979; Leff et al. 1992; Jablensky et al. 1992) lieferten eine transkulturelle Datenbasis über Verlauf und Ausgang der Schizophrenie, in die Informationen von Erst- und Nachuntersuchungen einer Gesamtheit von 2736 Patienten mit der Diagnose Schizophrenie nach strengen Kriterien eingingen. Die WHO-Studien führten zu den folgenden allgemeinen Ergebnissen:

- Weltweit wird bei Patienten mit anfangs ähnlicher Symptomatik ein weites Kontinuum von Ausgängen beobachtet, welches von stabiler Genesung nach einer einzigen psychotischen Episode bis zu einer chronisch nichtremittierenden Psychose reicht.
- Die Rückfallrate für psychotische Symptome steigt in der Regel im Laufe der Zeit an, aber die durchschnittliche Rückfalldauer bleibt stabil oder sinkt.
- Nur eine Minderheit der Patienten (22% in den WHO-Kohorten) erlebt nichtremittierende psychotische Symptome.
- Der Grad der sozialen Beeinträchtigung im Zusammenhang mit negativen Symptomen nach 2 Jahren verändert sich nur gering während der Fünfjahresnachuntersuchungphase; der Hauptteil der klinischen Veränderung geschieht zwischen der Zweijahres- und der Fünfjahresnachuntersuchung, und zwar im Sinne einer Verbesserung.

– Bedeutung der Ersterkrankung

Das in der letzten Zeit neuerwachte Interesse an früher Erkennung und Behandlung der ersten psychotischen Episode, stimuliert durch theoretische Überlegungen und klinische Fragestellungen, wird unterstützt durch Forschungsergebnisse die nahelegen, daß der Zeitraum vor Ausbruch der Erkrankung durch eine charakteristische Abfolge von Vorstufen (Häfner et al. 1995; Hambrecht et al. 1994) gekennzeichnet ist, die ihrerseits näher beschrieben werden können. Schlüssige klinische Überlegungen wurden zur Unterstützung der Ansicht ins Feld geführt, daß die erste psychotische Episode eine entscheidende Übergangphase darstellt, die den weiteren Verlauf nachhaltig beeinflussen kann. Folglich kann die klinische Forschung, die die Kluft zwischen statistischen Untersuchungen von Risikofaktoren und Vorboten der Krankheit einerseits und individuellen Entwicklungspfaden der psychotischen Erkrankung andererseits überwindet, einen wichtigen Beitrag leisten für das Verständnis und letztendlich auch für die Einflußnahme auf Entwicklung und Verlauf der Schizophrenie.

Ergebnisse von Längsschnittstudien legen nahe, da sich die Symptomatik der Schizophrenie „reinrassig fortpflanzt" in dem Sinne, daß nur wenige Patienten, bei denen anfangs die sichere Diagnose Schizophrenie gestellt wurde, letztendlich in eine andere Krankheitskategorie reklassifiziert werden müssen. Bei der Zweijahresnachuntersuchung der International Pilot Study of Schizophrenia (WHO 1979) zeigten 75% der Patienten mit einer Eingangsdiagnose Schizophrenie und zwischenzeitlichen Rückfällen beliebigen Typs ausschließlich schizophrene Symptome und weitere 3% wiesen sowohl schizophrene Episoden als auch solche anderen Typs auf. Bei der Fünfjahresnachuntersuchung lagen diese Anteile bei 59 bzw. 17%, so daß ein Anstieg der Zahl der Patienten zu verzeichnen war, die im Laufe der Zeit andere Symptome (hauptsächlich solcher affektiver Art) zusätzlich zu den persistierenden oder episodischen schizophrenen Symptomen entwickelten.

Stabilität klinischer Symptome

– Nachuntersuchungen im Abstand von 2 und 5 Jahren

Patienten mit Erstrangsymptomen bei der Eingangsuntersuchung hatten ein relatives Risiko von 2,7, in späteren Krankheitsphasen dieselben Symptome zu erleben, im Vergleich zu Patienten ohne initiale Erstrangsymptome (Jablensky et al. 1992).

– Erstrangsymptome

Die verbreitetsten nichtpsychotischen Symptome im Verlaufe der Schizophrenie sind solche depressiven Typs. Im Verlauf von 2 Jahren entwickelten 17% der Patienten der International Pilot Study of Schizophrenia mit der Diagnose Schizophrenie, die remittierten und Krankheitsrückfälle erlitten, deutliche depressive Episoden (Sheldrick et al. 1977). Dieser Anteil verblieb unverändert bei 15% am Ende der Fünfjahresnachuntersuchungsphase (Leff et al. 1992). Ein ähnliches Ergebnis fand sich bei der Zwei- bis Zwölfjahresnachuntersuchung im Rahmen der National Institute of Mental Health (NIMH) Study (Breier et al. 1991); die Häufigkeit von Episoden einer Major-Depression betrug in diesem Zeitraum 24%. Diese Daten legen die Annahme nahe, daß die Depression ein Teil des klinischen Spektrums der Schizophrenie ist.

– depressive Symptomatik

Die Prädiktoren für Verlauf und Ausgang bei der Schizophrenie lassen sich in 6 Klassen einteilen:
1. soziodemographische Charakteristika und Merkmale des familiären Hintergrundes,
2. Charakteristika der prämorbiden Persönlichkeit und des Leistungsniveaus vor der Indexepisode,
3. Vorgeschichte von früheren psychotischen Episoden und Behandlungen,
4. Charakteristika des Krankheitsbeginns,
5. Symptome des initialen klinischen Zustandsbildes,
6. verschiedene Befunde im Zusammenhang mit Gehirnmorphologie, Ansprechen auf die Behandlung und Gesundheitsverhalten.

Prädiktoren von Verlauf und Ausgang

Viele dieser Prädiktoren wurden unabhängig voneinander von verschiedenen Forschern festgestellt, und es herrscht Übereinstimmung über die allgemeine Richtung der Auswirkung dieser Faktoren. Das Ausmaß der von ihnen geleisteten Varianzaufklärung variiert in Abhängigkeit von Setting, Stichprobengröße, Homogenität der Patientengruppen, Zahl der Prädiktoren und abhängigen Variablen und vom Meßfehler, ist aber generell eher gering.

– Varianzaufklärung

– robuste Prädiktoren

Im allgemeinen stellen männliches Geschlecht, lediger Familienstand, prämorbides soziales Rückzugsverhalten, schleichender Krankheitsbeginn und Chronizität vor derIndexuntersuchung robuste Prädiktoren für einen kurz- bis mittelfristigen (2–5 Jahre) ungünstigen Ausgang dar, während weibliches Geschlecht, Verheiratetenstatus, das Verfügen über Sozialkontakte außerhalb des Zuhauses und akuter Beginn einen relativ guten Ausgang prädizieren (Childers u. Harding 1990; Angermeyer et al. 1990; Munk-Jørgensen et al. 1991; Jablensky et al. 1992). Auf kurze Sicht ist das Beenden einer antipsychotischen Medikamentenbehandlung der beste Prädiktor für einen Rückfall (Dencker et al. 1986). Mit Ausnahme der negativen Symptome haben die Initialsymptome der Schizophrenie eine geringere Vorhersagekraft als die oben angeführten Variablen.

4.2 Pathoplastische Einflüsse auf die Ausgestaltung der Symptome

Alter

Von allen pathoplastischen Einflüssen auf die Manifestationen der Schizophrenie hat das Alter die stärkste Auswirkung. Die meisten Studien der Psychopathologie der Schizophrenie basierten auf klinischen Stichproben junger Erwachsener. Jedoch können schizophrene Symptome in jeder Altersstufe auftreten. Neuere Untersuchungen haben systematischer als frühere das besondere klinische Profil der Störung in sehr jungem Alter und jenseits des 45. Lebensjahres hervorgehoben. Häufigkeit und Schwere der unterschiedlichen Typen schizophrener Symptome sind altersabhängig und scheinen bestimmte Bereiche von Vulnerabilität, assoziiert mit den Entwicklungsstufen, widerzuspiegeln. Das genaue Wesen dieser Beziehung ist aber noch nicht klar. Bemerkenswert ist, daß die Ausdrucksformen bei positiven Symptomen viel stärker altersabhängig zu sein scheinen als bei negativen Symptomen.

*Schizophrenie
im Kindesalter
– Differentialdiagnose*

Schizophrenie tritt im Kindesalter extrem selten auf [(die Prävalenzraten liegen unter 0,9% aller stationären psychiatrischen Aufnahmen von Kindern unter 15 Jahren (Thomsen 1996)]. Nichtsdestoweniger lassen sich ihre klinischen Manifestationen von anderen Störungen mit frühem Beginn wie dem Autismus oder dem Asperger-Syndrom unterscheiden. Sie zeigen Ähnlichkeit und Kontinuität mit den Symptomen der Schizophrenie, die sich in späteren Altersstufen ausbilden.

– Symptome

Mehrere Untersuchungen von Kindern, deren schizophrene Erkrankung vor dem 12. Lebensjahr begann (Russel 1994; Remschmidt et al. 1994; Alaghband-Rad et al. 1997), wiesen darauf hin, daß Halluzinationen aller Sinnesmodalitäten, Wahnbildungen (oft bizarr oder mit Bezug auf Themen und Anschauungen der Kindheit), katatone Symptome und negative Symptome vorkommen. Imperative auditive und visuelle Halluzinationen treten bei Schizophrenie in der Kindheit häufiger auf als bei späterem Beginn. Sie können im Zusammenhang mit oneiroiden (traumähnlichen), stark affektiv gefärbten Zuständen auftreten und sind nur schwer von dissoziativen Zuständen und lebhaftem Vorstellungsvermögen zu unterscheiden. Denkstörungen sind indes selten bei schizophrenen Erkrankungen zu finden, die vor der Pubertät auftreten. Im Vergleich zu anderen Symptomen steigt ihre Häufigkeit in der Adoleszenz deutlich an, vornehmlich im Kontext hebephrener Syndrome, die darüber hinaus durch unangemessenen oder läppischen Affekt und schwere Verhaltensstörungen gekennzeichnet sind.

Sowohl für kognitive als auch für psychomotorische Symptome sind Vorboten in der frühen Entwicklung bekannt. In der Kopenhagener prospektiven Follow-up-Untersuchung an 207 Kindern schizophrener Mütter wurde festgestellt, daß eine frühe Feststellung von Denkstörungen (vages und abschweifendes Denken sowie Sprachverarmung) positiv mit Denkstörungen im Erwachsenenalter korrelierte; diese Befunde legen nahe, daß sich die schizophrene Symptomatik durch schrittweisen Zuwachs entwickelt (Parnas u. Schulsinger 1986).

In der Kindheit auftretende Vorbotensymptomatik von Schizophrenie im Erwachsenenalter

Die Auswirkung des Alterns auf die Symptome der Schizophrenie betrifft 2 unterschiedliche Bereiche: die klinischen Äußerungsformen bei älteren Patienten, deren Erkrankung sich in jüngeren Jahren erstmals ausbildet, und das klinische Bild der Schizophrenie, die erstmals in mittlerem oder höherem Alter auftritt. Hinsichtlich des Alterns schizophrener Patienten legen die Ergebnisse der Follow-up-Studien nahe, daß floride Symptome dazu neigen, sich zurückzubilden und daß residuale, vornehmlich negative Symptome in den Vordergrund treten (Harvey et al. 1996). Kognitive Defizite korrelieren mit den negativen Symptomen und können regelrecht ins Auge fallen, obwohl negative Symptome für sich genommen geringe oder keine Zunahme im Alter zeigen. Solche Symptome müssen nicht vollständig irreversibel sein und in Langzeitstudien wurden bemerkenswerte Besserungen der Symptomatik [nach Bleuler et al. (1976) bei 24% der Patienten] beschrieben.

Alterungsprozeß und Symptome

Schizophrene Erstmanifestationen jenseits des 65. Lebensjahres wurden bei 4% der Männer und 19% der Frauen einer Prävalenzstichprobe auf Gemeindeebene für nichtaffektive funktionelle Psychosen dokumentiert (Castle u. Murray 1993). Die Bezeichnungen Spätschizophrenie (Beginn nach dem 45. Lebensjahr) und Spätparaphrenie (Beginn nach dem 60. Lebensjahr) werden einigermaßen inkonsistent verwendet. Sie kennzeichnen einander überlappende Syndrome, die aber mit unterschiedlichen Ursache- und Risikofaktoren assoziiert sein können (Almeida et al. 1995). Im allgemeinen können spätschizophrenieähnliche Erkrankungen jedes der Symptome der im früheren Lebensalter auftretenden Schizophrenie einschließlich der Erstrangsymptomatik an den Tag legen, aber gewöhnlich weisen sie mehrere charakteristische Merkmale auf (Henderson u. Kay 1997):

Spätschizophrenie

- seltenes Auftreten formaler Denkstörungen und katatoner Symptome,
- gut erhaltener Affekt (Fehlen eines eingeengten, abgeflachten oder unangemessenen Affekts),
- Vorherrschen paranoider Wahnideen und akustischer Halluzinationen,
- schizoide oder paranoide prämorbide Persönlichkeit und soziale Isolation,
- Sehbeeinträchtigung oder Hörverlust als häufiger Befund.

– charakteristische Merkmale

Die paranoiden Vorstellungen haben oft Vorstellungen von sog. durchlässigen Wänden oder Trennwand-Wahnideen zum Gegenstand (Personen, Substanzen oder Kräfte dringen durch die Wände ein). Ebenso sind groteske Wahnideen und wahnhafte Erinnerungstäuschungen charakteristisch, als deren Basis Defizite des Gedächtnisses für Ereignisabläufe und für die Wiedererkennung von Gesichtern, wie sie bei älteren psychotischen Patienten gefunden wurden (David u. Howard 1994), in Frage kommen.

Geschlechtsunterschiede

Es wäre zu erwarten, daß Unterschiede in der Gehirnreifung und Umwelteinflüsse in der Präadoleszenz zu Geschlechtsunterschieden im Erscheinungsbild psychotischer Störungen mit Beginn im frühen Erwachsenenalter führen. Die epidemiologischen Befunde sprechen für derartige Unterschiede hinsichtlich der Inzidenz 16- bis 25jähriger bezogen auf Schizophrenie (höher bei Männern) und auf affektive Störungen (höher bei Frauen) sowie hinsichtlich einer Tendenz zu früherem Beginn der Schizophrenie bei Männern, wobei diese durch Umwelteinflüsse abgeschwächt werden kann (Jablensky u. Cole 1997). Jedoch ist der Nachweis eines starken pathoplastischen Effekts des Geschlechts auf die Symptome der Schizophrenie weit weniger deutlich, als zu vermuten wäre. Tendentiell haben Frauen eine bessere prämorbide soziale Anpassung (Shtasel et al. 1992), eine ausgeprägtere Beimengung affektiver Symptome (Copolov et al. 1990) und bessere Langzeitergebnisse (Goldstein 1988), doch konnten Studien, die auf spezifische negative, positive und kognitive Symptome fokussierten, keinen Geschlechtsunterschied in deren Häufigkeit und im Ansprechen auf die Behandlung feststellen (Lindström u. von Knorring 1994; Fennig et al. 1995; Pinals et al. 1996). Im großen und ganzen unterstützen die Daten nicht die Ansicht (Lewine 1981), daß grundlegende Geschlechtsunterschiede in der Ausgestaltung der Symptome der Schizophrenie existieren.

Effekte von Kultur und ethnischer Zugehörigkeit

Die von der WHO durchgeführten transkulturellen Untersuchungen der Schizophrenie (WHO 1973, 1979; Leff et al. 1992; Jablensky et al. 1992) liefern den widerspruchsfreien und umfassenden Nachweis, daß die dem Konstrukt Schizophrenie zugeordneten Symptome und klinischen Zeichen in allen untersuchten Populationen im wesentlichen dieselben sind und daß sie in einer vergleichbaren Häufigkeit unter den Personen auftreten, die sich zum Zwecke der Behandlung in einer psychiatrischen Einrichtung vorstellen. Sozialanthropologen, die sich zu einigen Schlußfolgerungen der WHO-Studien kritisch äußerten (Hopper 1991; Edgerton u. Cohen 1994), wiesen (zurecht) darauf hin, daß die Methodologie dieser Studien ethnisch sei, insofern sie von einem diagnostischen Konstrukt ausgehe, welches seinen geschichtlichen Ursprung in einer bestimmten Kultur habe, und dann versuche, dieses Konstrukt in anderen Kulturen zu replizieren und zu validieren.

Es ist theoretisch möglich, daß in verschiedenen traditionellen Kulturen andere Manifestationen von Wahrnehmungsverzerrung existieren und daß diese in Studien, die ethnozentrische Instrumente und Symptomdefinitionen benutzen, unentdeckt oder unberücksichtigt bleiben. Dieses Argument ist unwiderlegbar, da es unmöglich ist, eine Studie zu entwerfen, die ohne Apriori-Hypothese alle möglichen psychischen Zustände und Verhaltensweisen erschöpfend untersuchen würde. Jedoch wurden bis heute kein Hinweise vorgelegt, daß es irgendeine Kultur oder ethnische Gruppe gibt, in der schizophrene Störungen, die den Kriterien und der Beschreibung der WHO entsprechen, schlicht nicht existieren. Dies soll nicht bedeuten, daß eine ethnische Varianz der schizophrenen Symptomatik nicht existiert. Sie wurde lediglich noch nicht systematisch untersucht, und ihr Ausmaß ist praktisch unbekannt.

5 Symptome und Gehirnfunktion

5.1 Neurokognitive und neurobiologische Korrelate

Einige Symptome der Schizophrenie können Zugangswege zu neurokognitiven und neurobiologischen Abweichungen sein, die an der Pathogenese der Störung beteiligt sind. Leider wissen wir nicht, welche Symptome sich für diese Rolle am besten eignen, weil der überwiegende Anteil der biologischen und kognitiven Erforschung der Schizophrenie an diagnostisch definierten klinischen Stichproben durchgeführt wurden, ohne daß vorab eine differenzierte Subtypisierung der Symptome oder Syndrome durchgeführt worden wäre. Im Folgenden wird ein Überblick über potentiell relevante Befunde aus den weniger häufigen Studien, die sich mit neurokognitiven und biologischen Korrelaten der individuellen Symptome oder psychopathologischen Bereiche befaßt haben, gegeben.

Differenzierte Symptommessung

Neuropsychologische und neurokognitive Untersuchungen
In neuropsychologischen und neurokognitiven Untersuchungen (s. auch Kap. 8 in diesem Band) sind bestimmte widerspruchsfreie Muster von Abweichungen mit negativen oder Defizitsymptomen in Verbindung gebracht worden. Beeinträchtigungen exekutiver Fuktionen (begriffliches und folgerichtiges Denken, Verwendung mentaler Repräsentationen zur Verhaltenssteuerung) und Aufmerksamkeitsdefizite (Beeinträchtigungen selektiver und anhaltender Aufmerksamkeit, reduzierte Verarbeitungskapazität) sind in Untersuchungen von Patienten mit psychomotorischer Verarmung (Gold u. Weinberger 1995; Buchanan et al. 1997) repliziert worden.

Befunde bei negativen Symptomen

Weniger konsistente Befunde wurden hinsichtlich der neurokognitiven Mechanismen zu Tage gefördert, die den positiven Symptomen oder dem Faktor Realitätsverzerrung und Desorganisation zugrunde liegen. Patienten mit Sprach- oder Denkstörungen neigen dazu, Schwierigkeiten im Bereich des „source memory" zu zeigen und in Aufgaben, die die Bildung von Wörtern oder die Unterdrückung irrelevanter Antworten erfordern, schlecht abzuschneiden. Es konnte festgestellt werden, daß Patienten mit halluzinatorischen und wahnhaften Symptomen Defizite im auditiven Lernen und beim Wiedererkennen haben und geringere Leistungen in Augenbewegungsaufgaben zeigen (Strauss 1993). Die mit positiven Symptomen verbundenen neurokognitiven Beeinträchtigungen können Teil einer überspannenden dysfunktionalen zerebralen Aktivität bei Schizophrenie sein, an der funktionale Fehlverschaltungen zwischen Frontallappenstrukturen (Initiierung von Handlungen) und posterioren Arealen (Überwachung und Wahrnehmung der Handlungseffekte) beteiligt sind. Solche Fehlverschaltungen können zu der Unfähigkeit führen, zwischen externen Ereignissen und selbstgenerierter mentaler Aktivität zu unterscheiden (Frith 1992, 1996).

Befunde bei positiven Symptomen

Ereigniskorrelierte Potentiale

P50-Komponente

Elektrophysiologische Maße wie ereigniskorrelierte Potentiale (EKP) (s. auch Kap. 9 in diesem Band) sind sensitiv gegenüber Dysfunktionen, die den medialen Temporallappen und den superioren temporalen Gyrus betreffen. Von diesen Arealen wird angenommen, daß sie die Grundlage für positive Symptome bilden. Dementsprechend fand man heraus, daß eine gut replizierte Abweichung in der P50-Komponente (die möglicherweise ein Versagen des auf den sensorischen Input wirkenden, inhibitorischen „Gating"-Mechanismus reflektiert) eng mit positiven Symptomen, nicht jedoch mit negativen assoziiert ist (Waldo et al. 1991). Es stellte sich heraus, daß Abweichungen in der „Mismatch-negativity"-(MMN-)Welle, die mit einem Defizit im auditiven sensorischen Gedächtnis in Verbindung stehen, negativ korreliert sind mit *SANS*-Werten (Catts et al. 1995). Im Gegensatz dazu kann der Befund einer verlängerten Latenz der P300-Welle (für die eine weitergestreute Topographie unter Einbezug des präfrontalen Kortex angenommen wird) ein frühes Zeichen kognitiver Beeinträchtigung und negativer Symptome darstellen (McCarley et al. 1997).

MMN-Welle

P300-Welle

Strukturelle Bildgebung des Gehirns

Studien, die auf die anatomische Darstellung des Gehirns abzielten und Vergleiche zwischen Schizophrenen und gesunden Kontrollpersonen anstellten, lassen eine Verminderung von grauer Substanz und Volumen bei Schizophrenen erkennen (Johnstone et al. 1989; Frazier et al. 1996; zur strukturellen Bildgebung s. auch Kap. 11, Bd. 1, sowie Kap. 5, Bd. 5). Sehr übereinstimmend wurde gezeigt, daß diese Verminderungen die linke Hemisphäre betreffen, und zwar die temporale graue Substanz und den Hippocampus (Mozley et al. 1994; Marsh et al. 1997). Bisher haben indes wenige Studien versucht, durch Magnetresonanztomographie (MRT) nachgewiesene volumetrische Veränderungen zu bestimmten Symptomclustern bei der Schizophrenie in Beziehung zu setzten. Die Ergebnisse sind nicht ganz widerspruchfrei. So haben zumindest 2 Studien jüngeren Datums (Turetsky et al. 1995; Wibble et al. 1995) bei Patienten mit ausgeprägten negativen Symptomen Abweichungen im Bereich des linken Temporallappens gefunden, statt – wie vorhergesagt – im Bereich des Frontallappens. Im Rahmen von Untersuchungen an Personen, die durch deutliche positive Symptome charakterisiert waren, fanden Barta et al. (1990) eine Volumenreduktion der temporalen Gyri bei Patienten mit ausgeprägten auditiven Halluzinationen, und Rossi et al. (1994) beschrieben eine reduzierte Asymmetrie des temporalen Planums bei Patienten mit Denkstörungen.

Volumenminderungen in unterschiedlichen Arealen

Kovariaten für regionale Volumendifferenzen

In einer unlängst veröffentlichten Studie an 12 schizophrenen Patienten wurden die 3 Faktoren von Liddle als Kovariaten für regionale Volumendifferenzen der grauen Substanz benutzt. Es stellte sich heraus, daß psychomotorische Verarmung negativ korreliert werden konnte mit dem Volumen in einer ausgedehnten Region des linken ventromedialen Präfrontalkortex. Hingegen war Desorganisation signifikant assoziiert mit einem relativen Anstieg des Volumens an regionaler grauer Substanz im bilateralen mediotemporalen Kortex, worin der Hippocampus und der parahippocampale Gyrus eingeschlossen ist. Keine signifikante positive oder negative Korrelation wurde für Realitätsverzerrung gefunden (Chua et al. 1997).

Die Ergebnisse dieser Studie legen nahe, daß, obwohl schizophrene Patienten im Vergleich zu gesunden Vergleichspersonen insgesamt zu Volumenminderungen in mehreren Arealen neigen, möglicherweise Unterschiede innerhalb der Gruppe der Schizophrenen existieren, die mit der dominierenden klinischen Symptomatik in Beziehung stehen. In dieser Studie erwies sich die Volumenreduktion des temporalen Cortex, die die Gruppe der schizophrenen Patienten insgesamt charakterisiert, als relativ weniger ausgeprägt bei den Patienten, die ausgeprägte Denk- und Sprachstörungen aufwiesen im Vergleich zu den Patienten ohne solche Symptome.

Unterschiede je nach dominierender Symptomatik

Funktionelle Bildgebung durch Positronenemissionstomographie und Single-Photon-Emissions-Computertomographie

Mehrere Untersuchungen des regionalen zerebralen Blutflusses (rZBF) unter Verwendung der Positronenemissionstomographie (PET) oder der Single-Photon-Emissions-Computertomographie (SPECT) wiesen bei Patienten mit dominierenden negativen Symptomen, verglichen mit Kontrollpersonen, eine bilateral verminderte regionale Aktivierung des präfrontalen Kortex während der Durchführung von Leistungsaufgaben nach. Die Reduktion des regionalen zerebralen Blutflusses im dorsolateralen Präfrontalkortex erwies sich als besonders signifikant bei Patienten mit ausgeprägter Verarmung der Sprache. Konvergierend zeigten Befunde von Untersuchungen mit der ^{31}P-Magnetresonanzspektroskopie (MRS) eine Verminderung von Phosphomonoäther im linken Frontallappen, die mit einem geringem Leistungsniveau bei Testaufgaben korreliert war (Deicken et al. 1995).

Diese Befunde wurden als Unterstützung des Hypofrontalitätsmodells der Pathophysiologie der negative Symptome bei Schizophrenie gedeutet (Weinberger et al. 1986). Jedoch sind die Befunde nicht konsistent, und in mehreren Studien konnte der Hypofrontalitätseffekt nicht repliziert werden. Jüngere Interpretationen der PET-Befunde legen nahe, abnormen Mustern funktionaler Verknüpfungen zwischen Frontal- und Temporallappen anstelle einer umschriebenen regionalen Abweichung eine größere Bedeutung im Sinne eines möglichen Korrelats negativer Symptome zuzuordnen (Liddle 1995, 1997).

Hypofrontalitätsmodell

Studien mittels PET an Patienten mit aktiven positiven Symptomen erbringen ein weitgestreutes Muster von Verringerungen und Anstiegen des regionalen zerebralen Blutflusses, welche den linken Temporallappen, den linken Parietallappen, den rechten medialen Präfrontalkortex, das anteriore und posteriore Cingulum, das linke ventrale Striatum und den Thalamus betreffen (Kaplan et al. 1993; Sabri et al. 1997). Versuche, mittels PET eine unmittelbare „Signatur" auditiver Halluzinationen aufzuspüren brachten eine Struktur von Aktivierungen zum Vorschein, die die subkortikalen Kerne (Thalamus und Striatum), limbische und paralimbische Strukturen und den orbitofrontalen Komplex (welcher mit der Spracherzeugung im Zusammenhang steht) einschließen. Gruppenexperimente in Kombination mit einer Einzelfallstudie eines Patienten mit sowohl auditiven als auch visuellen Halluzinationen (Silbersweig et al. 1995) führten zu der Arbeitshypothese, daß die Erzeugung von Halluzinationen mit Aktivität in tiefen Strukturen des Gehirns assoziiert ist,

PET-Studien bei positiven Symptomen

während ihr spezifischer Wahrnehmungsgehalt durch Aktivität in den neokortikalen Strukturen bestimmt wird. Ein Ausbleiben der Aktivierung von Arealen, die mutmaßlich mit der Überwachung des inneren Sprechens im Zusammenhang stehen (rostrale supplementäre motorische Area und mittlerer temporaler Gyrus) unterschied Patienten mit einer Neigung zum Halluzinieren von anderen Patienten mit Schizophrenie und von Kontrollpersonen (McGuire et al. 1996).

Bildgebung mittels funktioneller Magnetresonanztomographie

*Hohes
Forschungspotential*

Die funktionelle Magnetresonanztomographie (fMRT) ist ein neues Forschungsinstrument, welches eine hervorragende zeitliche Auflösung bietet, keine radioaktiven Tracersubstanzen benutzt und daher praktisch unbegrenzte serielle Messungen ermöglicht. Obwohl die Anzahl der publizierten fMRT-Studien an schizophrenen Patienten (zusammengefaßt von Kindermann et al. 1997) gering ist, wurde das Potential der Methode durch Nachweis einer abgeschwächten exogenen auditiven Aktivierung bei akustisch halluzinierenden Patienten nachgewiesen. Dieses wird interpretiert als ein Hinweis auf einen physiologischen Wettbewerb um das gemeinsame neuronale Substrat zwischen exogener und endogener (halluzinogener) Aktivierung (David et al. 1996).

5.2 Korrelationsstudien: gegenwärtige Begrenzungen und Ausblick auf die Zukunft

*Gegenwärtige
Begrenzungen*

Der bescheidene Fortschritt bei der Aufdeckung spezifischer pathophysiologischer Mechanismen, die die Grundlage schizophrener Symptome bilden, ist zum Teil auf die allgemeine Begrenzung der Stichprobengröße, auf die Variabilität der Symptome und auf die Kapazität der Forschungstechnologie zurückzuführen. Zusätzlich sind spezifische Beschränkungen mit der klinischen Beurteilung, mit den Grenzen neurokognitiver und neurophysiologischer Paradigmen und mit den Grenzen von Analyse und Interpretation verbunden.

Visualisierungsstudien

Hinsichtlich der klinischen Beurteilung verwendet die Mehrzahl der bildgebenden Studien aggregierte Symptommaße oder Faktoren, die möglicherweise zu grob sind und eine angemessene Differenzierung zwischen relevanten klinischen Zuständen nicht ermöglichen. Wenige Studien haben versucht, individuelle Symptome systematisch zu untersuchen. Die wenigen, hochgradig einfallsreichen Untersuchungen, die eine Visualisierung zerebraler Aktivitätsdifferenzen in Verbindung mit dem subjektiven Erleben auditiver Halluzinationen anstreben, laufen darauf hinaus, sich auf die Fähigkeit der Untersuchungsperson zu verlassen, solche Erlebnisse „on line" zu berichten. Solche Untersuchungspersonen müssen über einen ungewöhnlichen Grad von Einsicht in die Dysfunktion ihre eigenen Realitätsprüfung verfügen. Dementsprechend ist es möglich, daß entweder das berichtete und durch funktionelle Bildgebung visualisierte subjektive Erleben in diesen Studien sich von Halluzinationen im üblichen Sinne phänomenologisch unterscheidet oder daß die Methode eine Aktivierung mißt, die assoziiert ist mit einer stark ausgeprägten Selbstbeobachtung.

Hinsichtlich neuropsychologischer Messungen besteht ein Mangel an validierten neurokognitiven Verfahren für die Untersuchung schizophrener Symptome. Die Mehrzahl der in der Schizophrenieforschung üblicherweise angewandten neuropsychologischen Versuchsanordnungen und Tests war ursprünglich abgestimmt auf hirngeschädigte klinische Populationen. Die Sensitivität der gegenwärtigen neuropsychologischen Instrumente, differentielle Defizite der Gehirnfunktion im Zusammenhang mit individuellen Symptomen (im Gegensatz zu einer diffusen Beeinträchtigung) zu entdecken, ist vielleicht zu gering (Frith 1996; Gur et al. 1997).

Bedarf an spezifischen neurokognitiven Untersuchungsverfahren

Schließlich neigen sowohl neurokognitive Studien als auch Unersuchungen mit dynamischer neuronaler Bildgebung dazu, ein komplexes Bild verteilter Aktivität aufzudecken (Schröder et al. 1996; Andreasen et al. 1997), das keine eindeutige Interpretation zuläßt. Es ist schwierig, die Varianz der Gehirnaktion, die auf die für Schizophrenie spezifischen Prozesse zurückzuführen ist, von konfundierender Varianz loszulösen, die aus verschiedenen Quellen, sowohl intra- als auch extrazerebral, stammt. Auf der Ebene der Interpretation fehlt es den Vorhersagen, die auf den gegenwärtigen kognitiven Schizophreniemodellen beruhen, an hinreichender Spezifität, die zu phänomenologischen Symptombeschreibungen passen würde. Solange eine leistungsfähige prädiktive Hypothese und eine differenzierte Symptommessung fehlt, müssen verschiedene Ad-hoc-Interpretationen an die Daten angepaßt werden.

Mögliche Fehlinterpretationen

Trotz dieser Beschränkungen bildet sich allmählich ein Konsens, daß die Identifizierung neurobehavioraler Phänotypen, die mit den Daten der Bildgebung korrelieren, möglich ist. So kam eine der wenigen Bildgebungsstudien, die Profile des zerebralen Blutflusses über diagnostische Kategorien hinweg verglich (Dolan et al. 1993), zu dem Schluß, daß die Dysfunktion im dorsolateralen präfrontalen Kortex, assoziiert mit Sprachverarmung, eher mit Symptomen als mit der Erkrankung in Verbindung steht. Solche Befunde sind von besonderer Bedeutung für genetische Studien, in denen hypothetische Kausalverknüpfungen eher mit intermediären „Endophänotypen" als mit diagnostischen Kategorien gefunden werden.

Möglichkeiten und Aussichten der Korrelationsforschung

6 Literatur

Alaghband-Rad J, Hamburger SD, Giedd JN, Frazier JA, Rapoport JL (1997) Childhood-onset schizophrenia: biological markers in relation to clinical characteristics. Am J Psychiatry 154:64–68

Almeida OP, Howard RJ, Levy R, David AS, Morris RG, Sahakian BJ (1995) Clinical and cognitive diversity of psychotic states arising in late life (late paraphrenia). Psychol Med 25:699–714

Andreasen NC (1979) Thought, language, and communication disorders. Arch Gen Psychiatry 36:1315–1330

Andreasen NC (1982) Should the term „thought disorder" be revised? Compr Psychiatr 23:291–299

Andreasen N, Flaum M (1994) Characteristic symptoms of schizophrenia. In: Widiger TA, Frances AJ, Pincus HA, First MB, Ross R, Davis W (eds) DSM-IV sourcebook, vol 1. APA, Washington DC, pp 351–380

Andreasen NC, Olsen S (1982) Negative vs positive schizophrenia: definition and validation. Arch Gen Psychiatry 39:789–794

Andreasen NC, O'Leary DS, Flaum M, Nopoulos P, Watkins GL, Ponto LLB, Hichwa RD (1997) Hypofrontality in schizophrenia: distributed dysfunctional circuits in neuroleptic-naïve patients. Lancet 349:1730–1734

Angermeyer MC, Kuhn L, Goldstein JM (1990) Gender and the course of schizophrenia: differences in treated outcomes. Schizophr Bull 16:293–308

APA (1980) Diagnostic and statistical manual of mental disorders, 3rd edn. APA, Washington DC

APA (1987) Diagnostic and statistical manual of mental disorders, 3rd rev edn. APA, Washington DC

APA (1994) Diagnostic and statistical manual of mental disorders, 4th edn. APA, Washington DC

Arndt S, Andreasen NC, Flaum M, Miller D, Nopoulos P (1995) A longitudinal study of symptom dimensions in schizophrenia. Arch Gen Psychiatry 52:352–360

Arora A, Avasthi A, Kulhara P (1997) Subsyndromes of chronic schizophrenia: a phenomenological study. Acta Psychiatr Scand 96:225–229

Åsberg M, Montgomery SA, Perris C, Schalling D, Sedvall G (1978) A comprehensive psychopathological rating scale. Acta Psychiatr Scand Suppl 271:5–28

Barta PE, Pearlson GD, Powers RE, Richards SS, Tune LE (1990) Auditory hallucinations and smaller superior temporal gyral volume in schizophrenia. Am J Psychiatry 147:1457–1462

Bell RC, Low LH, Jackson HJ, Dudgeon PL, Copolov DL, Singh BS (1994) Latent trait modelling of symptoms of schizophrenia. Psychol Med 24:335–345

Berner P, Katschnig H (1984) Approche polydiagnostique en recherche psychiatrique. Ann Med Psychol 142:825–831

Berrios GE (1985) Positive and negative symptoms and Jackson: a conceptual history. Arch Gen Psychiatry 42:95–97

Berze J (1914) Die primäre Insuffizienz der psychischen Aktivität. Deuticke, Leipzig

Birchwood M, Mason R, MacMillan F, Healy J (1993) Depression, demoralization and control over psychotic illness: a comparison of depressed and non-depressed patients with a chronic psychosis. Psychol Med 23:387–395

Bland G, Orn H (1978) 14-year outcome in early schizophrenia. Acta Psychiatr Scand 58:327–338

Bleuler E (1911) Dementia praecox oder die Gruppe der Schizophrenien. Deuticke, Leipzig

Bleuer E (1923) Lehrbuch der Psychiatrie, 4. Aufl. Springer, Berlin

Bleuler M (1972) Die schizophrenen Geistesstörungen im Lichte langjähriger Kranken- und Familiengeschichten. Thieme, Stuttgart

Bleuler M, Huber G, Gross G, Schüttler R (1976) Der langfristige Verlauf schizophrenen Psychoses. Nervenarzt 47:477–481

Bonhoeffer K (1912) Die Psychosen im Gefolge von akuten Infektionen, Allgemeinerkrankungen und inneren Erkrankungen. In: Aschaffenburg W (Hrsg) Handbuch der Psychiatrie B. Deuticke, Leipzig, S 1–110

Boyle M (1990) Schizophrenia: a scientific delusion? Routledge, London

Breier A, Schreiber JL, Dyer J, Pickar D (1991) National Institute of Mental Health longitudinal study of chronic schizophrenia. Arch Gen Psychiatry 48:239–246

Brown KW, White T (1992) Syndromes of chronic schizophrenia and some clinical correlates. Br J Psychiatry 161:317–322

Buchanan RW, Kirkpatrick B, Heinrichs DW, Carpenter WT (1990) Clinical correlates of the deficit syndrome of schizophrenia. Am J Psychiatry 147:290–294

Buchanan RW, Strauss ME, Breier A, Kirkpatrick B, Carpenter WT (1997) Attentional impairments in deficit and nondeficit forms of schizophrenia. Am J Psychiatry 154:363–370

Bustamante S, Maurer K, Löffler W, Häfner H (1994) Depression im Frühverlauf der Schizophrenie. Fortschr Neurol Psychiatr 62:317–329

Bush G, Fink M, Petrides G, Dowling F, Francis A (1996) Catatonia. I. Rating scale and standardized examination. Acta Psychiatr Scand 93:129–136

Caldwell CB, Gottesman II (1990) Schizophrenics kill themselves too: a review of risk factors for suicide. Schizophr Bull 16:571–589

Cameron N (1939) Deterioration and regression in schizophrenic thinking. J Abnorm Soc Psychol 34:265–270

Cardno AG, Jones LA, Murphy KC, Asherson P, Scott LC, Williams J, Owen MJ, McGuffin P (1996) Factor analysis of schizophrenic symptoms using the OPCRIT checklist. Schizophr Res 22:233–239

Carpenter WT, Strauss JS, Muleh S (1973) Are there pathognomonic symptoms in schizophrenia? Arch Gen Psychiatry 28:847–852

Carpenter WT, Heinrichs DW, Wagman AMI (1988) Deficit and nondeficit forms of schizophrenia: the concept. Am J Psychiatry 145:578–583

Castle DJ, Murray RM (1993) The epidemiology of late-onset schizophrenia. Schizophr Bull 19:691–700

Catts SV, Shelley AM, Ward PB, Liebert B, McConaghy N, Andrews S, Michie PT (1995) Brain potential evidence for an auditory sensory memory deficit in schizophrenia. Am J Psychiatry 152:213–219

Chaika E (1974) A linguist looks at „schizophrenic" language. Brain Language 1:257–276

Chaika E (1990) Understanding psychotic speech. Thomas, Springfield

Chapman LJ, Chapman JP, Miller EN (1982) Reliabilities and intercorrelations of eight measures of proneness to psychosis. J Consult Clin Psychology 50:187–195

Childers SE, Harding CM (1990) Gender, premorbid social functioning, and long-term outcome in DSM-III schizophrenia. Schizophr Bull 16:309–318

Chua SE, Wright IC, Poline JB, Liddle PF, Murray RM, Frackowiak RSJ, Friston KJ, McGuire PK (1997) Grey matter correlates of syndromes in schizophrenia. Br J Psychiatry 170:406–410

Copolov DL, McGorry PD, Singh BS, Proeve M, Riel R van (1990) The influence of gender on the classification of psychotic disorders – a multidiagnostic approach. Acta Psychiatr Scand 82:8–13

Crichton P (1996) First-rank symptoms or rank-and-file symptoms? Br J Psychiatry 169:537–540

Crow TJ (1980) The molecular pathology of schizophrenia: more than one disease process? Br Med J 280:66–68

Crow TJ (1995) A continuum of psychosis, one human gene, and not much else – the case for homogeneity. Schizophr Res 17:135–145

Crow TJ (1997) Is schizophrenia the price that Homo sapiens pays for language? Schizophr Res 28:127–141

Cutting J (1995) Descriptive psychopathology. In: Hirsch SR, Weinberger DR (eds) Schizophrenia. Blackwell, Oxford

David AS, Howard R (1994) An experimental phenomenological approach to delusional memory in schizophrenia and late paraphrenia. Psychol Med 24:515–524

David AS, Woodruff PWR, Howard R et al. (1996) Auditory hallucinations inhibit exogenous activation of auditory association cortex. NeuroReport 7:932–936

Deicken RF, Merrin EL, Floyd TC, Weiner MW (1995) Correlation between left frontal phospholipids and Wisconsin Card Sort Test performance in schizophrenia. Schizophr Res 14:177–181

Dencker SJ, Malm U, Lepp M (1986) Schizophrenic relapse after drug withdrawal is predictable. Acta Psychiatr Scand 73:181–185

Docherty NM, DeRosa M, Andreasen NC (1996) Communication disturbances in schizophrenia and mania. Arch Gen Psychiatry 53:358–364

Dolan RJ, Bench CJ, Liddle PF, Friston KJ, Frith CD, Grasby PM, Frackowiak RSJ (1993) Dorsolateral prefrontal cortex dysfunction in the major psychoses: symptom or disease specificity? J Neurol Neurosurg Psychiatry 56:1290–1294

Dollfus S, Everitt B, Ribeyre JM, Assouly-Besse F, Sharp C, Petit M (1996) Identifying subtypes of schizophrenia by cluster analysis. Schizophr Bull 22:545–555

Eaton WW, Thara R, Federman B, Melton B, Liang K (1995) Structure and course of positive and negative symptoms in schizophrenia. Arch Gen Psychiatry 52:127–134

Edgerton RB, Cohen A (1994) Culture and schizophrenia: the DOSMD challenge. Br J Psychiatry 164:222–231

Farmer AE, McGuffin P, Spitznagel EL (1983) Heterogeneity in schizophrenia: a cluster-analytic approach. Psychiatry Res 8:1–12

Feighner JP, Robins E, Guze SB, Woodruff RA, Winokur G, Munoz R (1972) Diagnostic criteria for use in psychiatric research. Arch Gen Psychiatry 26:57–63

Fennig S, Putnam K, Bromet EJ, Galambos N (1995) Gender, premorbid characteristics and negative symptoms in schizophrenia. Acta Psychiatr Scand 92:173–177

Fenton WS, Blyler CR, Wyatt RJ, McGlashan TH (1997) Prevalence of spontaneous dyskinesia in schizophrenic and non-schizophrenic psychiatric patients. Br J Psychiatry 153:265–268

Fish F (1967) Clinical psychopathology. Wright, Bristol

Flashman LA, Flaum M, Gupta S, Andreasen NC (1996) Soft signs and neuropsychological performance in schizophrenia. Am J Psychiatry 153:526–532

Frazier JA, Giedd JN, Hamburger SD et al. (1996) Brain anatomic magnetic resonance imaging in childhood-onset schizophrenia. Arch Gen Psychiatry 53:617–624

Frith CD (1992) The cognitive neuropsychology of schizophrenia. Erlbaum, Hove

Frith C (1996) Neuropsychology of schizophrenia. Br Med Bull 52:618–626

Geddes JR, Christofi G, Sackett DL (1996) Commentaries on „First-rank symptoms or rank-and-file symptoms?". Br J Psychiatry 169:544–545

Gold JM, Weinberger DR (1995) Cognitive deficits and the neurobiology of schizophrenia. Curr Opin Neurobiol 5:225–230

Goldman-Rakic PS (1994) Working memory dysfunction in schizophrenia. J Neuropsychiatry Clin Neurosci 6:348–357

Goldstein JM (1988) Gender differences in the course of schizophrenia. Am J Psychiatry 145:684–689

Goldstein K (1944) Methodological approach to the study of schizophrenic thought disorder. In: Kasanin JS (ed) Language and thought in schizophrenia. Norton, New York, pp 17–40

Gottesman II, Shields J (1982) Schizophrenia: the epigenetic puzzle. Cambridge Univ Press, New York

Gross G, Huber G (1995) Psychopathology and biological-psychiatric research. Neurol Psychiatry Brain Res 3:161–166

Gross G, Huber G, Klosterkötter J, Linz M (1987) BSABS. Bonner Skala für die Beurteilung von Basissymptomen (Bonn Scale for the Assessment of Basic Symptoms). Springer, Berlin Heidelberg New York Tokio

Gruhle HW (1915) Selbstschilderung und Einfühlung. Z Ges Neurol Psychiatr 28:148–231

Gualtieri CT, Adams A, Shen CD, Loiselle D (1982) Minor physical anomalies in alcoholic and schizophrenic adults and hyperactive and autistic children. Am J Psychiatry 139:640–643

Gur RC, Ragland JD, Gur RE (1997) Cognitive changes in schizophrenia – a critical look. Int Rev Psychiatry 9:449–457

Häfner H, Maurer K, Löffler W, Bustamante S, an der Heiden W, Riecher-Rössler A, Nowotny B (1995) Onset and early course of schizophrenia. In: Häfner H, Gattaz WG (eds) Search for the causes of schizophrenia, vol III. Springer, Berlin Heidelberg New York Tokio, pp 43–66

Hambrecht M, Häfner H, Löffler W (1994) Beginning schizophrenia observed by significant others. Soc Psychiatry Psychiatr Epidemiol 29:53–60

Harvey PD, Lombardi J, Leibman M, White L, Parrella M, Powchik P, Davidson M (1996) Cognitive impairment and negative symptoms in geriatric chronic schizophrenic patients: a follow-up study. Schizophr Res 22:223–231

Hemsley DR (1994) Cognitive disturbances as the link between schizophrenic symptoms and their biological bases. Neurol Psychiatry Brain Res 2:163–170

Henderson AS, Kay DWK (1997) The epidemiology of functional psychoses of late onset. Eur Arch Psychiatry Clin Neurosci 247:176–189

Hoche A (1912) Die Bedeutung der Symptomkomplexe in der Psychiatrie. Z Ges Neurol Psychiatr 12:540–551

Hopper K (1991) Some old questions for the new cross-cultural psychiatry. Med Anthropol Q 5:299–330

Huber G (1983) Das Konzept substratnaher Basissymptome und seine Bedeutung für Theorie und Therapie schizophrener Erkrankungen. Nervenarzt 54:23–32

Huber G, Gross G (1989) The concept of basic symptoms in schizophrenia and schizoaffective psychoses. Recenti Prog Med

Ismail B, Cantor-Graae, McNeil TF (1998) Neurological abnormalities in schizophrenic patients and their siblings. Am J Psychiatry 155:84–89

Jablensky A, Cole SW (1997) Is the earlier age at onset of schizophrenia in males a confounded finding? Results from a cross-cultural investigation. Br J Psychiatry 170:234–240

Jablensky A, Woodbury MA (1995) Dementia praecox and manic-depressive insanity in 1908: a grade of membership analysis of the Kraepelinian dichotomy. Eur Arch Psychiatry Clin Neurosci 245:202–209

Jablensky A, Sartorius N, Ernberg G, Anker M, Korten A, Cooper JE, Day R, Bertelsen A (1992) Schizophrenia: manifestations, incidence and course in different cultures. A World Health Organization ten-country study. Psychol Med Monogr Suppl 20:1–97

Jablensky A, Hugler H, von Cranach M, Kalinov K (1993) Kraepelin revisited: a reassessment and statistical analysis of dementia praecox and manic-depressive insanity in 1908. Psychol Med 23:843–858

Jackson JH (1887) Remarks on the evolution and dissolution of the nervous system. J Ment Sci 33:25–48

Jaspers K (1948) Allgemeine Psychopathologie, 5. Aufl. Springer, Berlin Göttingen Heidelberg

Johnston MH, Holzman PS (1979) Assessing schizophrenic thinking. Jossey-Bass, San Francisco

Johnstone EC, Frith CD (1996) Validation of three dimensions of schizophrenic symptoms in a large unselected sample of patients. Psychol Med 26:669–679

Johnstone EC, Owens DGC, Bydder GM, Colter N, Crow TJ, Frith CD (1989) The spectrum of structural brain changes in schizophrenia: age of onset as a predictor of cognitive and clinical impairments and their cerebral correlates. Psychol Med 19:91–103

Kahlbaum KL (1874) Die Katatonie oder das Spannungsirresein. Hirschwald, Berlin.

Kaplan RD, Szechtman H, Franco S et al. (1993) Three clinical syndromes of schizophrenia in untreated subjects: relation to brain glucose activity measured by positron emission tomography (PET). Schizophr Res 11:47–54

Kay SR (1990) Positive-negative symptom assessment in schizophrenia: psychometric issues and scale comparison. Psychiatr Q 61:163–178

Kay SR, Sevy S (1990) Pyramidical model of schizophrenia. Schizophr Bull 16:537–545

Kendler KS, Diehl SR (1993) The genetics of schizophrenia: a current, genetic-epidemiological perspective. Schizophr Bull 19:261–285

Kendler KS, Walsh D (1995) Schizotypal personality disorder in parents and the risk for schizophrenia in siblings. Schizophr Bull 21:47–52

Kendler KS, Neale MC, Walsh D (1995) Evaluating the spectrum concept of schizophrenia in the Roscommon family study. Am J Psychiatry 152:749–754

Kendler KS, Thacker L, Walsh D (1996) Self-report measures of schizotypy as indices of familial vulnerability to schizophrenia. Schizophr Bull 22:511–520

Kety SS, Rosenthal D, Wender PH, Schulsinger F, Jacobsen B (1978) The biologic and adoptive families of adoptive individuals who became schizophrenic: prevalence of mental illness and other characteristics. In: Wynne LC, Cromwell RL, Matthysse S (eds) The nature of schizophrenia. New approaches to research and treatment. Wiley, New York, pp 25–37

Kindermann SS, Karimi A, Symonds L, Brown GG, Jeste DV (1997) Review of functional magnetic resonance imaging in schizophrenia. Schizophr Res 27:143–156

Kirkpatrick B, Buchanan RW, McKenney PD, Alphs LD, Carpenter WT (1989) The schedule for the deficit syndrome: an instrument for research in schizophrenia. Psychiatry Res 30:119–123

Kirkpatrick B, Amador XF, Flaum M, Yale SA, Gorman JM, Carpenter WT, Tohen M, McGlashan T (1996a) The deficit syndrome in the DSM-IV field trial. I. Alcohol and other drug abuse. Schizophr Res 20:69–77

Kirkpatrick B, Amador XF, Yale SA, Bustillo JR, Buchanan RW, Tohen M (1996b) The deficit syndrome in the DSM-IV field trial. II. Depressive episodes and persecutory beliefs. Schizophr Res 20:79–90

Kleist K (1930) Zur hirnpathologischen Auffassung der schizophrenen Grundstörungen. Die alogische Grundstörung. Schweizer Arch Neurol Psychiatr 26: 99–102

Klosterkötter J, Schultze-Lutter F, Gross G, Huber G, Steinmeyer EM (1997) Early self-experienced neuropsychological deficits and subsequent schizophrenic diseases: an 8-year average follow-up prospective study. Acta Psychiatr Scand 95:396–404

Koehler K (1979) First rank symptoms of schizophrenia: questions concerning clinical boundaries. Br J Psychiatry 134:236–248

Kraepelin E (1919) Dementia praecox and paraphrenia. Livingstone, Edinburgh

Kraepelin E (1920) Die Erscheinungsformen des Irreseins. Z Ges Neurol Psychiatr 62:1–29

Kring AM, Kerr SL, Smith DA, Neale JM (1993) Flat affect in schizophrenia does not reflect diminished subjective experience of emotion. J Abnorm Psychol 102:507–517

Lane A, Kinsella A, Murphy P et al. (1997) The anthropometric assessment of dysmorphic features in schizophrenia as an index of its developmental origins. Psychol Med 27:1155–1164

Leff J, Tress K, Edwards B (1988) The clinical course of depression in schizophrenia. Schizophr Res 1:25–30

Leff J, Sartorius N, Jablensky A, Korten A, Ernberg G (1992) The International Pilot Study of Schizophrenia: five-year follow-up findings. Psychol Med 22:131–145

Lenzenweger MF, Dworkin RH (1996) The dimensions of schizophrenia phenomenology. Not one or two, at least three, perhaps four. Br J Psychiatry 168:432–440

Leonhard K (1957) Aufteilung der endogenen Psychosen. Akademie-Verlag, Berlin

Leonhard K (1995) Aufteilung der endogenen Psychosen und ihre differenzierte Ätiologie, 7. Aufl. Thieme, Stuttgart

Leudar I, Thomas P, Johnston M (1994) Self-monitoring in speech production: effects of verbal hallucinations and negative symptoms. Psychol Med 24:749-761

Lewine RJ (1981) Sex differences in schizophrenia - timing or subtypes? Psychol - Bull 90:432-444

Liddle PF (1987) The symptoms of chronic schizophrenia: a re-examination of the positive-negative dichotomy. Br J Psychiatry 151:145-151

Liddle PF (1995) Inner connections within domain of dementia praecox: role of supervisory mental processes in schizophrenia. Eur Arch Psychiatry Clin Neurisci 245:210-215

Liddle PF (1997) Dynamic neuroimaging with PET, SPET or fMRI. Int Rev Psychiatry 9:331-337

Lindenmayer JP, Grochwski S, Hyman RB (1995) Five factor model of schizophrenia: replication across samples. Schizophr Res 14:229-234

Lindström E, Knorring L von (1994) Symptoms in schizophrenic syndromes in relation to age, sex, duration of illness and number of previous hospitalizations. Acta Psychiatr Scand 89:274-278

Lombroso C (1887) Genie und Irrsinn. Reclam, Leipzig

Lorr M, Klett CJ, McNair DM (1963) Syndromes of psychosis. Pergamon, New York

Lund CE, Mortimer AM, Rogers D, McKenna P (1991) Motor, volitional and behavioural disorders in schizophrenia. 1. Assessment using the modified Rogers scale. Br J Psychiatry 158:323-327

Malik SB, Ahmed M, Bashir A, Choudhry TM (1990) Schneider's first-rank symptoms of schizophrenia: prevalence and diagnostic use. A study from Pakistan. Br J Psychiatry 156:109-111

Manschreck TC, Maher BA, Milavetz JJ, Ames D, Weisstein CC, Schneyer ML (1988) Semantic priming in thought disordered schizophrenic patients. Schizophr Res 1:61-66

Manton KG, Woodbury MA, Tolley HD (1994a) Statistical applications using fuzzy sets. Wiley, New York

Manton KG, Korten A, Woodbury MA, Anker M, Jablensky A (1994b) Symptom profiles of psychiatric disorders based on graded disease classes: an illustration using data from the WHO International Pilot Study of Schizophrenia. Psychol Med 24:133-144

Marsh L, Harris D, Lim KO et al. (1997) Structural magnetic resonance imaging abnormalities in

men with severe chronic schizophrenia and an early age at clinical onset. Arch Gen Psychiatry 54:1104-1112

Matussek P (1952) Untersuchungen über die Wahnwahrnehmung. Arch Psychiatr Z Neurol 189:279-318

McCarley RW, O'Donnell BF, Niznikiewicz MA et al. (1997) Update on electrophysiology in schizophrenia. Int Rev Psychiatry 9:373-386

McGorry PD, Singh BS, Connell S, McKenzie D, Riel RJ van, Copolov DL (1992) Diagnostic concordance in functional psychosis revisited: a study of inter-relationships between alternative concepts of psychotic disorder. Psychol Med 22:367-378

McGrath JJ, Os J van, Hoyos C, Jones PB, Harvey I, Murray RM (1995) Minor physical anomalies in psychoses: associations with clinical and putative aetiological variables. Schizophr Res 18:9-20

McGuire PK, Silbersweig DA, Wright I, Murray RM, Frackowiak RSJ, Frith CD (1996) The neural correlates of inner speech and auditory verbal imagery in schizophrenia: relationship to auditory verbal hallucinations. Br J Psychiatry 169:148-159

Meehl PE (1990) Toward an integrated theory of schizotaxia, schizotypy, and schizophrenia. J Pers Dis 4:1-99

Mellor CS (1970) First rank symptoms of schizophrenia. Br J Psychiatry 117:15-23

Meyer A (1958) Psychobiology: a science of man. Thomas, Springfield

Minas IH, Stuart GW, Klimidis S, Jackson HJ, Singh BS, Copolov DL (1992) Positive and negative symptoms in the psychoses: multidimensional scaling of SAPS and SANS items. Schizophr Res 8:143-156

Minkowski E (1927) La schizophrénie. Payot, Paris

Mozley PD, Gur RE, Resnick SM et al. (1994) Magnetic resonance imaging in schizophrenia: relationship with clinical measures. Schizophr Res 12:195-203

Munk-Jørgensen P, Mortensen PB, Machón RA (1991) Hospitalization patterns in schizophrenia. A 13-year follow-up. Schizophr Res 4:1-9

Ndetei DM, Vadher A (1984) A cross-cultural study of the frequencies of Schneider's first rank symptoms of schizophrenia. Acta Psychiatr Scand 70:540-544

Nuechterlein KH, Dawson ME, Ventura J, Fogelson D, Gitlin M, Mintz J (1990) Testing vulnerability models: stability of potential vulnerability indicators across clinical states. In: Häfner H, Gattaz WF (eds) Search for the causes of schizophrenia, vol II. Springer, Berlin Heidelberg New York Tokio, pp 178-191

O'Grady JC (1990) The prevalence and diagnostic significance of Schneiderian first-rank symptoms in a random sample of acute psychiatric in-patients. Br J Psychiatry 156:496-500

Parnas J, Schulsinger H (1986) Continuity of formal thought disorder from childhood to adulthood in a high-risk sample. Acta Psychiatr Scand 74:246-251

Peralta V, Cuesta MJ, de Leon J (1994) An empirical analysis of latent structures underlying schizophrenic symptoms: a four-syndrome model. Biol Psychiatry 36:726-736

Pinals DA, Malhotra AK, Missar CD, Pickar D, Breier A (1996) Lack of gender differences in neuroleptic response in patients with schizophrenia. Schizophr Res 22:215-222

Praag HM van (1993) „Make-believes" in psychiatry or the perils of progress. Brunner & Mazel, New York

Radhakrishnan J, Mathew K, Richard J, Verghese A (1983) Schneider's first rank symptoms - prevalence, diagnostic use and prognostic implications. Br J Psychiatry 142:557-559

Rado S (1956) Psychoanalysis of behavior. Grune and Stratton, New York

Remschmidt HE, Schulz E, Martin M, Warnke A, Trott GE (1994) Childhood-onset schizophrenia: history of the concept and studies. Schizophr Bull 20:727-745

Rey ER, Bailer J, Bräuer W, Händel M, Laubenstein D, Stein A (1994) Stability trends and longitudinal correlations of negative and positive symptoms within a three-year follow-up of initially hospitalized schizophrenics. Acta Psychiatr Scand 90:405-412

Rogers D (1991) Catatonia: a contemporary approach. J Neuropsychiatry 3:334-340

Rossi A, Serio A, Stratta P, Petruzzi C, Schiazza G, Mancini F, Casacchia M (1994) Planum temporale asymmetry and thought disorder in schizophrenia. Schizophr Res 12:1-7

Rümke HC (1941) Het Kernsymptoom der Schizophrenie en het Praecoxgevoel. Studies en Voordrachten over Psychiatrie. Scheltema & Holkema, Amsterdam, pp 53–58

Russel AT (1994) The clinical presentation of childhood-onset schizophrenia. Schizophr Bull 20:634–646

Sabri O, Erkwoh R, Schreckenberger M, Owega A, Sass H, Buell U (1997) Correlation of positive symptoms exclusively to hyperperfusion or hypoperfusion of cerebral cortex in never-treated schizophrenics. Lancet 349:1735–1739

Sarbin TR (1990) Toward the obsolescence of the schizophrenia hypothesis. J Mind Behav 11:259–284

Salokangas RKR (1997) Structure of schizophrenic symptomatology and its changes over time: prospective factor-analytical study. Acta Psychiatr Scand 95:32–39

Scharfetter C (1983) Schizophrene Menschen. Urban & Schwarzenberg, München

Schneider K (1950) Klinische Psychopathologie, 8. Aufl. Thieme, Stuttgart

Schneider K (1957) Primäre und sekundäre Symptome bei der Schizophrenie. Fortschr Neurol Psychiatr 25:487–490

Schröder J, Buchsbaum MS, Siegel BV et al. (1996) Cerebral metabolic activity correlates of subsyndromes in chronic schizophrenia. Schizophr Res 19:41–53

Scottisch Schizophrenia Research Group (1992) The Scottish first episode schizophrenia study. VIII. Five-year follow-up: clinical and psychosocial findings. Br J Psychiatry 161:496–500

Sheldrick C, Jablensky A, Sartorius N, Shepherd M (1977) Schizophrenia succeeded by affective illness: catamnestic study and statistical enquiry. Psychol Med 7:619–624

Shepherd M, Watt D, Falloon I, Smeeton N (1989) The natural history of schizophrenia: a five-year follow-up study of outcome and prediction in a representative sample of schizophrenics. Cambridge Univ Press, Cambridge

Shtasel DL, Gur RE, Gallacher F, Heimberg C, Gur RC (1992) Gender differences in the clinical expression of schizophrenia. Schizophr Res 7:225–231

Silbersweig DA, Stern E, Frith C et al. (1995) A functional neuroanatomy of hallucinations in schizophrenia. Nature 378:176–179

Snezhnevskij AV (1975) Mesto kliniki v issledovanii prirodi shizofrenii

[The role of clinical investigation in the study of the nature of schizophrenia]. Zh nevropatol psihiatr 75:1340–1347

Sokal RR (1974) Classification: purposes, principles, progress, prospects. Science 185:115–123

Spitzer M (1997) A cognitive neuroscience view of schizophrenic thought disorder. Schizophr Bull 23:29–50

Spitzer RL, Endicott J, Robins E (1978) Research diagnostic criteria. Rationale and reliability. Arch Gen Psychiatry 35:773–782

Starkstein SE, Petracca G, Teson A, Chemerinski E, Merello M, Migliorelli R, Leiguarda R (1996) Catatonia in depression: prevalence, clinical correlates, and validation of a scale. J Neurol Neurosurg Psychiatr 60:326–332

Störring G (1939) Wesen und Bedeutung des Symptoms der Ratlosigkeit bei psychischen Erkrankungen. Thieme, Leipzig, S 65–69

Stransky E (1904) Zur Auffassung gewisser Symptome der Dementia praecox. Neurol Centralblatt 23:1137–1143

Strauss ME (1993) Relations of symptoms to cognitive deficits in schizophrenia. Schizophr Bull 19:215–231

Strömgren E (1992) The concept of schizophrenia: the conflict between nosological and symptomatological aspects. J Psychiatr Res 26:237–246

Süllwold L, Huber G (1986) Schizophrene Basisstörungen. Springer, Berlin Heidelberg New York Tokio

Tandon R, Greden JF (1987) Schneiderian first rank symptoms: reconfirmation of high specificity for schizophrenia. Acta Psychiatr Scand 75:392–396

Teggin AF, Elk R, Ben-Arie O, Gillis LS (1985) A comparison of Catego class „S" schizophrenia in three ethnic groups: psychiatric manifestations. Br J Psychiatry 147:683–687

Thaker G, Adami H, Moran M, Lahti A, Cassady S (1993) Psychiatric illnesses in families of subjects with schizophrenia-spectrum personality disorders: high morbidity risks for unspecified functional psychoses and schizophrenia. Am J Psychiatry 150:66–71

Thomsen PH (1996) Schiziohrenia with childhood and adolescent onset – a nationwide register-based study. Acta Psychiatr Scand 94:187–193

Toomey R, Kremen WS, Simpson JC et al. (1997) Revisiting the factor

structure for positive and negative symptoms: evidence from a large heterogeneous group of psychiatric patients. Am J Psychiatry 154:371–377

Torgersen S, Onstad S, Skre I, Edvardsen J, Kringlen E (1993) „True" schizotypal personality disorder: a study of co-twins and relatives of schizophrenic probands. Am J Psychiatry 150:1661–1667

Trimble MR (1990) First-rank symptoms of Schneider. A new perspective? Br J Psychiatry 156:195–200

Turetsky B, Cowell PE, Gur RC, Grossman RI, Shtasel DL, Gur RE (1995) Frontal and temporal lobe brain volumes in schizophrenia. Arch Gen Psychiatry 52:1061–1070

Vinogradov S, Ober BA, Shenaut GK (1992) Semantic priming of word pronunciation and lexical decision in schizophrenia. Schizophr Res 8: 171–181

Waldrop MF, Halverson CF (1971) Minor physical anomalies and hyperactive behaviour in young children. In: Helmmuth J (ed) Exceptional infant. Studies in abnormalities. Brunner & Mazel, New York

Waldo MC, Carey G, Myles-Worsley M et al. (1991) Co-distribution of sensory gating deficit and schizophrenia in multi-affected families. Psychiatry 39:257–268

Walker E, Lewine RJ (1988) The positive/negative symptom distinction in schizophrenia. Validity and etiological relevance. Schizophr Res 1:315–328

Weinberger DR, Berman KF, Zec RF (1986) Physiologic dysfunction of dorsolateral prefrontal cortex in schizophrenia. I. Regional cerebral blood flow evidence. Arch Gen Psychiatry 43:114–124

Wernicke C (1900) Grundriss der Psychiatrie in klinischen Vorlesungen. Thieme, Leipzig

Whalley LJ, Christie JE, Brown S, Arbuthnott GW (1984) Schneider's first-rank symptoms of schizophrenia. An association with increased growth hormone response to apomorphine. Arch Gen Psychiatry 41:1040–1043

White L, Harvey PD, Opler L, Lindenmayer JP and the PANSS Study Group (1997) Empirical assessment of the factorial structure of clinical symptoms in schizophrenia. Psychopathology 30:263–274

WHO (1973) The international pilot study of schizophrenia, vol 1. WHO, Geneva

WHO (1979) Schizophrenia. An international follow-up study. Wiley, Chichester

WHO (1992) The ICD-10 classification of mental and behavioural disorders. Clinical descriptions and diagnostic guidelines. WHO, Geneva

WHO (1993) The ICD-10 classification of mental and behavioural disorders. Diagnostic criteria for research. WHO, Geneva

Wible CG, Shenton ME, Hokama H, Kikinis R, Jolesz FA, Metcalf D, McCarley RW (1995) Prefrontal cortex and schizophrenia. Arch Gen Psychiatry 52:279–288

Wing JK (1961) A simple and reliable subclassification of chronic schizophrenia. J Ment Sci 107:862–875

Wing JK, Brown GW (1970) Institutionalism and schizophrenia. Cambridge Univ Press, London

Wing JK, Cooper JE, Sartorius N (1974) Measurement and classification of psychiatric symptoms. Cambridge Univ Press, London

Wing JK, Babor T, Brugha T et al. (1990) SCAN Schedules for clinical assessment in neuropsychiatry. Arch Gen Psychiatry 47:589–593

Wing L (1996) The autistic spectrum. Constable, London

Woodbury MA, Manton KG, Tolley HD (1994) A general model for statistical analysis using fuzzy sets: sufficient conditions for identifiability and statistical properties. Information Sci 1:149–180

Zarrouk EA (1978) The usefulness of first rank symptoms in the diagnosis of schizophrenia in a Saudi Arabian population. Br J Psychiatry 132:571–573

Zubin J, Spring B (1977) Vulnerability – a new view of schizophrenia. J Abnorm Psychol 86:103–126

KAPITEL 2
Epidemiologie schizophrener Störungen

J. LEFF

Übersetzung: R. Tauber

1 Inzidenzstudien: Nutzen und Probleme

Die 2 wichtigsten Häufigkeitsmaße in epidemiologischen Studien sind die Inzidenz und die Prävalenz. Letztere ergibt sich sowohl aus der Inzidenz einer Störung als auch aus deren Verlauf, welcher wiederum ein Produkt der natürlichen Krankheitsentwicklung und der verfügbaren Behandlungsmethoden ist. Daher ist die Interpretation von Prävalenzunterschieden sehr problematisch. Wir werden uns deshalb in diesem Kapitel auf die Inzidenzraten konzentrieren.

Bedeutung von Inzidenzratenvergleichen

Der grundsätzliche Wert von Inzidenzratenvergleichen liegt in der Möglichkeit einer Identifikation ätiologischer Faktoren. Die Ursachen der Schizophrenie sind noch immer nicht geklärt, obwohl sich die Forschung schon seit Jahrzehnten mit diesem Problem beschäftigt. Inzidenzstudien stellen daher nach wie vor eine wichtige Strategie bei der Untersuchung dieser Störung dar.

Abgrenzung der Schizophrenie

Die Schizophrenie wird von uns bewußt als „Störung" bezeichnet, da ihr Status als eigenständiges Krankheitsbild noch nicht ausreichend bewiesen ist. Es bestehen Abgrenzungsprobleme v. a. in 2 Richtungen: einerseits hinsichtlich affektiver Psychosen, andererseits bezüglich anderer Störungen aus dem schizophrenen Spektrum. Einige Psychiater weisen auf die beträchtlichen Überschneidungen in den Symptomen und die Zusammenhänge zwischen der Schizophrenie und den affektiven Psychosen hin. Sie favorisieren das Konzept der „Einheitspsychose" und lehnen die Kraepelinsche Unterscheidung zwischen Dementia praecox und manisch-depressiver Psychose ab. Unter denjenigen, die die Schizophrenie als klar abgrenzbare Einheit betrachten, bestehen unterschiedliche Ansichten darüber, wie weit die Definition gefaßt werden sollte. Zunehmende Unterstützung findet die klinische Konzeptualisierung einer ausgeprägten Heterogenität, in der sich Bleulers Postulat der Schizophrenie als einer Gruppe von Störungen wiederfindet.

Notwendigkeit einer einheitlichen Definition der Schizophrenie

Der Mangel an Übereinstimmung hinsichtlich der Definition von Schizophrenie behinderte die epidemiologische Forschung in der Vergangenheit sehr stark. Erst mit der Einführung allgemein akzeptierter diagnostischer Systeme, dem *Diagnostischen und statistischen Manual psychischer Störungen (DSM)* und der *International Classification of Diseases (ICD)* gab es Fortschritte in diesem Bereich. Die neuen Klassifikationssysteme ermöglichten den Dialog zwischen Epidemiologie und Klassifikation. International anerkannte Definitionen erlauben den Vergleich der Inzidenzraten verschiedener Länder, was seinerseits Veränderungen und Korrekturen der Definitionen notwendig macht.

2 Internationale Studien zur Schizophrenie

Internationale Pilotstudie zur Schizophrenie der WHO

Die erste internationale Studie von Psychosen, durchgeführt von der Weltgesundheitsorganisation (WHO), war die Internationale Pilotstudie zur Schizophrenie (IPSS). Diese neue Art der Forschung leistete auch insofern Pionierarbeit, als erstmals Psychiater aus 9 verschiedenen Ländern eingesetzt wurden, die alle das gleiche halbstrukturierte klinische Interview verwendeten, nämlich die *Present State Examination (PSE;* Wing et al. 1974). Die *PSE*-Daten wurden über ein Computerprogramm, CATEGO, ausgewertet, welches über einen Algorithmus jeden Patienten einer diagnostischen Klasse zuordnete. Auf der Basis dieser Klassifikationsmethode zeigte sich in 7 Zentren eine weitgehende Übereinstimmung bezüglich der Schizophreniediagnosen, mit einer großen Zuverlässigkeit hinsichtlich der Symptome 1. Ranges von Schneider (1957). Ausnahmen waren Moskau und Washington (WHO 1973; Leff 1977). In der Folge schwenkte die diagnostische Praxis in den Vereinigten Staaten von einem breiten Schizophreniekonzept um zu einem sehr engen, wie es im DSM-III zu finden war.

Nachdem die IPSS eine gute internationalen Übereinstimmung bei der Diagnose der Schizophrenie und die Bedeutung einer computerisierten Klassifikation gezeigt hatte, konnte die WHO mit der nächsten epidemiologischen Studie – der Determinants of Outcome of Severe Mental Disorders (DOSMD) – fortfahren. Während die IPSS darauf ausgerichtet war, Serien konsekutiver Klinikaufnahmen oder anderer Kontakte zum Gesundheitssystem in den beteiligten Zentren zu vergleichen, verfolgte die DOSMD das weit ehrgeizigere Ziel, alle psychotischen Patienten in den Einzugsgebieten der Zentren zu erfassen, die innerhalb der Untersuchungsperiode Kontakt zu den psychiatrischen Einrichtungen aufnahmen.

DOSMED-Studie der WHO

Somit war diese Stichprobe als echte epidemiologische Feldstudie geplant und ermöglichte einen Vergleich von Erstkontaktraten bei Schizophrenie über die verschiedenen Zentren hinweg. Ein besonderes Interesse der Studie bestand in dem Vergleich der Krankheitsdaten zwischen Entwicklungsländern und Industrienationen, da ja die großen sozialen und kulturellen Unterschiede für die Ätiologie von Bedeutung sein konnten (Sartorius et al. 1986). Daher lagen 2 der teilnehmenden Zentren in Entwicklungsländern, und zwar in Ibadan in Nigeria und Chandigarh in Indien. Chandigarh wurde in einen relativ weit entwickelten Stadtbereich und das Umland unterteilt, in dem noch eine traditioneller bäuerlicher Lebensstil vorherrschte. Aufgrund erheblicher Probleme beim Aufbau eines umfassenden Netzwerks zur Fallfindung, mußten auch traditionelle Heiler berücksichtigt werden. Da in Ibadan zu viele Fälle der Erfassung entgingen, konnte das Zentrum nicht in die Untersuchung einbezogen werden. Die Ergebnisse der anderen Zentren sind in Tabelle 1 dargestellt.

Offensichtlich unterscheiden sich die Inzidenzraten für eng definierte Schizophrenie im Sinne von Schneider (S+ in der CATEGO-Klassifikation) zwischen den Zentren nicht voneinander (Jablensky et al. 1992). Dieses bemerkenswerte Ergebnis hat viel Aufmerksamkeit erregt, da keine andere Erkrankung eine gleichbleibende Inzidenz über die ganze Welt hinweg aufweist, und es zeigt, daß die ätiologischen Faktoren für eine Schizophrenie im Sinne von Schneider wahrscheinlich unabhängig von dem sozialen und kulturellen Umfeld sind.

Weltweit übereinstimmende Inzidenzraten für eng definierte Schizophrenie

Im Gegensatz hierzu unterscheiden sich die Häufigkeiten für breit definierte Schizophrenie, die sowohl die Klassen S+ als auch Nicht-S+ umfaßt, signifikant. Es ist erstaunlich, daß bei den Veröffentlichungen zu

Signifikante Unterschiede für breit definierte Schizophrenie

Tabelle 1.
Psychiatrische Erstkon-
taktraten bei Schizophre-
nie bei Zugrundelegung
verschiedener diagnosti-
scher Definitionen. (Nach
Jablensky et al. 1992)

Gebiet	Weit definierte Schizophrenie $(n)^a$	S+ (n)^b	Nicht-S+ (n)^c
Aarhus	15	7	8
Chandigarh, Land	42	11	31
Chandigarh, Stadt	35	9	26
Dublin	22	9	13
Honolulu	16	9	7
Moskau	28	12	16
Nagasaki	20	10	10
Nottingham	22	14	8
χ^2	39,8	7,7	61,8

S+ Patienten mit mindestens einem Erstrangsymptom nach Schneider;
Nicht-S+ Patienten ohne Erstrangsymptome nach Schneider, aber mit
anderem nichtaffektivem Wahn und/oder Halluzinationen.
[a] $p < 0,00001$
[b] nicht signifikant
[c] $p < 0,000001$; $df = 7$

dieser Studie noch keine Analyse für die Häufigkeiten von Nicht-S+ getrennt von den Raten für S+ durchgeführt wurde. Diese Analyse wird in
Tabelle 1 gezeigt, woraus ersichtlich ist, daß die größte Variabilität zwischen den Zentren bei dieser Kategorie auftritt. Es gibt eine 4fache Differenz zwischen der niedrigsten Rate in Aarhus, Dänemark, und der
höchsten Rate in der ländlichen Gegend von Chandigarh. Es ist wahrscheinlich, daß Unterschiede in den Umweltbedingungen zwischen den
Zentren für diese deutliche Differenz der Inzidenzraten verantwortlich
sind.

Einteilung
der Schizophrenie

Damit zeigt diese Studie, wie ein epidemiologischer Forschungsansatz
zur Diagnostik der Schizophrenie beitragen kann. Die Ergebnisse legen
nahe, daß die weit gefaßte Einteilung der Schizophrenie 2 Entitäten mit
unterschiedlicher Ätiologie umfaßt: die Schneidersche Schizophrenie
und eine andere Gruppe, zu der auch die paranoide Schizophrenie ohne
Erstrangsymptome und die Katatonie gehören.

3 Umwelteinflüsse als ätiologische Faktoren und Geschlechtsunterschiede

Der einzige intrinsische ätiologische Faktor, der bei Schizophrenie als
wichtig festgestellt wurde, ist die Vererbung (s. Kap. 3 in diesem Band).
Mehrere Umweltfaktoren wurden als möglicherweise ätiologisch wichtig
in Betracht gezogen, die Beweislage für all diese Faktoren bleibt jedoch
nicht schlüssig oder kontrovers. Die meisten Hinweise stammen aus epidemiologischen Studien, die im Folgenden besprochen werden.

Geschlechtsunterschiede beim Erkrankungsalter

Hypothesen, die körperliche Faktoren betreffen befaßten sich mit Östrogenen, pränatalen Virusinfektionen, hypoxischer Hirnschädigung bei der Geburt und Ernährungsdefiziten der Mutter. Ein protektiver Effekt von Östrogenen wurde als Ursache für die Geschlechtsdifferenz im Ersterkrankungsalter herangezogen. Generell zeigten epidemiologische Studien zur Inzidenz der Schizophrenie, daß betroffene Männer früher mit psychiatrischen Diensten im Kontakt treten als Frauen, im Mittel etwa 5 Jahre früher; einige sorgfältig durchgeführte Studien haben diese Unterschiede nicht bestätigt (z.B. Iacono u. Beiser 1992; Salokangas 1993; Jablensky u. Cole 1997).

Methodologische Probleme

Hambrecht et al. (1992) nennen die methodologischen Schwierigkeiten, welche der Erfassung der echten Inzidenz im Gegensatz zur Behandlungsinzidenz im Wege stehen. Sie führen einige der widersprüchlichen Befunde darauf zurück, daß erkrankte Personen in der Gesellschaft nicht gleichmäßig von den psychiatrischen Diensten erfaßt werden. Sie gehen außerdem davon aus, daß die Geschlechtszugehörigkeit eines Patienten einen Einfluß auf die Frühdiagnose einer Schizophrenie ausüben kann. Zum Beispiel fanden Löffler et al. (1994) bei Zugrundelegung des nationalen dänischen psychiatrischen Fallregisters, daß bei Frauen seltener die Diagnose einer Schizophrenie gestellt wurde als bei Männern, was mit den *PSE*-CATEGO-Diagnosen nicht übereinstimmte.

Häfner et al. (1991a) führten eine große epidemiologische Studie in einem Untersuchungsgebiet mit 1,5 Mio. Personen in Deutschland durch. Sie sammelten über 2 Jahre eine Stichprobe von 392 Personen im Alter zwischen 12 und 59 Jahren, die erstmalig mit der Diagnose einer Schizophrenie aufgenommen wurden. Die kumulativen Inzidenzraten bei Anwendung einer breiten Definition nach ICD-Kategorien ergeben sich aus Abb. 1.

Gleiche Lebenszeitinzidenz bei Männern und Frauen

Die Kurven für Männer und Frauen zeigen klar den früheren Beginn bei Männern. Allerdings gibt es eine zweite Häufung des Krankheitsbeginns bei Frauen zwischen 45 und 59 Jahre, so daß eine gleiche Lebenszeitinzi-

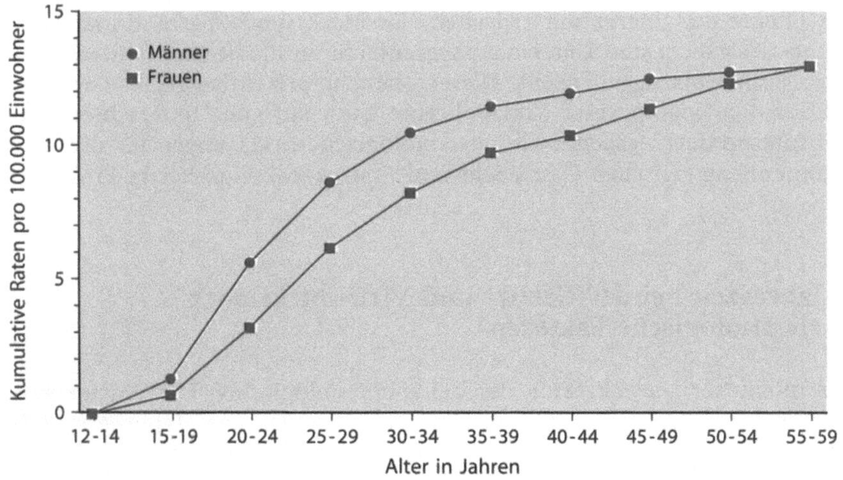

Abb. 1. Kumulative Inzidenzraten für Schizophrenie (weite Definition; ICD 295, 297, 298.3 und 298.4); *durchgezogene Linie* Männer (Patienten in 2 Jahren: 187, Gesamtbevölkerung: 707905, Gesamtrate: 13,21%); *gestrichelte Linie* Frauen (Patienten in 2 Jahren: 205, Gesamtbevölkerung: 780300, Gesamtrate: 13,14%). Die Quelle der Daten war eine repräsentative Stichprobe von Erstaufnahmen (1987/1989). Das Einzugsgebiet war Mannheim, Heidelberg, das Rhein-Neckar-Gebiet und die östliche Pfalz. (Häfner et al. 1991b)

denz für beide Geschlechter resultiert. Hambrecht et al. (1992) machten deutlich, daß Studien, die nur Personen unter 45 Jahren erfassen, unweigerlich eine höhere Inzidenz bei Männern finden müssen, da die Frauen erst nach dem Alter von 45 Jahren gegenüber den Männern aufholen. Iacono u. Beiser (1992) fanden keine Fälle von neu auftretender Schizophrenie nach dem Alter von 45, was sie auf den Ausschluß von wahnhaften Störungen aus ihrer Studie zurückführen. Generell neigen europäische Forscher dazu, spät beginnende Psychosen mit Vorherrschen von Wahngedanken in ihre Untersuchungen einzuschließen, was die Inzidenzrate bei Frauen erhöht.

Protektiver Effekt
des Östrogens

Hambrecht et al. (1992) führten das verzögerte Auftreten bei Frauen auf einen neuromodulatorischen Effekt der Östrogene auf die Empfindlichkeit der Dopamin-2-Rezeptoren im Gehirn zurück. Dieser sei auch verantwortlich für den späten Anstieg der Erkrankungsraten bei Frauen nach der Menopause. Häfner et al. (1991b) testeten diese Hypothese in Tierversuchen und fanden, wie erwartet, daß eine Langzeitgabe von 17-β-Oestradiol-2 das dopamininduzierte Verhalten reduzierte. Post-mortem-Bindungsstudien am Striatum mit [^{3}H]sulpirid zeigten eine Reduktion der D2-Rezeptorsensitivität im Gehirn als Folge der Exposition gegenüber Östradiol. Diese Ergebnisse sind von großem Interesse, müssen aber sicherlich noch repliziert werden.

Protektiver Effekt
der Heirat

Eine kürzlich durchgeführte Studie von Jablensky u. Cole (1997) verdient, genauer besprochen zu werden, da sie die Auswertung der größten Datensätze beinhaltet, die bisher verfügbar sind. Diese umfassen 1431 Personen mit einem erstmaligen Auftreten einer Schizophrenie, deren Daten für die Zehnländerstudie der WHO zur Inzidenz schwerer psychischer Erkrankungen gesammelt wurden (Jablensky et al. 1992). Mit Hilfe von logarithmischen Modellen wurden die Auswirkungen von Geschlecht, Ehestand, Familienanamnese, prämorbider Persönlichkeit und Erhebungsort (Entwicklungsländer versus Industrieländer) auf das Ersterkrankungsalter bestimmt. Die Ergebnisse zeigten, daß die Heirat einen weit größeren Einfluß auf das Erkrankungsalter hatte als das Geschlecht. Im Mittel verzögerte die Heirat das Auftreten der Schizophrenie bei Frauen um 5 und bei Männern um 8 Jahre. In einem der Modelle traten die Effekte der Interaktion zwischen Geschlecht und Ehestand und zwischen Geschlecht und Untersuchungszentrum an die Stelle des Einflusses der Geschlechtszugehörigkeit. Dieser offenbar protektive Effekt der Heirat auf den Beginn einer Schizophrenie kann auf ganz unterschiedliche Art interpretiert werden, stellt aber biologische Erklärungen für den Zusammenhang zwischen Geschlecht und Ersterkrankungsalter in Frage.

4 Jahreszeit bei der Geburt und Virusinfektionen als ätiologische Faktoren

Ungleichmäßige
Verteilung
der Geburtsmonate
schizophren Erkrankter

Ein möglicher Umweltfaktor, der bei epidemiologischen Untersuchungen Interesse hervorgerufen hat, ist das Influenzavirus. Die Hypothese, daß dieses Virus an der Ätiologie von Schizophrenie beteiligt sein könnte, kam durch die ungleichmäßige Verteilung der Geburtsmonate von schizophren Erkrankten zustande. Seit den 30er Jahren des 20. Jh. interessierte man sich für die Geburtsmonate von schizophrenen Patienten, zum Teil auch deswegen, weil diese aus den Krankenakten der psychiatrischen Kliniken einfach zu ermitteln waren. Eine der ersten Analysen von Datensammlungen wurde von Barry u. Barry (1961) durchgeführt. Sie betonten die Wichtigkeit zahlreicher unabhängiger Studien mit geographisch getrennten Stichproben wegen der möglichen Auswirkungen lokaler Faktoren auf die Prävalenz psychischer Erkrankungen, die Aufnahmepolitik der Krankenhäuser und die monatliche Verteilung der Geburten in der Allgemeinbevölkerung.

Seit ihrer Pionierarbeit ist eine reichhaltige Fülle von Forschungsergebnissen zusammengetragen worden, die diesen Empfehlungen folgt. Es wurden Untersuchungen in vielen unterschiedlichen Ländern durchgeführt, einschließlich einiger aus der südlichen wie auch aus der nördlichen Hemisphäre, worin der gleiche Überschuß in den Wintermonaten gefunden wurde. Die letzte Übersicht von Bradbury u. Miller (1985) zeigt, daß dieses Phänomen eines der am häufigsten replizierten Ergebnisse in der epidemiologischen Forschung zur Schizophrenie darstellt.

Häufung in den Wintermonaten

Die Erklärung hierfür bleibt jedoch schwierig. Lewis (1989) vertrat die Auffassung, daß infolge des Altersanstiegs der Schizophrenie wahrscheinlich mehr Personen, die in der 1. Hälfte des Jahres geboren wurden, in eine Untersuchungsstichprobe einbezogen werden. Rodrigo (1992) führte jedoch eine Studie zur Jahreszeit der Geburt durch und fand trotz Kontrolle des Alterinzidenzeffekts immer noch eine Geburtenhäufung in den Monaten Januar und Dezember. Der Zusammenhang zwischen der Jahreszeit der Geburt und Influenzaepidemien ist aber bestenfalls assoziativer Art. Es ließ sich also lediglich zeigen, daß die Wahrscheinlichkeit schizophrener Nachkommen bei Frauen, die z. Z. einer Influenzaepidemie schwanger waren, größer war, als bei nicht exponierte Frauen.

Probleme bei der Erklärung der jahreszeitlichen Unterschiede

Bedeutung des Influenzavirus

Wenige Studien zeigen eindeutige Hinweise, daß die fraglichen Frauen wirklich eine Influenzainfektion erlitten. Eine der gründlichsten Analysen ist die von Crow u. Done (1992) aus einer prospektiven Stichprobe von Kindern, die von Müttern in Großbritannien im März 1958 geboren wurden. Diese Kinder mußten während der Grippeepidemie von 1957 im 2. Schwangerschaftstrimester gewesen sein. Crow u. Done fanden kein vermehrtes Auftreten von Schizophrenie bei den Nachkommen jener Mütter, die ihren eigenen Angaben zufolge in dieser Zeit eine Grippe durchgemacht hatten. McGrath u. Castle (1995) weisen darauf hin, daß die Erinnerung der Mütter in bezug auf die einige Monate zuvor überstandene Grippe möglicherweise unzuverlässig sei. Sie empfehlen daher, daß in künftigen Studien ätiologische Hinweise im Sinne einer Antikörperbildung gegen das Influenzavirus dokumentiert werden sollten. Bei Fehlen dieses wichtigen Nachweises, so warnen Mednick et al. (1988), könnte dieser Zusammenhang auch durch frei verkäufliche Medikamente bedingt sein, welche von den Müttern zur Bekämpfung von Grippesymptomen oder hohem Fieber eingenommen wurden.

Problematik des Nachweises einer Influenzaexposition

Den Jahreszeiteffekt modifizierende Faktoren – Geschlecht

Zwei Faktoren wurden gefunden, die den Einfluß der Jahreszeit und der Geburt modifizieren: das Geschlecht und der Geburtsort. McGrath u. Castle (1995) stellten fest, daß bei 5 der 6 Studien, in denen der Effekt des Geschlechts untersucht wurde, die positive Assoziation hauptsächlich oder ausschließlich bei Frauen gefunden wurde. Dieser Befund wurde in einer Untersuchung aus Japan (Kunugi et al. 1995) repliziert, die nicht in dem Überblick von McGrath u. Castle enthalten war. Die Ergebnisse weisen darauf hin, daß weibliche Föten stärker als männliche gegenüber dem – wie auch immer gearteten – pathogenen Agens vulnerabel sind, welches sich in der Schwangerschaft auswirkt.

– städtischer vs. ländlicher Geburtsort

Der andere Faktor betrifft städtische im Gegensatz zu ländlichen Geburtsorten. Machón et al. (1983) gehörten zu den ersten Untersuchern, die die Jahreszeit der Geburt mit dem Geburtsort verknüpften. Sie untersuchten eine Stichprobe von Kindern mit Müttern mit schwerer chronischer Schizophrenie, die daher ein erhöhtes Schizophrenierisiko aufwiesen. Der Anteil der Hochrisikokinder, die eine Schizophrenie entwickelten, betrug 23,3% für winterliche Geburten in der Stadt, 8,4% für Geburten in der Stadt außerhalb des Winters, 0% für ländliche Geburten im Winter und 6,3% für Geburten außerhalb des Winters auf dem Land. Der Zusammenhang zwischen den Geburten im Winter und dem Geburtsort in der Stadt war signifikant. Dieses Ergebnis wurde durch Takei et al. (1995) für England und Wales und von O'Callaghan et al. (1995) für Irland bestätigt. Möglicherweise werden Infektionskrankheiten in den dichten Populationen von Städten leichter übertragen als in ländlichen Gebieten.

Jahreszeit der Geburt und Stadt-Land-Unterschiede

Um diese Möglichkeit direkt zu untersuchen, benutzten Verdoux et al. (1997) Daten von psychiatrischen Abteilungen in französischen Städten. Sie verknüpften den Geburtsmonat von 4139 schizophrenen Patienten mit der Bevölkerungsdichte der Verwaltungsregion, in der sie geboren wurden. Bei den Patienten aus den 5 am dichtesten besiedelten Regionen war die Wahrscheinlichkeit, während des Winters geboren zu sein, 1,21mal höher als bei Personen, die in anderen Gebieten geboren wurden. Unterschiede zwischen Männern und Frauen bestanden nicht. Die Autoren räumen ein, daß die spezifischen Umweltfaktoren, die dem Übermaß an winterlichen Geburten in städtischen Regionen zugrunde liegen, noch nicht bekannt sind, aber sie meinen, daß soziologische Faktoren hierfür nicht in Betracht zu ziehen seien, da solche Faktoren ja nicht in größerem Umfang diejenigen Personen betreffen, die im Winter geboren sind.

Der Zusammenhang zwischen der Häufung von schizophrenen Patienten, die Erstkontakt mit den psychiatrischen Diensten haben, und soziologischen Faktoren war eine der ersten Beobachtungen, die das Interesse psychiatrischer Epidemiologen weckte. Er ist viele Jahre lang vernachlässigt worden, da man allgemein glaubte, die Erklärung hierfür gefunden zu haben. In letzter Zeit hat aber dieser Punkt erneut eine stärkere Beachtung gefunden.

5 Verteilung der Schizophrenie in Städten

Die klassische Arbeit zur Ökologie der Schizophrenie wurde von Faris u. Dunham (1939) in der Stadt Chicago durchgeführt. Sie fanden, daß die psychiatrischen Krankenhausaufnahmen nicht zufällig verteilt waren, sondern sich in einer „Übergangszone", dem unmittelbar an das Zentrum angrenzendem Stadtgebiet, konzentrierten, in dem es ein hohes Maß an sozialer Deprivation gab.

Unterschiedliche Verteilung der psychiatrischen Krankenhausaufnahmen

Für diese Ergebnisse, die in verschiedenen Industrienationen ausgiebig repliziert wurden, sind 2 widersprüchliche Erklärungsmöglichkeiten vorgeschlagen worden. Die Hypothese der sozialen Verursachung („social breeder hypothesis") besagt, daß die dürftigen sozialen Verhältnisse zu einer höheren Inzidenz schwerer psychiatrischer Störungen führen, während die Hypothese des sozialen Drifts („social drift hypothesis"), zuerst geäußert von Myerson (1940), die Anhäufung schwer psychiatrisch Erkrankter im Inneren von Städten einem Abstieg auf der sozialen Stufenleiter zuschreibt.

Erklärungsmöglichkeiten: soziale Verursachung vs. sozialer Drift

Nach jahrzehntelangen Kontroversen über die Beweislage für und gegen diese Hypothesen, schien der Streit durch 2 Studien mit unterschiedlichen Ergebnissen geklärt. Dunham (1965) führte eine Untersuchung in Detroit durch, in der er die Wohndauer der Patienten dokumentierte, die Erstkontakt mit den psychiatrischen Diensten aufnahmen. Er konzentrierte sich dabei auf 2 Gebiete, eine mit einer hohen, eine andere mit einer niedrigen Inzidenz von Schizophrenie. Er fand heraus, daß die vermehrte Rate ganz auf jene Patienten zurückgeführt werden konnte, die innerhalb der letzten 5 Jahre in das Gebiet gezogen waren. Diese mobilen Patienten waren meist in Gegenden außerhalb großer Städte geboren worden, und ihre soziale Schicht war niedriger als die der wohnortstabilen Patienten. Diese mobilen Patienten waren außerdem sogar verantwortlich für die Überrepräsentation schizophrener Patienten in der untersten Sozialschicht, die Dunham in seiner Stichprobe gefunden hatte.

Bedeutung eines geographischen Drifts

Dunhams Studie über den geographischen Drift wurde ergänzt durch eine Studie des von Goldberg u. Morrison (1963) über den sozialen Drift. Die Autoren verglichen die soziale Schicht von jungen Männern, die erstmalig in ein psychiatrisches Krankenhaus aufgenommen wurden, mit der ihrer Väter in einem vergleichbaren Alter. Sie fanden den bekannten Überschuß in der sozialen Schicht V für die jungen Patienten, wohingegen die Schichtzugehörigkeit ihrer Väter sich nicht von der der Allgemeinbevölkerung unterschied. Sie schlossen hieraus, daß der Abstieg in der sozialen Schichtzugehörigkeit bei den jungen Männern bereits begonnen hatte, bevor sie offensichtliche Zeichen einer Schizophrenie entwickelten, also meist in der frühen Adoleszenz.

Bedeutung eines sozialen Drifts

Man nahm an, daß diese beiden Studien die Kontroverse geklärt hätten, und über viele Jahre wurde nur wenig auf diesem Gebiet gearbeitet. Es ist allerdings verfrüht zu glauben, daß in der Psychiatrie eine oder zwei Studien den aufgewirbelten Staub über eine ideologische Auseinander-

Befunde wider die Annahme eines geographischen Drifts

setzung wieder zur Ruhe kommen lassen könnten. Ein kürzlich aufge-
tauchter Hinweis beweist das Gegenteil. Lewis et al. (1992) benutzten Daten von einer Kohorte von über 49 000 männlichen schwedischen Einbe-
rufenen und verknüpften sie mit dem nationalen psychiatrischen Versor-
gungsregister Schwedens. Männer, die in Städten aufgewachsen waren,
hatten eine 1,65mal so große Inzidenz von Schizophrenie wie Männer,
die auf dem Lande erzogen worden waren. Nach der Kontrolle anderer
möglicher Einflußfaktoren, wie der finanziellen Lage der Familien, einer
psychiatrischen Familienanamnese oder der Scheidung der Eltern, reduzierte sich die Odds Ratio geringfügig auf einen Wert von 1,57, was immer noch hochsignifikant war. Ein Überschuß in der Stadt, der etwa in
der gleichen Größenordnung liegt, wurde in der Literatur häufig beschrieben. Er konnte aber in dieser Stichprobe nicht durch einen geographischen Drift erklärt werden, da alle städtischen Patienten bereits
seit ihrer Kindheit in der Stadt aufgezogen worden waren.

*Bedeutung
der sozialen Deprivation*

Castle et al. (1993) untersuchten die gleiche Frage mit einem Fall-Kon-
troll-Design. Sie verwendeten das Camberwell Case Register zur Identifikation schizophrener Patienten, die erstmalig Kontakt mit den psychiatrischen Diensten aufnahmen. Dann wählten sie den nächsten nichtpsychotischen Patienten im Register, angepaßt nach Alter und Geschlecht,
als Kontrollperson. Es war für die Patienten wahrscheinlicher als für die
Kontrollpersonen, in einem inneren Stadtbereich geboren worden zu
sein und Väter zu haben, die eher manuellen als nichtmanuellen Berufen
nachgingen. Diese Beobachtungen widersprechen den Hypothesen eines
geographischen und eines sozialen Drift und deuten darauf hin, daß sozioökonomische Deprivation während der frühen Lebensjahre für die
spätere Entwicklung einer Schizophrenie prädisponiert.

Diese Ergebnisse eröffnen das Forschungsfeld erneut und machen weitere Studien erforderlich. Wenn sie sich als zutreffend erweisen, so würde
dies bedeuten, daß irgendwelche sozialen oder somatischen Faktoren
oder städtische Umweltbedingungen an der Ätiologie der Schizophrenie
beteiligt sind. Befürworter der Virushypothese sehen darin weitere Hinweise für ihre Theorie.

6 Ernährungsgewohnheiten während der Schwangerschaft

*Untersuchungen
nach einer Hungersnot*

Ein anderer Umweltfaktor, der für die Entstehung der Schizophrenie verantwortlich sein könnte, ist die Ernährung der Mütter während der
Schwangerschaft. Eine Gelegenheit, dies zu erforschen, bot sich, als im
Rahmen der tragischen Entwicklungen im Zweiten Weltkrieg eine natio-
nalsozialistische Blockade von Holland errichtet wurde. Zwischen 1944
und 1945 kam es zu einer Hungersnot im Westen Hollands. Susser u. Lin
(1992) untersuchten die Geburtskohorten von diesen Jahren und verglichen Kohorten, die schwerer Nahrungsmittelknappheit unterworfen waren, mit anderen, die dieser nicht so stark ausgesetzt waren. Die Autoren
fanden, daß die Geburtskohorten, die im 1. Trimester der Schwangerschaft
schwerer Nahrungsmittelknappheit ausgesetzt waren, einen mehr als dop-
pelten Anstieg der Aufnahmeraten wegen Schizophrenie aufwiesen.

Allerdings war dieser Zusammenhang nur bei Frauen und nicht bei Männern nachweisbar. In der offenbar spezifischen Vulnerabilität von weiblichen Föten gegenüber mangelhafter mütterlicher Ernährung wiederholt sich der Befund, daß auch mehr Frauen als Männer den Effekt der Jahreszeit der Geburt aufweisen. Der mögliche pathogene Einfluß schlechter mütterlicher Ernährung bedarf einer weiteren Bestätigung. Es ist jedoch schwer, sich eine andere Situation vorzustellen, bei der die Hungersnot so klar zeitlich abgegrenzt ist wie in diesem Fall.

Spezifische Vulnerabilität von Frauen

7 Nimmt die Inzidenz der Schizophrenie ab?

Bislang haben wir Unterschiede in der Inzidenz der Schizophrenie besprochen, die auf mögliche ätiologische Faktoren hinweisen. Es hat jedoch kürzlich verschiedene Hinweise gegeben, daß die Inzidenz für Schizophrenie insgesamt zurückgeht. Wenn das richtig wäre, würde es enorme Implikationen für die Bereitstellung psychiatrischer Dienste haben und auch eine Suche nach möglichen Ursachen dieser Abnahme der Inzidenz notwendig machen. Bisher wurde allerdings von denjenigen, welche die Abnahme der Inzidenz beschrieben haben, noch keine andere Erklärung vorgeschlagen als die, daß die Schizophrenie generell ein milderes Erscheinungsbild aufweise und deswegen die Betroffenen mit geringerer Wahrscheinlichkeit die Hilfe psychiatrischer Einrichtungen in Anspruch nehmen. Aufgrund der Probleme, die durch über die Zeit hinweg veränderte Methoden bei der Diagnosestellung und der Ermittlung der Fälle entstehen, ist die verläßlichste Methode zur Untersuchung zeitlicher Veränderungen der Inzidenz ein Fallregister.

Hinweise auf rückläufige Inzidenzraten

Der et al. (1990) überprüften 6 Studien, die eine Abnahme der Erstaufnahme oder der ersten Kontaktaufnahme bei Schizophrenie beschrieben, 3 aus Schottland und jeweils eine aus Dänemark, Australien und Neuseeland. Zusätzlich verwendeten sie für ihre eigene Untersuchung Daten aus der Mental Health Enquiry für England und Wales. Sie sahen ein Problem darin, Erstaufnahmen und Wiederaufnahmen auseinanderzuhalten, eine häufige Fehlerquelle bei dieser Art von Daten (NiNullain et al. 1987). Der et al. faßten Schizophrenie, schizoaffektive Psychosen und Paranoia zu Gruppen zusammen und fanden eine beträchtliche Abnahme der Erstaufnahmen zwischen 1970 und 1986. Sie kamen zu dem Schluß, daß mögliche Artefakte nicht das ganze Ausmaß der Abnahme erklären konnten. Allerdings waren die Daten der Mental Health Enquiry aus psychiatrischen Abteilungen im ganzen Land zusammengetragen worden und die Diagnosestellung war durch hunderte verschiedener Personen erfolgt, von denen nicht alle Psychiater waren.

Untersuchung von Fallregistern zu Erstaufnahmen

Veränderungen bei Art und Weise der Diagnosestellung könnten die hauptsächliche Erklärung für dieses Ergebnis darstellen. Kendell et al. (1993) analysierten die Erstaufnahmeraten für Schizophrenie und andere Psychosen in Edinburgh zwischen 1971 und 1989. Die Eingangsdiagnose der Schizophrenie fiel im Verlauf dieser Zeit signifikant ab, aber es gab Hinweise dafür, daß die diagnostischen Kriterien während dieser Zeit verengt worden waren und daß bei einem bedeutenden und wechselnden

Einfluß der Veränderung von Diagnosekriterien

Anteil der verzeichneten Erstaufnahmen bereits frühere Aufnahmen stattgefunden hatten. Aus diesen Gründen vertraten die Autoren die Meinung, daß der Nachweis einer abnehmenden Inzidenz der Schizophrenie nicht zu erbringen sei. Die Diagnosen aus einem Fallregister liegen in der Verantwortung einer kleinen Anzahl von Personen und sind deshalb meist sehr viel konsistenter als die Diagnosen von Krankenhausaufnahmen.

Unterschiedliche Ergebnisse verschiedener Studien

Seit der Analyse von Der et al. (1990) wurden Analysen der Daten aus 3 Fallregistern veröffentlicht. Die Daten aus den Registern von Nottingham (Harrison et al. 1991) und Camberwell (Castle et al. 1991) in Großbritannien zeigten keine Abnahme in der Inzidenz der Schizophrenie über die Zeit, während durch Daten aus dem nationalen Fallregister in Dänemark eine Abnahme gefolgert werden konnte (Munk-Jorgensen u. Mortensen 1992). Eine hochinteressante Möglichkeit, auf die Castle et al. (1991) aufmerksam gemacht haben, besteht darin, daß eine Abnahme der Inzidenz der Schizophrenie bei der Mehrzahl der weißen Bevölkerung durch ein hohe Inzidenz bei Personen afrokaribischer Herkunft, die in den 50er Jahre nach Großbritannien ausgewandert waren, verdeckt werden könnte.

8 Hohe Schizophrenieraten bei Personen afrokaribischer Herkunft

Methodische Probleme

Einige Studien zeigten eine hohe Inzidenz von Schizophrenie in der afrokaribischen Population in Großbritannien (Cochrane 1977; Rwegellera 1977; Dean et al. 1981). Diese frühen Studien verwendeten die Diagnosen von Krankenhausaufnahmen oder unstrukturierte Interviews, so daß die Ergebnisse nicht verläßlich waren. In den letzte Jahren wurde eine Reihe von Studien veröffentlicht, die standardisierte Interviews und Untersuchungstechniken anwandten und sorgfältig durchgeführt wurden.

Erhöhte Inzidenzraten bei Personen afrokaribischer Herkunft

Bei der ersten dieser Studien (Harrison et al. 1988) fanden sich im WHO-Zentrum in Nottingham Inzidenzraten bei der afrokaribischen Bevölkerung, die deutlich höher lagen als die der einheimischen weißen Bevölkerung. Unter Anwendung von ICD-9- oder DSM-III-Kriterien waren die Raten für die Altersgruppen der 16- bis 29- und der 30- bis 44jährigen 12- bis 13mal höher als bei der weißen Population. Die Berechnung des Nenners für die beiden ethischen Gruppen beruhte auf Daten, die von einer Umfrage an Haushaltsvorständen stammte, was zu manchen Ungenauigkeiten geführt haben könnte. Außerdem betrug der Zähler für die afrokaribische Population in der Altersgruppe von 30–44 Jahre nur 7. Aus diesen Gründen waren diese außergewöhnlich hohen Inzidenzraten angezweifelt worden.

Inzidenzraten bei verschiedenen ethnischen Gruppen

Zwei nachfolgende Studien verwendeten Daten aus der Volkszählung 1991, um die Nenner zu berechnen, was wahrscheinlich viel genauer ist, da dies die erste Volkszählung war, in der die Befragten gebeten wurden, ihre ethnische Zugehörigkeit zu beschreiben. King et al. (1994) fanden, daß die Inzidenz für Schizophrenie bei der schwarzen Bevölkerung in einem Distrikt in Nord-London 4mal so hoch war wie die der weißen. Sie schlossen Afrikaner und Personen afrokaribischer Herkunft in ihre Stichprobe der Schwarzen mit ein, die insgesamt 24 Personen umfaßte. Sie berechneten auch die Inzidenz für die asiatische Bevölkerung, die sogar noch höher lag als für die Gruppe der Schwarzen, aber nur auf 8 Patienten beruhte.

Auch Bhugra et al. (1997) bestimmten die Inzidenzraten für verschiedene ethnische Gruppen in 2 Distrikten im Süden und Osten von London. Sie fanden, daß die Rate für die afrokaribische Bevölkerung 2mal höher war als die der weißen, wobei von 38 Patienten ausgegangen wurde. Die Raten für Asiaten beruhten auf 24 Patienten und waren etwas, aber nicht signifikant höher als die für Weiße. Es ist bemerkenswert, daß die meisten der afrokaribischen Patienten in den beiden letzten Studien in Großbritannien geboren waren.

Diese Ergebnisse werden durch eine Studie aus den Niederlanden gestützt. Selten u. Sijben (1994) verwendeten Daten des niederländischen Nationalregisters zur Bestimmung von Erstaufnahmeraten für Schizophrenie bei 4 Einwanderergruppen, und zwar aus Surinam, den holländischen Antillen, der Türkei und aus Marokko. Die alterskorrigierten Raten für die Personen aus Surinam und den Antillen lagen zwischen 2- und 5mal höher als die Raten für die Einheimischen. Diese Studie ist nicht so exakt wie die beiden letzten britischen Studien, da sie sich auf die Krankenhausdiagnosen verließen, anstatt strukturierte Interviews zu verwenden.

Erstaufnahmeraten für Schizophrenie verschiedener Einwanderergruppen

All diese Arbeiten zusammen deuten jedoch auf eine außerordentlich hohe Inzidenz der Schizophrenie bei Personen afrokaribischer Herkunft hin, die nach Europa ausgewandert oder die Kinder von Auswanderern sind. Obwohl auch andere Einwanderergruppen erhöhte Raten aufweisen, scheinen diese nicht den gleichen Grad von Vulnerabilität aufzuweisen wie die afrokaribische Population. Die Tatsache, daß diese hohen Inzidenzraten auch in der 2. Generation persistieren, schließt den Streß bei der Einwanderung als Erklärungsmöglichkeit aus. Eine andere Möglichkeit wäre eine hohe Rate von Schizophrenie in den westindischen Inseln, aber 2 epidemiologische Studien in Jamaica (Hickling et al. 1996) und Trinidad (Bhugra et al. 1996) zeigten, daß die Raten dort nicht erhöht sind. Selektive Einwanderung bliebe eine mögliche Erklärung, ist aber weniger plausibel für die 2. als für die 1. Generation. Außerdem liegt auch die Inzidenz der Manie bei der afrokaribischen Bevölkerung in Großbritannien mehrfach höher als bei Weißen (Leff et al. 1976; Harrison et al. 1988). Somit müßte davon ausgegangen werden, daß Personen mit schizoider und zyklothymer Persönlichkeit eher auswandern als der Rest der westindischen Bevölkerung.

Erklärungsmöglichkeiten für die erhöhte Vulnerabilität der afrokaribischen Population

Die wahrscheinlichste Erklärung ist, daß Faktoren aus dem sozialen oder physischen Umfeld für das Übermaß der Schizophrenieraten verantwortlich zu machen sind. Man wird aber nach Faktoren suchen müssen, die sich auf Personen afrokaribischer Herkunft anders auswirken als auf die übrigen Minoritäten, die ja solche erhöhten Manifestationsraten nicht aufweisen. Ein Substanzmißbrauch, insbesondere von Cannabis, wurde zur Erklärung der hohen Inzidenzraten herangezogen. Es gibt

Bedeutung spezifischer Umweltfaktoren

jedoch keine Hinweise dafür, daß mehr Personen afrokaribischer Herkunft als Weiße in Großbritannien Cannabis rauchen. Diese Ergebnisse richten die Aufmerksamkeit erneut auf das möglicherweise pathologische Umfeld deprivierter Innenstädte, da es diese Orte sind, wo sich die neuen Einwanderer ansiedeln. Dieses Forschungsgebiet verdient weitere Beachtung, da es die Hoffnung beinhaltet, die Ätiologie der Schizophrenie aufzuhellen.

9 Weist die schizoide Persönlichkeit Beziehungen zur Schizophrenie auf?

Historische Ansätze

Mit der Hypothese einer selektiven Einwanderung ist die Frage nach dem Verhältnis zwischen der schizoiden Persönlichkeit und der Schizophrenie verbunden. Kraepelin (1913) führte erstmalig den Gedanken ein, daß den Persönlichkeitsänderungen, die bereits deutlich vor dem Beginn klarer schizophrener Symptome bemerkbar sind, wahrscheinlich die gleichen Ursachen zugrunde liegen, die auch für die Psychose maßgebend sind. In einem historischen Überblick über dieses Gebiet stellte Kendler (1985) fest, daß es 2 konzeptuelle Entwürfe gibt, von denen sich der eine mit schizoiden Merkmalen bei den Verwandten von schizophrenen Patienten und der andere mit Borderlinepersönlichkeiten befaßt. Der letztere Begriff war für Personen gebraucht worden, die nicht unbedingt etwas mit schizophrenen Patienten zu tun haben, bei denen aber die Grundmerkmale der chronischen Schizophrenie vorliegen, ohne daß irgendwelche der charakteristischen Symptome oder eine deutliche Verschlechterung erkennbar wären. Kendler wies darauf hin, daß oft nicht ausreichend zwischen diesen unterschiedlichen Konzepten differenziert wurde, was zu Verwirrungen und zweifelhaften Ergebnissen führte.

Schizophreniespektrum

In der dänischen Adoptionsstudie gingen Kety et al. (1971) von der Hypothese aus, daß Schizophrenie nicht als solche vererbt werden müsse, sondern als ein breiteres Spektrum von Störungen in Erscheinung treten könne. Sie prägten den Begriff des „Schizophreniespektrums", welcher in nachfolgenden Familienstudien Anwendung fand. Spitzer et al. (1979) verwendeten Daten der dänischen Studie, um Persönlichkeitsfragebögen für die schizotype Persönlichkeit und die Borderlinepersönlichkeit zu entwickeln, die in das DSM einbezogen werden sollten. Kendler (1985) stellte fest, daß sich einige der von Kety et al. herangezogenen Kriterien für Spektrumerkrankungen auf schizoide Züge („traits") wie soziale Isolierung, kalten Affekt sowie Mißtrauen bezogen, wie man sie bei Verwandten schizophrener Patienten antreffen kann, während andere Kriterien wie magisches Denken, illusionäre Verkennungen oder Beziehungsideen für die Borderlinepersönlichkeit charakteristisch sind.

Unterscheidung von Angehörigen von Patienten mit verschiedenen Störungen

Kendler et al. (1995) versuchten, diese Frage zu klären, indem sie eine breite Auswahl von schizotypischen Faktoren daraufhin überprüften, inwieweit diese eine Unterscheidung zwischen Angehörigen von Patienten mit verschiedenen psychiatrischen Störungen und Verwandten von normalen Kontrollpersonen ermöglichten. Die von ihnen verwendeten Daten stammten aus der Roscommon Familienstudie, die in einem vergleichsweise armen, ländlichen Gebiet im Westen Irlands durchgeführt wird. Roscommon ist eines der Gebiete, das von dem 1973 eingerichteten Three County Case Register erfaßt wird. Patienten mit Psychosen und mit schweren affektiven Erkrankungen wurden mit Hilfe dieses Registers ermittelt und mit in Hinblick Alter und Geschlecht passenden Kontrollpersonen aus dem Wahlregister verglichen. Mit allen Probanden und ihren Angehörigen 1. Grades über 16 Jahre wurden Interviews durchgeführt. Die Interviewer, denen die Diagnose nicht bekannt war, verwendeten das *Strukturierte Interview für Schizotypie (SIS)*, das 14 Symptome und 11 Beschwerden umfaßt.

Die Faktorenanalyse der Daten an 1272 Verwandten erbrachte 7 unterschiedliche Faktoren, was die Komplexität des Konstrukts aufzeigt. Die Verwandten der schizophrenen Patienten waren von den Verwandten der Kontrollen am besten durch 4 Faktoren abzugrenzen: sonderbare Sprache, soziale Anpassungsstörung, Vermeidungsverhalten und Negativsymptome (Kontaktverarmung, Zurückgezogenheit bzw. Kälte, Vorsichtigkeit und merkwürdiges Verhalten). Die Borderlinesymptome ergaben keine ausreichende Diskrimination, was die von Kendler (1985) vorgenommene Unterteilung bestätigte. Die Faktoren des *SIS* erlaubten auch bis zu einem gewissen Grad, Verwandte der schizophrenen Patienten von Verwandten der Patienten mit affektiven Erkrankungen zu unterscheiden. Diese Differenzierung war jedoch nicht so klar wie bei den Verwandten der Kontrollpersonen; die genannten Faktoren sind also hinsichtlich der familiären Vulnerabilität gegenüber Schizophrenie weniger spezifisch. Kendler et al. (1995) wiesen darauf hin, daß es sich bei den Hauptbestandteilen der *SIS*-Faktoren eher um objektiv erfaßbare Symptome als um subjektiv geschilderte Beschwerden handelte, so daß sie mit Selbstbeurteilungsskalen nicht erfaßt werden konnten. Diese Studie stellt einen wichtigen Fortschritt bei der Aufklärung des komplexen Konzepts der Schizotypie dar und trägt zur Identifikation der wichtigsten Schlüsselsymptome und Beschwerden von Verwandten schizophrener Patienten bei.

Merkmale von Verwandten schizophrener Patienten

10 Schlußfolgerungen

Diese Zusammenfassung hat das wachsende Forschungsinteresse an epidemiologischen Techniken aufgezeigt, die bei der Untersuchung von Ursachen der Schizophrenie angewandt werden. Sicherlich ist dies zum Teil auf die bahnbrechenden internationalen Studien zur Schizophrenie zurückzuführen, die von der WHO initiiert wurden. Obwohl die Epidemiologie nicht mehr tun kann, als potentielle Kandidaten für ätiologische Faktoren aufzuzeigen, haben die hier genannten Studien eine Anzahl innovativer Hypothesen aufgeworfen, die zweifellos in naher Zukunft experimentell untersucht werden dürften. Diese Studien haben auch alte Kontroversen über die Rolle der sozialen Deprivation wiederbelebt, was neben den voranschreitenden biologischen Untersuchungen erneutes Interesse verdient.

Weiterer Forschungsbedarf

11 Literatur

Barry H, Barry H (1961) Season of birth. Arch Gen Psychiatry 5:292–300

Bhugra D, Hilwig M, Hossein B, Marceau H, Neehall J, Leff J, Mallett R, Der G (1996) First contact incidence rates of schizophrenia in Trinidad and one-year follow-up. Br J Psychiatry 169:587–592

**Bhugra D, Leff J, Mallett R, Der G, Corridon B, Rudge (1997) Incidence and outcome of schizophrenia in whites, African Caribbeans and Asians in London. Psychol Med 27:791–798

Bradbury TN, Miller GA (1985) Season of birth in schizophrenia: a review of evidence, methodology, and etiology. Psychol Bull 98:569–594

Castle D, Wessely S, Der G, Murray RM (1991) The incidence of operationally defined schizophrenia in Camberwell, 1965–84. Br J Psychiatry 159:790–794

Castle D, Scott K, Wessely S, Murray RM (1993) Does social deprivation during gestation and early life predispose to later schizophrenia? Soc Psychiatry Psychiatr Epidemiol 28:1–4

Cochrane R (1977) Mental illness in immigrants to England and Wales. Soc Psychiatry 12:25–35

Crow TJ, Done DJ (1992) Prenatal exposure to influenza does not cause schizophrenia. Br J Psychiatry 161:390–393

Dean G, Walsh D, Downing H, Shelley E (1981) First admissions of native-born and immigrants to psychiatric hospitals in South-East England 1976. Br J Psychiatry 139:506–512

*Der G, Gupta S, Murray RM (1990) Is schizophrenia disappearing? Lancet 1:513–516

Dunham HW (1965) Community and schizophrenia: an epidemiological analysis. Wayne State Univ Press, Detroit

Faris REL, Dunham HW (1939) Mental disorders in urban areas. Chicago Univ Press, Chicago

Goldberg EM, Morrison SL (1963) Schizophrenia and social class. Br J Psychiatry 109:785–802

Häfner H, Maurer K, Löffler W, Riecher-Rössler A (1991a) Schizophrenie und Lebensalter. Nervenarzt 62:536–548

Häfner H, Behrens S, De Vry J et al. (1991b) Warum erkranken Frauen später an Schizophrenie? Erhöhung der Vulnerabilitätsschwelle durch Östrogen. Nervenheilkunde 4:153–163

Hambrecht M, Maurer K, Häfner H (1992) Evidence for a gender bias in epidemiological studies of schizophrenia. Schizophren Res 8:223–231

Harrison G, Owens D, Holton A, Nedson D, Boot D (1988) A prospective study of severe mental disorder in Afro-Caribbean patients. Psychol Med 18:643–657

Harrison G, Cooper J E, Gancarczyk R (1991) Changes in the administrative incidence of schizophrenia. Br J Psychiatry 159:811–816

Hickling F, Rodgers-Johnson P (1995) The incidence of first contact schizophrenia in Jamaica. Br J Psychiatry 167:193–196

Iacono W G, Beiser M (1992) Where are the women in first-episode studies of schizophrenia? Schiz Bull 18:471–480

Jablensky A, Cole SW (1997) Is the earlier age at onset of schizophrenia in males a confounded finding? Results from a cross-cultural investigation. Br J Psychiatry 170:234–240

**Jablensky A, Sartorius N, Emberg G et al. (1992) Schizophrenia: manifestations, incidence, and course in different cultures, a World Health Organization Ten-Country-Study. Psychol Med Monogr Suppl 20:1–97

Kendell RE, Malcolm DE, Adams W (1993) The problem of detecting changes in the incidence of schizophrenia. Br J Psychiatry 162:212–218

Kendler KS (1985) Diagnostic approaches to schizotypal personality disorder: a historical perspective. Schizophr Bull 11:538–553

Kendler KS, McGuire M, Gruenberg AM, Walsh D (1995) Schizotypal symptoms and signs in the Roscommon Family Study. Their factor structure and familial relationships with psychotic and affective disorder. Arch Gen Psychiatry 52:296–303

Kety SS, Rosenthal D, Wender PH, Shulsinger F (1971) Mental illness in the biological and adoptive families of adopted schizophrenics. Am J Psychiatry 128:302–306

King M, Coker E, Leavey G, Hoare A, Johnson-Sabine E (1994) Incidence of psychotic illness in London: comparison of ethnic groups. Br Med J 39:1115–1119

Kraepelin E (1913) Psychiatrie. Barth, Leipzig

Kunugi H, Nanko S, Takei N (1992) Influenza and schizophrenia in Japan. Br J Psychiatry 161:274–275

Kunugi H, Nanko S, Takei N, Saito K, Hayashi N, Kazamatsuri H (1995) Schizophrenia following in utero exposure to the 1957 influenza epidemics in Japan. Am J Psychiatry 152:450–452

Leff J (1977) International variations in the diagnosis of psychiatric illness. Br J Psychiatry 131:329–338

Leff J, Fisher M, Bertelsen A (1976) A cross-national epidemiological study of mania. Br J Psychiatry 129:428–437

Leff J (1977) International variations in the diagnosis of psychiatric illness. Br J Psychiatry 131:329–338

*Lewis G, David A, Andreasson S, Allebek P (1992) Schizophrenia and city life. Lancet 340:137

Lewis MS (1989) Age incidence and schizophrenia. 1. The season of birth controversy. Schizophr Bull 15:59–73

Löffler W, Fätkenheurer B, Maurer K et al. (1994) Validation of Danish case register diagnosis for schizophrenia. Acta Psychiatr Scand 90:196–203

Machón RA, Mednick SA, Schulsinger F (1983) The interaction of seasonality, place of birth, genetic risk and subsequent risk in a high risk sample. Br J Psychiatry 143:383–388

*McGrath J, Castle D (1995) Does influenza cause schizophrenia? A five year review. Aust NZ J Psychiatry 29:23–31

Mednick SA, Machón RA, Huttunen MO, Bonett D (1988) Adult schizophrenia following prenatal exposure to an influenza epidemic. Arch Gen Psychiatry 45:189–192

Myerson A (1940) Review, mental disorders in urban areas. Am J Psychiatry 96:995–997

Munk-Jorgensen P, Mortensen PB (1992) Incidence and other aspects of the epidemiology of schizophrenia in Denmark, 1971–87. Br J Psychiatry 161:489–495

Ni Nullain M, O'Hare A, Walsh D (1987) Incidence of schizophrenia in Ireland. Psychol Med 17:943–948

O'Callaghan E, Cotter D, Colgan K, Larkin C, Walsh D, Waddington JL (1995) Confinement of winter birth excess in schizophrenia to the urban-born and its gender specificity. Br J Psychiatry 166:51–54

Rodrigo G, Lusiardo M, Briggs G, Ulmer A (1992) Season of birth of schizophrenics in Mississippi, USA. Acta Psychiatr Scand 86:327–331

Rwegellera GGC (1977) Psychiatric morbidity among West Africans and West Indians living in London. Psychol Med 7:317–329

Salokangas RK (1993) First-contact rate for schizophrenia in community psychiatric care. Consideration of the oestrogen hypothesis. Eur Arch Psychiatry Clin Neurosci 242:337–346

Sartorius N, Jablensky A, Korten A et al.(1986) Early manifestations and first-contact incidence of schizophrenia in different cultures. Psychol Med 16:909–928

Schneider K (1957) Primäre und sekundäre Symptome bei der Schizophrenie. Fortschr Neurol Psychiatr 25:487–490

Selten JP, Sijben N (1994) First admission rates for schizophrenia in immigrants to the Netherlands. Soc Psychiatry Psychiatr Epidemiol 29:71–77

Spitzer RL, Endicott J, Gibbon M (1979) Crossing the border into borderline personality and borderline schizophrenia. Arch Gen Psychiatry 36:17–24

Susser ES, Lin SP (1992) Schizophrenia after prenatal exposure to the Dutch Hunger Winter of 1944–1945. Arch Gen Psychiatry 49:983–988

Takei N, Sham P, O'Callaghan E, Glover G, Murray RM (1995) Early risk factors in schizophrenia: place and season of birth. Eur Psychiatry 10:165–170

Verdoux H, Takei N, de Saint-Mathurin RC, Murray RM, Bourgeois M L (1997) Seasonality of birth in schizophrenia: the effect of regional population density. Schizophre Res 23:175–180

WHO (1973) The international pilot study of schizophrenia. WHO, Geneva

Wing JK, Cooper JE, Sartorius N (1974) The measurement and classification of psychiatric symptoms. Cambridge Univ Press, Cambridge

KAPITEL 3

Genetische Risikofaktoren bei Schizophrenie

H. W. MOISES und I. I. GOTTESMAN

Übersetzung: M. Basten

1 Einleitung

Prädisponierende Gene

Es ist nicht länger Ketzerei zu konstatieren, daß Schizophrenie eine neurobiologische Grundlage hat (Henn 1995) und daß der am besten belegte Risikofaktor in einer genetischen Prädisposition für diese Erkrankung besteht (Eaton et al. 1995). Auf einer kürzlich stattgefundenen Fachtagung für Schizophrenie wurde die Empfehlung ausgesprochen, daß das Hauptaugenmerk der Forschung künftig auf der Suche nach prädisponierenden Genen liegen sollte und daß hierzu parallele Forschungsanstrengungen auf vielen anderen Gebieten unternommen werden sollten (Barondes et al. 1997). Im Rahmen der Theoriebildung zu Schizophrenie scheint man sich von Spekulationen verabschiedet und sich wieder den Tatsachen zugewandt zu haben.

Bedeutung genetischer Risikofaktoren

Tatsache ist, daß unter allen heute bekannten Risikofaktoren für diese Krankheit genetische Faktoren die wichtigsten sind: So erhöhen ein Geburtszeitpunkt während des Winters, belastende Lebensereignisse, Unverheiratetsein und niedriger sozioökonomischer Status das relative Risiko für Schizophrenie um einen Faktor von 1,1, 2,7, 2 bzw. 4, während mutmaßliche genetische Faktoren zu einem 10- bis 50mal höheren relativen Risiko führen (Häfner 1987; Eaton et al. 1995; Jablensky 1995). Es gibt heute keinen ernstzunehmenden Wissenschaftler, der die Bedeutung genetischer Faktoren bei Schizophrenie bestreiten würde. Das genaue Ausmaß der genetischen Komponente wird allerdings immer noch diskutiert; Schätzungen reichen von einem geringen Einfluß (Torrey 1992) bis hin zu der Ansicht, daß die Krankheit vollständig genetisch determiniert sei (McGuffin et al. 1994). Erblichkeitsschätzungen bewegen sich zwischen 70 und 89% (Rao et al. 1981; Risch u. Baron 1984; Farmer et al. 1987).

Wir werden im folgenden den gegenwärtigen Stand der Forschung zu den Wirkungen und mutmaßlichen chromosomalen Lokalisationen von Schizophrenierisikogenen kurz zusammenfassen (zu diesbezüglichen Übersichtsarbeiten s. Propping 1989; Gottesman 1991; Kendler u. Diehl 1993; Moises 1995; McGuffin u. Owen 1996; Vogel u. Motulsky 1996; Moldin u. Gottesman 1997; Plomin et al. 1997).

2 Formalgenetik

2.1 Beteiligung von Genen bei der Ätiologie der Schizophrenie

Genetische Belastung und Risiko für Schizophrenie

Die Frage, inwieweit Gene bei der Ätiologie der Schizophrenie beteiligt sind, läßt sich dadurch beantworten, daß man das Ausmaß der genetischen Belastung als unabhängige Variable erhebt und das Risiko für Schizophrenie und verwandte Störungen als abhängige Variable erfaßt. Die genetische Verwandtschaft und somit die Zahl der Risikogene für Schizophrenie (genetische Belastung) erhöht sich von biologisch nicht verwandten (Adoptionsstudien) zu biologisch verwandten Angehörigen einer schizophrenen Person (Familienstudien) und erreicht bei eineiigen Zwillingen (Zwillingsstudien) ihr Maximum.

Adoptionsstudien (Heston 1966; Tienari 1991; Kendler et al. 1994; Kety et al. 1994) sind besonders nützlich, um genetische und Umweltfaktoren getrennt zu untersuchen. In Dänemark wurde mit Hilfe von ausgedehnten Adoptionsstudien festgestellt, daß bei biologischen Verwandten von adoptierten Personen, die an einer Schizophrenie mit chronischem Verlauf litten, signifikant höhere Prävalenzraten für chronische Schizophrenie und Erkrankungen des schizophrenen Spektrums als bei einer Kontrollgruppe vorlagen. Die oben aufgeführte finnische Studie kam zu dem interessanten Ergebnis, daß der größte Teil der Psychotiker in „gestörten" Adoptivfamilien lebte, während in der Kontrollgruppe ähnliche familiäre Bedingungen nicht zu Psychosen führten (Tienari et al. 1994). Diese Ergebnisse stehen in Einklang mit der Vorstellung einer genetisch bedingten Sensitivität gegenüber Umweltfaktoren (Wahlberg et al. 1997).

Adoptionsstudien

Das Risiko für die Ausbildung einer Schizophrenie steigt mit dem Grad der genetischen Verwandtschaft mit einem schizophrenen Angehörigen (Abb. 1) und mit der Schwere dessen Erkrankung (Schulz 1932; Kallmann 1938) und steht in negativem Zusammenhang mit dem Erkrankungsalter (Kay 1963): bei einem früheren Erkrankungszeitpunkt ist das Risiko für den Angehörigen, selbst zu erkranken, höher. Der Geschlechtsunterschied in bezug auf das Erkrankungsalter ist bei Fällen mit einer hohen genetischen Belastung geringer ausgeprägt (Häfner u. an der Heiden 1997). Alle diese Aspekte lassen sich als Auswirkung eines genetischen Dosiseffekts interpretieren. Eine größere Zahl von Risikogenen für Schizophrenie führt zu einer früher einsetzenden Erkrankung, geringeren Geschlechtsunterschieden, einem ungünstigeren Verlauf der Krankheit und zu einem höheren Risiko für Angehörige.

Familienstudien

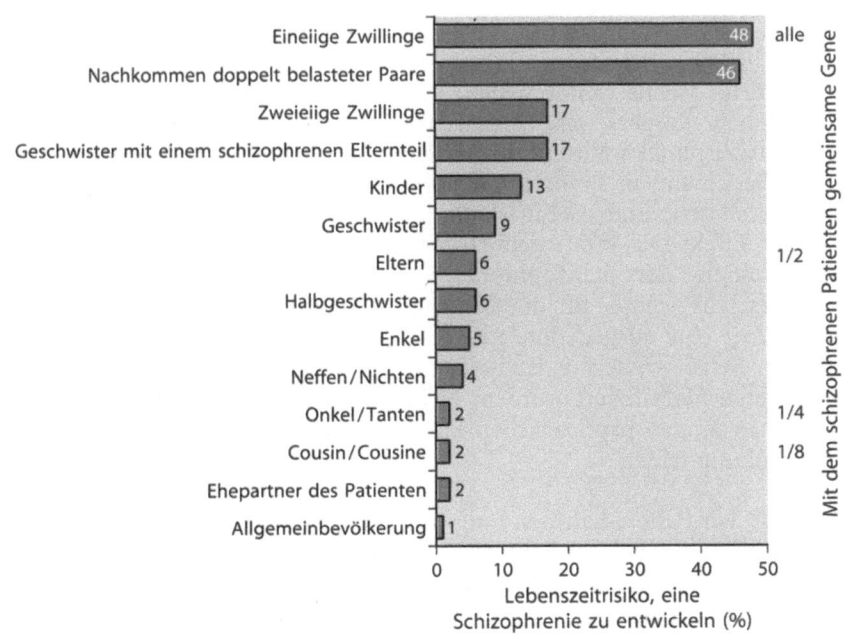

Abb. 1.
Durchschnittliches Risiko, eine Schizophrenie zu entwickeln. Zusammengestellt nach den zwischen 1920 und 1987 mit europäischen Populationen durchgeführten Familien- und Zwillingsstudien. (Mod. nach Gottesman 1991)

Die Ähnlichkeit von eineiigen (100% identisch) und zweieiigen Zwillingspaaren (im statistischen Mittel 50%) in bezug auf ihre genetische Belastung läßt sich nutzen, um den relativen Einfluß von Anlagen und Umweltfaktoren („relative powers of nature and nurture"; Galton 1875) abzuschätzen – vorausgesetzt, es gibt keinen systematischen Unterschied zwischen eineiigen und zweieiigen Zwillingen hinsichtlich der auf sie einwirkenden Umweltfaktoren. Eine Übersicht über die 6 aktuellsten Zwillingsstudien zeigt, daß die Konkordanzrate für eineiige Zwillinge im Median bei 48% liegt und damit fast 3mal so hoch ist wie für zweieiige Zwillinge (17%), was darauf hinweist, daß Gene bei der Pathogenese der Schizophrenie eine bedeutende Rolle spielen (Gottesman 1991).

Zusammenfassend läßt sich festhalten, daß Adoptions-, Familien- und Zwillingsstudien belegen, daß Gene bei der Pathogenese der Schizophrenie eine wichtige Rolle spielen.

2.2 Umweltbedingte Risikofaktoren

Bedeutung nichtgenetischer Faktoren

Eine Konkordanzrate von 48% bei eineiigen Zwillingen weist auf einen wichtigen Beitrag von nichtgenetischen Faktoren hin. Fast ein Viertel der Anfälligkeit für Schizophrenie scheint dabei auf zufällige Umweltfaktoren zurückzugehen, während die Bedeutung von gemeinsamen familiären Umweltfaktoren wohl nur als geringfügig einzuschätzen ist (McGue et al. 1983; Heath et al. 1989). Es ist denkbar, daß „nichtgenetische" Faktoren allein aus zufallsabhängigen Ereignissen bestehen, die sich auf die Genexpression oder die Genstruktur auswirken (McGuffin et al. 1994; Woolf 1997). Aus den vorliegenden Daten läßt sich jedenfalls eine rein psychologische oder umweltbedingte Entstehungstheorie der Schizophrenie nicht ableiten.

Mögliche umweltbedingte Risikofaktoren

Zu den Umweltfaktoren, die möglicherweise zu einer Anfälligkeit für Schizophrenie oder zu einer Auslösung der Krankheit beitragen, gehören Streß in Form belastender Lebensereignisse (Norman u. Malla 1993) oder gestörte Muster emotionalen Ausdrucks innerhalb der Familie (Bebbington u. Kuipers 1994; Tienari et al. 1994; Wahlberg et al. 1997), ein Geburtszeitpunkt während des Winters (Machon et al. 1983; Pulver et al. 1990; Beckmann u. Franzek 1992), Virusinfektionen der Mutter und Schwangerschafts- und Geburtskomplikationen (Cardno u. McGuffin 1996). Der Effekt der Wintergeburt könnte sich durch eine intrauterine virale Ätiologie der Schizophrenie während des 2. Trimenons der Schwangerschaft – einer für die Gehirnentwicklung kritischen Phase, da in dieser Zeit eine ausgedehnte neuronale Migration stattfindet – erklären lassen. Streß wiederum ist noch nie als verursachender Faktor für Schizophrenie identifiziert worden; vielmehr führt er zur Auslösung einer erneuten akuten psychotischen Episode bei Personen, die bereits an der Erkrankung leiden.

In Zukunft wird die Identifizierung von Risikogenen durch Methoden der Molekulargenetik (s. unten) die Möglichkeit eröffnen, bei genetisch vulnerablen Menschen nach umweltbedingten Risikofaktoren zu suchen. Da es leichter ist, die Umwelt zu modifizieren als Gene zu verändern, könnte ein solches Wissen den Schlüssel zur Prävention der Schizophrenie liefern.

2.3 Zahl der beteiligten Gene

Die Daten aus Familienstudien stehen mit Modellen in Einklang, die 2 Genorte (oligogenes Modell) oder zahlreiche Gene mit jeweils geringer Wirkung (polygenes Modell) postulieren (Risch 1990; Gottesman 1991), während die Ergebnisse von Kopplungsanalysen darauf hindeuten, daß – in Abhängigkeit von den angewandten Kriterien – mindestens 2 (Moldin u. Gottesman 1997), 8 (Abb. 2) oder mehr Gene existieren, die die Anfälligkeit für Schizophrenie erhöhen.

Unterschiedliche Modelle

2.4 Transmission von Schizophreniegenen

Das multifaktoriell-polygene Modell (MFP) der Schizophrenie, das von Gottesman u. Shields (1967) entwickelt wurde, hat mittlerweile 3 Jahrzehnte der Überprüfung durch Segregations- und Kopplungsanalysen erfolgreich überstanden und ist daher höchstwahrscheinlich korrekt (Baron 1982; Moises 1995). Auch wenn für einige Familien oder postulierte Subformen der Schizophrenie wie die periodische Katatonie (Leonhard 1979) monogene Modelle oder Modelle, die auf einem einzelnen Hauptgenort („single major locus"; SML) beruhen, nicht ausgeschlossen werden können, scheinen sie doch für die große Mehrheit der schizophrenen Patienten nicht zuzutreffen (Risch 1990). Aus diesem Grund sind zusätzliche Faktoren, wie Heterogenität und Antizipation, in die Diskussion gebracht worden; man erhält also komplexere Modelle.

Multifaktoriell-polygenes Modell

Eine ätiologische oder genetische Heterogenität der Schizophrenie ist oft vermutet (z.B. Bleuler 1911; Tsuang et al. 1990) und insbesondere von der Wernicke-Kleist-Leonhard-Beckmann-Schule (Leonhard 1979; Beckmann et al. 1996) propagiert worden, während andere Forscher Belege für eine Kontinuität zwischen affektiven Störungen und Schizophrenie fanden (Crow 1986; Maier et al. 1993). Durch das Klonieren von risikoerhöhenden Genen werden mächtige Werkzeuge zur Überprüfung dieser Hypothesen verfügbar werden.

Heterogenität

Antizipation, definiert als ein Anstieg der Schwere der Erkrankung und ein Absinken des Erkrankungsalters über Generationen hinweg, ist in allen klinischen Studien, die dieser Frage nachgegangen sind, festgestellt worden (z.B. Thibaut et al. 1995; Bassett u. Husted 1997; Johnson et al. 1997). Bei einer Reihe von monogenen neuropsychiatrischen Erkrankungen wird Antizipation durch eine instabile DNS, eine sich über aufeinanderfolgende Generationen hinweg einstellende Vermehrung von sich wiederholenden Basentripletts, wie CAG oder CTG, die zu dysfunktionalen Proteinen führt, verursacht (Petronis u. Kennedy 1995). Abgesehen von 2 Ausnahmen (Morris et al. 1995; O'Donovan et al. 1996) hat die molekulargenetische Suche nach Triplettvermehrungen bei der Schizophrenie bisher allerdings nur zu Negativbefunden geführt.

Antizipation

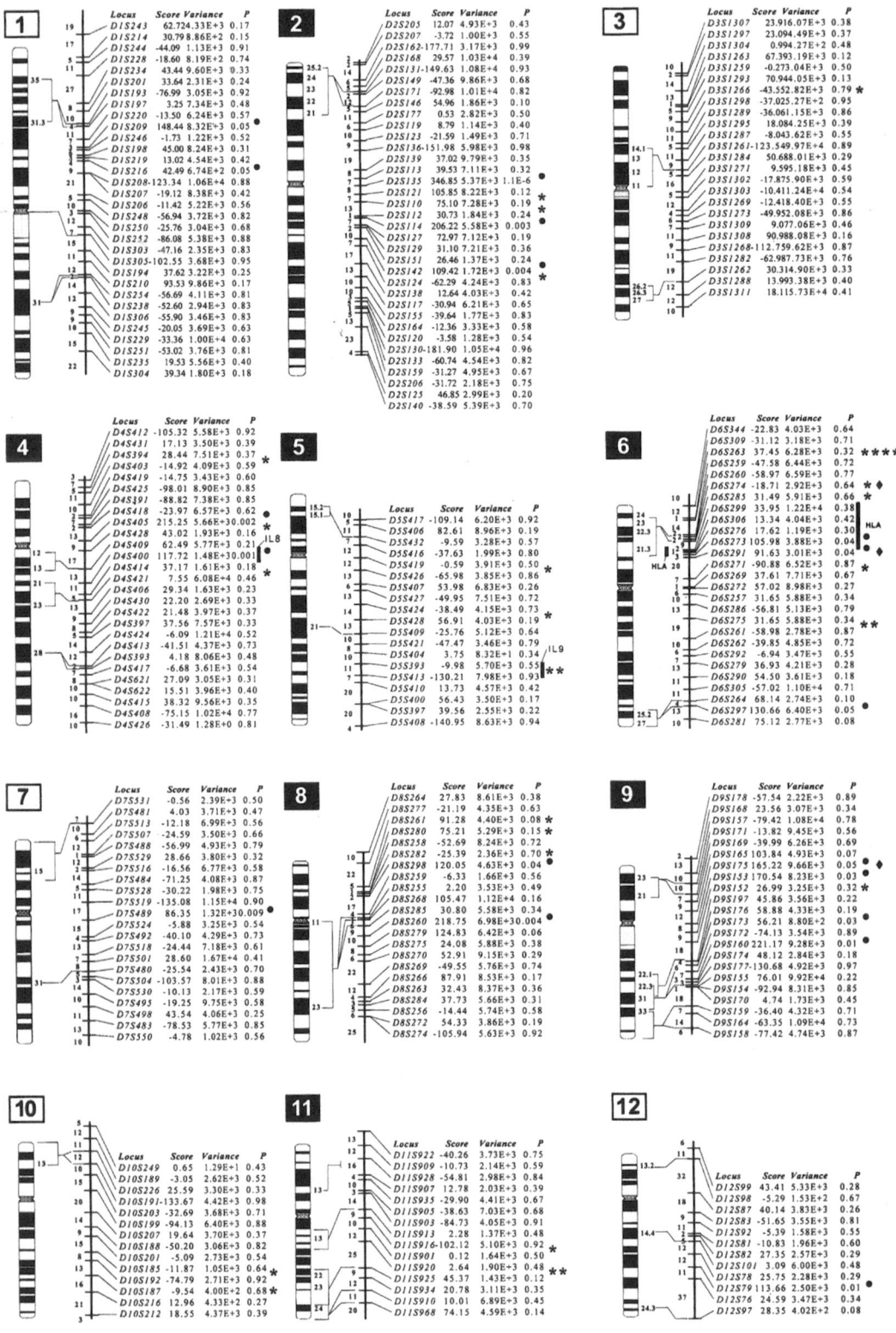

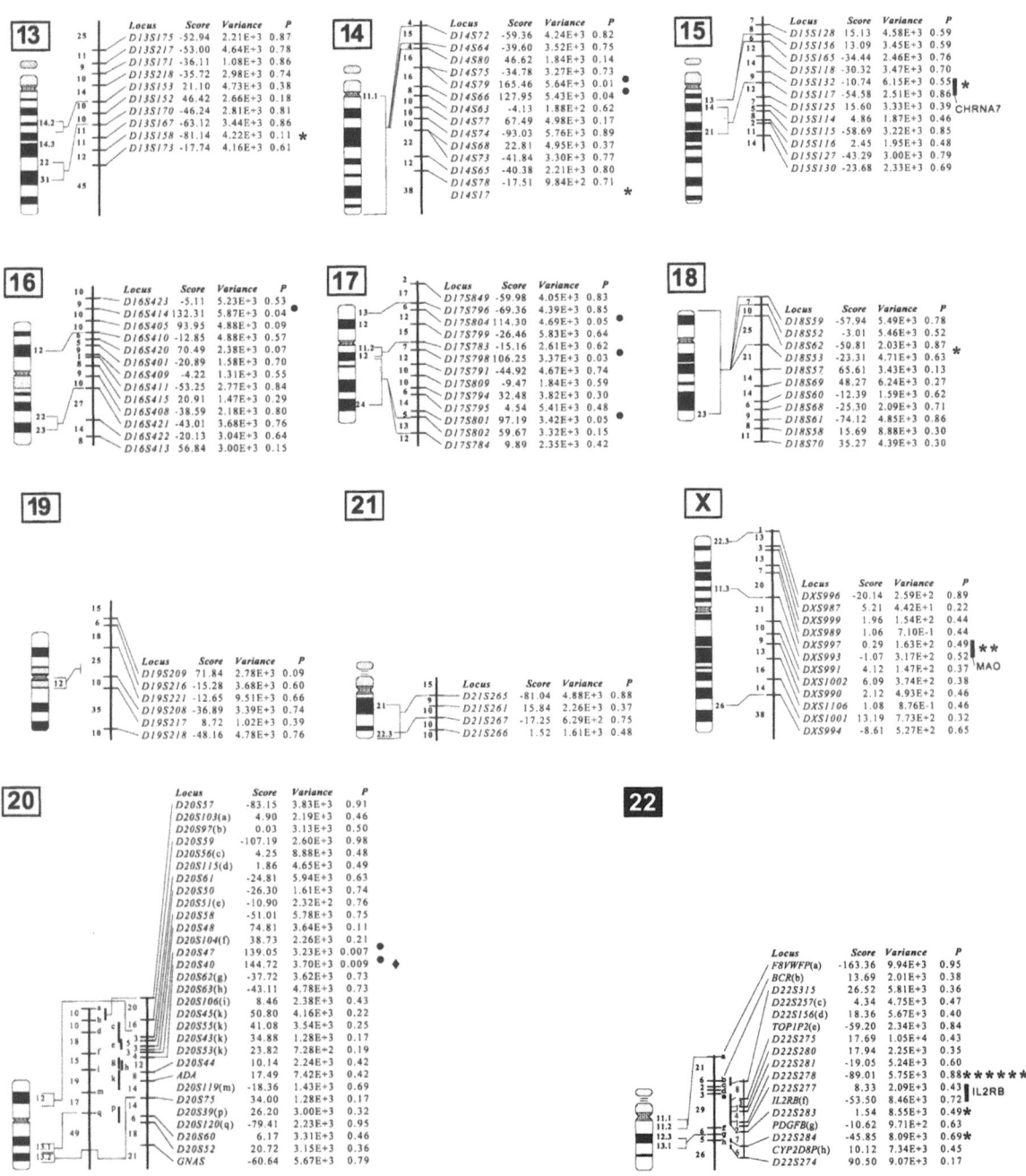

Abb. 2.
Wahrscheinlichkeitskarte des menschlichen Genoms für Schizophrenievulnerabilitätsgene. (Mod. nach Moises et al. 1995a, mit freundlicher Genehmigung von *Nature Genetics*)
Jeder *Punkt*, jede *Raute* und jeder *Stern* bezeichnet Kopplungsbelege aus unabhängigen Stichproben. *Punkte* (sowie Maß-zahlen, Varianzen und *p*-Werte) und *Rauten* stellen die Ergebnisse von Phase I bzw. Phase II der zweistufigen Genomüber-prüfung von Moises et al. (1995a) dar, *Sterne* die Ergebnisse anderer Studien (s. Tabelle 1) mit LOD-Werten von 1,0–6,49 bzw. p-Werten von 0,05–0,000001 (Chromosom 2). Bei 8 Chromosomen (*schwarz* hervorgehoben) liegt eine Häufung von positiven Kopplungsergebnissen (definiert als p<0,05 oder LOD-Wert>1,0) in derselben Region vor, die von mindestens 2 unabhängigen Forschergruppen gefunden wurden; diese Chromosomen weisen daher mit hoher Wahrscheinlichkeit Vulne-rabilitätsgene für Schizophrenie auf.

2.5 Dem schizophrenen Genotyp zugeordneter Phänotyp

Schizoide Störungen

Bleuler und Essen-Möller beobachteten bei Familien und Zwillingen eine Erweiterung des schizophrenen Genotyps hin auf schizophrenieartige Persönlichkeitsstörungen, die sog. schizoiden Störungen (Essen-Möller 1946). Später erbrachten Adoptionsstudien und Familienstudien, bei denen der Untersucher dem diagnostischen Status der Indexperson gegenüber blind war, bestätigende Belege für dieses Konzept von Erkrankungen des schizophrenen Spektrums, bestehend aus Schizophrenie, schizoaffektiver Psychose und paranoider, schizoider und schizotypischer Persönlichkeitsstörung.

Endophänotypen

Verschiedene Phänotypen sind als vermittelnde bzw. intermediäre Zustände zwischen Genen und klinisch feststellbarer Erkrankung, sog. „Endophänotypen" (Gottesman u. Shields 1972) oder „Vulnerabilitätsmarker" (Nuechterlein et al. 1990), für die Schizophrenie postuliert worden, wie z. B. schizothyme Konstitution (Kretschmer 1925), der psychometrische Index (Moldin et al. 1990) des *Minnesota Multiphasic Personality Inventory (MMPI)*, verringerte Reaktionszeiten für den Modalitätenwechsel (Maier et al. 1994), strukturelle Gehirnanomalien (Cannon u. Marco 1994), verringerte Aufmerksamkeitsspanne (Suslow u. Arolt 1996), akustische ereigniskorrelierte Potentiale (Frangou et al. 1997), die Leistung bei Tests, bei denen die Stimuli nach der Präsentation mit einer Maske überdeckt werden (Green et al. 1997), eine eingeschränkte Unterdrückung der P50-Komponente bei akustisch evozierten Potentialen (Freedman et al. 1997) oder anomale Augenfolgebewegungen („smooth-pursuit eye movements"; SPEM; Holzman 1992). Bei den beiden letztgenannten Phänotypen sind chromosomale Kopplungen festgestellt worden (Arolt et al. 1996; Freedman et al. 1997).

3 Molekulargenetik

Feststellung der für Schizophrenie prädisponierenden Gene

Wenn Risikogene bei der Ätiologie der Schizophrenie eine bedeutende Rolle spielen – wie es zahlreiche formalgenetische Untersuchungen zweifelsfrei erwiesen haben –, besteht einer der wichtigsten nachfolgenden Schritte darin, die betreffenden Risikogene und ihre Funktion zu identifizieren. Die Grundlagen für die Identifizierung von bei Schizophrenie beteiligten Genen legten die Entwicklung von DNS-Rekombinationstechnik (Cohen et al. 1973) und Genkarten (Botstein et al. 1980). Einen unkomplizierten Ansatz zur Identifizierung von Risikogenen bietet die Strategie des positionalen Klonierens (Collins 1992; Ghosh u. Collins 1996). Sie ist bei fast 100 Krankheiten angewandt worden, darunter so wichtigen Erkrankungen wie der Alzheimer-Krankheit, Brustkrebs, Darmkrebs, Morbus Crohn, Diabetes und Huntington-Chorea (s. Webseite des NIH: http://www.nhgri.nih.gov/dir/gtb/clone/), und besteht im wesentlichen aus 4 Schritten:

Vorgehensweise beim positionalen Klonieren

1. *Chromosomale Lokalisierung* der Krankheitsgene durch Heranziehen von Familiendaten, Genmarkern und Genkarten;
2. *Genidentifizierung* durch Allelassoziation (Kopplungsungleichgewicht), Suche nach Mutationen und phänotypische Kovariationen;

3. Untersuchungen der *Pathogenese der Störung* mit Hilfe von Studien zur Genexpression und mittels transgener Tiermodelle bzw. Tiermodelle, bei denen bestimmte Gene ausgeschaltet wurden;
4. *Behandlungs- und Präventionsstudien.*

3.1 Chromosomale Lokalisierung

Im Prinzip lassen sich chromosomale Lokalisationen von Risikogenen mit Hilfe von Hinweisen ermitteln, die sich aufgrund von Chromosomenaberrationen ergeben, die zu einem schizophrenieartigen Phänotyp führen (Propping 1983; DeLisi et al. 1994b; Moises 1995), oder aber durch eine Untersuchung des kompletten menschlichen Genoms unter Verwendung von Kopplungsanalysen und einer detaillierten Karte genetischer Marker (Weissenbach et al. 1992). Zum gegenwärtigen Zeitpunkt sind die Ergebnisse von 3 vollständigen Genomüberprüfungen bekannt (Coon et al. 1994; Moises et al. 1995a; Levinson et al. 1998). In einer dieser Untersuchungen wurde eine Zweistufenstrategie gewählt (Moises et

Vorgehensweisen zur Feststellung von Genorten

Tabelle 1. Mögliche chromosomale Genloci von Risikogenen für Schizophrenie

Chromo-somen	Berichte (Genloci)
1	Moises et al. 1995a (Phase I)
2	Moises et al. 1995a (Phase I); Levinson et al. 1998
3	Pulver et al. 1995
4	Barr et al. 1994; Coon et al. 1994; Moises et al. 1995a (Phase I); Levinson et al. 1998
5	Sherrington et al. 1988; Silverman et al. 1996; Schwab et al. 1997; Straub et al. 1997
6	Straub et al. 1995; Moises et al. 1995a (Phase I und II); Schwab et al. 1995b; Antonarakis et al. 1995; SLCG 1996; Arolt et al. 1996; Maziade et al. 1997; Cao et al. 1997
7	Moises et al. 1995a (Phase I)
8	Moises et al. 1995a (Phase I); Pulver et al. 1995; Kendler et al. 1996; SLCG 1996
9	Moises et al. 1995a (Phase I und II); Levinson et al. 1998
10	Levinson et al. 1998
11	St. Clair et al. 1990; Maziade et al. 1995; Levinson et al. 1998
12	Moises et al. 1995a (Phase I)
13	Lin et al. 1995, 1997
14	Coon et al. 1994; Moises et al. 1995a (Phase I)
15	Coon et al. 1994; Freedman et al. 1997
16	Moises et al. 1995a (Phase I)
17	Moises et al. 1995a (Phase I)
18	Wildenauer et al. 1996
20	Moises et al. 1995a (Phase I und II)
22	Pulver et al. 1994a,b; Coon et al. 1994; Lasseter et al. 1995; Vallada et al. 1995; Schwab et al. 1995a; Moises et al. 1995b; Gill et al. 1996
X und Y	Collinge et al. 1991; Crow et al. 1994; DeLisi et al. 1994a; Dann et al. 1997

Abb. 3.
Positive Kopplungs- und Assoziationsstudien bei Chromosom 6. Die Dichte der für
Chromosom 6 kartierten Gene
ist auf der *rechten* Seite zu
sehen. (Daten von Schuler et
al. 1996)
SPEM smooth-pursuit eye
movements (Augenfolgebewegungen)

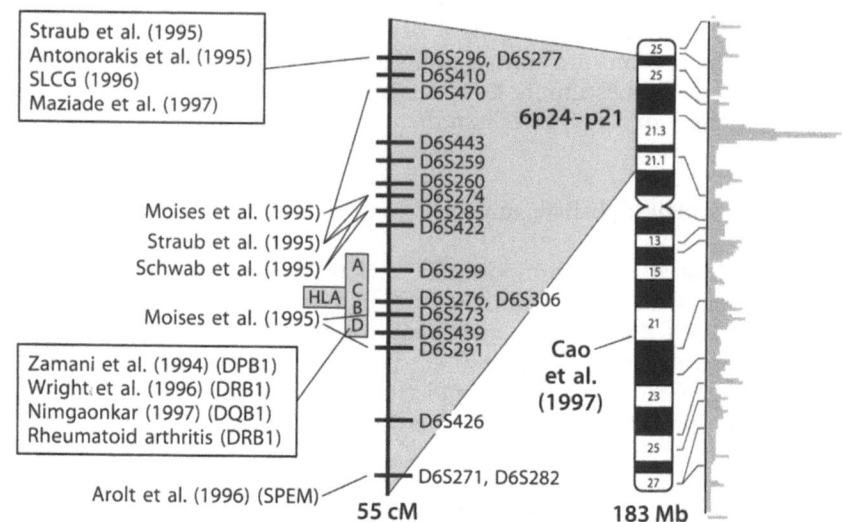

al. 1995a) – ein Vorgehen, das im Grunde eine eingebaute Validierungsfunktion enthält (Peltonen 1995). Abbildung 2 gibt eine Übersicht über
positive Kopplungsergebnisse in bezug auf das gesamte Genom (Literaturangaben in Tabelle 1).

Ermittelte Genorte

Einige der gefundenen Genorte sind wahrscheinlich echt, während andere als falsch-positive Ergebnisse anzusehen sind. Mehrere Forschergruppen fanden Belege für eine Kopplung mit Schizophrenie für die Chromosomen 2, 4–6, 8, 9, 11 und 22, was darauf schließen läßt, daß diese Chromosomenregionen vermutlich Risikogene für die Krankheit enthalten.
Die Kopplungsergebnisse für die Chromosomen 2 und 6 erfüllen die Kriterien für eine signifikante Kopplung (p<0,00002) nach Lander u. Kruglyak (1995). In bezug auf Chromosom 6p24-p21 ergibt sich ein komplexes Bild (Abb. 3); der fragliche Abschnitt weist eine Länge von etwa
55 cM auf (Übersichten hierzu finden sich bei Peltonen 1995; Straub et
al. 1996).

3.2 Methodologische Probleme

Kopplungsanalysen

Die in erster Linie für monogene Krankheiten entwickelte Kopplungsanalyse wird mittlerweile auch dazu eingesetzt, um chromosomale Lokalisationen von Genen bei der Schizophrenie und anderen komplexen genetischen Erkrankungen zu ermitteln. Im Gegensatz zu monogenen
Krankheiten ist jedoch bei den komplexen Erkrankungen ein bestimmtes Gen, dessen Einfluß untersucht werden soll, weder notwendig noch
hinreichend, so daß es zu einer Variation der Risikogene über verschiedene Personen hinweg und zu einer unvollständigen Kosegregation innerhalb von Familien kommt (Greenberg 1993; Sing et al. 1996).

– methodische
Anforderungen

Es ist daher bei komplexen Erkrankungen sehr viel schwieriger, signifikante Kopplungsergebnisse zu erhalten. Für Gene mit geringer Wirkung
betragen die erforderlichen Stichprobengrößen weit über 2000 Familien

(Risch u. Merikangas 1996); um die für eine Replikation notwendige Teststärke zu erhalten, muß die ursprüngliche Stichprobengröße mit einem Faktor multipliziert werden, der etwa der Anzahl der an der Erkrankung beteiligten Gene entspricht (Suarez et al. 1994). Es verwundert daher nicht, daß sich die Bestätigung von berichteten Kopplungsergebnissen bei der Schizophrenie als schwierig erwiesen hat und immer noch umstritten ist (Crow 1997; Moldin 1997). Die Diskussion bei der Schizophrenie erinnert an die Situation bei anderen komplexen Erkrankungen, nachdem inkonsistente Ergebnisse von Kopplungsanalysen berichtet wurden und bevor das relevante Gen identifiziert wurde (bzgl. Atopie s. z.B. Cookson et al. 1989; Morton 1992; Shirakawa et al. 1994; Fölster-Holst et al. 1998).

Um einem Übermaß an falsch-positiven Ergebnissen vorzubeugen, haben Lander und Kruglyak (1995) strenge Richtlinien zur Interpretation von Kopplungsergebnissen bei komplexen Erkrankungen vorgeschlagen. Solch strenge Kriterien für Kopplungsanalysen sind zwar notwendig, um die Wahrscheinlichkeit von falsch-positiven Ergebnissen (Fehler 2. Art) zu verringern, allerdings erhöhen sie auch die Wahrscheinlichkeit von falsch-negativen Resultaten (Fehler 1. Art) – ein bei komplexen Erkrankungen in besonderem Maße unerwünschter Effekt, wenn man an die Schwierigkeiten denkt, die es bereits bereitet hat, Belege für Kopplung in Fällen zu finden, in denen die Risikogene schon bekannt waren, wie etwa bei einigen HLA-assoziierten Erkrankungen wie Brustkrebs, Atopie und ApoE bei der Alzheimer-Krankheit (Thorlacius et al. 1995; Fölster-Holst et al. 1998; Cai et al. 1997).

– Kriterien für Kopplungsanalysen

Der einzige Ausweg, um Fehler sowohl 2. als auch 1. Art zu verringern, besteht darin, weitere relevante Belege zur Verfügung zu haben, wie etwa mehrere Studien, die übereinstimmend Hinweise für Kopplung in derselben Region finden (s. Abb. 2), und das Klonieren des Gens. Letzteres ist bei komplexen Erkrankungen – solange man sich allein auf den Ansatz des positionalen Klonierens (Collins et al. 1997) gestützt hat – noch nie erfolgreich durchgeführt worden – es sei denn, es wurde eine der beiden folgenden Strategien angewandt:
1. Haplotypuntersuchungen bei isolierten menschlichen Populationen oder
2. Identifizierung eines Subphänotyps in Stammbäumen, in denen die Erkrankung annähernd nach den Mendelschen Regeln vererbt wird.

– Möglichkeiten der Fehlervermeidung

Anders formuliert, das Klonieren des ersten Schizophreniegens wird wohl am ehesten bei Heranziehung von isolierten Populationen aus Island, Nordschweden, Finnland und Mikronesien bzw. von Endophänotypen, die annähernd nach Mendelschen Regeln vererbt werden (eingeschränkte Unterdrückung der P50-Komponente bei akustisch evozierten Potentialen oder anomale SPEM), gelingen. In jedem Fall muß man sich darüber im klaren sein, daß Kopplungsdaten die Existenz eines risikoerhöhenden Gens nie beweisen können; eine solche Schlußfolgerung wird nur mehr oder weniger wahrscheinlich. Endgültige Sicherheit läßt sich nur durch den Nachweis einer gleichzeitigen Veränderung von Gen und Phänotyp gewinnen. Eine Erörterung von Strategien und Problemen bei komplexen Erkrankungen findet sich bei Weeks u. Lathrop (1995), Ott

– erfolgreiche Strategien beim Klonieren

(1996), Risch u. Merikangas (1996), Sing et al. (1996) und Pawlowtzki et al. (1997).

Aufgrund des hohen Prozentsatzes von bis zu 99,5% falsch-positiven Ergebnissen (Crowe 1993) stellen Assoziationsstudien in der Allgemeinbevölkerung, bei denen mit Hilfe eines Fall-Kontroll-Designs nicht verwandte Krankheitsfälle untersucht werden, ein ziemlich problematisches Vorgehen dar (Kidd 1993). Anders ausgedrückt, nicht replizierte positive Ergebnisse aus Fall-Kontroll-Studien (die in der Vergangenheit oft mit einem Medienrummel um Gen-„Entdeckungen" verbunden waren) sind vermutlich nicht zutreffend.

3.3 Kandidatengene

Bislang ermittelte Kandidatengene für Schizophrenie

Bis heute sind eine große Anzahl von Kandidatengenen für Schizophrenie untersucht worden, größtenteils mit Hilfe von Assoziationsstudien und Fall-Kontroll-Designs (zur Übersicht s. Moises 1995). In jüngerer Zeit wurden Positivergebnisse für Gene des Androgenrezeptors (Crow et al. 1993), der Dopamin-D2- bis -D5-Rezeptoren (Arinami et al. 1997; Ebstein et al. 1997; Catalano et al. 1993; Williams et al. 1997), des Dopamintransporters (Persico u. Macciardi 1997), der Dopamin-β-Hydroxilase (Wei et al. 1997), des Serotonin-2A-Rezeptors (HTR2 A; Inayama et al. 1996; Williams et al. 1996), der SCA1 (Wang et al. 1996), in den HLA-Regionen B35, DRB1, DPB1, CD4, DQB1 (Blackwood et al. 1996; Wright et al. 1996; Zamani et al. 1994; Nimgaonkar et al. 1997) und des α_7-Nikotinrezeptors (Leonard et al. 1996; Freedman et al. 1997) berichtet.

Bedeutung des α_7-Nikotinrezeptors

Besonders von Belang erscheint hierbei, daß der α_7-Nikotinrezeptor durch Kopplungsanalysen und durch Genomüberprüfungen ermittelt wurde, bei denen ein Maß des bekannten Defizits des inhibitorischen Mechanismus bei Schizophrenen, die eingeschränkte Unterdrückung der P50-Komponente bei akustisch evozierten Potentialen, als Endophänotyp diente. Bei schizophrenen Familien ergab sich eine signifikante Kopplung zwischen einem abnormen P50-Quotienten und einem Marker auf Chromosom 15q13-q14, D15S1360, dem Genort des α_7-Nikotinrezeptors (Leonard et al. 1996; Freedman et al. 1997). Belege für eine Kopplung mit diesem Gen sind auch bei verschiedenen Subformen der Epilepsie gefunden worden (Elmslie et al. 1997; Neubauer et al. 1997). Hinweise auf Kandidatengene ergaben sich auch aufgrund einer Assoziation von Schizophrenie mit anderen Krankheiten mit einer erwiesenen genetischen Komponente, wie etwa rheumatoide Arthritis und Krebs.

Negative Assoziation mit rheumatoider Arthritis und Krebs

Bei schizophrenen Patienten ist ein vermindertes Risiko für Krebssterblichkeit und rheumatoide Arthritis festgestellt worden (Dupont et al. 1986; Vinogradov et al. 1991). Obwohl Schizophrene starke Raucher sind, liegt ihre Lungenkrebsrate nur bei 38% der Rate von nicht schizophrenen Personen. Zwischen Lungenkrebs und rheumatoider Arthritis wiederum gibt es einen positiven Zusammenhang (Mellemkjaer et al. 1996). Für letztere ist ein Zusammenhang mit Genloci der HLA-Region auf Chromosom 6p gut belegt (Weyand u. Goronzy 1995). Chromosom 6p ist auch aufgrund von Kopplungsstudien mit Schizophrenie in Verbindung gebracht worden.

4 Vergangenheit, Zukunft und ethische Probleme

Im 19. Jh. entwickelte Charles Darwins (1809–1882) Vetter Francis Galton (1822–1911) einen Plan, um die menschliche Rasse und die Gesellschaft durch den Ausschluß von Individuen mit „schlechten" Genen von der Fortpflanzung zu „verbessern"; er nannte seine Strategie „Eugenik". Im 20. Jh. gewann die Eugenikbewegung – auch „Rassenhygiene" genannt – in vielen Ländern Einfluß. In den USA führte sie zu einer Bevorzugung von Einwanderern aus Nordeuropa und zur Rassentrennung, in Deutschland, Schweden und 11 amerikanischen Bundesstaaten zur Zwangssterilisation von fast 500.000 Menschen und unter dem Naziregime schließlich zur Ermordung von 5 Mio. Europäern jüdischer Abstammung und von fast 70.000 Patienten, darunter vielen schizophrenen Patienten (Propping 1989, 1992; Gottesman u. Bertelsen 1996; Weber 1996; Gejman 1997; Moldin u. Gottesman 1997; Watson 1997).

Eugenikbewegung des 20. Jh.

Eine in großem Stile geplante, behördlich angeordnete Eugenik ist nicht nur inhuman, sie ist auch gar nicht durchführbar, da die Gene für viele häufige Krankheiten wie Schizophrenie in Populationen so weit verbreitet sind, daß die Verhinderung der Reproduktion von Risikogenen wohl nur durch die Verhinderung der Reproduktion der menschlichen Spezies zu bewerkstelligen wäre. Darüber hinaus ist es, selbst wenn wir die Häufigkeit von Vulnerabilitätsgenen für Schizophrenie reduzieren könnten, höchst fraglich, ob wir dies auch tun sollten, da diese Gene auch an der Widerstandsfähigkeit gegenüber Krankheiten oder einigen positiven oder gar kreativen menschlichen Verhaltensweisen beteiligt sein könnten.

Problematik der Eugenik

Faßt man den Stand der Forschung zusammen, ist festzuhalten, daß der Großteil der an Schizophrenie leidenden Menschen höchstwahrscheinlich eine polygene Krankheit hat, die eine starke genetische Komponente aufweist, mit unbestimmten Umwelteinflüssen in Zusammenhang steht und vermutlich mehr als 8 Risikogene mit noch nicht bekannter Funktion umfaßt, von denen zumindest einige auf den Chromosomen 2, 4–6, 8, 9, 11 und 22 lokalisiert sind. In näherer Zukunft wird eines oder auch mehrere dieser Gene kloniert werden, was es ermöglichen wird, daß mittels Genexpressionsstudien das gesamte Netzwerk der an den pathophysiologischen Entwicklungsprozessen der Schizophrenie beteiligten Gene sichtbar wird. Ähnlich wie bei der Depressionsforschung (z. B. Edwards et al. 1992) werden genetisch modifizierte Tiermodelle die Möglichkeit eröffnen, Erkenntnisse über Pathogenese, Verlauf, zweckmäßige Behandlung und Prävention der Schizophrenie zu gewinnen. Dieser gesamte Forschungsprozeß wird durch das Human Genome Project erheblich beschleunigt werden.

Stand der Schizophrenieforschung

Mit Hilfe dieses Projekts – einem von der US-Regierung initiierten dreistufigen Programm mit einem Umfang von 3 Mrd. Dollar, das wohl das wichtigste planmäßig durchgeführte internationale Forschungsprojekt in der Geschichte der Medizin darstellt (Guyer u. Collins 1993) – soll bis zum Jahre 2005 die chromosomale Lokalisation und Struktur aller schätzungsweise 100.000 menschlichen Gene enthüllt werden (Cohen 1993; Guyer u. Collins 1995; Rowen et al. 1997; Webseite: http://www.

Human Genome Project

ornl.gov/TechResources/Human_Genome/home.html). Die ersten beiden Stufen dieses Programms sind bereits abgeschlossen. Vergleichbar nur mit der Entdeckung der Bausteine der Chemie in Form des Periodensystems der chemischen Elemente im 19. Jh. wird die Entdeckung der Bausteine des Lebens im ausgehenden 20. Jh. ein „Periodensystem" der Biologie ergeben und damit zu einer größeren Verläßlichkeit in den Biowissenschaften führen (Lander 1996). Ähnlich tiefgreifende Auswirkungen sind für Biologie, Industrie, Medizin und die Gesellschaft insgesamt zu erwarten.

Zukunftsperspektiven

Es werden sich neue medizinische Disziplinen entwickeln, wie etwa eine molekulare und prädiktive Medizin, die sich auf die genetische Überprüfung von Krankheitsanfälligkeiten stützen wird. Das Hauptbetätigungsfeld der Medizin wird sich wahrscheinlich von der Behandlung zur Prävention und zur Beratung von Personen, die ein erhöhtes Risiko aufweisen, verlagern (Dausset 1986; Gottesman u. Collins 1994). Ethische, rechtliche und soziale Probleme („ethical, legal, and social issues – ELSI") sind bereits abzusehen; mögliche Lösungen werden im Rahmen des Human Genome Project erörtert (s. Webseite: http://lbl.gov/education/ELSI/ELSI.html). Ein zentrales ethisches Problem einer prädiktiven Medizin besteht in der Vertraulichkeit der Daten. Unter Genetikern besteht Einigkeit darüber, daß die Ergebnisse von Risikotests Arbeitgebern oder Versicherungsgesellschaften nicht zugänglich sein sollten. Auf der anderen Seite zeigen Umfragen, daß die meisten im klinischen Bereich tätigen Mediziner nicht bereit sind, genetische Aspekte im Rahmen ihrer Behandlungspraxis zu berücksichtigen (Collins 1997).

Akzeptierung
des Vorhandenseins
genetischer Unterschiede

Eine weitere bedeutsame Folge der „genetischen Revolution" wird darin bestehen, daß das Vorhandensein genetischer Unterschiede als eine simple Tatsache akzeptiert werden wird. Es ist sinnlos, gegen vorhandene genetische Unterschiede ankämpfen zu wollen, indem man ihre Existenz leugnet. Gefragt sind vielmehr medizinische und soziale Maßnahmen, um real existierendem Leiden abzuhelfen – unabhängig davon, was die unmittelbaren oder letztlich verantwortlichen Ursachen dafür sein mögen. Der berühmte Nobelpreisträger James D. Watson (1997) hat das so formuliert: „Ziel der Genetik muß es sein, den Menschen – und nicht den Regierungen – zu dienen, um mitzuhelfen, die Wirkung der durch zufällige Mutationen entstandenen genetischen Abweichungen, die unsere genetischen Krankheiten verursachen, abzumildern".

Verwendung
der Gentechnik
zum Wohle von Patienten
und benachteiligten
Personen

In der Geschichte der Menschheit sind weitaus weniger schwerwiegende Verbrechen gegen die Menschlichkeit als der Holocaust, der zum angeblichen „Nutzen" der Gesellschaft initiiert wurde, unvergessen geblieben. Wir sind daher „gut beraten, uns auf Hippokrates, den Begründer der wissenschaftlichen Medizin, und seinen Eid, der die Grundlage der biomedizinischen Ethik darstellt, zurückzubesinnen" (Ganten 1997). Und in Anbetracht der Vergangenheit sollten Psychiater und Genetiker in der Reihe derer ganz vorne stehen, die sich einem potentiellen Mißbrauch genetischer Information entgegenstellen und die Gentechnik allein zum Wohle von Patienten und von benachteiligten Personen einsetzen.

5 Literatur

Antonarakis SE, Blouin JL, Pulver AE et al. (1995) Schizophrenia susceptibility and chromosome 6p24–22. Nature Genet 11:235–236

Arinami T, Gao M, Hamaguchi H et al. (1997) A functional polymorphism in the promoter region of the dopamine D_2 receptor gene is associated with schizophrenia. Hum Mol Genet 6:577–582

Arolt V, Lencer R, Nolte A et al. (1996) Eye tracking dysfunction is a putative phenotypic susceptibility marker of schizophrenia and maps to a locus on chromosome 6p in families with multiple occurrence of the disease. Am J Med Genet 67:564–579

Baron M (1982) Genetic models in schizophrenia. Acta Psychiatr Scand 65:263–275

Barondes SH, Alberts BM, Andreasen NC et al. (1997) Workshop on schizophrenia. Proc Natl Acad Sci USA 94:1612–1614

Barr CL, Kennedy JL, Pakstis AJ et al. (1994) Progress in a genome scan for linkage in schizophrenia in a large Swedish kindred. Am J Med Genet 54:51–58

Bassett AS, Husted J (1997) Anticipation or ascertainment bias in schizophrenia? Penrose's familial mental illness sample. Am J Hum Genet 60:630–637

Bebbington P, Kuipers L (1994) The predictive utility of expressed emotion in schizophrenia: an aggregate analysis. Psychol Med 24:707–718

Beckmann H, Franzek E (1992) Deficit of birthrates in winter and spring months in distinct subgroups of mainly genetically determined schizophrenia. Psychopathology 25/2:57–64

Beckmann H, Franzek E, Stöber G (1996) Genetic heterogeneity in catatonic schizophrenia: a family study. Am J Med Genet 67:289–300

Blackwood DH, Muir WJ, Stephenson A et al. (1996) Reduced expression of HLA-B35 in schizophrenia. Psychiatr Genet 6:51–59

Bleuler E (1911) Dementia praecox or the group of schizophrenias. International Univ Press, New York

Botstein D, White RL, Skolnick M et al. (1980) Construction of a genetic linkage map in man using restriction fragment length polymorphisms. Am J Hum Genet 32:314–331

Cai X, Fallin D, Stanton J et al. (1997) ApoE is linked to Alzheimer's disease in a large pedigree. Am J Med Genet 74:365–369

Cannon TD, Marco E (1994) Structural brain abnormalities as indicators of vulnerability to schizophrenia. Schizophr Bull 20:89–102

Catalano M, Nobile M, Novelli E et al. (1993) Distribution of a novel mutation in the first exon of the human dopamine D_4 receptor gene in psychotic patients. Biol Psychiatry 34:459–464

Cao Q, Martinez M, Zhang J et al. (1997) Suggestive evidence for a schizophrenia susceptibility locus on chromosome 6q and a confirmation in an independent series of pedigrees. Genomics 43:1–8

Cardno AG, McGuffin P (1996) Aetiological theories of schizophrenia. Curr Opin Psychiatry 9:45–49

Cohen D (1993) Les gènes de l'espoir. Laffont, Paris

Cohen SN, Chang AC, Boyer HW et al. (1973) Construction of biologically functional bacterial plasmids in vitro. Proc Natl Acad Sci USA 70:3240–3244

Collinge J, DeLisi LE, Boccio A et al. (1991) Evidence for a pseudoautosomal locus for schizophrenia using the method of affected sibling pairs. Br J Psychiatry 158:624–629

Collins FS (1992) Positional cloning: let's not call it reverse anymore. Nature Genet 1:3–6

Collins FS (1997) Preparing health professionals for the genetic revolution. JAMA 278:1285–1286

Collins FS, Guyer MS, Charkravarti A et al. (1997) Variations on a theme: cataloging human DNA sequence variation. Science 278:1580–1582

Cookson WOCM, Sharp PA, Faux J et al. (1989) Linkage between immunoglobulin-E responses underlying asthma and rhinitis at chromosome 11q. Lancet 337:1292–1295

Coon H, Jensen S, Holik J et al. (1994) Genomic scan for genes predisposing to schizophrenia. Am J Med Genet 54:59–71

Crow TJ (1986) The continuum of psychosis and its implications for the structure of the gene. Br J Psychiatry 149:419–429

Crow TJ (1997) Current status of linkage for schizophrenia: polygenes of vanishingly small effect or multiple false positives? Am J Med Genet 74:99–103

Crow TJ, Poulter M, Lofthouse R et al. (1993) Male siblings with schizophrenia share alleles at the androgen receptor above chance expectation. Am J Med Genet 48:159–160

Crow TJ, DeLisi LE, Lofthouse R et al. (1994) An examination of linkage of schizophrenia and schizoaffective disorder to the pseudoautosomal region. Br J Psychiatry 164:159–164

Crowe RR (1993) Candidate genes in psychiatry: an epidemiological perspective. Am J Med Genet 48:74–77

Dann J, DeLisi LE, Devoto M et al. (1997) A linkage study of schizophrenia to markers within Xp11 near the MAOB gene. Psychiatry Res 70:131–143

Dausset J (1986) Prospects and ethics of predictive medicine. Pathol Biol (Paris) 34:812–813

DeLisi LE, Devoto M, Lofthouse et al. (1994a) Search for linkage for schizophrenia on the X and Y chromosomes. Am J Med Genet 54:113–121

DeLisi LE, Friedrich U, Wahlstrom J et al. (1994b) Schizophrenia and sex chromosome anomalies. Schizophr Bull 20:495–505

Dupont A, Moeller-Jensen O, Strömgren E, Jablensky A (1986) Incidence of cancer in patients diagnosed as schizophrenic in Denmark. In: ten Horn GHMM, Giel R, Gulbinat W, Henderson JH (eds) Psychiatric case registers in public health. Elsevier, Amsterdam, pp 229–239

Eaton WW, Tien AY, Poeschla BD (1995) Epidemiology of schizophrenia. In: Den Boer JA, Westenberg HGM, Praag HM van (eds) Advances in the neurobiology of schizophrenia. Wiley, Chichester, pp 27–57

Ebstein RP, Macciardi F, Heresco-Levi U et al. (1997) Evidence for an association between the dopamine D_3 receptor gene DRD3 and schizophrenia. Hum Hered 47:6–16

Edwards E, Konrich W, Houtten P van, Henn FA (1992) In vitro neurotransmitter release in an animal model of depression. Neurochem Int 21:29–35

Elmslie FV, Rees M, Williamson MP et al. (1997) Genetic mapping of a major susceptibility locus for juvenile myoclonic epilepsy on chromosome 15q. Hum Mol Genet 6:1329–1334

Essen-Möller E (1946) The concept of schizoidea. Monatschr Psychiatr Neurol 112:258–271

Farmer AE, McGuffin P, Gottesman II (1987) Twin concordance for DSM-III schizophrenia. Scrutinizing the validity of the definition. Arch Gen Psychiatry 44:634–641

Fölster-Holst R, Moises HW, Yang L et al. (1998) Linkage between atopy and the IgE high-affinity receptor gene at 11q13 in atopic dermatitis families. Hum Genet 102:236–239

Frangou S, Sharma T, Alarcon G et al. (1997) The Maudsley family study. II. Endogenous event-related potentials in familial schizophrenia. Schizophr Res 23:45–53

Freedman R, Coon H, Myles-Worsley M et al. (1997) Linkage of a neurophysiological deficit in schizophrenia to a chromosome 15 locus. Proc Natl Acad Sci USA 94:587–592

Galton F (1875) The history of twins, as a criterion of the relative powers of nature and nurture. Fraser's Magazine 12:566–576

Ganten D (1997) James D. Watson at the Congress of Molecular Medicine. J Mol Med 75:615–617

Gejman PV (1997) Ernst Rüdin and Nazi euthanasia: another stain on his career. Am J Med Genet 74:455–456

Ghosh S, Collins FS (1996) The geneticist's approach to complex disease. Annu Rev Med 47:333–353

Gill M, Vallada H, Collier D et al. (1996) A combined analysis of D22S278 marker alleles in affected sib-pairs: support for a susceptibility locus for schizophrenia at chromosome 22q12. Am J Med Genet 67:40–45

Gottesman II (1991) Schizophrenia genesis: the origins of madness. Freedman, New York

Gottesman II, Bertelsen A (1996) Legacy of German psychiatric genetics: hindsight is always 20/20. Am J Med Genet 67:317–322

Gottesman II, Shields J (1967) A polygenic theory of schizophrenia. Proc Natl. Acad Sci USA 58:199–205

Gottesman II, Shields J (1972) Schizophrenia and genetics: a twin study vantage point. Academic Press, New York

Gottesman MM, Collins FS (1994) The role of the human genome project in disease prevention. Prev Med 23:591–594

Green MF, Breitmeyer B, Nuechterlein KH (1997) Backward masking performance in unaffected siblings of schizophrenia. Evidence for a vulnerability indicator. Arch Gen Psychiatry 54:465–472

Greenberg DA (1993) Linkage analysis of „necessary" disease loci versus „susceptibility" loci. Am J Hum Genet 52:125–143

Guyer MS, Collins FS (1993) The Human Genome Project and the future of medicine. Am J Dis Child 147:1145–1152

Guyer MS, Collins FS (1995) How is the Human Genome Project doing, and what have we learned so far? Proc Natl Acad Sci USA 92:10841–10848

Häfner H (1987) Epidemiology of schizophrenia. In: Häfner H, Gattaz WF, Janzarik W (eds) Search for the causes of schizophrenia. Springer, Berlin Heidelberg New York, pp 47–74

Häfner H, an der Heiden W (1997) Epidemiology of schizophrenia. Can J Psychiatry 42:139–151

Heath AC, Neale MC, Hewitt J et al. (1989) Testing structural equation models for twin data using LISREL. Behav Genet 19:9–35

Henn FA (1995) Neurobiology of schizophrenia. Schweiz Arch Neurol Psychiatr 146:224–229

Heston LL (1966) Psychiatric disorders in foster home reared children of schizophrenic mothers. Br J Psychiatry 112:819–825

Holzman PS (1992) Behavioral markers of schizophrenia useful for genetic studies. J Psychiatr Res 26:427–445

Inayama Y, Yoneda H, Sakai T et al. (1996) Positive association between a DNA sequence variant in the serotonin 2 A receptor gene and schizophrenia. Am J Med Genet 67:103–105

Jablensky A (1995) Schizophrenia: recent epidemiologic issues. Epidemiol Rev 17/1:10–20

Johnson JE, Clearly J, Ahsan H et al. (1997) Anticipation in schizophrenia: biology or bias? Am J Med Genet 74:275–280

Kallmann FJ (1938) The genetics of schizophrenia. Augustin, New York

Kay DWK (1963) Late paraphrenia and its bearing on the aetiology of schizophrenia. Acta Psychiat Scand 39:159–169

Kendler KS, Diehl SR (1993) The genetics of schizophrenia: a current, genetic-epidemiologic perspective. Schizophr Bull 19/2:261–285

Kendler KS, Gruenberg AM, Kinney DK (1994) Independent diagnoses of adoptees and relatives as defined by DSM-III in the provincial and national samples of the Danish Adoption Study of Schi-

zophrenia. Arch Gen Psychiatry 51:456–468

Kendler KS, MacLean CJ, O'Neill FA et al. (1996) Evidence for a schizophrenia vulnerability locus on chromosome 8p in the Irish Study of High-Density Schizophrenia Families. Am J Psychiatry 153:1534–1540

Kety SS, Wender PH, Jacobsen B et al. (1994) Mental illness in the biological and adoptive relatives of schizophrenic adoptees. Replication of the Copenhagen Study in the rest of Denmark. Arch Gen Psychiatry 51:442–455

Kidd KK (1993) Associations of disease with genetic markers: Déjà vu all over again. Am J Med Genet 48:71–73

Kretschmer E (1925) Physique and character. Harcourt Brace, New York

Lander ES (1996) The new genomics: global views of biology. Science 274:536–539

Lander E, Kruglyak L (1995) Genetic dissection of complex traits: guidelines for interpreting and reporting linkage results. Nature Genet 11:241–247

Lasseter VK, Pulver AE, Wolyniec PS et al. (1995) Follow-up report of potential linkage for schizophrenia on chromosome 22q, part 3. Am J Med Genet 60:172–173

Leonard S, Adams C, Breese CR et al. (1996) Nicotinic receptor function in schizophrenia. Schizophr Bull 22:431–441

Leonhard K (1979) Classification of endogenous psychoses. Irvington, New York

Levinson DF, Mahtani MM, Nancarrow DJ et al. (1998) A genome scan of schizophrenia. Am J Psychiatry 155:741–750

Lin MW, Curtis D, Williams N et al. (1995) Suggestive evidence for linkage of schizophrenia to markers on chromosome 13q14.1-q32. Psychiatr Genet 5:117–126

Lin MW, Sham P, Hwu HG et al. (1997) Suggestive evidence for linkage of schizophrenia to markers on chromosome 13 in Caucasian but not oriental populations. Hum Genet 99:417–420

Machon RA, Mednick SA, Schulsinger F (1983) The interaction of seasonality, place of birth, genetic risk and subsequent schizophrenia in a high risk sample. Br J Psychiatry 143:383–388

Maier W, Lichtermann D, Minges J et al. (1993) Continuity and discontinuity of affective disorder and schizophrenia. Results of a controlled family study. Arch Gen Psychiatry 50:871–883

Maier W, Frank P, Kopp B et al. (1994) Reaction time paradigms in subjects at risk for schizophrenia. Schizophr Res 13:35–43

Maziade M, Raymond V, Cliche D et al. (1995) Linkage results on 11q21–22 in Eastern Quebec pedigrees densely affected by schizophrenia. Am J Med Genet 60:522–528

Maziade M, Bissonnette L, Rouillard E et al. (1997) 6p24–22 region and major psychoses in the Eastern Quebec population. Le Groupe IREP. Am J Med Genet 74:311–318

McGue M, Gottesman II, Rao DC (1983) The transmission of schizophrenia under a multifactorial threshold model. Am J Hum Genet 35:1161–1178

McGuffin P, Owen MJ (1996) Molecular genetic studies of schizophrenia. Cold Spring Harb Symp Quant Biol 61:815–822

McGuffin P, Asherson P, Owen M, Farmer A (1994) The strength of the genetic effect. Is there room for an environmental influence in the aetiology of schizophrenia? Br J Psychiatry 164:593–599

Mellemkjaer L, Linet MS, Gridley G et al. (1996) Rheumatoid arthritis and cancer risk. Eur J Cancer 32 A:1753–1757

Moises HW (1995) Genetic models of schizophrenia. In: Den Boer JA, Westenberg HGM, Praag HM van (eds) Advances in the neurobiology of schizophrenia. Wiley, Chichester, pp 59–86

Moises HW, Gelernter J, Giuffra LA et al. (1991) No linkage between D_2 dopamine receptor gene region and schizophrenia. Arch Gen Psychiatry 48:643–647

Moises HW, Yang L, Kristbjarnarson H et al. (1995a) An international two-stage genome-wide search for schizophrenia susceptibility genes. Nature Genet 11:321–324

Moises HW, Yang L, Li T et al. (1995b) Potential linkage disequilibrium between schizophrenia and locus D22S278 on the long arm of chromosome 22. Am J Med Genet 60:465–467

Moldin SO (1997) The maddening hunt for madness genes. Nature Genet 17:127–129

Moldin SO, Gottesman II (1997) Genes, experience, and chance in schizophrenia: positioning for the 21st century. Schizophr Bull 23:547–561

Moldin SO, Rice JP, Gottesman II, Erlenmeyer-Kimling L (1990) Transmission of a psychometric indicator for liability to schizophrenia in normal families. Genet Epidemiol 7:163–176

Morris AG, Gaitonde E, McKenna PJ et al. (1995) CAG repeat expansions and schizophrenia: association with disease in females and with early age-at onset. Hum Mol Genet 4:1957–1961

Morton NE (1992) Major loci for atopy? Clin Exp Allergy 22:1041–1043

Neubauer BA, Fiedler B, Himmelein B et al. (1997) Benign epilepsy of childhood with centrotemporal spikes: linkage to chromosome 15q14. Neurology 51 (in press)

Nimgaonkar VL, Rudert WA, Zhang X et al. (1997) Negative association of schizophrenia with HLA DQB1*0602: evidence from a second African-American cohort. Schizophr Res 23:81–86

Norman RM, Malla AK (1993) Stressful life events and schizophrenia. I. A review of the research. Br J Psychiatry 162:161–166

Nuechterlein KH, Dawson ME et al. (1990) Testing vulnerability models. In: Häfner H, Gattaz WF, Janzarik W (eds) Search for the causes of schizophrenia, vol 2. Springer, Berlin Heidelberg New York Tokio, pp 177–191

O'Donovan MC, Guy C, Craddock N et al. (1996) Confirmation of association between expanded CAG/CTG repeats and both schizophrenia and bipolar disorder. Psychol Med 26:1145–1153

Ott J (1996) Complex traits on the map. Nature 379:772–773

Pawlowtzki IH, Edwards JH, Thompson E (eds) (1997) Genetic mapping of disease genes. Academic Press, New York

Peltonen L (1995) All out for chromosome six. Nature 378:665–666

Persico AM, Macciardi F (1997) Genotypic association between dopamine transporter gene polymorphisms and schizophrenia. Am J Med Genet 74:53–57

Petronis A, Kennedy JL (1995) Unstable genes – unstable mind? Am J Psychiatry 152:164–172

Plomin R, Defries JC, McClearn GE, Rutter M (1997) Behavioral genetics. Freeman, New York

Propping P (1983) Genetic disorders presenting as "schizophrenia". Karl Bonhoeffer's early view of the psychoses in the light of medical genetics. Hum Genet 65:1–10

Propping P (1989) Psychiatrische Genetik. Springer, Berlin Heidelberg New York

Propping P (1992) Abuse of genetics in Nazi Germany. Am J Hum Genet 51:909–910

Pulver AE, Moorman CC, Brown CH et al. (1990) Age-incidence artefacts do not account for the season-of-birth effect in schizophrenia. Schizophr Bull 16:13–15

Pulver AE, Karayiorgou M, Wolyniec PS et al. (1994a) Sequential strategy to identify a susceptibility gene for schizophrenia: report of potential linkage on chromosome 22q12-q13.1, part 1. Am J Med Genet 54:36–43

Pulver AE, Karayiorgou M, Lasseter VK et al. (1994b) Follow-up of a report of a potential linkage for schizophrenia on chromosome 22q12-q13.1, part 2. Am J Med Genet 54:44–50

Pulver AE, Lasseter VK, Kasch L et al. (1995) Schizophrenia: a genome scan targets chromosomes 3p and 8p as potential sites of susceptibility genes. Am J Med Genet 60:252–260

Rao DC, Morton NE, Gottesman II, Lew R (1981) Path analysis of qualitative data on pairs of relatives: application to schizophrenia. Hum Hered 31/6:325–333

Risch N (1990) Linkage strategies for genetically complex traits. I. Multilocus models. Am J Hum Genet 46:222–228

Risch N, Baron M (1984) Segregation analysis of schizophrenia and related disorders. Am J Hum Genet 36:1039–1059

Risch N, Merikangas K (1996) The future of genetic studies of complex human diseases. Science 273:1516–1517

Rowen L, Mahairas G, Hood L (1997) Sequencing the human genome. Science 278:605–607

Schuler GD, Boguski MS, Stewart EA et al. (1996) A gene map of the human genome. Science 274:540–546

Schulz B (1932) Zur Erbpathologie der Schizophrenie. Z Ges Neurol Psychiatr 143:175–293

Schwab SG, Lerer B, Albus M et al. (1995a) Potential linkage for schizophrenia on chromosome 22q12-q13: a replication study. Am J Med Genet 60:436–443

Schwab SG, Albus M, Hallmayer J et al. (1995b) Evaluation of a susceptibility gene for schizophrenia on chromosome 6p by multipoint affected sib-pair linkage analysis. Nature Genet 11:325–327

Schwab SG, Eckstein GN, Hallmayer J et al. (1997) Evidence suggestive of a locus on chromosome 5q31 contributing to susceptibility for schizophrenia in German and Israeli families by multipoint affected sib-pair linkage analysis. Mol Psychiatry 2:156–160

Sherrington R, Brynjolfsson J, Petursson H et al. (1988) Localization of a susceptibility locus for schizophrenia on chromosome 5. Nature 336:164–167

Shirakawa T, Li A, Dubowitz M et al. (1994) Association between atopy and variants of the b subunit of the high-affinity immunoglobulin E receptor. Nature Genet 7:125–130

Silverman JM, Greenberg DA, Altstiel LD et al. (1996) Evidence of a locus for schizophrenia and related disorders on the short arm of chromosome 5 in a large pedigree. Am J Med Genet 67:162–171

Sing CF, Haviland MB, Reilly SL (1996) Genetic architecture of common multifactorial diseases. Ciba Found Symp 197:211–232

SLCG (Schizophrenia Linkage Collaborative Group for Chromosomes 3, 6 and 8) (1996) Additional support for schizophrenia linkage on chromosomes 6 and 8: a multicenter study. Am J Med Genet 67:580–594

St Clair D, Blackwood D, Muir W et al. (1990) Association within a family of a balanced autosomal translocation with major mental illness. Lancet 336:13–16

Straub RE, MacLean CJ, O'Neill FA et al. (1995) A potential vulnerability locus for schizophrenia on chromosome 6p24-22: evidence for genetic heterogeneity. Nature Genet 11:287–293

Straub RE, MacLean CJ, Kendler KS (1996) The putative schizophrenia locus on chromosome 6p: a brief overview of linkage studies. Mol Psychiatry 1:84–92

Straub RE, MacLean CJ, O'Neill FA et al. (1997) Support for a possible schizophrenia vulnerability locus in region 5q22-31 in Irish families. Mol Psychiatry 2/2:148–155

Suarez B, Hampe CL, Eerdewegh P van (1994) Problems of replicating linkage claims in psychiatry. In: Gershon ES, Cloninger CR, Barrett JE (eds) Genetic approaches to mental disorders. American Psychiatric Press, Washington DC, pp 23–46

Suslow T, Arolt V (1996) Disorders of early information processing and vigilance as vulnerability markers for schizophrenia. Fortschr Neurol Psychiatr 64:90–104

Thibaut F, Martinez M, Petit M et al. (1995) Further evidence for anticipation in schizophrenia. Psychiatry Res 59:25–33

Thorlacius S, Tryggvadottir L, Olafsdottir GH et al. (1995) Linkage to BRCA2 region in hereditary male breast cancer. Lancet 346:544–545

Tienari P (1991) Interaction between genetic vulnerability and family environment: the Finnish adoptive family study of schizophrenia. Acta Psychiatr Scand 84:460–465

Tienari P, Wynne LC, Moring J et al. (1994) The Finnish adoptive family study of schizophrenia. Implications for family research. Br J Psychiatry Suppl 23:20–26

Torrey EF (1992) Are we overestimating the genetic contribution to schizophrenia? Schizophr Bull 18:159–170

Tsuang MT, Lyons MJ, Faraone SV (1990) Heterogeneity of schizophrenia. Conceptual models and analytic strategies. Br J Psychiatry 156:17–26

Vallada H, Curtis D, Sham PC et al. (1995) Chromosome 22 markers demonstrate transmission disequilibrium with schizophrenia. Psychiatr Genet 5:127–130

Vinogradov S, Gottesman II, Moises HW, Nicol S (1991) Negative association between schizophrenia and rheumatoid arthritis. Schizophr Bull 17:669–678

Vogel F, Motulsky AG (1996) Human genetics: problems and approaches, 3rd edn. Springer, Berlin Heidelberg New York Tokio

Wahlberg KE, Wynne LC, Oja H et al. (1997) Gene-environment interaction in vulnerability to schizophrenia: findings from the Finnish adoptive family study of schizophrenia. Am J Psychiatry 154:355–362

Wang S, Detera-Wadleigh SD, Coon H et al. (1996) Evidence of linkage disequilibrium between schizophrenia and the SCA1 CAG repeat on chromosome 6p23. Am J Hum Genet 59:731–736

Watson JD (1997) Genes and politics. J Mol Med 75:624–636

Weber MM (1996) Ernst Rüdin, 1874–1952: a German psychiatrist and geneticist. Am J Med Genet 67:323–331

Weeks DE, Lathrop GM (1995) Polygenic disease: methods for mapping complex disease traits. Trends Genet 11:513–519

Wei J, Xu HM, Ramchand CN, Hemmings GP et al. (1997) Is the polymorphic microsatellite repeat of the dopamine beta-hydroxylase gene associated with biochemical variability of the catecholamine pathway in schizophrenia? Biol Psychiatry 41:762–767

Weissenbach J, Gyapay G, Dib C et al. (1992) A second-generation linkage map of the human genome. Nature 359:794–801

Weyand CM, Goronzy JJ (1995) Inherited and noninherited risk factors in rheumatoid arthritis. Curr Opin Rheumatol 7:206–213

Wildenauer DB, Hallmayer J, Schwab SG et al. (1996) Searching for susceptibility genes in schizophrenia by genetic linkage analysis. Cold Spring Harb Symp Quant Biol 61:845–850

Williams J, Spurlock G, McGuffin P et al. (1996) Association between schizophrenia and T102 C polymorphism of the 5-hydroxytryptamine type 2a-receptor gene. European Multicentre Association Study of Schizophrenia (EMASS) Group. Lancet 347:1294–1296

Williams NM, Cardno AG, Murphy KC et al. (1997) Association between schizophrenia and a microsatellite polymorphism at the dopamine D5 receptor gene. Psychiatr Genet 7:83–85

Woolf CM (1997) Does the genotype for schizophrenia often remain unexpressed because of canalization and stochastic events during development? Psychol Med 27:659–668

Wright P, Donaldson PT, Underhill JA et al. (1996) Genetic association of the HLA DRB1 gene locus on chromosome 6p21.3 with schizophrenia. Am J Psychiatry 153:1530–1533

Zamani MG, De Hert M, Spaepen M et al. (1994) Study of the possible association of HLA class II, CD4, and CD3 polymorphisms with schizophrenia. Am J Med Genet 54:372–377

KAPITEL 4
Schizophrenie:
Die neurobiologische Entwicklungshypothese

A. HEINZ und D. R. WEINBERGER

Übersetzung: K. Dilling

1 Historische Entwicklung

*Schizophrenie
als frühzeitige Demenz*

Kraepelin faßte die Schizophrenie als eine frühzeitige Demenz auf, die in der 2. oder 3. Lebensdekade auftritt und sich im Verlauf der Erkrankung verschlechtert (Kraepelin 1899). Sowohl Bleuler (1911) als auch Kraepelin (1899) stellten fest, daß Eigenschaften wie etwa Verschlossenheit, Zurückgezogenheit oder Reizbarkeit bei manchen schizophrenen Patienten bereits im Kindesalter auftraten und der Erkrankung vorausgingen. Aufgrund des vorherrschenden biologischen Blickwinkels war man jedoch der Ansicht, daß die Schizophrenie auf einem pathologischen degenerativen Prozeß beruht, der im frühen Erwachsenenalter, kurz vor dem Ausbruch der manifesten Symptome, beginnt. Es wurde allgemein angenommen, daß in den meisten Fällen von einem primär nicht oder nur wenig von der Norm abweichenden Zustand des Gehirns auszugehen ist und daß die pathologischen Veränderungen sich mit fortschreitender Krankheit verstärken (Weinberger 1995).

*Schizophrenie
als neuronale
Entwicklungsstörung*

In den letzten Jahren hat eine grundlegende Neubewertung des ursächlichen neurobiologischen Prozesses stattgefunden. Die meisten Forscher verstehen heute die Schizophrenie als neuronale Entwicklungsstörung und vertreten die Ansicht, daß viele oder gar die meisten Fälle von Schizophrenie durch eine frühe Fehlentwicklung des Gehirns verursacht werden (Weinberger 1987, 1995; Murray et al. 1988; Crow et al. 1989). Es wird von der Hypothese ausgegangen, daß sich die neuronale Fehlentwicklung erst nach einer beträchtlichen postnatalen Zeitverzögerung in einer diagnostisch erkennbaren Form manifestiert und daß normale Entwicklungsprozesse oder zusätzliche pathogene Faktoren die Erkrankung auslösen (Weinberger 1995).

*Ursachen für den
Paradigmenwechsel
in den neurobiologischen
Krankheitskonzepten*

Die Ursachen für diese theoretische Neubewertung liegen in unterschiedlichen Gebieten der Schizophrenieforschung. Bei neuropathologischen und bildgebenden Hirnuntersuchungen schizophrener Patienten konnten keine pathologischen Hirnveränderungen oder Indikatoren für einen fortschreitenden pathologischen Prozeß im Erwachsenenalter festgestellt werden, doch fanden sich replizierbare Hinweise auf eine frühe kortikale Fehlentwicklung (Bachneff 1991; Weinberger 1995). Untersuchungen zu kindlichem Verhalten späterer Schizophrener zeigten ein beträchtliches Ausmaß von psychomotorischen Anomalien, die einer zerebralen Fehlentwicklung zugeschrieben wurden (Walker et al. 1994). Zusätzlich dazu existieren neurobiologische Modelle, die eine Beziehung zwischen zerebraler Fehlentwicklung und den klinischen Erscheinungsformen der Schizophrenie erklären könnten (Deutch 1992; Weinberger u. Lipska 1995). Diese Befunde bringen die Schizophrenie mit neuropathologischen Veränderungen der frühen zerebralen Entwicklung in Verbindung.

2 Anzeichen für entwicklungsbedingte neuropathologische Befunde

1982 vertrat Feinberg die Ansicht, daß die Schizophrenie auf einer fehlerhaften synaptischen Eliminierung während der Adoleszenz beruhen könne. Obwohl diese Hypothese die Störungen der neuronalen Entwicklung, die später in Zusammenhang mit der Schizophrenie beobachtet wurden, nicht erklären konnte, gab sie doch den Anstoß dazu, die Frage der neurobiologischen Entwicklung bei der Schizophrenie zu untersuchen. Die Hinweise auf eine anomale intrauterine Entwicklung reichen von fraglichen und zufälligen Befunden, wie etwa einer geringen Überpräsentation geringfügiger körperlicher Fehlbildungen, bis zum überzeugenden Nachweis von in vivo und post mortem festgestellten zerebralen morphometrischen Fehlbildungen. Während die Summe dieser Befunde als klarer Zusammenhang von Entwicklungsanomalien interpretiert werden kann, bestehen bei den individuellen Befunden noch mangelhafte Übereinstimmungen und methodische Probleme (Weinberger 1996).

Fragliche und gesicherte Befunde

2.1 Geringfügige körperliche Fehlbildungen

Ungewöhnliche intrauterine Ereignisse beeinflussen erwartungsgemäß ebenfalls die Entwicklung extrazerebralen Gewebes. So wurden geringfügige körperliche Fehlbildungen wie etwa deformierte Ohren oder ein hoher Gaumen bei Patienten mit Störungen der neuronalen Entwicklung festgestellt. Bei schizophrenen Patienten traten gehäuft geringfügige körperliche Fehlbildungen auf, die mit einer größeren Asymmetrie der Fingerlinien (Auffälligkeiten der Gesamtzahl der Fingerlinien sowie beim Vergleich zwischen rechts und links) verbunden waren, was vermutlich eine Störung im 2. Trimenon widerspiegelt (Torrey et al. 1994a). Bei monozygoten Zwillingen, von denen nur einer an Schizophrenie erkrankte, zeigte eine Untergruppe der Patienten ein gehäuftes Auftreten geringfügiger körperlicher Fehlbildungen, eine Asymmetrie der Hautfurchen sowie perinatale Komplikationen oder ein niedriges Geburtsgewicht. Diese Befunde wurden als Anzeichen pränataler Ereignisse gewertet, die zu Fehlbildungen in der neuronalen Entwicklung führen (Bracha et al. 1992; Davis u. Bracha 1996). Mehrere Studien beschrieben ein erhöhtes Auftreten von geringfügigen körperlichen Fehlbildungen bei schizophrenen Patienten, was als Hinweis auf eine intrauterine Fehlentwicklung gedeutet wurde, die im 2. oder 3. Schwangerschaftstrimenon die neuronale Differenzierung beeinflußt haben könnte (O'Connell et al. 1997).

Fehlbildungen als Anzeichen für eine Entwicklungsstörung

Trotz der Befunde, die für die Pathogenese der Schizophrenie durch Schädigung im 2. Trimenon sprechen, bestehen grundlegende Probleme bezüglich der vorliegenden Daten. Es ließ sich kein durchgehendes Verbindungsmuster zwischen bestimmten geringfügigen körperlichen Fehlbildungen und der schizophrenen Erkrankung herausarbeiten. In Untersuchungen, in denen über vermehrte geringfügige körperliche Fehlbildungen berichtet wurde, besteht die Tendenz, zwischen diesen nicht weiter zu differenzieren, so als ob sie alle eine ähnliche neuronale Entwick-

Widersprüchliche Studienergebnisse

lungsstörung anzeigten; tatsächlich läßt sich jedoch bezüglich ihrer relativen Häufigkeiten keine Korrelation nachweisen (Torrey et al. 1994b). Zudem fehlten bei den Assoziationsstudien meist gut ausgewählte Kontrollgruppen und keine Studie scheint unter Blindbedingungen durchgeführt worden zu sein. Schließlich wurde häufig auch ein Zusammenhang zwischen geringfügigen körperlichen Fehlbildungen und Schizophrenie erst festgestellt, nachdem die Versuchsgruppe schizophrener Patienten nachträglich in mutmaßliche Untergruppen aufgeteilt worden war. Gegenwärtig stützen die vorliegenden Daten nicht die Annahme, daß geringfügige körperliche Fehlbildungen zuverlässig auf eine Fehlbildungsentwicklung des Gehirns bei Schizophrenie hinweisen (Weinberger 1995).

2.2 Ventrikelvergrößerung und Minderung des Hirnvolumens

Ventrikelvergrößerung bei bildgebenden Hirnuntersuchungen

Vergrößerte Hirnventrikel in Post-mortem-Untersuchungen hebephrener Patienten wurden bereits 1871 von Hecker beschrieben. Bildgebende Untersuchungen in vivo zeigen, daß eine Ventrikelvergrößerung der am häufigsten bestätigte neurobiologische Befund bei schizophrenen Patienten ist (Van Horn u. McManus 1992). Die interindividuelle Variationsbreite der Ventrikelgröße ist beträchtlich, und die Effektgröße der Befunde bei Schizophrenen ist relativ klein; deshalb wurden auch fehlende Gruppenunterschiede berichtet, besonders bei Studien mit geringer Fallzahl. Doch in Studien an monozygoten Zwillingen, von denen nur einer an Schizophrenie erkrankt war, hatten die erkrankten Zwillinge mit relativ kleinen Ventrikeln immer noch größere Ventrikel als ihre gesunden Zwillingspartner (Reveley et al. 1982; Suddath et al. 1990). Diese Ergebnisse deuten darauf hin, daß der ursächliche pathologische Prozeß zwar ein diskretes, aber doch übliches Charakteristikum der Störung ist. Sie beantworten jedoch nicht die Frage, ob diese Veränderungen auf einer neuronalen Entwicklungsstörung beruhen.

Atrophie bei bildgebenden Untersuchungen

Vergrößerte Hirnventrikel verweisen auf eine verminderte Bildung oder eine Atrophie des Hirngewebes. Tatsächlich zeigen morphometrische Untersuchungen der Hirnstrukturen mit hochauflösender Magnetresonanztomographie (MRT) eine allgemeine Volumenreduktion der grauen Substanz im Ausmaß von 5–10% bei schizophrenen Patienten im Vergleich zu gesunden Kontrollpersonen (Andreasen et al. 1994a; Zipursky et al. 1994). Der Verlust des Kortexvolumens fand sich meist im medialen temporalen Kortex in der Region des rostralen Hippocampus und im Gyrus temporalis superior (Bogerts et al. 1990; Suddath et al. 1990; Shenton et al. 1992). Volumenreduktion anderer Hirnareale, etwa des präfrontalen und parietalen Kortex, der Basalganglien und des Thalamus wurden ebenso festgestellt, doch die Befunde waren weniger übereinstimmend (Andreasen et al. 1994b; Schlaepfer et al. 1994).

Anzeichen für eine lateralisierte Hirnstörung

Die Frage, ob die pathologischen Veränderungen vorwiegend in der linken Hemisphäre, besonders im linken Schläfenlappen lokalisiert sind (Crow et al. 1989), wird kontrovers diskutiert. Die meisten Studien beschreiben beidseitige Unterschiede zwischen den Patienten und den Kontrollpersonen (Crow et al. 1989; Shenton et al. 1992). In ähnlichem

Zusammenhang steht die Frage nach einer Verbindung zwischen Schizophrenie und einer Entwicklungsstörung der normalen Hirnasymmetrie beim Menschen, beispielsweise in der Weite der Okzipitallappen oder der Länge der Sylvischen Furchen. Die normale Hirnasymmetrie bildet sich im 2. Schwangerschaftstrimenon aus (Chi et al. 1977), so daß Normabweichungen dieser Asymmetrie Beeinträchtigungen im 2. Trimenon anzeigen könnten (Roberts 1991). Diese Beobachtungen sind bedeutsam im Hinblick auf weitere Befunde, die zeigen, daß Patienten mit Schizophrenie eine möglicherweise weniger vollständige Lateralisation aufweisen als Normalpersonen, wenn es um die Händigkeit, Asymmetrien des dichotischen Hörens und die Überprüfung lateralisierter kognitiver Aufgaben geht (Gruzelier et al. 1988).

Allerdings gibt es mehrere Studien, die diesen Befund nicht bestätigen konnten (Barthy et al. 1993; Kulynych et al. 1996). Ein Grund für diese widersprüchlichen Ergebnisse kann darin liegen, daß Asymmetrien bei Menschen, die eine abgeschwächte Rechtspräferenz haben, weniger ausgeprägt sind und daß eine gemischte Seitendominanz bei schizophrenen Patienten häufiger anzutreffen ist (Myslobodsky u. Weinberger 1987). Unvollständige anatomische Asymmetrien können deshalb ein unspezifisches Anzeichen einer Entwickungsvarianz sein, die von der Schizophrenie unabhängig auftreten kann und nicht per se in Verbindung mit der Schizophrenie zu sehen ist (Weinberger 1995).

In Post-mortem-Untersuchungen von Gehirnen schizophrener Patienten fanden sich Ventrikelvergrößerungen und Größenminderungen unterschiedlicher kortikaler Regionen, besonders in der Struktur des Hippocampus, was die Ergebnisse der In-vivo-Untersuchungen mit bildgebenden Verfahren bestätigte (Bogarts et al. 1985; Crow et al. 1989). Übereinstimmend mit diesen Beobachtungen, ergaben die Zählungen von Neuronen in bestimmten kortikalen und periventrikulären Regionen verminderte Werte (Falkai u. Bogerts 1995). Zusammenfassend gab es Hinweise auf einen multilokulären und umfangreichen neuropathologischen Prozeß. Einige Studien bestätigten diese Befunde jedoch nicht (Heckers et al. 1990; Benes et al. 1991a); die Ursachen für diese Widersprüche sind nicht bekannt (Weinberger 1995).

Post-mortem-Untersuchungen des Hirnvolumens

2.3 Klinische Korrelate der zerebralen Anomalien bei Untersuchungen mit bildgebenden Verfahren

Die Beobachtung, daß bei schizophrenen Patienten die Ventrikel vergrößert sind und das Hirngewebe vermindert ist, sagt nichts darüber aus, wann diese Anomalien entstanden. Ein Vergleich zwischen bildgebenden Untersuchungen und klinischen Daten zeigt jedoch, daß die Ventrikelvergrößerung nicht mit der Krankheitsdauer korreliert, was zu erwarten wäre, wenn beim Fortschreiten der Erkrankung ein pathologischer Prozeß Hirnatrophie und Ventrikelvergrößerung verursachen würde (Weinberger 1979; Raz u. Raz 1990). Untersuchungen an Patienten während des ersten Ausbruchs der Krankheit zeigen, daß die ventrikuläre Vergrößerung und das verminderte Volumen des Hippocampus schon zu Beginn der klinischen Erkrankung bestanden (Bogerts et al. 1990; Lieber-

Fehlende Korrelation zwischen Ventrikelvergrößerung, Atrophie und Krankheitsdauer

man et al. 1993). Ventrikelvergrößerung und Minderung des Hirngewebes gehen somit – vielleicht schon viele Jahre – dem Krankheitsbeginn voraus.

Klinische Korrelate der Ventrikelvergrößerung

Bei der Erforschung der pathopsychologischen Korrelate der Ventrikelvergrößerung bei erwachsenen schizophrenen Patienten ergab sich eine Assoziation mit einer unzureichenden prämorbiden Leistung und Integration im sozialen und pädagogischen Bereich (Weinberger et al. 1980). Erst dieses eher überraschende Ergebnis brachte Wissenschaftler auf die Idee, daß sich die neuropathologischen Normabweichungen möglicherweise schon Jahre vor dem Auftreten der psychotischen Symptome entwickelt haben könnten (Weinberger 1995). Weitere Studien ergaben Korrelationen zwischen Ventrikelvergrößerung und Geburtskomplikationen, was die Hypothese unterstützt, daß der zugrundeliegende pathologische Prozeß schon früh im Leben eingesetzt haben könnte (Owen et al. 1988).

2.4 Klinische Anzeichen für eine frühe neuronale Entwicklungstörung

Prämorbide neuropsychologische Tests und soziale Fähigkeiten

Sollte bei später an Schizophrenie Erkrankten ein pränataler neuropathologischer Prozeß stattgefunden haben, müßten leichte Anzeichen einer abnormen Nervenfunktion schon während der Kindheit auftreten. In mehreren Studien wurden prämorbid neuropsychologische Tests durchgeführt, und es stellte sich heraus, daß Personen, die später schizophren wurden, schlechter dabei abschnitten als ihre gesunden Geschwister, obwohl sich dieser Befund nicht durchgängig bestätigen ließ (Torrey et al. 1994a,b). In der prospektiven British National Child Development Study wurden bei Patienten, die später zur Behandlung wegen Schizophrenie eingewiesen wurden, eine unzulängliche prämorbide soziale Anpassung und vermehrte soziale Ängste in der Kindheit festgestellt (Done et al. 1994). In einer zweiten Studie zur kindlichen neurofunktionellen Entwicklung der Geburtskohorte von 1946 waren wichtige Marksteine der grobmotorischen und Sprachentwicklung deutlich verzögert, und die Testergebnisse zur Früherziehung lagen signifikant niedriger bei Patienten, die später wegen Schizophrenie behandelt wurden (Jones et al. 1994).

Abnorme neurologische Funktion in der Kindheit

Walker und Mitarbeiter werteten Filme aus, die in der Kindheit von im Erwachsenenalter erkrankten schizophrenen Patienten und ihren Geschwistern zu Hause gedreht worden waren. Ein gegenüber der Diagnose blinder Rater konnte das später erkrankte Familienmitglied durch diskrete neuromotorische Regelwidrigkeiten etwa der Handhaltung oder aufgrund zeitweiliger choreoathetotischer Bewegungen eindeutig identifizieren. Die Defizite waren sehr geringfügig, zeigten sich vorwiegend an der linken Körperhälfte und hatten die Tendenz, nach 2 Lebensjahren zu verschwinden (Walker u. Lewine 1990; Walker et al. 1994). Verlaufsstudien zeigten, daß diese Normabweichungen sich nur bei einer Untergruppe von Kindern, die später eine Schizophrenie entwickelten, fanden (Neumann et al. 1995).

Bei erwachsenen Patienten waren neuromotorische Normabweichungen und negativer Affekt in der Kindheit mit Ventrikelvergrößerung assoziiert (Walker et al. 1996). Dieses Ergebnis stützt die Hypothese, daß die Ventrikelvergrößerung bei Schizophrenen durch eine frühe Störung der Hirnreifung bedingt ist und nicht durch einen Krankheitsprozeß, der sich während des klinischen Ausbruchs manifester psychotischer Symptome auswirkt (Weinberger 1995).

2.5 Anzeichen für eine gestörte Hirnentwicklung in Post-mortem-Befunden

Post-mortem-Studien zeigten i. allg. keine Gliose im Neokortex, Hippocampus und den parahippocampalen Kortizes. Dieser Befund unterscheidet sich von neurodegenerativen Zuständen, die im Erwachsenenalter einsetzen; dagegen findet er sich bei neuropathologischen Vorgängen, die früh in der Entwicklung auftreten, beispielsweise vor dem 3. Schwangerschaftstrimenon (Knable u. Weinberger 1995). Das Vorhandensein kortikaler Veränderungen ohne Gliose wurde als Indiz dafür gewertet, daß die im Gehirngewebe Schizophrener festgestellten neuropathologischen Veränderungen pränatal auftreten. Da eine generelle Störung der frühesten kortikalen Reifungsschritte schwere Fehlbildungen nach sich zieht, die bei einer Schizophrenie nicht angetroffen werden, ist es unwahrscheinlich, daß die beobachteten neuropathologischen Veränderungen durch Beeinträchtigungen vor der 6. Schwangerschaftswoche hervorgerufen werden (Rakic 1988). Die neuropathologischen Ergebnisse sprechen deshalb für ein Auftreten der Störungen im Zeitraum des 2. Schwangerschaftstrimenons.

2.6 Zytoarchitektonische Anomalien

Die laminäre Anordnung kortikaler Neuronen, ihre Orientierung und ihre Verbindungen untereinander bilden sich während des 2. Schwangerschaftstrimenons heraus, und es wird angenommen, daß sie sich im Lauf des Lebens nicht verändern. Zytoarchitektonische Abweichungen wären deshalb ein starkes Argument für eine pränatale neuronale Fehlentwicklung. In verschiedenen Studien zur Zellarchitektur des Hirngewebes Schizophrener wurden strukturelle Abweichungen gefunden, was an eine pathologische Hirnreifung denken läßt.

Kovelman u. Sheibel (1984) fanden eine abweichende Orientierung der hippocampalen Pyramidenzellen in der linken Hirnhälfte schizophrener Patienten. Ähnliche Abweichungen im Bereich der rechten Hemisphäre wurden von Conrad et al. (1991) festgestellt. Dieser Befund wurde als Anzeichen für eine fehlerhafte Zellwanderung innerhalb des Kortex gewertet. In mehreren Studien konnten diese Ergebnisse jedoch nicht repliziert werden (Weinberger 1995).

Die Studie von Jakob u. Beckmann (1986) stellt möglicherweise einen Meilenstein in der Erforschung der laminären Organisation des entorhinalen Kortex dar. Jakob u. Beckmann untersuchten den entorhinalen Kortex in der Region der Amygdala und des Pes hippocampi, wo bei Post-mortem- und In-vivo-Untersuchungen die übereinstimmendsten

Befunde zu Minderungen des Gehirngewebes gefunden worden waren (Weinberger 1995). An Schnitten mit Nissl-Färbung fanden Jakob u. Beckmann (1986) eine Verminderung der Zellsysteme in den Schichten I und II, unvollständige neuronale Clusterbildung in normalen glomulären Strukturen in Schicht II und ein Vorkommen solcher Cluster in tieferen Schichten, in denen sie normalerweise nicht angetroffen werden. Diese Beobachtung könnte eine Unterbrechung der neuronalen Wanderung im Kortex während des 2. Schwangerschaftstrimenons anzeigen, in dem die Neuronen aus der periventrikulären Zone nach außen wandern, um ihr Zielgebiet, den Kortex, zu erreichen. Während dieses Prozesses müssen jüngere Neurone auf dem Weg zu höheren Schichten an älteren Nervenzellen vorbeiwandern (Rakic 1988). Jakob u. Beckmann vertraten die Ansicht, daß ihre Befunde eine Unterbrechung der Zellwanderung anzeigen könnten, bei der eine jüngere Generation der Nervenzellen in tieferen Schichten aufgehalten wird.

Replikationsversuche im entorhinalen Kortex

- widersprüchliche Ergebnisse

Mit der von Jakob u. Beckmann verwendeten Technik wiesen Arnold et al. (1991) ähnliche Normabweichungen nach, wie sie von Jakob u. Beckmann (1986) beschrieben worden waren. Zudem entdeckten sie bei ihren Untersuchungen Anomalien der entorhinalen Sulci. Wie Jakob u. Beckmann (1986) interpretierten sie ihre Ergebnisse als Anzeichen einer Fehlentwicklung des entorhinalen Kortex, die möglicherweise auf Störungen der Zellwanderung zurückzuführen ist. In mehreren Studien konnten diese Ergebnisse jedoch nicht repliziert werden. Hyde u. Saunders (1991) beobachteten, daß zunehmend kaudal gelegene Regionen des entorhinalen Kortex auch bei normalen Kontrollpersonen immer stärker so aussehen wie die von Jakob u. Beckmann (1986) beschriebenen Befunde bei schizophrenen Patienten. Diese Beobachtung zeigt, daß geringfügige Abweichungen in den untersuchten entorhinalen Arealen zu beträchtlichen Unterschieden in den zytoarchitektonischen Befunden führen können.

- Variationsbreite des entorhinalen Kortex

Eine Studie von Heinsen u. Gössman (1996) stützt die Hypothese, daß die Variationsbreite des menschlichen entorhinalen Kortex die Befunde zu möglichen neuronalen Fehlentwicklungen in den Gehirnen schizophrener Patienten in Frage stellen könnte. Die Autoren begründeten dies damit, daß in der rostromedialen Area entorhinalis örtlich umschriebene sog. „Prä-β-Cluster" auftreten, die von Jakob u. Beckmann (1986) möglicherweise als neuronale Entwicklungsstörungen fehlinterpretiert worden waren. Zudem fanden Heinsen u. Gössman (1996) im Gegensatz zu Arnold et al. (1991) kein gehäuftes Auftreten anomaler entorhinaler Sulci bei schizophrenen Patienten. Zwei Versuche, die Ergebnisse von Jakob u. Beckmann (1986) direkt zu replizieren, scheiterten und stützten somit die Annahme, daß ungeordnete Neuronenreihen in Oberflächenschichten schizophrener Patienten sich ebenso in der olfaktorischen Region von normalen Gehirnen gesunder Probanden finden (Akil u. Lewis 1997; Krimer et al. 1997). Diese Studien stehen nicht in Einklang mit der Hypothese, daß eine gestörte Zellwanderung kortikaler Neurone in den entorhinalen Kortex mit der Entstehung der Schizophrenie verbunden ist. Allerdings schließen sie ebensowenig das Vorhandensein anderer Störungen der neuronalen Organisation in diesem Gebiet aus.

Akbarian et al. (1993a) untersuchten vornehmlich die GABAergen Neurone, die das Enzym Nikotinamid-Adenin-Dinukleotid-Phosphat-Diaphorase (NADPH-d) in der oberen frontalen Gyrusregion des dorsolateralen präfrontalen Kortex exprimieren. Sie fanden eine geringere Anzahl von Neuronen in den kortikalen Schichten I–III und eine vermehrte Anzahl in den tiefen Schichten, ein Befund, der den Ergebnissen von Jakob u. Beckmann (1986) bezüglich des entorhinalen Kortex ähnelt. Vergleichbare Ergebnisse wurden von Benes et al. (1991b) berichtet, die kleine, wahrscheinlich GABAerge Zellen im präfrontalen Kortex und im Cingulum schizophrener Patienten untersuchten. Sie stellten eine Reduktion kleiner Neuronen in höheren Schichten und eine größere Anzahl in tieferen Schichten fest. Diese Befunde weisen möglicherweise auf eine Störung der neuronalen Wanderung zu höheren Rindenschichten während des 2. Schwangerschaftstrimenons hin (Weinberger 1995).

Zytoarchitektonische Abweichungen im frontalen Kortex

Bunney et al. (1993) konnten die Befunde von Benes et al. (1991b) nicht replizieren. Bei einer Untersuchung des lateralen temporalen Neokortex und des medialen limbischen Kortex bei Schizophrenen stellten Akbarian et al. (1993b) ähnliche zellarchitektonische Abweichungen der NADPH-d-Neurone fest wie im präfrontalen Kortex (Akbarian et al. 1993b). Während diese Anomalien jedoch im lateralen temporalen Kortex und im Hippocampus nachzuweisen waren, war der entorhinale Kortex unauffällig (Akbarian et al. 1993b). Möglicherweise beruht dieser Mißerfolg, die Ergebnisse von Jakob u. Beckmann (1986) zu replizieren, darauf daß Akbarian et al. (1993b) vorwiegend GABAerge Neurone untersuchten, während die von Jakob u. Beckmann (1986) erforschten entorhinalen Neurone der Schicht II in erster Linie glutamaterg waren. Allerdings finden sich Anomalien in der zellarchitektonischen Verteilung der NADPH-d-Neurone in anderen kortikalen Regionen (Akbarian et al. 1993a); auch der Mißerfolg anderer Forschergruppen, im entorhinalen Kortex zytoarchitektonische Anomalien nachzuweisen (Akil u. Lewis 1997; Krimer et al. 1997), spricht gegen die Hypothese eines Reifungsdefekts in den entorhinalen Kortizes schizophrener Patienten.

Replikationsversuche

Zusammenfassend läßt sich festhalten, daß mehrere Studien zur kortikalen Architektonik bei schizophrenen Patienten diskrete multifokale oder diffuse anatomische Normabweichungen nachweisen konnten, die als Folge dessen, was einem Gehirn erst nach der Geburt widerfahren könnte, nur schwer zu erklären sind (Weinberger 1996). Insbesondere deuten sie auf eine Unterbrechung der neuronalen Wanderung zu höheren kortikalen Schichten im 2. Schwangerschaftstrimenon hin. Die Studien sind jedoch z.T. widersprüchlich, und Versuche, die wichtigsten Ergebnisse zu replizieren, sind wiederholt fehlgeschlagen. Es sind deshalb weitere Untersuchungen nötig, bevor die gegenwärtigen Unsicherheiten ausgeräumt werden können (Weinberger 1995).

Neuronale Entwicklungsanomalien

3 Überlegungen zur Ätiologie

Die Ätiologie der angenommenen neuronalen Fehlentwicklung ist unbekannt. Es ist jedoch anzunehmen, daß mehrere genetische und Umweltfaktoren eine Rolle spielen. Neuere Studien stellten einen Zusammenhang zu Umwelteinflüssen, wie etwa Geburtskomplikation, Virusinfektion in utero und Mangelernährung her, der wenigstens bei einigen Patienten Gültigkeit haben könnte (O'Connell et al. 1997).

Geburtsanomalien

Bei einer abnormen fötalen Entwicklung kommt es häufig zu Geburtskomplikationen. Die Literatur zu diesem Thema läßt sich nur schwer interpretieren, da nur selten dieselben Methoden angewandt und Befunde repliziert wurden. Studien unter Verwandten sind wichtig, weil dabei der Unsicherheitsfaktor der mütterlichen Erinnerung weniger problematisch ist (Weinberger 1995). Innerhalb dieser Einschränkungen zeigte eine Vielzahl von Studien, daß bei Personen, die später an Schizophrenie erkrankten, tendenziell häufiger Komplikationen während Schwangerschaft und Geburt auftraten (McNeil 1988). Allerdings sind Geburtskomplikationen nur ein schwacher Prädiktor für eine Schizophrenie, denn bei ihrem Vorliegen steigt das Risiko für eine Schizophrenie um höchstens 1% (Goodman 1988).

Pränatale
fötale Anomalien
als mögliche
Ursachen für
Geburtskomplikationen

Perinatale Verletzungen sind typischerweise von einer nachfolgenden Gliose gekennzeichnet. Deshalb ist es unwahrscheinlich, daß Komplikationen während der Geburt direkt mit den oben beschriebenen neuropathologischen Befunden im Gehirngewebe schizophrener Patienten zusammenhängen (Knable u. Weinberger 1995). Statt dessen wurde die Hypothese aufgestellt, daß schon vorher bestehende fötale Anomalien die Wahrscheinlichkeit für Geburtskomplikationen erhöhen (Weinberger 1995). Diese Interpretation wurde bereits 1893 von Freud bezüglich der Zerebralparese vorgeschlagen.

Pränatale Virusexposition

Mednick et al. (1988) stellten eine Verbindung fest zwischen der Manifestation von Schizophrenie und der Influenza-A2-Epidemie 1957 in Helsinki. Die nachfolgend erkrankten Personen, die sich während des Höhepunkts der Epidemie im 2. Schwangerschaftstrimenon befanden, entwickelten zu einem signifikant höheren Prozentsatz schizophrene Psychosen. Diese Beobachtung regte eine Reihe von Folgestudien an, die in Europa und den Vereinigten Staaten das Risiko, nach einer möglichen vorgeburtlichen Influenzaexposition an Schizophrenie zu erkranken, erforschten. In etwas mehr als der Hälfte der Studien wurde dieser Zusammenhang bestätigt; jedoch wurden hierdurch höchstens 4% der Varianz erklärt (Weinberger 1995). Eine Einschränkung dieser Studien liegt darin, daß in der Regel nicht eine tatsächliche Infektion der Mutter dokumentiert wurde, sondern nur die Verbindungen zwischen dem allgemeinen Risiko der intrauterinen Influenzaexpositon und dem Risiko, im Erwachsenenalter an Schizophrenie zu erkranken, berichtet wurde.

Eine Studie bezog sich auf Kinder von Müttern, bei denen im 2. Schwangerschaftstrimenon eine Influenza diagnostiziert worden war. Für die Kinder dieser Mütter ergab sich dabei kein höheres Risiko, an Schizophrenie zu erkranken (Crow u. Done 1992). Die Studie wurde jedoch kritisiert, weil möglicherweise die Diagnose Schizophrenie nur unzureichend abgesichert worden war (Weinberger 1995). Zusammenfassend läßt sich sagen, daß die Literatur zur perinatalen Exposition zwar ein interessantes Thema berührt, aber keine abschließende Bewertung zuläßt.

Selbst wenn weitere Studien die Hypothese absichern würden, könnte eine virale Exposition höchstens für einen geringen Prozentsatz der Krankheitsfälle verantwortlich sein (Weinberger 1995).

Ein weiterer äußerer Risikofaktor wurde in einer Studie von Susser u. Lin (1992) herausgestellt. Sie erforschten eine niederländische Geburtenkohorte, die bei der Blockade der Niederlande durch die Nazis einem extremen Hungerzustand ausgesetzt worden war. Sie stellten bei Personen, die in den ersten zwei Schwangerschaftsmonaten unter schweren Hungerzuständen gelitten hatten, eine doppelt so hohe spätere Manifestation schizophrener Erkrankungen fest wie bei Probanden, die dieser Situation nicht ausgesetzt waren. Wie im Fall der Influenzaexposition, ist eine schwere Mangelernährung in utero ein ungewöhnliches Beispiel einer pränatalen milieubedingten Belastung und kommt als Ursache höchstens für sehr wenige Erkrankungsfälle in Betracht. Doch stützt die statistisch abgesicherte Verknüpfung einer intrauterinen Beeinträchtigung mit dem erhöhten Risiko, an Schizophrenie zu erkranken, die Hypothese, daß bestimmte Störungen des intrauterinen Milieus dazu beitragen, den Boden für eine schizophrene Erkrankung im Erwachsenenalter vorzubereiten (Weinberger 1995).

Pränatale Mangelernährung

Es herrscht allgemeine Übereinstimmung darüber, daß genetische Faktoren die Anfälligkeit für Schizophrenie erhöhen. Da annähernd 30% des Genoms im Gehirn exprimiert werden und viele Gene während diskreter Phasen der Hirnentwicklung an- und abgeschaltet werden, wurde angenommen, daß genetische Faktoren zur zerebralen Fehlentwicklung bei der Schizophrenie führen könnten. Unterschiedliche Mechanismen wie etwa primäre genetische Defekte oder eine gesteigerte Vulnerabilität gegenüber intrauterinen oder perinatalen milieubedingten Belastungen werden diskutiert. Da es keine aktuellen Befunde gibt, die die Schizophrenie mit einer Auffälligkeit in einem bekannten, zur Hirnentwicklung in Beziehung stehenden Gen in Verbindung bringen, bedarf es zur Unterstützung dieser Hypothesen noch weiterer Forschung (Weinberger 1995; O'Connell et al. 1997).

Genetische Faktoren

4 Hypothetische Mechanismen zur verzögerten Manifestation psychotischer Symptome

Wenn die Schizophrenie mit einer frühen Entwicklungsstörung des Gehirns zusammenhängt, müssen die möglicherweise bestehenden Mechanismen für ein verspätetes Einsetzen der klinischen Erkrankung erklärt werden. Es wurde angenommen, daß sich die psychotischen Symptome entweder aufgrund eines zusätzlichen, unabhängigen pathologischen Prozesses oder im Rahmen einer Interaktion zwischen einer statischen residualen neuronalen Entwicklungsstörung und normalen Entwicklungsabläufen manifestieren. Die Annahme eines zusätzlichen, unabhängig auftretenden pathologischen Prozesses, der etwa im Alter des Krankheitsbeginns einsetzt, erscheint jedoch als unwahrscheinlich. (Weinberger 1995).

Normale Hirnentwicklung vs. sekundärer pathologischer Prozeß

Neurologische Analogien	Bei bestimmten neurologischen Erkrankungen läßt sich beobachten, daß die Wahrscheinlichkeit des Auftretens psychotischer Symptome mit dem Zustand der Hirnentwicklung in Beziehung steht, selbst wenn sich die neuropathologischen Veränderungen mit dem Lebensalter nicht verändern. Die metachromatische Leukodystrophie beispielsweise bewirkt eine Unterbrechung der Verbindungen zwischen den kortikalen Regionen und führt fast ausschließlich nur dann zu psychotischen Symptomen, wenn die Patienten zwischen 13 und 30 Jahre alt sind. Tritt die metochromatische Leukodystrophie jenseits dieses kritischen Alters auf, werden psychotische Symptome so gut wie nie festgestellt. Dieses Beispiel zeigt, daß eine Unterbrechung der Verbindungen zwischen den kortikalen Regionen zur Manifestation psychotischer Symptome führen kann, wenn sie mit einer bestimmten Phase der Hirnentwicklung in Wechselbeziehung tritt (Weinberger 1995).
Präfrontale Dysfunktion	Studien mit bildgebenden Verfahren unter bestimmten Bedingungen wie etwa dem *Wisconsin Card Sorting Test* zeigten eine Hypoaktivität des präfrontalen Kortex. Die Hypoaktivität war nach Amphetamingabe reversibel, was auf den Ausgleich eines präfrontalen Dopamindefizits hinweist (Daniel et al. 1991). Weinberger (1987) stellte die Hypothese auf, daß eine Dysfunktion des präfrontalen Kortex mit kognitiven Defiziten und negativen Symptomen assoziiert ist und zu einer Enthemmung der subkortikalen Dopaminausschüttung führt, was mit dem Auftreten positiver Symptome in Zusammenhang stehen könnte. Auf diese Weise könnte ein präfrontales Dopamindefizit auf einer neuronalen Entwicklungsstörung beruhen und dazu führen, daß die Regulation der subkortikalen dopaminergen Übertragung versagt.
Kortikal-subkortikale dopaminerge Dysregulation in Tiermodellen	In bestimmten Tiermodellen führt eine präfrontale dopaminerge Läsion zur Enthemmung der subkortikalen Dopaminausschüttung, vor allem bei Streßbelastung. Die Wirkung ist jedoch nicht anhaltend, und es wurde keine verzögerte Manifestation des Beginns der dopaminergen Dysregulation beobachtet (Deutch 1992). Andererseits bleibt eine neonatale Läsion des medialen temporolimbischen Kortex bei Ratten bis zur Pubertät klinisch stumm. Nach der Pubertät zeigen die Ratten mit neonataler temporolimbischer Läsion eine übermäßige Reaktion auf Dopaminagonisten und Streßbelastungen in der Umwelt. Diese Verhaltensauffälligkeiten werden durch antidopaminerge Medikamente gebessert (Weinberger u. Lipska 1995). Diese Ergebnisse zeigen, daß eine neonatal erworbene Läsion des medialen temporalen Kortex zum verzögerten Einsetzen einer streßinduzierten Dysfunktion der dopaminergen Übertragung führen kann.
Streßinduzierte Stimulation der dopaminergen Übertragung	Studien an Rhesusaffen zeigen mögliche Mechanismen auf, durch die belastende Umweltfaktoren eine Störung der dopaminergen Übertragung auslösen können, wenn bei den Primaten eine neonatale temporolimbische Läsion vorliegt. Durch Streßbelastung kann bekanntermaßen eine Dopaminausschüttung ausgelöst werden, besonders im Bereich des präfrontalen Kortex (Abercrombie et al. 1989). Die präfrontale monoaminerge Stimulation reduziert die subkortikale Dopaminausschüttung bei gesunden erwachsenen Affen und bei Affen, die im Erwachsenenalter eine Läsion des medialen temporalen Kortex erhalten haben (Kolachana et al.

1995). Auf der anderen Seite zeigen erwachsene Affen mit einer neonatalen Läsion des medialen temporalen Kortex Anzeichen für eine Enthemmung der striatalen dopaminergen Übertragung, was auf einer Störung der präfrontalen Regulation der subkortikalen Dopaminausschüttung zu beruhen scheint (Saunders et al. 1998; Heinz et al. 1999). Die präfrontale Regulationsstörung der subkortikalen Dopaminausschüttung könnte durch eine Dysfunktion der hemmenden GABAergen Interneurone des präfrontalen Kortex bedingt sein (Bachneff 1991), als deren Folge eine Enthemmung glutamaterger Projektionen zu den dopaminergen Neuronen des Mittelhirns auftritt (Taber et al. 1995).

Olney u. Farber (1996) nahmen an, daß eine Dysfunktion der GABAergen Interneurone auf einer Hypofunktion der N-Methyl-D-Aspartat-(NMDA-)Rezeptoren beruhen könnte, die bereits bei der Geburt im sich entwickelnden menschlichen Gehirn besteht. Eine GABAerge Medikation bessert jedoch schizophrene Symptome nicht, und in Tierversuchen zeigte sich bei neonatal induzierter Dysfunktion der NMDA-Rezeptoren eine Gliose, die bei der Schizophrenie fehlt (Olney u. Farber 1995; Knable u. Weinberger 1995). Was auch immer im einzelnen die Ursache sein mag, eine frühe entwicklungsbedingte Fehlverbindung zwischen dem temporolimbischen und dem präfrontalen Kortex könnte zu einer stimulusabhängigen Enthemmung der subkortikalen dopaminergen Übertragung führen, die sich z. Z. der Adoleszenz manifestiert, wenn die kortikal-subkortikalen Verbindungen neu organisiert werden (Anderson et al. 1995) und die Belastungen des eigenständigen Erwachsenenlebens auftreten (Weinberger 1987).

– Hypofunktion
der NMDA-Rezeptoren

5 Schlußfolgerungen

Die neuronale Entwicklungshypothese der Schizophrenie hat sich in den letzten Jahren als heuristisch nützlicher Ansatz für die Schizophrenieforschung erwiesen. Sie wurde angeregt durch die Beobachtung der statischen Ausprägung der Ventrikelvergrößerung und der Reduktion des Hirngewebes bei In-vivo-Untersuchungen sowie durch den Befund der fehlenden Gliose bei neuropathologischen Untersuchungen. Durch die neuronale Entwicklungshypothese wurden neue Forschungsrichtungen initiiert, beispielsweise in der entwicklungsbezogenen Neurobiologie und der klinischen Epidemiologie. Auf ihrem Boden wurden auch Tiermodelle zentraler neurobiologischer Konstellationen des Syndroms entwickelt, die zur neurobiologischen Plausibilität der Hypothese beitrugen.

Bedeutung
der neuronalen
Entwicklungshypothese

Widersprüche bestehen noch im Bereich der Befunde zur neuropathologischen Entwicklung, die entweder indirekt sind oder auf Studien mit mehrdeutigen Ergebnissen basieren. Weitere Forschung ist nötig, um diesen Grundstein der neuronalen Entwicklungshypothese der Schizophrenie zu stützen oder als falsch zu erweisen.

Uneindeutige Befunde
zur neuropathologischen
Entwicklung

6 Literatur

*Abercrombie ED, Keefe KA et al. (1989) Differential effects of stress on in vivo dopamine release in striatum, nucleus accumbens, and medial prefrontal cortex. J Neurochem 52:1655–1658

Akbarian S, Bunney WE, Potkin SG et al. (1993a) Altered distribution of nicotine-adenine dinucleotide phosphate-diaphorase cells in frontal lobe of schizophrenics implies disturbance of cortical development. Arch Gen Psychiatry 50:169–177

Akbarian S, Vinuela A, Kim JJ et al. (1993b) Distorted distribution of nicotine-adenine dinucleotide phosphate-diaphorase cells in temporal lobe of schizophrenics implies anomalous cortical development. Arch Gen Psychiatry 50:178–187

Akil M, Lewis DA (1997) Cytoarchitecture of the entorhinal cortex in schizophrenia. Am J Psychiatry 154:1010–1012

Andreasen NC, Flashman L, Flaum M et al. (1994a) Regional brain abnormalities in schizophrenia measured with magnetic resonance imaging. JAMA 272:1763–1769

Andreasen NC, Arndt S, Swayze V 2nd et al. (1994b) Thalamic abnormalities in schizophrenia visualized through magnetic resonance image averaging. Science 266:294–298

Anderson SA, Classey JD, Conde F et al. (1995) Synchronous development of pyramidal neuron dendritic spines and parvalbumin immuno-reactive chandelier neuron axon terminals in layer III of monkey prefrontal cortex. Neuroscience 67:19–22

Arnold SE, Hyman BT, Van Hoesen GW, Damasio AR (1991) Some cytoarchitectural abnormalities of the entorhinal cortex in schizophrenia. Arch Gen Psychiatry 48:625–632

Bachneff SA (1991) Positron emission tomography and magnetic resonance imaging: a review and a local circuit neurons hypo(dys)function hypothesis of schizophrenia. Biol Psychiatry 30:857–886

Bartley AJ, Jones DW, Torrey EI et al. (1993) Sylvian fissure asymmetries in monozygotic twins: a test of laterality in schizophrenia. Biol Psychiatry 34:869–874

Benes FM, Sorensen I, Bird ED (1991a) Reduced neuronal size in posterior hippocampus of schizophrenic patients. Schizophr Bull 17:597–608

Benes FM, McSparren J, Bird ED et al. (1991b) Deficits in small interneurons in prefrontal and cingulate cortices of schizophrenic and schizoaffective patients. Arch Gen Psychiatry 48:996–1001

Bleuler E (1911) Dementia praecox oder die Gruppe der Schizophrenien. Springer, Berlin

Bogerts B, Meertz E, Schonfeldt-Bausch R (1985) Basal ganglia and limbic system pathology in schizophrenia. A morphometric study of brain volume and shrinkage. Arch Gen Psychiatry 42:784–791

Bogerts B, Ashtari M, Degreef G et al. (1990) Reduced temporal limbic structure volumes on magnetic resonance images in first-episode schizophrenia. Psychiatr Res Neuroimaging 35:1–13

Bracha HS, Torrey EF, Gottesman II et al. (1992) Second-trimester markers of fetal size in schizophrenia: a study of monozygotic twins. Am J Psychiatry 149:1355–1361

Bunney WE, Akbarian S et al. (1993) Gene expression for glutamatergic acid decarboxylase is reduced in prefrontal cortex of schizophrenics. Neurosci Abs 19:199

Chi JG, Dooling EC, Gilles FH (1977) Gyral development of the human brain. Ann Neurol 1:86–93

Conrad AJ, Abebe T, Austin R et al. (1991) Hippocampal pyramidal cell disarray in schizophrenia as a bilateral phenomenon. Arch Gen Psychiatry 48:413–417

Crow TJ, Done DJ (1992) Prenatal exposure to influenza does not cause schizophrenia. Br J Psychiatry 161:390–393

*Crow TJ, Ball J, Bloom SR et al. (1989) Schizophrenia as an anomaly of development of cerebral asymmetry. A post-mortem study and a proposal concerning the genetic basis of the disease. Arch Gen Psychiatry 46:1145–1150

Daniel DG, Weinberger DR, Jones DW et al. (1991) The effect of amphetamine on regional cerebral blood flow during cognitive activation in schizophrenia. J Neurosci 11:1907–1917

Davis JO, Bracha HS (1996) Famine and schizophrenia: first-trimester malnutrition or second-trimester beriberi. Biol Psychiatry 40:1–3

**Deutch AY (1992) The regulation of subcortical dopamine systems by the prefrontal cortex: interactions of central dopamine systems and the pathogenesis of schizophrenia. J Neural Transm [Suppl] 36:61–69

Done DJ, Crow TJ, Johnstone EC, Sacker A (1994) Childhood antecendents of schizophrenia and affective illness: social adjustment at ages 7 and 11. Br Med J 309:699–703

Falkai P, Bogerts B (1995) The neuropathology of schizophrenia. In: Hirsch SR, Weinberger DR (eds) Schizophrenia. Blackwell, Oxford, pp 477–493

Feinberg I (1982–1983) Schizophrenia: caused by a fault in programmed synaptic elimination during adolescence? J Psychiatr Res 17:319–334

Freud S (1893) Zur Kenntnis der cerebralen Diplegien des Kindesalters. (Gesammelte Werke, Bd 1, Fischer, Frankfurt am Main, 1977, S 477–479)

Goodman R (1988) Are complications of pregnancy and birth causes of schizophrenia? Dev Med Child Neurol 30:391–395

Gruzelier J, Seymour K, Wilson L, Jolley A, Hirsch S (1988) Impairments on neuropsychologic tests of temporohippocampal and frontohippocampal functions and word fluency in remitting schizophrenia and affective disorders. Arch Gen Psychiatry 45(7):623–629

Hecker E (1871) Die Hebephrenia. Arch Pathol Anat Physiol Klin Med 52:394

Heckers S, Heinsen H, Heinsen YC, Beckmann H (1990) Limbic structures and lateral ventricle in schizophrenia. Arch Gen Psychiatry 47:1016–1022

Heinsen H, Gössmann E (1996) Variability in the human entorhinal region may confound neuropsychiatric diagnoses. Acta Anat 157:226–237

Heinz A, Saunders RC, Kolachana BS et al. (1999) Disinhibition of subcortical dopaminergic neurotransmission in rhesus monkeys with neonatal mesial temporal lesions. Synapse 32:71–79

Hyde TM, Saunders RC (1991) The entorhinal cortex in humans: a cytoarchitectonic and comparative study with non-human primates. Neurosci Abs 17:143

**Jakob H, Beckmann H (1986) Prenatal development disturbances in the limbic allocortex in schizophrenics. J Neural Transm 65:303–326

Jones P, Rodgers B, Murray R, Marmot M (1994) Child development risk factors for adult schizophrenia in the British 1946 birth cohort. Lancet 344:1398–1402

Knable MB, Weinberger DR (1995) Are mental diseases brain diseases? The contribution of neuropathology to understanding of schizophrenic psychoses. Eur Arch Psychiatry Clin Neurosci 245:224–230

Kolachana BS, Saunders RC, Weinberger DR (1995) Augmentation of prefrontal cortical monoaminergic activity inhibits dopamine release in the caudate nucleus: an in vivo neurochemical assessment in the rhesus monkey. Neurosci 69:859–868

Kovelman JA, Sheibel AB (1984) A neurohistological correlate of schizophrenia. Biol Psychiatry 19:1601–1621

Kraepelin E (1899) Psychiatrie: Ein Lehrbuch für Studierende und Ärzte. Barth, Leipzig

Krimer LS, Herman MM, Saunders RC et al. (1997) A qualitative and quantitative analysis of the entorhinal cortex in schizophrenia. Cereb Cortex 7:732–739

Kulynych JJ, Vladar K, Fautic BD et al. (1996) Normal asymmetry of the planum temporale in patients with schizophrenia: three-dimensional cortical morphometry with MRI. Br J Psychiatry 166:742–749

Lieberman J, Jody D, Geisler S et al. (1993) Time course and biological correlates of treatment response in first-episode schizophrenia. Arch Gen Psychiatry 50:369–376

Mednick SA, Machon RA, Huttunen MO, Bonnett D (1988) Adult schizophrenia following prenatal exposure to an influenza epidemic. Arch Gen Psychiatry 45:189–192

McNeil (1988) Obstetric factors and perinatal injuries. In: Tsuang MT, Simpson JC (eds) Handbook of schizophrenia, vol 3. Nosology, epidemiology and genetics. Elsevier, Amsterdam, pp 319–344

Murray RM, Lewis SW et al. (1988) The neurodevelopmental origins of dementia praecox. In: Bebbington P, McGuffin P (eds) Schizophrenia: the major issues. Heinman, London, pp 90–107

Myslobodsky MS, Weinberger DR (1987) Brain CT asymmetry in schizophrenia and sighting dominance. In: Takahashi R, Florman, Henry P, Gruzelier J, Niwa S (eds) Cerebral dynamics, laterality and psychopathology. Elsevier, Amsterdam, pp 439–448

Neumann CS, Grimes K, Walker EF, Baum K (1995) Developmental pathways to schizophrenia: behavioral subtypes. J Abnorm Psychol 104:558–566

*O'Connell P, Woodruff PWR, Wright I et al. (1997) Developmental insanity or dementia praecox: was the wrong concept adopted? Schizophr Res 23:97–106

Olney JW, Farber NB (1996) Glutamate receptor dysfunction and schizophrenia. Arch Gen Psychiatry 52:998–1007

Owen MJ, Lewis SW, Murray RM (1988) Obstetric complications and schizophrenia: a computed tomographic study. Psychol Med 18:331–339

Rakic P (1988) Specification of cerebral cortical areas. Science 241:170–176

Raz S, Raz N (1990) Structural brain abnormalities in the major psychoses: a quantitative review of the evidence from computerized imaging. Psychol Bull 108:93–108

Reveley AM, Reveley MA, Clifford CA, Murray RM (1982) Cerebral ventricular size in twins discordant for schizophrenia. Lancet ii:540–541

Roberts GW (1991) Schizophrenia: a neuropathological perspective. Br J Psychiatry 158:8–17

**Saunders RC, Kolachana BS et al. (1998) Neonatal lesions of the mediotemporal lobe disrupt prefrontal cortical regulation of striatal dopamine. Nature 393:169–171

Schlaepfer TE, Harris GJ, Tien AJ et al. (1994) Decreased regional cortical gray matter volume in schizophrenia. Am J Psychiatry 151:842–848

Shenton ME, Kikinis R, Jolesz FA et al. (1992) Abnormalities of the left temporal lobe and thought disorder in schizophrenia. N Engl J Med 327:604–612

Suddath RL, Christison GW, Torrey EF et al. (1990) Cerebral anatomical abnormalities in monozygotic twins discordant for schizophrenia. N Engl J Med 322:789–794

Susser ES, Lin SP (1992) Schizophrenia after prenatal exposure to the Dutch Hunger Winter of 1944-1945. Arch Gen Psychiatry 49/12:983–988

*Taber MT, Das S, Fibiger HC (1995) Cortical regulation of dopamine release: mediation via the ventral tegmental area. J Neurochem 65:1407–1410

Torrey EF, Taylor EH, Bracha HS et al. (1994a) Prenatal origin of schizophrenia in a subgroup of discordant monozygotic twins. Schizophr Bull 20:423–432

Torrey EF, Bowler AE et al. (1994b) Schizophrenia and manic depression disorders: the biological roots of mental illness as revealed by a landmark study of identical twins. Basic, New York

Van Horn JD, McManus JC (1992) Ventricular enlargement in schizoophrenia: a meta-analysis of studies of the ventricular brain ration (VBR). Br J Psychiatry 160:687–697

Walker E, Lewine R (1990) Prediction of adult-onset schizophrenia from childhood home movies of the patients. Am J Psychiatry 147:1052–1056

Walker EF, Savoie T, Davis D (1994) Neuromotor precursors of schizophrenia. Schizophr Bull 20:441–451

Walker EF, Lewine R, Neumann L (1996) Childhood behavioral characteristics and adult brain morphology in schizophrenia. Schizophr Res 22:93–101

*Weinberger DR (1987) Implications of normal brain development for the pathogenesis of schizophrenia. Arch Gen Psychiatry 44:660–669

Weinberger DR (1995) Schizophrenia as neurodevelopmental disorder. In: Hirsch SR, Weinberger DR (eds) Schizophrenia. Blackwell, Oxford, pp 293–323

Weinberger DR (1996) On the plausibility of 'The Neurodevelopmental Hypothesis' of schizophrenia. Neuropsychopharmacology 14:1S–11S

Weinberger DR, Lipska BK (1995) Cortical maldevelopment, antipsychotic drugs, and schizophrenia: a search for common grounds. Schizophr Res 16:87–110

Weinberger DR, Torrey EF, Neophytides AN, Wyatt RJ (1979) Lateral cerebral ventricular enlargement in chronic schizophrenia. Arch Gen Psychiatry 36:735–738

Weinberger DR, Cannon-Spoor E, Potkin SG et al. (1980) Poor premorbid adjustment and CT scan abnormalities in chronic schizophrenia. Am J Psychiatry 137:1410–1413

Zipursky RB, Marsh L, Kom KO et al. (1994) Volumetric MRI assessment of temporal lobe structures in schizophrenia. Biol Psychiatry 35:501–516

KAPITEL 5

Schizophrenie: Störungen der Hemisphärenlateralisierung

H. SAUER und M. WEISBROD

1 Einleitung

Physiologisch bedingte
Hemisphärenasymmetrie

Die Hemisphärenasymmetrie hat sich wahrscheinlich im Zuge der Evolution herausgebildet und ist nicht nur beim Menschen nachweisbar, sondern auch schon bei Primaten, Ratten und Vögeln. Bereits beim „Peking-Mann" vor 500 000 Jahren und auch beim Neandertaler vor etwa 50 000 Jahren bestand eine Extension der rechten Hemisphäre vorn und der linken Hemisphäre hinten. Vermutlich hat die zunehmende Spezialisierung jeder Hemisphäre zu einem größeren Repertoire von Funktionen geführt, als es bei symmetrischen Hemisphären möglich gewesen wäre (Kertesz u. Naeser 1994). Der erste Nachweis einer lateralisierten Hirnfunktion gelang Broca (1863), der den Zusammenhang zwischen linkshemisphärischen Läsionen und Aphasien erkannte.

Spezialisierung
der Hemisphären

In den vergangenen Jahrzehnten sind umfangreiche Studien zur lateralisierten Hirnfunktion durchgeführt worden. Deutlich wurde, daß tatsächlich die Sprache und auch die Händigkeit die am deutlichsten lateralisierten Funktionen darstellen. Spezialisierungen der Hemisphären wurden aber auch untersucht bezüglich Aufmerksamkeit, visueller und akustischer Perzeption, der Affektivität und der autonomen Regulation (Hellige 1993). Wenngleich eine Gegenüberstellung der Funktionen der linken und der rechten Hemisphäre angesichts der Komplexität problematisch erscheint, ist wiederholt vertreten worden, daß die linke Hemisphäre effektiver sei bei kognitiven Aufgaben, die einen Vergleich von Stimuli voraussetzten, die rechte Hemisphäre hingegen beim Vergleich und bei der Integration unterschiedlicher Merkmale. Ein Überblick über die im letzten Jahrhundert der linken oder rechten Hemisphäre zugeschriebenen Funktionen wird in Tabelle 1 gegeben.

Schizophrenie als Störung
der linken Hemisphäre?

Bereits im 19. Jh. wurden erste Vermutungen geäußert, daß schizophrene Symptome eher mit links- als mit rechtsseitigen zerebralen Störungen in Beziehung stehen (vgl. z.B. Crichton-Browne 1879). Über längere Zeit haben diese Hypothesen im psychiatrischen Denken eine vergleichsweise geringe Rolle gespielt, bis Mitte der 70er Jahre Befunde zunächst in neuropsychologischen (Flor-Henry 1976; Gruzelier u. Venables 1974), später in bildgebenden und neuropathologischen Studien erhoben wurden, nach denen linkshemisphärische Auffälligkeiten bzw. eine Abschwächung der physiologischen Asymmetrie anzunehmen ist. Die strukturel-

Tabelle 1.
Hypothesen zu den Unterschieden der hemisphärischen Funktionen in den letzten 130 Jahren. (Nach Cutting 1990)

Zeit	Linke Hemisphäre	Rechte Hemisphäre
1860–1910	Sprache, Motorik	Unbestimmt, komplexe Wahrnehmung
1950	Sprache	Räumlich
1960	Verbal und analytisch	Nonverbal und synthetisch
1970–heute	Analytisch	Holistisch
	Serielle Verarbeitung	Parallele Verarbeitung
	Detailorientiert	Gestaltorientiert
	Logisch	Kreativ
	Rational	Emotional, affektiv

len sowie auch die funktionellen Befunde wurden von mehreren Autoren (vgl. z.B. Crow et al. 1989; Jaynes 1976) in ätiopathogenetische Konzepte der Schizophrenie einbezogen, was eine Vielzahl von aufschlußreichen Studien zur Folge hatte und kontroverse Diskussionen auslöste.

Während die strukturellen Befunde von Bogerts u. Falkei (Kap. 10, Bd. 1) behandelt werden, soll im Folgenden ein Überblick über die funktionellen Befunde, insbesondere bezüglich Händigkeit, Sprache, räumlicher und emotionaler Wahrnehmung sowie über Ergebnisse aus funktionell bildgebenden Untersuchungen bei Schizophrenien gegeben werden, wobei aus Platzgründen nur die u.E. wichtigsten Arbeiten Berücksichtigung finden können.

2 Händigkeit

Zur Einschätzung der alterierten Hemisphärenasymmetrie ist die Händigkeit als Parameter herangezogen worden. Die ersten Studien erbrachten uneinheitliche Ergebnisse, was aber möglicherweise darauf zurückzuführen ist, daß sie dichotom zwischen Rechts- und Linkshändigkeit unterschieden. Dabei ist viel wahrscheinlicher, daß die Händigkeit eine kontinuierliche Variable darstellt, von eindeutiger Rechts- über gemischte bis zu eindeutiger Linkshändigkeit. In der Folge wurde die gemischte Händigkeit als dritte Kategorie in den Untersuchungen berücksichtigt, was zu einer besseren Übereinstimmung der verschiedenen Studien führte.

Händigkeit als kontinuierliche Variable

Mittlerweile ist gesichert, daß gemischte Händigkeit bei Schizophrenen häufiger ist als bei Kontrollpersonen: Beispielsweise bestimmten Nelson et al. (1993) eine Häufigkeit von 43% bei Patienten im Vergleich zu 14,3% bei Kontrollen, Cannon et al. (1995) berichteten von 34,4 versus 11,6%. Bei gemischter Händigkeit wechseln Schizophrene bei Durchführung einer Aufgabe häufiger die ausführende Hand (Gorynia u. Uebelhack 1992).

Häufigeres Vorkommen gemischter Händigkeit bei Schizophrenien

Satz u. Green (1999) wählten einen anderen methodischen Ansatz und bestimmten, in welche Richtung die Händigkeit bei schizophrenen Patienten verschoben ist: In 14 Studien fanden sie eine Verschiebung nach links, in 7 keine eindeutige und in 2 eine Verschiebung nach rechts. Aufgrund dieser Befunde ist anzunehmen, daß bei Schizophrenien die eindeutige Rechtshändigkeit vermindert ist und eine Verschiebung der Händigkeit zur linken Seite besteht. Bei komplexen motorischen Aufgaben tendieren gemischthändige Patienten jedoch wieder zur Lateralisierung nach rechts, so daß sich unter diesen Bedingungen die gemischte Händigkeit um bis zu 50% reduziert (Nelson et al. 1993). Nach einer einzigen sehr umfangreichen Studie von Flemminger et al. (1977) an jeweils 800 Patienten und Kontrollpersonen sind männliche Schizophrene seltener rechtshändig als weibliche.

Verschiebung der Händigkeit nach links

Zwischen der alterierten Händigkeit (in früheren Studien häufig als Linkshändigkeit bezeichnet) einerseits und klinischen Befunden sowie

Zusammenhang von alterierter Händigkeit und Symptomatik

Symptomatik andererseits bestehen Zusammenhänge: Nach Tyler et al. (1995) weisen linkshändige (n=94) im Vergleich zu rechtshändigen Schizophrenen (n=592) häufiger Geburtsschwierigkeiten, stärkere kognitive und Verhaltensauffälligkeiten in der Kindheit und vermehrt persistierende akustische Halluzinationen auf. In der Studie von Cannon et al. (1995) war die gemischte Händigkeit mit der Chronifizierung der Psychose assoziiert, aber die genetische Belastung im Vergleich zu rechtshändigen Patienten trendhaft vermindert, weshalb die Autoren die gemischte Händigkeit auf eine neuronale Entwicklungsstörung zurückführten. In weiteren Studien wurde ein Zusammenhang von gemischter Händigkeit und kognitiven Auffälligkeiten sowie einer vergrößerten „ventricle-brain-ratio" beschrieben (vgl. Satz u. Green 1999). Manoach et al. (1994) fanden bei Schizophrenen Linkshändigkeit mit formalen Denkstörungen (bei Männern) und mit Störungen der Sprachfunktionen assoziiert, so daß nach ihrer Auffassung die atypische Händigkeit ein Marker einer linkshemisphärischen Störung ist.

3 Weitere Aspekte der Motorik

Alterierte Lateralisierungseffekte bei motorischer Stimulation in der fMRT

Besonders aufschlußreich ist die Untersuchung der Motorik anhand bildgebender Verfahren, da aufgrund der lokalisatorischen Möglichkeiten genauer zur Frage der Lateralisierung Stellung genommen werden kann. Mittels der funktionellen Magnetresonanztomographie (fMRT) beschrieben Schröder et al. (1995) bei Gesunden unter Finger-Daumen-Opposition eine Aktivierung der kontralateralen supplementär-motorischen Region und bilateral (links stärker als rechts) des sensomotorischen Kortex. Schizophrene hingegen zeigten eine reduzierte Aktivierung und einen umgekehrten Lateralisierungseffekt. In einer weiteren fMRT-Studie an schizophrenen Patienten fanden Mattay et al. (1997) eine verstärkte ipsilaterale Aktivierung in den primär sensomotorischen und den lateral prämotorischen Regionen sowie ebenfalls einen verminderten Lateralisierungsquotienten. Die Autoren erklärten diese Befunde mit einem Zusammenbruch der interhemisphärischen Hemmung, die unter physiologischen Bedingungen über glutamaterge Neurone mit Projektionen über das Corpus callosum mit Anschluß an das GABAerge System die funktionelle Lateralisierung ermögliche.

4 Sprache

Sprache und linke Hemisphäre

In gleicher Weise wie die Händigkeit ist auch die Sprache als Parameter der funktionellen Lateralisierung herangezogen worden, da sprachliche Funktionen weitgehend als Leistungen der linken Hemisphäre aufgefaßt wurden. Der Anteil der rechten Hemisphäre ist erst in den vergangenen Jahren stärker beachtet worden. In der Schizophrenieforschung war Flor-Henry (1976) einer der ersten Autoren, der aufgrund von sprachgebundenen neuropsychologischen Leistungsstörungen schizophrener Patienten eine linkshemisphärische Störung annahm. Diese Hypothese ist in vielen nachfolgenden Studien überprüft worden. Dabei machten sich zahlreiche Autoren zunutze, daß bei der Mehrzahl der Normalpersonen sprachliche Stimuli schneller und/oder genauer von der linken Hemisphäre verarbeitet werden, unabhängig davon, ob die Stimuli optisch oder akustisch dargeboten werden. Bei akustischer Stimulation wird die bessere Verarbeitung sprachlicher Stimuli, die dem rechten Ohr präsentiert und somit zunächst linkshemisphärisch bearbeitet werden, als Rechtsohrvorteil bezeichnet.

Nach der Mehrzahl der Studien ist dieser Rechtsohrvorteil bei Schizophrenien reduziert, wobei diese Verminderung an das Vorliegen florider Symptome – insbesondere akustischer Halluzinationen – gebunden ist (Bruder et al. 1995). Dieser Befund entspricht Ergebnissen aus bildgebenden Untersuchungen, nach denen links temporal lokalisierte Sprachzentren bei akustischen Halluzinationen aktiviert sind (Dierks et al. 1999). Andererseits weist der verminderte Rechtsohrvorteil bei remittierten Patienten (Wexler et al. 1991), „High-risk"-Kindern (Hallet u. Green 1983) und Eltern schizophrener Patienten (Grosh et al. 1995) darauf hin, daß diese Auffälligkeit möglicherweise auch einen „trait" darstellt und genetisch kontrolliert wird.

Störungen der linkshemisphärischen Sprachfunktionen bei Schizophrenien

Für eine linkshemisphärische Störung spricht auch, daß schizophrene Patienten vermehrt ungewöhnliche semantische Assoziationen produzieren (Bleuler 1911) und v. a. bei denkgestörten Patienten der Kontextbezug sprachlicher Äußerungen gelockert ist. Weisbrod et al. (1998) konnten mittels tachistoskopischer Untersuchungen nachweisen, daß diese bei schizophrenen Patienten beobachtete überschießende Aktivierung semantischer Assoziationen tatsächlich auf eine fehlende Fokussierung der semantischen Aktivierung in der linken Hemisphäre zurückzuführen ist.

Wie neuere Studien gezeigt haben, ist die Sprache jedoch keine ausschließlich linkshemisphärische Leistung. So erkennt und generiert die rechte Hemisphäre Prosodie und ist maßgeblich an der Erfassung emotionaler Aspekte von Sprache sowie am Verständnis von Metaphern und Witzen beteiligt. Rechtshemisphärische Sprachleistungen sind bei Schizophrenen unseres Wissens aber nur in einer einzigen Studie untersucht worden (Spitzer 1993). In dieser Untersuchung wurden Gesunden und Patienten Sprichworte und anschließend Worte präsentiert, die sich auf den abstrakten und metaphorischen Bedeutungsinhalt der Sprichworte bezogen. Bei Gesunden war das Erkennen dieser Worte erleichtert, bei Schizophrenen jedoch nicht, was auf eine rechtshemisphärische Störung hinweist.

Störungen der rechtshemisphärischen Sprachfunktionen

Sprache erfordert darüber hinaus die Integration der Leistungen beider Hemisphären, die auf jeweils unterschiedliche Funktionen spezialisiert sind. In diesem Kontext sind ältere Ergebnisse unverändert von Interesse, nach denen schizophrene Patienten die Übereinstimmung binaural dargebotener verbaler Stimuli nur schlecht beurteilen können (Beaumont u. Diamond 1973). Auch können sie Geschichten dann besser erfassen, wenn sie monoaural und nicht binaural dargeboten werden (Green u. Kotenko 1980). Diese Befunde legen nahe, daß auch die fehlerhafte Integration der sprachlichen Leistungen beider Hemisphären zu den sprachgebundenen Auffälligkeiten schizophrener Patienten beitragen können.

Störungen der Integration der Sprachfunktionen beider Hemisphären

5 Räumliche Wahrnehmung und Gesichtererkennen

Uneinheitliche Ergebnisse der räumlichen Wahrnehmung bei Schizophrenien

Mittels der neuropsychologischen Leistungen der räumlichen Wahrnehmung und des Gesichtererkennens erfolgte häufig die Beurteilung rechtshemisphärischer Funktionen, da die rechte Hemisphäre der linken in der räumlichen Wahrnehmung, beim Erkennen von Mustern (Warrington u. Rabin 1970) und bei der Beurteilung der räumlichen Ausrichtung und der Entfernung (Benton u. Tranel 1993) überlegen ist. Beispielsweise fanden Borod et al. (1993), daß schizophrene Patienten mit Negativsymptomen beim Erkennen regelmäßiger abstrakter Muster *(Visual Matrices Test)* ebenso stark beeinträchtig waren wie Patienten mit rechtshemisphärischen Hirnschädigungen. Allerdings konnten 2 weitere Studien beim interhemisphärischen Vergleich keinen Verlust der Überlegenheit der rechten Hemisphäre bei räumlichen Aufgaben finden (Connolly et al. 1979; Gur 1978).

Uneinheitliche Ergebnisse beim Gesichtererkennen

Das Erkennen von Gesichtern wird ebenfalls überwiegend der rechten Hemisphäre zugeschrieben (Rizolatti et al. 1971). Bereits Conrad (1958) hatte auf die Physiognomisierung der Umwelt im Beginn schizophrener Psychosen hingewiesen. In 2 der vorliegenden Arbeiten war tatsächlich bei schizophrenen Patienten der physiologische Vorteil der rechten gegenüber der linken Hemisphäre beim Gesichtererkennen nicht gefunden worden (Borod et al. 1993; White et al. 1998), was als Funktionsstörung der rechten Hemisphäre interpretiert werden kann. Doch liegen auch 2 weitere Studien mit gegenteiligem Ergebnis vor (Ellis et al. 1993; George u. Neufeld 1987).

Eingeschränkte Fähigkeit beim Erfassen des emotionalen Ausdrucks von Gesichtern

Das Erkennen des emotionalen Ausdrucks von Gesichtern scheint eindeutiger als das einfache Gesichtererkennen eine rechtshemisphärische Funktion zu sein (Borod et al. 1986). Nach zahlreichen Studien weisen schizophrene Patienten ein diesbezügliches Defizit auf, das offenbar unabhängig von der Fähigkeit ist, Gesichter oder allgemeine räumliche Muster zu erkennen (Borod et al. 1993). Wahrscheinlich stellt diese Störung überwiegend einen „trait" dar, wofür z. B. die Befunde von Wölwer et al. (1996) und Addington u. Addington (1998) sprechen, die Patienten auch in Remission untersuchten.

Mittels Studien, die sowohl sprachliche als auch visuell-räumliche Leistungen prüften, läßt sich das Ergebnis dieser neuropsychologischen Untersuchungen (s. auch Kap. 8 in diesem Band) gut zusammenfassen: Bei schizophrenen Patienten sind die sprachlichen Funktionen regelmäßig stärker beeinträchtigt als die visuell-räumlichen, was für eine linkshemisphärische Betonung der neuropsychologischen Einbußen spricht (Flor-Henry 1976; Ragland et al. 1999). Angesichts des in der Studie von Ragland et al. (1999) nachgewiesenen geschlechtsspezifischen Unterschiedes müssen zukünftige Studien diese Aspekte verstärkt berücksichtigen.

6 Frühe akustische Informationsverarbeitung

In Kap. 9, Bd. 1, zur Neurophysiologie sind die EEG-Befunde und Untersuchungen zu ereigniskorrelierten Potentialen dargestellt worden, die auf Störungen der Hemisphärenlateralisierung bei Schizophrenen hinweisen. Im Folgenden sollen 3 Magnetenzephalographie-(MEG-)Studien ausführlicher besprochen werden, da sich diesbezüglich weitere aufschlußreiche Befunde ergaben. In allen 3 Beiträgen wurden funktionelle interhemisphärische Unterschiede dadurch nachgewiesen, daß nach Stimulierung mittels eines Tons über beiden Ohren die neuromagnetischen Felder abgeleitet und die nach etwa 100 ms im Bereich des primären auditiven Kortex generierte M100 bestimmt wurde. Die M100 kann als Dipol charakterisiert und mittels des interhemisphärischen Dipolvergleichs zur Hemisphärenlateralisierung Stellung genommen werden. Es wurde somit die frühe akustische Informationsverarbeitung untersucht.

Reite et al. (1997) bestimmten mit einem 7-Kanal-MEG-System zunächst bei Gesunden die Lokalisation der M100-Dipole und fanden, daß die neuroanatomische Quelle der M100 in der rechten Hemisphäre stärker anterior lokalisiert war als links und daß diese Asymmetrie bei Frauen geringer war als bei Männern. Bei männlichen Schizophrenen war diese Asymmetrie nicht nachweisbar, bei weiblichen hingegen stärker ausgeprägt als bei weiblichen Kontrollpersonen. Reite und Mitarbeiter sprachen daraufhin von einer geschlechtsspezifischen Störung der Hemisphärenlateralisierung, die möglicherweise ihren Ursprung in der intrauterinen Entwicklung unter dem Einfluß von Östrogenen habe. In einer Studie mittels eines 31-Kanal-Systems (Hajek et al. 1997a,b) waren die Ergebnisse zur Lokalisation der Dipole allerdings nicht so eindeutig, bezüglich der Orientierung der Dipole, die zuverlässiger zu messen ist, jedoch in der Tendenz vergleichbar: Eine Dipolabweichung gegenüber gleichgeschlechtlichen Kontrollen war bei männlichen Schizophrenen linkshemisphärisch nachweisbar, bei weiblichen Schizophrenen rechtshemisphärisch. Auf die verschiedenen Erklärungsmöglichkeiten der Befunde kann hier jedoch nicht näher eingegangen werden (vgl. hierzu Sauer et al. 1998).

In der 3. Studie (Tihonen et al. 1998) fanden sich ebenfalls Hinweise für eine Umkehr der zerebralen Asymmetrie, allerdings nur bei 32% der Patienten, wobei dieser Befund nach weiteren Berechnungen überwiegend durch linkshemisphärische Alterationen zustande kam. Bei 16% der Patienten war die Asymmetrie hingegen stärker ausgeprägt als bei Kontrollen, so daß nach Auffassung der Autoren die Entwicklung der Hirnasymmetrie bei schizophrenen Patienten fehlreguliert ist. Die umgekehrte Asymmetrie war im übrigen mit einem höheren allgemeinen Psychopathologiescore assoziiert.

Bei Wertung dieser Studien ist zu betonen, daß anhand der MEG ausschließlich die kortikale Antwort auf Reize bestimmt wird. Die 3 Studien sprechen insgesamt für Lateralitätsunterschiede zwischen Männern und Frauen und Schizophrenen und Kontrollen. Nicht geklärt ist jedoch, welche ätiopathogenetische Bedeutung die Alteration der M100-Quelle hat. Es könnte sich um einen rein anatomischen Index handeln; die Befunde wären dann wahrscheinlich, wie von Reite vermutet, Ausdruck einer unter dem Einfluß von Geschlechtshormonen erfolgten Störung der Hemisphärenlateralisation in utero zwischen der 20. und 30. Woche. Es ist jedoch nicht ausgeschlossen, daß die Dipolauffälligkeiten durch die Erkrankung selbst oder deren Behandlung entstehen. Diese Frage könnte an „High-risk"-Kindern oder ersterkrankten Patienten beantwortet werden.

7 Aufmerksamkeit

Störungen der Aufmerksamkeit sind seit Kraepelin und Bleuler für das Verständnis der Schizophrenie von zentraler Bedeutung gewesen und stellen zweifellos ein besonders komplexes Phänomen dar. Im Folgenden werden aufgrund der hohen räumlichen Auflösung fMRT-Studien besprochen, in denen der Durchblutungsanstieg während der Durchführung der Testaufaufgabe quantifiziert wird. Problematisch ist bisher, daß die verwandten Paradigmen nicht nur Aufmerksamkeit, sondern meist auch andere kognitive Funktionen erfordern.

Komplexität der Erfassung von Aufmerksamkeitsprozessen

Die Komplexität der Erfassung von Aufmerksamkeitsprozessen veranschaulicht die an Gesunden mittels der fMRT durchgeführte Untersuchung von Peterson et al. (1999). Unter dem *Stroop-Test*, der als Wort-Farb-Interferenztest auch eine Impulskontrollkomponente beinhaltet, traten Aktivierungen v.a. im anterioren Gyrus cinguli und mesiofrontalen Kortex auf. Sie waren korreliert mit der Aktivität in verschiedenen anderen Hirnarealen, die mit der sensorischen Wahrnehmung, dem Sprachverständnis, der Vigilanz, dem Arbeitsgedächtnis, der Auswahl von Antworten sowie der Planung und Durchführung motorischer Funktionen in Verbindung gebracht worden sind. Es ließen sich zudem Hinweise dafür finden, daß verschiedene Aufmerksamkeitssysteme existieren, wobei der Gyrus cinguli diese wahrscheinlich koordiniert und integriert (s. Kap. 7 in diesem Band). Hinweise für eine Lateralisierung bei Gesunden fanden sich nicht.

Diskrete Hinweise auf eine rechtshemisphärische Störung bei Schizophrenien

In einer weiteren fMRT-Untersuchung, in der allerdings nur eine Einschichttechnik verwandt wurde, setzten Häger et al. (1998) den *Continous Performance Test (CPT)* ein, der in „High-risk"-Studien zur Trennung von später schizophren Erkrankten und Gesunden beitrug. Mittels des *CPT* wird die Daueraufmerksamkeit, aber in der eingesetzten Version auch das Arbeitsgedächtnis geprüft. Aktivierungen zeigten sich in dieser Studie v.a. rechtsseitig im mesiofrontalen Kortex, im Gyrus cinguli, im dorsolateralen präfrontalen Kortex sowie bilateral im Thalamus. Die gleiche Arbeitsgruppe unternahm auch den Vergleich mit Schizophrenen (Volz et al. 1999). Schizophrene wiesen eine verminderte Aktivierung im rechten mesiofrontalen Kortex, im rechten Gyrus cinguli und im linken Thalamus auf. Die weitere Analyse zeigte, daß der verminderte Durchblutungsanstieg überwiegend unabhängig von der Testleistung war.

Wenngleich erst einzelne Studien vorliegen und diese als vorläufig anzusehen sind, wird deutlich, daß bei komplexen Leistungen wie der Aufmerksamkeit multiple Hirnregionen aktiviert werden und daß unterschiedliche Aufmerksamkeitssysteme existieren, von denen ein System stärker rechtslateralisiert zu sein scheint und auch bei Schizophrenen überwiegend rechtslateralisierte Aktivierungsstörungen erkennen läßt.

8 Zusammenfassung

Wie die besprochenen Studien zeigen, sind die Ergebnisse zur Frage der Hemisphärenlateralisierung bei Schizophrenien keineswegs einheitlich. Für eine linkshemisphärische Störung sprechen die hirnmorphologischen Befunde (Kap. 10, Bd. 1), EEG-Studien (Kap. 9, Bd. 1) und von den hier dargestellten funktionellen Untersuchungen v. a. die Studien, in denen Händigkeit und Sprache untersucht wurden. Weitere Hinweise für eine linkshemisphärische Störung und einer hierin begründeten Aufhebung der physiologischen Hemisphärenasymmetrie entstammen MEG-Studien, in denen die frühe akustische Informationsverarbeitung quantifiziert wurde. Andererseits existieren aber bezüglich Aufmerksamkeit, räumlicher Wahrnehmung, Erkennen des emotionalen Ausdrucks von Gesichtern und Sprache auch Anhaltspunkte für eine Störung der rechten Hemisphäre, die allerdings weniger konsistent sind als die linkshemisphärischen Befunde. Auch existieren mehrere methodisch adäquate Studien zu rechtshemisphärischen Funktionen, in denen bei schizophrenen Patienten keine Auffälligkeiten nachgewiesen wurden, so daß insgesamt mehr Evidenzen für eine links- als für eine rechtshemisphärische Funktionsstörung vorliegen.

Bei Schizophrenien ausgeprägtere links- als rechtshemisphärische Störung

Der Rückschluß von Funktionsstörungen, die einer Hemisphäre zugeschrieben werden, bzw. von funktionellen Untersuchungsergebnissen, die Auffälligkeiten in einer Hemisphäre anzeigen, auf eine tatsächliche Störung in der jeweiligen Hemisphäre kann allerdings nur mit Einschränkung erfolgen, da die Auswirkungen der interhemisphärischen Konnektivität und deren Störungen bisher nicht ausreichend verstanden sind. Zudem hat sich in den letzten Jahren herausgestellt, daß zahlreiche Variablen die Ergebnisse von Studien zur Hemisphärenlateralisierung beeinflussen. So interagiert die Störung der Hemisphärenlateralisierung beispielsweise nach den MEG-Studien insofern mit dem Geschlecht, als bei männlichen Schizophrenen linkshemisphärische Alterationen nachgewiesen wurden, bei weiblichen möglicherweise rechtshemisphärische. Die Hemisphärenlateralisierung wird ferner von psychopathologischen Merkmalen beeinflußt, was sich z. B. im Einfluß der akustischen Halluzinationen auf die Verminderung des Rechtsohrvorteils ausdrückt. Auch die Akuität der Erkrankung hat einen Einfluß und moduliert die Störung der Hemisphärenlateralisierung, wie z. B. die Befunde zur gemischten Händigkeit belegen, welche in der akuten Psychose häufiger ist als in Remission.

Störung der Lateralisierung abhängig von zahlreichen Variablen

Für die Alterationen der Hemisphärenlateralisation sind unterschiedliche Erklärungen vorgeschlagen worden. So nimmt Crow (1997) z. B. an, daß ein im homologen Bereich des X-Chromosoms lokalisiertes Gen, das für die Ausdifferenzierung der Hemisphärenspezialisierung verantwortlich ist, mit Schizophrenie in ätiopathogenetischem Zusammenhang steht.

Ätiopathogenetische Modelle

Diese Hypothese muß derzeit aber noch als spekulativ angesehen werden. Plausibler erscheint es, die Lateralisierungsstörung im Rahmen einer neuronalen Entwicklungsstörung zu verstehen, wie sie derzeit als Ursache für die späteren hirnmorphologischen und funktionellen Auffälligkeiten bei Schizophrenien ganz generell angenommen wird (Kap. 4 in diesem Band). Aufgrund verschiedener Hinweise kommt es zu dieser Entwicklungsstörung des Gehirns wahrscheinlich im 2. Trimenon der Schwangerschaft und damit in der Zeitperiode, in der sich auch die Lateralisierung des Gehirns ausbildet. Daß die linke Hemisphäre stärker betroffen ist als die rechte, kann darauf zurückzuführen sein, daß intrauterin die linke Hemisphäre eine langsamere Reifung zeigt als die rechte (Saugstad 1998) mit der Folge einer größeren Vulnerabilität gegenüber genetisch bedingten oder exogenen Schädigungen (Bracha 1991).

Komplexität pathogenetischer Modelle der Schizophrenie

Die derzeitigen pathogenetischen Modelle der Schizophrenie sind komplexer geworden und beziehen sich nicht mehr nur auf zirkumskripte Dysfunktionen wie die Hypofrontalität oder die temporofrontale Dyskonnektivität. In dem Modell der „kognitiven Dysmetrie" (Andreasen et al. 1998) wird beispielsweise eine Störung vernetzter Systeme zwischen frontalen, thalamischen und zerebellären, neuerdings auch temporalen (Andreasen 1999) Hirnarealen angenommen. Trotz der zunehmenden Komplexität der Modelle können die Befunde zur Hemisphärenlateralisierung aber bisher nicht integriert werden. Dies wird sich auch zukünftig als schwierig erweisen, weil unter gestörter Lateralität nicht mehr eine einzige, alle Hirnregionen und -funktionen betreffende Alteration verstanden werden kann, wie die dargelegten Befunde zeigen. Das weitere Studium der Hemisphärenlateralisierung, das zukünftig gesondert nach unterschiedlichen Strukturen und Funktionen erfolgen muß, wird somit eher dazu beitragen, die Komplexität der schizophrenen Störung zu verdeutlichen. Es eröffnet aber auch die Möglichkeit, zu einem besseren Verständnis von verschiedenen klinischen Merkmalen und Symptomen zu gelangen, deren Ausprägung bzw. deren Auftreten überhaupt an Störungen der Lateralisierung gebunden ist.

9 Literatur

Addington J, Addington D (1998) Facial affect recognition and information processing in schizophrenia and bipolar disorder. Schizophr Res 32:171–181

Andreasen N (1999) Prefrontal circuitry in the normal brain and in schizophenia. (World Congress of Psychiatry, Hamburg, 6.–11.8.1999)

*Andreasen NC, Paradiso S, O'Leary DS (1998) „Cognitive dysmetria" as an integrative theory of schizophrenia: a dysfunction in cortical-subcortical-cerebellar circuitry? Schizophr Bull 24:203–218

Beaumont JG, Diamond SJ (1973) Brain disconnection and schizophrenia. Br J Psychiatry 123:661–663.

Benton A, Tranel D (1993) Visuoperceptual, visuospatial, and visuoconstructive disorders. In: Heilman KM, Valenstein EV (eds) Clinical neuropsychology. Oxford Univ Press, New York Oxford, pp 165–213

Bleuler E (1911) Dementia praecox. Deuticke, Leipzig, Wien

Borod J, Koff E, Lorch MP, Nicholas M (1986) The expression and perception of facial emotion in brain-damaged patients. Neuropsychologia 24:169–180

Borod JC, Martin CC, Alpert M, Brozgold A, Welkowitz J (1993) Perception of facial emotion in schizophrenic and right brain-damaged patients. J Nerv Ment Dis 181:494–502

Bracha HS (1991) Etiology of structural asymmetry in schizophrenia: An alternative hypothesis. Schizophr Bull 17:551–552

Broca P (1863) Localisation des fonctions cérébrales. Siège du language articulé. Bull Soc Anthropol Paris 4:300–304

Bruder G, Rabinowicz E, Towey J et al. (1995) Smaller right ear (left hemisphere) advantage for dichotic fused words in patients with schizophrenia. Am J Psychiatry 152:932–935

Cannon H, Byrne M, Cassidy B, Larkin C, Horgan R, Sheppard Noel P, O'Callaghan E (1995) Prevalence and correlates of mixed-handedness in schizophrenia. Psychiatry Res 59:119–125

Connolly JF, Gruzelier JH, Kleinman KM, Hirsch SR (1979) Lateralized abnormalities in hemisphere-specific tachistoscopic tasks in psychiatric patients and controls. In: Gruzelier J, Flor-Henry P (eds) Hemisphere asymmetries of function in psychopathology. Elsevier, Amsterdam, pp 491–509

Conrad K (1958) Die beginnende Schizophrenie: Versuch einer Gestaltanalyse des Wahns. In: Conrad K, Scheid W, Weitbrecht HJ (eds) Sammlung psychiatrischer und neurologischer Einzeldarstellungen. Thieme, Stuttgart, S 1–165

Crichton-Browne J (1879) On the weight of the brain and its component in the insane. Brain 2:42–67

Crow TJ (1997) Is schizophrenia the prize that homo sapiens pays for language? Schizophr Res 28:127–141

*Crow TJ, Ball J, Bloom SR, Brown R (1989) Schizophrenia as an anomaly of development of cerebral asymmetry. Arch Gen Psychiatry 46:1145–1150

Cutting J (1990) The right cerebral hemisphere and psychiatric disorders. Oxford Univ Press, Oxford

Dierks T, Linden DEJ, Jandl M, Formisano E, Goebel R, Lanfermann H, Singer W (1999) Activation of Heschl's gyrus during auditory hallucinations. Neuron 22:615–621

Ellis HD, Pauw KW de, Christodoulou GN, Papageorgiou L, Milne AB, Joseph AB (1993) Responses to facial and non-facial stimuli presented tachistoscopically in either or both visual fields by patients with the Capgras delusion and paranoid schizophrenics. J Neurol Neurosurg Psychiatry 56:215–219

Fleminger JJ, Dalton R, Standage KF (1977) Handedness in psychiatric patients. Br J Psychiatry 131:444–452

*Flor-Henry P (1976) Lateralized temporal-limbic dysfunctions and psychopathology. Ann N Y Acad Sci 280:777–797

George L, Neufeld RWJ (1987) Attentional resources and hemispheric functional asymmetry in schizophrenia. Br J Clin Psychology 26:35–45

Gorynia I, Uebelhack R (1992) Functional motor asymmetries correlated with clinical findings in unmedicated schizophrenic patients. Eur Arch Psychiatry Clin Neurosci 242:39–45

Green P, Kotenko V (1980) Superior speech comprehension in schizophrenics under monaural versus binaural conditions. J Abnorm Psychology 89/3:399–408

Grosh E, Docherty NM, Wexler BE (1995) Abnormal laterality in schizophrenics and their parents. Schizophr Res 14:155–160

Gruzelier JH, Venables PH (1974) Bimodality and lateral asymmetry of skin conductance orienting activity in schizophrenics: Replication and evidence of lateral asymmetry in patients with depression and disorders of personality. Biol Psychiatry 8:55–73

Gur RE (1978) Left hemisphere dysfunction and left hemisphere overactivation in schizophrenia. J Abnorm Psychology 2:226–238

Häger F, Volz HP, Gaser C, Mentzel HJ, Kaiser WA, Sauer H (1998) Challenging the anterior attentional system with a continuous performance task: a functional magnetic resonance imaging approach. Eur Arch Psychiatry Clin Neurosci 248:161–170

Hajek M, Huonker R, Boehle C, Volz HP, Nowak H, Sauer H (1997a) Abnormalities of auditory evoked magnetic fields and structural changes in the left hemisphere of male schizophrenics – a MEG-MRI study. Biol Psychiatry 42:609–616

Hajek M, Boehe C, Huonker R, Volz HP, Nowak H, Schrott P, Sauer H (1997b) Abnormalities of auditory evoked magnetic fields in the right hemisphere of schizophrenic females. Schizophr Res 24:329–332

Hallet S, Green P (1983) Possible defects of interhemispheric integration in children of schizophrenics. J Nerv Ment Dis 171:421–425

Hellige JB (1993) Hemispheric asymmetry. Harvard Univ Press, Cambridge/MA

Jaynes J (1976) The origin of consciousness in the breakdown of the bicameral mind. Houghton Mifflin, Boston

Kertesz A, Naeser MA (1994) Anatomical asymmetries and cerebral lateralization. In: Kertesz A (ed) Localization and neuroimaging in neuropsychology. Academic Press, San Diego, pp 213–244

Manoach DS (1994) Handedness is related to formal thought disorder and language dysfunction in schizophrenia. J Clin Exp Neuropsychol 16:2–14

Mattay VS, Callicott JH, Bertolino A, et al. (1997) Abnormal functional lateralization of the sensorimotor cortex in patients with schizophrenia. Neuroreport 8:2977–2984

Nelson LD, Satz P, Green M, Cicchetti D (1993) Re-examining handedness in schizophrenia: now you see it – now you don't! J Clin Exp Neuropsychol 15:149–158

Peterson BS, Skudlarski P, Gatenby JC, Zhang H, Anderson AW, Core JC (1999) An fMRI study of stroop word-color interference: evidence for cingulate subregions subserving multiple distributed attentional systems. Biol Psychiatry 45:1237–1258

*Ragland D, Gur RE, Klimas BC, McGrady N, Gur RC (1999) Neuropsychological laterality indices of schizophrenia: interactions with gender. Schizophr Bull 25:79–89

Reite M, Sheeder J, Teale P et al. (1997) Magnetic source imaging evidence of sex differences in cerebral lateralization in schizophrenia. Arch Gen Psychiatry 54:433–440

Rizolatti B, Umlita C, Berlucchi G (1971) Opposite superiorities of the right and left cerebral hemispheres in discriminative reaction time to physiognomical and alphabetic material. Brain 94:431–442

Satz P, Green MF (1999) Atypical handedness in schizophrenia: Some methodological and theoretical issues. Schizophr Bull 25:63–78

Sauer H, Rosburg T, Kreitschmann-Andermahr I, Volz HP, Huonker R, Nowak H, Hajek M (1998) Geschlechtsspezifische Unterschiede der Hemisphärenlateralisation bei Schizophrenien? Nervenarzt 69:249–256

Saugstad LF (1998) Cerebral lateralisation and rate of maturation. Int J Psychophysiol 28:37–62

Schröder J, Wenz F, Baudendistel K, Schad LR, Knopp MV (1995) Sensorimotor cortex supplement motor area changes in schizophrenia. Br J Psychiatry 167:197–201

Spitzer M (1993) The psychopathology, neuropsychology, and neurobiology of associative and working memory in schizophrenia. Eur Arch Psychiatry Clin Neurosci 243:57–70

Spitzer M, Braun U, Maier S, Hermle L, Maher BA (1993) Indirect semantic priming in schizophrenic patients. Schizophr Res 11:71–80

Tiihonen J, Katila H, Pekkonen E et al. (1998) Reversal of cerebral asymmetry in schizophrenia measured with magnetoencephalography. Schizophr Res 30:209–219

Tyler M, Diamond J, Lewis S (1995) Correlates of left-handedness in a large sample of schizophrenic patients. Schizophr Res 18:37–41

Volz HP, Gaser C, Häger F et al. (1999) Decreased frontal activation in schizophrenics during stimulation with the continuous performance test – a functional magnetic resonance imaging study. Eur Psychiatry 14:17–24

Warrington EK, Rabin P (1970) Perceptual matching in patients with cerebral lesions. Neuropsychologia 8:475–487

Weisbrod M, Maier S, Harig S, Himmelsbach U, Spitzer M (1998) Lateralized semantic and indirect semantic priming effects in people with schizophrenia. Br J Psychiatry 172:142–146

Wexler BE, Giller EI, Southwick S (1991) Cerebral laterality, symptoms and diagnosis in psychotic patients. Biol Psychiatry 29:103–116

White MS, Maher BA, Manschreck TC (1998) Hemispheric specialization in schizophrenics with perceptual aberration. Schizophr Res 32:161–170

Wölwer W, Streit M, Polzer U, Gaebel W (1996) Facial affect recognition in the course of schizophrenia. Eur Arch Psychiatry Clin Neurosci 246:165–170

KAPITEL 6

Neuropathologie der „endogenen" Psychosen

H. BECKMANN

Hermann Jakob zum 80. Geburtstag gewidmet
Ich bedanke mich bei Frau Sabine Voß für ihre engagierte und kompetente Hilfe bei
der Herstellung des Manuskripts.

1 Einleitung

Historische Entwicklung

Während genetische, biochemische, (sozio)psychologische und analytische Methoden weitgehend die Ätiologieforschung im Bereich der schizophrenen Erkrankungen beherrschen, sind erst in jüngerer Zeit auch neuropathologische Forschungsarbeiten vermehrt publiziert worden. Dabei hatte die Suche nach „spezifischen" anatomisch-histologischen Veränderungen bei Psychosen schon um die Jahrhundertwende eingesetzt. Fokale neuronale Ausfälle, sog. „Lückenfelder" (Alzheimer 1897; Josephy 1923; Fünfgeld 1952) wurden allerdings später auch bei Untersuchungen mit adäquaten Kontrollgruppen durch Dunlap (1928), Spielmeyer (1930) und Peters (1937) nachgewiesen und galten danach nur als Variationen von neuronalen Altersveränderungen, komplizierenden Erkrankungen und terminalen Zuständen. Erst anläßlich des 1. Internationalen Neuropathologenkongresses in Rom 1952 wurden dann Fragen der Histopathologie der Schizophrenie wieder aufgeworfen.

Pathologische Anatomie der Psychosen

Hier wiederholten Cécile und Oskar Vogt und deren Schüler frühere Befunde und führten als neue Kriterien ihrer Pathologie der Schizophrenie die sog. „Schwunderkrankung" und fettige Degeneration der Neurone an (Vogt u. Vogt 1952). Vor allem Peters (1956, 1967) äußerte sich betont kritisch gegenüber diesen Befunden an zentralen Kerngebieten, wie dem dorsomedialen Kern des Thalamus, dem Pallidum und dem vorderen Gyrus cinguli. Er faßte diese Veränderungen als präparatorische Artefakte oder agonale Zellveränderungen auf. Dem ist es wohl im wesentlichen zuzuschreiben, daß die Forschung auf dem speziellen Gebiet der pathologischen Anatomie der Psychosen in den damals zuständigen Instituten fast völlig zum Erliegen kam. Selbst als möglicher Ausgangspunkt für die Grundlagenforschung der Schizophrenie wurde die pathologische Anatomie nicht einmal mehr erwähnt. Trotzdem war, allerdings nurmehr vereinzelt, die Schizophrenie noch ein Gegenstand neuropathologischer Forschung. Keiner der erhobenen Befunde erschien jedoch so spezifisch und konstant, daß er als klinisch relevanter Grundprozeß bezeichnet werden konnte (Jellinger 1985).

Bedeutung der histologischen Technik

Für die kritische Beurteilung der pathologisch-anatomischen Befunde ist die genaue Kenntnis der angewandten Technik erforderlich. Schon bei der Herausnahme des Gehirns ist, ebenso wie bei der Lagerung, jeder Druck zu vermeiden. Lagerung und Zugabe von Wasser können an den Neuronen homogene Veränderungen bis hin zu trüben Schwellungen bewirken (Cammermeyer 1967; Lindenberg u. Haymaker 1982), die oft von unerfahrenen Untersuchern als pathologisch angesehen werden (Hyden u. Hartelius 1948). Das in letzter Zeit gängige Verfahren der Fixation des Gehirns in Formalin über mehrere Monate hat zwar den Vorteil eines nahezu unveränderten Volumens, jedoch kommt es durch die lange Fixationszeit zumindest im Nissl-Präparat zur Verwaschenheit der Strukturen und auch zu Artefakten (Benes 1988; Casanova u. Kleinman 1990), so daß sich dieses Material nur noch zur Volumetrie eignet. Deshalb sollten unbedingt artifizielle Veränderungen im Parenchym durch histologische Untersuchungen ausgeschlossen werden. Post-mortem-Intervall, Schrumpfungskorrekturfaktoren, Variationen im Schnittwinkel können ebenfalls erhebliche Differenzen bei quantitativen Untersuchungen zur Folge haben.

Die Inkongruenz vieler Befunde kann verschiedene Ursachen haben. Neben den bereits erwähnten spielt auch die differente Herkunft der histologischen Präparate eine ausschlaggebende Rolle. Von den großen Sammlungen, die sich für solche Untersuchungen eignen, stehen die Vogtsche Sammlung in Düsseldorf und die Yakovlev Collection in Washington DC, USA, im Vordergrund. Die Präparate dieser Sammlungen unterscheiden sich wesentlich, da diejenigen der Yakovlev Collection in Celloidin und diejenigen der Vogtschen Sammlung in Paraffin eingebettet wurde. Bei der Celloidinmethode ist das Vorgehen bei der Einbettung für das Gewebe wesentlich schonender als bei Paraffin. Durch die sehr langsame Entwässerung fehlen Schrumpfung und andere Artefakte fast völlig, die Lipide bleiben relativ gut erhalten. Dagegen schrumpft das Gewebe bei Paraffin stärker und die Lipide lösen sich während des Einbettungsprozesses fast völlig auf (Blackwood 1976).

Sammlungen histologischer Präparate und technische Besonderheiten

Diese komplexen methodischen Zusammenhänge mögen erklären, warum anatomisch-histologische Forschung auf dem Gebiet der sog. endogenen Psychosen nur von sehr wenigen Wissenschaftlern betrieben wird. Die ersten, heute als gesichert anzusehenden morphologischen Befunde im Gehirn bei Schizophrenie verdanken wir der Radiologie (s. Abschn. 3.2). Zunächst nahm man unter dem Eindruck pneumenzephalographischer, echoenzephalographischer und später auch computertomographischer Studien bei chronisch Schizophrenen eine unbekannte Atrophie oder Degeneration als wesentlichen pathogenetischen Faktor an. Es zeigte sich eine meist asymmetrische, regional betonte Erweiterung der beiden Seitenventrikel, des 3. Ventrikels und eine ebenfalls lokal unterschiedliche Erweiterung der Hirnfurchen.

Erste gesicherte Befunde

2 Makroskopische Veränderungen

Die eher diskreten makroskopischen Veränderungen des Gehirns bei Schizophrenen sind nicht in allen Fällen anzutreffen. Meist handelt es sich um eine allgemeine Volumenverminderung des gesamten Gehirns bei Patienten mit affektiven Störungen im Verlgeich zu normalen Kontrollpersonen. Diese Volumenminderung ist verbunden mit einer Reduktion der Gesamtlänge des Gehirns und einer Erweiterung der Seitenventrikel (Crow et al. 1989). Das Gehirn zeigt allgemein Schwankungen von erniedrigtem (Pakkenberg 1987) bis hin zu normalem Gewicht (Bogerts et al. 1990), was auf unterschiedliche makroskopische Formen zurückgehen mag. So fand sich auch mit stereologischen Methoden meist ein reduziertes Volumen bei Schizophrenie (Pakkenberg 1987, 1989). Im Vergleich von leukotomierten und nichtleukotomierten Gehirnen waren nur das Mark und die zentralen grauen Formationen reduziert, die Neuronenzahl im Neokortex jedoch nicht vermindert (Pakkenberg 1993). Allerdings fand sich das Volumen der Rinde reduziert, so daß der Verdacht aufkam, das Neuropil könne für die Volumenreduktion verantwortlich sein. Von anderer Seite wurden mit der gleichen Methode bei Schizo-

Allgemeine Volumenminderungen

phrenen keine signifikanten derartigen Veränderungen in Rinde oder Mark gefunden (Heckers et al. 1991).

Entwicklungsanomalien

In einer quantitativen Post-mortem-Studie an 35 Gehirnen von Schizophrenen wurde eine signifikante Reduktion der Länge der linken Fissura Sylvii gefunden, die normal anatomisch eine deutliche Längendifferenz gegenüber der rechten aufweist. Dies und auch die Vergrößerung des Unterhorns des linken Seitenventrikels könnte als Ausdruck einer Entwicklungsanomalie gedeutet werden (Crow et al. 1992; Falkai et al. 1992).

Anomalien der Schläfenlappenwindungen

Bei 108 Fällen chronischer Schizophrenie inklusive 4 Fällen von manisch-depressiver Krankheit betrafen die makroskopischen Abweichungen überwiegend die mittlere und untere Schläfenlappenwindung. Die Asymmetrie war dabei weit überwiegend auf der linken Seite festzustellen (Jakob u. Beckmann 1989; Beckmann u. Jakob 1991). Es ergaben sich 2 unterschiedliche Gruppen:

- *Typ 1* bot bei normalem Hirngewicht lediglich ein gestörtes Windungsmuster des linken Schläfenlappens, wobei die Gyri temporalis inferior und medius nicht in sagittaler, sondern in schräger Richtung von kaudal unten nach rostral oben gegen die obere Schläfenlappenwindung zu verliefen. Sie waren meist durch mehrere vertikal verlaufende Furchen unterbrochen.
- Gehirne vom *Typ 2* waren bei leicht reduziertem Gewicht von etwa 1100–1150 g durch eine abnorme Konfiguration charakterisiert. Sie waren in der Regel kleiner, mit abgestumpftem Frontalhirn und einer Tendenz zur Mikro- oder Brachyenzephalie. Die Schläfenlappenwindungen waren meist plump, die Oberfläche glatt, ohne das sonst übliche Feinrelief. Diese eher unspezifischen Anomalien findet man auch unter anderen Bedingungen, beispielsweise bei Oligophrenie oder multiplen kongenitalen Anomalien (Le Mire et al. 1975; Jakob u. Beckmann 1989).

Nachweise durch MRT-Studien

Dies konnte durch eine dreidimensionale Oberflächendarstellung des Gehirns mittels Magnetresonanztomographie (MRT) an 15 schizophrenen Patienten und 15 Kontrollpersonen in vivo bestätigt werden. Die qualitative Analyse ging mehr von den Furchen aus und zeigte v. a. auf der linken Seite eine mehr vertikale Orientierung der Furchen im linken Schläfenlappen mit einem unterbrochenen Verlauf, der durch quer verlaufende Windungen bedingt ist. Dagegen hatten die Kontrollpersonen eine mehr horizontale Orientierung von Windungen und Furchen ohne Unterbrechungen. Quantitativ bestätigten sich, ebenfalls vornehmlich auf der linken Seite, bedeutend mehr Furchenlinien mit einem unterbrochenen Verlauf mit Schwerpunkt im linken Schläfenlappen (Kikinis et al. 1994).

Entwicklungs- geschichtliche Einordung der Befunde

Hierbei ist von Interesse, daß entwicklungsgeschichtlich das Muster der Windungen und Furchen der unteren Schläfenlappen beim Menschen erst relativ spät, zwischen dem 7. und 8. Monat lateral erscheint (Le Mire et al. 1975). Dabei sind die Termine für die Entwicklung der Windungen recht unterschiedlich. Die obere Schläfenlappenwindung zeigt sich zusammen mit dem Gyrus parahippocampalis schon relativ früh, mit etwa 23 Wochen. Deren feinere Ausbildung vollzieht sich erst im letzten Monat der Gravidität (Dooling et al. 1983). Zur makroskopischen Ausbildung kommt noch der Zeitraum hinzu, der für den Aufbau der Afferenzen, Assoziationsbahnen und der Synaptogenese erforderlich ist.

Bei den Rindenentwicklungsstörungen ist es als wahrscheinlich anzunehmen, daß die makroskopischen Abnormitäten in den Gesamtkomplex der Entwicklungsstörungen einzuordnen sind. Es ist jedoch festzuhalten, daß sich dieses makroskopische Erscheinungsbild bei beiden Typen keineswegs als gleichförmig darstellt, sondern sehr variabel ist und überdies lediglich bei der Mehrzahl der Fälle mit chronischer Schizophrenie vorkommt. Ein bisher völlig unzureichend gelöstes Problem beinhaltet die Frage, inwieweit sich das makroskopische Bild auf die klinischen Untergruppen der Schizophrenien beziehen läßt.

Rindenentwicklungs-
störungen

Eine signifikante beidseitige Volumenreduktion des Nucleus amygdalae, des Hippocampus, des Gyrus parahippocampalis und des inneren Pallidumgliedes wurde an Serienschnitten der Vogtschen Sammlung von Bogerts u. Mitarbeitern als fokale Atrophien unbekannter Ätiologie gedeutet (Bogerts 1986; Bogerts et al. 1985). Als aufgrund radiologischer Untersuchungen festgestellt wurde, daß der hypothetische atrophisierende Prozeß schon vor den ersten klinischen Erscheinungen vorhanden war, wurde diese Hypothese jedoch unwahrscheinlich.

Hypothesen
zur Volumenreduktion

Schon früh wurden Gliosen periventrikulär um den 3. Ventrikel, im Hypothalamus, in mehreren Regionen des basalen Frontalhirns, in Regionen des Mittelhirns um den Aquädukt und in der Brückenhaube an Paraffin- und Gefrierschnitten mit der Holzer-Methode nachgewiesen. Daneben fanden sich auch am Ventrikel ependymale Granulationen. Es ergaben sich Schwerpunkte in Verbindungen und Kernen vorwiegend des limbischen Systems: der zentromedialen Kerne des Nucleus amygdalae, dorsomedialen Kerne des Thalamus, des Nucleus caudatus und des Nucleus accumbens (Stevens 1982). Die Gliosen konnten mit quantitativen Methoden und der Technik der „glial fibrillary acid protein (GFAP) immunoperoxidase" Technik allerdings nicht bestätigt werden (Roberts 1986, 1987). Stevens u. Casanova (1988) betonen, daß die Gliose nicht zuverlässig und nicht an spezifische Areae gebunden sei, wobei sie von Gehirn zu Gehirn differiere. Die GFAP-immunhistochemischen Methoden seien mehr für Tumoren und experimentelle Pathologie geeignet und an verschiedene Voraussetzungen gebunden (Hirano 1985), die bei Roberts nicht erfüllt seien.

Gliosen

Einer Gliose, wie sie in verschiedenen Abschnitten des Gehirns beschrieben wurde, muß aber keineswegs eine ebenso intensive Parenchymschädigung entsprechen. Die Intensität der Gewebsschädigung und die Dichte der Gliose stehen nicht immer im entsprechenden Verhältnis zueinander. Nach Scholz (1957 a, b) können v. a. meningeale oder ependymale Entzündungen gliöse Reaktionen hervorrufen, ohne daß Nervengewebe in entsprechendem Grade geschädigt ist. Leichte Ödeme, v. a. eiweißreiche Exsudate können faserige Fällungsprodukte hervorrufen, die Fasergliosen sehr ähnlich sind, ohne daß Parenchym zugrundegegangen wäre. Zu solchen Gliosebildungen kann es sowohl an der äußeren wie an der inneren Oberfläche, den Ventrikelwänden, kommen. Hier können

Gliose und
Parenchymschädigung

sich subependymale Gliafaserlagen bilden. Dabei spielen Oberflächen-phänomene und Zugwirkungen eine wesentliche Rolle.

Unter dem Eindruck einiger neuartiger lokaler Befunde in zentralen Regionen des limbischen Systems änderten sich auch allmählich die pathogenetischen Sichtweisen. Bei Schizophrenie und deren Untergruppen bislang erhobene Befunde sollen nun nach topischen Gesichtspunkten erörtert werden.

3 Hippocampus

Funktion

Der Hippocampus steht im Zentrum des limbischen Systems und projiziert als supramodale Assoziationsrinde zu vielen anderen komplexen supramodalen Assoziationsareae, zu visceromotorischen Kontrollsystemen und zum Nucleus accumbens (Swanson 1983). Über den Tractus perforans bildet er mit der Regio entorhinalis einen funktionell wichtigen Regelkreis („entorhino-hippocampal loop"; Swanson et al. 1978). Diese Faserverbindung verläuft von den entorhinalen Feldern v. a. der Schicht II pre-*a* sowohl direkt zu den Neuronen von CA1–CA3 als auch als axodendritische Verbindung zu den Dendriten der Körnerzellen des Gyrus dentatus (Segal u. Landis 1974; Fifkova 1974). Der Papez-Regelkreis verbindet den Hippocampus sowohl über den Fornix, den Gyrus cinguli und das Corpus mammillare mit den vorderen Thalamuskernen, als auch über das Septum mit dem Hypothalamus (Hassler 1964; Stephan 1975). In dieser Position integriert der Hippocampus Informationen von allen sensorischen Qualitäten (O'Keefe u. Nadel 1978; Turner et al. 1980) und beeinflußt auf kortikaler Ebene somatomotorische, viszerale, willensmäßige und kognitive Mechanismen (Swanson et al. 1978; Braitenberg u. Schüz 1983).

Achsenverdrehungen der Pyramidenzellen

Scheibel u. Kovelman (1981; Kovelman u. Scheibel 1984) fanden mittels Nissl- und Golgi-Methoden bei paranoid Schizophrenen in vorderen und mittleren Partien des Pyramidenzellbandes des Ammonshorns in den Sektoren CA1–CA3 unterschiedlich starke Richtungsveränderungen sowohl der Pyramidenzellen als auch deren Dendriten. Das Ausmaß der „Achsenverdrehungen" der Pyramiden ging stellenweise bis zu 180°. Sie waren am stärksten ausgeprägt in den Zwischenräumen von Subiculum und CA1 sowie zwischen CA1 und CA2, jedoch nur in einem Teil der Fälle vorhanden. Es wurde die These vertreten, daß nach dem histologischen Bild diese nur relativ früh, während der fetalen Entwicklung entstanden sein könnten (Scheibel u. Kovelman 1981). Diese Befunde wurden an Material der Yakovlev Collection bestätigt (Altshuler et al. 1987) und quantitativ auch als möglicherweise bilaterales Phänomen durch Conrad et al. (1991), die ähnliche Befunde am rechten Hippocampus nachweisen konnten, interpretiert.

Abweichende Befunde

Diese Befunde blieben jedoch umstritten, da sie bei Nachuntersuchungen der Yakovlev Collection (Christison et al. 1989) nicht bestätigt werden konnten. Arnold et al. (1995) betonten anhand sorgfältiger Untersuchungen an 14 Fällen chronischer Schizophrenie keine signifikanten Abweichungen dieser Art festgestellt zu haben. Sie fanden lediglich kleinere Neurone im Pyramidenzellband, signifikant im Subiculum und in CA1 sowie in der Schicht II der hinteren Partien der entorhinalen Rinde.

Beziehung zur Regio entorhinalis

Möglicherweise könnte es sich um ein nicht allgemeines Phänomen handeln, auch ist zu berücksichtigen, daß in dieser Region die Golgi-Methode nicht mehr angewandt wurde. Bei diesen Befunden in einzelnen Sektoren des Pyramidenzellbandes stellt sich die Frage nach einer Beziehung zu der benachbarten und anatomisch-funktionell verbundenen Regio entorhinalis, bei der es sich um das Zentrum des limbischen Systems handelt (Stephan 1975). Die dort (s. Abschn. 5) dargestellten Schädigungen könnten auch durch die gleiche fetale Entwicklungsstörung im 2. Trimester der Gravidität, die sich als Richtungsstörung der Neuronen manifestiert hätte, mitverursacht worden sein. Es wird vermutet, daß die Veränderungen auch Auswirkungen auf das Muster der Synapsen und, davon ausgehend, funktionelle Störungen mit veränderter Information zur Folge haben könnten (Scheibel u. Kovelman 1981; Kovelman u. Scheibel 1984).

Sehr schwierig ist die Beurteilung einer Verminderung der Zellzahl in einzelnen Abschnitten des Hippocampus, da dies vom Alter, interkurren-

Verminderung der Zellzahl in einzelnen Abschnitten

Tabelle 1.

Post-mortem-Befunde an Nervenzellen im Hippocampus bei chronischer Schizophrenie

Autoren	Herkunft des Materials und Methoden	Befunde
Bogerts et al. (1985), Bogerts et al. (1986)	Vogtsche Sammlung (Paraffin, Nissl)	Zellzahl in CA1–CA4 reduziert, bei Katatonie auch im Pallidum
Falkai u. Bogerts (1986)	Vogtsche Sammlung (Paraffin, Nissl; strukturelle und quantitative Untersuchungen)	Zellzahl in CA1–CA4 reduziert im inneren und äußeren Pallidumglied
Scheibel u. Kovelman (1981), Kovelman u. Scheibel (1984)	Eigene Fälle (Nissl- u. Golgi-Technik; Davenport)	Richtungsänderungen, „Verdrehungen" der Pyramidenzellen im Subiculum/CA1 sowie CA3/CA4 im linken Hippocampus, quantitativ
Altshuler et al. (1987)	Yakovlev Collection (Celloidin, Nissl)	Im linken Hippocampus „pyramical cell disarray", Migrationsstörung betont
Conrad et al. (1991)	Los Angeles Veterans Administration Medical Center (Gefrierschnittmethode, Nissl)	Im Hippocampus Orientierungsstörungen der Pyramidenzellen, beidseits quantitativ
Christison et al. (1989)	Yakovlev Collection (Celloidin, Nissl)	Im linken Hippocampus in CA1 keine „pyramidal cell disarray"
Heckers et al. (1991)	Eigene Fälle (eigene Gefrierschnittmethode; stereologische Methode an Serienschnitten des Hippocampus)	Zellzahl in CA1–CA4 nicht different
Benes et al. (1991)	McLean-Hospital Belmont (Vibratomschnitte nach kurzer Fixation, Kresylviolett; Nissl)	Anzahl der Pyramidenzellen in CA1 reduziert; kleinere Pyramidenzellen in den Sektoren des Pyramidenzellbandes; keine „pyramidal cell disarray", keine Volumenreduktion

ten Erkrankungen des Patienten und von der jeweiligen Methode abhängt. So sind qualitative Differenzen der Neuronendichte in einzelnen Abschnitten des Pyramidenzellbandes umstritten (Tabelle 1). Der Hippocampus – v.a. der Sektor CA1, auch als Sommerscher Sektor bekannt – ist sehr empfindlich gegenüber Sauerstoffmangel. Durch Sauerstoffmangel kann es bei interkurrenten Erkrankungen vielfach zu Schädigungen der Nervenzellen, von einer Verminderung der Zellzahl bis zur völligen Verödung (Ammonshornsklerose) kommen, wobei auch vasale Faktoren eine Rolle spielen können (Scholz 1957a).

Volumenabnahme

Die Befunde bezüglich einer Volumenabnahme des Hippocampus bei Schizophrenen sind nicht einheitlich (Tabelle 2). Mit Ausnahme von CA4 fanden Jeste u. Lohr (1989) an Material der Yakovlev Collection, fer-

Tabelle 2.
Post-mortem-Befunde zu Volumenveränderungen am Hippocampus bei chronischer Schizophrenie

Autoren	Herkunft des Materials und statistisch-volumetrische Methoden	Volumina
Bogerts (1984), Bogerts et al. (1985), Bogerts et al. (1986)	Vogtsche Sammlung (Paraffin, Nissl)	Reduziertes Volumen von Hippocampus, Gyrus parahippocampalis, Nucleus amygdalae und innerem Pallidumsegment
Falkai u. Bogerts (1986)	Vogtsche Sammlung (Paraffin, Nissl)	Reduziertes Volumen des Hippocampus (CA1–CA4)
Bogerts (1989)	Vogtsche Sammlung (Paraffin, Nissl)	Reduziertes Volumen der Hippocampusformation
Bogerts et al. (1990)	Eigene Fälle (lange Formalinfixation; Paraplast, Nissl- und Heidenhain-Woelcke-Technik)	Reduziertes Volumen des Hippocampus; bei Frauen um ca. 10% kleinere Volumina des inneren Pallidumglieds als bei Männern, hier auch reduziertes Volumen des Nucleus accumbens
Jeste und Lohr (1989)	Yakovlev Collection (Celloidin, Nissl)	Kein reduziertes Volumen des Hippocampus, nur in CA4 reduziertes Volumen und reduzierte Dichte der Pyramidenzellen
Altshuler et al. (1990)	Bethesda, Neuropathological Section, National Institute of Mental Health	Kein Unterschied der Volumina des Hippocampus, reduziertes Volumen des Gyrus parahippocampalis
Heckers et al. (1990a)	Eigene Fälle (Dickschnitte, Nissl-Serienschnitte)	Kein reduziertes Volumen des Hippocampus und des Nucleus amygdalae
Heckers et al. (1990b), Heckers et al. (1991)	Eigene Fälle (Dickschnitte, stereologische Methoden an Nissl-Serienschnitten)	Reduziertes Volumen nur im linken Hippocampus, aber nicht signifikant; Markveränderung
Arnold et al. (1995)	Eigene Fälle (Paraffin, Nissl, 15 µm)	Kein reduziertes Volumen des Hippocampus oder des Gyrus parahippocampalis; reduzierte Größe der Nervenzellen im Subiculum, in CA1 und in Schicht II der entorhinalen Rinde (kaudaler Abschnitt)

ner Altshuler et al. (1990) an eigenen Fällen und ebenso Arnold et al. (1995) an keiner Stelle allgemeine Volumenverminderungen. Auch Heckers et al. (1990 a, b) fanden weder am Gyrus parahippocampalis noch am Hippocampus eine signifikante Reduktion des Volumens, lediglich eine Tendenz zur Volumenreduktion auf der linken Seite (6%), die auf den vorderen Hippocampus begrenzt war. Bei erhaltenem Parenchym in den verschiedenen Sektoren des Pyramidenzellbandes des Ammonshorns könnte diese geringe Volumenverminderung im Mark ursächlich auch auf den Tractus perforans bezogen werden (s. Abschn. 5). Bei diesem Bild ist ebenfalls eine nahezu gleichzeitige Entwicklungsstörung der Regio entorhinalis und des Hippocampus denkbar.

Um Veränderungen der Myelinisation während der Entwicklung verfolgen zu können, untersuchte Benes (1989) Serien von Markscheidenschnitten der Yakovlev Collection von Regionen der Frontalrinde, des Gyrus parahippocampalis, des Tractus perforans, des Gyrus cinguli und des Hippocampus. Dabei zeigte sich eine vermehrte Markscheidenbildung während der späten Adoleszenzperiode gegenüber jüngeren Individuen in hippocampalen Regionen, im Subiculum und Präsubiculum, wo Fasern des Tractus perforans bzw. distale Anteile des Cingulumbündels verlaufen. Die Autorin knüpft an die verschiedenen Befunde bei Schizophrenen in diesen Regionen an und entwickelt die Hypothese, daß gewisse Frühsymptome der Schizophrenie in der Adoleszenz mit dieser relativ späten Markscheidenentwicklung in ursächlichem Zusammenhang stehen könnten. Die entsprechende Symptomatik betreffe die anatomischen Verbindungen des limbischen Systems, wobei an eine fehlerhafte Integration kortikolimbischer Funktionskreise zu denken sei.

Veränderungen der Myelinisation

4 Gyrus parahippocampalis

Die makroskopischen Befunde am Gyrus parahippocampalis an der Basis des Schläfenlappens, der architektonisch fast vollständig mit der entorhinalen Rinde identisch ist, differieren z. T. erheblich. Sie sind in Tabelle 2 mit aufgeführt. Die Topik der zytoarchitektonischen Veränderungen in der rostralen Regio entorhinalis innerhalb des Gyrus parahippocampalis, im ventralen Abschnitt des Klaustrokortex (Inselrinde) und im rostralen Gyrus cinguli ist in Abb. 1 dargestellt (*punktierte Areae*).

5 Regio entorhinalis

Die Regio entorhinalis ist ein wichtiges differenziertes „Assoziationszentrum" innerhalb des Allokortex (Braak 1980). Über die engen Verbindungen u.a. mit dem Hippocampus via Tractus perforans ergibt sich ein multineuronaler Regelkreis, der im Zentrum des limbischen Systems liegt (s. Abschn. 3). Signale, die in der entorhinalen Rinde eintreffen, verlaufen zum Hippocampus, gehen dort mehrfache synaptische Verbindungen ein und kehren teilweise wieder zur entorhinalen Rinde zurück. Dieser Regelkreis scheint eine wichtige Bedeutung für die Speicherung

Anatomie und Funktion

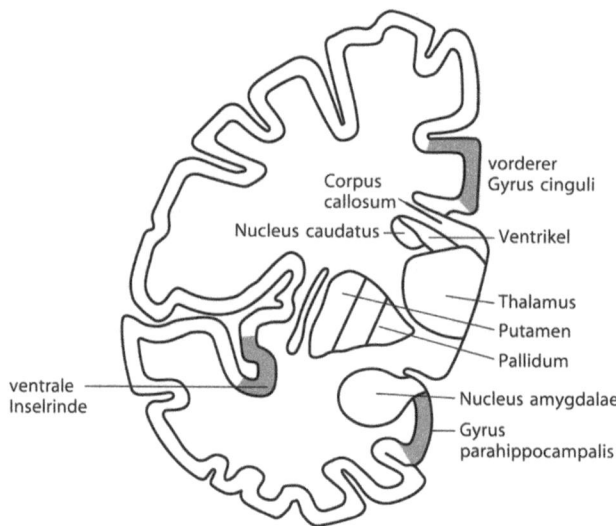

Abb. 1.
Schema der linken Frontalhemisphäre in Höhe des rostralen Nucleus amygdalae, *punktierte Areale:* zytoarchitektonische Veränderungen. (Mod. nach Jakob u. Beckmann 1986)

Corpus callosum
vorderer Gyrus cinguli
Nucleus caudatus
Ventrikel
Thalamus
Putamen
Pallidum
ventrale Inselrinde
Nucleus amygdalae
Gyrus parahippocampalis

von Orientierung und für das Gedächtnis zu haben (Braitenberg u. Schüz 1983).

Nach Untersuchungen an Primaten projizieren sowohl primäre als auch alle sekundären kortikalen Felder mit visuellen, auditorischen und somatosensorischen Funktionen als reziproke Verbindungen direkt oder perirhinal auf die entorhinale Rinde (Jones u. Powell 1970; van Hoesen 1982; Pandya u. Yeterian 1985). Die polysensorischen Areae in kaudalen Anteilen der orbitofrontalen Region sowie rostrale und ventrale Felder des Klaustrokortex projizieren hauptsächlich auf rostrale Felder der Regio entorhinalis. Die olfaktorische Rinde ist das einzige unimodale Feld, das auf rostrale entorhinale Gebiete projiziert (Insausti et al. 1987). Ferner gibt es, wie ausführliche Studien an Katzen zeigten, kompliziert zusammengesetzte Systeme sowohl in longitudinalen als auch in Querverbindungen, die die Integration von Aktivitäten eigener Systeme der Entorhinalis mit dem Komplex afferenter Informationen ermöglichen. Sensorische Afferenzen gelangen über die oberen Schichten der Area perirhinalis über die entorhinale Rinde zum Hippocampus. Ausgänge gehen von den unteren Schichten der perirhinalen und entorhinalen Region ab. So integriert die entorhinale Rinde Informationen von allen sensorischen Qualitäten sowohl vom Inneren wie auch vom Äußeren des Organismus (O'Keefe u. Nadel 1978; Turner et al. 1980; Witter et al. 1986).

Einteilung und Lokalisation der Regio entorhinalis

Die allokortikale Struktur wird nach ihrer Lokalisation grob in Pars medialis, lateralis und perirhinalis unterteilt. Letztere Area, die auch als transentorhinale Subregion bezeichnet wird (Braak 1980), liegt zwischen der Pars lateralis der entorhinalen Rinde und dem Isokortex des Schläfenlappens (Stephan 1975). Der Breite nach zeigt diese in Schnitthöhe der zentralen Anteile des Nucleus amygdalae mit der Area entorhinalis centralis medialis und lateralis (und Area interpolaris medialis) die gesamte Ausdehnung der Schichten. In der Area centralis lateralis ist sie am höchsten differenziert. Der obere Abschnitt der Rinde, die Lamina principalis externa, wird nach Rose (1927) unterteilt in die Lamina zonalis (I) und die Schichten Pre-α (II), Pre-β und Pre-γ (III), anschließend die zellarme Zone der Lamina dissecans (Schicht IV). Der untere Abschnitt, die Lamina principalis interna, wird in die Unterschichten Pri-α, Pri-$\alpha\beta$, Pri-$\alpha\gamma$ (Pri-Schichten) unterteilt, die hauptsächlich aus Pyramidenzellen bestehen. In den zentralen Feldern besteht die Schicht II Pre-α aus Inseln geringfügig variabler, mittelgroßer bis großer multipolarer „modifizierter" Pyramidenzellen mit in das Mark hineinreichenden langen Axonen. Diese Neurone sind charakteristisch und exklusiv für diese Region (Braak 1980).

Detaillierte Daten über die Entwicklung dieser Region verdanken wir Untersuchungen mittels Autoradiographie in verschiedenen Embryonalstadien am Rhesusaffen (Nowakowski u. Rakic 1981; Rakic u. Nowakowski 1981). Man kann die Ergebnisse als Modell für die menschliche Entwicklung ansehen (Nowakowski 1987; Sidman u. Rakic 1973). In der primären Anlage des Zentralnervensystems, dem Hemisphärenbläschen, liegt in der medialen Wand die Matrix für die Regionen des Archi- und Periarchikortex entsprechend dem Hippocampus und der entorhinalen Rinde. Hier sind die Neuroblasten für die kortikale Anlage schon vorbestimmt (Rakic 1988 a, b). Während diejenigen der ventrikulären Zone die unteren Schichten der späteren entorhinalen Rinde bilden, ist die subventrikuläre Zone der Ursprung für die oberen Schichten. Hier beginnt auch nach der letzten Zellteilung die aktive Bewegung der Neuroblasten, die Migration. Die Neuronen haben in diesem Stadium einen Führungsfortsatz, eine fusiforme, bipolare Form mit einem ovoiden Kern und einem länglichen Schwanzfortsatz. Sie werden als „junge Neurone" bezeichnet. Für die Bewegung des migrierenden Neurons ist ihr Führungsfortsatz maßgebend (Rakic 1978; Caviness et al. 1981).

Entwicklung der entorhinalen Rinde

Die jungen Neuronen wandern in enger Anlehnung an eine vorgebildete Gliafaser zunächst als „Kohorten" dicht hintereinander zur kortikalen Platte, wo sie als „vertikale oder ontogenetische Kolumnen" (Rakic 1988 a) an schon vorhandenen neuronalen Verbänden vorbei bis zur äußeren Oberfläche der Rindenplatte ziehen. Erst kurz vor Erreichen ihres Zielpunktes in der Rinde nehmen die jungen Neuronen ihre reife pyramidale oder auch polygonale Gestalt an. Später geraten sie durch die Migration weiterer Kolonnen, die an ihnen vorbeiziehen, allmählich in tiefere Schichten. So kommt es, daß die obersten Rindenschichten zuletzt gebildet werden: Man spricht hier vom „inside-to-outside spatio" temporalen Gradienten, der maßgebend für die neokortikalen und die meisten allokortikalen Regionen des Menschen ist (Sidman u. Rakic 1973; Nowakowski 1987). Schon frühzeitig nehmen andere Regionen Verbindungen auf in Form von Afferenzen, die in die untere Zone der Rindenplatte einstrahlen (Rakic 1988 a).

Migration

Die Entwicklung beim Menschen entspricht diesen Befunden in vielen wesentlichen Punkten, wenn auch nicht so viele gesicherte Daten bekannt sind. Die Regio entorhinalis entwickelt sich, verglichen mit anderen kortikalen Regionen, in einer relativ kurzen Periode der Migration. Die ersten Anzeichen eines embryonalen Keimepithels, der Matrix, finden sich erst im 3. Monat an der Basis einer kaudalen Region des Seiten-

Frühentwicklung der Regio entorhinalis beim Menschen

ventrikels. An etwa 10 Wochen alten Embryos ließen sich erste Anzeichen einer Migration nachweisen (Kostóvic et al. 1990). Ende des 3. Fetalmonats kann man in der Rindenplatte schon eine Area entorhinalis und präsubicularis unterscheiden (Macchi 1951; Kahle 1969). Im 6. Monat sind die Positionen in der Rinde eingenommen, im 7. ist die Matrix vollständig aufgebraucht (Stephan 1975). In Einzelheiten sind die Ansichten über die Frühentwicklung der entorhinalen Rinde beim Menschen jedoch noch kontrovers.

Neuropathologische Befunde bei endogenen Psychosen

In 108 Fällen verschiedener Gruppen von Schizophrenien einschließlich 4 Fällen von manisch-depressiver Krankheit zeigten 78 Fälle in der rostralen entorhinalen Rinde histologisch grobe zytoarchitektonische Abweichungen von der Norm. Die Veränderungen reichten in der Längsausdehnung von rostral frontobasal, im Anschluß an die Area praepiriformis nach kaudal jedoch nur bis in Schnitthöhe des Unterhorns des Seitenventrikels und der vorderen Region des Ammonshorns, wo sich die Architektonik zunehmend normalisierte. Am stärksten ausgeprägt waren sie in den vordersten Schnitthöhen. Die Glia war nirgends vermehrt (Jakob u. Beckmann 1985, 1986, 1994).

Technik der histologischen Untersuchungen

In der Technik wurde, unter Berücksichtigung allgemeiner neuropathologischer Methodik (s. Abschn. 1) die linke untere Hemisphäre in Schnitthöhe des Nucleus amygdalae in Celloidin eingebettet. Für die histologische Untersuchung wurden 20 µ dicke Celloidinschnitte nach Nissl und Heidenhain-Woelcke gefärbt. Als Kontrollen wurden 16 Fälle mit andersartigen klinischen Diagnosen gewählt. Dem Überblick über die Gesamtausdehnung der Veränderungen dienten Stufenserien von Fällen und Kontrollen.

Histologische Befunde

Die stärksten Veränderungen stellten sich als architektonische Störungen der Schichten Pre-α und Pre-β dar, wobei erstere in den zentralen Regionen oft nur noch aus einigen wenigen charakteristischen inselartigen Formationen bestand. Diese Schichten waren nicht regulär aufgebaut. Wegen der Variationsbreite der strukturellen Veränderungen ergab sich kein einheitliches Bild. Während in „milden" Fällen nur die Schichten Pre-α und Pre-β ergriffen waren, war in „schweren" Fällen die ganze Rinde betroffen. Hier waren die Schichten III und V, die Pri-Schichten, an Neuronen verarmt, im einfachen Vergleich mit Kontrollen um etwa 20% bzw. 40% (Jakob u. Beckmann 1986).

Pathologische Zytoarchitektonik mit Heterotopien

Die am häufigsten anzutreffenden Störungen der Schichten II Pre-α und III Pre-β erschienen weniger von quantitativer, als von struktureller Natur zu sein (Jakob u. Beckmann 1994). Die Autoren beschreiben 2 grundlegende Veränderungen.

Typ 1: Bei fehlender Schicht Pre-α lagen hier nur einige wenige atypische Neuronen.
Typ 2: Hier fehlten ebenfalls die insulären Formationen von Pre-α.

Zusammen mit den oberen Regionen der Schicht Pre-β erschien die Schicht Pre-α als eine „Doppelreihe". Diese bestand aus einer oberen schmalen Schicht in einer Reihe nebeneinander liegender kleiner Neuronen und einer unteren Reihe dicht stehender Ansammlungen atypischer

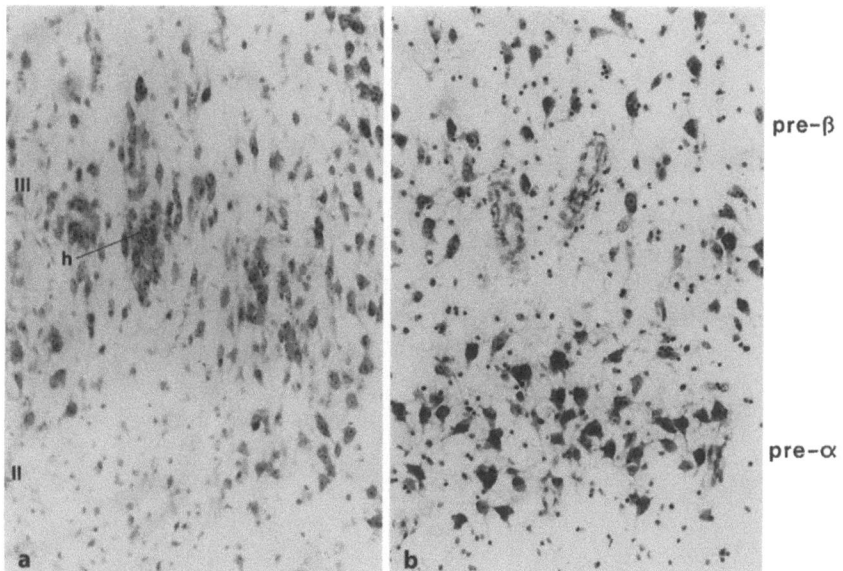

Abb. 2.
a Umschriebene Malformation in der Regio entorhinalis bei chronischer Schizophrenie. Rostrale Rindenfelder einer Serienuntersuchung, 4. Stufe der Serie, Schichten II/III Pre-α und Pre-β; die Schicht II Pre-α zeigt unregelmäßig verstreute Nervenzellen ohne charakteristische insuläre Formation; heterotopische Gruppen (h) von wahrscheinlich unreifen Nervenzellen in säulenförmiger Anordnung in der Schicht III Pre-β, darunter eine nervenzellfreie Zone [Nissl (20 μm)×125]. b Kontrolle in gleicher Schnitthöhe; Schichten Pre-α und Pre-β mit normalen architektonischen Strukturen [Nissl (20 μm)×125]. (Nach Jakob u. Beckmann 1994).

Neuronengruppen, die hier normalerweise nicht vorkommen und sich von den Pyramidenzellen der Schicht Pre-β deutlich abhoben. Sie werden von den Autoren als malformierte Heterotopien angesehen. So erhält die ganze Schicht ein betont „fleckiges" Aussehen. Bei den malformierten Heterotopien in der Schicht Pre-β wurden wiederum 2 sich gut abzeichnende neuronale Formationen angetroffen. Einmal handelte es sich um atypische pyramidale Neuronen mit einem erheblich reduzierten Volumen, die in der Regel so dicht aneinander lagen, daß sie lichtmikroskopisch nicht voneinander zu trennen waren (Abb. 2). Andererseits wurden in der Schicht Pre-β Gruppen locker verstreuter fusiformer oder bipolarer Neurone beschrieben, die im Vergleich deutlich kleiner erschienen und die oft in Kolumnen lagen (Abb. 3).

Die histologisch auffallende Volumenminderung der Nervenzellen in der Schicht III bei Schizophrenen kann mit Hilfe einer computergestützten Analysemethode nachgewiesen werden. Beide neuronalen Gruppen wurden in verschiedenen Schnitthöhen alternierend angetroffen. Die Autoren nahmen an, daß diese atypischen Neuronen, die in Form und Anordnung an „junge Neuronen" (Rakic 1975, 1988 a) erinnern, in der letzten Migrationsphase gleichsam stecken geblieben sind und als „ektopische Neuronen" nicht in der Lage waren, ihre vorbestimmten Zielpunkte in der Schicht Pre-α einzunehmen. Aus diesen Gründen dürfte es sich um eine lokal begrenzte Entwicklungs- bzw. Migrationsstörung der rostralen Regio entorhinalis in einer späten Phase der Entwicklung handeln (Jakob u. Beckmann 1986, 1994; Beckmann u. Jakob 1994).

In 4 Fällen mit manisch-depressiver Erkrankung fanden sich hier und in der rostralen ventralen Inselrinde ähnliche architektonische Störungen wie bei den schizophrenen Psychosen beschrieben, einschließlich aller histologischer Details. Auf Gemeinsamkeiten beider Psychosekreise wurde mehrfach hingewiesen (Beckmann u. Jakob 1991).

Atypische Nervenzellen

Abb. 3.
a Gleiche Untersuchungsreihe einer Serienuntersuchung der linken Regio entorhinalis bei chronischer Schizophrenie wie in Abb. 2, 6. Stufe der Serie. Schicht III Pre-β der linken rostralen Regio entorhinalis. Gruppen von undifferenzierten, kleinen Nervenzellen, teils in Clusters (*cl*), teils als spindelförmige Nervenzellen in säulenförmiger Anordnung (*col*); einige Nervenzellen zeigen deutliche Kriterien von „jungen" Neuronen (*y*) [Nissl (20 µm)×200]. b Kontrolle; Schicht III der linken Regio entorhinalis in gleicher Schnitthöhe; beachtliche Unterschiede in Größe und Dichte der Pre-β Pyramidenzellen [Nissl (20 µm)×200]. (Nach Jakob u. Beckmann 1994)

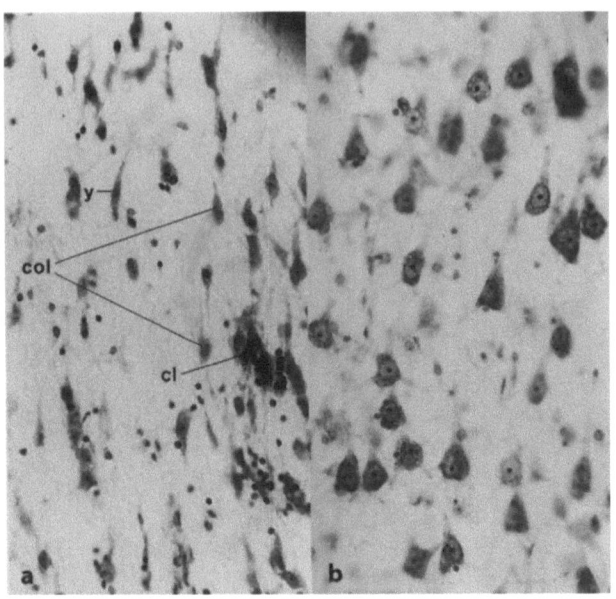

Differente zytoarchitektonische Veränderungen bei Schizophrenien und manisch-depressiver Krankheit?

Jedoch sind unsere Kenntnisse über etwaige anatomische Differenzen im Gesamtbild der neuropathologischen Veränderungen bei beiden Krankheitsformen noch ungenügend. Vorläufig scheinen nur ganz vereinzelt Beobachtungen auf solche Unterschiede hinzuweisen. Es ist davon auszugehen, daß sich durch zusätzliche genaue histologische Untersuchungen über eventuelle Differenzen der Intensität und Ausbreitung der entorhinalen Veränderungen in beiden Hemisphären Beziehungen zu Symptomen beider Psychosen ergeben könnten.

Nachweise struktureller architektonischer Veränderungen

Die strukturellen architektonischen Veränderungen in der rostralen entorhinalen Rinde der beiden großen Psychosen konnten inzwischen von 2 Arbeitsgruppen an Fällen der Yakovlev-Sammlung bestätigt werden (Arnold et al. 1991). Einen besonderen Aspekt lieferten quantitative Untersuchungen. In 8 Fällen von Schizophrenie, 5 von Zyklothymie und bei 8 Kontrollpersonen gab es vom völligen Fehlen der Neurone der Schicht II Pre-α in schweren Fällen bis zu normalen Zellzahlen alle Variationen. In solchen Fällen war die Zytoarchitektonik auch der anderen Schichten deutlich gestört. Neuronen der Schicht Pre-α waren in die Schicht Pre-β verlagert. Zwischen den großen Psychosen fanden sich keine wesentlichen Differenzen (Casanova et al. 1991).

Kontroverse Befunde?

Krimer et al. (1997) untersuchten die Regio entorhinalis von Schizophrenen und Kontrollpersonen mittels unzureichender Methoden. Sie hatten zu lange Fixierungszeiten (bis zu 1 Jahr); überdies war die mittlere Postmortem-Zeit mit durchschnittlich 36 h für differenzierte zytoarchitektonische Studien ungeeignet. Trotzdem sieht man auf ihren undeutlichen Abbildungen architektonische Unterschiede zwischen Kontrollpersonen und Schizophrenen. Kürzlich konnten Senitz u. Beckmann (im Druck) an einer Serie von 20 Fällen die Befunden von Jakob u. Beckmann (1986, 1994) bestätigen.

Für derartige kortikale Mißbildungen sind 2 mögliche Ursachen anzunehmen:

1. Die Migration kann nicht begonnen werden.
2. Das migrierende Neuron bleibt auf dem Weg zum Kortex in ektopischen Positionen liegen (Rakic 1988 a, b).

Dem zweiten Typ scheinen die auffallenden Neuronen, die für die Schicht Pre-β ungewöhnlich sind, zu entsprechen. Viele von ihnen weisen im Vergleich innerhalb der Schicht und gegenüber den Kontrollpersonen eine evidente Volumenverminderung auf. Diese kleinen Neuronen, die vielfach durch eine bipolare Form auffallen (s. Abb. 3) oder die mehr als heterotope Cluster oder als Kolumnen mit dicht hintereinanderliegenden, undifferenzierten Neuronen (s. Abb. 2) in der Schicht Pre-β liegen, scheinen auf ihrem Weg zur oberen Schicht Pre-α liegengeblieben zu sein (Jakob u. Beckmann 1994; Beckmann u. Jakob 1994). Derzeit erscheint es noch nicht möglich, diese Neuronen spezifisch nachzuweisen. Man kann sie lediglich durch eine möglichst gute farbtechnische Darstellung kennzeichnen.

Die vorliegenden Befunde sprechen am ehesten für einen relativ späten Zeitpunkt der Malformation. Dabei dürfte es sich um einen Defekt der ontogenetischen Kolumnen handeln (2. Kategorie; Rakic 1988 b). Nur in einigen Fällen sind auch die unteren Pri-Schichten stark gelichtet. Bei der Variationsbreite der Veränderungen und dem Migrationsbeginn in der entsprechenden menschlichen Region wäre eine fetale Schädigung in der Zeit vom Ende des 3. bis zum 5. Monat als möglich anzusehen. Da jedoch häufig nur die oberen Rindenschichten betroffen sind, ist für die meisten Fälle das Ende des 4. und der 5. Monat anzunehmen (Beckmann u. Jakob 1994).

6 Temporaler und frontaler Kortex

Im Bereich des Temporal- und Frontallappens von Schizophrenen und Kontrollpersonen ergaben sich Kriterien für eine mehr allgemeine Störung der Entwicklung. Es wurde eine besondere Art von Neuronen untersucht, die das Enzym Nicotinamide-Adenine-Dinucleotide-Phosphat-Diasphorase (NADPH-d) enthalten und die normalerweise in den unteren Rindenschichten und im subkortikalen Mark vorkommen. Diese nichtpyramidalen Neuronen waren bei Schizophrenen in den unteren Rindenschichten und im unmittelbaren subkortikalen Mark sowohl in der isokortikalen temporalen als auch in der dorsolateralen präfrontalen Rinde signifikant vermindert, während sie im tiefen Mark in vermehrter Zelldichte vorhanden waren. Diese lokale Differenz wurde von den Autoren ebenfalls als eine Störung in der Entwicklung der „subplate zone" aufgefaßt. Es wurde vermutet, daß die Neuronen während der Migration zur kortikalen Platte ihren Zielort nicht erreichten, sondern infolge einer Störung oder Hemmung im tiefen Mark hängen geblieben sind.

Die „subplate zone" spielt während der Endphase der Migration eine Schlüsselrolle für den Aufbau der Afferenzen mit den anderen Regionen. Auf diese Weise könnten weit gestreute frontale Assoziationsfelder bei

Schizophrenie betroffen sein. Fehlerhafte Funktionen des Frontallappens, v. a. der Assoziationssysteme, sind als ein negatives Syndrom bei Schizophrenie bekannt (Akbarian et al. 1993a,b). Ebenfalls auf eine Migrationsstörung der Frontalrinde bei Schizophrenen scheinen Untersuchungen mit immunzytochemischen Methoden unter Verwendung neuronspezifischer Antikörper hinzuweisen. Die normalerweise in der Molekularschicht vorkommenden Cajal-Retzius-Nervenzellen (CRC) waren bei Schizophrenen und Kontrollpersonen unterschiedlich verteilt. Zwar war ihre Anzahl in der Schicht I zwischen beiden Gruppen nicht different, jedoch lagen bei Schizophrenen im unteren Drittel der Schicht wesentlich mehr CRC als bei Kontrollpersonen. Hier waren sie im mittleren und oberen Drittel quantitativ stärker vertreten, was die Verfasser auch als Ausdruck einer neuronalen Migrationsstörung deuteten (Kalus et al. 1997a).

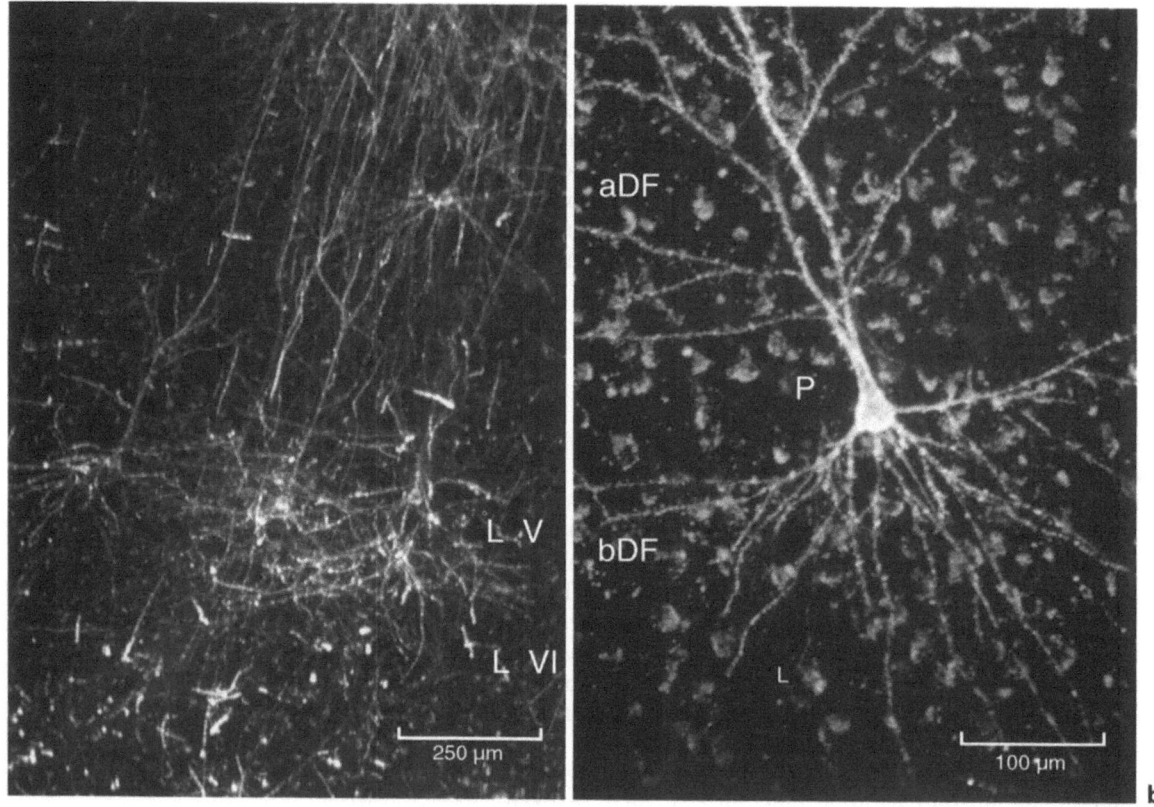

Abb. 4 a, b.
Orbitofrontalrinde (Area 11 Brodmann) bei Schizophrenie. a Übersicht. Histologische Darstellung einer Gruppe von Lamina-V-Pyramidenzellen mit mehrfach gegabelten Hauptdendriten. *LV* und *LVI* Rindenschicht V und VI. **b** Ausschnitt. Einfach gegabelte Pyramidenzelle. *aDF* apikales Dendritenfeld, *bDF* basales Dendritenfeld, *P* Perikaryon, *L* Lipofuszin in Nervenzellperikarya. Konfokalmikroskopie. Postmortale Fluoreszenztechnik mit DiI (1,1'-dioctadecyl-3,3,3',3'-tetramethylindocarbocyanine Perchlorat). (Mod. nach Senitz u. Winkelmann 1981; s. auch Supprian et al. 1993)

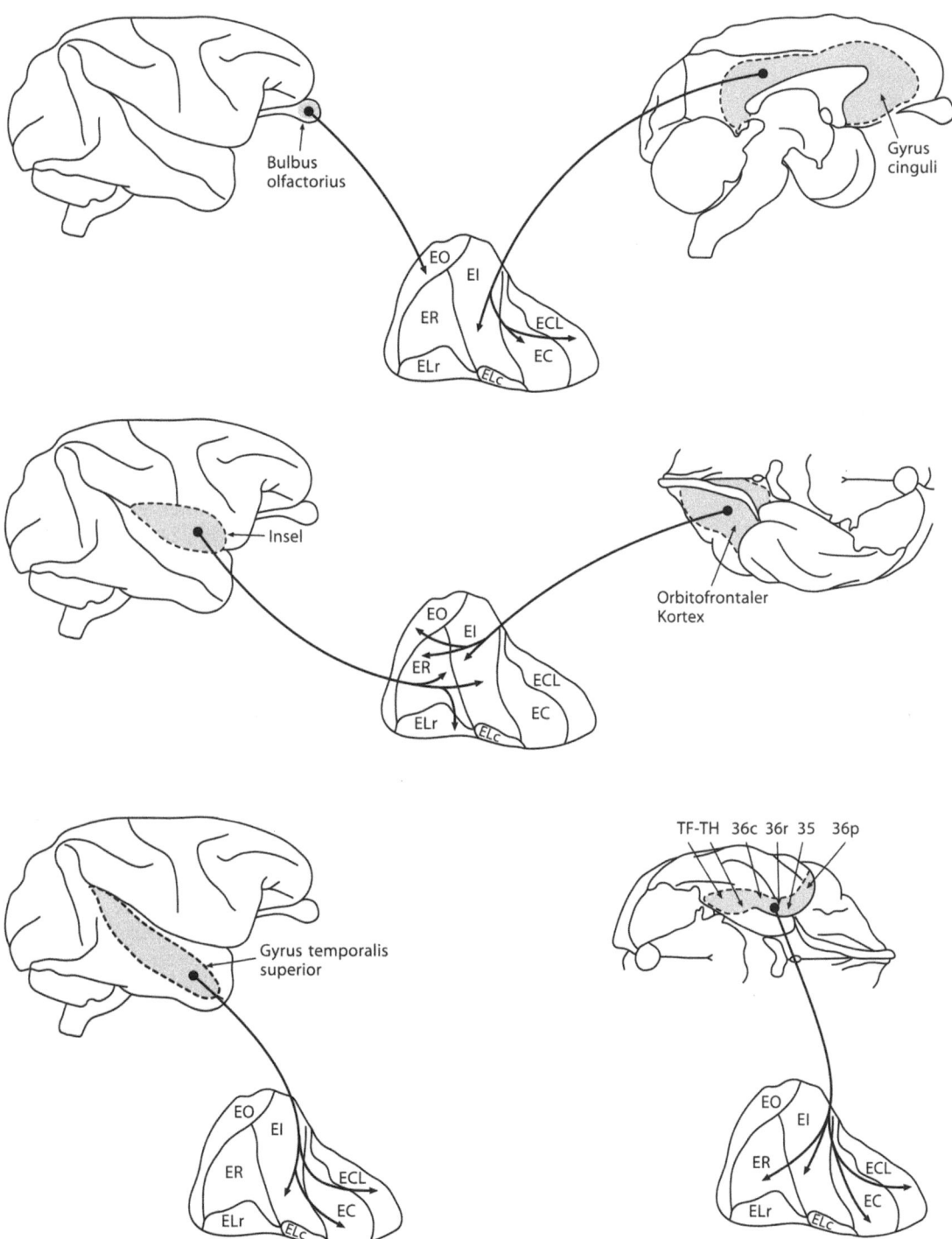

Abb. 5.
Gesamtschema der hauptsächlich kortikalen Afferenzen der Regio entorhinalis (beim Primaten). *EO* olfaktorisches Feld, *ER* rostrales Feld, *ELr* rostral-laterales Feld, *EI* intermediales Feld, *EC* kaudales Feld, *ELc* kaudal-laterales Feld, *ECL* kaudal-limitierendes Feld. (Nach Insausti et al. 1987)

7 Orbitofrontalregion

Als erste erhoben Senitz u. Winkelmann (Senitz et al. 1979; Senitz u. Winkelmann 1981, 1991) neuropathologische Befunde bei Schizophrenie in der Orbitofrontalregion mit Hilfe der Golgi-Technik als Routinemethode in den Areae 10 und 11 Brodmann. Mit der Darstellung der Neuronen in ihrer Gesamtstruktur konnten besonders auffallende und ungewöhnliche Formen beschrieben werden:

1. In der Schicht VI fanden sich sog. „Dreieckszellen", die gegenüber den Kontrollfällen vermehrt und irregulär angeordnet vorkommen.
2. In der Schicht V konnten viele Pyramidenzellen mit gabelförmig verzweigtem Hauptdendriten, der bis in die Schicht II verfolgt werden kann (Abb. 4), nachgewiesen werden. Eine derartige Dendritenverdoppelung ist nur als Veränderung während der Rindenentwicklung denkbar.
3. In der Schicht III zeigten sich Formen von Pyramidenzellen mit relativ dicken Dendriten und atypisch langen, ungewöhnlich geformten und dicken Spines. Die Anzahl der Spines wurde quantitativ erfaßt und war signifikant erhöht. Sie konnten an einer größeren Anzahl von Pyramidenzellen gefunden werden. Häufig lagen sie büschelförmig am Hauptdendriten oder bestanden aus mehreren gegabelten Spineköpfen.

Bei diesen Neuronen handelt es sich wohl um gewöhnliche Formen, die als plastische Veränderungen im Bereich des Dendritenstammes anzusehen sind (Geinisman 1989). Man könnte sie als Ausdruck einer veränderten Funktion deuten. Da diese Region ganz eng mit der rostralen Rinde verbunden ist (Insausti et al. 1987), könnte es sich um ein von der Entorhinalismißbildung abhängiges, entwicklungsbedingtes Geschehen während der Migrationsphase handeln. Dabei ist es offenbar sowohl zu parallel laufenden diskreten eigenen Störungen während der Entwicklung als auch zu sekundären Kompensationseffekten mit plastischen Veränderungen im Bereich pyramidaler Neuronen der Schicht III gekommen. In Abb. 5 ist die Topographie der verschiedenen Regionen, die auf die entorhinale Region projizieren, dargestellt. Kortikale orbitofrontale und Regionen des rostralen Klaustrokortex (Insel) projizieren auf rostrale Anteile der entorhinalen Rinde, während der Gyrus cinguli und die Felder der oberen Schläfenlappenwindung mehr mit kaudalen Regionen Verbindung haben. Die verschiedenen Felder der perirhinalen und parahippocampalen Rindenregionen projizieren gleichmäßig innerhalb der ganzen Regio entorhinalis.

8 Klaustrokortex

Die architektonischen Veränderungen der rostralen ventralen Inselrinde sind eher diskret. Sie sind sektorförmig begrenzt und kommen zusammen mit denjenigen der rostralen Entorhinalis vor (Jakob u. Beckmann 1986; s. Abb. 1). Die Anzahl der Neuronen in diesem Rindenabschnitt ist in den Schichten II und III relativ gleichmäßig um etwa 30% reduziert.

Ihr Volumen ist vermindert. Die Neuronen sind nicht radial ausgerichtet, sondern in verschiedenem Grade schräg oder verdreht. Dies und das völlige Fehlen einer Gliose sprechen gegen eine Atrophie oder einen hypoxischen Parenchymschaden (Jakob u. Beckmann 1989). Die Felder dieses Inselabschnitts, die sich durch eine besondere Architektonik auszeichnen (agranuläre Region; Stephan 1975) projizieren auf rostrale Anteile der entorhinalen Rinde (s. Abb. 5). Ob es sich dabei um eine Sekundärveränderung bei Mißbildung handelt, ist nicht geklärt.

9 Gyrus cinguli

Im Gyrus cinguli wurde der Hauptwert auf die neuronalen Cluster gelegt, die besonders in Schicht II, aber auch in der präfrontalen Region vorkommen. Dabei handelt es sich um einzelne dicht stehende Zellgruppen, die bei Patienten mit endogenen Psychosen kleiner sind als bei Kontrollpersonen und einen jeweils größeren Abstand voneinander haben. Mit immunhistochemischen Methoden unter Verwendung neuronspezifischer Antikörper wurde eine signifikant vermehrte Anzahl (25%) von langen, vertikal verlaufenden assoziativen Axonen besonders in der Nähe von Gefäßen gefunden. Wahrscheinlich handelt es sich dabei um eine Vermehrung assoziativer Neurone von frontalen kortikalen Regionen (Benes et al. 1992; Benes 1993). Hinzu kamen allgemeinere zytoarchitektonische Veränderungen sowohl in der cingulären als auch in der Frontalrinde. In beiden Regionen, v.a. im Gyrus cinguli, waren die Interneurone in der Schicht II deutlich reduziert. Ferner war die Anzahl der Neurone in der Schicht V des Gyrus cinguli, in der Schicht VI der Frontalrinde und in der Schicht III des motorischen Kortex signifikant vermindert ohne Anhalt für degenerative Veränderungen (Benes et al. 1986, 1991).

Besonderheiten pathologischer Zytoarchitektonik

Hervorgehoben wurde dagegen eine vermehrte Anzahl von Pyramidenzellen in der Schicht V der Frontalregion, was mit der Vermehrung assoziativer Afferenzen in Verbindung gebracht wurde. Es wird angenommen, daß die vermehrte Anzahl vertikaler Axone im Gyrus cinguli von der Schicht V, bzw. den Pyramidenzellen der präfrontalen Region ausgehen könnte (Benes et al. 1992; Benes 1993). Im rostralen Gyrus cinguli konnten mittels Immunzytochemie, bei der Antikörper gegen Parvalbumin (PV) verwandt wurden, die verschiedenen Formen und Untergruppen von kortikalen GABAergen Interneuronen analysiert werden. Die meisten PV-positiven Interneuronen wurden in den Schichten III und Vb der Area 24c (Br) gefunden (Kalus u. Senitz 1996). Bei Post-mortem-Untersuchungen an Schizophrenen zeigte sich zunächst die gleiche Verteilung von Interneuronen in der Rinde wie bei Kontrollpersonen. Jedoch waren sie hier in den Schichten Va und Vb bei gleichbleibender Neuronenzahl im Nissl-Präparat signifikant vermehrt. Diese vermehrte Anzahl von Interneuronen, die auf Kosten der anderen Nervenzellen gehen muß, wurde im Sinne einer Entwicklungsstörung gedeutet. Ihre höhere Anzahl könnte eine gesteigerte Hemmung der Projektionsneurone zur Folge haben. Dies könnte neuronale Efferenzen des rostralen Gyrus cinguli und damit den limbischen Funktionskreis beeinflussen (Kalus et al. 1997 b).

Quantitative Untersuchungen der Interneuronen

Primäre und sekundäre architektonische Störungen innerhalb des limbischen Systems

Bei diesen mehrfach bestätigten architektonischen Veränderungen gerade im rostralen Gyrus cinguli sind dessen Verbindungen zur Regio entorhinalis zu bedenken (s. Abb. 5). Obwohl die verschiedenen Arbeitsgruppen z. T. zu kontroversen Ergebnissen kamen, deutet dies doch auf neuronale Störungen in den unteren Schichten hin. Für eine eigene Entwicklungsstörung wäre dies ungewöhnlich. So liegt es nahe, eine von der Entorhinalismißbildung abhängige, sekundär bedingte Störung anzunehmen. In der Schizophrenieforschung gehören die Abweichungen in der Zytoarchitektonik der Regio entorhinalis und des vorderen Gyrus cinguli zu den am besten abgesicherten Befunden (Talamini et al. 1995). Beide Strukturen und der Hippocampus sind wesentliche Teile des limbischen Systems. Zwischen dem Gyrus cinguli und dem Isokortex der Frontalrinde bestehen Verbindungen, die in jeder Ebene den Austausch von Informationen ermöglichen (Lopez da Silva et al. 1990). So stellt der vordere Gyrus cinguli eine zweite Verbindung zwischen der Frontalrinde und der Hippocampusformation her. Der wesentliche Ausgangsweg dieses Systems ist der Nucleus accumbens im ventralen Striatum (Sorensen u. Witter 1983). Dieser wiederum projiziert auf dem Wege über das innere Pallidumglied und den mediodorsalen Thalamuskern zur präfrontalen Rinde zurück (Groenewegen u. Russchen 1984; Groenewegen et al. 1990; Haber et al. 1985). So sind Assoziationsareae der Frontalrinde in den limbischen Regelkreis einbezogen.

10 Andere Rindenregionen

Veränderungen im Neuropil

In einer Studie an Gehirnen von Schizophrenen und Patienten mit schizoaffektiver Störung wurde die Zelldichte in Area 9 und Area 46 der Frontalrinde sowie okzipital in Area 17 der Sehrinde bezüglich ihrer Zytoarchitektonik analysiert. Bei Patienten mit Schizophrenie war die neuronale Dichte in den einzelnen Schichten in der Area 9 (17%) und Area 46 (Schicht II und III) frontal sowie in der Sehrinde (10%) signifikant vermehrt. In der Area 9 war die neuronale Dichte in den Schichten III–VI vermehrt unter Beteiligung pyramidaler und nichtpyramidaler Neuronen. Die neuronale Dichte verlief nicht parallel zu den Parametern PMI (Post-mortem-Zeit) oder TF (Zeit in Formaldehyd). Dabei war die Breite der Rinde bei Schizophrenen leicht, aber nicht signifikant reduziert, kombiniert mit einer verhältnismäßig starken Reduktion der Schicht V in Area 9 frontal. In der Frontalregion zeigten nur die Neuronen, nicht die Glia eine Volumenverminderung (Selemon et al. 1993; Rajkowska et al. 1994; Selemon et al. 1995).

Keine Degenerationen

Die Autoren nahmen zunächst eine neuronale Atrophie als mögliches anatomisches Substrat einer mangelhaften Informationsverarbeitung bei Schizophrenie an. Dagegen sprach aber der Befund der Rinde, deren geringe Breite nicht auf eine gleichmäßige Reduktion der Schichten zurückzuführen war. Es gab hier erhebliche Differenzen in einzelnen Schichten, so daß die Schicht V bei Schizophrenie am stärksten reduziert war. Gerade frontal an diesen Stellen könnte das von funktioneller Bedeutung sein, weil diese Schichten die Ursprungsneuronen für die kortikokortikalen und kortikostriatalen Projektionen enthalten; die

Schicht V enthält außerdem eine hohe Konzentration von Dopamin-D1-und -D2-Rezeptoren (Goldman-Rakic et al. 1990).

Die größten Variationen zeigten sich bei der „schizoaffektiven" Gruppe. In der neuronalen Dichte der Schichten ergaben sich hier Variationen von extremen Werten bis zur völlig normalen Verteilung. Jedenfalls hatte nur eine Untergruppe von Patienten mit schizoaffektiven Störungen auch eine erhöhte neuronale Dichte, die an diejenige bei Schizophrenie erinnerte. Bei diesen Schichtveränderungen dürfte es sich um ein reduziertes Neuropil handeln (Selemon et al. 1995; Watson u. Meador-Woodruff 1995). So wären auch diese Veränderungen im Rahmen des bislang gesicherten Gesamtbildes von kortikalen Entwicklungsstörungen als eher sekundär anzusehen. Dabei dürfte die kortikale Entwicklungsstörung der entorhinalen Rinde und des Gyrus cinguli im Mittelpunkt stehen (Talamini et al. 1995). So liegt es nahe, die Malformation der rostralen Regio entorhinalis mit ihren vielfältigen Verbindungen zu frontalen und zu allen sensorischen Regionen einschließlich der Sehrinde (van Hoesen 1982; Insausti et al. 1987; Pandya u. Yeterian 1985) für das reduzierte Neuropil verantwortlich zu machen.

„Schizoaffektive" Gruppe

Funktionell stellt der präfrontale Assoziationskortex eine hochdifferenzierte Struktur dar. Diese Rinde hat die Funktion, die Folgen zukünftiger Aktionen für das Individuum einzuschätzen und danach zu planen. Nach Studien mit Positronenemissionstomographie (PET) und Single-Photon-Emissions-Computertomographie (SPECT) funktioniert der präfrontale Kortex bei Schizophrenen abnorm, besonders bei den Patienten mit vorwiegend „negativen" Symptomen. Ferner führen Läsionen frontaler Rindenregionen, die auch limbische Assoziationsgebiete umfassen, meist zu Defiziten der Aufmerksamkeit und des Antriebs, beides „negative" Symptome bei Schizophrenie (Talamini et al. 1995).

Funktion des Assoziationskortex

11 Subkortikale Grisea

Neben dem Hippocampus waren auch die Stammganglien und der Thalamus Gegenstand wissenschaftlichen Interesses. Die Befunde sind bis in die letzte Zeit hinein kontrovers. Zunächst wurden an der Vogtschen Sammlung die Stammganglien volumetrisch untersucht. Es fand sich eine Volumenreduktion des Pallidum internum und des Nucleus amygdalae (Bogerts 1984, 1985; Bogerts et al. 1985), wobei die Anzahl der Neuronen im inneren und äußeren Pallidumglied bei katatoner Schizophrenie vermindert war (Bogerts et al. 1985). Weiterhin war v. a. der Nucleus accumbens bei männlichen Schizophrenen reduziert (Bogerts et al. 1990). Die volumetrischen Befunde fanden mit stereologischen Methoden an Nissl-Serienschnitten ganzer Hemisphären jedoch keine Bestätigung. Das Volumen des Nucleus amygdalae war nicht wesentlich reduziert. Dagegen war das Volumen des Striatums auf der linken Seite und das des Pallidums auf der rechten Seite signifikant vergrößert (Heckers et al. 1991).

Volumetrische Befunde

*Individuelle
und regionenspezifische
Schrumpfungsfaktoren*

Neuerdings wurden an jeweils 9 Gehirnen von schizophrenen Patienten und gesunden Kontrollpersonen, die unter 60 Jahre alt waren, breit angelegte Post-mortem-Untersuchungen kompletter Hemisphären vorgenommen. Mit sorgfältigen statistisch-volumetrischen Methoden wurden dabei individuelle und regionenspezifische Schrumpfungsfaktoren und das jeweilige Verhältnis der Stammganglien zur Gesamthemisphäre berücksichtigt. Es fand sich eine relative Volumenvergrößerung – auch als Volumendichte bezeichnet – für das Striatum beidseits und den rechten Nucleus accumbens. Desgleichen wurden bei Anwendung einer optischen Dissectormethode mittels eines Stereomikroskops die Nerven- und Gliazellen im beiderseitigen Striatum gezählt. Damit waren die Nervenzellen im Komplex von Nucleus caudatus und Nucleus accumbens rechts signifikant vermehrt, nicht aber im rechten Putamen. In der Anzahl der Gliazellen fand sich keine Differenz. Als Pathogenese wird ein möglicher Einfluß der Entwicklungsstörung limbischer kortikaler Regionen auf die gesetzmäßig ablaufende Apoptose erörtert (Lauer u. Beckmann 1997; Beckmann u. Lauer 1997). Beim Thalamus wurde schon früh über „Zellverluste" in mittleren und hinteren Kernen berichtet (Hempel u. Treff 1959; Dom et al. 1981).

Volumetrie

Einen Fortschritt brachte die Einführung der sog. Cavalieri-Dissector-Kombination, einer besonderen stereologischen Methode mit 2 Mikroskopen, um dreidimensional exakt die Nerven- und Gliazellen differenzieren zu können. Damit konnte sowohl die numerische Dichte als auch die totale Anzahl der Neuronen ermittelt werden, Doppelzählungen wurden vermieden. Damit zeigte die Anzahl der Neuronen und Gliazellen im inneren Pallidumglied und im basolateralen Kern des Nucleus amygdalae keine wesentliche Differenz (Gundersen u. Jensen 1987). Die Anzahl der Neuronen war im mediodorsalen Kern des Thalamus um 40% und im Nucleus accumbens um 50% vermindert (Pakkenberg 1990). Das mittlere Volumen wurde im linken Thalamuskern und im Nucleus accumbens mit ähnlichen Methoden untersucht. Es war signifikant reduziert (Pakkenberg u. Gundersen 1988; Pakkenberg 1990).

Anatomie und Funktion

Anatomisch-funktionell sind die subkortikalen Grisea in vielfältiger Weise mit den limbischen Regionen und Funktionskreisen verbunden. Assoziationsareae der Frontal-, Temporal- und Parietalrinde und der Gyrus cinguli projizieren hauptsächlich auf den Nucleus caudatus (Selemon u. Goldman-Rakic 1985). Limbische kortikale Areae und der Hippocampus haben Afferenzen zum Nucleus accumbens (Pennartz et al. 1994). Gerade die Stellung der mediodorsalen Thalamuskerne wird wegen ihrer engen Verbindungen zur präfrontalen Rinde innerhalb des limbischen Systems hervorgehoben (Divac et al. 1978; Markowitsch 1982; Goldman-Rakic et al. 1984; Goldman-Rakic u. Porrino 1985). Sie erhalten Afferenzen von frontalen NADPH-Neuronen (Giguere u. Goldman-Rakic 1988).

Regelkreise

Die vorderen thalamischen Kerne erhalten wesentliche Zuflüsse von der Hippocampusformation und projizieren dahin zurück über den Gyrus cinguli (Papez-Regelkreis). Sie gehören zu einer großen Zellgruppe, die neben anderen Funktionen Afferenzen für das limbische System bereitstellen. Über das Corpus mammillare können Informationen vom Hirnstamm zum limbischen Papez-Regelkreis weitergeleitet werden. Er hat die Aufgabe, sowohl den Fluß dieser Informationen zu regulieren als auch Informationen in das mamillotegmentale Bündel zurückzuleiten (Swanson 1983). Andererseits gibt es auch innerhalb des Papez-Regelkreises Verbindungen zum Nucleus accumbens. Absteigende Fasern des präkommissuralen Fornix, die im Subiculum entspringen, teilen sich in einzelne efferente Verbindungen zum lateralen Septum, zu medialen Anteilen des Nucleus accumbens, der Frontalrinde und zum Gyrus rectus (Rosene u. van Hoesen 1977).

So sind sowohl die vorderen als auch die dorsomedialen Thalamuskerne, das Striatum und der Nucleus accumbens in vielfältiger Weise entweder ganz in das limbische System eingebunden oder sie haben Verbindungen sowohl mit „aufsteigenden" Fasern vom Hypothalamus und Anteilen des Hirnstamms als auch „absteigenden" Fasern von der limbischen Region her.

12 Hirnstamm

Anatomie

Anatomisch handelt es sich hier um Regionen des Mittelhirns, der Pons und um die Substantia reticularis grisea, die bis in die Medulla oblongata reicht, aber auch um die Region grauer Kernformationen um den 3. Ventrikel.

Volumenreduktion

An Serienmarkscheidenschnitten der Vogtschen Sammlung von Schizophrenen und Kontrollpersonen fand sich eine signifikante Volumenreduktion in der periventrikulären grauen Substanz (Lesch u. Bogerts 1984). Die Autoren nahmen einen Verlust an dienzephaler grauer Substanz an und bezogen eine Dysfunktion des Dienzephalon, wie sie bei chronischen Schizophrenen beobachtet werden kann, auf diese anatomischen Veränderungen. Es bleibt allerdings fraglich, ob man, von Markscheidenschnitten ausgehend, solche weitreichenden Schlüsse ziehen kann.

Erhöhte Anzahl cholinerger Neurone

Neuerdings wurden die retikulären Formationen des Hirnstamms an einer kleinen Gruppe von Schizophrenen und Kontrollpersonen mit immunzytochemischen Methoden untersucht. Mittels einer dreidimensionalen Rekonstruktion wurden der Nucleus pedunculopontinus (PPN), der laterale dorsale Nucleus tegmentalis (LDT) und der Locus coeruleus in mehreren Schnitthöhen möglichst vollständig erfaßt. Im PPN fanden die Autoren bei Schizophrenen mit NADPH-Diaphorase eine vermehrte Anzahl cholinerger Neurone und eine Volumenverminderung um etwa 30%. Die Ätiologie dieser Veränderungen in der grauen Substanz wird zu einer neuronalen zentralen Entwicklungsstörung in Beziehung gebracht (Karson et al. 1991).

Hirnstammfunktionen

Zur Funktion dieser Kerne ist bekannt, daß bei Schizophrenie im Schlaf Störungen der Non-rapid-Augenbewegungen (NREM) und Reduktionen der REM-Latenz auftreten können (Feinberg et al. 1969; Itil et al. 1972; Zarcone et al. 1975; Tandon u. Greden 1989). Zudem gibt es spezielle Bewegungs- und Haltungsanomalien (King 1974). Diese und andere Funktionen werden durch die wichtigen cholinergen Zellgruppen, den pedun-

139

culopontinen Kern und den lateralen dorsalen Nucleus tegmentalis moduliert (Mesulam et al. 1984; Satoh u. Fibiger 1985; Isaacson u. Tanaka 1986; Woolf u. Butcher 1986; Jones u. Beaudet 1987). Da bei Primaten Projektionen vom dorsolateralen präfrontalen Kortex zur Substantia reticularis grisea und zu Kernen der Brücke bestehen, wird vermutet, daß eine Funktionsstörung der Substantia reticularis grisea eine Grundlage für die „Hypofrontalität" bei Schizophrenie bilden könnte (Arnsten u. Goldman-Rakic 1984).

13 Zusammenfassung

Kortikale architektonische Störungen und limbisches System

Die seit 1979 erhobenen neuropathologischen Befunde kortikaler und subkortikaler entwicklungsbedingter Störungen bei den sog. endogenen Psychosen, v. a. bei den Schizophrenien, haben sich bis in die letzten Jahre hinein zwar einerseits z. T. bestätigt, andererseits aber neue Fragen aufgeworfen. Soweit sich bis jetzt sagen läßt, kann man v. a. aus den fokalen kortikalen Veränderungen, die sich auf einige wenige gesicherte Abschnitte beschränken, gewisse Gemeinsamkeiten herausarbeiten. Zahlreiche Variationen innerhalb der betroffenen Regionen bestimmen die Besonderheit jedes einzelnen Falles. Dies deckt sich wiederum mit der Vielfalt des klinischen Bildes, der wir bei den sog. endogenen Psychosen begegnen. Aus den bisher vorliegenden Befunden ergibt sich somit ein Mosaik.

Die vordere Regio entorhinalis, eng verbunden mit dem Hippocampus als „entorhino-hippocampal loop", und innerhalb des Papez-Regelkreises damit verbunden der Gyrus cinguli, stehen im Vordergrund entwicklungsbedingter architektonischer Störungen und somit auch im Zentrum limbischer Funktionsstörungen (Talamini et al. 1995). Da innerhalb des Temporallappens und des Gyrus cinguli die Abweichungen häufiger in vorderen Regionen anzutreffen sind als in hinteren, ist es von Interesse, daß diese rostralen Areae viel intensiver mit der präfrontalen Rinde verbunden sind als die kaudalen Regionen dieser Strukturen. Überdies sind die zytoarchitektonischen Veränderungen meist oder ausschließlich in den oberen Rindenschichten lokalisiert, die i. allg. durch Afferenzen oder Efferenzen mit anderen Regionen verbunden sind. Um Anhaltspunkte für Funktionsstörungen und deren Folgen gewinnen zu können, sollte das gesamte Neuron einschließlich Fortsätzen, Spines und synaptischen Veränderungen dargestellt werden.

Verlauf endogener Psychosen

Die Frage, warum die endogenen Psychosen teils phasisch, teils schubhaft oder gar chronisch verlaufen, ist nicht hinreichend zu erklären. Es bietet sich immerhin an, daß Störungen in den genannten Strukturen als „Foci" wirken, die durch einen „Kindling"-Prozeß bestimmte intrazerebrale Schaltkreise so lange sensibilisieren („triggern"), bis diese zur Entladung kommen und somit spezifische psychotische oder auch affektive Symptome auslösen (Racine et al. 1989). Hierfür sprechen eine Reihe von Befunden, die u. a. von Post et al. (1975, 1988) vorgelegt worden sind und eine gewisse Plausibilität aufweisen.

Über die Genese der pränatalen Entwicklungsstörungen, die sich auf das 2. Trimenon beschränken, kann ebenfalls nichts Abschließendes gesagt werden. Genetische Fehlprogrammierung einerseits und toxische Einflüsse auf das sich entwickelnde Gehirn werden z. Z. intensiv diskutiert und bilden ebenfalls das Ziel künftiger Forschungen (Beckmann u. Franzek 1992).

Genese pränataler Entwicklungsstörungen

14 Literatur

*Akbarian S, Bunney WE, Potkin SG, Wigal SB, Hagman JO, Sandman CA, Jones EG (1993a) Altered distribution of nicotinamide-adenine dinucleotide phosphate-diaphorase cells in frontal lobe of schizophrenics implies disturbances of cortical development. Arch Gen Psychiatry 50:169–177

Akbarian S, Vinuela A, Kim JJ, Potkin SG, Bunney WE, Jones EG (1993b) Distorted distribution of nicotinamide-adenine dinucleotide phosphate-diaphorase neurons in temporal lobe of schizophrenics implies anomalous cortical development. Arch Gen Psychiatry 50:178–187

Altshuler LL, Conrad A, Kovelman JA, Scheibel A (1987) Hippocampal pyramidal cell orientation in schizophrenia: a controlled neurohistological study of the Yakovlev collection. Arch Gen Psychiatry 44:1094–1098

Altshuler LL, Casanova MF, Goldberg TE, Kleinman JE (1990) The hippocampus and parahippocampus in schizophrenic, suicide, and control brains. Arch Gen Psychiatry 44:1094–1098

Alzheimer A (1897) Beiträge zur pathologischen Anatomie der Hirnrinde und zur anatomischen Grundlage einiger Psychosen. Monatsschr Psychiatr Neurol 2:1763–1769

Arnold SE, Hyman BT, van Hoesen GW, Damasio AR (1991) Cytoarchitectural abnormalities of the entorhinal cortex in schizophrenia. Arch Gen Psychiatry 48:625–632

Arnold SE, Franz BR, Gur RC, Gur RE, Shapiro RM, Moberg PJ, Trojanowski JQ (1995) Smaller neuron size in schizophrenia in hippocampal subfields that mediate cortical-hippocampal interactions. Am J Psychiatry 152:738–748

Arnsten AFT, Goldman-Rakic PS (1984) Selective prefrontal cortical projections to the region of the locus coeruleus and raphe nuclei in the rhesus monkey. Brain Res 306:9–18

*Beckmann H, Franzek E (1992) Deficit in birthrates in winter and spring months in distinct subgroups of mainly genetically determined schizophrenia. Psychopathology 25:57–64

**Beckmann H, Jakob H (1991) Prenatal disturbances of nerve cell migration in the entorhinal region: a common vulnerability factor in functional psychoses? J Neural Transm [GenSect] 84:155–164

**Beckmann H, Jakob H (1994) Pränatale Entwicklungsstörungen von Hirnstrukturen bei schizophrenen Psychosen. Nervenarzt 65:454–463

*Beckmann H, Lauer M (1997) The human striatum in schizophrenia. II. Increased number of striatal neurons in schizophrenics. Psychiatry Res 68:99–109

Benes FM (1988) Post-mortem structural analysis of schizophrenic brain: study design and the interpretation of data. Psychiatr Dev 3:213–226

*Benes FM (1989) Myelination of cortical-hippocampal relays during late adolescence. Schizophr Bull 15:585–593

Benes FM (1993) Neurobiological investigations in cingulate cortex of schizophrenic brain. Schizophr Bull 19:537–549

Benes FM, Davidson J, Bird ED (1986) Quantitative cytoarchitectural studies of the cerebral cortex of schizophrenics. Arch Gen Psychiatry 43:31–35

Benes FM, McSparren J, Bird ED, SanGiovanni JP, Vincent SL (1991) Deficits in small interneurons in prefrontal and cingulate cortices of schizophrenic and schizoaffective patients. Arch Gen Psychiatry 48:996–1001

Benes FM, Sorensen I, Vincent SL, Bird ED, Sathi M (1992) Increased density of glutamate-immunoreactive vertical processes in superficial laminae in cingulate cortex of schizophrenic brain. Cereb Cortex 2:503–512

*Blackwood W (1976) Neuronal structure and cellular pathology of the nerve call and neuroglia. In: Blackwood W, Corsellis JAN (eds) Greenfield's neuropathology, 3rd edn. Arnold, London, pp 1–42

Bogerts B (1984) Zur Neuropathologie der Schizophrenien. Fortschr Neurol Psychiatr 52:428–437

Bogerts B (1985) Schizophrenien als Erkrankungen des limbischen Systems. In: Huber G (Hrsg) Basisstadien endogener Psychosen und das Borderline-Problem. Schattauer, Stuttgart, S 163–179

Bogerts B (1986) Hirnatrophische Prozesse bei Schizophrenen. Ein quantitativer Vergleich mit Parkinson- und Huntington-Erkrankung. In: Keup W (Hrsg) Biologische Psychiatrie. Springer, Berlin Heidelberg New York Tokio, S 270–275

*Bogerts B (1989) Limbic and paralimbic pathology in schizophrenia: interaction with age- and stress-related factors. In: Schulz SC, Tamminga CA (eds) Schizophrenia: scientific progress. Oxford Univ Press, Oxford, pp 216–227

Bogerts B, Meertz E, Schönfeldt-Bausch R (1985) Basal ganglia and limbic system pathology in schizophrenia: a morphometric study of brain volume and shrinkage. Arch Gen Psychiatry 42:784–791

Bogerts B, Falkai P, Tutsch J (1986) Cell numbers in the pallidum and hippocampus of schizophrenics. In: Shagass C, Josiassen RC, Bridger WH, Weiss KJ, Stoff D, Simpson GM (eds) Biological psychiatry. Elsevier, New York Amsterdam London, pp 1178–1180

Bogerts B, Falkai P, Haupts M, Greve B, Ernst S, Tapernon-Franz U, Heinzmann U (1990) Post-mortem volume measurements of limbic system and basal ganglia structures in chronic schizophrenics. Initial results from a new brain collection. Schizophr Res 3:295–301

**Braak H (1980) The allocortex. The entorhinal region. In: Braitenberg V, Barlow HB, Bizzi E, Florey E, Grüsser OJ, Loos H van der (eds) Studies of the brain function, vol 4: Architectonics of the human telencephalic cortex. Springer, Berlin Heidelberg New York, pp 37–48

Braitenberg V, Schüz A (1983) Some anatomical comments on the hippocampus. In: Seifert W (ed) Neurobiology of the hippocampus. Academic Press, London, pp 21–37

Cammermeyer J (1967) Artificial displacement of neuronal nucleoli in paraffin sections. J Hirnforsch 9:209–224

Casanova MF, Kleinman JE (1990) The neuropathology of schizophrenia: a critical assessment of research methodologies. Biol Psychiatry 27:353–362

Casanova MF, Saunders R, Altshuler L, Goldberg T, Armstrong E, Weinberger DR, Kleinman JE (1991) Entorhinal cortex pathology in schizophrenia and affective disorders. In: Racagni G, Brunello N, Fukuda T (eds) Biological Psychiatry. Elsevier, Amsterdam, pp 504–506

Caviness VS Jr, Pinto-Lord MC, Evrard P (1981) The development of laminated pattern in the mammalian neocortex. In: Connelly TG, Brinkley LL, Carlson BM (eds) Morphogenesis and pattern formation. Raven, New York, pp 103–126

Christison GW, Casanova MF, Weinberger DR, Rawlings R, Kleinmann JE (1989) A quantitative investigation of hippocampal pyramidal cell size, shape and variability of orientation in schizophrenia. Arch Gen Psychiatry 46:1027–1032

*Conrad AJ, Abebe T, Austin R, Forsythe S, Scheibel AB (1991) Hippocampal pyramidal cell disarray in schizophrenia as a bilateral phenomenon. Arch Gen Psychiatry 48:413–417

Crow TJ, Ball J, Bloom SR et al. (1989) Schizophrenia as an anomaly of development of cerebral asymmetry: a postmortem study and a proposal concerning the genetic basis of the disease. Arch Gen Psychiatry 46:1145–1150

*Crow TJ, Brown R, Bruton CJ, Frith CD, Gray V (1992) Loss of Sylvian fissure asymmetry in schizophrenia: findings in the Runwell 2 series of brains. Schizophr Res 6:152–153

Divac I, Kosnal A, Björklund A, Lindvall O (1978) Subcortical projections to the prefrontal cortex in the rat as revealed by its horseradish peroxidase. Neuroscience 3:785–796

Dom R de Saedeler J, Bogerts B, Hopf A (1981) Quantitative cytometric analysis of basal ganglia in catatonic schizophrenics. In: Perris C, Struwe G, Jansson B (eds) Biological psychiatry. Elsevier, Amsterdam, pp 723–726

Dooling EC, Chi JG, Gilles FH (1983) Telencephalic development: changing gyral patterns. In: Gilles FH, Leviton A, Dooling EC (eds) The developing human brain: growth and epidemiologic neuropathology. Wright, Boston, pp 94–104

Dunlap CB (1928) The pathology of the brain in schizophrenia. Association for Research in Nervous and Mental Disease. Proceedings 5:371–381

Falkai P, Bogerts B (1986) Cell loss in the hippocampus of schizophrenics. Eur Arch Psychiatry Neurol Sci 236:154–161

Falkai P, Bogerts B, Greve B et al. (1992) Loss of Sylvian fissure asymmetry in schizophrenia. A quantitative post-mortem study. Schizophr Res 7:23–32

Feinberg I, Braun M, Koresko RL, Gottlieb F (1969) Stage 4 sleep in schizophrenia. Arch Gen Psychiatry 21:262–266

Fifkova E (1974) Two types of terminal degeneration in the molecular layer of the dentate fascia following lesions of the entorhinal cortex. Brain Res 96:169–175

Fünfgeld EW (1952) Pathologisch-anatomische Untersuchungen am nucleus anterior thalami bei Schizophrenie. In: Rosenberg H, Sellier V (eds) First International Congress of Neuropathology, vol 3. Turin, pp 648–659

Geinisman Y, Morrell F, de Toledo-Morrell L (1989) Perforated synapses on double-headed dendritic spines: a possible structural substrate of synaptic plasticity. Brain Res 480:326–329

Giguere M, Goldman-Rakic PS (1988) Mediodorsal nucleus: areal, laminar and tangential distribution of afferents and efferents in the frontal lobe of rhesus monkeys. J Comp Neurol 277:195–213

Goldman-Rakic PS, Porrino LJ (1985) The primate mediodorsal (MD) nucleus and its projection to the frontal lobe. J Comp Neurol 252:535–560

Goldman-Rakic PS, Selemon LD, Schwarz ML (1984) Dual pathways connecting the dorsolateral prefrontal cortex with the hippocampal formation and parahippocampal cortex in the rhesus monkey. Neuroscience 12:719–743

Goldman-Rakic, Lidow M, Gallager DW (1990) Overlap of dopaminergic, adrenergic, and serotinergic receptors and complementarity of their subtypes in primate prefrontal cortex. J Neurosci 10:2125–2138

Groenewegen HJ, Russchen FT (1984) Organization of the efferent projections of the nucleus accumbens to pallidal, hypothalamic and mesencephalic structures: a tracing and immunohistochemical study in the cat. J Comp Neurol 223:347–367

Groenewegen HJ, Berendse, HW, Wolters JG, Lohman AHM (1990) The anatomical relationship of the prefrontal cortex with the striatopallidal system, the thalamus and the amygdala: evidence for a parallel organization. Progr Brain Res 85:95–118

Gundersen HJG, Jensen EB (1987) The efficiency of systematic sampling in stereology and its prediction. J Microsc 147:229–263

Haber SN, Groenewegen, HJ, Grove, EA, Nauta WJH (1985) Efferent connections of the ventral pallidum: evidence for a dual striatopallidofugal pathway. J Comp Neurol 235:322–335

*Hassler R (1964) Limbische und diencephale Systeme der Affektivität und Psychomotorik. In: Hoff H, Tschabitscher H, Kryspin-Exner K (Hrsg) Muskel und Psyche. Karger, Wien Berlin New York, S 1–31

Heckers S, Heinsen H, Heinsen Y, Beckmann H (1990a) Limbic structures and lateral ventricle in schizophrenia. A quantitative post-mortem study. Arch Gen Psychiatry 47:1016–1022

Heckers S, Heinsen H, Heinsen Y, Beckmann H (1990b) Morphometry of the parahippocampal gyrus in schizophrenics and controls. Some anatomic considerations. J Neural Transm [GenSect] 80:151–155

*Heckers S, Heinsen H, Geiger B, Beckmann H (1991) Hippocampal neuron number in schizophrenia. Arch Gen Psychiatry 48:1001–1008

Hempel KJ, Treff WM (1959) Über „normale Lücken" und „pathologische Lückenbildungen" in einem subcorticalen Griseum (mediodorsaler Thalamuskern) Beitr Pathol 121:287–300

Hirano A (1985) Neurons, astrocytes and ependyma. In: Davis RL, Robertson DM (eds) Textbook of neuropathology. Williams & Wilkins, Baltimore, pp 1–91

Hoesen GW van (1982) The parahippocampal gyrus: its cortical connections in the monkey. Trends Neurosci 5:345–350

Hyden H, Hartelius H (1948) Stimulation of nucleoprotein production in nerve cells by malonitrile and its effect on psychic functions in mental disorders. Acta Psychiatr Neurol(Suppl)48:1

Insausti R, Amaral DG, Cowman WM (1987) The entorhinal cortex of the monkey. II. Cortical afferents. J Comp Neurol 264:365–395

Isaacson LG, Tanaka D (1986) Cholinergic and non-cholinergic projections from the canine pontomesencephalic tegmentum (Ch5 area) to the caudal intralaminar thalamic nuclei. Exp Brain Res 62:179–188

Itil TM, Hsu W, Klingenberg H, Saletu B, Gannon P (1972) Digital-computeranalyzed all-night sleep EEG patterns (sleep prints) in schizophrenics. Biol Psychiatry 4:3–16

Jakob H, Beckmann H (1985) Clinical-neuropathological studies of developmental disorders in the limbic system in chronic schizophrenia. In: Cazzullo CL (ed) Schizophrenia: an integrative view. Libbey, London, p81

**Jakob H, Beckmann H (1986) Prenatal developmental disturbances in the limbic allocortex in schizophrenics. J Neural Transm 65:303–326

Jakob H, Beckmann H (1989) Gross and histological criteria for developmental disorders in brains of schizophrenics. J Roy Soc Med 82:466–469

**Jakob H, Beckmann H (1994) Circumscribed malformation and nerve cell alterations in the entorhinal cortex of schizophrenics. J Neural Transm [GenSect] 98:83–106

Jellinger K (1985) Neuromorphological background of pathochemical studies in major psychoses. In: Beckmann H, Riederer P (eds) Pathochemical markers in major psychoses. Springer, Berlin Heidelberg New York Tokio, pp 1–23

Jeste DV, Lohr JB (1989) Hippocampal pathologic findings in schizophrenia: a morphometric study. Arch Gen Psychiatry 46:1019–1024

Jones BE, Beaudet A (1987) Distribution of acetylcholine and catecholamine neurons in the cat brainstem: a choline acetyltransferase and tyrosine hydroxylase immunohisto-chemical study. J Comp Neurol 261:15–32

Jones EG, Powell TPS (1970) An anatomical study of converging sensory pathways within the cerebral cortex of the monkey. Brain 93:793–820

Josephy EG (1923) Beiträge zur Histopathologie der dementia praecox. Z Ges Neurol Psychiatr 86:391–485

Kahle W (1969) Die Entwicklung der menschlichen Großhirnhemisphäre. In: Bauer HJ, Gänshirt H, Spatz H, Vogel P (Hrsg) Neurology series, vol 1. Springer, Berlin Heidelberg New York, pp 6–107

Kalus P, Senitz D (1996) Parvalbumin in the human anterior cingulate cortex: morphological heterogeneity of inhibitory interneurons. Brain Res 729:45–54

Kalus P, Senitz D, Beckmann H (1997a) Cortical layer I changes in schizophrenia: a marker for impaired brain development? J Neural Transm 104: 549–559

Kalus P, Senitz D, Beckmann H (1997b) Altered distribution of parvalbumin immunoreactive local circuit neurons in the anterior cingulate cortex of schizophrenic patients. Psychiatry Res Neuroimaging 75:49–59

Karson CN, Garcia-Rill E, Biedermann J, Mrak RE, Husain MM, Skinner RD (1991) The brain stem reticular formation in schizophrenia. Psychiatr Res 40:31–48

Kikinis R, Shenton ME, Gerig G et al. (1994) Temporal lobe sulco-gyral pattern anomalies in schizophrenia: an in vivo MR three-dimensional surface rendering study. Neurosci Lett 182:7–12

King LJ (1974) A sensory-integrative approach to schizophrenia. Am J Occup Ther 28:529–536

Kostóvic I, Petanjek Z, Judas M (1990) The earliest areal differentiation of the human cerebral cortex: entorhinal area. Soc Neurosci Abstr 16:351–356

Kovelman JA, Scheibel AB (1984) A neurohistological correlate of schizophrenia. Biol Psychiatry 19:1601–1619

Krimer LS, Herman MM, Saunders RC et al. (1997) A qualitative and quantitative analysis of the entorhinal cortex in schizophrenia. Cereb Cortex 7:732–739

**Lauer M, Beckmann H (1997) The human striatum in schizophrenia. I. Increase in overall relative striatal volume in schizophrenics. Psychiatr Res: Neuroimaging Section 68:87–98

Le Mire RJ, Laeser RD, Leech RW, Alvord ED (1975) Normal and abnormal development of the human nervous system. In: Hagerstown ML (ed) The forebrain cortex. Harper& Row, Hagerstown/ML, pp 231–259

Lesch A, Bogerts B (1984) The diencephalon in schizophrenia: evidence for reduced thickness of the periventricular grey matter. Eur Arch Psychiatry Neurol Sci 234:212–219

Lindenberg R, Haymaker W (1982) Tissue reactions in the gray matter of the central nervous system. In: Haymaker W, Adams RD (eds) Histology and histopathology of the nervous system. Thomas, Springfield/IL

Lopez da Silva FH, Witter MP, Boeijinga PH, Lohman AHM (1990) Anatomic organisation and physiology of the limbic cortex. Physiol Rev 70:453–511

Macchi G (1951) The ontogenetic development of the olfactory telencephalon in man. J Comp Neurol 95:245–305

Markowitsch HJ (1982) Thalamic mediodorsal nucleus and memory: a critical evaluation of studies in animals and man. Neurosci Biobehav Rev 6:351–380

Mesulam MM, Mufson EF, Levey AI, Wainer BH (1984) Atlas of cholinergic neurons in the forebrain and upper brainstem of the macaque based on monoclonal choline acetyltransferase immunohistochemistry and acetylcholinesterase histochemistry. Neuroscience 12:669–686

Nowakowski RS (1987) Basic concepts of CNS development. Child Dev 58:568–595

Nowakowski RS, Rakic P (1981) The site of origin and route and rate of migration of neurons to the hippocampal region of the rhesus monkey. J Comp Neurol 196:129–154

O'Keefe I, Nadel L (1978) The hippocampus as a cognitive map. Clarendon, Oxford

Pakkenberg B (1987) Post-mortem study of chronic schizophrenic brains. Br J Psychiatry 151:744–752

Pakkenberg B (1989) What happens in the leucotomised brain? A post-mortem morphological study of brains from schizophrenic patients. J Comp Neurosurg Psychiatry 52:156–161

Pakkenberg B (1990) Pronounced reduction of total neuron number in mediodorsal thalamic nucleus and nucleus accumbens in schizophrenia. Arch Gen Psychiatry 47:1023–1028

Pakkenberg B (1992) The volume of the mediodorsal thalamic nucleus in treated and untreated schizophrenics. Schizophr Res 7:95–100

Pakkenberg B, Gundersen HJG (1988) Total number of neurons and glia cells in human brain nuclei estimated by the disector and the fractionator. J Microsc 150:1–20

Pakkenberg B (1993) Leucotomized schizophrenics lose neurons in the mediodorsal thalamic nucleus. Neuropathol Appl Neurobiol 19:373–380

Pandya DN, Yeterian EH (1985) Architecture and connections of cortical association areas. In: Peters A, Jones GE (eds) Cerebral cortex, vol 4: Association and auditory cortices. Plenum, New York, pp 3–61

Pennartz CM, Groenewegen HJ, Lopez da Silva FH (1994) The nucleus accumbens as a complex of functionally distinct neuronal ensembles: an integration of behavioural, electrophysiological and anatomical data. Prog Neurobiol 42:719–761

Peters G (1937) Zur Frage der pathologischen Anatomie der Schizophrenie. Z Ges Neurol Psychiatr 160:361–380

Peters G (1956) Dementia praecox und manisch-depressives Irresein. In: Scholz W (Hrsg) Handbuch der speziellen pathologischen Anatomie und Histologie, Bd XIII/4: Nervensystem. Springer, Berlin Göttingen Heidelberg, S 1–57

Peters G (1967) Neuropathologie und Psychiatrie. In: Gruhle HW, Jung R, Mayer-Gross W (Hrsg) Psychiatrie der Gegenwart, Bd 1. Springer, Berlin Heidelberg New York, S 286–324

Post RM (1975) Cocaine psychoses: a continuum model. Am J Psychiatry 132:225–231

Post RM (1988) Time course of clinical effects of carbamazepine: implications for mechanisms of action. J Clin Psychiatry 49:35–46

Racine RJ, Ivy GO, Milgram NW (1989) Kindling: clinical relevance and anatomical substrate. In: Bolwig TG, Trimble MR (eds) The clinical relevance of kindling. Wiley, Chichester New York Brisbane Toronto Singapore, pp 15–34

Rajkowska G, Selemon LD, Goldman-Rakic PS (1994) Reduction in neuronal sizes in prefrontal cortex of schizophrenics and Huntington patients. Soc Neurosci Abstr 20:620

Rakic P (1975) Cell migration and neuronal ectopias in the brain. In: Bergsma D (ed) Morphogenesis and malformations of the face and brain. Liss, New York, pp 95–129

Rakic P (1978) Neuronal migration and contact guidance in primate telencephalon. Postgrad Med J 54:25–40

Rakic P (1988a) Defects of neuronal migration and the pathogenesis of cortical malformations. Prog Brain Res 73:15–37

Rakic P (1988b) Specification of cerebral cortical areas. Science 241:170–176

Rakic P, Nowakowski RS (1981) The time of origin of neurons in the hippocampal region of the rhesus monkey. J Comp Neurol 196:99–128

Roberts GW, Colter N, Lofthouse R, Bogerts B, Zech M, Crow TJ (1986) Gliosis in schizophrenia: a survey. Biol Psychiatry 21:1043–1050

Roberts GW, Colter N, Lofthouse R, Johnstone ED, Crow TJ (1987) Is there gliosis in schizophrenia? Investigation of the temporal lobe. Biol Psychiatry 22:1459–1468

Rose M (1927) Der Allocortex bei Tier und Mensch, Teil 1. J Psychol Neurol 34:1–111

Rosene D, Hoesen GW van (1977) Hippocampal efferents reach widespread areas of cerebral cortex and amygdala in the rhesus monkey. Science 198:315–317

Satoh K, Fibiger HC (1985) Distribution of central cholinergic neurons in the baboon (Papio papio) J Comp Neurol 236:197–214

Scheibel AB, Kovelman JA (1981) Disorientation of the hippocampal pyramidal cells and its processes in the schizophrenic patients. Biol Psychiatry 16:101–102 (letter)

Scholz W (1957a) Für die allgemeine Histopathologie degenerativer Prozesse bedeutsame morphologische, histochemische und strukturphysiologische Daten. In: Scholz W (Hrsg) Nervensystem. Handbuch der speziellen pathologischen Anatomie und Histologie, Bd XIII/1A. Springer, Berlin Göttingen New York, S 1–41

Scholz W (1957b) An nervöse Systeme gebundene (topistische) Kreislaufschäden. Die Ammonshornsklerose. In: Scholz W (Hrsg) Nervensystem. Handbuch der speziellen pathologischen Anatomie und Histologie, Bd XIII/1B. Springer, Berlin Göttingen New York, S 1364–1373

Segal M, Landis S (1974) Afferents to the hippocampus of the rat studied with the method of retrograde transport of horseradish peroxidase. Brain Res 78:1–15

Selemon LD, Goldman-Rakic PS (1985) Longitudinal topography and interdigitation of corticostriatal projections in the rhesus monkey. J Neuroscience 5:776–794

Selemon LD, Rajkowska G, Goldman-Rakic PS (1993) A morphometric analysis of prefrontal areas 9 and 46 in the schizophrenic and normal human brain. Schizophr Res 9:151

Selemon LD, Rajkowska G, Goldman-Rakic PS (1995) Abnormally high neuronal density in the schizophrenic cortex: a morphometric analysis of prefrontal area 9 and occipital area 17. Arch Gen Psychiatry 52:805–818

Senitz D, Beckmann H (im Druck) Differentiated criteria of cytoarchitectural disturbances of the rostral entorhinal cortex in schizophrenics. J Neural Transm

**Senitz D, Winkelmann E (1981) Morphologische Befunde in der orbitofrontalen Rinde bei Menschen mit schizophrenen Psychosen. Eine Golgi- und elektronenoptische Studie. Psychiatr Neurol Med Psychol (Leipz) 33:1–9

Senitz D, Winkelmann E (1991) Neuronale Struktur-Anomalität im orbito-frontalen Cortex bei Schizophrenien. J Hirnforsch 32:149–158

Senitz D, Winkelmann E, Brauer K (1979) Anwendung von Silbermethoden in der pathologischen Anatomie am Beispiel der Schizophrenie. Zbl Allgem Pathol Path Anat 123:128

Sidman RL, Rakic P (1973) Neuronal migration with special reference to developing human brain: a review. Brain Res 62:1–35

Sorensen KE, Witter MP (1983) Entorhinal efferents reach the caudato-putamen. Neurosci. Lett 35:259–264

Spielmeyer W (1930) Die anatomische Krankheitsforschung in der Psychiatrie. In: Bumke O (Hrsg) Handbuch der Psychiatrie, Bd XI/7. Springer, Berlin, S 1–41

Stephan H (1975) Allocortex. Regio entorhinalis. In: Bargmann W (Hrsg) Handbuch der mikroskopischen Anatomie des Menschen, Bd IV/9. Springer, Berlin Heidelberg New York, S 642–715

Stevens JR (1982) Neuropathology of schizophrenia. Arch Gen Psychiatry 39:1131–1139

Stevens JR, Casanova MF (1988) Is there a neuropathology of schizophrenia? Biol Psychiatry 121:259–264

Supprian T, Senitz D, Beckmann H (1993) Presentation of human neocortical neurons stained with the carbocyanine dye DiI compared to the Golgi silver impregnation technique. J Hirnforsch 34:403–406

Swanson LW (1983) The hippocampus and the concept of the limbic system. In: Seifert W (ed) Neurobiology of the hippocampus. Academic Press, London, pp 1–19

Swanson LW, Wyss JM, Cowan WM (1978) An autoradiographic study of the organization of intrahippocampal association pathways in the rat. J Comp Neurol 181:681–716

Talamini LM, Louwerens JW, Slooff CJ, Korf J (1995) PET versus postmortem studies in schizophrenia research: significance for the pathogenesis and pharmacotherapy. In: Boer JA den, Westenberg

HGM, Praag HM van (eds) Advances in the neurobiology of schizophrenia. Wiley, Chichester, pp 158–187

Tandon R, Greden JF (1989) Cholinergic hyperactivity and negative schizophrenic symptoms. Arch Gen Psychiatry 46:745–753

Turner BH, Mishkin M, Knapp M (1980) Organization of the amygdalopetal projections from modality-specific cortical association areas in the monkey. J Comp Neurol 191:515–544

Vogt C, Vogt O (1952) Alterations anatomiques de la schizophrénie et d'autres psychoses dites fonctionelles. In: Rosenberg H, Sellier V (eds) First International Congress of Neuropathology, vol 1. Turin, pp 515–532

Watson SJ, Meador-Woodruff JH (1995) Neocortical abnormalities in schizophrenia. Arch Gen Psychiatry 52:819–820

Witter MP, Room P, Groenewegen HJ, Lohmann AHM (1986) Connection of the parahippocampal cortex in the cat. V. Intrinsic connections; comments on input/output connections with the hippocampus. J Comp Neurol 252:78–94

Woolf NJ, Butcher LL (1986) Cholinergic systems in the rat brain: III. Projections from the pontomesencephalic tegmentum to the thalamus, tectum, basal ganglia, and basal forebrain. Brain Res Bull 16:603–637

Zarcone V, Azumi K, Dement W, Gulevich G, Kraemer H, Pivik T (1975) REM phase deprivation and schizophrenia. Arch Gen Psychiatry 32:1431–1436

KAPITEL 7
Die funktionelle Beteiligung des vorderen zingulären Kortex an der schizophrenen Psychose

C. A. TAMMINGA, A. C. LAHTI, D. R. MEDOFF und H. H. HOLCOMB

Übersetzung: K. Dilling

1 Einführung: Schizophrenie

Die Schizophrenie ist eine schwere Erkrankung, die ein Leben lang anhält und die bis zu 1% der Weltbevölkerung befällt. Da die Krankheit in der späten Adoleszenz einsetzt und unvermindert lebenslang anhält, geht es dabei um viele Jahre notwendiger medizinischer Versorgung, viel mehr als die nüchterne Krankheitsinzidenz auszusagen scheint. Es handelt sich um eine Krankheit, deren Pathophysiologie und Ätiologie noch unbekannt ist. Ihre Erforschung ist sowohl eine Herausforderung als auch eine Aufgabe mit nur wenigen entscheidenden Wegweisern.

Bedeutung der Neurowissenschaften

Was ernsthafte biologische Forschung zur Schizophrenie überhaupt erst möglich macht, sind die immer schneller aufeinander folgenden Entdeckungen der Neurowissenschaften, die uns mit ihren Details zur Hirnanatomie der Säugetiere, der Neurochemie und der Hirnfunktion Grundlagen für unsere Hypothesen zur Schizophrenie aufzeigen. Studien am schizophrenen Gehirn haben die Krankheitsmechanismen noch nicht aufgedeckt. Die Anhaltspunkte aus der Pathologie sind noch undeutlich. Die Biologie ist in Hinblick auf das, was wir untersuchen und messen können, normal. Insofern ist die Forschung auf dem Gebiet der Schizophrenie noch mehr als die anderer Hirnkrankheiten auf neue Erkenntnisse der Neurowissenschaften angewiesen, um ihre Krankheitskonzepte weiterentwickeln zu können.

Notwendigkeit klinischer Untersuchungen

Zudem kommt diese Krankheit nur beim Menschen vor und wir müssen ohne Tiermodell oder sinnvolle vorbereitende experimentelle Studien auskommen. Aus diesem Grunde sind auch klinische Schizophrenieuntersuchungen notwendig, damit die entscheidenden Beobachtungen und Strategien für eine effektive Krankheitserforschung zusammengetragen werden, während die neurowissenschaftliche Grundlagenforschung die Konzepte und die Erklärungsmechanismen als Basis für die Hypothesen liefern sollte. Ausgestattet mit einer erfolgversprechenden Rezeptur und der Erfahrung einer langen Vorgeschichte früherer Versuche, die Pathophysiologie dieses Gebiets zu erforschen, sind die klinischen Forschungssysteme gut ausgerüstet, um Hypothesen zur Identifikation eines entscheidenden Mechanismus überprüfen zu können.

WHO-Studie zur Schizophrenie

Bereits jetzt sind von vielen scharfsichtigen Klinikern charakteristische Anzeichen und Symptome der Krankheit festgelegt worden (Sartorius et al. 1974). In einer Schizophreniestudie der Weltgesundheitsorganisation (WHO) aus dem Jahre 1974 wurde die Frage bearbeitet, ob die Schizophrenie überall auf der Welt dasselbe Erscheinungsbild hat; die Ergebnisse beantworteten diese Frage positiv (Sartorius et al. 1974). Die deskriptive Auflistung der allgemeinen Symptome, die im Verlauf dieser WHO-Studie zusammengestellt wurde, illustriert die Symptomgruppen, die bei der Schizophrenie auftreten in der Reihenfolge ihrer Häufigkeit (Tabelle 1). Das häufigste Symptom, der Mangel an Krankheitseinsicht, ist in vielfältiger Hinsicht die größte Beeinträchtigung durch die Krankheit; die betroffenen Menschen werden dadurch daran gehindert, zwischen den Symptomen ihrer psychischen Störung und realitätsbezogenem Denken zu unterscheiden.

Symptom	Häufigkeit in %
Mangelnde Krankheitseinsicht	97
Akustische Halluzinationen	74
Halluzinieren sprachlicher Inhalte	70
Beziehungsideen	70
Mißtrauen	65
Affektverflachung	65
Stimmenhören	65
Wahnhafter Zustand	64
Verfremdungsideen	52
Gedankenlautwerden	50

Tabelle 1.
Häufigkeit der bei einer Schizophrenie auftretenden psychotischen Symptome (internationale Pilotstudie; nach Sartorius et al. 1974)

Schizophrene Untergruppen

Seit den frühen beschreibenden Studien ist mehrmals breit angelegtes klinisches Datenmaterial danach gesichtet worden, ob man verschiedene schizophrene Untergruppen je nach klinischen Charakteristika bestimmen kann (Überblick bei Carpenter u. Buchanan 1994; Andreasen 1995; Barnes u. Liddle 1990; Liddle 1987). Diese Untersuchungen weisen ziemlich übereinstimmend nach, daß bestimmte Symptome der Schizophrenie gleichzeitig aufzutreten scheinen. Positive Symptome (Halluzinationen, Wahnideen, Denkstörungen) hängen ebenso zusammen wie die negativen Symptome (Gedankenverarmung, sozialer Rückzug, Alogie); sowohl kognitive Symptome als auch Depression bilden einen symptomatischen Hintergrund für die variablen positiven und negativen Symptomausprägungen der Krankheit.

Ob diese Analysen anzeigen, daß die Schizophrenie eine Krankheit mit vielfältigen Mechanismen und unterschiedlicher Ätiologie ist (wie z.B. die Anämie) oder eine Krankheitsentität mit unterschiedlichen Manifestationen (wie z.B. der Diabetes), bleibt als unbeantwortete Frage bestehen, über die viel diskutiert und gestritten worden ist (Carpenter et al. 1993; Carpenter u. Buchanan 1989).

2 Lokalisation der Schizophrenie

Unterschiedliche Annahmen zur Lokalisation

Alle Neurowissenschaftler nehmen an, daß die Schizophrenie ihren Ursprung im Gehirn hat. Daraus ergibt sich die grundlegende Frage nach der Lokalisation. Unterschiedliche Antworten wurden dazu gegeben, darunter auch der mediale Temporallappen (Benes 1993; Heckers et al. 1998; Tamminga 1997; Weinberger et al. 1992), der mediale Frontallappen (Andreasen et al. 1996, Gur et al. 1987; Carpenter u. Buchanan 1989; Liddle u. Morris 1991) oder der vordere zinguläre Kortex (Überblick in diesem Kapitel).

Methodische Vorgehensweisen

Methodische Herausforderungen liegen in der angewandten Technik, z.B. den bildgebenden Hirnuntersuchungen, die diese klinische Frage bei der Schizophrenie klären sollen (einschließlich der Fragen nach den Untergruppen und nach den Wirkungen einer Langzeitmedikation); des-

Tabelle 2.
Unterschiede im regionalen Aktivitätsniveau des Glykosemetabolismus bei schizophrenen und gesunden Probanden gemessen durch Positronenemissionstomographie (PET) unter Fluordeoxyglukose (mg Glukose/100 g Gewebe pro Minute)

Tabelle 2.
Unterschiede im regionalen Aktivitätsniveau des Glykosemetabolismus bei schizophrenen und gesunden Probanden gemessen durch Positronenemissionstomographie (PET) unter Fluordeoxyglukose (mg Glukose/100 g Gewebe pro Minute)

Hirnregion	Schizophrene Patienten		Gesunde Kontrollpersonen		p-Wert
	Mittelwert	SD	Mittelwert	SD	
Frontallappen	10,4	2,1	10,9	2,0 [a]	0,57
Parietallappen	9,3	2,5	10,6	2,6	0,23
Temporallappen	8,4	1,6	9,6	2,0	0,89
Nucleus caudatus	10,4	2,2	11,7	3,6	0,30
Putamen	10,4	2,4	12,3	4,0	0,17
Thalamus	10,1	1,9	11,2	3,3	0,33
Vorderer zingulärer Kortex	9,4	2,0 [b]	12,5	3,3	0,0035
Hippocampus	6,9	1,5 [b]	9,4	2,0	0,01

[a] Metabolismusrate der Glukose: mg/100 g Gewebe pro Minute.
[b] Signifikant auf dem $p < 0,05$ Niveau.

halb begannen wir mit einer Untersuchung der für die Schizophrenie diskutierten Hirnareale mit Hilfe funktioneller bildgebender Verfahren in unserem eigenen Labor. Anschließend untersuchten wir diese Anfangsergebnisse weiter mittels klinischem Imaging und Post-mortem-Gewebeanalysen.

Screeningstudie

Eine anfängliche Screeningstudie bezog sich auf die Frage der Lokalisation bei Schizophrenie, dabei wurden 12 medikamentenfreie schizophrene Patienten mit 12 gesunden Versuchspersonen mittels Positronenemissionstomographie (PET) und unter Gabe von Fluordeoxyglukose (FDG) untersucht. Dabei handelte es sich um eine für den Anfang nur wenig differenzierte Screeninguntersuchung mit einer einzigen Fragestellung: Wo zeigt sich zwischen den entsprechend ausgewählten gesunden Probanden und der Patientengruppe eine unterschiedliche lokale neuronale Aktivität? Die 12 schizophrenen Versuchspersonen waren relativ jung und nicht in stationärer Behandlung; bei allen waren die Medikamente abgesetzt worden und sie zeigten positive psychotische Symptome. Den schizophrenen Patienten wurde eine Kontrollgruppe von 12 gesunden Probanden ohne Vorgeschichte einer schizophrenen Erkrankung in der Familie zugeordnet. Alle wurden im Ruhezustand durch PET unter Gabe von FDG untersucht (Tamminga et al. 1992).

Unterschiedlicher Metabolismus im limbischen System bei gesunden und schizophrenen Probanden

Aus den daraus folgenden Ergebnissen ließ sich die Fragestellung der Untersuchung beantworten: Die schizophrenen Probanden unterschieden sich von den gesunden Versuchspersonen durch den Metabolismus im limbischen System. Die kranken Probanden hatten besonders im vorderen zingulären Kortex und im parahippocampalen Gyrus bzw. Hippocampus eine reduzierte neuronale Aktivität (Tabelle 2). Sonst zeigten sich in den übrigen Arealen des ZNS keine bemerkenswerten Unterschiede zwischen den beiden Gruppen. Da diese beiden Areale im ZNS der Säugetiere funktionell verbunden sind, waren die Ergebnisse noch überzeugender. Alle Patienten in dieser Studie wiesen eindeutige positive Symptome auf.

In einer späteren funktionellen Imagingstudie an einer weiteren Patientengruppe ergab sich bei den Patienten eine signifikante Beziehung zwischen positiven psychotischen Symptomen – gemessen anhand der *Brief Psychiatric Rating Scale (BPRS)* – und der neuronalen Aktivität im limbischen System, vorderen zingulären Kortex und Hippocampus (rCMRglu) (Abb. 1; Tamminga 1997). Diese Ergebnisse deuten insgesamt darauf hin, daß das limbische System involviert ist, die positiven psychotischen Symptome der Schizophrenie zu generieren oder umzusetzen.

Neuronale Aktivität bei positiven psychotischen Symptomen

Die bereits erwähnte einfache Lokalisationsstudie wurde an Patienten durchgeführt, von denen einige anhaltende negative Symptome hatten (n = 4), andere hatten diese nicht (n = 7). Diese beiden Patientengruppen wurden verglichen, um herauszufinden, wo sich bei einer Schizophrenie mit negativen Symptomen eine unterschiedliche neuronale Aktivität zeigt. Die Patienten mit den negativen Symptomen wiesen eine deutliche Abnahme der kortikalen neuronalen Aktivität im mittleren Frontallappen, den unteren Parietallappen und im Thalamus auf. Bei den schizophrenen Patienten mit den ausschließlich positiven Symptomen waren die Hirnregionen, die in Zusammenhang mit negativen Symptomen standen, normal aktiviert. Beide Gruppen (mit oder ohne negative Symptome) zeigten jedoch funktionelle Ausfälle im limbischen System.

Neuronale Aktivität bei negativen Symptomen

Eine anschließende Untersuchung aus diesem Labor, bei der eine prospektive Auswertung der lokalen zerebralen Durchblutung (rCBF) (Lahti et al. 1998) an Probanden mit primär negativen Symptomen erfolgte, bestätigte diese Lokalisation im mittleren Frontallappen und den unteren Parietallappen beider Hemisphären. Ob die Schizophrenie aus einer einzelnen Störung besteht, die sich in vielen Regionen des ZNS auswirkt und mit den charakteristischen klinischen Syndromen zusammenhängt,

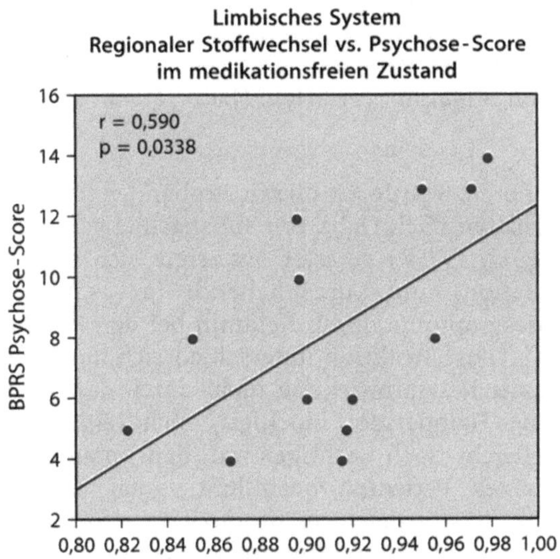

Limbisches System
Regionaler Stoffwechsel vs. Psychose-Score
im medikationsfreien Zustand

r = 0,590
p = 0,0338

BPRS Psychose-Score / rCMRglu-Ratio

Abb. 1.
Korrelation zwischen dem regionalen Metabolismus des limbischen Systems (Hippocampus und Gyrus cinguli) und dem Schweregrad der Psychose bei 13 schizophrenen medikationsfreien Probanden. Die Korrelation in medikationsfreiem Zustand beträgt r = 0,59, wogegen sich in keiner Hirnregion eine Korrelation aufzeigen ließ, wenn die Probanden unter medikamentöser Einstellung einem neuerlichen Scan unterzogen wurden; *rCMRglu* neuronale Aktivität im limbischen System am vorderen Gyrus cinguli und Hippocampus

oder ob es sich um multiple Primärerkrankungen in diesen Arealen handelt, ist eine Frage, die durch diese Ergebnisse nicht beantwortet wird.

Notwendigkeit zusätzlicher Experimente zur Pathophysiologie der Schizophrenie unter verschiedenen Funktionszuständen

Um weiter der Forschungsrichtung zu folgen, die durch diese Lokalisationsergebnisse aufgezeigt worden war, mußten zusätzliche Experimente durchgeführt werden. Nach der damaligen sehr einfachen Arbeitshypothese wurden eine zinguläre und hippocampale Dysfunktion mit den positiven Symptomen der Schizophrenie in Zusammenhang gebracht und eine frontale und parietale Dysfunktion mit den negativen Symptomen. Eine Untersuchung der Aktivität des limbischen Systems während einer Verschlechterung in der Psychose, während des Zustands der Besserung und bei der Lösung kognitiver Aufgaben konnte diese Hypothese weiter überprüfen. Wenn die Psychose über das limbischen System vermittelt wird oder entsteht, dann könnte eine Dysfunktion des vorderen zingulären Kortex nicht nur mit einer Verschlechterung der Psychose einhergehen, sondern auch mit Verhaltensstörungen und Veränderungen der kognitiven Fähigkeiten. Die Verstärkung einer Psychose im Experiment (durch Ketamin), die Besserung der Psychose (mit Haloperidol) oder die Stimulierung durch eine kognitive Aufgabe würden dazu beitragen, die Pathophysiologie der Schizophrenie unter verschiedenen Funktionszuständen zu lokalisieren.

3 Die Psychose

Ketamin

Ketamin wird in der Pädiatrie üblicherweise als Anästhetikum eingesetzt. Pharmakologisch handelt es sich um einen leichten, nonkompetitiven N-Methyl-D-Aspartat-(NMDA-)Rezeptor-Antagonisten, der als Agonist auf den Phencyclidin-(PCP-)Rezeptor innerhalb des NMDA-Ionenkanals wirkt. Es ist ein chemisches Derivat des PCP mit geringerer Affinität und Wirksamkeit (White et al. 1982). Ketamin bewahrt die pharmakologische Wirksamkeit und hat die Eigenschaften des PCP, wenn auch mit abgeschwächter Wirkung. Da man von der bekannten pharmakologischen Wirkung des PCP ausgehen konnte, ließ sich eine milde psychotomimetische Wirkung bei Patienten und gesunden Probanden nach der Verabreichung von Ketamin erwarten (Luby et al. 1959; Krystal et al. 1994).

Verschlechterung der Psychosesymptome

Um dies zu evaluieren, wurde an diesen Probandengruppen die Auswirkung auf das Verhalten nach Gabe von subanästhetischen Dosen von Ketamin (0,1–0,5 mg/kg IV/IV) getestet. Es zeigte sich eine leichte (<50% der Ausgangssituation) und kurzanhaltende (25–45 min) Verschlechterung der Psychosesymptome durch Ketamin bei den kranken Probanden (Lahti et al. 1995). Diese Reaktion unterschied sich auf mehrfache Weise. Als erstes wurde die Ketaminwirkung nicht durch das bewährte antipsychotisch wirkende Haloperidol blockiert, nicht einmal abgeschwächt. Zweitens und vielleicht noch wichtiger war, daß Ketamin die individuellen Symptome eines Patienten beeinflußt, seien es Halluzinationen, Wahnideen oder Denkstörungen; es produzierte also nicht nur seine eigene charakteristische psychotomimetische Wirkung, sondern verstärkte auch geringfügig die bereits bestehenden Symptome.

Das weist darauf hin, daß die glutamaterge Hemmung am NMDA-sensiblen Glutamatrezeptor die schizophrenen Symptome selbst und nicht nur eine allgemeine Psychose hervorrufen kann. Diese Beobachtungen verdeutlichen auch die Rolle der glutamatergen Übertragung auf einer bestimmten neuronalen Ebene bei den Mechanismen der Schizophrenie, möglicherweise nahe dem Störungsbereich der Krankheit. Ebenso passen die klinischen Ergebnisse der Ketaminversuche in das umfangreiche Forschungsgebiet zum Thema Glutamat in Zusammenhang mit der Schizophrenie (Tamminga 1998).

Bedeutung der glutamatergen Übertragung

Die Reaktion der schizophrenen Probanden auf die Gabe von Ketamin zeigte, wie wichtig es ist, den Wirkungsbereich dieses Medikaments und seine Korrelate im ZNS zu lokalisieren und die Hirnareale, die bei dieser Medikamentenreaktion und bei der Psychose involviert sind, zu identifizieren. Wieder wurden Untersuchungen zur lokalen Hirndurchblutung durchgeführt, und zwar sowohl an gesunden wie auch an schizophrenen Probanden in regelmäßigen zeitlichen Intervallen über 60 min nach der Verabreichung von Ketamin. Ketamin in geringster wirksamer Dosis bewirkte eine deutliche lokale Durchblutungssteigerung im vorderen zingulären Kortex, im angrenzenden medialen Frontallappen und gleichzeitig auch in einer kleineren tieferen Frontalregion rechts. Die stärkste Verminderung der lokalen Durchblutung war im Kleinhirn zu beobachten und dort v. a. in der gesamten Kleinhirnrinde (Tabelle 3, Abb. 2).

Untersuchung der lokalen Hirndurchblutung

Diese durch Ketamin stimulierten Veränderungen der lokalen Hirndurchblutung unterschieden sich nicht signifikant bei den beiden untersuchten Gruppen (schizophrene versus gesunde Personen), selbst wenn die schizophrene Patientengruppe numerisch höhere Aktivierungsniveaus aufwies. Es ließen sich 3 Hirnareale nachweisen, in denen das klinische Verhalten (Auswertung der gesamten *BPRS*-Skala) mit den medikamentös induzierten Veränderungen der lokalen Hirndurchblutung korrelierte: 1. der vordere zinguläre Kortex, 2. der rechte untere Frontallappen und 3. ein Areal im Hirnstamm, nahe der Substantia nigra (Abb. 3). Diese übereinstimmenden Ergebnisse deuten darauf hin, daß diese 3 Hirnregionen daran beteiligt sein könnten, die durch das Ketamin ausgelösten Reaktionen umzusetzen.

Beteiligte Hirnregionen

Größe {k}	$P(N^{max>k})$	Z	$P(Z^{max>n})$	{x, y, z mm}		
1899[a]	0,000	7,37	0,000	−8	32	20
163[a]	0,000	6,20	0,000	38	14	16
1918[b]	0,000	9,25	0,000	−22	−64	−20

[a] Stimulation. Schwelle 4,50; Umfang (s) 45645 voxels; df 143; FWHM (22,8 22,4 19,0) mm (z. B. 75 RESELS). (s. auch Abb. 2 a–d).
[b] Hemmung. Schwelle 5,50; Umfang (s) 45645 voxels; df 143; FWHM (22,8 22,4 19,0) mm (z. B. 75 RESELS). (s. auch Abb. 2 e–h).
K ist die „blob"-Größe, die den identifizierten Koordinaten x, y, z entspricht; p-Werte werden sowohl für die „blob"-Größe als auch den „blob"-Z-Werte angegeben.

Tabelle 3. Ergebnisse der Analyse mittels statistisch-parametrischem Mapping (SPM) der Images in Abb. 2

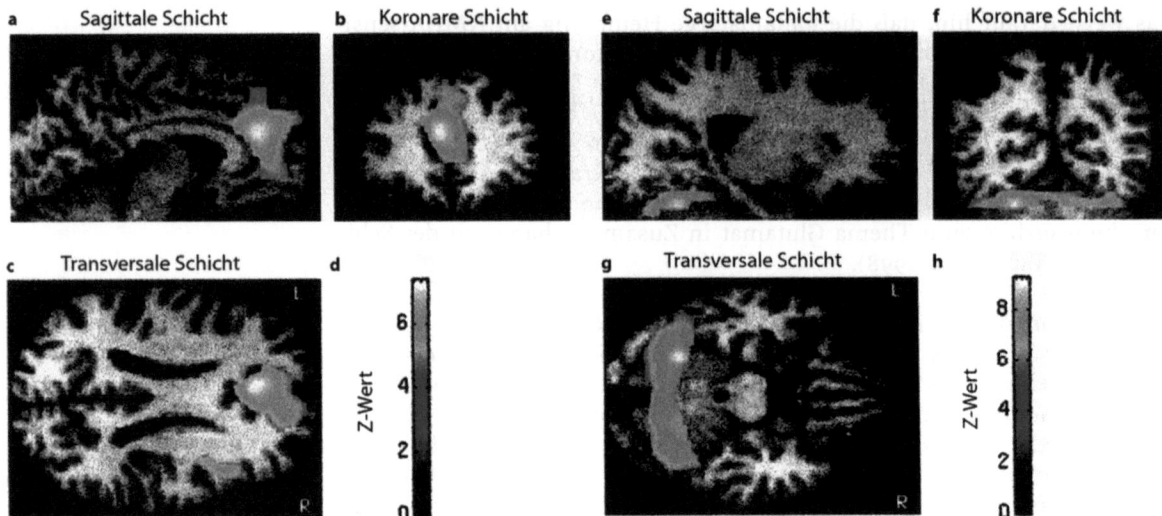

Abb. 2a–h.
Analysen mittels statistisch-parametrischem Mapping (SMP) der durch Ketamingabe induzierten Veränderungen der regionalen Hirndurchblutung (rCBF) im menschlichen Gehirn (n=17) bei einer Dosierung von 0,3 mg/kg i.v.; **a–d** Areale mit signifikanter Aktivierung; bei diesen Arealen handelt es sich um den vorderen Gyrus cinguli und den unteren Frontallappen rechts; **e–h** Areal mit signifikanter Hemmung; dies ist der gesamte Kleinhirnbereich; **a,e** sagittale Schicht; **b,f** koronare Schicht; **c,g** transversale Schicht; **d,h** Z-Werte. (s. auch Tabelle 3)

Abb. 3a–f.
Die 3 Hirnregionen, in denen das Ausmaß der ketaminindu-zierten Veränderung der regionalen Hirndurchblutung (rCBF) mit dem Ausmaß der induzierten psychotischen Symptome korrelierte; **a,b** vorderer Gyrus cinguli; **c,d** rechter unterer Frontallappen; **e,f** eine kleine Region im Mittelhirn, die die Substantia nigra sein könnte. Die schizophrenen (*Dreiecke, SZ*) und die gesunden Probanden (*Rhomben, NV*) sind in diesen Abschnitten vermischt und legen dadurch nahe, daß der Vorgang in beiden Gruppen ähnlich sein könnte. Die Nummern in den Klammern unter den Abbildungen auf der Seite rechts (**b,d,f**) gegen die Koordinaten des Talairach-Atlas an (x, y, z)

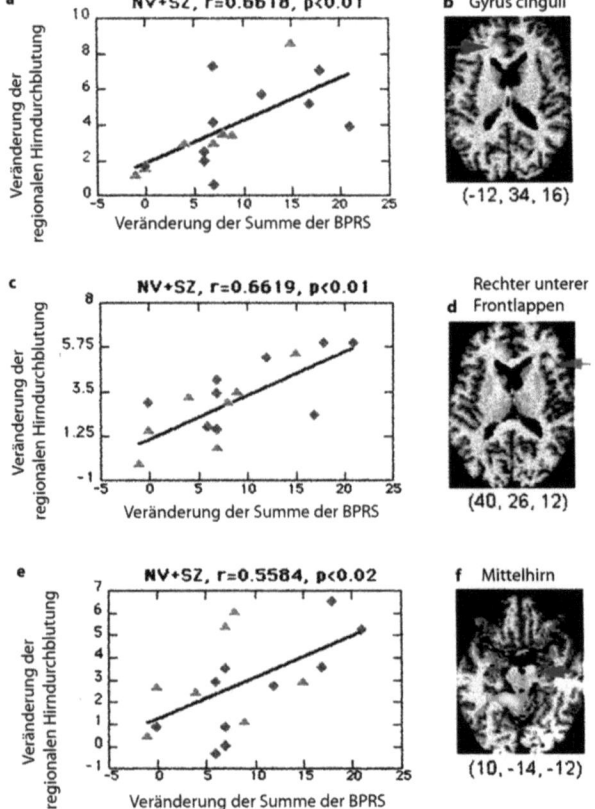

Es ist bemerkenswert, daß es sich bei der Hirnregion, deren Durchblutung vornehmlich durch Ketamin stimuliert wird, nämlich dem zingulären Kortex, um genau das Areal handelt, das in unserem ersten PET/ FDG-Psychose-Screening als bei Schizophrenie dysfunktionell identifiziert wurde. Der Glukoseverbrauch (als Marker für neuronale Aktivität) ist bei den schizophrenen Probanden im Ruhezustand niedriger im Vergleich zu den gesunden Versuchsteilnehmern in unserer Anfangsuntersuchung. Dagegen ist bei Ketamingabe die Psychose nachweisbar mit der Stoffwechseltätigkeit und der lokalen Durchblutungssteigerung im vorderen zingulären Kortex assoziiert. Dieser scheinbare Widerspruch könnte mit der kortikalen Reaktion auf den kognitiv nicht stimulierten Ruhezustand während der ersten Scan-Untersuchung zurückzuführen sein.

Veränderungen des Glukoseverbrauchs

4 Besserung der Psychose

In der folgenden Studie wurde untersucht, an welchen Hirnregionen das seit langem eingesetzte Antipsychotikum Haloperidol ansetzt um feststellen zu können, in welchen Regionen antipsychotische Aktivität zu lokalisieren ist. Haloperidol war früher das am häufigsten verordnete antipsychotische Medikament (Klein u. Davis 1969); seine Hauptwirkung entfaltet sich an den Dopaminrezeptoren der D_2-Familie im Striatum besonders in den bei der Schizophrenie klinisch wirksamen Dosierungen. Zudem ist Haloperidol ein potentes Medikament ohne aktiven Metaboliten; deshalb haben pharmakokinetische und pharmakodynamische Studien einen höheren Informationsgehalt. Die Fragestellung unseres Experiments bezog sich darauf, in welchen Hirnarealen eine neuronale Aktivitätsveränderung stattfindet, wenn ein psychotisch Erkrankter mit einem erprobten und wirksamen Antipsychotikum behandelt wird, und welche Hirnregionen daran beteiligt sind, diese Wirkung umzusetzen.

Haloperidol

Die Fähigkeit von Haloperidol, dopaminerge Liganden durch eine Antagonisierung der striatalen D_2-Dopaminrezeptoren auszuschalten, ist gut erforscht (Wong et al. 1986). Experimente am Tiermodell haben gezeigt, daß potente pharmakologische Einwirkungen auf die striatalen Dopaminrezeptoren auch entfernte funktionelle und neurochemische Wirkungen hervorrufen, und zwar über die bekannten frontalen kortikosubkortikalen neuronalen Schaltkreise (Alexander et al. 1986); diese induzierten antipsychotischen funktionellen und neurochemischen Veränderungen zeigen sich überall in den Basalganglien, dem Thalamus, dem limbischen System und dem Kortex (Shirakawa u. Tamminga 1994; Abercrombie u. DeBoer 1997). Die Hypothese dieser Studie war, daß Haloperidol sowohl direkt auf das Striatum einwirkt als auch indirekt (projiziert) funktionell überall die Basalganglien, den Thalamus, das limbische System und die neokortikalen Regionen beeinflußt. Diese Hypothese stimmt überein mit der Anordnung der parallelen kortikosubkortikalen präfrontalen Schaltkreise, die für das Primatengehirn bereits gut erforscht sind (Alexander et al. 1986; Nanta 1989).

Wirkungsregionen

Schizophrene Patienten waren bereit, an einer klinischen Studie teilzunehmen, bei der sie 4 Wochen lang 0,3 mg Haloperidol/kg pro Tag beka-

PET-Studie

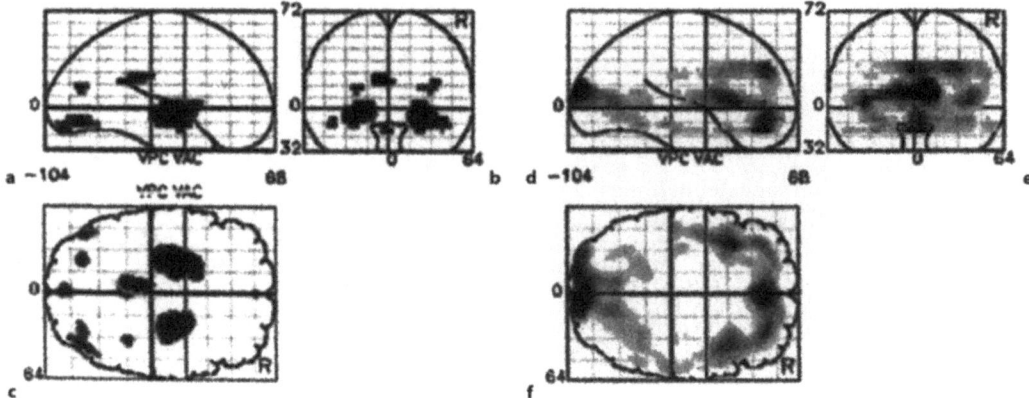

Abb. 4a–f.
Analysen mittels statistisch-parametrischem Mapping (SMP) der Haloperidolwirkung auf das menschliche Gehirn (n = 12);
a–c Haloperidol minus Placebo; Aktivierung des regionalen Metabolismus im Nucleus caudatus/Putamen (bilateral) und
im Thalamus (Mittellinie); d–f Placebo minus Haloperidol; der regionale Metabolismus ist im mittleren frontalen Kortex
und der vorderen zingulären Region signifikant vermindert; die deutliche Reduktion in der okzipitalen Region ist nicht signifikant; a, d sagittal; b, e koronar; c, f transversal; *VPC* vertikale hintere Kommissur; *VAC* ventrikuläre vordere Kommissur

men und dann mit einem PET-Scan unter Gabe von FDG untersucht
wurden. Darauf folgend erhielten die Probanden eine entsprechende Pla-
cebomedikation für den gleichen Zeitraum und es wurde ein zweiter
PET/FDG-Scan durchgeführt. Durch eine intraindividuelle Analyse wurden die regionalen Aktivierungsdifferenzen zwischen den beiden Scans
desselben Probanden untersucht.

Steigerung des Glukosestoffwechsels

Haloperidol steigert selbst bei ununterbrochener Langzeiteinnahme den
Glukosestoffwechsel (rCMRglu) im Nucleus caudatus und Putamen
(Holcomb et al. 1996). Über dieses Forschungsergebnis ist schon früher
berichtet worden (Gur et al. 1987; Buchsbaum et al. 1982). Es läßt sich
einfach dadurch erklären, daß die Wirkung von Haloperidol im Striatum
Dopamin, einen inhibitorischen Transmitter, blockiert und somit Aktivierung durch Enthemmung hervorgerufen wird.

Aktivierung in der anterioren Region des Thalamus und Abnahme des Glukosestoffwechsels

Ein noch überraschenderes und auch neues Ergebnis bei dieser Studie
war, daß die durch Haloperidol hervorgerufene Aktivierung im Thalamus in der anterioren Region größer war als in der posterioren Region.
Überraschend war das Ergebnis insofern, als wir wissen, daß im menschlichen Thalamus die Dichte der Dopaminrezeptoren nur sehr niedrig
ist, was für eine indirekte Wirkung auf diese Region spricht. Im Kortex
wiesen nur 2 abgegrenzte Rindengebiete deutliche Veränderungen nach
der Verabreichung von Haloperidol auf: der Frontallappen und der anteriore zinguläre Kortex. Zudem bestand die Veränderung in einer Abnahme des regionalen Glukosestoffwechsels und nicht in einer Steigerung
wie sie in den Basalganglien und dem Thalamus beobachtet worden war,
was wieder eine mögliche indirekte Wirkung vermuten läßt (Abb. 4).

Wirkungsweise von Haloperidol

Dieses ausgeprägte Muster von Aktivierungsveränderungen im gesamten
Gehirn war nicht ohne weiteres nur auf eine einfache Wirkung eines Medikaments wie Haloperidol auf mehrere Hirnregionen zurückzuführen.

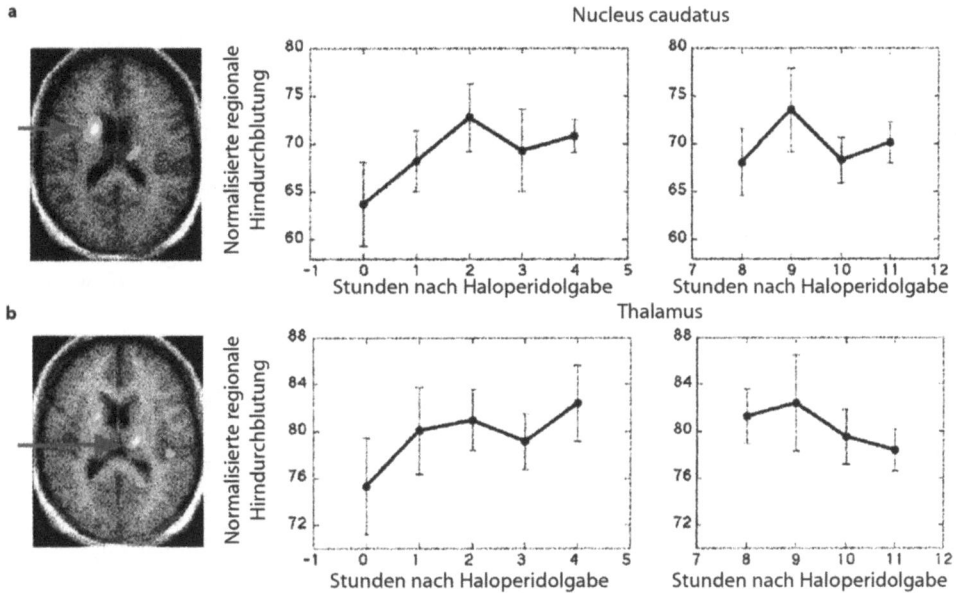

Abb. 5 a, b.
Pharmakodynamische Ausprägung der Veränderung der regionalen Hirndurchblutung nach Haloperidolgabe im Zeitverlauf; **a** im Nucleus caudatus (−18, 4, 16), **b** im Thalamus (16,−18, 12) (die Zahlen in Klammern beziehen sich auf die Koordinaten des Talairach-Atlas). Dieselbe Patientengruppe wurde in einer Reihe von Scans am Anfang (0–4 h) und in einer späten Abfolge von Scans (8–11 h) untersucht, wobei die Scan-Folgen aus Gründen der Durchführbarkeit im Abstand von 1 Woche erfolgten

Die vorsichtigste Erklärung schien darin zu bestehen, eine Einzelwirkung von Haloperidol auf das Striatum anzunehmen, die dann über die unterschiedlichen kortikosubkortikalen neuronalen Faserbündel in die weiteren Hirnregionen geleitet wird. Die metabolischen Veränderungen, die unserer Hypothese nach durch die Dopaminblockierung im Striatum entsprechend zu erwarten waren, entsprachen genau den in diesem Versuch tatsächlich gewonnenen Ergebnissen. Damit können die Wirkungen von Haloperidol auf das ZNS eindeutig dadurch erklärt werden, daß eine einfache, direkte, und potente medikamentöse Aktivierung des Striatums durch die Basalganglien zum Thalamus und weiter zum Neokortex und dem limbischen Kortex auf sekundäre und tertiäre Weise übertragen wird und dabei funktionelle Auswirkungen in den entsprechenden Regionen hervorruft. Über eine Aktivierung des Thalamus und eine kortikale Deaktivierung durch eine Dopaminblockade im Striatum bei Tieren wurde in der Literatur schon früher berichtet (Abercrombie u. DeBoer 1997).

Ein bemerkenstwertes Ergebnis dieses Experimentes ist jedenfalls, daß es sich beim anterioren zingulären Kortex um eine der wenigen kortikalen Regionen handelt, die funktionell durch eine Langzeitmedikation von Haloperidol zu beeinflussen sind. Diese Ergebnisse stützen die gegenwärtige Arbeitshypothese, daß diese regionale Veränderung des Glukosestoffwechsels im vorderen Cingulum mit der medikamentabhängigen Minderung der psychotischen und kognitiven Symptome zusammenhängt. Zusätzliche pharmakodynamische Untersuchungen in unse-

*Wirkungen
auf den anterioren
zingulären Kortex*

rem Labor mit Haloperidol haben noch umfassender gezeigt, daß die Wirkungweise von Haloperidol bei der Stimulation der regionalen Durchblutung (rCBF) im Nucleus caudatus und Thalamus sowie bei der regionalen Durchblutungsverminderung im frontalen und im zingulären Kortex mit unseren anfänglich gewonnenen Ergebnissen zum Glukosestoffwechsel (rCMRglu) übereinstimmt (Abb. 5; Lahti et al. 1998). Zu einer Verbindung zwischen der durch Haloperidol eingeleiteten Besserung der Psychose und den regionalen, ebenfalls durch das Medikament hervorgerufenen Veränderungen der Durchblutung im vorderen zingulären Kortex gibt es Hypothesen, die noch weiter überprüft werden.

5 Aktivierung durch kognitive Aufgaben

Schulung der Probanden

Aktivierungsmuster in Verbindung mit einer Aufgabe liefern Informationen über zerebrale Strategien beim Lösen einer klar umschriebenen Denkaufgabe. Es ist legitim, die regionalen Aktivierungsmuster bei einer Aufgabe zwischen 2 Probandengruppen zu vergleichen, wenn sich die Lösungsbedingungen für alle Teilnehmer entsprechen. Dies ist bei einer Schizophreniestudie schwierig, denn die Leistungsfähigkeit der Probanden ist durch die Krankheit häufig beeinträchtigt. Bei diesem Experiment wurden die an Schizophrenie erkrankten und die gesunden Probanden jedoch danach ausgewählt und so geschult, daß sie eine Aufgabe durchführen konnten, bei der es um die auditive Erkennung ging und sie eine Tefferquote von 80% bei leicht variierten akustischen Reizen erreichten.

Neuronale Aktivierung unter verschiedenen Versuchsbedingungen

Die regionale Durchblutung wurde mittels PET und ^{15}O-Wasser im Ruhezustand, bei einer sensomotorischen Kontrollaufgabe und unter den eigentlichen Aufgabenbedingungen untersucht. Die übliche Analyse mit statistisch-parametrischem Mapping (SPM 96) und hierarchischer Substraktion wurde eingesetzt, um die Aktivierungen genau während der Kontrollaufgabe und im Zustand der Aufgabenbewältigung für die Gruppen zu bestimmen (Holcomb et al. 1998). Während der sensomotorischen Kontrollaufgabe zeigten sich bei den Teilnehmern Aktivierungen in den primären auditiven Rindenfeldern und im linken postzentralen Gyrus (motorischer Kortex). Während der auditiven Aufgabe und unter Vernachlässigung der unter der Kontrollaufgabe aktivierten Areale zeigten sich bei den gesunden Probanden Aktivierungen im rechten mittleren und unteren Frontallappen und in der vorderen zingulären Rinde, also in den Gegenden, die mit den Anforderungen der Erkennungsaufgabe übereinstimmten.

Aktivierungsunterschiede im vorderen zingulären Kortex

Wurden nun die Aktivierungsmuster der schizophrenen Probanden mit denen aus der gesunden Gruppe verglichen, so wies nur ein Areal eine allgemein veränderte Aktivierung unter der Aufgabenlösung auf, und zwar der vordere zinguläre Kortex (für die Schizophreniegruppe war die Aktivierung vermindert) (Holcomb et al. 1999). Zudem bestand eine signifikant positive Beziehung zwischen der regionalen Durchblutung und der Reaktionszeit (einem Maß für den Schwierigkeitsgrad) im vorderen zingulären Kortex bei der Gruppe der gesunden Probanden, während da-

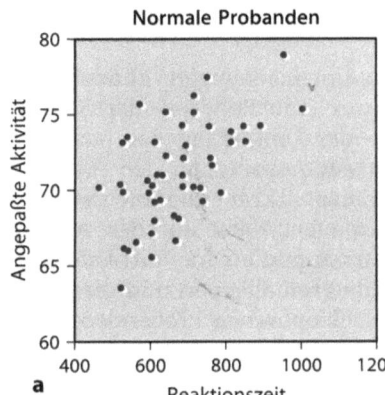
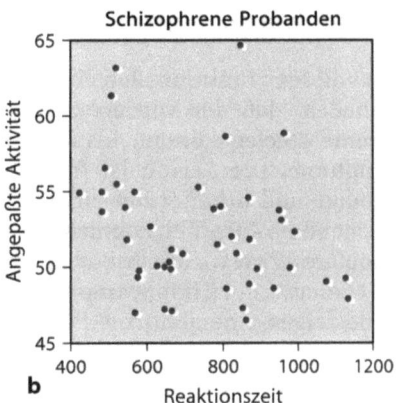

Abb. 6 a, b.
Korrelation zwischen einem Maß für den Schweregrad der Aufgabe (Reaktionszeit) bei der auditorischen Diskriminationsaufgabe und der regionalen Hirndurchblutung (rCBF) im vorderen zingulären Kortex; **a** gesunde Probanden; eine positive Korrelation ist deutlich, die beweist, daß bei steigendem Schwierigkeitsgrad auch die rCBF-Aktivierung im vorderen zingulären Sulcus entsprechend ansteigt; **b** schizophrene Probanden; es ließ sich bei diesen Teilnehmern keine Korrelation feststellen, trotz der Tatsache, daß sie dieselbe Aufgabe auf demselben Niveau durchführten

gegen in der Patientengruppe keine solche Relation nachzuweisen, ja nicht einmal zu vermuten war (Abb. 6). Und das, obwohl die schizophren erkrankten Probanden die Aufgabe erfolgreich lösten.

Bei den kranken Probanden fand sich noch eine zusätzliche korrelierende Anomalie im rechten Frontallappen, einem Areal, in dem sich zwischen den beiden Gruppen unterschiedliche Anzeichen für Aktivierung feststellen ließen. Hier zeigte sich bei den gesunden Probanden eine eindeutig positive Beziehung zwischen regionaler Durchblutung und der Reaktionszeit (ein Maß für den Schwierigkeitsgrad der Aufgabe), was mit der Durchblutungsreaktion im vorderen zingulären Kortex übereinstimmt. In der Gruppe der schizophrenen Probanden korrelierte jedoch die lokale Hirndurchblutung im vorderen zingulären Kortex eindeutig negativ mit dem Schwierigkeitsgrad der Aufgabe, eine zu jener in der Gruppe der Gesunden gegensätzliche Korrelation. Dies legt nahe, daß beide Probandengruppen, die zwar beide die Aufgabe gleich lösten, ihre eigenen, unterschiedlichen mentalen Strategien einsetzten, um die Arbeit durchzuführen. Die Gruppe der schizophren Erkrankten, die zwar die Aufgabe gut bewältigen konnte, war nicht in der Lage, den vorderen zingulären Kortex oder den rechten mittleren Frontallappen auf normale Weise einzusetzen oder das Arbeitsverhalten dieser Areale der Schwierigkeit der Aufgabe entsprechend zu variieren.

Bemerkenswert ist wieder die abnorme Reaktion der vorderen zingulären Rinde auf die Situation einer kognitiven Herausforderung, wenn gleichzeitig eine Schizophrenie besteht. In früheren Untersuchungen fanden wir heraus, daß sich die abnorme Durchblutungsreaktion im vorderen zingulären Kortex bei einer schwierigen Aufgabe unter antipsychotischer Behandlung eher normalisiert (Holcomb et al. 1999).

Unterschiedliche mentale Strategien bei Gesunden und Schizophrenen

6 Schlußfolgerungen

Bedeutung
des vorderen zingulären
Kortex bei der
Umsetzung positiver
Symptome

Aus diesen funktionellen bildgebenden Untersuchungen können wir schließen, daß der vordere zinguläre Kortex eine Rolle bei der Schizophrenie spielen könnte, insbesondere bei der Umsetzung der positiven Symptome. Die Region ist funktionell an der Ausprägung der Psychose beteiligt und arbeitet bei einer schizophrenen Erkrankung auf normabweichende Weise bei kognitiven Anforderungen. Nicht nur der vordere zinguläre Kortex, sondern auch weitere korrespondierende kortikale Areale wie etwa der Hippocampus, der mediale Frontallappen und die Inselrinde zeigen eine abnorme Funktion bei schizophrenen Probanden.

Primäre Dysfunktion
im Hippocampus

Unsere gegenwärtige Arbeitshypothese, die sich auf die Ergebnisse dieser bildgebenden Verfahren ebenso stützt wie auf die Erkenntnisse aus Tierversuchen mit Phencyclidin und MK 801 (Gao u. Tamminga 1995; Gao et al. 1998) und auf Analysen von menschlichem Post-mortem-Gewebe (Gao et al. 2000) betont die Möglichkeit, daß im Hippocampus die primäre Dysfunktion bei der Schizophrenie zu lokalisieren ist (oder bei jeder Psychose), mit verminderten hippocampalen efferenten Signalen, die ungünstig jedes seiner Projektionszielgebiete beeinflussen, den vorderen Sulcus cinguli möglicherweise am stärksten. Die Dysfunktion des vorderen zingulären Kortex kann sowohl zu den positiven als auch den negativen Symptomen der Krankheit in Zusammenhang gebracht werden. Diese Hypothese bezieht sich auf Hirnareale, aus denen bei Schizophrenie Gewebsproben als pathologisch auffällig beschrieben worden sind (Übersicht bei Tamminga 1997) und in denen abnorme funktionelle Imagingsignale zu beobachten waren (Heckers et al. 1998). Es ist eine Arbeitshypothese mit einer vorsichtigen und überprüfbaren Vermutung zu den positiven psychotischen Symptomen, z.B. einem Versagen der efferenten Aktivität des Hippocampus, sei es durch die Schizophrenie bedingt, durch ein Halluzinogen oder eine andere psychotische Erkrankung, etwa eine bipolare Störung. Durch sicheres Wissen auf diesem Gebiet, ganz abgesehen von der spezifischen Gewebspathologie, könnte man viele psychotische Symptome erklären, besonders diejenigen aus einem hippocampalen Zielgebiet, z.B. die Aufmerksamkeit, die im vorderen zingulären Kortex entsteht oder das Kurzzeitgedächtnis im mittleren Frontallappen.

Störung der gesamten
Funktion des limbischen
Systems

Die Annahme, daß bei der Schizophrenie die gesamte Funktion des limbischen Systems gestört ist, mit einem auslösenden Defekt innerhalb des Hippocampus, wird durch unsere neuen Ergebnisse von Post-mortem-Gewebeuntersuchungen bei Schizophrenie gestützt. Hier haben wir eine normale Bindung von ^{3}H-Glutamat an den NMDA-sensiblen Glutamatrezeptoren vorgefunden; die Expression der NR_1-Untereinheit dieses Rezeptors ist jedoch reduziert und die Expression der NR_{2B}-Untereinheit ist gesteigert. Diese Anomalie könnte eine reduzierte funktionelle Aktivität des hippocampalen NMDA-Rezeptors bedeuten und möglicherweise auf ein reduziertes efferentes glutamaterges Signal hinweisen, vorausgesetzt die reduzierte NR_1-Expression führt zu mehr NMDA-Rezeptoren ohne die kritische NR_1-Untereinheit. Für die Untersuchung dieser klaren Hypothese werden paarige (d. h. aus einem einzigen Gehirn entnommene) Gewebsproben aus dem Hippocampus, dem vorderen zingulären

Kortex und dem vorderen Thalamus benötigt, damit gesunde und schizophrene Gewebe verglichen werden können. Diese Gewebsproben sollten histologisch und neurochemisch analysiert werden, um Beweise oder Gegenbeweise zu dieser These zu finden. Da diese regionalen Defekte unterschiedlich zu lokalisieren sind, wäre eine Überprüfung der vollständigen Strukturen (anterior bis posterior) wichtig.

Die erfolgreiche Kombination von Tierexperimenten im Vorfeld, klinischen Stichproben, In-vivo-Imaging des menschlichen Gehirns und Post-mortem-Gewebeanalysen, um die Hypothesen zur Schizophrenie weiter zu überprüfen, ist ausschlaggebend, damit wir die Fragen nach der Ätiologie und dem Mechanismus dieser Krankheit klarer beantworten können. Solches Vorgehen verspricht breite und wohlfundierte Forschungsergebnisse auf diesem Gebiet.

7 Literatur

Abercrombie ED, DeBoer P (1997) Substantia nigra D_1 receptors and stimulation of striatal cholinergic interneurons by dopamine: a proposed circuit mechanism. J Neurosci 17:8498–8505

**Alexander GE, DeLong MR, Strick PL (1986) Parallel organization of functionally segregated circuits linking basal ganglia and cortex. Ann Rev Neurosci 9:357–381

Andreasen NC (1995) Symptoms, signs, and diagnosis of schizophrenia. Lancet 346/8973:477–481

*Andreasen NC, O'Leary DS, Cizadlo T, Arndt S, Rezai K, Boles Ponto LL, Watkins GL, Hichwa RD (1996) Schizophrenia and cognitive dysmetria: a positron-emission tomography study of dysfunctional prefrontal-thalamic-cerebellar circuitry. Proc Natl Acad Sci USA 93:9985–9990

Barnes TR, Liddle PF (1990) Evidence for the validity of negative symptoms. Mod Prob Pharmacopsychiatry 24:43–72

Benes FM (1993). Neurobiological investigations in cingulate cortex of schizophrenic brain. Schizophr Bull 19/3:537–549

Buchsbaum MS, Ingvar DH, Kessler R et al. (1982) Cerebral glucography with positron tomography. Arch Gen Psychiatry 39:251–259

Carpenter WT Jr, Buchanan RW (1989) Domains of psychopathology relevant to the study of etiology and treatment in schizophrenia. In: Schulz SC, Tamminga CA (eds) Schizophrenia: scientific progress. Oxford Univ Press, New York, pp 13–22

*Carpenter WT Jr, Buchanan RW (1994) Schizophrenia. N Engl J Med 330:681–690

Carpenter WT Jr, Buchanan RW, Kirkpatrick B, Tamminga CA, Wood F (1993) Strong inference, theory testing, and the neuroanatomy of schizophrenia. Arch Gen Psychiatry 50/10:825–831

Gao XM, Tamminga CA (1995) MK801 induces late regional increases in NMDA and kainate receptor binding in rat brain. J Neural Transm Gen Sect 101/1–3:105–113

Gao XM, Hashimoto T, Tamminga CA (1998) Phencyclidine (PCP) and dizocilpine (MK801) exert time-dependent effects on the expression of immediate early genes in rat brain. Synapse 29:14–28

*Gao XM, Sakai K, Roberts RC, Conley RR, Dean B, Tamminga CA (2000) Ionotropic glutamate receptors and NMDA subunit expression in subregions of human hippocampus: effects of schizophrenia. Am J Psychiatry (in press)

Gur RE, Resnick SM, Alavi A et al. (1987) Regional brain function in schizophrenia. Arch Gen Psychiatry 44:119–125

*Heckers S, Rauch SL, Goff D, Savage CR, Schacter DLFAJ, Alpert NM (1998) Impaired recruitment of the hippocampus during conscious recollection in schizophrenia. Nature 1/4:318–323

*Holcomb HH, Cascella NG, Thaker GK, Medoff DR, Dannals RF, Tamminga CA (1996) Functional sites of neuroleptic drug action in the human brain: PET/FDG studies with and without haloperidol. Am J Psychiatry 153:41–49

Holcomb HH, Caudill PJ, Medoff DR et al. (1998) Cerebral blood flow relationships associated with a difficult tone recognition task in trained normal volunteers. Cerebral Cortex 8:534–542

Holcomb HH, Lahti AC, Weiler M, Medoff DR, Tamminga CA (1999) Neuroleptic treatment of schizophrenic patients: how do haloperidol and clozapine normalize brain blood flow patterns associated with a difficult tone recognition task? In: Gattaz WF, Häfner H (eds) Search for the causes of schizophrenia, vol IV. Balance of the century. Steinkopff, Darmstadt, pp 355–365

Klein DF, Davis JM (1969) Diagnosis and drug treatment of psychiatric disorders. Williams & Wilkins, Baltimore

Krystal JH, Karper LP, Seibyl JP et al. (1994) Subanesthetic effects of the noncompetitive NMDA antagonist, ketamine, in humans: psychotomimetic, perceptual, cognitive, and neuroendocrine responses. Arch Gen Psychiatry 51:199–214

Lahti AC, Holcomb HH, Weiler MA, Kile I, Tamminga CA (1998) Time course of rCBF changes after acute haloperidol in patients with schizophrenia. Schizophr Res 29:173

Lahti AC, Koffel B, LaPorte D, Tamminga CA (1995) Subanesthetic doses of ketamine stimulate psychosis in schizophrenia. Neuropsychopharmacology 13/1:9–19

*Liddle PF (1987) The symptoms of chronic schizophrenia: a re-examination of the positive-negative dichotomy. Br J Psychiatry 151:145–151

Liddle PF, Morris DL (1991) Schizophrenic syndromes and frontal lobe performance. Br J Psychiatry 158:340–345

Luby ED, Cohen BD, Rosenbaum G, Gottlieb JS, Kelley R (1959) Study of a new schizophrenomimetic drug: serenyl. Arch Neurol Psychiatry 71:363–369

*Nauta WJH (1989) Reciprocal links of the corpus striatum with the cerebral cortex and limbic system: a common substrate for movement and thought? In: Mueller J (ed) Neurology and psychiatry: a meeting of minds. Karger, Basel, pp 43–63

Sartorius N, Shapiro R, Jablensky A (1974) The international pilot study of schizophrenia. Schizophr Bull 1:21–34

Shirakawa O, Tamminga CA (1994) Basal ganglia GABAA and dopamine D_1 binding site correlates of haloperidol-induced oral dyskinesias in rat. Exp Neurol 127/1:62–69

Tamminga CA (1997) Neuropsychiatric aspects of schizophrenia. In: Yudofsky SC, Hales RE (eds) American Psychiatric Press textbook of neuropsychiatry, 3rd edn. American Psychiatric Press, Washington DC, pp 855–882

*Tamminga CA (1998) Schizophrenia and glutamatergic transmission. Crit Rev Neurobiol 12/1,2:21–36

*Tamminga CA, Thaker GK, Buchanan R, Kirkpatrick B, Alphs LD, Chase TN, Carpenter WT (1992) Limbic system abnormalities identified in schizophrenia using positron emission tomography with fluorodeoxyglucose and neocortical alterations with deficit syndrome. Arch Gen Psychiatry 49/7:522–530

Weinberger DR, Berman KF, Suddath R, Torrey EF (1992) Evidence of dysfunction of a prefrontal-limbic network in schizophrenia: a magnetic resonance imaging and regional cerebral blood flow study of discordant monozygotic twins. Am J Psychiatry 149/7:890–897

White PF, Way WL, Trevor AJ (1982) Ketamine – its pharmacology and therapeutic uses. Anesthesiology 56:119–136

Wong DF, Wagner HN Jr, Tune LE et al. (1986) Positron emission tomography reveals elevated D2 dopamine receptors in drug-naive schizophrenics. Science 234/4783:1558–1563

KAPITEL 8

Neuropsychologie der Schizophrenie

T. W. WEICKERT und T. E. GOLDBERG

Übersetzung: M. Basten

1 Einleitung

Allgemeine Merkmale der Schizophrenie

Schizophrenie ist eine schwere neuropsychiatrische Störung, die zu unterschiedlichen verhaltensmäßigen Symptomen, wie Halluzinationen, Wahnvorstellungen und eingeschränktem Affektausdruck, führen kann. Darüber hinaus sind bei der Schizophrenie Minderleistungen bei verschiedenen neuropsychologischen Tests, mit Hilfe derer kognitive Funktionsbereiche wie Aufmerksamkeit, Handlungssteuerung (Exekutivfunktion) und Gedächtnis sowie Bewegungssteuerung überprüft werden, beschrieben worden.

Defizite in kognitiven Bereichen

Auch wenn Symptome wie Halluzinationen und Wahnvorstellungen möglicherweise nicht in direktem Zusammenhang mit der Funktionsfähigkeit klassischer kognitiver Bereiche wie Gedächtnis und Arbeitsgedächtnis stehen, bedeutet dies nicht, daß diese Symptome keinen kognitiven Hintergrund aufweisen, sondern vielmehr, daß die entsprechenden Zusammenhänge noch nicht gut erforscht sind (vgl. etwa unsere weiter unten beschriebenen Arbeiten zu Denkstörungen, in denen wir solche Zusammenhänge aufzuweisen suchen; vgl. auch Frith 1996). Defizite in diesen kognitiven Bereichen weisen im wesentlichen auf eine Rolle des präfrontalen Kortex und der medialen Temporallappen bei der Neuropsychopathologie der Schizophrenie hin. Der Bereich der kognitiven Funktionsfähigkeit scheint im übrigen von der klinischen Psychopathologie ziemlich unabhängig zu sein.

2 Symptome, Motivation und Kognition

Mögliche Ursachen kognitiver Defizite

Nach einer verbreiteten Auffassung sind die bei Schizophrenen beobachtbaren kognitiven Defizite möglicherweise eine Folge der ablenkenden Wirkung psychotischer Symptome, wie Halluzinationen, Wahrnehmungsverzerrungen, Willensschwäche und Apathie. Folgt man dieser Argumentationslinie, würde man erwarten, daß die bei der Schizophrenie zu beobachtenden kognitiven Defizite den erwähnten Symptomen nachgeordnet sind und eine Behebung dieser primären Symptome dementsprechend zu einer Verminderung der kognitiven Anomalien führt. Tatsächlich hat man aber festgestellt, daß eine antipsychotische Medikation trotz einer deutlichen Verbesserung der psychiatrischen Symptomatik nur zu einer begrenzten Besserung im Bereich der kognitiven Defizite führt (zur Übersicht s. Medalia et al. 1988; Spohn u. Strauss 1989). Möglicherweise sind diese beiden Symptombereiche sogar völlig voneinander getrennt.

Kein Einfluß von Neuroleptika auf kognitive Funktionsstörungen

Goldberg et al. (1993b) stellten beispielsweise fest, daß sich nach Gabe sowohl herkömmlicher als auch atypischer neuroleptischer Medikamente die psychiatrische Symptomatik bei schizophrenen Patienten dramatisch verbesserte, während sich im Bereich der Aufmerksamkeit, des Gedächtnisses und der höheren Problemlösefertigkeiten keine Besserung zeigte. Eine Vielzahl von Studien hat sich darüber hinaus mit der Frage einer Einschränkung der kognitiven Leistungsfähigkeit infolge eines generellen

Mangels an Motivation und Kooperationsbereitschaft auseinandergesetzt (Stuss et al. 1983; Schneider u. Asarnow 1987; Levin et al. 1989). Diese Studien haben insgesamt gezeigt, daß gezielte Instruktionen und/oder Verstärker die Leistung schizophrener Patienten bei Tests der Problemlösefähigkeit und der Änderung von Voreinstellungen (die weiter unten in detaillierterer Form beschrieben werden) zwar verbessern können, diese Patienten aber dennoch kein normales Leistungsniveau erreichen (Bellack et al. 1990; Goldberg et al. 1987; Summerfelt et al. 1991; Tompkins et al. 1991; Green et al. 1992).

Darüber hinaus sind bis heute keine eindeutigen Korrelationen zwischen psychotischen Symptomen und neuropsychologischen Defiziten gefunden worden. Faustman et al. (1988) konnten bei Patienten, die nicht medikamentös behandelt wurden, keinen Zusammenhang zwischen kognitiver Leistungsfähigkeit und psychiatrischen Symptomen feststellen. Ein ähnliches Ergebnis stammt von Goldberg et al. (1993a); auch diese Autoren vermochten bei schizophrenen Patienten keinen Zusammenhang zwischen psychiatrischen Symptomen und kognitiver Funktionsfähigkeit nachzuweisen. In ihrer Untersuchung gingen bei Patienten mit unipolarer oder bipolarer Depression 15–30% der Varianz der kognitiven Funktionsfähigkeit auf Symptomfaktoren zurück, während bei schizophrenen Patienten weniger als 5% der Varianz der kognitiven Leistungen durch die psychotischen Symptome erklärbar waren. Kibel et al. (1993) stellten zwar einen mäßig hohen Zusammenhang zwischen negativen Symptomen und kognitiven Defiziten fest, doch erklärten die negativen Symptome weniger als die Hälfte der Varianz der kognitiven Leistungsfähigkeit von schizophrenen Patienten. Eine reliablere und präzisere Methode zur Beschreibung der Störung als die zu beobachtenden Symptome, die ohnehin wechselhaft sind und sich infolge psychiatrischer Behandlung weiter verändern, stellen möglicherweise neuropsychologische Testverfahren dar.

Kein Zusammenhang von psychotischen Symptomen und neuropsychologischen Defiziten

Zusammenfassend läßt sich festhalten, daß die Mehrzahl der bei der Schizophrenie beobachtbaren kognitiven Defizite trotz Behandlung mit neuroleptischer Medikation relativ stabil bleibt. Darüber hinaus gehen symptomatische Verbesserungen im Zuge einer neuroleptischen Behandlung meist nicht mit einer vollständigen Wiederherstellung der kognitiven Leistungsfähigkeit von Patienten einher. Die kognitiven Defizite bei der Schizophrenie sind demnach unabhängig von psychotischen Symptomen und scheinen ein zentrales und dauerhaftes Merkmal der Erkrankung zu sein.

Kognitive Defizite als zentrales Merkmal der Schizophrenie

2.1 Validität

Eine wichtige Frage ist, ob es sich bei solchen neurokognitiven Defiziten um eine Folge des Erkrankungsprozesses oder lediglich um Nebenwirkungen der den schizophrenen Patienten verabreichten neuroleptischen Medikation handelt. Die mit Hilfe von neuropsychologischen Testbatterien gewonnenen Ergebnisse von Untersuchungen an erstmalig erkrankten schizophrenen Patienten und nicht medikamentös behandelten Patienten sowie Beobachtungen aus der präneuroleptischen Ära deuten

Kein Einfluß der neuroleptischen Medikation

darauf hin, daß die bei der Schizophrenie zu beobachtenden neuropsychologischen Defizite keine Folge der Behandlung, sondern eine Folge der Erkrankung sind (bzgl. einer detaillierten Erörterung s. Goldberg u. Gold 1995).

Neuropsychologische Defizite als Folge der Erkrankung

Saykin et al. (1994) konnten beispielsweise in bezug auf die Leistungen bei einer neuropsychologischen Testbatterie keine Unterschiede zwischen einer Gruppe von erstmalig erkrankten (und daher noch nie mit neuroleptischer Medikation behandelten) schizophrenen Patienten und einer Gruppe bereits behandelter, gegenwärtig aber nicht medikamentös behandelter Patienten feststellen. Maße der verbalen Lernfähigkeit, des Gedächtnisses, der Aufmerksamkeit, der Geschwindigkeit der visuell-motorischen Informationsverarbeitung und der visuellen Suche offenbarten sowohl bei der noch nicht mit Neuroleptika behandelten Gruppe als auch bei der bereits behandelten Gruppe Leistungseinschränkungen; beide Gruppen unterschieden sich hierin von einer gesunden Kontrollgruppe. Dosisreduktionsstudien bzw. Untersuchungen, bei denen die neuroleptische Medikation der Patienten abgesetzt und durch Placebo ersetzt wurde – üblicherweise im Rahmen einer Doppelblindstudie –, haben bei Tests der höheren kognitiven Leistungsfähigkeit keinerlei Auswirkungen der neuroleptischen Medikation im Vergleich zur Placebobedingung nachweisen können (Seidman et al. 1993; Cleghorn et al. 1990).

Ergebnisse im CPT

Beim *Continuous-Performance-Test (CPT)* hingegen, der sowohl Vigilanz als auch Reaktionsbereitschaft erfordert, sind nach neuroleptischer Behandlung im Vergleich zu Placebobedingungen regelmäßig Leistungsverbesserungen festgestellt worden (s. etwa Goldberg u. Weinberger, 1996; Oltmanns et al. 1978). Rapaport et al. (1945/1946) schließlich berichteten bereits in einer Zeit, in der eine neuroleptische Behandlung noch nicht existierte, bei Schizophrenen über Defizite in der Urteilsfähigkeit, der Konzentration, dem Planen, dem Vorausschauen, dem Gedächtnis und der Konzeptbildung.

2.2 Häufigkeit

Negative Verschiebung der Leistung Schizophrener im Vergleich zur Normalbevölkerung

Die Verteilung bestimmter neuropsychologischer Testergebnisse in der Population der Schizophrenen scheint meist auf eine negative „Verschiebung" der Leistung der schizophrenen Population insgesamt im Vergleich zur Normalbevölkerung hinauszulaufen - ein Ergebnis, das vielleicht zunächst überraschend wirkt. Untersuchungen, in denen Grenzwerte als Kriterium für das Vorliegen eines kognitiven Defizits bei Schizophrenen verwandt wurden, zeigen zwar i. allg., daß weniger als 40% der Patienten als auffällig zu bezeichnen sind (Braff et al. 1991; Goldberg et al. 1988) und daß in bezug auf die Mehrzahl der untersuchten neuropsychologischen Variablen die Patienten meist in einem Bereich von 1–2 Standardabweichungen unterhalb des Mittelwerts der Normalbevölkerung zu finden sind (Sullivan et al. 1994).

Zwillingsuntersuchungen

Untersuchungen an monozygoten Zwillingen, bei denen jeweils nur ein Zwilling erkrankt ist, ergeben jedoch ein anderes Bild. Hier zeigt sich, daß der erkrankte Zwilling im Vergleich zu seinem gesunden Geschwister regelmäßig schlechtere Leistungen erzielt, und zwar unabhängig vom absoluten Leistungsniveau (Goldberg et al. 1993c, 1994). Die Zwillingsstudien lassen es also als sehr wahrscheinlich erscheinen, daß beinahe bei jedem Patienten im Vergleich zu einer imaginären idealen Vergleichsperson (in diesem Fall einer Person, die nicht erkrankt ist, aber in bezug auf Alter, Geschlecht, Erbanlagen, sozioökonomischen Status und Bildungsniveau mit ihr übereinstimmt) eine herabgesetzte kognitive Leistungsfähigkeit zu beobachten wäre.

2.3 Prädiktive Validität

Eine genaue Beschreibung der bei der Schizophrenie auftretenden neuropsychologischen Defizite könnte auch zu einem besseren Verständnis der bei schizophrenen Patienten zu beobachtenden Einschränkungen in bezug auf ihre Fähigkeit, alltägliche Routineaufgaben zu bewältigen, führen. Defizite in den kognitiven Bereichen Aufmerksamkeit, Gedächtnis und Handlungssteuerung lassen eine schwerwiegende funktionelle Beeinträchtigung erwarten. So führen die bei psychiatrischen Patienten und bei Patienten mit umschriebenen Hirnläsionen anzutreffenden Beeinträchtigungen in verschiedenen kognitiven Bereichen zu Einschränkungen bei Körperpflege und Selbstversorgung, bei der eigenständigen Lebensführung, beim Erreichen von Bildungszielen und bei der Arbeitsfähigkeit (Heaton et al. 1978; Heaton u. Pendleton 1981; Newnan et al. 1978).

Funktionelle Beeinträchtigung

In einer Überblicksarbeit zu prädiktiven und korrelativen Zusammenhängen zwischen verschiedenen neuropsychologischen Maßen und Variablen der Funktionsfähigkeit im Alltag fand Green (1996) bei schizophrenen Patienten Zusammenhänge zwischen Maßen der verbalen Merkfähigkeit und allen erfaßten funktionellen Variablen, weiterhin zwischen Vigilanz und sozialem Problemlösen bzw. dem Erwerb von sozialen Fertigkeiten, zwischen dem Abschneiden beim *Wisconsin-Card-Sorting-Test (WCST)* und dem Zurechtkommen in der alltäglichen Umgebung und zwischen negativen Symptomen und sozialem Problemlösen. In ähnlicher Weise ergaben sich in einer Untersuchung von Addington u. Addington (1993) signifikante Korrelationen zwischen neuropsychologischen Maßen (verbales Schlußfolgern und Konzeptbildung) und Funktionsfähigkeit. In einer Studie, in der neuropsychologisch erfaßbare Unterschiede zwischen langjährig hospitalisierten schizophrenen Patienten und Patienten, die seit mehr als 3 Jahren wieder in die Gemeinde eingegliedert waren, untersucht wurden, wiesen Perlick et al. (1992) nach, daß sich die beiden Gruppen anhand von neuropsychologischen Maßen der motorischen Koordination, der Perseveration, des Gedächtnisses und der Aufmerksamkeit erfolgreich differenzieren ließen.

Zusammenhang zwischen kognitiven Defiziten und funktionellen Variablen

Goldberg et al. (1993c) fanden signifikante Korrelationen zwischen den Werten auf der *Global Assessment Scale (GAS)*, einer Skala zur Erfassung der sozialen und beruflichen Funktionsfähigkeit, und Variablen wie dem Gedächtnis für Geschichten, der Wortflüssigkeit und dem Abschneiden beim Paarassoziationslernen sowie der Turm-von-Hanoi-Aufgabe (einer Problemlöseaufgabe). In einer Untersuchung an monozygoten Zwillings-

Neuropsychologische Maße als reliable Prädiktoren der Funktionsfähigkeit

paaren, die entweder beide gesund oder beide schizophren waren, stellten Goldberg et al. (1995) fest, daß kognitive Variablen signifikante Prädiktoren für Unterschiede in *GAS*-Werten innerhalb eines Zwillingspaares waren. Der Gedächtnisquotient (MQ) der revidierten *Wechsler-Memory-Scale (WMS-R)*, die Zahl der verwendeten Kategorien beim *WCST*, die leichte (A) Version der Pfadsuchaufgabe (bei der Informationsverarbeitungsgeschwindigkeit bzw. schnelles visuelles Absuchen getestet werden) und der Intelligenzquotient (IQ), gemessen mit Hilfe der revidierten Fassung des *Wechsler-Intelligenz-Tests für Erwachsene (WAIS-R)*, erklärten mehr als 90% der Varianz. Zusammengenommen legen diese Ergebnisse die Schlußfolgerung nahe, daß neuropsychologische Maße reliable Prädiktoren der Funktionsfähigkeit darstellen.

Geringe Zusammenhänge zwischen Funktionsfähigkeit und positiven Symptomen

Im Gegensatz dazu sind nur geringe Zusammenhänge zwischen Maßen der Funktionsfähigkeit und positiven Symptomen gefunden worden. Jonsson u. Nyman (1991) beispielsweise konnten keinen Zusammenhang zwischen psychotischen Symptomen und Funktionsvariablen belegen. Addington et al. (1991) und Breier et al. (1991) fanden wohl Zusammenhänge zwischen negativen Symptomen und kognitiven Defiziten bei Schizophrenie, die Korrelationen zwischen positiven Symptomen und neuropsychologischen Variablen waren jedoch gering. Diese Ergebnisse deuten darauf hin, daß die Faktoren, die den neuropsychologisch nachweisbaren Beeinträchtigungen bei der Schizophrenie zugrundeliegen, zumindest teilweise auch für die Schwierigkeiten dieser Patienten bei der Bewältigung alltäglicher Routineaufgaben verantwortlich sind und daß diese Defizite für die Krankheit kennzeichnend sind – in dem Sinne, daß sie bessere Prädiktoren für die Funktionsfähigkeit der Patienten darstellen als die psychotischen Symptome.

2.4 Verlauf

Ohne eine Erörterung der Entwicklung von Art und Umfang der kognitiven Defizite im Verlauf der Erkrankung wäre kein Kapitel über die Neuropsychologie der Schizophrenie vollständig. Was diesen Punkt angeht, so hat sich gezeigt, daß die bei der Schizophrenie zu beobachtenden neuropsychologischen Defizite im Verlauf der Erkrankung relativ konstant bleiben, sich also weder merklich verschlimmern noch verbessern.

Konstantheit neuropsychologischer Defizite im Verlauf

Hyde et al. (1994) untersuchten 5 Kohorten von schizophrenen Patienten (Patienten in der 3., 4., 5., 6. und 7. Lebensdekade) mit Hilfe einer Batterie neuropsychologischer Tests, die normalerweise zur Untersuchung degenerativer neurologischer Störungen eingesetzt wird. Die Ergebnisse wiesen darauf hin, daß es bei den schizophrenen Patienten über die 5 untersuchten Kohorten hinweg zu keiner progressiven Zunahme der kognitiven Beeinträchtigung kam.

In ähnlicher Weise fanden Heaton et al. (1994) auf der Grundlage von alterskorrigierten neuropsychologischen Tests, von denen bekannt ist, daß sie sensibel auf die mit dem Alter, einer schizophrenen Erkrankung und einer Demenz verbundenen Veränderungen reagieren, keinen Unterschied zwischen 3 Gruppen von schizophrenen Patienten (einer Gruppe von jungen Patienten mit niedrigem Ersterkrankungsalter, einer Gruppe von älteren Patienten mit niedrigem Ersterkrankungsalter und einer Gruppe mit hohem Ersterkrankungsalter). Dieser Argumentationslinie folgend ließe sich die Schizophrenie eher als eine Art statische Enzephalopathie denn als eine mit einem fortschreitenden geistigen Verfall einhergehende Erkrankung beschreiben. Diese Auffassung ist jedoch nicht unwidersprochen geblieben; andere Forscher haben ein Nachlassen der kognitiven Funktionsfähigkeit festgestellt (Davidson et al. 1995; Waddington et al. 1997). Die beobachteten Leistungsverschlechterungen waren allerdings sehr gering und sind nicht mit dem Bild einer progressiven Demenz in Einklang zu bringen. Im restlichen Teil dieses Kapitels sollen nun detaillierte neuropsychologische Interpretationen der bei der Schizophrenie zu beobachtenden Einschränkungen der kognitiven Funktionsfähigkeit formuliert werden.

Schizophrenie als statische Enzephalopathie

3 Defizitprofil

3.1 Aufmerksamkeit

Es existiert eine Vielzahl von Forschungsarbeiten zur Frage von Aufmerksamkeitsdefiziten bei der Schizophrenie. Wir werden uns hier allerdings auf einige für uns besonders relevante Themen beschränken. Aufmerksamkeitsprozesse setzen sich – davon geht man heute aus – aus zahlreichen Teilprozessen zusammen, die innerhalb des Gehirns vermutlich von einem verteilten Netzwerk gesteuert werden. Posner (1995) unterscheidet 3 hauptsächliche Aufmerksamkeitsprozesse: Orientierung in Richtung auf sensorische Reize, Entdeckung von erwarteten Ereignissen oder Objekten und Aufrechterhaltung eines wachsamen Bereitschaftszustandes. Bei schizophrenen Patienten stellten Posner et al. (1988) zwar ein Defizit bei der Erkennung von Zielobjekten im rechten visuellen Feld fest (wenn die Aufmerksamkeit der Patienten abgelenkt worden war), doch konnte dieses Ergebnis in nachfolgenden Studien nicht repliziert werden (Strauss et al. 1991; Gold et al. 1992b).

Teilprozesse der Aufmerksamkeit

Maruff et al. (1996) wiesen nach, daß bei medikamentös behandelten schizophrenen Patienten eine beginnende Orientierungsreaktion zu erkennen war, die ähnlich deutlich ausgeprägt war wie bei einer gesunden Kontrollgruppe. Anders als die Gesunden waren die Patienten jedoch nicht in der Lage, vom Versuchsleiter gegebene Informationen zu verwerten, die es ihnen ermöglicht hätten, eine Ablenkung der Aufmerksamkeit durch unwichtige periphere Hinweisreize zu unterdrücken. Wenn die gesunden Kontrollpersonen vor Beginn der Aufgabe über die korrekte Position des Zielreizes informiert wurden, vermochten sie den Drang, ihre Aufmerksamkeit auf einen an einer anderen Stelle erscheinenden Hinweisreiz zu richten, erfolgreich zu unterdrücken und das Auftauchen des falschen Reizes dazu zu nutzen, ihre Aufmerksamkeit auf die entgegengesetzte Zielposition zu richten. Die schizophrenen Patienten hingegen waren nicht in der Lage, den falschen peripheren Hinweisreiz zu ignorieren und sich, wie gefordert, in Richtung auf die kontralaterale Zielposition hin zu orientieren. Diese Untersuchungen deuten darauf hin, daß es schizophrenen Patienten möglicherweise schwerfällt,

Fehlende Ablenkungsunterdrückung

eine Strategie anzuwenden, die in Widerspruch zu einer bereits vorher gelernten Reaktion steht.

Zunahme ausbleibender Reaktionen im CPT

Im Verlauf des *CPT* zeigen schizophrene Patienten typischerweise eine Zunahme an ausgebliebenen Reaktionen auf einen präsentierten Zielreiz. Bei einer der Versionen des *CPT* erscheint vor der Präsentation des Zielreizes ein Signalreiz, der die Versuchsperson auf das mögliche Erscheinen des Zielreizes vorbereiten soll. Schizophrene Patienten können keinen Nutzen aus diesem „Achtung"-Signal ziehen – was darauf hindeuten könnte, daß es schizophrenen Patienten schwerfällt, eine Reaktionsbereitschaft aufrechtzuerhalten.

Schwierigkeiten bei der Aufrechterhaltung der Reaktionsbereitschaft

Mirsky et al. (1992) haben nachgewiesen, daß schizophrene Patienten bei der Aufrechterhaltung von Aufmerksamkeit im *CPT* Defizite aufweisen. Servan-Schreiber et al. (1996) haben darüber hinaus gezeigt, daß eine Vergrößerung des zeitlichen Abstandes zwischen Hinweis- und Zielreiz beim *CPT* bei nicht medikamentös behandelten schizophrenen Patienten im Vergleich zu behandelten schizophrenen Patienten und zu gesunden Kontrollpersonen zu einer Abnahme der Zahl der korrekten Reaktionen und zu einer Zunahme der Zahl der falschen Alarme (der Tendenz, das Vorhandensein der Kombination von Signal- und Hinweisreiz anzuzeigen, wenn tatsächlich keiner der beiden vorgelegen hatte) führt. Weiterhin konnten Servan-Schreiber et al. (1996) zeigen, daß schizophrene Patienten nicht in der Lage waren, einen Hinweisreiz zu verarbeiten, der sie vorwarnte, eine überlernte Reaktion zu unterdrücken.

Diese Ergebnisse bilden weitere Belege dafür, daß schizophrenen Patienten die Fähigkeit fehlt, eine Reaktionsbereitschaft aufrechtzuerhalten. Zudem weist das Resultat von Servan-Schreiber et al. (1996), daß die Leistung schizophrener Patienten mit größerwerdendem Abstand zwischen Hinweis- und Zielreiz abnahm, darauf hin, daß der *CPT* wohl kein Test der „Aufmerksamkeit" an sich ist, sondern eher ein Test des Arbeitsgedächtnisses. Die zusätzliche Zeitspanne zwischen Hinweis- und Zielreiz könnte dazu führen, daß die Assoziation zwischen Hinweis- und Zielreiz schwächer wird.

3.2 Gedächtnis

Lernen und Gedächtnis, also das Erwerben und Speichern neuer Information, ist ein Bereich, der – wie man wiederholt festgestellt hat – bei der Schizophrenie eindeutig beeinträchtigt ist. Je nach untersuchter Funktion unterteilt man das Gedächtnis in verschiedene Unterformen (Überblick bei Squire 1992; Schacter u. Tulving 1994; s. auch Band 1, Kap. 13). Eine mnemonische Unterscheidung, die bei der Schizophrenie von besonderer Relevanz ist, ist der Leistungsunterschied, den man zwischen sofortigem und verzögertem Abruf beobachtet.

Defizite bei sofortigem Abruf

Schizophrene Patienten weisen regelmäßig Defizite im Hinblick auf den sofortigen Abruf auf. Der *California-Verbal-Learning-Test (CVLT)* ist ein Gedächtnistest, bei dem eine Liste von 16 Wörtern über 5 Durchgänge hinweg wiederholt präsentiert wird, wobei nach jedem Durchgang ein sofortiger Abruf und nach einer kurzen Zwischenzeit sowie noch einmal nach einer längeren Zeitspanne von 20 min jeweils ein verzögerter Abruf stattfindet. Bei beinahe allen Maßen des *CVLT* liegen schizophrene Patienten 1–2 Standardabweichungen unter dem Mittelwert der Normalbevölkerung. Auch bei vielen mnestischen Variablen, die mit der *WMS-R* (einer Testbatterie, die verschiedene Arten von sofortigem und verzögertem Abruf aus dem Gedächtnis erfaßt) gemessen werden, wie z. B. Absatzwiedergabe, visuelles und verbales Paarassoziationslernen und einfache Wiedergabe von zweidimensionalen Abbildungen, zeigt die schizophrene Population insgesamt ein ähnliches Leistungsbild. Obwohl schizophrene Patienten bei Maßen des sofortigen Abrufs relative Leistungseinbußen zeigen, sind ihre Behaltenskurven über längere Zeitspannen hin durchweg normal (Goldberg et al. 1993c; Paulsen et al. 1995).

Erinnerungsleistungen – davon geht man heute aus – sind insgesamt das Ergebnis dreier Prozesse: Enkodierung, Speicherung und Abruf. Der Begriff Enkodierung betrifft die Ablage von zu erinnernder Information in einer bereits existierenden Struktur, Speicherung bezieht sich auf den Prozeß, der die Information über die Zeit hinweg in dieser Struktur aufrechterhält, und Abruf bezieht sich auf den Prozeß der Auswahl und Anwendung von Information. Es hat sich gezeigt, daß die mit der Schizophrenie verbundenen Gedächtnisveränderungen auf ineffektive Enkodierungs- und Abrufstrategien zurückzuführen sind.

Beeinträchtigung von Enkodierung, Speicherung und Abruf

In einer Untersuchung, in der schizophrene Patienten und gesunde Kontrollpersonen 3 Listen von jeweils 20 Wörtern im Gedächtnis behalten sollten, wobei die Wörter entweder nicht miteinander in Beziehung standen, kategorial verwandt, aber nicht nach Kategorien geordnet oder aber kategorial verwandt und nach Kategorien geordnet waren, zeigten schizophrene Patienten im Vergleich zu den Kontrollpersonen in allen Bedingungen schlechtere Leistungen (Gold et al. 1992a). Obwohl sie beim Abruf von Wörtern, die bereits nach Kategorien geordnet waren, im Vergleich zu den anderen Bedingungen verbesserte Leistungen zeigten (was auf Störungen des Enkodierungsprozesses hindeutet), waren ihre Ergebnisse im Vergleich zu den Kontrollpersonen immer noch deutlich schlechter. Außerdem wurde in dieser Untersuchung eine Korrelation zwischen Abruf und Wiedererkennen gefunden, was vermuten läßt, daß nicht allein ineffektive Prozesse bei Enkodierung und Abruf für die schlechten Ergebnisse verantwortlich waren, sondern daß auch die Speicherung der Wortlisten nicht ohne Probleme vonstatten gegangen war.

In einer großen Studie, für die 175 schizophrene Patienten und 229 gesunde Kontrollpersonen mit Hilfe des *CVLT* untersucht wurden, stellten Paulsen et al. (1995) fest, daß bei den schizophrenen Patienten Schwierigkeiten beim Abruf auftraten, erkennbar an einer unverhältnismäßig deutlicheren Minderleistung bei der freien Reproduktion im Vergleich zum Wiedererkennen (obwohl auch die Wiedererkennensraten kein normales Niveau erreichten).

Die neuropsychologischen Ergebnisse einer allgemeinen Störung der Gedächtnisfunktion bei der Schizophrenie lassen vermuten, daß bei schizo-

Veränderungen im Bereich des Hippokampus

phrenen Patienten zumindest eine teilweise Unterbrechung der Verbindungen zwischen der hippokampalen Struktur und anderen an der Gedächtnisleistung beteiligten, kortikalen Bereichen vorliegt. Leistungseinbußen schizophrener Patienten beim *CVLT* und beim logischen Gedächtnisteil der *WMS-R* deuten auf Störungen bei der schnellen Aufnahme neuer Informationen hin, die, wie sich gezeigt hat, eine Aufgabe der hippokampalen Struktur ist (zur Übersicht s. Squire 1992). Weitere Unterstützung erhält die Ansicht, daß Veränderungen im Bereich des Hippokampus zumindest teilweise für die bei der Schizophrenie zu beobachtenden Gedächtnisstörungen verantwortlich sind, durch den Nachweis einer Korrelation zwischen der Minderleistung schizophrener Patienten im logischen Gedächtnisteil der *WMS-R* und einer mit Hilfe von Magnetresonanztomographie feststellbaren Abnahme im Volumen der linken hippokampalen Region (Goldberg et al. 1994).

3.2.1 Arbeitsgedächtnis

Das Arbeitsgedächtnis ist eine weitere Form des Gedächtnisses, die bei schizophrenen Patienten möglicherweise beeinträchtigt ist. Das Arbeitsgedächtnis ist als Fähigkeit definiert worden, bei Abwesenheit von externen Hinweisreizen über kurze Zeitspannen hinweg Informationen zu behalten und zu verarbeiten (zur Übersicht s. Baddeley u. Hitch 1994).

Komponenten des Arbeitsgedächtnisses

Man geht davon aus, daß sich das Arbeitsgedächtnis aus 3 Komponenten zusammensetzt: einer zentralen Exekutive, einer artikulatorischen Schleife und einem räumlich-visuellen Notizblock. Die Exekutivfunktion beruht auf komplexen Denkvorgängen und wird definiert als die Fähigkeit, Probleme zu lösen, zu planen, zu abstrahieren, Konzepte zu bilden und Anpassungen oder Einstellungsänderungen vorzunehmen, wenn bestimmte Reaktionsweisen nicht mehr sinnvoll sind. Weiterhin nimmt man an, daß die zentrale Exekutive parallel ablaufenden Prozessen Ressourcen zuteilt. Die artikulatorische Schleife erhält verbale Informationen in einem aktiven Zustand, während der räumlich-visuelle Notizblock optisch dargebotene Information aktiv hält. Schizophrene Patienten weisen in allen diesen Systemen, die zusammen das Arbeitsgedächtnis ausmachen, Defizite auf.

Beeinträchtigung der zentralen Exekutive des Arbeitsgedächtnisses

Man vermutet, daß die zentrale Exekutive bei Aufgaben, die multiple Zugriffe auf das primäre oder unmittelbare Gedächtnis erfordern, eine steuernde Funktion ausübt. Leistungsabfälle bei Dual-task-Aufgaben wären demnach auf eine Beeinträchtigung der zentralen Exekutive zurückzuführen. Fleming et al. (1995) setzten eine modifizierte Brown-Peterson-Doppelaufgabe ein, bei der die Probanden bestimmte Informationen, wie eine Wortliste, behalten müssen, während sie gleichzeitig mit einer Ablenkungsaufgabe, wie z.B. Rückwärtszählen, beschäftigt sind; schizophrene Patienten zeigten in einer der in dieser Untersuchung verwendeten Versionen der Aufgabe, bei der die Ablenkungsaufgabe aus Vorwärtszählen bestand, Leistungseinbußen. Dieses Ergebnis läßt sich als Bestätigung für die Vorstellung einer Beeinträchtigung der zentralen Exekutive des Arbeitsgedächtnisses bei der Schizophrenie interpretieren, da die Patienten nicht in der Lage waren, ein normales Leistungsniveau zu erreichen, obwohl die Ablenkungsaufgabe relativ einfach war.

Darüber hinaus zeigten die schizophrenen Patienten bei der Doppelaufgabe insbesondere dann schlechtere Leistungen, wenn die Ablenkungsaufgabe der Gedächtnisaufgabe relativ ähnlich war und daher mit höheren Anforderungen an das Arbeitsgedächtnis einherging; wenn die Ablenkungsaufgabe der Gedächtnisaufgabe relativ unähnlich war, war dieser Effekt nicht zu beobachten (Fleming et al. 1995). Bei der einfachsten Ablenkungsaufgabe, dem „Fingertapping", das das verbale Gedächtnis kaum oder überhaupt nicht beansprucht, unterschied sich die Erinnerungsleistung der schizophrenen Patienten bei der Reproduktionsaufgabe nicht von der Leistung der Kontrollpersonen. Erhöhte Anforderungen an das Arbeitsgedächtnis führen bei schizophrenen Patienten im Vergleich zu gesunden Kontrollpersonen also zu Minderleistungen.

Minderleistungen bei erhöhten Anforderungen an das Arbeitsgedächtnis

Gold et al. (1997) stellten bei einer schizophrenen Stichprobe eine deutliche positive Korrelation zwischen einer Minderleistung bei einem Test, der als Maß des Arbeitsgedächtnisses angesehen wird – dem Buchstaben-Ziffern-Spannen-Test –, und einem schlechteren Abschneiden beim *WCST* fest. Der Buchstaben-Ziffern-Spannen-Test ist ein Test des unmittelbaren Abrufs, bei dem sich die Probanden Serien von Reizen, die abwechselnd aus Buchstaben und Ziffern bestehen, einprägen sollen; nach jeder erfolgreichen Reproduktion wird die präsentierte Serie um einen weiteren Reiz verlängert. Leistungsbeeinträchtigungen bei Aufgaben, in denen die Exekutivfunktion gefordert wird, sind lange Zeit als kennzeichnend für die Schizophrenie angesehen worden.

Aufgabe des Patienten beim *WCST* ist es, eine gezogene Karte, auf der einfache geometrische Formen abgebildet sind, auf Grundlage einer von 3 möglichen Eigenschaften – Farbe, Form oder Anzahl – mit einer vorgegebenen Anordnung von 4 Karten in Übereinstimmung zu bringen. Dem Patienten wird vorher nicht gesagt, welche der Dimensionen Grundlage für die Zuordnung der Karte sein soll; vielmehr wird ihm nur mitgeteilt, ob seine Entscheidung richtig oder falsch war. Die Patienten müssen also Hypothesen über die Regeln der Zuordnungsaufgabe, die sich während des Tests in einer festgelegten Art und Weise verändern, entwickeln. Der *WCST* wird demnach als ein Test für das Problemlösen und das Ändern von Voreinstellungen angesehen; von Fey (1951) wurde er zur Differenzierung zwischen schizophrenen Patienten und gesunden Kontrollpersonen eingesetzt. Der *WCST* hat weite Verbreitung gefunden und wird als klassischer Test der Exekutivfunktion betrachtet (Milner 1963). Bei schizophrenen Patienten findet man beim *WCST* typischerweise eine relativ geringe Zahl verwendeter Kategorien und relativ hohe Prozentzahlen perseverativer Fehler (Goldberg et al. 1988).

WCST als klassischer Test der Exekutivfunktion

Die Leistung beim *WCST* ist schon seit langer Zeit mit der Unversehrtheit des präfrontalen Kortex in Zusammenhang gebracht worden (Milner 1963). Sowohl Läsionsuntersuchungen als auch Studien, in denen die Aktivität der Hirnregionen gesunder Kontrollpersonen mit Hilfe bildgebender Verfahren untersucht wurde, haben Belege dafür geliefert, daß der präfrontale Kortex an den im *WCST* geforderten Leistungen beteiligt ist (Milner 1963; Goldberg et al. 1994). Seidman et al. (1994) stellten bei schizophrenen Patienten hohe signifikante inverse Korrelationen zwischen dem Abschneiden beim *WCST* und Verringerungen des Volumens

Bedeutung des präfrontalen Kortex für die Exekutivfunktion

des dorsolateralen präfrontalen Kortex, gemessen durch Magnetresonanztomographie, fest.

Goldberg et al. (1994) analysierten die Leistungsdifferenzen zwischen monozygoten Zwillingen, von denen jeweils einer gesund war und der andere an Schizophrenie litt, und fanden eine hohe Korrelation zwischen Perseveration beim WCST und dem präfrontalen regionalen zerebralen Blutfluß („regional cerebral blood flow"; rCBF). Sullivan et al. (1994) konnten zeigen, daß die Leistung schizophrener Patienten beim WCST im Hinblick auf die Zahl der gefundenen Kategorien und die Zahl der dem Probanden unterlaufenen perseverativen Fehler zwischen 1 und 2 Standardabweichungen von der Durchschnittsleistung gesunder Kontrollpersonen abwich. Diese Resultate aus Untersuchungen mit schizophrenen Patienten deuten darauf hin, daß das Arbeitsgedächtnis ein wesentlicher Faktor für die Leistung beim WCST ist und daß die Funktion des präfrontalen Kortex bei der Schizophrenie beeinträchtigt ist.

Beeinträchtigungen des räumlich-visuellen Arbeitsgedächtnisses

Neben Leistungseinbußen bei der zentralen Exekutive des Arbeitsgedächtnisses sind bei schizophrenen Patienten auch Defizite bei der Leistungsfähigkeit der artikulatorischen Schleife und des räumlich-visuellen Notizblocks beobachtet worden. Park u. Holzman (1992) verwendeten eine okulomotorische Aufgabe mit verzögerter Reaktion, bei der der Proband auf die Präsentation des Zielreizes an der korrekten räumlichen Position mit einer verzögerten motorischen Handlung reagieren muß – eine Aufgabe, die man als Test für die Funktionsfähigkeit des räumlich-visuellen Arbeitsgedächtnisses ansieht. Schizophrene Patienten zeigten in dieser Untersuchung im Vergleich zu Kontrollpersonen eine signifikant schlechtere Leistung.

Fleming et al. (1997) konnten bei weiteren räumlich-visuellen Aufgaben, bei denen das Arbeitsgedächtnis gefordert wird, eine eingeschränkte Leistungsfähigkeit von schizophrenen Patienten nachweisen, und zwar bei der visuellen Gedächtnisspanne aus der WMS-R und einer räumlichen Aufgabe mit verzögerter Reaktion. In derselben Untersuchung waren bei schizophrenen Patienten keine Leistungseinbußen bei einer räumlich-visuellen Aufgabe zu erkennen, bei der keine zeitliche Verzögerung vorgesehen war. Diese Aufgabe, die Beurteilung der räumlichen Lage einer Linie, erfaßt lediglich die Wahrnehmungsfähigkeit und beansprucht keine Arbeitsgedächtniskapazität. Diese Ergebnisse deuten darauf hin, daß es präfrontale kortikale Regionen – und nicht etwa okzipitale oder temporale Bereiche – sind, die zumindest teilweise für die festgestellten Beeinträchtigungen des Arbeitsgedächtnisses bei der Schizophrenie verantwortlich sind.

Kapazitätsprobleme

Die Unfähigkeit schizophrener Patienten, Informationen im Arbeitsgedächtnis zu halten und zur weiteren Verarbeitung zu nutzen, wird vielleicht am besten durch das Konzept einer Kapazitätsbeschränkung in bezug auf die Menge an Informationen beschrieben, die das Arbeitsgedächtnis verarbeiten kann. So nahm etwa in der Untersuchung zur Buchstaben-Ziffern-Spanne von Gold et al. (1997) die Leistung der schizophrenen Patienten im Vergleich zur Kontrollgruppe mit größer werdender Gedächtnisspanne immer stärker ab. Weiterhin beobachteten Cohen u. Servan-Schreiber (1992) ein schlechteres Verstehen bei schizophrenen Patienten, wenn der Abstand zwischen 2 Sätzen zunahm. Dieser vergrößerte Abstand läßt sich als Anwachsen der Beanspruchung oder als Zuwachs der Menge an Informationen ansehen, die das Arbeitsgedächtnis bewältigen muß, was darauf hindeuten würde, daß die Fähigkeit, solche steigenden Anforderungen zu bewältigen, bei der Schizophrenie eingeschränkt ist.

3.2.2 Denkstörungen und semantisches Gedächtnis

Schizophrene Patienten zeigen häufig formale Denkstörungen, erkennbar an einer gestörten Sprache, die durch Inhaltsarmut, Abschweifungen, unlogische Ausführungen, die Verwendung von Begriffsverschiebungen oder Neologismen und durch einen Verlust an Zielgerichtetheit gekennzeichnet ist (Andreasen 1986). Die Denkstörung bei der Schizophrenie scheint eher aus einer Unfähigkeit herzurühren, zusammenhängende Sprachäußerungen zu erzeugen, als aus einer Unfähigkeit, Sprache zu verstehen und zu erfassen.

Formale Denkstörungen

Einer Hypothese, die sich auf die neuropsychologische Grundlage für die Denkstörungen bei der Schizophrenie bezieht, zufolge sind die Sprachproduktionsfehler, die bei schizophrenen Patienten zu beobachten sind, das Ergebnis einer Fehlfunktion in der semantischen Organisation. Belege für diese Auffassung finden sich in Untersuchungen zum Priming und zur Wortflüssigkeit bei schizophrenen Patienten. Im Hinblick auf die Wortflüssigkeit stellten Gourovitch et al. (1996) fest, daß schizophrene Patienten bei phonologischen Kategorien (Wörter mit den Anfangsbuchstaben f, a und s) mehr Wörter produzierten (in Zeitabschnitten von 1 min) als bei semantischen Kategorien (Tiere, Obst und Gemüse) und daß die Differenz zwischen diesen beiden Maßen der Wortflüssigkeit eine hohe Korrelation mit dem Vorhandensein von Denkstörungen aufwies (Goldberg u. Weinberger, im Druck). Darüber hinaus konnten Aloia et al. (1996) auf der Grundlage der Auswertung einer Wortflüssigkeitsaufgabe mit Hilfe einer multidimensionalen Skalierung zeigen, daß der „semantische Raum" bei schizophrenen Patienten im Vergleich zu gesunden Kontrollpersonen desorganisiert war, was auf eine abnorme Gewichtung der Assoziationsstärken zwischen Konzepten oder Attributen im semantischen Gedächtnis hindeutet.

Fehlfunktionen in der semantischen Organisation

Weitere Belege für die Existenz von semantischen Anomalien bei der Schizophrenie rühren aus Priming-Studien her, bei denen ein Wort aufgrund von Verwandtschaftsmerkmalen eine nachfolgende Antwort „vorprägen" kann. Beispielsweise erfolgen Reaktionen auf das Wort Katze schneller, wenn vorher das Wort Hund präsentiert wurde, als wenn vorher das Wort Stein dargeboten wurde - und zwar vermutlich aufgrund von höheren Assoziationsstärken zwischen den „Knoten", die die häufiger miteinander verknüpften Wörter repräsentieren. Die Forschung zum semantischen Priming bei der Schizophrenie ist komplex und hat unterschiedliche Ergebnisse erbracht, möglicherweise aufgrund unterschiedlicher Paradigmen bzw. unterschiedlicher untersuchter Personengruppen

Priming-Studien zu semantischen Anomalien

(Barch et al. 1996; Chapin et al. 1989; Goldberg u. Weinberger, im Druck; Ober et al. 1995; Spitzer 1997).

Verlängerte Reaktionszeiten

Chapin et al. (1989) und Ober et al. (1995) stellten zwar bei einer lexikalischen Entscheidungsaufgabe, bei der die Probanden entscheiden mußten, ob ein Wort zu einer bestimmten Kategorie gehörte oder nicht, ähnliche semantische Priming-Effekte bei schizophrenen Patienten und bei Kontrollpersonen fest, doch waren die Reaktionszeiten in diesen Untersuchungen bei schizophrenen Patienten verlängert. Verlängerte Reaktionszeiten bei schizophrenen Patienten im Vergleich zu gesunden Kontrollpersonen fanden auch Chen et al. (1994) bei einer Aufgabe, bei der die Probanden angeben sollten, in welchem Ausmaß die präsentierten Wörter typische Exemplare für bestimmte Kategorien waren. Diese Ergebnisse lassen vermuten, daß Kategorien bei Schizophrenen unscharfe Grenzen aufweisen und zu viele Exemplare enthalten – möglicherweise aufgrund einer übermäßigen Aktivierung von nur gering verwandten Konzepten.

Negatives Priming bei Denkstörungen

Um den für die verlangsamte und ungenaue Informationsverarbeitung bei schizophrenen Patienten beim semantischen Priming verantwortlichen kognitiven Mechanismus zu identifizieren – und damit möglicherweise den für Denkstörungen bei der Schizophrenie insgesamt ursächlichen kognitiven Mechanismus zu finden – entwickelten wir (Aloia et al. 1998) eine Priming-Aufgabe, bei der der bahnende Reiz und der Zielreiz aus entweder eng, durchschnittlich oder wenig verwandten Wörtern derselben semantischen Kategorie bestanden. In dieser Untersuchung zeigten Patienten mit Denkstörungen „negatives" Priming, d. h. ihre Reaktionen erfolgten bei eng und durchschnittlich verwandten Wörtern im Vergleich zu wenig verwandten Wörtern langsamer, was in direktem Gegensatz zu den Leistungen der gesunden Kontrollpersonen stand, die bei eng und durchschnittlich verwandten Wörtern schneller reagierten.

Diese Leistungsunterschiede zwischen schizophrenen Patienten mit Denkstörungen und gesunden Kontrollpersonen lassen vermuten, daß wenn ein Patient versucht, entsprechend der sich ausbreitenden Aktivierung im semantischen Netzwerk ein Wort hervorzubringen, eng verwandte Wörter mangels Aktivierung nicht ausgewählt werden. Bei der Sprachproduktion – so könnte man spekulieren – wird statt dessen ein unpassendes, aber zu einem gewissen Grad verwandtes Wort gewählt. Von einem klinischen Beobachter würde das Ergebnis als eine „assoziativ gelockerte", abschweifende oder irrelevante Äußerung des Patienten interpretiert werden.

3.3 Bewegungssteuerung

Verlängerte Reaktionszeiten

Schizophrene Patienten lassen auch bei der Bewegungssteuerung Defizite erkennen. Sowohl bei einfachen als auch bei komplexen Tests sind bei ihnen verlängerte Reaktionszeiten gefunden worden (Vrtunski et al. 1986). Darüber hinaus sind bei Tests der feinmotorischen Steuerung, wie dem korrekten Plazieren von Holzstiften in einem mit Vertiefungen versehenen Holzbrett oder dem „Fingertapping", bei schizophrenen Patienten Minderleistungen festgestellt worden (Saykin et al. 1994).

Problematisch für die Interpretation dieser Ergebnisse ist die Frage des Einflusses neuroleptischer Medikation auf die Bewegungssteuerung und auf motorische Reaktionen. Die extrapyramidalen Nebenwirkungen neuroleptischer Medikation können eine Verlangsamung der Reaktionsgeschwindigkeit verursachen. Es stellt sich daher die Frage, ob die durch die Gabe neuroleptischer Medikation bei schizophrenen Patienten verursachte Verlangsamung motorischer Reaktionen mit einer generellen Verlangsamung neuronaler Verarbeitung einhergeht, die zu den oben dargestellten kognitiven Veränderungen führt. Wie bereits erwähnt, deuten die Ergebnisse von Ersterkrankungsstudien mit neuroleptisch unbehandelten Patienten, Studien, bei denen die Auswirkungen eines Absetzens der Medikamente untersucht wurden, und Vergleiche mit Patienten mit motorischen Störungen darauf hin, daß die bei schizophrenen Patienten gefundenen kognitiven Beeinträchtigungen ohne neuroleptische Behandlung eher noch zunehmen und daher wohl nicht mit der Gabe solcher Medikamente in Zusammenhang stehen (zur Übersicht s. Goldberg u. Weinberger 1996).

Problematik des Einflusses von Neuroleptika

Die meisten der oben beschriebenen kognitiven Veränderungen scheinen vielmehr dauerhafte Folgen der Erkrankung zu sein; sie sind von einer generellen psychomotorischen Verlangsamung zu trennen. In einer Untersuchung von Hanes et al. (1996), in der schizophrene Patienten mit Patienten verglichen wurden, bei denen bekannt war, daß eine psychomotorische Verlangsamung aufgrund von pathologischen Veränderungen der Basalganglien (Huntington-Chorea) vorlag, zeigten sich bei einer Reihe von Tests der höheren kognitiven Funktionsfähigkeit deutliche Leistungsunterschiede. Darüber hinaus haben Untersuchungen des prozeduralen Lernens gezeigt, daß schizophrene Patienten in der Lage sind, ihre motorischen Fähigkeiten ähnlich rasch zu verbessern, wie gesunde Kontrollpersonen dies vermögen (Goldberg et al. 1993c). Diese Ergebnisse deuten darauf hin, daß die bei der Schizophrenie festgestellten kognitiven Beeinträchtigungen nicht auf eine generelle motorische Verlangsamung zurückzuführen sind.

Keine generelle psychomotorische Verlangsamung

4 Fazit

Schizophrenie ist durch Leistungsminderungen in den Bereichen Aufmerksamkeit, episodisches Gedächtnis, Arbeitsgedächtnis, Exekutivfunktion, semantische Organisation und Bewegungssteuerung gekennzeichnet. Beeinträchtigungen in diesen kognitiven Bereichen haben schwerwiegende Konsequenzen für die Funktionsfähigkeit des schizophrenen Patienten, insbesondere im Hinblick auf soziale und berufliche Anforderungen. Das typische neuropsychologische Profil schizophrener Patienten deutet auf kortikale Dysfunktionen im Bereich des Frontallappens, besonders im Bereich des motorischen, des prämotorischen und des präfrontalen Kortex, sowie des medialen Temporallappens hin.

Leistungsminderungen in verschiedenen kognitiven Bereichen

Kortikale Dysfunktionen im Bereich des Frontallappens

5 Literatur

Addington J, Addington D (1993) Premorbid functioning, cognitive functioning, symptoms and outcome in schizophrenia. J Psychiatry Neurosci 18:18–23

Addington J, Addington D, Maticka-Tyndale E (1991) Cognitive functioning and positive and negative symptoms in schizophrenia. Schizo Res 5:123–134

Aloia MS, Gourovitch ML, Weinberger DR, Goldberg TE (1996) An investigation of semantic space in patients with schizophrenia. J Int Neuropsychol Soc 2:267–273

Aloia MS, Gourovitch ML, Missar D, Pickar D, Weinberger DR, Goldberg TE (1998) Cognitive substrates of thought disorder. II. Specifying a candidate cognitive mechanism. Am J Psychiatry 155/12:1677–1684

Andreasen NC (1986) Scale for the assessment of thought, language, and communication (TLC). Schizophr Bull 12/3:473–482

Baddeley AD, Hitch GJ (1994) Developments in the concept of working memory. Neuropsychology 8:485–493

Barch DM, Cohen JD, Servan-Schreiber D, Steingard S, Cohen JD, Steinhauer SS, Kammen DP van (1996) Semantic priming in schizophrenia: an examination of spreading activation using word pronunciation and multiple SOA's. J Abnorm Psychol 105:592–601

Bellack AS, Mueser KT, Morrison RL, Tierney A, Podell K (1990) Remediation of cognitive deficits in schizophrenia. Am J Psychiatry 147:1650–1655

Braff DL, Heaton R, Kuck J, Munro C, Moranville J, Grant I, Zisook S (1991) The generalized pattern of neuropsychological deficits in outpatients with chronic schizophrenia with heterogenous Wisconsin Card Sorting Test results. Arch Gen Psychiatry 48:891–898

Breier A, Schreiber JL, Dyer J, Pickar D (1991) National Institute of mental health longitudinal study of chronic schizophrenia: prognosis and predictors of outcome. Arch Gen Psychiatry 48:239–246

Chapin K, Vann LE, Lycaki H, Josef N, Meyendorff E (1989) Investigation of the associative network in schizophrenia using the semantic priming paradigm. Schizophr Res 2:35–360

Chen EYH, Wilkins AJ, McKenna PJ (1994) Semantic memory is both impaired and anomalous in schizophrenia. Psychol Med 24:193–202

Cleghorn JM, Kaplan RD, Szechtman B, Szechtman H, Brown GM (1990) Neuroleptic drug effects on cognitive function in schizophrenia. Schizophr Res 3:211–219

Cohen JD, Servan-Schreiber D (1992) Context, cortex and dopamine: a connectionist approach to behavior and biology in schizophrenia. Psychol Rev 99:45–77

Davidson M, Harvey PD, Powchik P et al. (1995) Severity of symptoms in chronically institutionalized geriatric schizophrenic patients. Am J Psychiatry 152:197–207

Faustman WO, Moses JA, Csernansky JB (1988) Luria-Nebraska performance and symptomatology in unmedicated schizophrenic patients. Psychiatry Res 26:29–34

Fey ET (1951) The performance of young schizophrenics and young normals on the Wisconsin Card Sorting Test. J Consult Psychol 15:311–319

Fleming K, Goldberg TE, Gold JM, Weinberger DR (1995) Verbal working memory dysfunction in schizophrenia: use of a Brown-Peterson paradigm. Psychiatry Res 56:155–161

Fleming K, Goldberg TE, Binks S, Randolph C, Gold JM, Weinberger DR (1997) Visuospatial working memory in patients with schizophrenia. Biol Psychiatry 41:43–49

Frith C (1996) Neuropsychology of schizophrenia: what are the implications of intellectual and experiential abnormalities for the neurobiology of schizophrenia? Br Med Bull 52:618–626

Gold JM, Randolph C, Carpenter CJ, Goldberg TE, Weinberger DR (1992a) Forms of memory failure in schizophrenia. J Abnorm Psychol 101:487–494

Gold JM, Randolph C, Coppola RC, Carpenter C, Goldberg TE, Weinberger DR (1992b) Visual orienting in schizophrenia. Schizophr Res 7:203–209

Gold JM, Carpenter C, Randolph C, Goldberg TE, Weinberger DR (1997) Auditory working memory and Wisconsin Card Sorting Test performance in schizophrenia. Arch Gen Psychiatry 54:159–165

Goldberg TE, Gold JM (1995) Neurocognitive deficits in schizophrenia. In: Hirsch SR, Weinberger DR (eds) Schizophrenia. Blackwell, London

Goldberg TE, Weinberger DR (1996) Effects of neuroleptic medications on the cognition of patients with schizophrenia: a review of recent studies. J Clin Psychiatry 57(Suppl 9):62–65

Goldberg TE, Weinberger DR (in press) Thought disorder: a critical reappraisal of older studies and recent formulations. Cogn Neuropsychol

Goldberg TE, Weinberger DR, Berman KF, Pliskin NH, Podd MH (1987) Further evidence for dementia of the prefrontal type in schizophrenia? A controlled study of teaching the Wisconsin Card Sorting Test. Arch Gen Psychiatry 44:1008–1014

Goldberg TE, Kelsoe JR, Weinberger DR, Pliskin NH, Kirwin PD, Berman KF (1988) Performance of schizophrenic patients on putative neuropsychological tests of frontal lobe function. Int J Neurosci 42:51–58

Goldberg TE, Berman KF, Mohr E, Weinberger DR (1990) Regional cerebral blood flow and cognitive function in Huntington's disease and schizophrenia: a comparison of patients matched for performance on a prefrontal-type task. Arch Neurol 47:418–422

Goldberg TE, Gold JM, Greenberg R et al. (1993a) Contrasts between patients with affective disorders and patients with schizophrenia on a neuropsychological test battery. Am J Psychiatry 150:1355–1362

Goldberg TE, Greenberg RD, Griffin SJ et al. (1993b) The effect of clozapine on cognition and psychiatric symptoms in patients with schizophrenia. Br J Psychiatry 162:43–48

Goldberg TE, Torrey EF, Gold JM, Ragland JD, Bigelow LB, Weinberger DR (1993c) Learning and memory in monozygotic twins discordant for schizophrenia. Psychol Med 23:71–85

Goldberg TE, Torrey EF, Berman KF, Weinberger DR (1994) Relations between neuropsychological performance and brain morphological and physiological measures in monozygotic twins discordant for schizophrenia. Psychiatry Res 55:51–61

Goldberg TE, Torrey EF, Gold JM, Bigelow LB, Ragland RD, Taylor E, Weinberger DR (1995) Genetic risk of neuropsychological impairment in schizophrenia: a study of monozygotic twins discordant and concordant for the disorder. Schizophr Res 17:77–84

Gourovitch ML, Goldberg TE, Weinberger DR (1996) Verbal fluency deficits in patients with schizophrenia: semantic fluency is differentially impaired as compared with phonologic fluency. Neuropsychology 10:573–577

Green MF (1996) What are the functional consequences of neurocognitive deficits in schizophrenia? Am J Psychiatry 153:321–330

Green MF, Staz P, Ganzell S, Vaclav JF (1992) Wisconsin Card Sorting Test in schizophrenia: remediation of a stubborn deficit. Am J Psychiatry 149:62–67

Hanes KR, Andrewes DG, Pantelis C, Chiu E (1996) Subcortical dysfunction in schizophrenia: a comparison with Parkinson's disease and Huntington's disease. Schizophr Res 19:121–128

Heaton RK, Pendleton MG (1981) Use of neuropsychological tests to predict adult patients' everyday functioning. J Con Clin Psych 49:807–821

Heaton RK, Chelune GJ, Lehman RAW (1978) Using neuropsychological and personality tests to assess the likelihood of patient employment. J Nerv Ment Dis 166:408–416

Heaton R, Paulsen JS, McAdams LA, Kuck J, Zisook S, Braff D, Harris MJ, Jeste DV (1994) Neuropsychological deficits in schizophrenics: relationship to age, chronicity, and dementia. Arch Gen Psychiatry 51:469–476

Hyde TM, Nawroz S, Goldberg TE, Bigelow LB, Strong D, Ostrem JL, Weinberger DR, Kleinman JE (1994) Is there cognitive decline in schizophrenia? A cross-sectional study. Br J Psychiatry 164:494–500

Jonsson H, Nyman AK (1991) Predicting long-term outcome in schizophrenia. Acta Psychiatr Scand 83:342–346

Kibel DA, Laffont I, Liddle PF (1993) The composition of the negative syndrome of chronic schizophrenia. Br J Psychiatry 162:744–750

Levin S, Yurgelun-Todd D, Craft S (1989) Contributions of clinical neuropsychology to the study of schizophrenia. J Abnorm Psychol 98:341–356

Maruff P, Pantellis C, Danckert J, Smith D, Currie J (1996) Deficits in the endogenous redirection of covert visual attention in chronic

schizophrenia. Neuropsychologia 11:1079–1084

Medalia A, Gold JM, Merriam A (1988) The effects of neuroleptics on neuropsychological test results of schizophrenics. Arch Clin Neuropsychol 3:249–271

Milner B (1963) Effects of different brain lesions on card sorting: the role of the frontal lobes. Arch Neurol 9:100–110

Mirsky AF, Lochhead SJ, Jones BP, Kugelmass S, Walsh D, Kendler KS (1992) On familial factors in the attentional deficit in schizophrenia: a review and report of two new subject samples. J Psychiatr Res 26:383–403

Newnan OS, Heaton RK, Lehman RAW (1978) Neuropsychological and MMPI correlates of patients' future employment characteristics. Percept Mot Skills 46:635–642

Ober BA, Vinogradov S, Shenaut GK (1995) Semantic priming of category relations in schizophrenia. Neuropsychology 9:220–228

Oltmanns TF, Ohayon J, Nezle JM (1978) The effect of anti-psychotic medication and diagnostic criteria on distractibility in schizophrenia. J Psychiatr Res 14:81–91

Park S, Holzman PS (1992) Schizophrenics show spatial working memory deficits. Arch Gen Psychiatry 49:975–982

Paulsen JS, Heaton RK, Sadek JR, Perry W, Delis DC, Braff D, Kuck J, Zisook S, Jeste DV (1995) The nature of learning and memory impairments in schizophrenia. J Int Neuropsychol Soc 1:88–99

Perlick D, Mattis S, Stastny P, Teresi J (1992) Neuropsychological discriminators of long-term inpatients or outpatients in chronic schizophrenia. J Neuropsychiatr Clin Neurosci 4:428–434

Posner MI (1995) Attention in cognitive neuroscience: an overview. In: Gazzaniga MS (ed) The cognitive neurosciences. MIT, Cambridge/MA

Posner MI, Early TS, Reiman E, Pardo PJ, Dhawan M (1988) Asymmetries in hemispheric control of attention in schizophrenia. Arch Gen Psychiatry 45:814–821

Rapaport D, Gill M, Schafer R (1945/1946) Diagnostic psychological testing. Year Book, Chicago

Saykin AJ, Shtasel DL, Gur RE, Kester DB, Mozley LH, Stafiniak P, Gur RC (1994) Neuropsychological deficits in neuroleptic naïve patients with first-episode schizophrenia. Arch Gen Psychiatry 51:124–131

Schacter DL, Tulving E (1994) What are the memory systems of 1994? In: Schacter DL, Tulving E (eds) Memory systems 1994. MIT, Cambridge/MA

Schneider SG, Asarnow RF (1987) A comparison of cognitive/neuropsychological impairments of nonretarded autistic and schizophrenic children. J Abnorm Child Psychol 15:29–46

Seidman LJ, Pepple JR, Faraone SV, Kremen WS, Green AI, Brown WA, Tsuang MT (1993) Neuropsychological performance in chronic schizophrenia in response to neuroleptic dose reduction. Biol Psychiatry 33:575–584

Seidman LJ, Yurgelun-Todd D, Kremen WS, Woods BT, Goldstein JM, Faraone SV, Tsuang MT (1994) Relationship of prefrontal and temporal lobe MRI measures to neuropsychological performance in chronic schizophrenia. Biol Psychiatry 35:235–246

Servan-Schreiber D, Cohen JD, Steingard S (1996) Schizophrenic deficits in the processing of context: a test of a theoretical model. Arch Gen Psychiatry 53:1105–1112

Spitzer M (1997) A cognitive neuroscience view of schizophrenic thought disorder. Schizophr Bull 23:29–50

Spohn HE, Strauss ME (1989) Relation of neuroleptic and anticholinergic medication to cognitive function in schizophrenia. J Abnorm Psychol 98:367–380

Squire LR (1992) Memory and the hippocampus: a synthesis from findings with rats, monkeys, and humans. Psychol Rev 99:195–231

Strauss ME, Novakovic T, Tien AY, Bylsma F, Pearlson GD (1991) Disengagement of attention in schizophrenia. Psychiatry Res 37:139–146

Stuss DT, Benson DF, Kaplan EF, Weir WS, Naeser MA, Lieberman I, Ferrill D (1983) The involvement of orbitofrontal cerebrum in cognitive tasks. Neuropsychologia 21:235–248

Sullivan EV, Shear PK, Zipursky RB, Sagar HJ, Pfefferbaum A (1994) A deficit profile of executive, memory, and motor functions in schizophrenia. Biol Psychiatry 36:641–653

Summerfelt AT, Alphs LD, Wagman AMI, Funderberk FR, Hierholzer RM, Strauss ME (1991) Reduction of perseverative errors in patients with schizophrenia using monetary feedback. J Abnorm Psychol 100:613–616

Tompkins L, Goldman RS, Axelrod BN (1991) Modifiability of neuropsychological dysfunction in schizophrenia. J Exp Clin Neuropsychol 14:57

Vrtunski PB, Simpson DM, Weiss KM, Davis GC (1986) Abnormalities of fine motor control in schizophrenia. Psychiatry Res 18:275–284

Waddington JL, Scully PJ, Youssef HA (1997) Developmental trajectory and disease progression in schizophrenia: the conundrum, and insights from a 12-year prospective study in the Monaghan 101. Schizophr Res 23:107–118

KAPITEL 9

Psychosoziale Aspekte der Schizophrenie

W. RÖSSLER

1 Historischer Rückblick

*Annahme
eines biologischen
Krankheitsprozesses*

Seit rund 100 Jahren wird der wissenschaftliche Diskurs um die Bedeutung psychosozialer Einflußfaktoren auf die Entstehung und den Verlauf der Schizophrenie geführt. Während Kraepelin (1896) der Erkrankung einen unausweichlich in „Verblödung" endenden (biologischen) Krankheitsprozeß zugrunde legte, wurde Mitte des 20. Jh. deutlich, daß sich viele der beobachteten Symptome und Verhaltensauffälligkeiten keineswegs so schicksalhaft entwickelten, wie dies die Beobachtungen an langfristig Hospitalisierten um die Jahrhundertwende hatten vermuten lassen, sondern vielmehr den kustodialen Lebensumständen der Betroffenen zuzuschreiben waren (Wing u. Freudenberg 1961; Wing u. Brown 1970). Die Erkenntnis, daß die soziale Lebenswelt einen solchen Einfluß auf den Verlauf schwerer seelischer Erkrankungen, insbesondere der Schizophrenie, nehmen konnte, legte den Grundstein für die weltweiten Versorgungsreformen in der 2. Hälfte des 20. Jh.

*Bedeutung
der Lebensumstände*

*Einfluß psycho-
und soziodynamischer
Faktoren*

Der Einfluß psycho- und soziodynamischer Faktoren auf schizophrene Symptome und Verhaltensauffälligkeiten war schon ein zentrales Element des Schizophrenieverständnisses Eugen Bleulers, der die von Kraepelin beschriebene Psychopathologie der Dementia praecox um die psychodynamische Dimension der Freudschen Lehre erweiterte (Bleuler 1911). Der Lebensweltbezug Schizophreniekranker wurde weiter von Manfred Bleuler ausdifferenziert (Bleuler 1972), der insbesondere negativen Kindheitseinflüssen große Bedeutung für die Entstehung der Schizophrenie zumaß. Gleichwohl erkannte Manfred Bleuler, daß solche Einflüsse relativ unspezifisch waren, da sie seinen Beobachtungen zufolge auch für andere psychiatrische Krankheitsbilder gleichermaßen ätiologisches Gewicht erlangten (Benedetti 1995).

Isolation seelisch Kranker

Aber auch schon die Psychiatrie des 19. Jh. vermutete schädliche Einflüsse der sozialen Lebenswelt auf die Entstehung und den Verlauf schwerer seelischer Erkrankungen. Die Isolation von psychisch Kranken im gesunden Milieu in fernab von den Lebenswelten gelegenen Heilanstalten erschien damals als angemessene Behandlungsmethode, um sie von den krankmachenden Einflüssen ihrer Umgebung fernzuhalten (Rössler 1992). Die Reformbewegung des 20. Jh. hingegen suchte die Betroffenen so rasch wie möglich in ihre gewohnte Lebensumgebung zu (re-)integrieren, da von dem natürlichen Netzwerk der Betroffenen eine tiefgreifende Unterstützung des Heilungsprozesses erwartet wurde.

*Reintegration in gewohnte
Lebensumgebung*

*Enthospitalisierung
und medikamentöse
Behandlung*

Die Enthospitalisierung langfristig – teilweise jahrzehntelang – hospitalisierter psychisch Kranker, v.a. Schizophreniekranker, gelang aber nur, weil parallel zur Reformbewegung die Neuroleptika in die Behandlung der Schizophrenie eingeführt wurden. In der Langzeitbehandlung Schizophreniekranker wurde bald deutlich, daß der medikamentösen Behandlung erhebliches Gewicht auch in der Rückfallprophylaxe zukam, wenngleich ca. ein Drittel der Patienten trotz Medikation einen Rückfall erleidet und ca. ein Fünftel ohne Medikation spontan remittiert (Leff 1987). Der prinzipielle Beitrag der Neuroleptika zur Behandlung der Schizophrenie bleibt dabei unbestritten.

Seit den 70er Jahren des 20. Jh. wandte sich deshalb die Forschung wieder vermehrt den biologischen Grundlagen der Schizophrenie zu, zunächst einmal, um v.a. die Wirkungsmechanismen der Medikamente besser zu verstehen. Diese Wende hin zur biologischen Psychiatrie wurde noch wesentlich beschleunigt durch die Entwicklung neuer bildgebender Verfahren, neuer Labormethoden und durch die genetische Forschung.

Wende zur biologischen Psychiatrie

Vor allem der Einfluß der Genetik auf die Entwicklung der Schizophrenie ist unbestritten. Dies zeigt z.B. die Konkordanzrate von ca. 48% bei eineiigen Zwillingen. Ähnlich liegt das Erkrankungsrisiko bei ca. 46%, wenn beide Elternteile an einer Schizophrenie leiden (Gottesman 1991). Gerade diese unzweifelhaften Befunde mit einer gesicherten, aber keineswegs vollständigen Varianzaufklärung weisen aber auch darauf hin, daß noch andere Einflußfaktoren eine Rolle spielen müssen. Hinzu kommt, daß es bis heute trotz erheblicher Forschungsbemühungen nicht gelungen ist, die betroffenen Gene zu identifizieren (DeLisi 1999). Ein (Rück-)blick auf andere potentielle Einflußfaktoren, insbesondere psychosoziale Einflußfaktoren, erscheint deshalb lohnend.

Bedeutung der Genetik

2 Konzeptueller Rahmen eines umweltbezogenen Krankheitsverständnisses

Die Geschichte der Schizophrenieforschung zeigt, daß Biologie und soziale Lebenswelt kein echtes Gegensatzpaar darstellen, sondern in wechselseitiger Interaktion Einfluß auf die Erkrankung nehmen. Dies gilt insbesondere für den Verlauf weniger für die Entstehung der Erkrankung.

Interaktion von Biologie und sozialer Lebenswelt

Grundlage der meisten ätiologischen und Verlaufstheorien ist das sog. Vulnerabilitäts-Streß-Modell (Zubin u. Spring 1977). Diesem Modell liegt die Annahme einer wie auch immer gearteten biologischen Vulnerabilität unterschiedlichen Ausmaßes zugrunde, die bei Hinzutreten kurz- oder längerfristig wirksamer sozialer Stressoren oder anderer Umgebungsfaktoren zur Auslösung der Erkrankung bzw. zu einem Rückfall in die Erkrankung führt (Nuechterlein 1987).

Vulnerabilitäts-Streß-Modell

In der Weiterentwicklung des Vulnerabilitäts-Streß-Modells postuliert das Interaktions-Entwicklungs-Modell eine aktive wechselseitige Beeinflussung von Umgebung und betroffenem Individuum. Während im vorgenannten Modell der Betroffene passiv verschiedenen psychosozialen Einflüssen ausgesetzt ist, wird im Interaktions-Entwicklungs-Modell der Betroffene als Handelnder betrachtet, der seine eigene Umgebung mitgestaltet (Strauß et al. 1985).

Interaktions-Entwicklungs-Modell

In einer Systematik psychosozialer Einflußfaktoren ist es nützlich, Einflußfaktoren der näheren und weiteren sozialen Umwelt zu unterscheiden. Das nähere soziale Umfeld bezieht sich auf das soziale Netzwerk der Betroffenen unter Einschluß von Familie, Freunden, Arbeitsplatz etc. Die Erforschung des Einflusses kritischer Lebensereignisse oder des Familienklimas sind ebenfalls diesen Faktoren zuzurechnen. Neben dem

Systematik psychosozialer Einflußfaktoren

Gegenwartsbezug ist darüber hinaus die Entwicklungsperspektive von Bedeutung. Hierbei richtet sich das Interesse beispielsweise auf die Erforschung der Zusammenhänge zwischen dem frühkindlichen Erziehungsmilieu und späteren seelischen Störungen. Das weitere soziale Umfeld umfaßt soziokulturelle Einflüsse der Gesellschaft, auch im interkulturellen Vergleich, insbesondere aber im Hinblick auf sozioökonomische Einflußfaktoren.

3 Soziokulturelle Einflußfaktoren

3.1 Kulturelle Einflüsse

Unterschiede zwischen Industrie- und Entwicklungsländern

- Inzidenz und Prävalenz

Der Einfluß der Kultur auf die Schizophrenie hat schon seit jeher erhebliches Interesse auf sich gezogen. So wurde in verschiedenen Untersuchungen deutlich (Pfeiffer 1994), daß es zu einer jeweils kulturspezifischen Ausprägung der Erkrankung kommt. Kulturvergleichende Untersuchungen ließen weiter vermuten, daß Inzidenz und Prävalenz der Schizophrenie in Entwicklungsländern im Vergleich zu Industrieländern niedriger zu sein scheinen (Murphy u. Raman 1971; Waxler 1979; Torrey 1980).

Der Mangel an standardisierten Vergleichsuntersuchungen veranlaßte die Weltgesundheitsorganisation, seit den 60er Jahren multizentrische Vergleichsuntersuchungen mit einheitlichen Untersuchungsinstrumenten und Nachuntersuchungen durchzuführen (Sartorius et al. 1972; WHO 1974, 1975). Die Ergebnisse dieser Studien belegen, daß zwar die Inzidenzrate der Schizophrenie in ihrer Kernsymptomatik weltweit in etwa gleich zu sein scheint, daß aber der Verlauf der schizophrenen Erkrankungen insbesondere in Entwicklungsländern im Vergleich zu Industrieländern deutlich unterschiedlich ist. Schizophreniekranke in Entwicklungsländern, die bei Erkrankungsbeginn eine ähnliche Symptomatologie wie Patienten in Industrieländern aufwiesen, zeigten einen weniger chronischen Verlauf der Erkrankung, weniger Rückfälle und eine bessere soziale Anpassung (WHO 1979; Sartorius et al. 1987; Jablensky et al. 1992). Neben dem Einflußfaktor Entwicklungs- versus Industrieländer konnten noch weitere signifikante psychosoziale Einflußfaktoren, namentlich Familienstand und soziales Netzwerk, identifiziert werden (Sartorius et al. 1996).

- mögliche Erklärung der Unterschiede

Die Erklärung für diese Verlaufsunterschiede in Industrie- und Entwicklungsländern wird dabei in den überschaubareren sozialen Interaktionsmustern in weniger komplexen Gesellschaften im Vergleich zu den komplexen konfliktträchtigen und schwer überschaubaren Anforderungen moderner Industriegesellschaften gesucht. Alternativ muß auch diskutiert werden, ob in Entwicklungsländern weniger Anforderungen an Autonomie und Konkurrenzverhalten von vulnerablen Individuen gestellt werden und gleichzeitig ein Leben in kleineren, stabileren und längerfristig angelegten sozialen Netzwerken ermöglicht wird.

Erhöhte Inzidenzrate bei Migranten

Der Einfluß der Umwelt auf das Erkrankungsrisiko wird auch durch Migrationsstudien gestützt. So weisen z.B. englische Studien eine im Ver-

- Verlauf

gleich zur Allgemeinbevölkerung gut dokumentierte erhöhte Inzidenzrate für schizophrene Erkrankungen von Immigranten aus Trinidad und Jamaika, v. a. in der 2. Generation auf (z. B. Davies et al. 1995). Wenngleich der Einfluß ungünstiger Umweltbedingungen auf das Erkrankungsrisiko plausibel erscheint, müssen eine Reihe anderer konfundierender Faktoren in Betracht gezogen werden.

Insbesondere Selektionsprozesse bei Wanderungsbewegungen sind hierbei von Bedeutung. Ødegaard (1932) z. B. konnte in einer klassischen Studie ein erhöhtes Erkrankungsrisiko norwegischer Emigranten belegen. Die Studien von Häfner (1980) zeigen hingegen, daß die Inzidenzrate von an Schizophrenie erkrankten Türken in Deutschland im Vergleich zur deutschen Bevölkerung erniedrigt ist. Dies erklärt sich vermutlich damit, daß bei der Auswahl von Gastarbeitern für Deutschland besonders strenge Kriterien an deren Gesundheit angelegt wurde.

– Einfluß von Selektionsprozessen

Gleichwohl fand sich in einigen neueren epidemiologischen Untersuchungen kein erhöhtes Erkrankungsrisiko in der Ursprungsbevölkerung in Trinidad und Jamaika (Hickling u. Rodgers-Johnson 1995; Bhugra et al. 1997). Nach Prüfung anderer möglicher Einflußfaktoren (Hutchinson et al. 1997) verdichten sich die Anzeichen, daß zumindest für diese Bevölkerungsgruppe die Umwelt einen gewichtigen Risikofaktor darstellen könnte.

– Bedeutung der Umwelt

Dieser Befund steht nicht mehr für sich alleine. Eine holländische Untersuchung fand für Zuwanderer nach Holland aus den ehemaligen Kolonien Surinam und den holländischen Antillen ein 4fach erhöhtes Erkrankungsrisiko im Vergleich zur holländischen Allgemeinbevölkerung (Selten et al. 1997). Selektionsprozesse in der Ursprungsbevölkerung dürften für dieses Untersuchungsergebnis keine wesentliche Rolle spielen, da große Teile der Ursprungsbevölkerung von dieser Wanderungsbewegung erfaßt worden waren.

3.2 Sozioökonomische Einflüsse

Die Diskussion um die sozialen Einflüsse auf Entstehung und Verlauf der Schizophrenie wurde durch Faris u. Dunhams (1939) bahnbrechende epidemiologischen Untersuchungen über die ökologische Verteilung der Schizophrenie in Chicago im Jahr 1935 neu belebt. Sie fanden die höchsten Raten erstmals in stationärer Behandlung befindlicher Schizophreniekranker in den Slumquartieren Chicagos. Diese Verteilungsmuster wurden in verschiedenen Städten und Ländern bestätigt: in Bristol von Hare (1956), in Liverpool von Castle u. Gittus (1957), in Nottingham von Giggs (1986), sowie von Häfner u. Reimann (1970) in Mannheim. Die Mannheimer Ergebnisse erwiesen sich auch im Verlauf von 15 Jahren im wesentlichen als stabil (Weyerer u. Häfner 1989).

Unterschiedliche Verteilungsmuster innerhalb von Städten

Die fraglichen Zusammenhänge zwischen (städtischer) Lebenswelt und Erkrankungsrisiko üben bis heute eine gewisse Faszination aus. Zuletzt analysierten Torrey et al. (1997) archivierte Zensusdaten des Jahres 1880 aus den USA. Sie fanden ein 1,6fach erhöhtes Psychosenrisiko in städti-

Städtische Lebenswelt und Erkrankungsrisiko

schen Regionen, Marcelis et al. (1998) untersuchten mittels des nationalen psychiatrischen Fallregisters in Holland die Zusammenhänge von Geburtsort und Erkrankungsrisiko. Sie berichten mäßige, aber signifikante Zusammenhänge zwischen städtischem Geburtsort und erhöhter Inzidenzrate. Auch Mortensen et al. (1999) fanden bei der Analyse des zentralen psychiatrischen Fallregisters in Dänemark ein 2,4fach erhöhtes Risiko für in der Hauptstadt geborene Schizophreniekranke. Gleichzeitig identifizierten sie ein mehr als 9fach erhöhtes relatives Risiko für Betroffene mit familiärer Belastung.

Stadt-Land-Unterschiede

Hinweise auf ungleiche ökologische Verteilungsmuster finden sich aber nicht nur innerhalb von Städten sondern auch im Hinblick auf Stadt-Land-Unterschiede (Dohrenwend u. Dohrenwend 1974). Die größte nordamerikanische epidemiologische Studie der letzten Jahrzehnte fand jedoch keine Stadt-Land-Unterschiede im Hinblick auf die Prävalenzraten der Schizophrenie, wenn Faktoren wie Alter, Geschlecht und Rasse kontrolliert worden waren (Shapiro et al. 1984).

Häufigkeitsunterschiede in verschiedenen sozialen Schichten

Die ökologische Ungleichverteilung geht einher mit Häufigkeitsunterschieden Schizophreniekranker in den verschiedenen sozialen Schichten. Zahlreiche Untersuchungen fanden Schizophreniekranke in den unteren sozialen Schichten überrepräsentiert (Clark 1948; Stein 1957; Hollingshead u. Redlich 1958; Myers u. Bean 1968; Eaton et al. 1988). In einer Übersichtsarbeit von Dohrenwend u. Dohrenwend (1969) zeigten 5 von 7 Untersuchungen sowie in einer Übersichtsarbeit von Eaton (1974) 15 von 17 Studien dieses Ergebnis. Die Erklärung hierfür wurde vorrangig in einer verstärkten sozialen Isolation der Betroffenen bzw. einem Mangel an sozialer Unterstützung in unteren sozialen Schichten gesucht.

These des sozialen Abstiegs bzw. der sozialen Selektion

Während zu Zeiten der Reformbewegung in den 60er und 70er Jahren des 20. Jh. soziale Ursachen der Schizophrenie auf der Grundlage der vorgenannten Befunde belegt zu sein schienen, gilt diese Interpretation heute als weitgehend widerlegt. Im wesentlichen diskutiert werden heute die These des sozialen Abstieges bzw. der sozialen Selektion. Sozialer Abstieg bezieht sich auf die sozialen Konsequenzen nach Erkrankungsbeginn und soziale Selektion auf den fehlenden sozialen Aufstieg bereits vor Erkrankungsbeginn (Häfner 1992).

Sozialer Abstieg auf verschiedenen Ebenen

Der soziale Abstieg Schizophreniekranker ist hinreichend belegt. Marneros et al. (1991) fanden z.B. in ihrer Langzeitstudie einen beruflichen Abstieg von 71% der von ihnen untersuchten Schizophreniekranken. Dieser war meistens verbunden mit einem Abstieg in untere soziale Schichten. Dieser Abstieg ist dann auch wiederum häufig mit einem Umzug in Wohnviertel mit vielfältigen sozialen Problemen verknüpft. Die dort häufig herrschende Anonymität kommt u. U. auch Schizophreniekranken mit Störungen der Kommunikation entgegen. Nicht zuletzt sollte auch bedacht werden, daß in der Regel in urbanen Quartieren mehr Versorgungsangebote bereitgehalten werden, was die Attraktivität dieser Quartiere für Betroffene erhöhen kann.

Schwieriger zu belegen ist die These der sozialen Selektion. Prämorbide Veränderungen der Persönlichkeit sind hier vermutlich von ausschlaggebender Bedeutung. Malmberg et al. (1998) konnte an einer Kohorte schwedischer Rekruten aus den Jahren 1969/70, die in den nachfolgenden 15 Jahren an einer Schizophrenie erkrankten, deutliche Defizite in der prämorbiden sozialen Anpassung aufzeigen.

Einfluß prämorbider Persönlichkeits-veränderungen auf die soziale Selektion

Wohlbekannt ist auch der sog. Leistungsknick im Vorfeld der Erkrankung. Ødegaard (1971) fand auf der Basis der norwegischen Fallregister-daten bei erstmals stationär behandelten Schizophreniekranken niedrig qualifizierte Berufsgruppen deutlich überrepräsentiert. Goldberg u. Morrison (1963) konnten in einer Kontrollgruppenuntersuchung aufzeigen, daß ersthospitalisierte Schizophreniekranke im Vergleich zu ihren Vätern in weniger qualifizierten Berufen beschäftigt waren.

Aber auch für diese Befunde bieten sich alternative Erklärungen an. Die größte deutsche epidemiologische Studie Ersterkrankter konnte zeigen, daß ca. 4,5 Jahre zwischen dem Auftreten der ersten Symptome überhaupt und etwa 2 Jahre zwischen dem Auftreten der ersten psychotischen Symptome und Erstaufnahmen vergehen (Häfner et al. 1998). Dies legt die Interpretation nahe, daß die im Vorfeld der Erkrankung dokumentierten sozialen Abnormitäten bereits frühe Zeichen des sozialen Abstieges darstellen.

Früh auftretende Symptome als Zeichen des sozialen Abstiegs

4 Einflüsse der näheren sozialen Umwelt

4.1 Frühkindliche Umgebung

In der sozialwissenschaftlichen Theoriebildung der 60er und 70er Jahre spielte der mutmaßliche Einfluß der frühkindlichen Umgebung auf das Erkrankungsrisiko eine besondere Rolle.

Bateson (1972; Bateson et al. 1956) zufolge sind schizophrene Denk- und Affektstörungen das Resultat einer gestörten Eltern-Kind-Beziehung. Besondere Bekanntheit in diesem Zusammenhang erzielte die sog. „Double-bind"-Theorie. Danach führen sich widersprechende Botschaften in der Kommunikation von Eltern mit ihren Kindern zwangsläufig zu schizophrenen Reaktionen der betroffenen Individuen. Nach Wynne u. Singer (1966) oder Lidz (1975) führen hingegen besonders geartete Konflikte der Eltern die betroffenen Kinder in die Schizophrenie.

„Double-bind"-Theorie

Die Hauptschwäche dieser Erklärungsansätze liegt darin, daß sie – neben einer überschießenden Theorienbildung ohne hinreichende empirische Belege – beobachtete Phänomene in den betroffenen Familien nicht nach Ursache und Folge der Erkrankung zu differenzieren vermögen. Dies erlauben hingegen prospektive Studien. Um in solchen Langzeitstudien eine hinreichende Zahl von schizophreniegefährdeten Individuen einzuschließen, werden insbesondere Personen mit einem statistisch erhöhten Krankheitsrisiko erfaßt. Das bei weitem am häufigsten gewählte Risikomerkmal ist die genetische Belastung.

Problem der Unterscheidung von Ursache und Folge der Erkrankung

*Langzeitstudien
mit Risikopersonen*

Von 5 solchen Langzeitstudien mit Risikopersonen identifizierten 2 Untersuchungen ungünstige Familienverhältnisse als zusätzlichen Risikofaktor, an einer Schizophrenie zu erkranken (Cornblatt u. Obuchowski 1997): In der Kopenhagener Risikostudie erwiesen sich neben Geburtskomplikationen instabile frühkindliche Familienverhältnisse als besonderes Risikomerkmal (Cannon u. Mednick 1993, Cannon et al. 1994). In der finnischen Adoptionsstudie erkrankten fast auschließlich genetisch belastete Individuen aber wiederum vorwiegend nur diejenigen, die in schwierigen Familienverhältnissen aufgewachsen waren (Tienari et al. 1989, 1994).

4.2 Familienatmosphäre

Nahezu parallel zur vorgenannten sozialwissenschaftlichen Theoriebildung im Hinblick auf ungünstige frühkindliche Familieneinflüsse für das Erkrankungsrisiko entwickelte sich ein empirischer Forschungszweig, der sich mit den familiären Einflüssen v. a. auf den Verlauf der schizophrenen Erkrankung beschäftigte. Ausgangspunkt dieses Forschungsschwerpunktes, der unter dem Begriff „expressed emotion" bekannt wurde, war die Beobachtung, daß aus stationärer Behandlung in die Familie entlassene Schizophreniekranke ein erhöhtes Rückfallrisiko aufwiesen (Brown 1959). In der danach von Brown et al. (1962) initiierten Studie erlitten 76% der Betroffenen, die in einer von Kritik und Feindseligkeit geprägten Familienatmosphäre lebten, einen Rückfall. Im Vergleich dazu hatten nur 26%, die wenig Kritik und Feindseligkeit in der Familie erlebten, einen Rückfall.

*Erhöhte Rückfallrate
bei Kritik
und Feindseligkeit
in der Familie*

In den nachfolgenden Jahren wurden zahlreiche empirische Untersuchungen zu einer rückfallbegünstigenden Familienatmosphäre durchgeführt, die überwiegend die Ergebnisse der Ausgangsstudie bestätigten (Leff u. Vaughn 1985; Lam 1991; Bebbington u. Kuipers 1994). Bebbington (1995) konnte in einer Metaanalyse belegen, daß eine günstige Familienatmosphäre eine stärkere rückfallpräventive Wirkung als Medikamente besitzt.

*Familienatmosphäre
als Ausdruck des Verlaufs*

Wenngleich die Forschungsergebnisse bezüglich des Einflusses der Familienatmosphäre auf den Verlauf der Erkrankung relativ robust sind, darf nicht übersehen werden, daß die Familienatmosphäre auch Ausdruck des Verlaufs der Erkrankung ist. Kritik und Feindseligkeit äußern sich vorzugsweise in Familien, die mit einem ungünstigen Verlauf der Erkrankung konfrontiert sind. Wie viele der vorgenannten Forschungsergebnisse stehen damit auch diese Resultate unter dem Vorbehalt, Ursachen und Konsequenzen nicht eindeutig auseinanderhalten zu können.

4.3 Kritische Lebensereignisse

Der Frage, inwieweit schwierige Lebenssituationen eine Rolle für die Auslösung einer Schizophrenie spielen, wurde in verschiedenen Untersuchungen nachgegangen. Steinberg u. Durell (1968) konnten in den der Einberufung in die Armee nachfolgenden Monaten eine signifkante Erhöhung der Erkrankungen an Schizophrenie aufzeigen. Die wegweisende Studie für diesen Forschungsansatz wurde jedoch von Brown u. Birley (1968) durchgeführt, die eine signifikant erhöhte Zahl kritischer Lebensereignisse vorwiegend in den 3 Wochen vor Ausbruch der Erkrankung fanden. In den nachfolgenden Jahren analysierten eine Reihe von Studien unter unterschiedlichsten kulturellen Rahmenbedingungen diese Fragestellung ohne eindeutiges Ergebnis (Bebbington 1995).

Keine eindeutigen Ergebnisse

Wenn also bis heute keine sicheren Aussagen hierzu möglich sind, steht das v. a. mit der Komplexität des Forschungsgegenstandes in Zusammenhang. Aus einer Vielzahl methodischer Schwierigkeiten seien einige wenige erwähnt: Zum einen gibt es kaum eine verbindliche Definition kritischer Lebensereignisse. Kritische Lebensereignisse gewinnen nur im persönlichen Kontext an Bedeutung. Zudem ist aus der Sozialpsychologie bekannt, daß bei rückblickenden Erklärungsversuchen – z.B. was die schizophrene Erkrankung ausgelöst haben könnte – möglichen psychosozialen Belastungsfaktoren übermäßig viel Platz eingeräumt wird. Die Wahrnehmung mag außerdem durch die Erkrankung bereits verzerrt sein (Rössler u. Lackus 1986). Zuletzt ist zu erwägen, daß eine mögliche Häufung kritischer Lebensereignisse kurz vor Krankheitsbeginn bereits Folge der sich anbahnenden Erkrankung sein könnte.

Methodische Schwierigkeiten

5 Diskussion

Der wissenschaftliche Diskurs der 50er und 60er Jahre war ganz vorwiegend geprägt von psycho- und soziodynamischen Diskussionen um die Entstehung und den Verlauf der schizophrenen Erkrankung. Zwar wurde anerkannt, daß der Schizophrenie vermutlich wie auch immer geartete, gestörte biologische Funktionen zugrunde liegen, wobei die Gesamtheit aller möglichen biologischen Einflußvariablen jedoch mit dem Begriff konstitutionell abgewertet wurde. Dieses Schicksal droht heute dem Begriff „psychosozial". Psychosoziale Einflußfaktoren verkommen im wissenschaftlichen Diskurs zu einer nicht näher beschriebenen Randvariablen. Bei aller Anerkennung der enormen Wissensfortschritte der biologischen Grundlagen der Schizophrenie darf jedoch nicht übersehen werden, daß die sozialwissenschaftliche Forschung über einen breiten, wenn auch teilweise widersprüchlichen Wissensbestand psychosozialer Einflußfaktoren auf die Schizophrenie verfügt.

Psycho- und soziodynamische Einflußfaktoren als bloße Randvariablen

Die zuvor beschriebene Komplexität der sozialen Umwelt hat jedoch die beteiligten Wissenschaftler häufig veranlaßt, auf sozialstrukturelle Indikatoren zurückzugreifen. Sozialstrukturelle Indikatoren wie die Zahl alleinstehender Personen, Erwerbsloser, Alleinerziehender, berenteter Personen oder die Zusammensetzung der Bevölkerung nach Alter und Geschlecht etc. werden routinemäßig erhoben und fortgeschrieben (Rössler u. Salize 1996). Sie sind zwar reliabel aber nichtsdestotrotz von eingeschränkter Interpretierbarkeit. Die Anforderung an die sozialwissenschaftliche Schizophrenieforschung der Zukunft wird sein, wieder einen unmittelbareren Zugang zur sozialen Umwelt zu suchen. Eaton u. Harrison (1998) schlagen in diesem Zusammenhang vor, in Analogie zum Ge-

Rückgriff auf sozialstrukturelle Indikatoren

Notwendigkeit einer systematischen Erfassung der menschlichen Umwelt

nom-Projekt, das sich die Katalogisierung der menschlichen Gene zum Ziel gesetzt hat, ein vergleichbares Projekt zu beginnen, mit dem Ziel die menschliche Umwelt systematisch zu erfassen.

Berücksichtigung der psychosozialen Umwelt bei rehabilitativen Behandlungsmaßnahmen

Zuletzt sei noch erwähnt, daß die psychosoziale Umwelt in der praktischen Betreuung Schizophreniekranker eine überragende Rolle spielt. Die meisten der heute praktizierten rehabilitativen Behandlungsansätze versuchen in irgendeiner Form Einfluß auf die psychosoziale Umwelt zu nehmen, sei es durch Anhebung der Vulnerabilitätsschwelle gegenüber einer anforderungsreichen Umwelt oder durch Bereitstellung einer entsprechend streßreduzierten geschützten Wohn- und Arbeitsumgebung (Rössler, im Druck).

In einer Wertewelt, die persönlicher Freiheit und Autonomie der Betroffenen höchste Priorität einräumt, haben die Betroffenen ein wesentliches Mitspracherecht in der Gestaltung ihrer Welt. Im Dialog mit den Betroffenen bedarf es weiter vertiefter Kenntnisse psychosozialer Einflußfaktoren auf die Schizophrenie.

6 Literatur

Bateson G (1972) Steps to an ecology of the mind. Paladin, London

Bateson G, Jackson D, Haley J, Weakland J (1956) Towards a theory of schizophrenia. Behav Sci 1:251–264

Bebbington L (1995) The content and context of compliance. Int Clin Psychopharmacol 9(Suppl 5):41–50

Bebbington P, Kuipers L (1994) The predictive utility of expressed emotion in schizophrenia. Psychol Med 24:707–718

Benedetti G (1995) Die Bleulersche Tradition der Schizophrenielehre und das Burghölzli als Stätte der Psychotherapie bei Schizophrenen. Schweizer Arch Neurol Psychiatr 146:195–199

Bhugra D, Leff J, Mallett R, Der G, Corridan B, Rudge S (1997) Incidence and outcome of schizophrenia in Whites, African-Caribbeans and Asians in London. Psych Med 27:791–798

Bleuler E (1911) Dementia Praecox oder Gruppe der Schizophrenien. Deuticke, Leipzig Wien

Bleuler M (1972) Die schizophrenen Geistesstörungen im Lichte langjähriger Kranken- und Familiengeschichten. Thieme, Stuttgart

Brown G (1959) Experiences of discharged chronic schizophrenic mental hospital patients in various types of living group. Milbank Memorial Fund Q 37:105–131

Brown G, Birley J (1968) Crisis and life changes and the onset of schizophrenia. J Health Soc Behav 9:203–214

Brown G, Monck E, Carstairs G, Wing J (1962) Influence of family life on the course of schizophrenic illness. Br J Prev Soc Med 16:55–68

Cannon T, Mednick S (1993) The schizophrenia high-risk project in Copenhagen: three decades of progress. Acta Psychiatr Scand 370(Suppl):33–47

Cannon T, Mednick S, Parnas J, Chulsinger F, Praesthol J, Vestergaard A (1994) Development of brain abnormalities in the offspring of schizophrenic mothers. II. Structural brain characteristics of schizophrenia and schizotypal personality disorder. Arch Gen Psychiatry 51:955–962

Castle I, Gittus E (1957) The distribution of social defects in Liverpool. Sociol Rev 5:43–64

Clark R (1948) The relationship of schizophrenia to occupational income and occupational prestige. Am Sociol Rev 13:325–330

Cornblatt B, Obuchowski M (1997) Update of high-risk research: 1987–1997. Int Rev Psychiatry 9:347–447

Davies S, Thornicroft G, Leese M, Higgingbotham A, Phelan M (1995) Ethnic differences in risk of compulsory psychiatric admission among representative cases of psychosis in London. Br Med J 312:533–537

DeLisi L (1999) A critical overview of recent investigations into the genetics of schizophrenia. Curr Opin Psychiatry 12:29–39

Dohrenwend B, Dohrenwend B (1969) Social status and psychological disorder: a causal inquiry. Wiley, New York

Dohrenwend BP, Dohrenwend BS (1974) Psychiatric disorders in urban settings. In: Arieti S, Caplan G (eds) American Handbook of Psychiatry, 2nd edn, vol 29. Basic Books, New York

Eaton W (1974) Residence, social class, and schizophrenia. J Health Soc Behav 15:289–299

Eaton W, Day R, Kramer M (1988) The use of epidemiology for risk factor research in schizophrenia: an overview and methodologic critique. In: Tsuang M, Simpson J (eds) Handbook of schizophrenia, vol 3. Elsevier, Amsterdam, pp 169–204

Eaton W, Harrison G (1998) Epidemiology and social aspects of the human environment. Curr Opin Psychiatry 11/2:165–168

Faris R, Dunham H (1939) Mental disorders in urban areas. University of Chicago Press, Chicago

Giggs J (1986) The distribution of schizophrenics in Nottingham. Trans Int Br Geogr 59:55–76

Goldberg E, Morrison S (1963) Schizophrenia and social class. Br J Psychiatry 109:785–802

Gottesman I (1991) Schizophrenia genesis. The origin of madness. Freeman, New York

Häfner H (1980) Psychiatrische Morbidität von Gastarbeitern in Mannheim – Epidemiologische Analyse einer Inanspruchnahmepopulation. Nervenarzt 51:672–683

Häfner H (1992) The epidemiology of schizophrenia. Triangle 31/4:133–154

Häfner H, Reimann H (1970) Spatial distribution of mental disorders in Mannheim. In: Hare E, Wing J (eds) Psychiatric epidemiology. Oxford Univ Press, London, pp 341–354

Häfner H, Maurer K, Löffler W et al. (1998) The ABC schizophrenia study: a preliminary overview of the results. Soc Psychiatry Psychiatr Epidemiol 330:380–386

Hare E (1956) Family settings and the distribution of schizophrenia. J Ment Sci 102:753–760

Hickling F, Rodgers-Johnson P (1995) The incidence of first contact schizophrenia in Jamaica. Br J Psychiatry 167:193–196

Hollingshead A, Redlich F (1958) Social class and mental illness. Wiley, New York

Hutchinson G, Takei N, Bhugra T, Fahy A, Gilvary C, Mallett R (1997) Increased rate of psychosis among African-Caribbeans in Britain is not due to an excess of pregnancy and birth complications. Br J Psychiatry 171:145–147

Jablensky A, Sartorius N, Ernberg G et al. (1992) Schizophrenia: manifestations, incidence and course in different cultures – A World Health Organization ten-country study. Cambridge Univ Press, Cambridge

Kraepelin E (1896) Psychiatrie. Barth, Leipzig

Lam D (1991) Psychosocial familiy intervention in schizophrenia: a review of empirical studies. Psychol Med 21:423–441

Leff J (1987) A model of schizophrenic vulnerability to environmental factors. In: Häfner H, Gattaz W, Janzarik W (eds) Search for the causes of schizophrenia. Springer, Berlin Heidelberg New York, pp 317–330

Leff J, Vaughn C (1985) Expressed emotion in families. Guilord, New York

Lidz T (1975) The origin and treatment of schizophrenic disorders. Hutchinson, London

Malmberg A, Lewis G, David A, Allebeck P (1998) Premorbid adjustment and personality in people with schizophrenia. Br J Psychiatry 172:308–313

Marcelis M, Navarro-Mateu F, Murray R, Selten J, Os J van (1998) Urbanization and psychosis: a study of 1942–1978 birth cohorts in the Netherlands. Psychol Med 28:871–879

Marneros A, Deister A, Rhode A (1991) Affektive, schizoaffektive und schizophrene Psychosen. Eine vergleichende Langzeitstudie. Springer, Berlin Heidelberg New York Tokio

Mortensen PB, Pedersen CB, Westergaard T et al. (1999) Effects of family history and place and season of birth on the risk of schizophrenia. N Engl J Med 340:603–608

Murphy H, Raman A (1971) The chronicity of schizophrenia in indigenous tropical peoples. Br J Psychiatry 118:489–497

Myers J, Bean L (1968) A decade later: A follow-up study of social class and mental illness. Wiley, New York

Nuechterlein K (1987) Vulnerability models of schizophrenia: state of the art. In: Häfner H, Gattaz W, Janzarik W (eds) Search for the causes of schizophrenia. Springer, Berlin Heidelberg New York, pp 297–316

Ødegaard Ø (1932) Emigration and insanity: a study of mental disease among the Norwegianborn population of Minnesota. Levin & Munksgaards, Copenhagen

Ødegaard Ø (1971) Hospitalized psychoses in Norway; time trends 1926–1965. Soc Psychiatry 6:53–58

Pfeiffer W (1994) Transkulturelle Psychiatrie, 2. Aufl. Thieme, Stuttgart

Rössler W (1992) Wilhelm Griesinger und die gemeindenahe Versorgung. Nervenarzt 63:257–261

Rössler W (in press) Rehabilitation techniques. In: Gelder M, Lopez-Ibor J, Andreasen N (eds) New Oxford textbook of psychiatry. Oxford Univ Press, Oxford

Rössler W, Lackus B (1986) Cognitive disorders in schizophrenics viewed from the attribution theory. Eur Arch Psychiatry Neurol Sci 235/6:382–387

Rössler W, Salize H (1996) Die psychiatrische Versorgung chronisch psychisch Kranker. Daten, Fakten, Analysen. Nomos, Baden-Baden

Sartorius N, Jablensky A, Ernberg G, Leff JAK, Gulbinat WH (1987) Course of schizophrenia in different countries. Some results of a WHO comparative 5-year follow-up study. In: Häfner H, Gattaz W, Janzarik W (eds) Search for the causes of schizophrenia. Springer, Berlin Heidelberg New York, pp 107–113

Sartorius N, Shapiro R, Kimura M, Barett K (1972) WHO international pilot study of schizophrenia. Preliminary communication. Psychol Med 2:422–425

Sartorius N, Gulbinat W, Harrison G, Laska E, Siegel C (1996) Long-term follow-up of schizophrenia in 16 countries. A description of the international study of schizophrenia conducted by the World Health Organization. Soc Psychiatry Psychiatr Epidemiol 31:249–258

Selten J, Slaets J, Kahn R (1997) Schizophrenia in Surinamese and Dutch Antillean immigrants to The Netherlands: evidence of an increased incidence. Psychol Med 27:807–811

Shapiro S, Skinner E, Kessler L et al. (1984) Utilization of health and mental health services. Three epidemiologic catchment area sites. Arch Gen Psychiatry 41:971–978

Stein L (1957) Social class gradient in schizophrenia. Br J Prev Soc Med 11:181–195

Steinberg H, Durell J (1968) A stressful social situation as a precipitant of schizophrenic symptoms: an epidemiological study. Br J Psychiatry 114:1097–1105

Strauss JS, Hafez H, Lieberman P, Harding CM (1985) The course of psychiatric disorder, III: Longitudinal principles. Am J Psychiatry 142:289–296

Tienari P, Lahti I, Sorri A, Naarala M, Moring J, Wahlberg KE (1989) The Finnish adoptive family study of schizophrenia: possible joint effects of genetic vulnerability and familiy environment. Br J Med (Suppl 5):29–32

Tienari P, Wynne LC, Moring J et al. (1994) The Finnish adoptive study of schizophrenia. Implications for family research. Br J Psychiatry 164(Suppl 23):20–26

Torrey E, Bowler A, Clark K (1997) Urban birth and residence as risk factors for psychoses: an analysis of 1880 data. Schizophr Res 25:169–176

Torrey J (1980) Schizophrenia and civilisation. Aronson, New York

Waxler N (1979) Is outcome for schizophrenia better in non-industrial societies? The case of Sri Lanka. J Nerv Ment Dis 167:144–158

Weyerer S, Häfner H (1989) The stability of the ecological distribution of the indicence of treated mental disorder in the city of Mannheim. Soc Psychiatry Psychiatr Epidemiol 24:57–62

WHO (1974) International pilot study of schizophrenia. WHO, Geneva

WHO (1975) Schizophrenia: A multinational study. Summary of the initial evaluation phase of the international pilot study of schizophrenia. WHO, Geneva

WHO (1979) Schizophrenia: an international follow-up study. Wiley, Chichester

Wing J, Brown G (1970) Institutionalism and schizophrenia. Cambridge Univ Press, London

Wing J, Freudenberg R (1961) The response of severely ill chronic schizophrenic patients to social stimulation. Am J Psychiatry 118:311–322

Wynne L, Singer M (1966) Communication styles in parents of normals, neurotics and schizophrenics. Psychiatr Res Rep 20:25–38

Zubin J, Spring B (1977) Vulnerability – A new view of schizophrenia. J Abnorm Psychol 86:103–126

KAPITEL 10

Allgemeine Behandlungsprinzipien bei schizophrenen Störungen

W. GAEBEL

1 Einleitung

Rolle des Psychiaters

Die Behandlung von Patienten mit schizophrenen Störungen richtet sich nach klaren, empirisch begründeten Behandlungsprinzipien, die in einer Reihe von Behandlungsleitlinien zugänglich sind (s. unten; Gaebel, in Druck). In Ländern mit einem strukturierten Gesundheitswesen findet sie in einem gegliederten Versorgungssystem statt. Der Psychiater ist hier zwar nicht notwendigerweise die erste Anlaufstelle, wird aber als Spezialist in aller Regel – zumindest bei einer Erstmanifestation – konsultiert und leitet – je nach Standort im Versorgungssystem – weitere Behandlungsschritte ein. Im Rahmen einer multiprofessionellen Behandlungsorientierung ist er Letztverantwortlicher für die Aufstellung und Erfüllung eines Gesamtbehandlungsplans.

2 Therapierelevante Verlaufsbesonderheiten

Lebenslanger Verlauf

Schizophrene Störungen sind in der Regel – von seltenen monoepisodischen Verlaufsformen abgesehen – durch einen lebenslangen Verlauf gekennzeichnet. Mit der Bezeichnung „Gruppe der Schizophrenien" hatte Bleuler (1911) auf die Heterogenität schizophrener Krankheitsbilder und Verläufe aufmerksam gemacht – im Gegensatz zu Kraepelin (1896), für den ein uniform defektuöser Verlauf der „Dementia praecox" bestimmend war.

Differenzierung schizophrener Krankheitsbilder

Grundsätzlich kann nach der Akuität des Beginns (akut, schleichend, primär chronisch), dem Ablauf akuter Episoden (phasisch-remittierend, episodenhaft mit stabilem bzw. zunehmendem Residuum) und dem langfristigen Verlaufsausgang (Remission, persistierende Positiv- und/oder Negativsymptomatik, psychosoziale Behinderung etc.) differenziert und nach ICD-10 kodiert werden. Sowohl der akute Episodenablauf als auch die über mehrere Episoden hinweg zutage tretende Verlaufstendenz weisen interkulturell sowie inter- und intraindividuell eine erhebliche Variabilität auf, was als Beleg für die psychosoziale Plastizität und gegen eine rein biologische Determiniertheit des Krankheitsverlaufs angesehen wird. Insgesamt hat sich der Verlaufsausgang in einer Reihe von Langzeitverlaufsstudien als eher günstig erwiesen (z.B. Bleuler et al. 1976; Tsuang et al. 1979; Harding et al. 1987).

Verlaufsphasen

Sieht man von den primär kontinuierlichen Verlaufsformen ab, läßt sich der Verlauf in folgende Phasen, in denen unterschiedliche therapeutische Erfordernisse im Vordergrund stehen, untergliedern (APA 1996):

Akute Phase

- Akute Dekompensationsphase (Wochen bis Monate) mit zunächst unspezifischer Prodromalsymptomatik und/oder spezifisch psychotischer Symptomatik – u. U. mit Selbst- oder Fremdgefährdung – sowie mehr oder weniger vollständiger Rückbildung unter therapeutischer Intervention.

- Postakute Stabilisierungsphase (ca. 3–6 Monate) mit weiterem Abklingen der Positivsymptomatik bzw. psychopathologischer Stabilisierung, aber oft noch persistierender Negativsymptomatik, kognitiven und sozialkommunikativen Defiziten sowie erhöhter Rezidivneigung.
- Stabile (partielle) Remissionsphase (Monate bis Jahre) mit – je nach Verlaufsform – weitgehend abgeklungener oder stabiler residualer Positivsymptomatik, Negativsymptomatik und dem prämorbiden Niveau entsprechender stabiler oder zunehmender defizitärer sozialer Kompetenz.

Postakute Stabilisierunsphase

Remissionsphase

Verlaufsstadien

Die einzelnen Phasen konstituieren in ihrer Abfolge den Gesamtverlauf, der wiederum in therapeutisch relevante Verlaufsstadien differenziert werden kann.

In den ersten 5–10 Verlaufsjahren findet sich eine Häufung von Rückfällen und Suizidversuchen bzw. Suiziden (Bleuler et al. 1976; McGlashan 1991). Dieses Verlaufsstadium ist durch häufige Klinikbehandlungen gekennzeichnet, hier werden, abhängig von der Grundprognose, dem Lebensumfeld und Bewältigungsverhalten des Patienten, rehabilitative Weichen gestellt.

Kritische erste 5 Krankheitsjahre

Nach diesen eher turbulenten Verlaufsjahren stellt sich häufig ein ruhigerer Verlauf mit selteneren Rückfällen und einer gewissen sozialen Stabilisierung ein (Bleuler et al. 1976; McGlashan 1991).

Plateauphase nach 5–10 Jahren

Therapie und Verlauf

Die Phänomenologie schizophrener Störungen läßt sich orientierend in Positiv-, Negativ- und soziale Symptomatik einteilen (Strauss et al. 1974). Unter rehabilitativem Aspekt spielen sog. Impairments, Disabilities und Handicaps eine Rolle. Entsprechend dieser Differenzierung erfordert die Beurteilung des Therapieoutcome ein mehrdimensionales Konzept. So kann z. B. neben einer klinischen eine rehabilitative, eine humanitäre und eine Dimension der öffentlichen Sicherheit abgegrenzt werden (McGlashan 1994). Einzelne Verlaufsaspekte wie Symptomatik, Rollenfunktion, Rückfallrate und Lebensqualität stehen in nur mäßigem Zusammenhang. Die Behandlung schizophrener Störungen muß phasen- und stadienspezifisch differenziert werden und den im Verlauf variierenden Therapiezielen unter Berücksichtigung der individuellen Krankheitsgeschichte Rechnung tragen.

Krankheits-phänomenologie und Therapieoutcome

Einige Befunde deuten darauf hin, daß das Therapieansprechen einer akuten Episode mit längerer Dauer bis zur Behandlung abnimmt (Wyatt 1991; Loebel et al. 1992). Auch wenn der Einfluß der primären Verlaufsprognose hierbei offenbar keine wesentliche Rolle spielt, ergibt sich aus diesen Befunden die Konsequenz einer frühestmöglichen Behandlungsintervention.

Notwendigkeit frühestmöglicher Behandlung

Bei rezidivierendem Verlauf ist eine Verschlechterung des neuroleptischen Therapieansprechens akuter Episoden beobachtet worden (Lie-

Verschlechterung des Therapieansprechens im Verlauf

berman 1993). Es wird spekuliert, daß wiederholte Krankheitsepisoden – durch „toxische" Krankheitseinflüsse bzw. im Sinne eines „kindling" – einen bahnenden Effekt auf weitere Episoden mit abnehmender Therapieresponse haben.

Prädiktoren für Verlauf und Therapieansprechen

Verlaufsprognostisch günstige Merkmale

Zur Vorhersage von Verlauf und Therapieansprechen sind unzählige Merkmale auf ihre Eignung als Prädiktoren untersucht worden (Gaebel u. Awad 1994). Als verlaufsprognostisch allgemein günstige Merkmale sind bereits seit längerem eine gut entwickelte prämorbide Persönlichkeit, auslösende Faktoren, akuter Krankheitsbeginn, affektive Begleitsymptomatik, fehlende Affektverarmung sowie ein psychologisch günstiges Lebensumfeld herausgestellt worden (Langfeldt 1937). Patienten-, Krankheitsmerkmale und Umgebungsfaktoren, z. T. in Prognoseskalen zusammengefaßt, zunehmend aber auch biologische Faktoren sind seitdem ausführlich untersucht worden (Awad 1994; Möller 1994; Lieberman 1994). Als Ergebnis kann festgehalten werden, daß kein Merkmal allein oder in Kombination bisher eine verläßliche Vorhersage erlaubt, auf der eine individuelle therapeutische Differentialindikation aufgebaut werden könnte.

3 Diagnostik und Therapie

3.1 Diagnostische Konzepte

Operationale Diagnostik

Für die Diagnostik schizophrener Störungen stehen operationale Systeme wie ICD-10 oder DSM-IV zur Verfügung. Sie fordern für die Diagnosestellung das Vorliegen bzw. Fehlen bestimmter Symptome, eine Deterioration sozialer Funktionen sowie eine bestimmte Verlaufsdauer. Eine organische Genese ist – ungeachtet sich häufender biologischer Krankheitsbefunde – auszuschließen. Hierzu müssen zusätzliche diagnostische Verfahren eingesetzt werden. Empfohlen werden in erster Linie Drogenscreening und klinische Laboruntersuchung einschließlich Blutbild und Urinanalyse. Schwangerschaftstest, EKG, EEG, Computertomographie oder Magnetresonanztomographie sowie neuropsychologische oder allgemeine testpsychologische Untersuchung werden nur bei spezieller Fragestellung empfohlen (Frances et al. 1996). Eine differentielle Therapieindikation resultiert aus den deskriptiven diagnostischen Kriterien nicht.

Systemansatz in Diagnostik und Therapie

Für die Konzipierung eines mehrdimensionalen Zugangs ist ein biopsychosozialer Systemansatz in Diagnostik und Therapie geeignet (Engel 1980). Er liefert ein hypothetisches Rahmenkonzept, in dem potentielle biologische und psychosoziale Bedingungsfaktoren und entsprechende therapeutische Maßnahmen gewichtet werden können.

Vulnerabilitäts-Streß-Modell

Das Vulnerabilitäts-Streß-Modell (Nuechterlein 1987) geht einen Schritt weiter und stellt hypothetische Zusammenhänge zwischen einer erhöhten Krankheitsvulnerabilität und manifestationsfördernden wie -hemmenden Bedingungsfaktoren her. Es stellt ein heuristisches Rahmenkonzept dar, in dem Vulnerabilität, Stressoren und protektive Faktoren Angriffspunkte therapeutischer Interventionen sein können.

3.2 Therapeutische Konzepte

Allgemeine Behandlungsziele

Behandlungsziel ist ein weitgehend von Symptomatik und Behinderung freies Individuum, das fähig zu selbstbestimmten Lebensvollzügen und soweit als möglich unabhängig von klinischen Institutionen ist (Helmchen 1978). Eine frühzeitig einsetzende Akutbehandlung von Exazerbationen sowie eine konsequente Rezidivprophylaxe stellen die wesentliche Voraussetzung einer stabilen Remission dar und wirken möglicherweise einer Chronifizierung entgegen. Prinzipiell kommen symptomreduzierende, vulnerabilitätsmindernde, streßreduzierende und Bewältigungsstrategien stärkende Interventionen in Betracht. Interventionen zur Stabilisierung primär oder sekundär affizierter psychosozialer Funktionen runden das Therapieprogramm ab.

Behandlungsziel

Interventionsmöglichkeiten

(Re-)Assessment und Monitoring

Der aufwendigere diagnostische Prozeß bei Erstmanifestation muß in der Regel nicht wiederholt werden, sofern keine diagnostischen Unklarheiten bestehen. Allerdings müssen die verschiedenen Dimensionen des Verlaufs regelmäßig erfaßt und therapeutische Maßnahmen danach ausgerichtet werden. Dabei empfiehlt sich u. U. der Einsatz standardisierter Erhebungsinstrumente. Bei Non-Response insbesondere auf pharmakotherapeutische Maßnahmen ist – ggf. durch Plasmaspiegelbestimmungen – die Compliance zu überprüfen und u.a. durch gezielte Nebenwirkungsexploration der motivationale Hintergrund zu klären.

Einsatz standardisierter Erhebungsinstrumente

Das im Akutverlauf engmaschige (tägliche) Befundmonitoring kann im postakuten Verlauf auf 1- bis 4wöchige Arztbesuche, bei stabilen Verlaufsformen im Einzelfall auf 3- bis 6monatige Kontakte reduziert werden. Entscheidend ist die Verfügbarkeit therapeutischer Ansprechpartner für Patient und Angehörige im Bedarfsfall.

Engmaschiges Befundmonitoring

Spezifische Therapieinterventionen

Die Therapie schizophrener Störungen ist grundsätzlich mehrdimensional orientiert. Dies bedeutet, daß in allen Therapie- und Versorgungsangeboten biologisch-somatische, psychologisch-psychotherapeutische und soziotherapeutisch-rehabilitative Aspekte in einem Gesamtbehandlungsplan gleichermaßen – wenngleich phasen- und stadienspezifisch mit unterschiedlichem Akzent – berücksichtigt werden müssen.

Mehrdimensionale Orientierung der Behandlung

Positivsymptomatik (deren Reduktion oder Auftretensprophylaxe) bildet das Zielsyndrom neuroleptischer Behandlung. Aber auch Negativsymptomatik ist nicht völlig unresponsiv (Carpenter et al. 1985; Goldberg 1985). Auf der sozialen Achse werden keine primären neuroleptischen Behandlungseffekte erwartet. Während nicht auszuschließen ist, daß die soziale Dimension durch eine Behandlung mit klassischen Neuroleptika negativ beeinflußt werden kann (May u. Goldberg 1978), läßt sich ande-

Pharmakologische Behandlung

rerseits mit Symptomreduktion und Verhinderung von Rückfällen sekundär auch die Lebensqualität der Patienten verbessern (Barnes et al. 1983; Awad 1992). Durch die Einführung neuer atypischer Antipsychotika mit günstigerer Wirkungs-Nebenwirkungs-Relation lassen sich Lebensqualität und Akzeptanz einer Pharmakotherapie weiter verbessern.

– Wirksamkeit der Neuroleptika

Die Wirksamkeit der Neuroleptika in der Akut- und Langzeitbehandlung schizophrener Psychosen ist zweifelsfrei belegt (Davis et al. 1980). Symptomremission und Rückfallprophylaxe lassen sich in ca. 70% aller Patienten bei lege artis durchgeführter Behandlung erreichen. Die monatliche Spontanrezidivquote von 10% (unter Placebo) läßt sich auf ca. 3% unter Neuroleptika reduzieren (Davis 1985). Trotz Abnahme des spontanen Rückfallrisikos im Laufe der Zeit bleibt eine signifikante Placebo-Verum-Differenz bestehen (Hogarty u. Ulrich 1977). Sowohl für die Akutbehandlung wie für die Langzeitbehandlung liegen Behandlungsempfehlungen und -leitlinien vor (Kissling 1991; Kane u. Marder 1993; Gaebel u. Marder 1996; Frances et al. 1996; APA 1997; DGPPN 1998; Lehman et al. 1998a). In der Langzeittherapie stellt die möglichst niedrig, d.h. zur Rezidivprophylaxe oder Symptomsuppression individuell ausreichend und mit minimaler Begleitwirkung dosierte Erhaltungsmedikation gegenüber einer Intervallbehandlung mit neuroleptischer Frühintervention die Behandlungsstrategie der Wahl dar (Schooler 1991; Pietzcker et al. 1993).

– Probleme neuroleptischer Langzeitbehandlung

Die Einsatzmöglichkeiten und der Erfolg einer Langzeitbehandlung sind durch verschiedene Faktoren eingeschränkt. Bis zu 50% der ambulanten Patienten gelangen aufgrund unzureichender Compliance (Johnson 1984) nicht in den möglichen Wirksamkeitsbereich einer Langzeitbehandlung. Späte Hyperkinesen in ca. 10–15% (Gaebel 1993), unzureichende Response in 20–30% der Fälle sowie eine etwa gleich hohe Placeboresponserate (Hogarty et al. 1974) stellen besondere Anforderungen an die Risiko-Nutzen-Abwägung einer Langzeitbehandlung. Für die Indikationsstellung sind allerdings im Individualfall bisher wenig verläßliche Entscheidungskriterien vorhanden.

Bei gegebener Indikation kommen auch z.B. Antidepressiva oder Phasenprophylaktika (Lithium, Carbamazepin, Valproat) in Kombination mit Neuroleptika zum Einsatz.

Psychotherapie, psychosoziale Maßnahmen und Rehabilitation

Pharmakotherapie kommt in einem psychoedukativen Behandlungsrahmen zur Anwendung, in dem Aufklärung über Krankheitsursachen und -folgen, potentielle Stressoren (im Sinne des Vulnerabilitäts-Streß-Konzepts) und Behandlungsmöglichkeiten die Kooperation von Patient und Angehörigen fördern soll. Die Indikationsstellung zu einer psychodynamisch orientierten Individualpsychotherapie stellt in der Schizophreniebehandlung heute die Ausnahme dar (Fenton u. Cole 1995); neben den wenig überzeugenden Forschungsergebnisse besteht die Gefahr einer Symptomprovokation, so daß ein derartiger Ansatz – mit dem Ziel einer besseren Kontrolle selbstzerstörerischen Verhaltens und einer emotionalen Nachreife – nur in Einzelfällen bei Patienten mit stabiler Remission, solider therapeutischer Allianz, guter Medikamentencompliance sowie Fähigkeit und Motivation zu introspektivem Arbeiten in Frage kommt (APA 1997).

Psychotherapie bei Patienten mit schizophrenen Störungen muß der Tatsache einer biologisch fundierten Erkrankung Rechnung tragen und auf die Bewältigung der Krankheit und ihrer Folgen (Akzeptanz einer chronischen Erkrankung, Selbstmanagement, Problembewältigung) abstellen (Coursey 1989). Wesentliche Therapieelemente sind Psychoedukation, Krisenintervention, Unterstützung, praktische Beratung und Ansätze zur Normalisierung krankheitsbedingter Fehlreaktionen; dabei müssen die vorhandenen (neuro-)psychologischen und soziokommunikativen Defizite berücksichtigt werden. Diese Aspekte sind heute Bestandteil v.a. gruppentherapeutischer Verfahren, die je nach prognostischer Ausgangssituation auch interaktionelle Elemente enthalten können (Fenton u. Cole 1995).

Krankheitsbewältigung als psychotherapeutischer Behandlungsschwerpunkt

Spätestens seit den Untersuchungen von Hogarty et al. (1974) ist bekannt, daß die Kombination der neuroleptischen Langzeitbehandlung mit psychosoziotherapeutischen Verfahren die Rückfallrate weiter zu reduzieren und verschiedene Aspekte des Verlaufsausgangs (z.B. Kognition, soziale Anpassung) günstig zu beeinflussen vermag.

Kombination von Pharmaka und Psychotherapie

Seitdem sind eine Reihe psychosozialer Therapie- und Rehabilitationsverfahren mit einzel-, gruppen- und familientherapeutischen Interventionen evaluiert worden (Bellack u. Mueser 1993; Fenton u. Cole 1995). Hierzu rechnen insbesondere:
- Familieninterventionen,
- Training sozialer Fertigkeiten,
- Kognitive Rehabilitation,
- Coping Skills Training.

Interventionsverfahren

Als allgemeine Anwendungsprinzipien psychosozialer Interventionen sind zu beachten (McGlashan 1994):
- Evaluation,
- kontinuierliche Reevaluation,
- Zeitpunkt,
- Intensität,
- Integration mit Psychopharmakotherapie.

Anwendungsprinzipien psychosozialer Interventionen

Insbesondere bezüglich des Zeitpunktes und der Intensität psychosozialer Therapie- und Rehabilitationsmaßnahmen ist eine Abstimmung mit der Krankheitsphase sowie der individuellen Aufnahmefähigkeit und Belastbarkeit erforderlich.

Psychiatrisch-psychotherapeutische Therapieprinzipien

Die psychiatrisch-psychotherapeutische Behandlung („therapeutisches Management") setzt ein umfassendes Verständnis des Patienten, seiner Bedürfnisse und Ziele, intrapsychischen Konflikte und Abwehrformen, Coping-Stile und Stärken voraus (APA 1997). Der Psychiater sollte die biologischen, interpersonalen, sozialen und kulturellen Faktoren verstehen, die den Krankheitsverlauf und die Anpassungsmöglichkeiten des Patienten beeinflussen. Spezifische Komponenten der psychiatrisch-psychotherapeutischen Behandlung umfassen (APA 1997):
- Herstellen und Aufrechterhalten einer therapeutischen Beziehung,
- Monitoring des psychiatrischen Status,

Komponenten der psychiatrisch-psychotherapeutischen Behandlung

- Edukation im Hinblick auf die Erkrankung und ihre Behandlung,
- Indikationsstellung zur Medikation und anderer spezifischer Behandlungen im Rahmen eines Gesamtbehandlungsplans,
- Unterstützung bei der Befolgung des Behandlungsplans,
- Weckung von Verständnis für die psychosozialen Konsequenzen der Erkrankung und ihre Überwindung,
- frühestmögliche Identifizierung von und Behandlungsinitiierung bei neuen Krankheitsepisoden einschließlich der Berücksichtigung von auslösenden oder unterhaltenden Faktoren,
- Maßnahmen zur Minderung von familiärem Streß und zur Verbesserung der familiären Interaktion,
- Erleichterung des Zugangs zum Versorgungssystem einschließlich Ressourcenkoordination im psychiatrischen und allgemeinen Gesundheitswesen.

Behandlungssettings

Therapeutische Settings

Der Einsatz der verschiedenen Therapieverfahren erfolgt im Rahmen eines bestimmten therapeutischen Settings. Das gegliederte psychiatrische Versorgungssystem der Bundesrepublik Deutschland ist wesentlich auf die Verlaufsbesonderheiten schizophrener Psychosen abgestellt. Die Wahl

- stationärer (psychiatrische Abteilungen, Fachkrankenhäuser, Universitätskliniken),
- teilstationärer (Tag- und Nachtkliniken),
- ambulanter (niedergelassene Allgemeinärzte, Psychiater und Nervenärzte, Ambulanzen, Polikliniken) und
- komplementärer (Dauerwohnheime, Übergangswohnheime, beschützende Wohngruppen, Rehabilitationseinrichtungen)

Versorgungsangebote ist je nach Krankheitsphase, Verlaufsstadium und Prognose unterschiedlich indiziert. Entscheidend ist, daß diese Einrichtungen funktional vernetzt arbeiten, damit entsprechend den individuell unterschiedlichen Behandlungsbedürfnissen jeweils optimale Behandlungsangebote zur Verfügung gestellt werden können (s. unten).

4 Verlaufsspezifische Behandlungsprinzipien

Im Folgenden werden die allgemeinen Behandlungsprinzipien auf die einzelnen Verlaufsphasen bezogen.

4.1 Akutphase

Behandlungsziele

Behandlungsziele der Akutphase sind v. a.:
- Remission bzw. Suppression von Positivsymptomatik,
- Verhütung von Selbst- oder Fremdgefährdung,
- Vorbereitung der postakuten Stabilisierungsphase.

Neben einer Remission akuter psychopathologischer Symptomatik geht es v. a. um eine Wiederherstellung und/oder Verbesserung der sozialen Rollenfunktion auf dem höchstmöglichen Niveau.

Im Falle einer Erstmanifestation kommt das gesamte diagnostische Inventar zum Einsatz, um die Diagnose zu sichern. Bei einer Remanifestation ist die Diagnose zu überprüfen. Der akute Therapieverlauf ist engmaschig zu überwachen. Nach Entaktualisierung sind aufgrund persistierender kognitiver und sozialer Defizite der Rehabilitationsbedarf abzuschätzen und entsprechende Maßnahmen einzuleiten.

(Re-)Assessment und Monitoring

In akuten Phasen steht die neuroleptische Behandlung im Vordergrund, ggf. in Kombination mit anderen pharmakotherapeutischen Prinzipien (z.B. Benzodiazepine, Antidepressiva, Antimanika). Bei katatonen Formen, ausgeprägter depressiver Begleitsymptomatik oder Behandlungsresistenz (auch unter Clozapin) kann eine Elektrokrampftherapie indiziert sein. Die Behandlung erstreckt sich bis in die anschließende postakute Stabilisierungsphase. Psychosoziale, speziell psychoedukative Verfahren kommen unter Einbezug der Familie mit zunehmender Entaktualisierung zum Einsatz.

Spezifische Therapieinterventionen

In der Akutphase muß zur Erreichung der oben genannten Behandlungsziele v.a. eine therapeutische Allianz mit dem Patienten und seinen Angehörigen hergestellt werden, es müssen kurz- und mittelfristige Therapiepläne aufgestellt und für die Weiterbehandlung geeignete Behandlungsformen und -institutionen initiiert bzw. ausgesucht werden.

Psychiatrisch-psychotherapeutische Therapieprinzipien

Insbesondere bei einer Erstmanifestation steht die stationäre Behandlung im Vordergrund. Sie stellt bei Selbst- oder Fremdgefährdung eine absolute Indikation dar, wobei im Falle fehlender Einwilligungsfähigkeit auf länderspezifische Unterbringungsgesetze zurückgegriffen werden muß. Bei Remanifestationen kann versucht werden, diese in extramuralen Settings aufzufangen. Dabei spielt die Kooperationsfähigkeit des Patienten, aber auch die Belastbarkeit der Angehörigen eine entscheidende Rolle bei der Indikationsstellung.

Behandlungssettings

4.2 Postakute Stabilisierungsphase

In dieser Phase geht es vorrangig um folgende Therapieziele:
- Remissionsstabilisierung,
- Wahnkorrektur und Förderung von Krankheitseinsicht,
- Behebung krankheitskorrelierter Defizite,
- Aufklärung über Krankheits- und Behandlungskonzepte,
- Sicherung der Behandlungscompliance,
- Früherkennung drohender Rückfälle,
- Entwicklung individueller Coping-Strategien,
- Harmonisierung von Familienkonflikten,
- Vorbereitung rehabilitativer Maßnahmen im engeren Sinne.

Behandlungsziele

In dieser Phase sind – insbesondere nach einem Settingwechsel (s. unten) – engmaschige Gesprächskontakte (ambulant etwa wöchentlich) erforderlich, um eine neue therapeutische Allianz herstellen und auf Befundänderungen therapeutisch rasch reagieren zu können.

Reassessment und Monitoring

In der postakuten Stabilisierungsphase kommen neben der Fortführung der Pharmakotherapie mit vorsichtiger Dosisanpassung an ambulante

Spezifische Therapieinterventionen

Erfordernisse psychoedukative sowie je nach Bedarf weitere nichtpharmakologische Interventionen (s. oben) zur Anwendung. Bei nicht gesicherter Compliance sollte auf Depotneuroleptika umgestellt werden.

Psychiatrisch-psychotherapeutische Therapieprinzipien

Im Vordergrund steht die weitere Festigung einer supportiven therapeutischen Allianz mit Unterstützung bei der sozialen Reintegration. Zu starker „Rehabilitationsdruck" ist zu vermeiden, eine etwa persistierende suizidale Gefährdung zu beachten und offen anzusprechen.

Behandlungssettings

Mit zunehmender Verkürzung stationärer Verweildauern wird in dieser Phase oft bereits in extramuralen Settings behandelt (z.B. Tagesklinik), sofern eine Klinikbehandlung nicht primär vermieden wurde. Bei Überweisung aus stationärer in teilstationäre oder ambulante Behandlung ist die noch erhöhte Irritabilität und verminderte Belastbarkeit zu berücksichtigen, die durch Behandlerwechsel verstärkt werden kann. Dementsprechend ist ein Settingwechsel sorgfältig vorzubereiten und therapeutisch zu begleiten.

4.3 Remissionsphase

Behandlungsziele

Folgende Therapieziele stehen im Vordergrund:
- Symptomsuppression,
- Rezidivprophylaxe,
- soziale (Re-)Integration.

Reassessment und Monitoring

In dieser Phase können die Gesprächskontakte in der Regel weiter auseinandergezogen werden. Regelmäßig sollten Compliance und Nebenwirkungen überprüft werden, insbesondere bezüglich des Vorliegens tardiver Dyskinesien.

Spezifische Therapieinterventionen

Neben einer pharmakotherapeutischen Rezidivprophylaxe oder Symptomsuppression stehen supportive und rehabilitative Verfahren im Vordergrund. Die neuroleptische Dosierung sollte vorsichtig, d.h. in kleinen Dosisschritten und – unter Berücksichtigung der Latenz zwischen Dosisänderung und klinischer Befundänderung in der Remissionsphase – in 3- bis 6monatigen Zeitabständen auf die niedrigstmögliche Erhaltungsdosis titriert werden; hierbei sollte auf das Auftreten von Prodromalsymptomen geachtet werden, um ggf. Dosisreduktionen unter eine kritische Schwelle zu vermeiden. Bei Vorliegen von subjektiv belästigenden (z.B. Gewichtszunahme, sexuelle Funktionsstörungen) oder objektiv gravierenden Nebenwirkungen (z.B. tardive Dyskinesien) muß die Umstellung auf ein anderes Prinzip, z.B. atypische Neuroleptika, bei unzureichender Compliance auch auf Depotneuroleptika, erwogen werden.

Psychiatrisch-psychotherapeutische Therapieprinzipien

Eine besondere Rolle spielt das wiederholte Durchgehen individueller Prodromalsymptomatik – auch wenn eine sichere rückfallprädiktive Bedeutung nicht nachgewiesen ist (Gaebel et al. 1993) – und des Verhaltens bei einem Rückfall. Mit zunehmender Stabilisierung wird im Bedarfsfall die Motivation zum Einsatz psychosozialer und rehabilitativer Verfahren gestärkt, der Kontakt zur Familie gehalten.

Die Behandlung schizophrener Störungen in der Remissionsphase findet heute, von akuten Reexazerbationen abgesehen, überwiegend in extramuralen Settings statt. Wie sich gezeigt hat, konnten auch chronisch schizophren Kranke durch sog. Enthospitalisierungsmaßnahmen nach oft jahrzehntelangem Aufenthalt in psychiatrischen Kliniken in beschützte Außenwohngruppen entlassen werden. Entsprechend liegt der Schwerpunkt der Langzeitbehandlung heute im extramuralen Bereich mit dem Ziel weitgehender Selbständigkeit der Patienten.

Behandlungssettings

5 Phasenübergreifende Behandlungsprinzipien

Versorgungssystem

Die verschiedenen Therapieverfahren sind sinnvoll nur in einem koordiniert arbeitenden Versorgungssystem einzusetzen. Dazu gehört auch die Kooperation mit den Angehörigen des Patienten.

Koordination von Servicestrukturen

Abhängig vom Behandlungssetting sind verschiedene Professionen mit dem Patienten befaßt – Psychiater, Psychologen, Pflegepersonal, Sozialarbeiter, Ergotherapeuten und andere. Die verschiedenen Behandlungs- und Rehabilitationsverfahren kommen im Kontext eines multidisziplinären Teams zur Anwendung. Der Psychiater ist als Behandelnder selbst Teil des Teams, ihm obliegen aber darüber hinaus die Aufstellung, Koordination und Gewährleistung der Einhaltung des Gesamtbehandlungsplans durch Zusammenarbeit, Beratung und Supervision.

Therapeutische Multidisziplinarität

Therapeutische Kontinuität gilt als ein wichtiges allgemeines Therapieprinzip. Dies bedeutet den lückenlosen therapeutischen Informationsaustausch, die Koordination von Maßnahmen sowie für den Patienten die Vertrautheit mit „seinen" Therapeuten. Das Prinzip findet seine Grenze an systemimmanenten Diskontinuitäten sowie dort, wo die langzeitige Bekanntheit eines Patienten therapeutische Innovationen behindert. Bei einer derart bedingten Einengung des therapeutischen Blickfeldes kann auch ein Setting- oder Behandlerwechsel indiziert sein.

Therapeutische Kontinuität

Enthospitalisierung und Gemeindenähe sind gesundheitspolitische Rahmenkonzepte der Versorgung psychisch Kranker. Kontrovers ist, inwieweit dies Prinzip für alle Patienten gelten kann (Häfner u. an der Heiden 1991). Soweit möglich ist die ambulante Behandlung der klinisch-stationären Versorgung vorzuziehen. Andererseits ist für einen Teil desintegrierter obdachloser Patienten die Klinik als „Asyl" im besten Sinne womöglich auch heute noch eine humanere Lebensalternative (McGlashan 1994).

Enthospitalisierung, Gemeindenähe

Mit der zunehmenden Verkürzungstendenz stationärer Verweildauern und Behandlungsverlagerung in den ambulanten Bereich werden auch Akutbehandlungen vermehrt durch extramurale Einrichtungen, z.T. durch Einsatz mobiler Teams übernommen. Hierdurch dürfen notwendige diagnostische und therapeutische Erfordernisse nicht vernachlässigt werden. Auch ist der u.U. notwendigen Entlastung von Angehörigen durch Wahl des geeigneten Settings Rechnung zu tragen.

*Liberalismus
vs. Paternalismus*

Behandlungsziel ist der einsichtige, therapeutische Maßnahmen freiwillig und selbstbestimmt akzeptierende und mitgestaltende Patient. Dies setzt – im Gegensatz zu paternalistischen Behandlungskonzepten – eine kooperative und auf Information und Aufklärung gründende Therapeut-Patienten-Beziehung voraus. Insbesondere sollte hierbei die „Konsumentenperspektive" stärker berücksichtigt werden (Van Putten u. May 1978). Dies setzt voraus, daß Patientenerwartungen und -urteile, z. B. im Rahmen des Nebenwirkungsmonitoring einer Pharmakotherapie, stärker berücksichtigt werden müssen. In diesem wohlverstandenen Sinne liberale Therapiekonzepte finden allerdings ihre Grenze dort, wo Krankheitseinsicht passager oder dauerhaft derart beeinträchtigt ist, daß der Behandler unter Ausschöpfung rechtlicher Möglichkeiten (zeitweilig) für den Patienten handeln muß.

Case Management

Das Konzept des Case Management geht davon aus, daß insbesondere chronisch psychisch Kranke vorhandene therapeutische Ressourcen nicht angemessen nutzen und diese andererseits nur bedingt koordiniert arbeiten. Dem meist paraprofessionellen Case Manager kommt die Aufgabe zu, den Patienten seinen Bedürfnissen entsprechend durch das Versorgungssystem zu begleiten (Bachrach 1992). Für schizophrene Störungen hat sich eine Überlegenheit dieses Prinzips in der Vermeidung von Rehospitalisierungen allerdings nicht belegen lassen (Rössler et al. 1992).

Adaptive versus selektive Indikation
Wichtig erscheint in Zukunft, daß die gesicherten Therapiemethoden breiter verfügbar sind und das Therapieangebot besser auf die Bedürfnisse der Patienten zugeschnitten wird. Insbesondere geht es um ein besseres „subject-treatment matching" (Bellack u. Mueser 1993).

*Abstimmung
des Therapieangebots
auf die Bedürfnisse
der Patienten*

Standardisierung von Interventionen
Therapeutische Interventionen sollten zunehmend in Übereinstimmung mit empirisch begründeten therapeutischen Leitlinien zur Anwendung kommen. Dies setzt eine gewisse Standardisierung und deren Vermittlung in Fort- und Weiterbildung voraus. Während im berufsrechtlichen Sinn unter Richtlinien die verbindlichen Regeln der ärztlichen Kunst verstanden werden, orientieren sich Leitlinien am Referenzbereich diagnostischer und therapeutischer Standards, während Empfehlungen und Stellungnahmen bloße Informationen und Handlungsvorschläge darstellen. Praxisleitlinien sollen dem praktisch Tätigen dazu dienen, Diagnostik und Therapie nach den geltenden Regeln der Kunst zu gestalten – unter Erhalt der ärztlichen Therapiefreiheit, die im individuellen Fall Modifikationen erlaubt und erfordert.

*Richtlinien, Leitlinien,
Empfehlungen
und Stellungnahmen*

Auf empirischen Befunden und Expertenkonsens beruhende Leitlinien zur Schizophreniebehandlung liegen vor (Kissling 1991; Frances et al. 1996; APA 1997; DGPPN 1998; Lehman et al. 1998a). In Anbetracht der Befunde, daß die Leitlinienkonformität der Schizophreniebehandlung weniger als 50% beträgt (Lehman et al. 1998b) erscheint die Optimierung der Behandlungspraxis durch Implementierung von Praxisleitlinien dringend erforderlich.

Kombinationstherapie

Die meisten der genannten Interventionen sind in Kombination mit einer Pharmakotherapie evaluiert worden. In der Regel handelt es sich um einen Interaktionsmodus der Dependenz: psychosoziale Verfahren entfalten ihre Wirksamkeit bevorzugt auf dem Boden einer gesicherten Pharmakotherapie. Andererseits können psychosoziale Verfahren die Motivation zur und Compliance mit einer Pharmakotherapie verbessern.

Pharmakotherapie und psychosoziale Verfahren

Zeitpunkt und Dauer von Interventionen

Der Einsatz einzelner therapeutischer Interventionen ist phasenspezifisch abzustimmen. Pharmakotherapeutische Methoden sind so früh wie möglich im Verlauf zu beginnen, sei es vor der Erst- oder einer Remanifestation. Psychosoziale Interventionen haben ihre Domäne in postakuten Krankheitsphasen. Das gemeinsame aller Interventionen ist, daß sie nach Beendigung der Anwendung ihre Wirksamkeit verlieren. Es muß daher von einer prinzipiell lebenslangen Behandlung ausgegangen werden, die entweder kontinuierlich (Pharmakotherapie) oder in Form von wiederholten Auffrischungen (nichtpharmakologische Interventionen) durchgeführt wird.

Phasenspezifische Abstimmung der Behandlung

Lebenslange Behandlung

Prävention

Primäre Präventionsmöglichkeiten schizophrener Störungen finden zunehmend Beachtung [z.B. British Journal of Psychiatry 1998, vol. 172 (Suppl. 33)], sind aber noch nicht hinreichend überprüft. Behandlungsschwerpunkte schizophrener Störungen sind daher weiterhin die sekundäre und tertiäre Prävention.

Sekundäre und tertiäre Prävention

Qualitätssicherung

Die Berücksichtigung der genannten Behandlungsleitlinien und Rahmenbedingungen und deren Propagierung in Fort- und Weiterbildung sind die Voraussetzung für die Gewährleistung einer therapeutischer Standards genügenden Therapie schizophren Kranker. Auf der Ebene klinischer Institutionen müssen z.B. entsprechende Dokumentationsinstrumente eingeführt werden, um auf dem Boden institutionsvergleichender Analysen interne Maßnahmen von Qualitätssicherung und -verbesserung auszulösen (Janssen et al. 1998). Es besteht kein Zweifel, daß unter diesen Voraussetzungen die Therapiemöglichkeiten und damit der Verlaufsausgang schizophrener Störungen bereits heute optimiert werden können.

Optimierung der Therapiemöglichkeiten

6 Literatur

**APA (1997) Practice guideline for the treatment of patients with schizophrenia. APA, Washington

Awad AG (1992) Quality of life of schizophrenic patients on medications and implications for new drug trials. Hosp Community Psychiatry 43:262–265

Awad AG (1994) Prediction research of neuroleptic treatment outcome in schizophrenia – State of the art: 1978–1993. In: Gaebel W, Awad AG (eds) Prediction of neuroleptic treatment outcome in schizophrenia – concepts and methods. Springer, Wien, pp 1–14

Bachrach LL (1992) Case management revisited. Hosp Community Psychiatry 43:209–210

Barnes TRE, Milavic G, Curson DA, Platt SD (1983) Use of the social behaviour assessment schedule (SBAS) in a trial of maintenance antipsychotic therapy in schizophrenic outpatients: pimozide versus fluphenazine. Soc Psychiatry 18:193–199

*Bellack AS, Mueser KT (1993) Psychosocial treatment of schizophrenia. Schizophr Bull 19:317–336

*Bleuler E (1911) Dementia praecox oder Gruppe der Schizophrenien. In: Aschaffenburg G (Hrsg) Handbuch der Psychiatrie. Deuticke, Leipzig, S 1–420

Bleuler M, Huber G, Gross G, Schüttler R (1976) Der langfristige Verlauf schizophrener Psychosen. Nervenarzt 47:477–481

Carpenter WT, Heinrichs DW, Alphs LD (1985) Treatment of negative symptoms. Schizophr Bull 11:440–452

Coursey RD (1989) Psychotherapy with persons suffering from schizophrenia: the need for a new agenda. Schizophr Bull 15:349–358

Davis JM (1985) Maintenance therapy and the natural course of schizophrenia. J Clin Psychiatry 11:18–21

Davis JM, Schaffer CB, Killian GA, Kinard C, Chan C (1980) Important issues in the drug treatment of schizophrenia. Schizophr Bull 6:70–87

*DGPPN (Deutsche Gesellschaft für Psychiatrie, Psychotherapie und Nervenheilkunde) (1998) Praxisleitlinien in Psychiatrie und Psychotherapie, Bd 1. Behandlungsleitlinie Schizophrenie. Steinkopff, Darmstadt

Engel GL (1980) The clinical application of the biopsycho-social model. Am J Psychiatry 137:535–544

Fenton WS, Cole SA (1995) Psychosocial therapies of schizophrenia: individual, group, and family. In: Gabbard GO (ed) Treatments of psychiatric disorders, vol I, 2nd edn. American Psychiatric Press, Washington DC, pp 987–1018

Frances A, Docherty JP, Kahn DA (1996) The expert consensus guideline series. Treatment of schizophrenia. J Clin Psychiatry 57(Suppl 12B):1–58

Gaebel W (1993) Tardive Dyskinesien unter Neuroleptika-Behandlung. Dtsch Ärzteblatt 90:1041–1046

Gaebel W (in Druck) Internationale Leitlinien der Schizophreniebehandlung. In: Möller HJ, Müller N (Hrsg) Behandlung mit atypischen Neuroleptika. Springer, Berlin Heidelberg New York Tokio

*Gaebel W, Awad AG (eds) (1994) Prediction of neuroleptic treatment outcome in schizophrenia – concepts and methods. Springer, Wien

Gaebel W, Marder S (1996) Conclusions and treatment recommendations for the acute episode in schizophrenia. Int Clin Psychopharmacol 11(Suppl 2):93–100

Gaebel W, Frick U, Köpcke W et al. (1993) Early neuroleptic intervention in schizophrenia: are prodromal symptoms valid predictors of relapse? Br J Psychiatry 163(Suppl 21):8–12

Goldberg SC (1985) Negative and deficit symptoms in schizophrenia do respond to neuroleptics. Schizophr Bull 11:453–456

Häfner H, an der Heiden W (1991) Evaluating effectiveness and cost of community care for schizophrenic patients. Schizophr Bull 17:441–451

Harding CM, Brooks GW, Ashikaga T et al. (1987) The Vermont longitudinal study of persons with severe mental illness. II: Long-term outcome of subjects who retrospectively met DSM-III criteria for schizophrenia. Am J Psychiatry 144:727–735

Helmchen H (1978) Forschungsaufgaben bei psychiatrischer Langzeitmedikation. Nervenarzt 49:534–538

Hogarty GE, Goldberg SC, Schooler NR, Ulrich RF (1974) Drug and sociotherapy in the aftercare of schizophrenic patients: Two year relapse rates. Arch Gen Psychiatry 31:603–608

Hogarty GE, Ulrich RF (1977) Temporal effects of drug and placebo in delaying relapse in schizophrenia. Arch Gen Psychiatry 36:585–590

Janssen B, Burgmann C, Held T et al. (1998) Qualitätsindikatoren der stationären Behandlung schizophrener Patienten. Ergebnisse einer Pilotstudie zur externen Qualitätssicherung mit Hilfe einer Tracer-Diagnose. Psychiatr Prax 25:303–309

Johnson DAW (1984) Observations on the use of long-acting depot neuroleptic injections in the maintenance therapy of schizophrenia. J Clin Psychiatry 45:13–21

Kane JM, Marder SR (1993) Psychopharmacologic treatment of schizophrenia. Schizophr Bull 19:87–302

Kissling W (ed) (1991) Guidelines for relapse prevention in schizophrenia. Springer, Berlin Heidelberg New York Tokio

*Kraepelin E (1896) Lehrbuch der Psychiatrie. Barth, Leipzig

Langfeldt G (1937) The prognosis in schizophrenia and the factors influencing the course of the disease. Munksgaard, Copenhagen

Lehman AF, Steinwachs DM, the Survey Co-Investigators of the PORT Project (1998a) Translating research into practice: the Schizophrenia Patient Outcomes Research Team (PORT) treatment recommendations. Schizophr Bull 24:1–10

Lehman AF, Steinwachs DM, the Survey Co-Investigators of the PORT Project (1998b) Patterns of usual care for schizophrenia: initial results from the Schizophrenia Patient Outcomes Research Team (PORT) client survey. Schizophr Bull 24:11–20

Lieberman JA (1993) Prediction of outcome in first-episode schizophrenia. J Clin Psychiatry 54(Suppl 3):13–17

Lieberman JA (1994) Predictors of outcome in schizophrenia: the concept of time. In: Gaebel W, Awad AG (eds) Prediction of neuroleptic treatment outcome in schizophrenia – concepts and methods. Wien, Springer, pp 43–49

Loebel AD, Lieberman JA, Alvir JMJ, Mayerhoff DJ, Geisler SH, Szymanski SR (1992) Duration of psychosis and outcome in first-episode-schizophrenia. Am J Psychiatry 149:1183–1188

McGlashan TH (1991) Selective review of recent North American long-term follow-up studies of schizophrenia. In: Mirin SM, Gossett JT, Grob MC (eds) Psychiatric treatment: advances in outcome research. American Psychiatric Press, Washington DC, pp 61–105

McGlashan TH (1994) Psychosocial treatment of schizophrenia. The potential of relationships. In: Andreasen NC (ed) Schizophrenia. From mind to molecule. American Psychiatric Press, Washington DC, pp 189–215

May PRA, Goldberg SC (1978) Prediction of schizophrenic patients' response to pharmacotherapy. In: Lipton MA, Dimascio A, Killam KF (eds) Psychopharmacology: a generation of progress. Raven, New York, pp 1139–1153

Möller HJ (1994) General aspects of predictor research in schizophrenia and depression. In Gaebel W, Awad AG (eds) Prediction of neuroleptic treatment outcome in schizophrenia – concepts and methods. Wien, Springer, pp 27–36

*Nuechterlein KH (1987) Vulnerability models for schizophrenia: state of the art. In: Häfner H, Janzarik KW, Gattaz W (eds) Search for the causes of schizophrenia. Springer, Berlin Heidelberg New York Tokio, pp 297–316

Pietzcker A, Gaebel W, Köpke W, Linden M, Müller P, Müller-Spahn F, Tegeler J (1993) Continuous vs intermittent neuroleptic longterm treatment in schizophrenia – results of a German multicenter study. J Psychiatr Res 27:321–339

Rössler W, Löffler W, Fätkenheuer B, Riecher-Rössler A (1992) Does case management reduce the rehospitalization rate? Acta Psychiatr Scand 86:445–449

*Schooler NR (1991) Maintenance medication for schizophrenia: strategies for dose reduction. Schizophr Bull 17:311–324

Strauss JS, Carpenter WT (1974) The prediction of outcome in schizophrenia. II. Relationships between predictor and outcome variables. Arch Gen Psychiatry 31:37–42

Stephens JH (1978) Long-term prognosis and follow-up in schizophrenia. Schizophr Bull 4:25–48

Tsuang MT, Woolson RF, Fleming JA (1979) Long-term outcome of major psychosis. I. Schizophrenia and affective disorders compared with psychiatrically symptom-free surgical conditions. Arch Gen Psychiatry 39:1295–1301

Van Putten T, May PRA (1978) Subjective response as a predictor of outcome in pharmacotherapy. Arch Gen Psychiatry 35:477–480

Wyatt RJ (1991) Neuroleptics and the natural course of schizophrenia. Schizophr Bull 17:325–351

KAPITEL 11

Pharmakotherapie schizophrener Störungen

W. W. FLEISCHHACKER

1 Einleitung

Seit vor nunmehr einem halben Jahrhundert erstmals eine wirksame Behandlung für Patienten mit schizophrenen Störungen entwickelt worden war, die einen revolutionären Fortschritt in der Therapie psychiatrischer Erkrankungen einleitete, ist diese neue Ära geprägt von der Bemühung, Behandlungserfolge zu optimieren. Eine Fülle von neuen Substanzen, in der klassischen psychopharmakologischen Terminologie als Neuroleptika bezeichnet – neuerdings wird immer mehr dem indikationsbezogenen Begriff Antipsychotika der Vorzug gegeben – wurde zu diesem Behufe synthetisiert und klinisch geprüft. Chemisch unterschiedlichst strukturierte Moleküle, die von den trizyklischen Phenothiazinen über Thioxanthene, Butyrophenone, Dibenzazepine, substituierte Benzamide bis hin zu einem Benzisoxazolderivat reichen, kommen heute bei dieser Indikation zum Einsatz.

Verschiedenheit von Neuroleptika bzw. Antipsychotika

Einen Quantensprung in der Entwicklung von Antipsychotika stellte ohne Zweifel die Einführung von Clozapin dar. Dieses Medikament, das in Europa in vielen Ländern, mit oder ohne Unterbrechung, seit den frühen 70er Jahren verfügbar ist und in den USA Ende der 80er Jahre erstmals eingeführt wurde, war das erste seiner Gruppe, mit dem es gelang, eine effiziente Behandlung schizophrener Symptome ohne wesentliche extrapyramidal-motorische Nebenwirkungen zu erreichen (Fitton u. Heel 1990; Kurz et al. 1995a). Clozapin hat neben einem Umdenken in bezug auf klinische Wirkung und unerwünschte Effekte auch die präklinischen Entwicklungsstrategien neuer Antipsychotika maßgeblich beeinflußt. Dies war v. a. durch die Erkenntnis geprägt, daß Clozapin ein sehr gut wirksames Antipsychotikum ist, ohne in ähnlichem Ausmaß wie alle Vorläufersubstanzen nigrostriäre Dopamin$_2$-(D2-)Rezeptoren zu blockieren (Farde et al. 1992).

Bedeutung der Einführung von Clozapin

Das sich von den klassischen Neuroleptika unterscheidende pharmakologische Wirkprofil von Clozapin führte dazu, daß in präklinischen Screeningverfahren heute eine Vielzahl neuer Gesichtspunkte berücksichtigt werden. Dazu zählen z.B. die Dopaminblockade in extrastriatalen, vorwiegend mesofrontalen und mesolimbischen dopaminergen Strukturen, die mittels unterschiedlichster Verfahren, die vom Ableiten von Aktionspotentialen einzelner Neuronen (Skarsfeldt 1995) bis hin zur Expression von Neuropeptiden (Bissette u. Nemeroff 1995) oder immediate early genes (Deutch u. Duman 1996) reichen, experimentell untersucht werden.

Neuerungen aufgrund der Einführung von Clozapin – in präklinischen Screeningverfahren

Im humanpharmakologischen Phase-I- und frühen Phase-II-Bereich wird mit modernen Neuroimagingverfahren wie Positronenemissionstomographie (PET) und Single-Photon-Emissions-Computertomographie (SPECT), die Wirkung neuer Antipsychotika auf relevante Hirnareale erforscht (Nordström et al. 1995; Nyberg et al. 1997; Pilowsky et al. 1997; Farde u. Nyberg 1998; Travis et al. 1998). Dazu kommen Untersuchungsreihen, die sich auf nichtdopaminerge Bahnen konzentrieren, wie z.B. auf das serotonerge (Roth u. Meltzer 1995) und glutamaterge (Bunney et al. 1995) System. So hat also die klinische Psychopharmakologie, wie schon nach der Entwicklung von Chlorpromazin, neuerlich viele Anstöße für die biologisch-psychiatrische Schizophrenieforschung und die präklinische Neuropsychopharmakologie katalysiert.

– im humanpharmakologischen Bereich

Aber auch im klinisch-therapeutischen Bereich führte die Einführung von Clozapin zu einer deutlichen Wende. Lag früher der Behandlungs-schwerpunkt auf einer Reduktion produktiv-psychotischer Symptome, so besteht heute eine zunehmende Differenzierung der Behandlungsziele. Neben der Therapie von Wahnideen und Halluzinationen rücken auch die Problematik von Negativsymptomen und kognitiven Defiziten sowie die Dimensionen Suizidprävention, Lebensqualität und psychosoziale Reintegration, aber auch pharmakoökonomische Aspekte mit in den Vordergrund. Daneben hat die Nebenwirkungsforschung wesentliche Impulse aus dieser Richtung erhalten.

– im klinisch-therapeutischen Bereich

Wenn im Folgenden ausschließlich pharmakologische Interventionen dargestellt werden, so geschieht dies nur auf der Basis einer didaktischen Verkürzung. Selbstverständlich schließen moderne Therapiekonzepte auch psycho- und soziotherapeutische Maßnahmen sowie rehabilitative Bemühungen mit ein. Wenn auch die Pharmakotherapie nach wie vor das Rückgrat der Behandlung dieser Störungen darstellt, sollte diese immer in integrative Therapiekonzepte, die alle Ebenen der Behandlung berücksichtigen, eingebettet werden.

Ebenfalls im Sinne einer vereinfachten Darstellung wird zwischen Kurz- und Langzeitbehandlung unterschieden, obwohl es sich hierbei um eine artifizielle Trennung mit weitestgehend fließenden Grenzen handelt. Während im Kurzzeitbereich v. a. Symptomkontrolle und Krisenintervention im Vordergrund stehen, werden im Rahmen der Langzeitbehandlung die Aufrechterhaltung des Therapieerfolges bzw. die Rezidivprophylaxe gemeinsam mit den Aspekten Lebensqualität und psychosoziale Reintegration diskutiert.

2 Akutbehandlung

2.1 Medikamentenauswahl

Für die Ära der klassischen Neuroleptika – also vor der Einführung von Clozapin – galt, daß in bezug auf ihre klinische Wirksamkeit keine wesentlichen Unterschiede zwischen den einzelnen Substanzen nachweisbar waren. Allerdings unterschieden sie sich in ihrem Nebenwirkungsprofil. Auf der Basis klinischer Erfahrung wurde angenommen, daß hochpotente Neuroleptika ein ausgeprägtes Risiko an extrapyramidal-motorischen Nebenwirkungen aufweisen, während niederpotente mehr vegetative Begleiterscheinungen hervorrufen. Letzteren wird auch attestiert, sie seien stärker sedierend, obwohl dies in klinischen Studien nie überprüft wurde (Wirshing et al. 1995). Diese Unterschiede im Nebenwirkungsprofil führten dazu, daß die Medikamentenauswahl im wesentlichen nebenwirkungsgeleitet war.

Nebenwirkungen der klassischen Neuroleptika

Dazu kommen andere Auswahlkriterien, wie z. B. die Möglichkeit einer Plasmaspiegelmessung, worauf im nächsten Abschnitt eingegangen wird, oder die Verfügbarkeit einer Depotform. Bei Patienten, deren Vorgeschichte bekannt ist, werden naturgemäß Medikamente bevorzugt, mit denen schon in der Vorbehandlung gute Erfahrungen bezüglich Wirk-

Andere Auswahlkriterien

samkeit und Verträglichkeit gemacht wurden. In diesem Zusammenhang soll festgehalten werden, daß der Medikamentenauswahl v. a. auch bei Ersterkrankten bzw. erstmals behandelten Patienten eine große Bedeutung zukommt, da der Erstkontakt mit einem Antipsychotikum die weitere Akzeptanz der pharmakologischen Behandlung (Van Putten et al. 1984) ganz wesentlich beeinflussen kann. Im speziellen führen unerwartete, erschreckende oder belastende Nebenwirkungen (Van Putten 1974) zu einer langdauernden negativen Einstellung Medikamenten gegenüber, die sich im Hinblick auf die zumeist notwendige Langzeitbehandlung höchst ungünstig auswirkt.

Clozapin

Erst mit der Einführung von Clozapin konnte nachgewiesen werden, daß zwischen verschiedenen Antipsychotika definitive Wirkunterschiede existieren (Gerlach et al. 1974; Fischer-Cornelssen u. Ferner 1976; Kane et al. 1988a). So zeigte sich Clozapin nicht nur bei therapieresistenten schizophrenen Patienten den klassischen Medikamenten überlegen, sondern es fanden sich auch Vorteile im Bezug auf die Behandlung von Negativsymptomen (Claghorn et al. 1987; Kane et al. 1988a) und auf verschiedene psychosoziale Variablen, wie z.B. der Lebensqualität, nach einer Behandlung mit dieser Substanz (Meltzer et al. 1990).

„Typische und atypische Neuroleptika"

Die Tatsache, daß Clozapin eine gute klinische Wirkung entfaltet, ohne bei den allermeisten Patienten wesentliche extrapyramidal-motorische Nebenwirkungen hervorzurufen, hat auch dazu geführt, daß es als „atypisches" Neuroleptikum bezeichnet wurde. Dieser Begriff sollte ursprünglich dazu dienen, Clozapin von den älteren Neuroleptika, die heute manchmal auch als „typische" Neuroleptika bezeichnet werden, abzuheben. Historisch fußt dies auf der Erkenntnis, daß Clozapin im Gegensatz zu allen damals verfügbaren Neuroleptika keinen kataleptogenen und apomorphinantagonistischen Effekt aufwies, was ursprünglich als „Anomalie" bezeichnet wurde (Schmutz et al. 1967; Stille u. Hippius 1971). „Atypisch" ist allerdings ein unscharfer Begriff, für den es weder aus der Tier- noch aus der Humanpharmakologie eine schlüssige Definition gibt. Da eine kategoriale Trennung zwischen typischen und atypischen Substanzen nicht möglich ist, greift man auf eine dimensionale Betrachtungsweise zurück, auf der sich dann verschiedenste Antipsychotika mit mehr oder weniger „atypischen" Eigenschaften einfügen lassen.

„Atypische" Eigenschaften verschiedener Neuroleptika

Zu diesen Eigenschaften zählen eine geringe Inzidenz von extrapyramidal-motorischen Nebenwirkungen, eine fehlende oder reduzierte Steigerung der Prolaktinsekretion sowie eine gegenüber herkömmlichen Neuroleptika verbesserte Wirksamkeit auf Negativsymptome schizophrener Störungen. Hier zeigen Clozapin und andere neue Medikamente, die in späteren Abschnitten detaillierter beschrieben werden, Vorteile gegenüber den klassischen Substanzen. Da der Begriff „atypisches Antipsychotikum" keine wirklich homogene Gruppe von Antipsychotika beschreibt, sollte auf ihn verzichtet werden. Der Einfachheit halber werden neu entwickelte Substanzen, die die eine oder andere Ähnlichkeit mit Clozapin haben, heute auch als „neuere Antipsychotika" (im angloamerikanischen Sprachraum „novel antipsychotics") oder als Medikamente der 2. Generation bezeichnet.

Da Clozapin aufgrund seines hohen Agranulozytoserisikos (Alvir et al. 1993) weltweit im Rahmen gesetzlicher Restriktionen nicht als Medikament erster Wahl eingesetzt werden darf, war man bemüht, Clozapin-ähnliche Substanzen zu entwickeln, die keine Blutbildstörungen induzieren. Im Rahmen dieser Bemühungen wurden in den letzten Jahren folgende Substanzen registriert: Olanzapin, Quetiapin, Risperidon, Sertindol, Ziprasidon und Zotepin. Vieles spricht dafür, diese Substanzen als Therapie erster Wahl in der Behandlung von Patienten mit schizophrenen Störungen einzusetzen. Allein das gegenüber den klassischen Neuroleptika (Fleischhacker u. Hummer 1997) deutlich reduzierte Risiko für extrapyramidal-motorische Nebenwirkungen wäre dafür Argument genug.

Clozapin-ähnliche Substanzen

Als Nachteile dieser neuen Antipsychotika wären allenfalls anzuführen, daß es zum Zeitpunkt der Drucklegung dieses Buches noch für keines der neuen Medikamente zugelassene parenterale Anwendungsformen gab und damit also auch die Möglichkeit einer Depotbehandlung fehlte. Zudem sind die meisten publizierten Daten die Ergebnisse von Registrierungsstudien, die an einer höchst selektierten Klientel von Patienten durchgeführt wurden, so daß man wohl auch noch auf wissenschaftliche Untersuchungen aus dem Bereich der klinischen Routineanwendung warten muß, bevor für diese Medikamente eine uneingeschränkte Empfehlung ausgesprochen werden kann. Letztlich gilt es in diesem Zusammenhang auch noch ökonomische Gesichtspunkte zu berücksichtigen, da die neuen Substanzen deutlich mehr kosten als die herkömmlichen. Demgegenüber steht allerdings eine Reihe von Veröffentlichungen, die belegen, daß diese hohen Medikamentenkosten durch ihren therapeutischen Nutzen auch finanziell mehr als kompensiert werden (Aitchison u. Kerwin 1997; Glazer u. Johnstone 1997).

Nachteile der neuen Antipsychotika

Zusammenfassend kann heute die vorsichtige Empfehlung ausgesprochen werden, v. a. bei ersterkrankten Patienten mit Schizophrenie, neue Antipsychotika als Therapie erster Wahl einzusetzen, bei vorbehandelten Patienten muß nach wie vor nach Abwägen des Behandlungserfolges früherer Therapieversuche auch eine Weiterbehandlung mit klassischen Neuroleptika erwogen werden.

Neue Antipsychotika als Therapie erster Wahl

2.2 Dosis, Plasmaspiegel und Applikationsart

Seit der Einführung der Neuroleptika haben sich Dosierungsempfehlungen für diese Substanzen um das bis zu 100fache voneinander unterschieden. Auf der Basis einer Metaanalyse über Studien mit traditionellen Antipsychotika schlagen Baldessarini et al. (1988) 100–700 mg Chlorpromazin-Äquivalente pro Tag als adäquaten Dosisrahmen für die meisten psychotischen Patienten vor. Dies konnte in mehreren neueren Dosisfindungsstudien bestätigt werden. Hier zeigte es sich, daß Dosen, die 20 mg Haloperidol (Rifkin et al. 1991; Van Putten et al. 1992) oder Fluphenazin (Levinson et al. 1990) bzw. 6 mg Risperidon (Marder u. Meibach 1994) täglich übersteigen, keinen wesentlichen zusätzlichen therapeutischen Nutzen bringen.

Dosierungsempfehlungen

Uneindeutigkeit bei niedrigen Dosierungen

Weniger klar sind die Aussagen bezüglich des unteren Endes des Dosierungsspektrums. Hier haben z. B. McEvoy et al. (1991) berichtet, daß die meisten ihrer Patienten gut auf 3,4 mg Haloperidol pro Tag im Durchschnitt angesprochen hatten, während Van Putten et al. (1992) nur bei 6% ihrer Patienten eine Verbesserung bei 5 mg Haloperidol pro Tag fanden. Diese Unterschiede können zumindest zum Teil in der unterschiedlichen Patientenauswahl eine Erklärung finden: Während fast die Hälfte der Patienten in der erstgenannten Studie ersterkrankte schizophrene Menschen oder solche mit schizoaffektiven Störungen waren, untersuchte die zweite Arbeitsgruppe primär chronisch kranke schizophrene Patienten, die sich wohl im Therapieansprechen deutlich von der oben genannten Untersuchungspopulation unterscheiden dürften.

Verstärkte Nebenwirkungen bei erhöhter Dosierung

Mehrere Autoren berichten auch, daß sich die Nebenwirkungshäufigkeit mit ansteigender Dosierung erhöht (Baldessarini et al. 1988; Levinson et al. 1990; Van Putten et al. 1992; Fleischhacker et al. 1994a). Dies wurde speziell für extrapyramidal-motorische Nebenwirkungen beschrieben. Das bedeutet, daß ein möglicher Wirksamkeitsvorteil bei einer höheren Antipsychotikadosis durch ein vermehrtes Auftreten von Nebenwirkungen u. U. egalisiert werden kann.

Notwendigkeit der individuellen Anpassung

Selbstverständlich sollte innerhalb eines vorgegebenen Rahmens die Dosis individuell an die Bedürfnisse des einzelnen Patienten angepaßt werden. Hier werden sich die Dosishöhen auch nach den jeweiligen Zielsyndromen, so z. B. niedrigere Dosen bei vorherrschender Negativsymptomatik oder höhere bei stark erregten Patienten, richten. Diese Empfehlungen sind allerdings stärker klinisch empirisch als wissenschaftlich abgesichert.

Internationale Diskrepanzen bei Dosierungsempfehlungen

Bei Dosierungsempfehlungen für Clozapin gibt es deutliche Diskrepanzen zwischen Europa und den USA. So sind die Dosen in klinischen Prüfungen und in der klinischen Praxis in vielen Zentren der Vereinigten Staaten etwa doppelt so hoch wie die 200–300 mg pro Tag, die in europäischen Ländern den Durchschnitt darstellen (Fleischhacker et al. 1994a). Die Gründe dafür sind nicht ganz klar. Eine mögliche Erklärung ist die, daß Clozapin aufgrund der restriktiveren Anwendung in den USA dort bei schwerer kranken Patienten eingesetzt wird. Die unterschiedlichen Dosierungsgewohnheiten sind von hoher klinischer Relevanz, weil zumindest einige der Nebenwirkungen von Clozapin, wie z. B. epileptische Manifestationen oder Verwirrtheitszustände, dosis- bzw. plasmaspiegelabhängig sind (Fleischhacker et al. 1994a; Haring et al. 1994).

Es ist erstaunlich, daß mehr als 25 Jahre nach der Einführung von Clozapin immer noch keine saubere Dosisfindungsstudie für diese Substanz vorliegt.

Parenterale Verabreichung

Einige Antipsychotika können auch parenteral verabreicht werden. Im Prinzip sollte diese Art der Anwendung auf Notfälle, bei denen fehlende Krankheitseinsicht oder die akute psychopathologische Symptomatik zu einem hohen Risiko an Selbst- oder Gemeingefährdung führen, beschränkt bleiben. Davon abgesehen kann bei manchen Patienten, bei denen dokumentierte pharmakokinetische Probleme den Aufbau eines adä-quaten Plasmaspiegels mittels oraler Medikation erschweren, eine paren-terale Applikation notwendig sein. Auf parenterale Depotpräparate, die im Akutfall in der Regel nicht zum Einsatz kommen, wird in Abschn. 3.3 eingegangen.

Mit Ausnahme zweier Substanzen, nämlich Fluphenazin und Haloperi-dol, gibt es bei den traditionellen Neuroleptika keinerlei Hinweise auf gute Plasmaspiegel-Wirkungs-Korrelationen. So wurde für Haloperidol ein Plasmaspiegel von ungefähr 15 ng/ml als optimal beschrieben (Vo-lavka et al. 1992; Janicak et al. 1997; Coryell et al. 1998), für Fluphenazin wurde erhoben, daß Plasmakonzentrationen über 1,5–2 ng/ml zu keinem zusätzlichen therapeutischen Nutzen führen (Levinson et al. 1995).

Plasmaspiegel-Wirkungs-Korrelationen

Die Beurteilung wirksamer Clozapin-Plasmaspiegel ist wesentlich schwieriger und muß im Licht der oben erwähnten Dosierungsdiskre-panz zwischen Europa und den USA diskutiert werden. So sind Plasma-spiegelempfehlungen von amerikanischen Autoren deutlich höher (Pot-kin et al. 1994; Miller et al. 1994) als die Konzentrationen, die in europä-ischen Studien bei erfolgreich behandelten Patienten (Haring et al. 1990; Kurz et al. 1995b) gefunden wurden. Dazu muß allerdings angemerkt werden, daß saubere Plasmaspiegel-Wirksamkeits-Studien ausschließlich aus den USA kommen, die europäischen Daten betreffen Plasmaspiegel-erhebungen aus naturalistischen Untersuchungsdesigns. In der neuesten amerikanischen Untersuchung berichten VanderZwaag et al. (1996) aller-dings effiziente Wirkspiegel, die vielmehr den europäischen Usancen entsprechen, als die früherer Erhebungen, nämlich optimale Plasmaspie-gel zwischen 200 und 250 ng/ml, wobei die Autoren zudem festhalten, daß auch unterhalb dieses Bereichs nicht wenige Patienten gut angespro-chen hätten. Außerdem weisen sie darauf hin, daß die Zeit der Blutab-nahme und auch die Clozapin-Dosisverteilung über den Tag wesentliche Variablen für die Höhe der erhobenen Plasmaspiegel sein können. So führe z. B. eine abendliche Einmaldosierung am nächsten Tag zu höhe-ren Spiegeln als dies bei einer Aufteilung der Dosen über den Tag der Fall sei.

Beurteilung wirksamer Clozapin-Plasmaspiegel

Obwohl z. Z. routinemäßige Plasmaspiegelkontrollen von Antipsychotika noch nicht empfohlen werden können, haben diese doch unter gewissen Umständen eine Berechtigung. Dazu gehören das Nichtansprechen auf eine adäquate Antipsychotikadosis, der Verdacht auf Compliance-Proble-me sowie Kombinationsbehandlungen bei denen pharmakokinetische In-teraktionen zu erwarten sind, wie z. B. die Kombination von Antipsycho-tika und Serotoninwiederaufnahmehemmern. Hier wurden z. B. klinisch signifikante Erhöhungen der Plasmakonzentration von Clozapin nach ei-ner Kombination mit Fluvoxamin (Hiemke et al. 1994) beschrieben. Zu-dem sollte bei sehr alten oder sehr jungen Patienten und auch bei Pa-tienten mit schweren körperlichen Erkrankungen an die Möglichkeit ei-nes Plasmaspiegel-Monitoring von Antipsychotika gedacht werden. Auch im Falle unüblicher Nebenwirkungen, besonders in niedrigen Dosisbe-reichen, ist die Beurteilung der Plasmakonzentration manchmal hilf-reich.

Bedeutung von Plasmaspiegelkontrollen

2.3 Behandlungsdauer

Empfehlungen

Der Behandlungsverlauf akut schizophrener Symptome ist von großen interindividuellen Schwankungen geprägt, so daß sich immer wieder die Frage stellt, wann sich erste Therapiefortschritte einstellen sollten bzw. zu welchem Zeitpunkt bei ungenügendem Ansprechen an eine medikamentöse Umstellung gedacht werden muß. Diesbezügliche Empfehlungen rangieren zwischen 1–2 Wochen und Zeiträumen bis zu einem halben Jahr. Entscheidungshilfen finden sich z. B. in der Publikation von Levinson et al. (1992), in der beschrieben wird, daß Patienten, die letztendlich gut auf eine antipsychotische Therapie ansprechen, schon innerhalb der ersten 2 Wochen eine Verbesserung verschiedenster unspezifischer Symptome, wie z. B. Schlafstörungen, Unruhe, aber auch von Positivsymptomen zeigen.

Mindestbehandlungsdauer

Daraus läßt sich schließen, daß bei Patienten, die im Laufe der ersten beiden Behandlungswochen überhaupt kein wie auch immer geartetes Therapieansprechen zeigen, die medikamentöse Behandlung überdacht werden sollte. Diese Mindestbehandlungsdauer gilt für eine gleichbleibende Antipsychotikadosis. Innerhalb dieses Zeitraumes empfiehlt es sich mit einer möglichst konstanten adäquaten Dosis zu behandeln, da so das Therapieansprechen am besten objektiv beurteilt werden kann.

Clozapin

Für Clozapin gibt es Hinweise aus einer offenen Studie, daß bei therapieresistenten Patienten (Meltzer 1989) länger zugewartet werden muß. Hier werden Behandlungsversuche von mindestens 2–3 Monaten Dauer empfohlen.

2.4 Vorgehen bei ungenügendem Therapieansprechen

Konzept
der therapieresistenten
Schizophrenie

Als Vorbemerkung sei angeführt, daß das Konzept der therapieresistenten Schizophrenie keineswegs ein homogenes ist. Nur in den allerseltensten Fällen sprechen Patienten in keiner Weise auf psychopharmakologische Maßnahmen an, meistens bessert sich zumindest das eine oder andere Symptom geringfügig. So ist es z. B. nicht ungewöhnlich, daß etwa Wahnideen oder Halluzinationen remittieren, während Negativsymptome unbeeinflußt bleiben. Häufig werden unter therapieresistent auch solche Patienten subsumiert, die zwar auf eine antipsychotische Behandlung ansprechen, sie aber aufgrund ausgeprägter Nebenwirkungen nicht tolerieren (Bondolfi et al. 1998).

Unterschiedliche
Bedürfnisse
von Forschung
und klinischer Praxis

Die Definition der therapieresistenten Schizophrenie entspringt 2 verschiedenen Quellen: eine basiert auf den Bedürfnissen einer reproduzierbaren Forschung, die andere auf denen der täglichen klinischen Praxis. Die Wissenschaft verlangt nach klaren operationalisierten Kriterien, die in verschiedensten Forschungszentren angewandt und reproduziert werden können. Neben einer genauen Anamnese bezüglich des früheren Ansprechens auf antipsychotische Behandlung wird im Rahmen derartiger Studien meist auch zumindestens ein prospektiver Behandlungsversuch mit einem Antipsychotikum gefordert (Kane et al. 1988a). Erst wenn aus der Anamnese und nach einem prospektiven Behandlungsver-

such mit einem anderen Antipsychotikum unter engmaschiger Therapie-
kontrolle klar wird, daß Patienten therapieresistent sind, wird diese Diagnose gestellt.

Unter den Routinebedingungen der klinischen Psychiatrie liegen dem
Behandler diese Informationen üblicherweise nicht vor. Das klinische
Urteil muß sich meist mit einer mangelhaften Vorgeschichte sowie oft
oberflächlichen Notizen aus Krankengeschichten bescheiden. Diese Informationen werden dann mit einem gesamtklinischen Bild verknüpft,
das neben psychopathologischen Symptomen auch das soziale Funktionsniveau und die Lebensqualität beinhaltet, und vor dem Erfahrungs-
hintergrund des Behandlers beurteilt.

Klinische Diagnose

Nicht selten weichen diese beiden Standpunkte, der des Wissenschafters
und der des klinischen Psychiaters v.a. in quantitativer Hinsicht voneinander ab. So erfüllt die Diagnose mancher Patienten, mit deren Behandlungserfolg der Kliniker unzufrieden ist, oft nicht die strikten wissen-
schaftlich-diagnostischen Ansprüche eines Forschungsprojekts. Andererseits sind die Ergebnisse aus klinischen Prüfungen, die eine hochselektierte Population von schwerst therapieresistenten Patienten untersuchen,
nicht immer leicht in die klinische Alltagspraxis zu übersetzen.

Diskrepante Standpunkte

Früher wurde häufig empfohlen, Patienten, die nicht ausreichend auf
eine bestimmte Substanz angesprochen hatten, mit einem Medikament
aus einer anderen chemischen Klasse zu behandeln. Ähnliches galt für
Patienten, die bestimmte Neuroleptika nicht vertrugen. Diese Empfehlung wird in der wissenschaftlichen Literatur kontrovers diskutiert
(Shalev et al. 1993; Kinon et al. 1993). Die einzige Form der Therapieumstellung, die nach dem heutigen Wissensstand bei diesen Patienten einen in mehreren unabhängigen Untersuchungen gut dokumentierten Erfolg zeigt, ist die auf Clozapin (Kane et al. 1988a). Ob auch andere der
neuen Substanzen, wie z.B. Olanzapin (Conley et al. 1998) oder Risperidon (Bondolfi et al. 1998) hier einen günstigen Effekt zeigen, wird derzeit noch unterschiedlich bewertet.

Medikamentenwechsel

Der folgende Behandlungsplan für Patienten mit therapieresistenter Schizophrenie erscheint unter Berücksichtigung aller vorliegenden Untersuchungsergebnisse sinnvoll: Wenn Patienten nach 2–3 Wochen auf eine
adäquate Dosis eines traditionellen Antipsychotikums nicht ansprechen,
sollten Compliance und Plasmaspiegel überprüft werden. Dies kann u.U.
zu einer Veränderung unterstützender psychosozialer Therapiemaßnahmen führen oder eine Dosisanpassung notwendig machen. Sollte sich 2–
3 Wochen nach diesen Modifikationen immer noch keine Verbesserung
der Symptomatik zeigen, ist ein Umstellen auf Clozapin oder eines der
anderen neuen Antipsychotika angezeigt.

Behandlungsplan

Dieser neue Behandlungsversuch sollte zumindest 2–3 Monate dauern.
Wenn es zu keiner weiteren Besserung kommt, können, dem klinischen
Bilde entsprechend, verschiedene andere Optionen versucht werden. Da-
zu gehören die adjuvante Verabreichung von Lithium (Growe et al. 1979;
Collins et al. 1991; Wilson 1993) oder Carbamazepin (Schulz et al. 1990)
sowie die Verwendung von Benzodiazepinen (Wolkowitz et al. 1990), Se-

rotoninantagonisten (Duinkerke et al. 1993) oder Serotoninwiederaufnahmehemmern (Goff et al. 1990; Decina et al. 1994; Silver et al. 1996) zusätzlich zur antipsychotischen Therapie. Auch die Elektrokonvulsionstherapie hat ihren Platz im Rahmen dieser Therapieversuche (Krueger u. Sackheim 1995).

Man muß sich allerdings darüber im klaren sein, daß diese Therapieempfehlungen mehr auf klinisch-empirischen Erfahrungen als auf der Basis kontrollierter Doppelblindstudien fußen. Wie schon angedeutet, sprechen bei manchen Patienten einige Symptome auf die Therapie an, während andere Beschwerden unverändert bleiben. Diese Sonderform partieller Therapieresistenz ist kaum in bezug auf ihre Behandlungsmöglichkeiten untersucht. Hier wird mitunter eine symptomspezifische Therapie, bei der z. B. Depotneuroleptika und Substanzen mit guter Wirkung gegen Negativsymptome kombiniert werden, empfohlen, für die allerdings auch die oben erwähnten Einschränkungen gelten.

Therapieresistenz auf neue Antipsychotika

Zunehmend häufiger werden die neuen Antipsychotika als Therapie erster Wahl eingesetzt. Es ist bis jetzt völlig unklar, wie bei Patienten vorzugehen ist, die auf diese neuen Substanzen nur unzureichend ansprechen. Dosierungserhöhungen, über die vom Hersteller empfohlenen Dosisgrenzen hinaus, bzw. ein Umstellen auf andere neue oder klassische Antipsychotika, aber auch die Kombination traditioneller und neuerer Substanzen (Shiloh et al. 1997) sind die meistversuchten Alternativen.

Abschließend muß festgehalten werden, daß die Behandlung von Patienten mit therapieresistenten schizophrenen Störungen ein hoch komplexes klinisches Problem darstellt, das in die Hände des erfahrenen und gut ausgebildeten Spezialisten gehört.

2.5 Unerwünschte Begleiterscheinungen

In Übersicht 1 sind antipsychotikainduzierte Nebenwirkungen dargestellt, wobei bewußt auf die Erwähnung von Prävalenz- bzw. Inzidenzzahlen verzichtet wurde, weil die Angaben hier aufgrund großer methodischer Unterschiede zwischen den einzelnen Untersuchungen sehr stark schwanken. Während sich bei den klassischen Antipsychotika das Hauptaugenmerk auf extrapyramidal-motorische Störungen (Casey 1996) richtete, wird heute, v. a. nach der Einführung neuerer Medikamente mit geringerem Risiko für extrapyramidal-motorischen Nebenwirkungen (Fleischhacker u. Hummer 1997), auch den nicht mit dem extrapyramidal-motorischen System assoziierten Begleiterscheinungen zunehmend mehr Gewicht beigemessen.

Pharmakologische Interventionen bei extrapyramidal-motorischen Nebenwirkungen

Viele Nebenwirkungen können mittels Dosisreduktion oder Umstellung auf ein anderes Antipsychotikum erfolgreich behandelt werden (Csernansky u. Newcomer 1995). Spezifische pharmakologische Interventionen sind derzeit nur für extrapyramidal-motorische Nebenwirkungen möglich. Obwohl die Wirkung von Anticholinergika gegen akute Dystonie und Parkinson-Syndrom (Remington u. Bezchlibnyk-Butler 1996) sowie die von Betablockern gegen die Akathisie (Fleischhacker et al. 1990) ein-

Übersicht 1.
Unerwünschte
Wirkungen von
Antipsychotika

Extrapyramidal-motorische Nebenwirkungen
- akute Dystonie
- akute Dyskinesie
- akute Akathisie
- Parkinson-Syndrom
- tardive Dyskinesie
- tardive Dystonie
- (tardive Akathisie)

Anticholinerge Nebenwirkungen
- Mundtrockenheit
- Obstipation
- Akkomodationsstörung
- Harnretention
- Sexualstörungen

Antiadrenerge Nebenwirkungen
- orthostatische Hypotension
- EKG-Veränderungen:
  - Tachykardie
  - Tachyarrhythmie
  - ST-Strecken-Senkung
  - abgeflachte U-Wellen
  - QT-Verlängerung
- Sexualstörungen

Antihistaminerge Nebenwirkungen
- Sedierung
- Gewichtszunahme

Ophthalmologische Nebenwirkungen
- Linsenveränderungen
- Retinopathia pigmentosa

Endokrine Nebenwirkungen
- Prolaktinerhöhung
  - Gynäkomastie
  - Sexualstörungen
- Gewichtszunahme

Hämatologische Nebenwirkungen
- Eosinophilie
- Leukozytose
- Leukopenie
- Agranulozytose

Dermatologische Nebenwirkungen
- Photosensitivität
- seborrhoische Dermatitis

Sexuelle Nebenwirkungen
- Libidoreduktion
- Orgasmusstörungen
- erektile Dysfunktion inklusive Priapismus
- Ejakulationsstörungen
  - Volumenreduktion
  - Ejaculatio praecox

EEG-Veränderungen, epileptische Manifestationen

Malignes Neuroleptikasyndrom

drucksvoll ist, sollten diese Medikamente mit Bedacht verwendet werden. So haben Anticholinergika eine starke psychotrope Wirkung (Fleischhacker et al. 1987), die zu Gedächtnisstörungen (Fayen et al. 1988), Mißbrauchsverhalten (Smith 1980) und einer Verschlechterung psychotischer Symptome (Tandon et al. 1990) führen kann. Daher wird auch eine prophylaktische Verwendung von Anticholinergika nicht empfohlen. Dies entspricht einer Stellungnahme der Weltgesundheitsorganisation (WHO 1990). Eine Ausnahme stellen Patienten mit hohem Risiko für extrapyramidal-motorische Nebenwirkungen dar, wie z. B. junge ersterkrankte Männer oder Patienten mit starken extrapyramidal-motorischen Nebenwirkungen in der Anamnese.

Andere Nebenwirkungen

Für viele der nicht extrapyramidal-motorischen Antipsychotikabegleiterscheinungen müssen gemeinsam mit den Patienten und deren Angehörigen individuelle Toleranzschwellen diskutiert werden, die unter Beachtung eines Nutzen-Risiko-Profils eine akzeptable Behandlung ermöglichen. Generell wird auch der subjektiven Einstellung der Patienten zur Pharmakotherapie mehr Bedeutung zugemessen als früher, da sich diese Einstellung als einer der bestimmenden Faktoren für die Compliance herausgestellt hat (Marder 1998). So sind Arzneimittelnebenwirkungen auch während der Akutbehandlungsphase häufig zu thematisieren, um Behandlungsprobleme zu vermeiden.

Prophylaktische Maßnahmen

Als prophylaktische Maßnahmen bewähren sich der Einsatz von neuen Antipsychotika als Therapie erster Wahl zur Reduktion des Risikos für extrapyramidal-motorische Nebenwirkungen sowie die Verwendung niedrigerer Antipsychotikadosen und ein langsames Einschleichen des Medikaments. Naturgemäß limitieren Akuität und Schweregrad der Erkrankung die Möglichkeiten des Einsatzes dieser vorbeugenden Maßnahmen.

3 Langzeitbehandlung

Bedeutung von Lebensqualität und psychosozialer Reintegration

Neben Symptomsuppression und Rezidivprophylaxe sind Verbesserung der Lebensqualität und psychosoziale Reintegration Therapieziele der Langzeitbehandlung von Patienten mit schizophrenen Störungen. Vor allem die beiden letztgenannten Aspekte haben im letzten Jahrzehnt zunehmend die Behandlungserwartungen verändert, so daß heute die Ansprüche an eine erfolgreiche Langzeitbehandlung deutlich gestiegen sind.

Einfluß früher pharmakologischer Behandlung und Rezidivprophylaxe

Es mehren sich Hinweise, daß die Langzeitprognose schizophrener Störungen stark von der frühen pharmakologischen Behandlung (Crow et al. 1986; Wyatt 1991; Loebel et al. 1995) und einer erfolgreichen Rückfallprophylaxe abhängt. Es ist eines der bestdokumentierten Ergebnisse in der psychiatrischen Therapieforschung, daß eine medikamentöse Langzeitbehandlung ganz wesentlich zur Rückfallverhütung beiträgt (Kane u. Lieberman 1987; Csernansky u. Newcomer 1995). Das Rückfallrisiko wird durch Antipsychotika um etwa zwei Drittel reduziert (Kissling 1991). Natürlich muß diese pharmakologische Rezidivprophylaxe durch psychosoziale Maßnahmen ergänzt werden, um den Therapieerfolg zu optimieren.

Auch in einem optimalen therapeutischen Bedingungsgefüge erleben bis zu 20% aller Patienten mit Schizophrenie Rückfälle trotz antipsychotischer Prophylaxe (Steingard et al. 1994). Diesen Patienten mit ungünstigerer Rückfallprognose stehen auf der anderen Seite weitere 20% gegenüber, die in ihrem Leben nur eine einzige schizophrene Episode erleiden (Möller u. von Zerssen 1995). Da es keinerlei verläßliche Prädiktoren für den zu erwartenden Behandlungsverlauf gibt, kann nicht vorausgesehen werden, welcher prognostischen Gruppe der jeweilige Patient angehören wird. Aus diesem Grund ist die aktuelle Empfehlung, allen Patienten mit schizophrenen Störungen, auch solchen mit Erstmanifestationen, eine medikamentöse Prophylaxe nahezulegen (Kissling et al. 1991; APA 1997; Lehman u. Steinwachs 1998; Gaebel u. Falkai 1998). Ausnahmen sind allenfalls Patienten mit sehr kurzen psychotischen Episoden ohne negative psychosoziale Konsequenzen oder eine extrem selten auftretende Unverträglichkeit gegenüber allen verfügbaren antipsychotischen Medikamenten.

3.1 Medikamentenauswahl

Die Wahl des Antipsychotikums wird ähnlichen Überlegungen folgen, wie sie schon für die Akutbehandlung diskutiert wurden. Zu bedenken gilt, daß eine Therapieumstellung von einem Medikament auf ein anderes in gewissem Sinne einer Neueinstellung entspricht, da Wirksamkeit und Verträglichkeit der verschiedenen Antipsychotika intraindividuell stark differieren können, obwohl sie in gruppenstatistischen Vergleichen, v. a. der traditionellen Neuroleptika, sehr ähnlich sind. Es ist also empfehlenswert, schon bei der Einleitung einer Akutbehandlung möglichst weit in spätere Behandlungsphasen hineinzuplanen, um eine kontinuierliche medikamentöse Therapie zu gewährleisten.

Mögliche Therapieumstellung

Neben der Wirksamkeit spielen naturgemäß die Verträglichkeit und v. a. auch die subjektive Akzeptanz eines Medikaments von seiten der Betroffenen eine ganz wesentliche Rolle in der Langzeitbehandlung. Wie schon angesprochen, ist die Notwendigkeit einer regelmäßigen Erörterung des Nutzen-Risiko-Profils einer medikamentösen Therapie mit Patienten und deren Angehörigen auch Grundlage jeglicher Langzeitbehandlungsstrategie.

Verträglichkeit und Akzeptanz

3.2 Behandlungsdauer

Zwei Arten von klinischen Studien geben direkte und indirekte Hinweise für die notwendige Dauer einer Langzeitbehandlung:
1. Prospektive placebokontrollierte Langzeituntersuchungen und
2. Absetzstudien.

Bei letzteren werden Antipsychotika bei Patienten, die unterschiedlich lang prophylaktisch behandelt worden waren, unter kontrollierten Bedingun-

Klinische Studien

gen abgesetzt. Während prospektive Studien zumeist einen Zeitraum von 1–2 Jahren beurteilen, ermöglichen Absetzuntersuchungen häufig Informationen über viel längere Behandlungsverläufe. Beide zeigen eindrücklich und eindeutig ein hohes Rückfallrisiko beim Fehlen einer pharmakologischen Prophylaxe (Kane u. Lieberman 1987; Gilbert et al. 1995).

Vorbeugende Behandlung bei Ersterkrankten

Eine 1- bis 2jährige vorbeugende Behandlung empfiehlt sich bei ersterkrankten schizophrenen Patienten. Bei mehrfach Erkrankten sollte eine Remissionsdauer von etwa 5 Jahren bestehen, bevor ein Absetzen der Medikation erwogen wird (Kissling et al. 1991; APA 1997; Lehman u. Steinwachs 1998; Gaebel u. Falkai 1998). Es muß allerdings festgehalten werden, daß es keine prospektiven Rückfallprophylaxestudien über den Zeitraum von 2 Jahren hinaus gibt und daß Absetzstudien hohe Rückfallraten zeigen, auch wenn Patienten schon lange Zeit in Remission waren.

Empfehlungen als Minimalstandard

Daraus muß man schließen, daß die rezenten Empfehlungen einen Minimalstandard darstellen. Vor allem bei ersterkrankten Patienten sind diese Empfehlungen auch durch die pragmatische Einsicht geprägt, daß es zumeist unrealistisch ist, diesen Patienten eine lebenslange pharmakologische Rückfallprophylaxe vorzuschlagen, obwohl, unter Bedachtnahme auf die verfügbare wissenschaftliche Evidenz, dieser Vorschlag keineswegs schlecht begründet wäre. Hier zeigt sich auch, daß eine derartige Empfehlung, die im Rahmen anderer zu Chronifizierung neigender somatischer Erkrankungen selbstverständlich wäre, bei psychisch kranken Menschen noch mit viel irrationaler Kritik bedacht wird.

Intermittierende medikamentöse Behandlung

Im letzten Jahrzehnt haben 5 unabhängige Forschergruppen den Effekt einer sog. intermittierenden medikamentösen Behandlung untersucht (Jolley et al. 1989; Carpenter et al. 1990; Herz et al. 1991; Pietzcker et al. 1993; Schooler et al. 1997). Dabei wurde von der Überlegung ausgegangen, daß es möglich sein sollte, Patienten und ihre Angehörigen bezüglich sog. Frühwarnsymptome eines drohenden Rückfalls zu schulen. Bei diesen Patienten könne dann nach erfolgreicher Akutbehandlung das Medikament abgesetzt werden und beim Auftreten derartiger Symptome wieder mit einer antipsychotischen Medikation begonnen werden, also sobald Hinweise für eine beginnende Exazerbation vorlägen. Einen Teilaspekt dieses Behandlungsversuchs stellte auch die Überlegung dar, daß damit der Gesamtverbrauch von Antipsychotika deutlich reduziert werden könnte womit auch das Risiko von Langzeitnebenwirkungen, wie z. B. Spätdyskinesien, reduziert würde.

Diese Hypothesen konnten in keiner der 5 Studien aufrecht erhalten werden. Patienten mit intermittierender Behandlung zeigten signifikant höhere Rückfallraten als solche, die kontinuierlich mit Antipsychotika behandelt wurden. Obwohl die Patienten der ersten Gruppe eine deutlich niedrigere kumulative Antipsychotikadosis erhielten, fanden sich keine Unterschiede in der Häufigkeit tardiver Dyskinesien zwischen den Behandlungsgruppen. Daraus muß man schließen, daß, bevor es nicht eine wirklich verläßliche Möglichkeit gibt, Rückfälle vorherzusagen, eine intermittierende Behandlung kein generell anwendbares Alternativkonzept zur herkömmlichen Antipsychotikadauertherapie darstellt.

Das strategische Ziel der Langzeitbehandlung von Patienten mit schizophrenen Störungen bleibt, das Risiko eines psychotischen Rezidivs auf ein Minimum zu senken und damit alle negativen Konsequenzen, sowohl biologischer als auch psychosozialer Natur, eines Rückfalls zu vermeiden.

Reduzierung des Rückfallrisikos

3.3 Dosis, Plasmaspiegel und Applikationsart

Generell wird heute empfohlen, zu Beginn der Langzeitbehandlung dieselben Antipsychotikadosen zu verabreichen, die sich auch während der Akut- und Stabilisierungsphase für den jeweiligen Patienten bewährt haben. Diese Dosen sollten sich für die meisten Patienten zwischen 5 und 15 mg Haloperidol täglich bzw. einer Äquivalenzdosis eines anderen Antipsychotikums bewegen (Kissling et al. 1991). Deutlich schwieriger sind Dosierungsempfehlungen für die neueren Substanzen. Die wenigen verfügbaren doppelblinden Langzeitstudien (Daniel et al. 1998; Tran et al. 1998) haben mit Erfolg Dosierungen aus der Akuttherapie weitergeführt.

Ausgangsdosis

Sofern eine Dosisreduktion erwünscht ist, sollte diese nicht in Schritten, die größer als 20% der Ausgangsdosis sind, erfolgen. Die Intervalle zwischen diesen Schritten sollten 4–6 Monate betragen, da bekannt ist, daß Rückfälle infolge einer nicht ausreichenden Antipsychotikadosis mit einer zeitlichen Verzögerung von mehreren Monaten zur Beobachtung kommen (Johnson 1979; Kane u. Lieberman 1987). Natürlich ist es erstrebenswert, Patienten auf eine minimale wirksame Dosis einzustellen. In der klinischen Praxis ist dies allerdings nicht immer einfach und der Versuch, diese Minimaldosis zu finden, kann auch das Risiko einer Unterdosierung und damit eines Rezidivs beinhalten.

Dosisreduzierung

In der Langzeitbehandlung kommen auch Depotantipsychotika zum Einsatz. Diese injizierbaren Medikamente erzeugen über einen Zeitraum von mehreren Wochen relativ konstante Plasmaspiegel des betreffenden Medikaments (Davis et al. 1994). Zu den Nachteilen dieser Applikationsart gehören die Tatsache, daß es Patienten gibt, die intramuskuläre Spritzen ablehnen, sowie die fehlende Möglichkeit, während des Medikamentenwirkzeitraumes dessen Dosis zu verändern. Vorteile finden sich im Fehlen der Notwendigkeit der täglichen Medikamenteneinnahme und in der Erleichterung der Therapieführung durch das sichere Wissen um die Compliance der Patienten. Letzteres hat auch dazu geführt, daß Depotantipsychotika von verschiedenen Expertengruppen für eine breite Anwendung empfohlen werden (Kissling et al. 1991; Davis et al. 1994).

Depotbehandlung

Sobald im Behandlungsplan der Einsatz von Depotpräparaten vorgesehen wird, sollten Patienten vorerst mit der oralen Form desselben Medikaments behandelt werden, um Informationen über die notwendige Dosis und das individuelle Nutzen-Risiko-Profil des Medikaments zu erhalten. Es empfiehlt sich, Patienten erst nach erfolgter Stabilisierung auf ein Depotantipsychotikum umzustellen. Dies sollte überlappend mit der oralen Medikation geschehen, da Depotpräparate einen gewissen Zeitraum bis zum Erreichen eines therapeutisch wirksamen Steady-state-Plasmaspiegels benötigen (Altamura et al. 1989).

Umstellung auf Depotantipsychotika

Für Haloperidol und Fluphenazin liegen mehrere Dosisfindungsstudien vor, die auch Basis der folgenden Empfehlungen sind: 50–200 mg Haloperidoldekanoat in 4wöchigen Injektionsabständen (Davis et al. 1993) bzw. 12,5–50 mg Fluphenazindekanoat in 2wöchigen Injektionsintervallen (Davis et al. 1994) stellen für viele Patienten einen optimalen Dosisrahmen dar.

3.4 Unerwünschte Begleiterscheinungen

Chronifizierung von Nebenwirkungen

Die meisten akuten Nebenwirkungen von Antipsychotika können auch chronifizieren. Naturgemäß wird der Kliniker bemüht sein, dies zu verhindern, allerdings werden in manchen Fällen auch Kompromisse getroffen werden müssen, v. a. dann, wenn deutliche Vorteile der Behandlung die Relevanz bestimmter Nebenwirkungen relativieren.

Probleme bei längerer Behandlungsdauer

Es gibt unerwünschte Begleiterscheinungen, die zwar schon im Akutbereich beobachtet werden, aber erst bei längerfristiger Behandlungsdauer für die Patienten zum Problem werden. Dazu gehören v. a. Sedierung, Gewichtszunahme und Sexualstörungen (Whitworth u. Fleischhacker 1995), wobei sich letztere sowohl im Bereich des sexuellen Erlebens als Libido- und Orgasmusstörungen als auch als sexuelle Funktionsstörungen, z. B. von Erektion oder Ejakulation, manifestieren können (Hummer et al. 1999). Diese Nebenwirkungen verdienen besondere Beachtung, weil sie neben der Lebensqualität auch die Compliance beträchtlich negativ beeinflussen können.

Spätdyskinesien

Spätdyskinesien, auch als tardive Dyskinesien bezeichnet, sind spezifische Langzeitnebenwirkungen aus dem extrapyramidal-motorischen Bereich, die im Rahmen einer Langzeitbehandlung mit klassischen Antipsychotika relativ häufig vorkommen (APA 1992). Die jährliche kumulative Inzidenzrate beträgt für klassische Neuroleptika 5% (Kane et al. 1988b). Seit immer mehr auf das Spätdyskinesienrisiko geachtet wird und prophylaktische Maßnahmen daher stärker greifen, sind schwere und irreversible Formen dieser Nebenwirkung immer seltener geworden. Es ist auch wichtig zu betonen, daß nicht alle Formen von Spätdyskinesien irreversibel sind. Beobachtungen über Zeiträume von bis zu 10 Jahren zeigen, daß etwa die Hälfte dieser motorischen Nebenwirkungen auch unter fortlaufend antipsychotischer Behandlung sistiert (Gardos et al. 1994).

Während in der wissenschaftlichen Literatur bis heute kein einziger gut dokumentierter Fall einer Clozapin-induzierten Spätdyskinesie beschrieben ist, gilt für die anderen neuen Antispychotika, daß das Spätdyskinesienrisiko nicht mit null gleichzusetzen ist, allerdings ist es deutlich geringer als während einer Behandlung mit traditionellen Medikamenten (Tollefson et al. 1997b).

Bedeutung der Prophylaxe von Nebenwirkungen

Das Management chronischer antipsychotikainduzierter Nebenwirkungen folgt mit Ausnahme der Spätdyskinesien denselben Prinzipien wie dies für die Akuttherapie beschrieben wurde. Behandlungsversuche für manifeste Spätdyskinesien sind nach wie vor unbefriedigend, daher muß größtes Augenmerk auf die Prophylaxe gerichtet werden. Patienten müssen regelmäßig im Hinblick auf beginnende Spätdyskinesien untersucht werden. Sofern Frühsymptome diagnostiziert werden, eine weitere Behandlung mit Antipsychotika aber unerläßlich ist, sollte als erstes eine Dosisreduktion versucht werden. Kommt es trotzdem zu einer Progression der Symptomatik, muß auf Clozapin oder ein anderes Medikament mit niedrigem Spätdyskinesienrisiko umgestellt werden. Bei jüngeren Patienten, die noch nicht lange an Spätdyskinesien leiden, kann auch ein Therapieversuch mit Tocopherol (Vitamin E) Erfolg zeigen (Adler et al. 1998).

4 Neuere Antipsychotika

Auf die Problematik, neuere Antipsychotika unter die artifizielle Kategorie „atypisch" zu subsumieren, wurde schon in einem früheren Abschnitt hingewiesen. Eine kritische Analyse dieser Substanzen macht klar, daß es sich dabei um pharmakologisch heterogene Arzneimittel handelt (Fleischhacker u. Hummer 1997), was sich auch in unterschiedlichen klinischen Wirk- und Nebenwirkungsprofilen niederschlägt. Im Folgenden soll eine kurze Übersicht über die neuen Entwicklungen auf dem Antipsychotikamarkt gegeben werden. Da es sich dabei um ein Forschungsgebiet von großem aktuellen Interesse handelt, sei der an Detailfragen interessierte Leser auf Publikationen in wissenschaftlichen Fachjournalen verwiesen.

Pharmakologisch heterogene Arzneimittel

Eine Zusammenstellung über Rezeptoraffinität und Dosierungsempfehlungen für die neuen Antipsychotika findet sich in Tabelle 1.

Amisulprid nimmt sowohl von der präklinischen Pharmakologie als auch vom klinischen Wirkprofil her eine Mittelstellung zwischen den neuen und den klassischen Antipsychotika ein (Boyer et al. 1995; Paille-

*Tabelle 1.
Neuere Antipsychotika*

Medikament	Rezeptorprofil[a]	Übliche Dosierung[b] in mg/d
Clozapin	5HT, D, a, M,H	200–450 (50–900)
Olanzapin	5HT, D, M, a, H	10 (5–20)
Quetiapin	H, 5HT, a, D	150–750
Risperidon	5HT, D, a, H	2–6 (1–16)
Sertindol	5HT, D, a	12–20 (4–24)
Ziprasidon	5HT, D	40–160
Zotepin	5HT, D, a, H, M	100–300 (50–450)

D antidopaminerg; *a* anti-*a*-adrenerg; *M* antimuskarinerg; *H* antihistaminerg; *5HT* antiserotonerg
[a] Rezeptorprofil in absteigender Affinität
[b] Diese Dosen beziehen sich im wesentlichen auf die Empfehlungen der Hersteller. Dosierungen in Klammern sind Extremdosen, wie sie manchmal bei Einzelpatienten gerechtfertigt sind.

re-Martinot et al. 1995; Coukell et al. 1996; Wetzel et al. 1998). Clozapin ist das prototypische „atypische" Antipsychotikum (Fitton u. Heel 1990). Für beide Substanzen liegen bereits extensive klinische Erfahrungen und Studien vor. Sie werden daher im Folgenden nicht mehr im Detail abgehandelt.

4.1 Olanzapin

Olanzapin ähnelt Clozapin sowohl in seiner chemischen Struktur als auch in seinen pharmakologischen Eigenschaften (Bymaster et al. 1996). Es hat eine Plasmahalbwertszeit von ungefähr 30 h (Fulton u. Goa 1997), der Hersteller empfiehlt Dosen zwischen 5 und 20 mg/Tag.

Vergleichsstudien

Vor seiner Markteinführung wurde Olanzapin in klinischen Prüfungen mit Placebo und Haloperidol verglichen (Beasley et al. 1996; Tollefson et al. 1997a). Durchgängig wurde bei Patienten mit schizophrenen und schizoaffektiven Störungen eine Überlegenheit gegenüber Placebo (Beasley et al. 1996) und zumindest eine Gleichwertigkeit mit Haloperidol (Beasley et al. 1996; Tollefson et al. 1997a) beschrieben. Besser als Haloperidol war die klinische Wirksamkeit gegenüber depressiven (Tollefson et al. 1998) und Negativsymptomen (Tollefson u. Sanger 1997) schizophrener Patienten. Auf die Probleme der Interpretation dieser Befunde wird am Ende dieses Kapitels noch ausführlich eingegangen.

Alle therapeutischen Effekte von Olanzapin bleiben auch über längere Zeiträume hin erhalten, wie in Einjahresstudien gegenüber Placebo und anderen Antipsychotika nachgewiesen wurde (Tran et al. 1998, Hamilton et al. 1998).

Nebenwirkungen

Bei den bisher klinisch geprüften Dosen findet sich in allen Untersuchungen eine Rate extrapyramidal-motorischer Nebenwirkungen, die, mit Ausnahme der Akathisie, nicht höher ist als die in der Placebogruppe und mit etwa 20% (Tran et al. 1997) beziffert wird. Auch bezüglich des Spätdyskinesienrisikos ist Olanzapin herkömmlichen Antipsychotika deutlich überlegen (Tollefson et al. 1997b). Wie bei anderen stark antiserotonergen Antipsychotika führt die Behandlung mit Olanzapin zu einer signifikanten Gewichtszunahme (Beasley et al. 1996; Tollefson et al. 1997a; Weiß et al. 1998). Bisher gibt es keine Hinweise auf eine relevante Beeinträchtigung des weißen Blutbildes.

4.2 Quetiapin

Auch Quetiapin ist in seiner Struktur Clozapin sehr ähnlich. Präklinisch-pharmakologisch unterscheidet es sich von Clozapin u.a. durch eine praktisch fehlende anticholinerge Aktivität (Saller u. Salama 1993). Die Halbwertszeit ist kurz (etwa 3 h; Fulton u. Goa 1995), Dosierungsempfehlungen bewegen sich zwischen 150 und 750 mg/Tag.

Vergleichsstudien

In Phase-II- und Phase-III-Studien fand sich eine gegenüber Placebo überlegene Wirkung, die mit Haloperidol (Borison et al. 1996; Small et al. 1997; Arvanitis et al. 1997) und Chlorpromazin (Hirsch et al. 1996) vergleichbar war.

Das Risiko, akute extrapyramidal-motorische Nebenwirkungen zu induzieren, war nicht größer als unter Placebo, bezüglich Spätdyskinesien liegen noch keine Daten vor. Transiente Erhöhungen der Leberfunktionsproben, Schwindel und orthostatische Hypotension, v.a. zu Behandlungsbeginn, gaben zu der Empfehlung Anlaß, Quetiapin während der ersten Behandlungstage einschleichend aufzudosieren.

Nebenwirkungen

4.3 Risperidon

Risperidon ist ein neues Molekül. Seine Eliminationshalbwertszeit wird mit zwischen 3,2 und 24 h angegeben (Byerly u. DeVane 1996), rezente Dosisempfehlungen liegen zwischen 2 und 6 mg/Tag.

Auch Risperidon wurde gegen Placebo (Marder u. Meibach 1994) und Haloperidol (Peuskens 1995) geprüft. Wie bei den anderen Substanzen war der therapeutische Effekt besser als der von Placebo und mit Haloperidol vergleichbar. Ähnlich wie bei Olanzapin fanden sich Vorteile im Bereich der Behandlung von Negativsymptomen (Möller 1995). Inzwischen liegen auch positive Erfahrungen über die Wirksamkeit von Risperidon aus der Kinder- und Jugendpsychiatrie (Mandoki 1995; Sternlicht u. Wells 1995) und bei älteren Patienten (Madhusoodanan et al. 1999) vor.

Vergleichsstudien

Entsprechend den anderen neuen Antipsychotika zeigt Risperidon in den empfohlenen Dosierungen ein geringeres Risiko für extrapyramidal-motorische Nebenwirkungen als traditionelle Neuroleptika. Dieses ist jedoch deutlich dosisabhängig, d.h. dieser Vorteil verliert sich bei Dosen über 8 mg/Tag (Lemmens et al. 1999). Ähnlich wie bei Quetiapin sollte Risperidon zu Behandlungsbeginn eingeschlichen werden, um zu starker Sedierung und Hypotension vorzubeugen.

Nebenwirkungen

4.4 Sertindol

Mit ungefähr 3 Tagen hat Sertindol von allen neuen Medikamenten die längste Halbwertszeit (Dunn u. Fitton 1996). Dosen zwischen 4 und 24 mg/Tag werden zur Behandlung schizophrener Patienten empfohlen.

Auch Sertindol wurde vor der Markteinführung mit Placebo (Zimbroff et al. 1997) und Haloperidol (van Kammen et al. 1996; Zimbroff et al. 1997) verglichen und führte zu ähnlichen Ergebnissen, wie sie auch für die anderen neuen Antipsychotika beschrieben wurden.

Vergleichsstudien

Das gleiche gilt für das extrapyramidal-motorische Nebenwirkungsprofil. Als unübliche Nebenwirkung wurde unter Sertindol eine Verringerung des Ejakulationsvolumens beschrieben. Zudem fanden sich Gewichtszunahme und eine Verlängerung des QT_C-Intervalls im EKG (Hale et al. 1996; van Kammen et al. 1996; Zimbroff et al. 1997). Diese Neben-

Nebenwirkungen

wirkung, die in ihrer klinischen Relevanz noch kontrovers diskutiert wird, gab dazu Anlaß, daß die europäischen Registrierungsbehörden derzeit das Nutzen-Risiko-Profil dieser Substanz neu bewerten.

4.5 Ziprasidon

Ziprasidon unterscheidet sich pharmakologisch von den zuvor beschriebenen Medikamenten v.a. durch eine ausgeprägte $5HT_{1A}$-agonistische Wirkung und eine Hemmung der Wiederaufnahme von Serotonin und Noradrenalin (Davis u. Markham 1997; Tandon et al. 1997). Die Halbwertszeit wird mit 3,2–10 h (Davis u. Markham 1997) angegeben, der empfohlene Dosisrahmen beträgt 80–160 mg/Tag.

Vergleichsstudien

Dies waren auch die Dosen, die in klinischen Prüfungen gegenüber Placebo (Keck et al. 1998) bzw. Haloperidol (Goff et al. 1998; Keck et al. 1998) nicht nur Positivsymptome sondern auch Negativsymptome (im höheren Dosisbereich) besserten. In einer placebokontrollierten Einjahresstudie zeigte sich Ziprasidon Placebo in bezug auf das Rückfallrisiko überlegen (Arato et al. 1997).

Nebenwirkungen

Das Risiko für extrapyramidal-motorische Nebenwirkungen entspricht dem der anderen neuen Substanzen. Die in klinischen Prüfungen am häufigsten beschriebene Nebenwirkung war Müdigkeit. Interessanterweise fand sich in den oben genannten Studien im Gegensatz zu allen anderen neuen Antipsychotika keine Gewichtszunahme.

4.6 Zotepin

Auch Zotepin unterscheidet sich strukturell kaum von Clozapin (Prakash u. Lamb 1998). Ähnlich wie Ziprasidon zeigt es eine den trizyklischen Antidepressiva (Rowley et al. 1998) vergleichbare Noradrenalinwiederaufnahmehemmung. Die empfohlene Dosierung beträgt 75–450 mg/Tag.

Vergleichsstudien

In bezug auf seine klinische Wirksamkeit ist es mit den anderen Neuentwicklungen vergleichbar (Fleischhacker et al. 1989; Dieterle et al. 1991; Klieser et al. 1991; Petit et al. 1996). Es wurde auch bei Patienten mit vorherrschender Negativsymptomatik (Barnas et al. 1992) erfolgreich angewandt.

Nebenwirkungen

Nebenwirkungen auf das extrapyramidal-motorische System sind geringer ausgeprägt als unter Haloperidol und Chlorpromazin. An anderen unerwünschten Begleitwirkungen werden dosisabhängig Sedierung, transiente Leberfunktionsprobenerhöhungen und epileptische Manifestationen beschrieben.

4.7 Methodische Überlegungen zur Beurteilung neuer Antipsychotika

Das klassische Konzept der klinischen Arzneimittelprüfung, wie es im 4-Phasen-Modell dargestellt wird, wird heute kaum mehr in dieser Reihenfolge eingehalten. Dabei wurde von folgenden Phasen ausgegangen:

Phase I: Überprüfung der Verträglichkeit und Pharmakokinetik an Gesunden,

Phase II: Dosisfindung und Verträglichkeitsprüfung an Erkrankten,

Phase III: Wirksamkeitsnachweis an Erkrankten,

Phase IV: Überprüfung von Phase-III-Ergebnissen und evtl. Indikationserweiterung und Anwendungsveränderungen in einer wesentlich größeren Stichprobe nach der Registrierung.

In großen, internationalen, multizentrischen Studien vermischen sich die Fragestellungen aus den Phasen II und III. Sogenannte Phase-IIIb-Studien, die die Funktion der früheren Phase IV teilweise übernehmen sollen, werden zumeist schon vor der Registrierung initiiert.

Ein wesentlicher Nachteil der Verkürzung dieser Entwicklungsschritte ist u.a. darin zu sehen, daß sich die Indikation praktisch ausschließlich auf präklinisch erhobene Daten stützt. Das früher durchaus übliche Vorgehen, in frühen, offenen Phase-II-Prüfungen, einen ersten groben klinischen Eindruck über das Wirkspektrum einer experimentellen Substanz zu erhalten, ist heute zur seltenen Ausnahme geworden.

Analysiert man die klinischen Prüfungen, die von verschiedensten pharmazeutischen Unternehmen in den letzten 10 Jahren zur Registrierung neuer Antipsychotika herangezogen wurden, so fällt auf, daß in all diesen Studien eine hochselektierte Klientel untersucht wurde. Die Patienten waren im Durchschnitt in den End-30ern, zwei Drittel waren männlichen Geschlechts. Die durchschnittliche Krankheitsdauer war in vielen Fällen über 10 Jahre, viele Hospitalisierungen sind der klinischen Prüfung vorausgegangen. Über die Vorbehandlung dieser Patientengruppe ist nichts bekannt, vielfach wurden sie nach kurzen Auswaschphasen (3–7 Tage) in die klinische Prüfung aufgenommen. In fast allen Prüfungen waren etwa 20% der untersuchten Patienten dem schizoaffektiven Spektrum zuzuordnen.

Betrachtet man die Effizienzraten der 6–8 Wochen dauernden klinischen Prüfungen, so zeigt sich, daß sich die Scores der gängigen psychopathologischen Beurteilungsverfahren – zumeist *Brief Psychiatric Rating Scale* (BPRS; Overall 1972) oder *Positive and Negative Symptom Scale* (PANSS; Kay 1991) – im Schnitt um nur etwa 20–40% verbesserten. Dies gilt sowohl für die experimentelle Gruppe als auch für die Gruppe der Patienten, die mit einem Referenzneuroleptikum behandelt wurden (meistens Haloperidol oder Chlorpromazin).

Wie schon oben ausgeführt, wird aus diesen Betrachtungen klar, daß es sich bei der untersuchten Stichprobe um eine selektierte handelt. Chronisch kranke, oftmals hospitalisierte schizophrene Männer, die wahrscheinlich auf frühere Therapieversuche nur unzureichend angesprochen hatten und die auch im Rahmen der klinischen Prüfung keineswegs eine

4-Phasen-Modell der Arzneimittelprüfung

Problem der Verkürzung der Entwicklungsschritte

Problem einer hochselektierten Klientel bei Arzneimittelprüfungen (Selektionsbias)

Effektgröße in Phase-III-Studien

Vollremission ihrer Symptome erreichen, sind die Kerngruppe, auf der die Beurteilung der Prüfsubstanz fußt.

Übertragbarkeit der Ergebnisse auf die klinische Praxis

Die Problematik liegt nun darin, daß aus den Ergebnissen dieser klinischen Prüfungen auf die Wirksamkeit von neuen Antipsychotika auf die Gesamtpopulation schizophrener Patienten geschlossen wird. In dieser gibt es jedoch die verschiedensten Spielarten des schizophrenen Spektrums, die in Phase-II- und Phase-III-Studien kaum Berücksichtigung finden. Diese reichen von der ersterkrankten präsuizidalen jungen Frau bis hin zum stark agitierten, therapieresistenten Patienten.

Es darf also nicht verwundern, wenn sich die Ergebnisse aus klinischen Prüfungen nicht immer in die tägliche psychiatrische Praxis übertragen lassen, wobei sich überhöhte Erwartungen mit ungerechtfertigter negativer Einstellung („die neuen Substanzen wirken bei akut erkrankten schizophrenen Patienten nicht") mischen. Nicht selten beruht die Enttäuschung v. a. im Akutbereich tätiger klinischer Psychiater darauf, daß viele der neuen Substanzen eine geringere sedierende Wirkung haben als traditionelle Neuroleptika. Dies macht oft zusätzliche sedierende Maßnahmen zu Behandlungsbeginn notwendig. Diese fehlende Sedierung darf nicht mit einer fehlenden antipsychotischen Wirkung verwechselt werden, auch bei den klassischen Substanzen setzt letztere ja nicht akut ein, sondern bedarf einer mehrwöchigen Behandlung.

Vorteile der neuen Antipsychotika bei Negativsymptomen

Für die meisten der neuen Antipsychotika werden Vorteile gegenüber klassischen Referenzsubstanzen in bezug auf den therapeutischen Effekt gegen Negativsymptome beschrieben. Dazu muß einschränkend angemerkt werden, daß dieser Effekt bis jetzt nur bei Patienten nachgewiesen werden konnte, die sowohl an Positiv- als auch an Negativsymptomen litten. Es gilt als erwiesen, daß die Negativsymptome dieser Gruppe von Patienten besser auf eine medikamentöse Behandlung ansprechen als Negativsymptome bei Patienten, die nicht akut erkrankt sind und nicht gleichzeitig auch an Positivsymptomen leiden (Carpenter 1996). Letztere werden auch als primäre Negativsymptome bezeichnet und gelten als krankheitsinhärent.

Spezifische Studien

Für Olanzapin (Tollefson u. Sanger 1997) und Risperidon (Möller 1995) wurde in Post-hoc-Analysen mittels pfadanalytischer Verfahren untersucht, inwieweit die Besserung der Negativsymptomatik durch andere Faktoren beeinflußt war. Es wird beschrieben, daß zumindest ein Teil der therapeutischen Wirksamkeit von intervenierenden Variablen, wie z. B. einer Besserung der Positivsymptomatik oder einem Rückgang extrapyramidal-motorischer Nebenwirkungen, unabhängig war. Diese Methode ist jedoch nicht geeignet, einen schlüssigen Beweis für die Wirksamkeit der neuen Medikamente gegenüber einer primären Negativsymptomatik zu führen. Positive Studienergebnisse an Patienten mit vorherrschender Negativsymptomatik liegen bis heute für Amisulprid (Loo et al. 1997), Ritanserin (Duinkerke et al. 1993) und Zotepin (Barnas et al. 1992) vor.

Beurteilung der Verträglichkeit

Auch im Hinblick auf die Beurteilung der Verträglichkeit neuer Medikamente gibt es Fehlerquellen. Die Erhebung von Nebenwirkungen wird in verschiedenen klinischen Prüfungen höchst unterschiedlich durchgeführt: So gibt es Studien, in denen spezifische Nebenwirkungsskalen zur Erfassung der Inzidenz von unerwünschten Begleiteffekten herangezogen werden, während in anderen klinischen Prüfungen spontane Berichte von Untersuchern oder Patienten als Grundlage dienen. Demgemäß sind auch unterschiedliche Nebenwirkungshäufigkeiten aus methodisch unterschiedlich durchgeführten Studien zu erwarten, ein echter Nebenwirkungsvergleich kann also nur dann erfolgen, wenn Medikamente in der gleichen klinischen Prüfung mit der gleichen Methodik verglichen werden.

Ein spezielles Problem stellen extrapyramidal motorische Nebenwirkungen dar. In praktisch allen publizierten klinischen Studien mit den neuen Antipsychotika findet sich eine Rate extrapyramidal-motorischer Nebenwirkungen, die etwa der in der Placebogruppe entspricht. Das heißt, Patienten scheinen unter den neuen Medikamenten nicht häufiger akute extrapyramidal-motorische Nebenwirkungen zu entwickeln, als dies bei Patienten, die im Rahmen dieser klinischen Prüfung Placebo erhielten, beobachtet wurde. Hier gilt es anzumerken, daß auch in der Placebogruppe regelmäßig etwa 20% der Patienten extrapyramidal-motorische Nebenwirkungen entwickeln. Für diesen scheinbar paradoxen Befund gibt es verschiedene mögliche Erklärungen. So ist es z.B. nicht unwahrscheinlich, daß nach Absetzen eines klassischen Antipsychotikums mit einem begleitenden Anticholinergikum, extrapyramidal-motorische Nebenwirkungen, die ursprünglich durch das Anticholinergikum unterdrückt waren, wieder auftauchen. Dieses Wiederauftauchen kann nun zufällig in den Beginn der klinischen Prüfung fallen; die extrapyramidal-motorischen Nebenwirkungen werden daher als neu und behandlungsabhängig fehlinterpretiert.

Extrapyramidal-motorische Nebenwirkungen

Eine alternative Erklärung wäre das Auftreten von sog. Entzugsdyskinesien, wie sie im Rahmen von Spätdyskinesien nach Wegfall der Maskierung dieser Störung durch traditionelle Antipsychotika (Gardos u. Cole 1995; Schultz et al. 1995) bei disponierten Patienten zu erwarten sind. Differentialdiagnostische Probleme, wie z.B. die Abgrenzung der akuten Akathisie von Angst und Erregung bei akut psychotischen Patienten, können auch zu einer Fehleinschätzung motorischer Symptome führen (Miller u. Fleischhacker 2000).

Entzugsdyskinesien

Schon seit Kraepelin (1919) ist bekannt, daß schizophrene Störungen mit motorischen Begleitphänomenen einhergehen können, die phänomenologisch den medikamenteninduzierten Dyskinesien sehr ähnlich sind. Dieses Auftreten von spontanen Bewegungsstörungen bei unbehandelten, neuroleptikanaiven schizophrenen Patienten war auch in den letzten Jahren Gegenstand mehrerer Publikationen (Caligiuri et al. 1993; Chatterjee et al. 1995).

Spontane Bewegungsstörungen

Letztlich sind auch echte Placeboeffekte, die v.a. aus der Erwartungshaltung neuroleptikaerfahrener schizophrener Patienten erklärt werden können, sowie die Neigung anticholinergikamißbrauchender Patienten, sich durch Vortäuschen motorischer Nebenwirkungen eine Rezeptur für diese Medikamente zu verschaffen, als Erklärung für die relativ hohe Inzidenz extrapyramidal-motorischer Nebenwirkungen unter Placebo

Placeboeffekte und Anticholinergika-mißbrauch

herangezogen worden. Wichtig ist festzuhalten, daß die Tatsache, daß die Rate extrapyramidal-motorischer Nebenwirkungen unter einem neuen Medikament der unter Placebo entspricht, nicht bedeutet, daß die neue Substanz keine motorischen Nebenwirkungen induziert.

Zusammenfassend muß betont werden, daß die Umsetzung der Wirksamkeits- und Sicherheitsprüfung aus der Phase III in die klinische Realität mit Vorsicht und unter Bedachtnahme auf die oben angeführten Fehlerquellen erfolgen muß, um unrealistischen Behandlungserwartungen vorzubeugen.

5 Spezielle Aspekte der Pharmakotherapie schizophrener Störungen

5.1 Negativsymptome, Depression und Suizidalität

Methodische Probleme

Verschiedene methodische Probleme erschweren die Beurteilung von klinischen Prüfungen bei Patienten mit depressiven und Negativsymptomen im Rahmen einer schizophrenen Störung. Dies beginnt mit Schwierigkeiten in der Differentialdiagnose: So haben Akinese, primäre Negativsymptome und Depression viele gemeinsame Symptome und können oft, v. a. in einer Querschnittsbeurteilung, nur schwer unterschieden werden (Fleischhacker 1998). Negativsymptome können auch sekundärer Natur sein, d. h. sie sind dann Folge von extrapyramidal-motorischen Nebenwirkungen, von Institutionalisierungsphänomenen oder treten als Folge bestimmter Positivsymptome auf (Carpenter 1996). Depressive Syndrome können Teil der schizophrenen Störung sein oder als psychologische Reaktion auf die Erkrankung erlebt werden (Liddle et al. 1993; Siris 1995). Auf die Problematik der Aussagekraft klinischer Prüfungen bei Patienten mit Negativsymptomen wurde schon im vorhergehenden Kapitel hingewiesen.

Antidepressiva

Die Wirkung von Imipramin zusätzlich zu einer antipsychotischen Grundbehandlung gegen depressive Zustandsbilder bei schizophrenen Patienten (Siris 1995) ist gut dokumentiert. Es gibt auch Hinweise für einen therapeutischen Effekt von einer begleitenden Verabreichung von Serotoninwiederaufnahmehemmern gegen depressive Syndrome (Goff et al. 1990), aber auch gegen Negativsymptome (Goff et al. 1995).

Notwendigkeit einer exakten Diagnosestellung

Bevor eine pharmakologische Behandlung dieser Störungen eingeleitet wird, ist es notwendig, eine möglichst sichere Diagnose zu stellen, um eine optimale Behandlung zu gewährleisten. Die Tatsache, daß sowohl Negativsymptome als auch depressive Syndrome bei diesen Patienten schwierig zu behandeln sind, sollte nicht zu einem therapeutischen Nihilismus führen. Dies ist besonders wichtig in Anbetracht der Tatsache, daß schizophrene Patienten ein hohes, affektiv Erkrankten durchaus vergleichbares, Suizidrisiko (Roy 1986; Caldwell u. Gottesman 1990) haben. Auch hier gibt es erste vielversprechende Befunde, die darauf hinzuweisen scheinen, daß es mittels der Behandlung mit neueren Antipsychotika gelingt, die Selbsttötungsgefahr deutlich zu verringern (Meltzer u. Okayli 1995).

5.2 Kognitive Störungen

Störungen kognitiver Funktionen bei Patienten mit Schizophrenie sind seit den frühen Beschreibungen regelmäßig dokumentiert worden. Es handelt sich dabei um ein generelles Defizit, das sich v. a. in den Bereichen Gedächtnis und exekutive Funktionen niederschlägt (Mortimer 1997; Bilder 1998; Sharma u. Mockler 1998). Diese Funktionsstörungen erschweren, unabhängig von anderen Symptomen, die Rehabilitationsbemühungen (Goldberg u. Gold 1995) und sind ein negativer Prädiktor für den Krankheitsverlauf (Kolakowska et al. 1985; Perlick et al. 1992). Klassische Neuroleptika verbessern diese Symptome kaum, eher kommt es zu einer Verschlechterung verschiedener kognitiver Leistungen (Mortimer 1997). Dieses Bild scheint sich mit der Verwendung neuer Antipsychotika zu wandeln.

Kognitive Störungen als generelles Defizit

So wurde unter Clozapin-Behandlung eine Verbesserung verschiedener kognitiver Funktionen im Speziellen in den Bereichen Aufmerksamkeit und verbale Fluidität (Collaborative Working Group on Clinical Trial Evaluation 1998) beschrieben. Risperidon (Green et al. 1997) hat gute Effekte in Richtung einer Verbesserung des Arbeitsgedächtnisses. Noch sind die Wirkmechanismen für diese möglichen Unterschiede zwischen den einzelnen Antipsychotika unklar, es besteht jedoch berechtigter Anlaß zur Hoffnung, daß auch in diesem Bereich die neuen Medikamente Behandlung und Rehabilitation von Menschen mit schizophrenen Störungen erleichtern werden.

Besserung unter Behandlung mit neuen Antipsychotika

5.3 Compliance

Wie bei jeder anderen Erkrankung, bei der über Jahre hinaus eine regelmäßige Medikamenteneinnahme indiziert ist, ist auch bei schizophrenen Störungen der Problemkreis Compliance von enormer klinischer Relevanz. Wenn man in Betracht zieht, daß im Rahmen einer Langzeitbehandlung deutlich weniger als 50% der Patienten ihre Medikation den ärztlichen Empfehlungen folgend einnehmen (Fenton et al. 1997), so wird klar, daß hier ein ernstzunehmender negativer Einfluß auf die Langzeitbehandlung vorliegt.

Der Problemkreis Non-Compliance hat aber Implikationen, die über den klinischen Alltag hinausreichen. Er kann die Ergebnisse psychopharmakologischer Studien verzerren. Dies kann sich besonders in placebokontrollierten Untersuchungen zeigen, in denen das experimentelle Medikament mehr Nebenwirkungen hat als Placebo. In diesem Fall ist zu erwarten, daß die Non-Compliance-Rate unter Placebo geringer ist als bei den mit der aktiven Prüfsubstanz behandelten Patienten. In der Folge werden diese non-complianten Patienten auch ein geringeres Therapieansprechen zeigen, womit sich der Unterschied zu inaktivem Placebo möglicherweise verringert. Dies bedeutet, daß bei unzureichender Beachtung dieses Aspektes potentielle therapeutische Vorteile der Prüfsubstanz gegenüber Placebo verlorengehen oder zumindest in der Effektgröße reduziert werden können.

Probleme der Non-Compliance

Es ist daher unerläßlich, dem Aspekt der Compliance in allen Bereichen der Psychopharmakologie allerhöchste Aufmerksamkeit zu widmen.

Einflußfaktoren auf Compliance

Verschiedene, höchst unterschiedliche Faktoren haben einen Einfluß auf die Compliance, diese werden üblicherweise den Bereichen patientenabhängig, therapeutenabhängig, umgebungsabhängig und behandlungsabhängig zugeordnet (Fleischhacker et al. 1994b). Beispiele für patientenabhängige Faktoren sind demographische Daten wie Alter (Schwartz et al. 1962), Geschlecht (Danion et al. 1987; Swett u. Noones 1989) oder Sozialstatus aber auch die Art der Erkrankung (Drake et al. 1989; Pan u. Tantam 1989; Schou 1997). So haben z. B. ältere Patienten oder solche mit Größenideen häufiger Compliance-Probleme.

– Arzt-Patienten-Beziehung

Zu den therapeutenabhängigen Variablen gehören Aspekte der Arzt-Patienten-Beziehung (Ley u. Spelman 1965; Meise et al. 1992) und als wesentlicher Bestandteil die dem Patienten vermittelte Information über die Behandlung (Bäuml et al. 1993).

– soziales Umfeld

Im sozialen Umfeld des Patienten werden vorherrschende Krankheitskonzepte und Einstellungen gegenüber Psychopharmaka die Compliance wesentlich beeinflussen (Blackwell 1973, Hoge et al. 1990).

– Arzneimittel-nebenwirkungen

Die behandlungsabhängige Variable, die im Zusammenhang mit Non-Compliance am häufigsten untersucht wurde, ist die des Einflusses von Arzneimittelnebenwirkungen (Fleischhacker et al. 1994b). Hier zeigten sich v. a. extrapyramidal-motorische Nebenwirkungen, und zwar im besonderen die Akathisie (Van Putten et al. 1984) sowie Gewichtszunahme und Sexualstörungen (Silverstone et al. 1988; Pfeiffer et al. 1991; Buchanan 1992) als Prädiktoren für Non-Compliance. Es gibt allerdings auch Untersuchungen, die einen derartigen negativen Einfluß von Nebenwirkungen nicht finden (Fleischhacker et al. 1994b; Middelboe 1995; Hummer et al. 1999). Ursachen für diesen intuitiv paradoxen Effekt sind wohl vermehrte Arzt-Patienten-Kontakte als Folge der unerwünschten Arzneimittelwirkungen, die auf indirektem Weg zu einer Verbesserung des Arzt-Patienten-Verhältnisses führen. Letzteres hat wiederum einen positiven Einfluß auf die Compliance (Willcox et al. 1965).

– Behandlungs-organisation

Ein anderer wichtiger behandlungsbezogener Faktor ist die Komplexität des Behandlungsregimes. Polypharmazie und auch eine unklare Rollenzuteilung im Falle des Einsatzes verschiedener Therapeuten erschweren die Mitarbeit der Patienten.

Guter Erfolg Compliance-verbessernder Maßnahmen

Auf all diesen Ebenen kann interveniert werden, um die Compliance zu verbessern; idealerweise sollten entsprechende Interventionen natürlich schon zu Behandlungsbeginn im Sinne einer vorbeugenden Maßnahme in die therapeutischen Bemühungen eingebaut werden. Der Erfolg Compliance-verbessernder Maßnahmen ist gut dokumentiert (Eckman et al. 1990; Bäuml et al. 1993; Kemp et al. 1998). Eine gute Arzt-Patienten-Beziehung stellt sicher die Grundlage jeglicher Compliance-verbessernder Maßnahme dar. Dazu kommen ausreichende Informationen, die sowohl den Patienten als auch deren Angehörigen regelmäßig vermittelt werden müssen. In diesen Informationen wird auch eine Bearbeitung des Krankheitskonzepts der Betroffenen beinhaltet sein, das oft unrealistischen Vorstellungen folgt. Daneben wird der Nebenwirkungsprophylaxe bzw. einer raschen Intervention im Falle des Auftretens von Nebenwirkungen große Bedeutung zukommen. Letztlich ist auch wichtig, daß sich die Behandler nach wissenschaftlich abgesicherten Therapieprinzipien richten, um so zum einen einen optimalen Erfolg ihrer Bemühungen zu gewährleisten und zum anderen zu verhindern, daß Betroffene durch unterschiedliche Therapievorschläge verschiedener Therapeuten verunsichert werden.

6 Schlußbemerkungen

Nach wie vor ist die Pharmakotherapie Grundlage aller Interventionen zur Behandlung von Menschen mit schizophrenen Störungen. Ohne Zweifel bereichern die neuen Antipsychotika das Spektrum der Möglichkeiten der Akut- und Langzeitbehandlung wesentlich. Es ist auch zu erwarten, daß im Rahmen der besseren Verträglichkeit dieser Substanzen, v.a. im Bereich extrapyramidal-motorischer Nebenwirkungen, rehabilitative Maßnahmen erleichtert werden. Dazu wird auch die Verbesserung kognitiver Funktionen beitragen. Allerdings muß klar gesagt werden, daß es neben extrapyramidal-motorischen Nebenwirkungen auch andere unerwünschte Begleitwirkungen von Antipsychotika gibt, die Compliance und psychosoziale Behandlungsversuche behindern können. Nach wie vor wird sich also der Verschreiber mit der Problematik des Nutzen-Risiko-Profils dieser Medikamente auseinandersetzen müssen. Eine klare Definition dieses Profils wird erst im Rahmen gut dokumentierter, breit angelegter klinischer Anwendungsstudien möglich sein.

Pharmakotherapie als grundlegende Behandlung bei schizophrenen Störungen

Neue Erkenntnisse aus dem pharmakologischen Bereich gemeinsam mit Fortschritten in psychotherapeutischen und sozialpsychiatrischen Ansätzen tragen zu einem neuen Optimismus in der Behandlung dieser schweren psychiatrischen Erkrankung bei. Eine optimale Einbindung all dieser neuen Erkenntnisse in integrative Behandlungsmaßnahmen setzt allerdings einen kontinuierlichen Prozeß der wissenschaftlichen Evaluation der neuen therapeutischen Möglichkeiten voraus.

Bedeutung integrativer Behandlungsmaßnahmen

7 Literatur

Adler LA, Edson R, Lavori P, Peselow E, Duncan E, Rosenthal M, Rotrosen J (1998) Long-term treatment effects of vitamin E for tardive dyskinesia. Biol Psychiatry 43:868–872

Aitchison K, Kerwin RW (1997) Cost-effectiveness of clozapine. Br J Psychiatry 171:125–130

Altamura CA, Colacurcio F, Mauri MC, Moro AR, DeNovellis F (1989) Haloperidol decanoate in chronic schizophrenia: a study of 12 months with plasma levels. Prog Neuropsychopharmacol Biol Psychiatry 14:25–35

*Alvir JMJ, Lieberman JA, Safferman AZ, Schwimmer JL, Schaaf JA (1993) Clozapine-induced agranulocytosis: incidence and risk factors in the United States. N Engl J Med 329:162–167

**APA (1992) Tardive dyskinesia: a task force report of the American Psychiatric Association. American Psychiatric Press, Washington DC

*APA (1997) Practice guideline for the treatment of patients with schizophrenia. Am J Psychiatry 54(Suppl 4)

Arato M, O'Connor R, Meltzer H, Bradbury J (1997) Ziprasidone: efficacy in the prevention of relapse and in the long-term treatment of negative symptoms of chronic schizophrenia. Eur Neuropsychopharmacol 7(Suppl 2): 214

*Arvanitis LA, Miller BG, Seroquel Trial 13 Study Group (1997) Multiple fixed doses of 'Seroquel' (quetiapine) in patients with acute exacerbation of schizophrenia: a comparison with haloperidol and placebo. Biol Psychiatry 42:233–246

*Baldessarini RJ, Cohen BM, Teicher MH (1988) Significance of neuroleptic dose and plasma level in the pharmacological treatment of psychoses. Arch Gen Psychiatry 45:79–91

Barnas C, Stuppäck C, Miller C, Haring C, Sperner-Unterweger B, Fleischhacker WW (1992) Zotepine in the treatment of schizophrenic patients with prevailingly negative symptoms: a double blind trial vs. haloperidol. Int Clin Psychopharmacol 7:23–27

Bäuml J, Kissling W, Buttner P et al. (1993) Informationszentrierte Patienten- und Angehörigengruppen zur Complianceverbesserung bei schizophrenen Psychosen. Verhaltenstherapie 3(Suppl 1):1–96

Beasley CM Jr, Tollefson G, Tran P, Satterlee W, Sanger T, Hamilton S (1996) Olanzapine versus placebo and haloperidol: acute phase results of the North-American double-blind olanzapine trial. Neuropsychopharmacology 14:111–123

Bilder RM (1998) The neuropsychology of schizophrenia – what, when, where, how? In: Fleischhacker WW, Hinterhuber H, Meise U (Hrsg) Schizophrene Störungen – state of the art II. Verlag Integrative Psychiatrie, Innsbruck, S 155–171

*Bissette G, Nemeroff CB (1995) The neurobiology of neurotensin. In: Bloom FE, Kupfer DE (eds) Psychopharmacology: the fourth generation of progress. Raven, New York, pp 573–583

Blackwell B (1973) Drug therapy: patient compliance. N Engl J Med 289:249–252

Bondolfi G, Dufour H, Patris M, May JP, Billeter U, Eap CB, Baumann P (1998) Risperidone versus clozapine in treatment-resistant chronic schizophrenia: a randomized double-blind study. The Risperodone Study Group. Am J Psychiatry 155:499–504

Borison RL, Arvanitis LA, Miller BG (1996) ICI 204.636, an atypical antipsychotic: efficacy and safety in a multicenter, placebo-controlled trial in patients with schizophrenia. Seroquel Study Group. J Clin Psychopharmacol 16:158–169

*Boyer P, Lecrubier Y, Puech AJ, Dewailly J, Aubin F (1995) Treatment of negative symptoms in schizophrenia with amisulpride. Br J Psychiatry 166:68–72

Buchanan A (1992) A two-year prospective study of treatment compliance in patients with schizophrenia. Psychol Med 22:787–797

*Bunney BG, Bunney WE, Carlsson A (1995) Schizophrenia and glutamate. In: Bloom FE, Kupfer DJ (eds) Psychopharmacology: the fourth generation of progress, Raven, New York, pp 1205–1214

Byerly MJ, DeVane CL (1996) Pharmacokinetics of clozapine and risperidone: a review of recent literature. J Clin Psychopharmacol 16:177–187

Bymaster FP, Calligaro DO, Falcone JF et al. (1996) Radioreceptor binding profile of the atypical antipsychotic olanzapine. Neuropsychopharmacology 14:87–96

*Caldwell CB, Gottesman II (1990) Schizophrenics kill themselves too: a review of risk factors for suicide. Schizophr Bull 16:571–589

Caligiuri MP, Lohr JB, Jeste DV (1993) Parkinsonism in neuroleptic-naive schizophrenic patients. Am J Psychiatry 150:1343–1348

Carpenter WT Jr, Hanlon TE, Heinrichs DW, Summerfelt AT, Kirkpatrick B, Levine J, Buchanan RW (1990) Continuous versus targeted medication in schizophrenic outpatients: outcome results. Am J Psychiatry 147:1138–1148

Carpenter WT Jr (1996) The treatment of negative symptoms: pharmacological and methodological issues. Br J Psychiatry 168 (Suppl 29):17–22

*Casey DE (1996) Extrapyramidal syndromes: Epidemiology, pathophysiology and the diagnostic dilemma. CNS Drugs 5(Suppl 1): 1–12

Chatterjee A, Chakos M, Koreen AR et al. (1995) Prevalence and clinical correlates of extrapyramidal signs and spontaneous dyskinesia in never-medicated schizophrenic patients. Am J Psychiatry 152:1724–1729

Claghorn J, Honigfeld G, Abuzzahab FS, Wang R, Steinbook R, Tuason V, Klerman G (1987) The risks and benefits of clozapine versus chlorpromazine. J Clin Psychopharmacol 7:377–384

Collaborative Working Group on Clinical Trial Evaluations (1998) Evaluating the effects of antipsychotics on cognition in schizophrenia. J Clin Psychiatry 59(Suppl 12):35–40

Collins PJ, Larkin EP, Shubsachs APW (1991) Lithium carbonate in chronic schizophrenia – a brief trial of lithium carbonate added to neuroleptics for treatment of resistant schizophrenic patients. Acta Psychiatr Scand 84:150–154

Conley RR, Tamminga CA, Bartko JJ et al. (1998) Olanzapine compared with chlorpromazine in treatment-resistant schizophrenia. Am J Psychiatry 155:914–920

Coryell W, Miller DD, Perry PJ (1998) Haloperidol plasma levels and dose optimization. Am J Psychiatry 155:48–53

Coukell AJ, Spencer CM, Benfield P (1996) Amisulpride. A review of its pharmacodynamic and pharmacokinetic properties and therapeutic efficacy in the management of schizophrenia. CNS Drugs 6:237–256

Crow TJ, McMillan JF, Johnson AL, Johnstone EC (1986) The Northwick Park study of first episodes of schizophrenia, II. A randomized controlled trial of prophylactic neuroleptic treatment. Br J Psychiatry 148:120–127

*Csernansky JG, Newcomer JG (1995) Maintenance drug treatment for schizophrenia. In: Bloom FE, Kupfer DJ (eds) Psychopharmacology: the fourth generation of progress, Raven, New York, pp 1267–1275

Daniel DG, Wozniak P, Mack RJ, McCarthy BG (1998) Long-term efficacy and safety comparison of sertindole and haloperidol in the treatment of schizophrenia. Sertindole Study Group. Psychopharmacol Bull 34:61–69

Danion JM, Neunreuther C, Krieger-Finance F, Imbs JL, Singer L (1987) Compliance with longterm lithium treatment in major affective disorders. Pharmacopsychiatry 20:230–231

Davis JM, Kane JM, Marder SR et al. (1993) Dose response of prophylactic antipsychotics. J Clin Psychiatry 54(Suppl 3):24–30

*Davis JM, Matalon L, Watanabe MD, Blake LM (1994) Depot antipsychotic drugs: place in therapy. Drugs 47:741–773

Davis R, Markham A (1997) Ziprasidone. CNS Drugs 8:153–159

Decina P, Mukherjee S, Bocola V, Saraceni F, Hadjichristos C, Scapicchio P (1994) Adjunctive trazodone in the treatment of negative symptoms of schizophrenia. Hosp Community Psychiatry 45:1220–1223

Deutch AY, Duman RS (1996) The effects of antipsychotic drugs on Fos protein expression in the prefrontal cortex: cellular localization and pharmacological characterization. Neuroscience 70:377–389

Dieterle DM, Müller-Spahn F, Ackenheil M (1991) Effectiveness and tolerance of zotepine in a double-blind comparison with perazine in schizophrenic patients. Fortschr Neurol Psychiatr 59(Suppl 1):18–22

Drake RE, Osher FC, Wallach MA (1989) Alcohol use and abuse in schizophrenia. J Nerv Ment Dis 177:408–414

Duinkerke SJ, Botter PA, Jansen AI et al. (1993) Ritanserin, a selective 5-HT$_{2/1C}$ antagonist, and negative symptoms in schizophrenia: a placebo-controlled double-blind trial. Br J Psychiatry 163:451–455

Dunn CJ, Fitton A (1996) Sertindole. CNS Drugs 5:224–230

Eckman TA, Liberman RP, Phipps CC, Blair KE (1990) Teaching medication management skills to schizophrenic patients. J Clin Psychopharmacol 10:33–38

Farde L, Nyberg S (1998) Dosing determination for novel antipsychotics – a PET-based approach. Int J Psychiatry Clin Pract 2(Suppl 1):39–42

Farde L, Nordström AL, Wiesel FA, Pauli S, Halldin C, Sedvall G (1992) PET analysis of central D1 and D2 dopamine receptor occupancy in patients treated with classical neuroleptics and clozapine – relation to extrapyramidal side effects. Arch Gen Psychiatry 49:538–544

Fayen M, Goldman MB, Moulthrop MA, Luchins DJ (1988) Differential memory function with dopaminergic versus anticholinergic treatment of drug induced extrapyramidal symptoms. Am J Psychiatry 145:483–486

Fenton WS, Blyler CR, Heinssen RK (1997) Determinants of medication compliance in schizophrenia: empirical and clinical findings. Schizophr Bull 23:637–651

Fischer-Cornelssen KA, Ferner VJ (1976) An example of European multicenter trials: multispectral analysis of clozapine. Psychopharmacol Bull 12:34–39

Fitton A, Heel R (1990) Clozapine. A review of its pharmacological properties, and therapeutic use in schizophrenia. Drugs 40:722–747

Fleischhacker WW (1998) Differentiation of depression, negative symptoms, and EPS in schizophrenia. J Clin Psychiatry(Monograph Series)16:5–7

*Fleischhacker WW, Hummer M (1997) Drug treatment of schizophrenia in the 1990s: achievements and future possibilities in optimising outcomes. Drugs 53:915–929

Fleischhacker WW, Barnas C, Günther V, Meise U, Stuppäck CH, Unterweger B (1987) Mood-altering effects of biperiden in healthy volunteers. J Affect Dis 12:153–157

Fleischhacker WW, Barnas C, Stuppäck CH, Unterweger B, Miller CH, Hinterhuber H (1989) Zotepine vs. haloperidol in paranoid schizophrenia: a double-blind trial. Psychopharmacol Bull 25:97–100

Fleischhacker WW, Roth SD, Kane JM (1990) The pharmacologic treatment of neuroleptic-induced akathisia. J Clin Psychopharmacol 10:12–21

Fleischhacker WW, Hummer M, Kurz M, Kurzthaler I, Lieberman J, Pollack S, Safferman A, Kane J (1994a) Clozapine dose in the US and Europe: implications for therapeutic and adverse effects. J Clin Psychiatry 55 (Suppl 9B):78–81

Fleischhacker WW, Meise U, Günther V, Kurz M (1994b) Compliance with antipsychotic drug treatment: influence of side-effects. Acta Psychiatr Scand 89 (Suppl 382):11–15

Fulton B, Goa KL (1995) ICI-204,636. An initial appraisal of its pharmacological properties and clinical potential in the treatment of schizophrenia. CNS Drugs 4:68–78

Fulton B, Goa KL (1997) Olanzapine: a review of its pharmacological properties and therapeutic efficacy in the management of schizophrenia and related psychoses. Drugs 53:281–298

*Gaebel W, Falkai P (1998) Praxisleitlinien in Psychiatrie und Psychotherapie, Bd 1: Behandlungsleitlinie Schizophrenie, Steinkopff, Darmstadt

Gardos G, Cole JO (1995) The treatment of tardive dyskinesia. In: Bloom F, Kupfer DJ (eds) Psychopharmacology: the fourth generation of progress, Raven, New York, pp 1503–1511

*Gardos G, Casey DE, Cole JO et al. (1994) Ten-year outcome of tardive dyskinesia. Am J Psychiatry 151:836–841

Gerlach J, Koppelhus P, Helweg E, Monrad A (1974) Clozapine and haloperidol in a single-blind cross-over trial: therapeutic and biochemical aspects in the treatment of schizophrenia. Acta Psychiatr Scand 50:410–424

*Gilbert PL, Harris MJ, McAdams LA, Jeste DV (1995) Neuroleptic withdrawal in schizophrenic patients. A review of the literature. Arch Gen Psychiatry 52:173–188

Glazer WM, Johnstone BM (1997) Pharmacoeconomic evaluation of antipsychotic therapy for schizophrenia. J Clin Psychiatry 58(Suppl 10):50–54

Goff DC, Brotman AW, Waites M, McCormick S (1990) Trial of fluoxetine added to neuroleptics for treatment-resistant schizophrenic patients. Am J Psychiatry 147:492–494

Goff DC, Midha KK, Sarid-Segal O, Hubbard JW, Amico E (1995) A placebo-controlled trial of fluoxetine added to neuroleptic in patients with schizophrenia. Psychopharmacology 117:417–423

Goff DC, Posever T, Herz L et al. (1998) An exploratory haloperidol-controlled dose-finding study of ziprasidone in hospitalized patients with schizophrenia or schizoaffective disorder. J Clin Psychopharmacol 18:296–304

*Goldberg TE, Gold JM (1995) Neurocognitive deficits in schizophrenia. In: Hirsch SR, Weinberger DR (eds) Schizophrenia, Blackwell, Oxford, pp 146–162

*Green M, Marshall BD Jr, Wirshing WC et al. (1997) Does risperidone improve verbal working memory in treatment-resistant schizophrenia? Am J Psychiatry 154:799–804

Growe GA, Crayton JA, Klass DB (1979) Lithium in chronic schizophrenia. Am J Psychiatry 136:454–455

Hale A, Van der Burght M, Wehnert A, Friberg HH (1996) A European dose-range study comparing the efficacy, tolerability and safety of four doses of sertindole and one dose of haloperidol in schizophrenic patients. (Poster presented at the XXth CINP Congress, Melbourne, June 23–27 1996)

Hamilton SH, Revicki DA, Genduso LA, Beasley CM Jr (1998) Olanzapine versus placebo and haloperidol: quality of life and efficacy results of the North American double-blind trial. Neuropsychopharmacology 18:41–49

Haring C, Fleischhacker WW, Schett P, Humpel C, Barnas C, Saria A (1990) Influence of patient-related variables on clozapine plasma levels. Am J Psychiatry 147:1471–1475

Haring C, Neudorfer C, Schwitzer J, Hummer M, Saria A, Hinterhuber H, Fleischhacker WW (1994) EEG alterations in patients treated with clozapine in relation to plasma levels. Psychopharmacology 114:97–100

Herz MI, Glazer WM, Mostert MA et al. (1991) Intermittent vs maintenance medication in schizophrenia: two-year results. Arch Gen Psychiatry 48:333–339

Hiemke C, Weigmann H, Härtter S, Dahmen N, Wetzel H, Müller H (1994) Elevated levels in serum of clozapine after addition of fluvoxamine. J Clin Psychopharmacol 14:279–281

Hirsch S, Link CG, Goldstein JM, Arvanitis LA (1996) ICI 204,636. A new atypical antipsychotic drug. Br J Psychiatry 168(Suppl 29):45–56

*Hoge SK, Appelbaum PS, Lawlor T, Beck JC, Litman R, Greer A, Gutheil TG, Kaplan E (1990) A prospective, multicenter study of patients' refusal of antipsychotic medication. Arch Gen Psychiatry 47:949–956

*Hummer M, Kemmler G, Kurz M, Kurzthaler I, Oberbauer H, Fleischhacker WW (1999) Sexual disturbances during clozapine and haloperidol treatment for schizophrenia. Am J Psychiatry 156:631–633

Janicak PG, Javaid JI, Sharma RP, Leach A, Dowd S, Davis JM (1997) A two-phase, double-blind randomized study of three haloperidol plasma levels for acute psychosis with reassignment of initial non-responders. Acta Psychiatr Scand 95:343–350

Johnson DAW (1979) Further observations on the duration of depot neuroleptic maintenance therapy in schizophrenia. Br J Psychiatry 135:524–530

Jolley AG, Hirsch SR, McRink A, Manchanda R (1989) Trial of brief intermittent neuroleptic prophylaxis for selected schizophrenic outpatients: clinical outcome at one year. BMJ 298:985–990

*Kammen DP van, McEvoy JP, Targum SD, Kardatzke D, Sebree T (1996) A randomized, controlled, dose-ranging trial of sertindole in patients with schizophrenia. Psychopharmacology 124:168–175

Kane JM, Lieberman JA (1987) Maintenance pharmacotherapy in schizophrenia. In: Meltzer HY (ed) Psychopharmacology – the third generation of progress, Raven, New York, pp 1103–1109

Kane J, Honigfeld G, Singer J, Meltzer HY (1988a) Clozapine for the treatment-resistant schizophrenic. A double-blind comparison with chlorpromazine. Arch Gen Psychiatry 45:789–796

Kane JM, Woerner M, Lieberman J (1988b) Tardive dyskinesia: prevalence, incidence, and risk factors. J Clin Psychopharmacol 8(Suppl 4):52–56

Kay SR (1991) Positive and negative syndromes in schizophrenia. Brunner/Mazel, New York

*Keck P Jr, Buffenstein A, Ferguson J et al. (1998) Ziprasidone 40 and 120 mg/day in the acute exacerbation of schizophrenia and schizoaffective disorder: a 4-week placebo-controlled trial. Psychopharmacology 140:173–184

*Kemp R, Kirov G, Everitt B, Hayward P, David A (1998) Randomised controlled trial of compliance therapy. Br J Psychiatry 172:413–419

Kinon BJ, Kane JM, Johns C, Perovich R, Ismi R, Koreen AR, Weiden PJ (1993) Treatment of neuroleptic-resistant schizophrenic relapse. Psychopharmacol Bull 29:309–314

Kissling W (1991) Duration of neuroleptic maintenance treatment. In: Kissling W (ed) Guidelines for neuroleptic relapse prevention in schizophrenia, Springer, Berlin Heidelberg New York Tokio, pp 94–112

*Kissling W, Kane JM, Barnes TRE, Dencker SJ, Fleischhacken WW, Goldstein JM, Johnson DAW, Marder SR, Müller-Spahn F, Tegeler J et al. (1991) Guidelines for neuroleptic relapse prevention in schizophrenia: towards a consensus view. In: Kissling W (ed) Guidelines for neuroleptic relapse prevention in schizophrenia, Springer, Berlin Heidelberg New York Tokio, pp 155–163

Klieser E, Lehmann E, Tegeler J (1991) Double-blind comparison of 3×75 mg zotepine and 3×4 mg haloperidol in acute schizophrenic patients. Fortschr Neurol Psychiatr 59(Suppl 1):14–17

Kolakowska T, Williams AO, Ardern M, Reveley MA, Jambor K, Gelder MG, Mandelbrote BM (1985) Schizophrenia with good and poor outcome. I. Early clinical features, response to neuroleptics and signs of organic dysfunction. Br J Psychiatry 146:229–239

*Kraepelin E (1919) Dementia praecox and paraphrenia. Livingstone, Edinburgh

*Krueger RB, Sackeim HA (1995) Electroconvulsive therapy and schizophrenia. In: Hirsch SR, Weinberger DR (eds) Schizophrenia. Blackwell, Oxford, pp 503–545

Kurz M, Hummer M, Oberbauer H, Fleischhacker WW (1995a) Extrapyramidal side effects of clozapine and haloperidol. Psychopharmacology 118:52–56

Kurz M, Hummer M, Kurzthaler I, Oberbauer H, Fleischhacker WW (1995b) Efficacy of medium-dose clozapine for treatment resistant schizophrenia. Am J Psychiatry 152:1690–1691

*Lehman AF, Steinwachs DM (1998) Translating research into practice:

the Schizophrenia Patient Outcomes Research Team (PORT) treatment recommendations. Schizophr Bull 24:1-10

Lemmens P, Brecher M, Van Baelen B (1999) A combined analysis of double-blind studies with risperidone vs. placebo and other antipsychotic agents: factors associated with extrapyramidal symptoms. Acta Psychiatr Scand 99:160-170

Levinson DF, Simpson GM, Singh H, Yadalam K, Jain A, Stephanos MJ, Silver P (1990) Fluphenazine dose, clinical response, and extrapyramidal symptoms during acute treatment. Arch Gen Psychiatry 47:761-768

*Levinson DF, Singh H, Simpson GM (1992) Timing of acute clinical response to fluphenazine. Br J Psychiatry 160:365-371

Levinson DF, Simpson GM, Lo ES, Cooper TB, Singh H, Yadalam K, Stephanos MJ (1995) Fluphenazine plasma levels, dosage, efficacy, and side effects. Am J Psychiatry 152:765-771

Ley P, Spelman MS (1965) Communication in an outpatient setting. Br J Soc Clin Psychology 4:114-116

Liddle PF, Barnes TRE, Curson DA, Patel M (1993) Depression and the experience of psychological deficits in schizophrenia. Acta Psychiatr Scand 88:243-247

Loebel A, Lieberman J, Alvir J, Geisler J, Koreen A, Chakos M (1995) Time to treatment response in successive episodes of early onset schizophrenia (abstract). Schizophr Res 15:158

*Loo H, Poirier-Littre MF, Theron M, Rein W, Fleurot O (1997) Amisulpride versus placebo in the medium-term treatment of the negative symptoms of schizophrenia. Br J Psychiatry 170:18-22

Madhusoodanan S, Brecher M, Brenner R, Kasckow J, Kunik M, Negron AE, Pomara N (1999) Risperidone in the treatment of elderly patients with psychotic disorders. Am J Geriatr Psychiatry 7:132-138

Mandoki MW (1995) Risperidone treatment of children and adolescents: increased risk of extrapyramidal side effects? J Child Adolesc Psychopharmacol 5:49-67

Marder SR (1998) Facilitating compliance with antipsychotic medication. J Clin Psychiatry 59 (Suppl. 3):21-25

*Marder SR, Meibach RC (1994) Risperidone in the treatment of schizophrenia. Am J Psychiatry 151:825-835

McEvoy JP, Hogarty GE, Steingard S (1991) Optimal dose of neuroleptics in acute schizophrenia. Arch Gen Psychiatry 48:739-745

Meise U, Günther V, Gritsch S (1992) Die Bedeutung der Arzt-Patienten-Beziehung für die Patienten-compliance. Wien Klin Wochenschr 104:267-271

Meltzer HY (1989) Duration of a clozapine trial in neuroleptic-resistant schizophrenia. Arch Gen Psychiatry 46:672

Meltzer HY, Okayli G (1995) The reduction of suicidality during clozapine treatment in neuroleptic-resistant schizophrenia: impact on risk-benefit assessment. Am J Psychiatry 152:183-190

Meltzer HY, Burnett S, Bastani B, Ramirez LF (1990) Effects of six months of clozapine treatment on the quality of life of chronic schizophrenic patients. Hosp Community Psychiatry 41:892-897

Middelboe T (1995) Predictors of treatment compliance in long-term mentally ill. Eur Neuropsychopharmacol 5:318

*Miller CH, Fleischhacker WW (2000) Managing of antipsychotic induced acute and chronic akathisia. Drug Safety 22:73-81

Miller DD, Fleming F, Holman TL, Perry PJ (1994) Plasma clozapine concentrations as a predictor of clinical response: a follow-up study. J Clin Psychiatry 55(Suppl 9B):117-121

Mortimer A (1997) Cognitive function in schizophrenia – do neuroleptics make a difference? Pharmacol Biochem Behav 56:789-795

Möller HJ (1995) The negative component in schizophrenia. Acta Psychiatr Scand 91(Suppl 388):11-14

*Möller HJ, Zerssen D von (1995) Course and outcome of schizophrenia. In: Hirsch SR, Weinberger DR (eds) Schizophrenia, Blackwell, Oxford, pp 106-127

Nordström A, Farde L, Nyberg S, Karlsson P, Halldin C, Sedvall G (1995) D_1, D_2, and 5-HT$_2$ receptor occupancy in relation to clozapine serum concentration: a PET study of schizophrenic patients. Am J Psychiatry 152:1444-1449

Nyberg S, Farde L, Halldin C (1997) A PET study of 5-HT$_2$ and D$_2$ dopamine receptor occupancy induced by olanzapine in healthy subjects. Neuropsychopharmacology 16:1-7

Overall JE (1972) The Brief Psychiatric Rating Scale in Psychopharmacology Research. University of Texas, Galvaston (Psychometric laboratory reports 29)

Paillere-Martinot ML, Lecrubier Y, Martinot JL, Aubin F (1995) Improvement of some schizophrenic deficit symptoms with low doses of amisulpride. Am J Psychiatry 152:130-134

Pan PC, Tantam D (1989) Clinical characteristics, health beliefs and compliance with maintenance treatment: a comparison between regular and irregular attenders at a depot clinic. Acta Psychiatr Scand 79:564-570

Perlick D, Mattis S, Stastny P, Teresi J (1992) Neuropsychological discriminators of long-term inpatient or outpatient status in chronic schizophrenia. J Neuropsychiatr Clin Neurosci 4:428-434

*Petit M, Raniwalla J, Tweed J, Leutenegger E, Dollfus S, Kelly F (1996) A comparison of an atypical and typical antipsychotic, zotepine versus haloperidol in patients with acute exacerbation of schizophrenia: a parallel-group double-blind trial. Psychopharmacol Bull 32:81-87

*Peuskens J (1995) Risperidone in the treatment of patients with chronic schizophrenia: a multinational, multi-centre, double-blind, parallel-group study versus haloperidol. Br J Psychiatry 166:712-726

Pfeiffer W, Kockott G, Fischl B, Schleuning G (1991) Unerwünschte Wirkungen psychopharmakologischer Langzeittherapie auf die sexuellen Funktionen. Psychiatr Prax 18:92-98

Pietzcker A, Gaebel W, Köpcke W, Linden M, Müller P, Müller-Spahn F, Tegeler J (1993) Intermittent versus maintenance neuroleptic long-term treatment in schizophrenia – 2-year results of a German multicenter study. J Psychiatr Res 27:321-339

Pilowsky LS, O'Connell P, Davies N, Busatto GF, Costa DC, Murray PJ, Kerwin RW (1997) In vivo effects on striatal dopamine D$_2$ receptor binding by the novel atypical antipsychotic drug sertindole – a ^{123}I IBZM single photon emission tomography (SPET) study. Psychopharmacology 130:152-158

Potkin SG, Bera R, Gulasekaram B et al. (1994) Plasma clozapine concentrations predict clinical response in treatment-resistant schizophrenia. J Clin Psychiatry 55(Suppl 9B):133-136

Prakash A, Lamb HM (1998) Zotepine: a review of its pharmacodynamic and pharmacokinetic properties and therapeutic efficacy in the management of schizophrenia. CNS Drugs 9:154-175

*Remington G, Bezchlibnyk-Butler K (1996) Management of acute antipsychotic-induced extrapyramidal syndromes. CNS Drugs 5(Suppl 1): 21-35

Rifkin A, Doddi S, Karagi B et al. (1991) Dosage of haloperidol for schizophrenia. Arch Gen Psychiatry 48:166-170

Rosenheck R, Cramer J, Xu W et al. (1997) A comparison of clozapine and haloperidol in hospitalized patients with refractory schizophrenia. N Engl J Med 337:809-815

*Roth BL, Meltzer HY (1995) The role of serotonin in schizophrenia. In: Bloom FE, Kupfer DJ (eds) Psychopharmacology: the fourth generation of progress, Raven, New York, pp 1215-1227

Rowley HL, Kilpatrick IC, Needham PL, Heal DJ (1998) Elevation of extracellular cortical noradrenaline may contribute to the antidepressant activity of zotepine: an in vivo microdialysis study in freely moving rats. Neuropharmacology 37:937-944

Roy A (1986) Depression, attempted suicide, and suicide in patients with chronic schizophrenia. Psychiatr Clin North Am 9:193-206

Saller FC, Salama AI (1993) Seroquel: biochemical profile of a potential atypical antipsychotic. Psychopharmacology 112:285-292

Schmutz J, Hunziker F, Stille G, Lauener H (1967) Constitution chimique et action pharmacologique d'un nouveau groupe de neuroleptiques tricycliques. Bull Chim Therapeut: 424

Schooler NR, Keith SJ, Severe JB et al. (1997) Relapse and rehospitalization during maintenance treatment of schizophrenia: the effects of dose reduction and family treatment. Arch Gen Psychiatry 54:453-463

Schou M (1997) The combat of noncompliance during prophylactic lithium treatment. Acta Psychiatr Scand 95:361-363

Schulz SC, Kahn EM, Baker RW, Conley RR (1990) Lithium and carbamazepine augmentation in treatment refractory schizophrenia. In: Angrist B, Schulz SC (eds) The neuroleptic nonresponsive patient: characterization and treatment, APA, Washington DC, pp 109-136

Schultz SK, Miller DD, Arndt S, Ziebell S, Gupta S, Andreasen NC (1995) Withdrawal-emergent dys-kinesia in patients with schizophrenia during antipsychotic discontinuation. Biol Psychiatry 38:713-719

Schwartz D, Wang W, Zeitz L, Goss ME (1962) Medication errors made by elderly, chronically ill patients. Am J Public Health 52:2018-2029

Shalev A, Hermesh H, Rothberg J, Munitz H (1993) Poor neuroleptic response in acutely exacerbated schizophrenic patients. Acta Psychiatr Scand 87:86-91

Sharma T, Mockler D (1998) The cognitive efficacy of atypical antipsychotics in schizophrenia. J Clin Psychopharmacol 18(Suppl 1):12-19

Shiloh R, Zemishlany Z, Aizenberg D et al. (1997) Sulpiride augmentation in people with schizophrenia partially responsive to clozapine: a double-blind, placebo-controlled study. Br J Psychiatry 171:569-573

Silver H, Kushnir M, Kaplan A (1996) Fluvoxamine augmentation in clozapine-resistant schizophrenia: an open pilot study. Biol Psychiatry 40:671-674

Silverstone T, Smith G, Goodall E (1988) Prevalence of obesity in patients receiving depot antipsychotics. Br J Psychiatry 153:214-217

*Siris SG (1995) Depression and schizophrenia. In: Hirsch SR, Weinberger DR (eds) Schizophrenia, Blackwell, Oxford, pp 128-145

Skarsfeldt T (1995) Differential effects of repeated administration of novel antipsychotic drugs on the activity of midbrain dopamine neurons in the rat. Eur J Pharmacol 281:289-294

Small JG, Hirsch SR, Arvanitis LA, Miller BG, Link CGG (1997) Quetiapine in patients with schizophrenia: a high- and low-dose double-blind comparison with placebo. Seroquel Study Group. Arch Gen Psychiatry 54:549-557

Smith JM (1980) Abuse of antiparkinsonian drugs – a review of the literature. J Clin Psychiatry 41:351-354

Steingard S, Allen M, Schooler NR (1994) A study of the pharmacologic treatment of medication-compliant schizophrenics who relapse. J Clin Psychiatry 55:470-472

Sternlicht HC, Wells SR (1995) Risperidone in childhood schizophrenia. J Am Acad Child Adolesc Psychiatry 34:540

Stille G, Hippius H (1971) Kritische Stellungnahme zum Begriff der Neuroleptika. Pharmakopsychiatr Neuropharmakol 4:182-191

Swett C Jr, Noones J (1989) Factors associated with premature termination from outpatient treatment. Hosp Community Psychiatry 40:947-951

Tandon R, Mann NA, Eisner WH, Coppard N (1990) Effect of anticholinergic medication on positive and negative symptoms in medication-free schizophrenic patients. Psychiatry Res 31:235-241

Tandon R, Harrigan E, Zorn SH (1997) Ziprasidone: a novel antipsychotic with unique pharmacology and therapeutic potential. J Serotonin Res 4:159-177

Tollefson GD, Sanger TM, Beasley CM (1997) Negative symptoms: a path analytic approach to a double-blind, placebo- and haloperidol-controlled clinical trial with olanzapine. Am J Psychiatry 154:466-474

*Tollefson GD, Beasley CM Jr, Tran PV et al. (1997a) Olanzapine versus haloperidol in the treatment of schizophrenia and schizoaffective and schizophreniform disorders: results of an international collaborative trial. Am J Psychiatry 154:457-465

Tollefson GD, Beasley CM Jr, Tamura RN, Tran PV, Potvin JH (1997b) Blind, controlled, long-term study of the comparative incidence of treatment-emergent tardive dyskinesia with olanzapine or haloperidol. Am J Psychiatry 154:1248-1254

Tollefson GD, Sanger TM, Lu Y, Thieme ME (1998) Depressive signs and symptoms in schizophrenia: a prospective blinded trial of olanzapine and haloperidol. Arch Gen Psychiatry 55:250-258

Tran PV, Dellva MA, Tollefson GD, Beasley CM Jr, Potvin JH, Kiesler GM (1997) Extrapyramidal symptoms and tolerability of olanzapine versus haloperidol in the acute treatment of schizophrenia. J Clin Psychiatry 58:205-211

Tran PV, Dellva MA, Tollefson GD, Wentley AL, Beasley CM Jr (1998) Oral olanzapine versus oral haloperidol in the maintenance treatment of schizophrenia and related psychoses. Br J Psychiatry 172:499-505

Travis MJ, Busatto GF, Pilowsky LS et al. (1998) 5-HT_{2A} receptor blockade in patients with schizophrenia treated with risperidone or clozapine: a SPET study using the novel 5-HT_{2A} ligand[123]I-5-I-R-91150. Br J Psychiatry 173:236-241

*VanderZwaag C, McGee M, McEvoy JP, Freudenreich O, Wilson WH, Cooper TB (1996) Response of patients with treatment-refractory schizophrenia to clozapine within three serum level ranges. Am J Psychiatry 153:1579–1584

Van Putten T (1974) Why do schizophrenic patients refuse to take their drugs? Arch Gen Psychiatry 31:67–72

Van Putten T, May PRA, Marder SR (1984) Akathisia with haloperidol and thiothixene. Arch Gen Psychiatry 41:1036–1039

Van Putten T, Marder SR, Mintz J, Poland RE (1992) Haloperidol plasma levels and clinical response: a therapeutic window relationship. Am J Psychiatry 149:500–505

*Volavka J, Cooper T, Czobor P et al. (1992) Haloperidol blood levels and clinical effects. Arch Gen Psychiatry 49:354–361

Weiss E, Danzl C, Hummer M, Kemmler G, Lindner C, Reinstadler K, Fleischhacker WW (1998) Weight gain induced by olanzapine. Schizophr Res 29(Special issue 1/2):179

Wetzel H, Gründer G, Hillert A et al. (1998) Amisulpride versus flupentixol in schizophrenia with predominantly positive symptomatology – a double-blind controlled study comparing a selective D2-like antagonist to mixed D1-/D2-like antagonist. Psychopharmacology 135:223–232

Whitworth AB, Fleischhacker WW (1995) Adverse effects of antipsychotic drugs. Int Clin Psychopharmacol 9(Suppl 5):21–27

WHO (1990) Prophylactic use of anticholinergics in patients on long-term neuroleptic treatment. Br J Psychiatry 156:412–414

Willcox DR, Gillan R, Hare EH (1965) Do psychiatric out-patients take their drugs? Br Med J 5465:790–792

Wilson WH (1993) Addition of lithium to haloperidol in non-affective, antipsychotic non-responsive schizophrenia: a double blind, placebo controlled, parallel design clinical trial. Psychopharmacology 111:359–366

*Wirshing WC, Marder SR, Van Putten T, Ames D (1995) Acute treatment of schizophrenia. In: Bloom FE, Kupfer DJ (eds) Psychopharmacology – the fourth generation of progress, Raven Press, New York, pp 1259–1266

Wolkowitz OM, Rapoport MH, Pickar D (1990) Benzodiazepine augmentation of neuroleptics. In: Angrist B, Schulz SC (eds) The neuroleptic nonresponsive patient: characterization and treatment. APA, Washington DC, pp 87–108

Wyatt R (1991) Neuroleptics and the natural course of schizophrenia. Schizophr Bull 17:325–351

Zimbroff DL, Kane JM, Tamminga CA et al. (1997) Controlled, dose-response study of sertindole and haloperidol in the treatment of schizophrenia. Am J Psychiatry 154:782–791

KAPITEL 12
Sozio- und Psychotherapie
schizophrener Störungen

H. D. BRENNER, H. HOFFMANN und H. HEISE

1 Einleitung

Während eine Behandlung schizophrener Patienten ohne soziotherapeutische Interventionen heute undenkbar ist, bleibt die Bedeutung der Psychotherapie im engeren Sinn auf diesem Gebiet nach wie vor umstritten. Zwar haben sich beide Ansätze in letzter Zeit soweit aufeinander zubewegt, daß eine getrennte Betrachtung kaum mehr sinnvoll erscheint, sie sind aber doch aus einer je eigenen historischen Entwicklung hervorgegangen, was für ihr Verständnis nicht ohne Bedeutung ist.

Ursprünge der Soziotherapie

Wenn man unter Soziotherapie alle Arten von Behandlung versteht, welche bei der sozialen Umgebung der Patienten ansetzen, dann ist diese Therapieform sicher so alt wie die Psychiatrie selbst. Als frühes und oft gerühmtes Beispiel soziotherapeutischen Handelns könnte demnach die von Pinel im Jahr 1772 angeordnete Befreiung der Kranken der Salpetrière von ihren Ketten genannt werden. Auch in den angelsächsischen Ländern bildeten sich bereits zu Beginn des 19. Jh. verschiedene Reformbewegungen, die auf eine allgemeine Verbesserung der Lebensbedingungen psychisch Kranker sowie bereits auch auf spezifische sozio- und psychotherapeutische Interventionen abzielten. Besonders zu erwähnen sind in diesem Zusammenhang das „moral treatment" mit dem Prinzip der „offenen Türen" und einer speziellen Ausbildung des Pflegepersonals sowie die „no-restraint-therapy".

In Deutschland wurde das von der romantischen Psychiatrie ursprünglich ebenfalls stark betonte soziale Element jedoch zumindest auf der Ebene der Theoriebildung bald von der Hinwendung auf andere Interessenschwerpunkte abgelöst. In der Praxis war man durchaus weiterhin v. a. um Reformen des Anstaltswesens und um eine soziale Eingliederung der Patienten bemüht. So mutet etwa Griesingers Stadtasyl (Griesinger 1868/1869) geradezu wie eine frühe Vorwegnahme mancher heutiger gemeindenaher Versorgungsprinzipien an.

Entwicklungen im 19. Jh.

Die weitere Entwicklung in der 2. Hälfte des 19. Jh. scheint dann auf den ersten Blick allerdings weitgehend von organmedizinischen Vorstellungen und der Etablierung einer entsprechend orientierten Universitätspsychiatrie geprägt worden zu sein. In dieser als Phase der „Gehirnpsychiatrie" bezeichneten Epoche zwang jedoch gerade der Mangel an wirksamen somatischen Behandlungsverfahren im Alltag der versorgungspolitisch dominierenden Anstaltspsychiatrie auch die „Somatiker" zur Fortführung und Weiterentwicklung soziotherapeutischer Vorgehensweisen. Manche von ihnen waren ohnehin in sozialpsychiatrischer Hinsicht durchaus fortschrittlich orientiert.

Anfänge der Arbeitstherapie

Dieses komplexe Zusammenwirken unterschiedlicher Strömungen und Kräfte läßt sich besonders anschaulich anhand der Entstehungsgeschichte der Arbeitstherapie illustrieren. In der Zeit vor dem Aufkommen psychiatrischer Heilanstalten dürfte das Heranziehen von Geisteskranken zu Arbeitsleistungen eher die Regel als die Ausnahme gewesen sein, weil die Befreiung vom Arbeitszwang nicht anders als bei den Gesunden als Privileg des Adels gesehen wurde. Der mit der Schaffung psychiatrischer Heilanstalten verbundene Anspruch einer medizinischen

Behandlung hatte zunächst einen weitgehenden Ausschluß aus dem Arbeitsprozeß zur Folge, was allerdings schon bald eine Gegenbewegung auslöste. Während die „Physiker" in direkter Analogie zur somatischen Medizin schlossen, daß das Hirn wie irgendein anderes Organ im Erkrankungsfall in erster Linie einmal ruhiggestellt werden müsse, erwarteten die Vertreter des „moral treatment" von der Arbeit eine entscheidende therapeutische Wirkung.

Bis 1850 hatte sich der ärztlich überwachte Arbeitseinsatz von Patienten in den deutschen Anstalten auf breiter Front durchgesetzt, wobei es zunächst v.a. um Mithilfe im Klinikbetrieb selber ging. Therapeutische und ökonomische Erwägungen flossen dabei weitgehend ineinander. Ein früher Beleg für die Wahrnehmung des damit verbundenen Konfliktpotentials ist das 1828 unter Pienitz in der „Königlich sächsischen Heil- und Verpflegungsanstalt Sonnenstein" erlassene Regulativ zur Anpassung der Arbeit an den Heilzweck (Willis u. Reimer 1988).

Arbeitseinsatz von Patienten

In der 2. Hälfte des 19. Jh. ging man dann in zahlreichen Anstalten bereits zur Schaffung spezieller Arbeitsplätze für die Patienten über, hauptsächlich in der Landwirtschaft und später auch im industriellen Bereich (z.B. in Göppingen oder in Hildesheim). Koeppe erhob nach 1880 den regelmäßigen Arbeitseinsatz zum dominierenden Organisationsprinzip der Anstalt Alt-Scherbitz, und um die Jahrhundertwende unternahmen private Sanatorien und Heilstätten für Patienten aus dem Mittelstand erste Schritte zu einer Individualisierung der Arbeitstherapie. Die persönliche Motivation wurde in den Vordergrund gerückt und die Wiedergewöhnung an den eigenen Beruf zum Ziel erhoben. In diesem Zusammenhang wurden auch die weitgehend synonym verwendeten Begriffe „Arbeitstherapie" und „Beschäftigungstherapie" geprägt, welche die Anstaltspsychiatrie später für ihre eigenen Angebote übernahm.

Schaffung spezieller Arbeitsplätze für Patienten

Individualisierung der Arbeitstherapie

Während und nach dem Ersten Weltkrieg machte sich dann eine extreme Verknappung der personellen und finanziellen Mittel bemerkbar. In dieser Situation übernahm Hermann Simon 1919 die Leitung der noch nicht fertiggestellten Anstalt Gütersloh und setzte die Patienten für die Beendigung der Bauarbeiten ein. In der Folge organisierte er die Klinik im Sinne schulischer und militärischer Vorbilder nach Klassen, welche unterschiedliche Leistungsanforderungen repräsentierten. Dazu kam ein differenzierter Katalog erzieherischer Sanktionen bei Arbeitsverweigerung (Simon 1929). Dieses v.a. auf chronische Patienten zugeschnittene Modell trug ihm den Ruf des Begründers der Arbeitstherapie ein.

Institutionalisierung der Arbeitstherapie

Der in der 1. Hälfte des 20. Jh. weiterhin spürbare Mangel an somatischen Interventionen war auch dafür mitverantwortlich, daß bereits in der Zwischenkriegszeit die damals noch sehr junge Psychoanalyse für die Psychiatrie rasch an Bedeutung gewann und psychoanalytisch inspirierte Vorstellungen auch im Bereich der Soziotherapie ebenfalls wirksam wurden. Sullivan (1931) beschäftigte sich in diesem Sinne mit der Schaffung eines „therapeutischen Milieus" und prägte dabei Begriffe wie „patient participation" oder „patient government". Damit war das Eis gebrochen für noch weitergehende Entwicklungen. Hatte man bisher psychische Krankheiten fast immer auf das jeweilige Individuum bezogen

Bedeutung der Psychoanalyse für die Soziotherapie

mit medizinischen oder psychologischen Begriffen zu erfaßen versucht, so machte man sich ab den 40er Jahren zunächst im englischen Sprachraum daran, Ergebnisse der empirischen Sozialforschung für die Weiterentwicklung der Psychiatrie überhaupt nutzbar zu machen. Vor dem Hintergrund soziologischer und sozialpsychologischer Theorien wie etwa der Ansätze von Erikson, Parsons oder Lewin wurden schließlich auch die Organisationsstrukturen psychiatrischer Institutionen selbst und deren Auswirkungen auf Krankheitsverläufe zum Untersuchungsgegenstand und zum Ansatzpunkt neuer Konzepte therapeutischer Gemeinschaften.

Psychotherapie

Lassen sich einige Wurzeln der Soziotherapie also recht weit zurückverfolgen, so entstand die Psychotherapie im engeren Sinn erst gegen Ende des letzten Jahrhunderts mit der Entwicklung der Psychoanalyse. Während Freud selbst die Erfolgsaussichten bei schizophrenen Patienten gering einschätzte, unternahmen etliche seiner Schüler dennoch entsprechende Versuche, was wohl wesentlich mit dem Fehlen einer wirklichen therapeutischen Alternative über einen langen Zeitraum zusammenhängt.

Psychoanalytische Beiträge zur Schizophreniebehandlung

Dabei wurde in einer ersten Phase eine erstaunliche Vielfalt von Konzepten entwickelt, wie z.B. Konfrontation mit einem tyrannischen Über-Ich (Hinsie 1930), Stärkung der Ich-Grenzen (Federn 1952) oder Vermittlung bedingungsloser Mutterliebe (Schwing 1954). Eine nahezu unveränderte Anwendung der klassischen analytischen Technik wurde demgegenüber von Klein (1930) vertreten und insbesondere in Südamerika noch während längerer Zeit weiter verfolgt. Sullivan (1931) und Fromm-Reichmann (1950) begründeten dann aber während und nach dem Zweiten Weltkrieg einen Ansatz, der sich relativ weit von seinen psychoanalytischen Wurzeln entfernte und im praktischen Vorgehen bereits Therapieelemente einbezog, die an heutige supportive und kognitiv-verhaltensorientierte Techniken erinnern. Zwischen 1945 und ca. 1965 erreichte die psychoanalytisch orientierte Schizophreniebehandlung ihren Zenit, danach verlagerte sich das Hauptinteresse rasch auf andere Verfahren, neben der Pharmakotherapie insbesondere auf familientherapeutische und später kognitiv-verhaltensorientierte Ansätze. Dennoch ist die psychoanalytische Therapie schizophrener Patienten bis heute lebendig geblieben.

Die aus diesen historischen Entwicklungsprozessen hervorgegangenen Therapierichtungen werden nachfolgend im einzelnen dargestellt. Dabei wird mit Blick auf die aktuelle Entwicklung von „guidelines" und Anforderungen zur Qualitätssicherung im Zeichen einer „evidence-based medicine" besonderes Gewicht auch auf den jeweiligen Stand der empirischen Forschung gelegt. Entsprechend der erwähnten, heute engen Beziehungen zwischen der Soziotherapie und der Psychotherapie bei schizophrenen Erkrankungen erfolgt die Untergliederung nicht einfach nach diesen beiden Begriffskategorien, sie orientiert sich vielmehr an der Bedeutung und der Unterscheidung der verschiedenen Ansätze in der klinischen Praxis.

2 Supportive Psychotherapie

Der neben der medikamentösen Behandlung weitaus größte Teil der therapeutischen Bemühungen bei schizophrenen Patienten dürfte dem Bereich der früher auch als „Stütztherapie" bezeichneten supportiven Psychotherapie zuzuordnen sein. Lange Zeit war jedoch das theoretische Interesse daran – verglichen mit der tatsächlichen Verbreitung – ausgesprochen gering, was Heim (1980) zu folgender Bemerkung veranlaßte: „Wir alle praktizieren diese Techniken mehr oder weniger ausgeprägt; aber wir sprechen mit unseren Kollegen kaum darüber, wir veranstalten keine Kongresse zu diesem Thema, wir finden kaum Lehrbücher dieses Inhalts – wir schweigen uns aus, wir schämen uns etwas, so geradlinig jenem Teil unserer Patienten zu helfen, der darauf eigentlich angewiesen ist" (ebd., S. 262).

„Stütztherapie"

Die supportive Psychotherapie wurde also offensichtlich als im Widerspruch mit dem grundsätzlichen Bemühen der Psychotherapie stehend gesehen, tiefgreifende Veränderungsprozesse in Gang zu setzen. Es dürfte wohl v. a. mit dem Aufkommen eines differenzierteren Bewußtseins der Möglichkeiten und Grenzen von Psychotherapie zu tun haben, wenn heute auch der supportiven Psychotherapie die Berechtigung zuerkannt wird, ein eigenständiger Therapieansatz zu sein. Eine allgemein anerkannte Definition supportiver Psychotherapie steht allerdings ebenso noch aus wie eine wirklich befriedigende theoretische Fundierung. Die diesbezüglichen Auffassungen sind sehr unterschiedlich. Zum Teil wird sie als eher an einem medizinischen Krankheitsmodell orientiert verstanden, zum Teil als logische Anwendung psychoanalytischer Konzepte für eine bestimmte Gruppe von Patienten. In anderen Beschreibungen erscheint sie unter Bezug auf Begriffe der humanistischen Psychologie geradezu als Sammelbegriff für das therapeutische Vorgehen in jenen Fällen, in denen die theoretischen Vorstellungen der Therapeuten nicht mehr weiterhelfen. Als hauptsächlicher Wirkfaktor wird dabei zumeist die Beziehung zwischen Therapeut und Patient genannt.

Bedeutung der supportiven Psychotherapie

Unterschiedliche Vorstellungen

Relativ elaborierte Konzeptionen der supportiven Psychotherapie wurden in neuerer Zeit von Werman (1984) und von Hartland (1991) entwickelt. Beide stellten dabei die spezifischen Probleme der ihrer Meinung nach dafür in Frage kommenden Patienten in den Mittelpunkt: ungenügend entwickelte psychische Funktionen, keine begründete Aussicht auf das Wiedererreichen des prämorbiden Funktionsniveaus, lange psychiatrische Vorgeschichte und wiederholte stationäre Hilfe zur Bewältigung des Alltags. Bezüglich diagnostischer Kategorien nannten sie insbesondere chronisch verlaufende Psychosen, chronifizierte Angststörungen, Somatisierungsstörungen, depressive Syndrome sowie ausgeprägte Persönlichkeitsstörungen.

Neuere Konzeptionen

Das gerade bei Patienten dieser Diagnosegruppen nicht selten festzustellende Ausbleiben nennenswerter Therapiefortschritte und ihre oftmals marginale Lebenssituation stellen aber entgegen der landläufigen Meinung besonders hohe Anforderungen an den Therapeuten: Neben Erfahrung, souveräner Beherrschung „technischer" Belange und Kenntnis der eigenen Persönlichkeit, einschließlich eigener Schwächen sowie spezifi-

Anforderungen an den Therapeuten

scher Gegenübertragungsreaktionen, sind hier v. a. auch Frustrationstoleranz und Unabhängigkeit von narzißtischer Bestätigung gefordert.

Vorgehen

Auch zum konkreten Vorgehen bei der supportiven Psychotherapie lassen sich nur schwer allgemein gültige Aussagen machen. Zumeist wird in Abwandlung der von Rogers (1957) herausgearbeiteten, für den Therapieerfolg wesentlichen Therapeutenvariablen ein Verhalten gefordert, das von Echtheit, Berechenbarkeit und Einhaltung der notwendigen emotionalen Distanz gekennzeichnet ist. Ferner wird ein besonderes Maß an Geduld und Flexibilität als notwendig erachtet. Der Aufbau einer tragfähigen therapeutischen Beziehung findet nach Meinung mancher Autoren in der supportiven Psychotherapie weniger durch Gespräche als durch gemeinsame Aktivitäten, wie z. B. miteinander essen oder spazieren gehen, sowie durch die Mitteilung von Lebenserfahrungen auch von Seiten des Therapeuten statt.

Inhalte

Inhaltlich steht die Bewältigung alltäglicher Lebensanforderungen im Vordergrund. Dazu sollen v. a. folgende Therapieelemente beitragen: empathisches Zuhören, emotionale Unterstützung, Klärung akuter Problemsituationen, Ermutigung und aktive Anleitung zur Problemlösung, Stärkung bestehender Abwehrstrategien und adaptiven Verhaltens, Rückfallprophylaxe durch Psychoedukation, klare Grenzziehung bei regressivem Verhalten. Die Dauer und Häufigkeit von Therapiesitzungen können nach Bedarf stark variieren, von wenigen Minuten bis ca. 1 h bzw. von viertel- oder halbjährlich bis täglich in Krisensituationen.

Wirksamkeit

Für die empirische Therapieforschung war die Wirksamkeit supportiver Psychotherapie bislang kaum ein eigenständiger Untersuchungsgegenstand. Sie fand als Kontrollbedingung aber immer wieder Eingang in Gruppenvergleichsstudien mit schizophrenen Patienten, so etwa in die vielbeachtete Bostoner Psychotherapiestudie, in der sie sich im Vergleich mit einer psychoanalytischen Therapie als durchaus effektiv erwies (Stanton et al. 1984; Gunderson et al. 1984). Die supportive Psychotherapie ist bei schizophrenen Patienten aber auch nicht ohne eine gewisse Gefahr. Falls von vornherein auf weitere psychotherapeutische Interventionen verzichtet wird, kann dies das Einsetzen oder Fortschreiten einer Chronifizierung der Erkrankung fördern. Vielleicht auch aus dieser Einsicht heraus scheint sich aktuell eine Entwicklung abzuzeichnen, in deren Verlauf die supportive Psychotherapie mit psychoedukativen und kognitiven Therapieelementen verschmelzen und sich so zu einer speziellen Form diagnosespezifischer Psychotherapie weiterentwickeln könnte. Dies würde sicherlich auch das wissenschaftliche Interesse an ihr verstärken und in ein angemesseneres Verhältnis zu ihrer großen praktischen Bedeutung bringen.

3 Psychoanalytische Therapie

Position Freuds

Ausgehend von seinen aus den Behandlungen hysterischer oder sonst neurotisch erkrankter Patienten gewonnenen Erkenntnissen entwickelte Freud die Psychoanalyse als tiefenpsychologische Theorie und als therapeutische Methode. Einer Behandlung von Schizophrenen stand er – wie bereits erwähnt – skeptisch gegenüber, da seine psychoanalytische Kur die sog. Übertragungsneurose benötigte, zu welcher er schizophrene Patienten aufgrund ihrer gestörten Selbst- bzw. Objektdifferenzierung und einer Regression der Libido ins Ich nicht für befähigt hielt (Freud 1924).

Wie schon in dem kurzen historischen Rückblick zu Beginn dieses Kapitels erwähnt, befaßten sich andere frühe Psychoanalytiker aber durchaus auch mit der Behandlung von schizophrenen Patienten, so z.B. Abraham, Federn oder Jung (vgl. Benedetti 1987; Müller 1972). Federn (1952) beschrieb dabei als erster den Verlust der Ich-Grenzen. Klein (1930) entwickelte ein eigenes theoretisches Konzept, in welchem sie die paranoid-schizoide Position mit ihren ausgeprägten Verfolgungsängsten als ein Durchgangssyndrom der normalen Ich-Entwicklung beschrieb. Projektion und Identifikation dienen danach in diesem Stadium der Angstabwehr. Schizophrene Patienten leiden an diesen frühkindlichen Ängsten und reagieren mit entsprechenden Abwehrmechanismen.

Psychoanalytische Modelle zur Behandlung Schizophrener

Die psychoanalytische Schizophreniebehandlung gewann dann v.a. in den USA in der Mitte des 20. Jh. deutlich an Boden, und die Hochblüte dieser Therapieform ist mit Namen wie Sullivan, Fromm-Reichmann oder Searls sowie mit Institutionen wie Chestnut Lodge oder Menninger Foundation verknüpft. Die Therapeuten dieser Periode bauten mit großer Geduld und Ausdauer eine Beziehung zum schizophrenen Patienten auf und nutzten diese dann als eine Brücke zur Verständigung mit der Außenwelt. Die Libido-Theorie trat bei Sullivan (1962) in den Hintergrund, statt dessen betonte er die über infantile, kindliche und jugendliche Stadien sowie über mehrere Stufen in der Adoleszenz zur Reife führende Entwicklung der interpersonellen Beziehungen. Der von Fromm-Reichmann (1978) beschriebene Einfluß der Mutter auf ihr schizophrenes Kind wurde in einer simplifizierenden Weise breit rezipiert und hat als Konzept der „schizophrenogenen Mutter" Anlaß zu völlig ungerechtfertigten Schuldzuweisungen an Angehörige gegeben.

Blütezeit der psychoanalytischen Schizophreniebehandlung

Simplifizierende Rezeption

In den deutschsprachigen Ländern fand die Psychoanalyse wegen der Emigration und Verfemung ihrer namhaftesten Vertreter während der Diktatur des Nationalsozialismus erst nach dem Zweiten Weltkrieg wieder eine größere Verbreitung. 1949 führte Schindler (1980) in Wien die sog. bifokale Gruppentherapie ein – zwei vom gleichen Leiter geführte analytische Gruppen, eine für die Patienten und eine weitere für deren Angehörige. Einzelpsychotherapien auf analytischer Grundlage wurden zunächst v.a. in der Schweiz praktiziert (Sechehaye 1986; Benedetti 1987). Vor allem Benedetti hat ausgehend von seinen therapeutischen Erfahrungen und seiner reichen Supervisionstätigkeit viele Beiträge zum Verständnis schizophrener Menschen geschaffen. Er hat u.a. spezifische Merkmale der psychotischen Übertragung herausgearbeitet und besondere Störungen der Symbolbildung, aber auch die Ebenen hilfreicher Beziehungen und die Bedeutung der unbewußten Phantasien des Therapeuten beschrieben. In *Todeslandschaften der Seele* (Benedetti 1983) stellte er in umfassender Weise Psychopathologie, Psychodynamik und Psychotherapie bei schizophrenen Patienten dar.

Bifokale Gruppentherapie

Einzelpsychotherapie

Wirksamkeit

Ein Nachweis für die Wirksamkeit der psychoanalytischen Therapie schizophrener Störungen ist wegen großer methodischer Schwierigkeiten, die nicht zuletzt durch das spezielle Setting und die lange Zeitdauer bedingt sind, sicherlich nur schwer zu erbringen, entbunden werden davon können die Vertreter dieser Therapierichtung deshalb aber nicht. In der schon genannten Bostoner Psychotherapiestudie (Stanton et al. 1984; Gunderson et al. 1984), der umfassendsten der wenigen Gruppenvergleichsstudien, zeigten sich keine signifikanten Unterschiede zwischen supportiver und psychoanalytischer Therapie. Trotz insgesamt also eher enttäuschenden Ergebnissen lieferte diese Studie aber doch auch Hinweise darauf, daß v. a. bei Patienten mit hohem Bildungsniveau, aber schlechter sozialer Anpassung von einer psychodynamisch orientierten Behandlung Vorteile zu erwarten sind. Aus der sog. Menninger-Studie von Langzeitanalysen bei 42 Patienten (Wallerstein 1989) ergab sich zudem, daß bei der Behandlung schwer gestörter Patienten zusätzlich zur psychoanalytischen Technik oft auch supportive Therapieelemente zur Anwendung kommen. Entsprechend werden auch in neuerer Zeit Versuche unternommen, spezifische psychodynamische Ansätze für schizophrene Patienten zu entwickeln (vgl. Munich 1987; Rosberg u. Stunden 1990; Mentzos 1992; Lotterman 1996).

Zusätzliche Gabe von Neuroleptika

Durch den Einsatz der Neuroleptika hat auch die psychoanalytische Therapie in den letzten 40 Jahren eine wesentliche Veränderung durchgemacht. An die Stelle der enorm schwierigen und aufopferungsvollen Therapien vor Einführung der Neuroleptika sind zwar weiterhin besonders anforderungsreiche, aber doch etwas „normalere" psychotherapeutische Behandlungen getreten. Auch von Psychoanalytikern wird heute vermehrt eine psychoanalytische Therapie mit 1–2 Therapiesitzungen pro Woche anstelle der früher üblichen klassischen Psychoanalyse praktiziert. Geblieben ist als wesentliches Merkmal das Bemühen um ein Verstehen von Symptomen und Reaktionen, aus dem heraus dann eine Veränderung angestrebt wird. Neben dem analytischen Prozeß im engeren Sinne gilt es bei schizophrenen Patienten aber v. a. auch, eine tragfähige therapeutische Beziehung aufzubauen und zu diesem Zweck supportive Behandlungselemente mit einzusetzen.

4 Kognitiv-verhaltensorientierte Therapie

Die Entwicklung wirksamer antipsychotischer Medikamente, der Deinstitutionalisierungsprozeß sowie v. a. die Konzipierung und breite Rezeption des Vulnerabilitäts-Streß-Bewältigungs-Modells haben die Rolle der kognitiv-verhaltensorientierten Therapie in der Behandlung schizophrener Erkrankungen stark aufgewertet. Gemäß dem Vulnerabilitäts-Streß-Modell muß eine wirksame Therapie der Schizophrenie mindestens einen der 3 pathogenetisch interagierenden Faktoren günstig beeinflußen: 1. die biologisch verankerte neuropsychologische Vulnerabilität, 2. psychosoziale Stressoren und/oder 3. die Bewältigungskapazität der betroffenen Person. Wie Smith et al. in ihrem Beitrag zur Rehabilitation bei schizophrenen Erkrankungen aufzeigen (Kap. 13 in diesem Band), gilt

Geforderte Wirkungen

dieser heuristische Rahmen auch für die Evaluation rehabilitativer Bemühungen.

Eine kaum mehr überschaubare Zahl von Untersuchungen im Verlauf der letzten beiden Jahrzehnte hat gezeigt, daß kognitiv-behavioural orientierte Therapieverfahren über eine Verbesserung der Medikamenten-Compliance indirekt und durch Kompensationsstrategien direkt der neuropsychologischen Vulnerabilität entgegenwirken, psychosoziale Stressoren im Umfeld des Patienten vermindern sowie seine Bewältigungsressourcen stärken können (Bellack u. Mueser 1993; Kopelowicz u. Liberman 1995; Penn u. Mueser 1996). Sie kommen sowohl in der abklingenden Akutphase, als auch in der postakuten Stabilisierungsphase und in der Remissionsphase schizophrener Erkrankungen zum Einsatz.

Dabei sind die Grenzen zur Rehabilitationsbehandlung fließend, und grundsätzlich lassen sich dort dieselben Ansätze wiederfinden, wie sie hier beschrieben werden (s. Kap. 13 in diesem Band). Unterschiede finden sich dann bezüglich der jeweils fokussierten Problembereiche und der im einzelnen vermittelten Therapieinhalte. Bezüglich der Behandlungsergebnisse ist anzumerken, daß die verschiedenen Therapieverfahren in den einschlägigen Untersuchungen jeweils in Verbindung mit einer neuroleptischen Therapie zum Einsatz kommen. Nach der bisher umfangreichsten Metaanalyse von Mojtabai et al. (1998) führt diese Kombination zu günstigeren Resultaten als jede dieser Therapieform für sich allein.

4.1 Training sozialer Fertigkeiten

Infolge der durch neuropsychologische Dysfunktionen behinderten Lerngeschichte, der Krankheitssymptomatik sowie der v.a. bei chronischen Verläufen mangelnden sozialen Stimulation leiden schizophrene Patienten unter einer Vielzahl instrumenteller und interpersonaler Defizite.

Diese erhöhen die Wahrscheinlichkeit gespannter, streßreicher Interaktionen und weiterer sozialer Isolation und können so zur Verschlechterung des Verlaufs der Erkrankung beitragen. Da eine gute instrumentelle und interpersonale Kompetenz andererseits bei der Erschließung und Nutzung sozialer Ressourcen hilft, zielt das Training sozialer Fertigkeiten darauf ab, diese zu fördern. Relevante soziale Situationen oder für die Krankheitsbewältigung bedeutende instrumentelle Fertigkeitsbereiche werden in entsprechenden Trainingsprogrammen in ihre Elemente zerlegt und mit Hilfe von Instruktionen, Modellernen, Rollenspielen, Hausaufgaben sowie positiver sozialer Verstärkung eingeübt (Kap. 13 in diesem Band). Die Wirksamkeit solcher Trainingsprogramme bei schizophrenen Erkrankungen ist seit Beginn der 80er Jahre in einer Reihe kontrollierter Therapievergleichsstudien intensiv untersucht worden (Bellack et al. 1984; Wallace u. Liberman 1985; Hogarty et al. 1986, 1991; Dobson et al. 1995; Hayes et al. 1995).

Die Resultate dieser Studien sowie die Ergebnisse einiger Metaanalysen (z.B. Benton u. Schröder 1990) zeigen, daß schizophrene Patienten fehlende instrumentelle und soziale Fertigkeiten längerfristig zu erlernen vermögen und diese zumindest teilweise auch auf ihre alltägliche soziale Umgebung übertragen. Fokussierende Ansätze, die auf eine Verbesserung von Fertigkeiten in eng umrissenen, für den Umgang mit der Erkrankung speziell bedeutsamen instrumentellen Fertigkeitsbereichen (z. B. Medikations- und Symptommanagement) abzielen, ziehen eine stärkere Generalisierung nach sich als auf die allgemeine soziale Kompetenz gerichtete Ansätze. Viele Patienten fühlen sich nach der Teilnahme an einem Training sozialer Fertigkeiten selbstsicherer, haben weniger soziale Ängste und weisen außerdem kürzere Klinikaufenthalte aus. Die soziale Anpassung insgesamt wird durch das Training sozialer Fertigkeiten dagegen nur leicht und zeitlich limitiert positiv verändert. Um ihr therapeutisches Potential in bezug auf klinische Indikatoren wie Krankheitssymptomatik, soziales Funktionsniveau oder Rezidivrate stärker zu entfalten, müssen die entsprechenden Trainingsprogramme offenbar längerfristig, mindestens ein halbes bis 1 Jahr lang mit daran anschließenden Auffrischungssitzungen angesetzt werden. Schwerer gestörte Patienten beanspruchen zudem erheblich mehr Zeit für den Erwerb einzelner Fertigkeiten.

Offene Fragen

Trotz der großen Zahl einschlägiger Studien bleibt gegenwärtig eine Reihe wesentlicher Fragen noch unbeantwortet. Im einzelnen zu untersuchen ist, wie psychotische Symptome und neuropsychologische Dysfunktionen mit dem Erwerb sozialer Fertigkeiten interferieren. Es gilt die hinsichtlich der Wirksamkeit des Trainings sozialer Fertigkeiten optimale Frequenz und Dauer zu identifizieren, seine spezifischen Wirkkomponenten aufzudecken und abzuklären, welche Behandlungsintensität und welche speziellen Techniken in welchen Krankheitsphasen den größten therapeutischen Nutzen zeitigen. Nicht zuletzt müssen Verfahren entwickelt werden, welche die Übertragung der gelernten Fertigkeiten auf das natürliche Lebensumfeld und auf die Erfüllung sozialer Rollen – das eigentliche Therapieziel des Trainings sozialer Fertigkeiten – verbessern. Von besonderem Interesse sind auch seine potentiellen additiven und interaktiven Effekte mit neuen atypischen Neuroleptika oder mit anderen psychologischen Behandlungsansätzen. Schließlich gilt es, der integrativen Verknüpfung mit Maßnahmen zur Arbeitsrehabilitation oder mit Versorgungsstrategien wie dem Case Management in Zukunft vermehrt Beachtung zu schenken.

4.2 Kognitiv-verhaltensorientierte Therapie kognitiver Dysfunktionen

Prozessurale Verfahren: kognitive Remediation

Einen weiteren kognitiv-verhaltensorientierten Ansatz stellt heute die kognitiv-verhaltensorientierte Therapie kognitiver Dysfunktionen dar. Dabei kann zwischen prozessuralen und inhaltlich orientierten Verfahren unterschieden werden. Prozessurale Verfahren richten sich auf Dysfunktionen im Informationsverarbeitungsprozeß – d.h. der Aufmerksamkeit, der Wahrnehmung, der Konzeptbildung, des Gedächtnisses usw. – und werden in der aktuellen Literatur als kognitive Remediation bezeichnet. Bei der Bedeutung, die in den letzten Jahren solchen Informationsverarbeitungsstörungen für das Manifestwerden einer schizophrenen Erkrankung zugeschrieben wird, könnte die kognitive Remediation in der Tat ein weiterer Ansatzpunkt für effektive und effiziente therapeutische Interventionen sein. Elementare wie komplexere Dysfunktionen der Informationsverarbeitung dürften Erwerb, Generalisierung, Transfer, Aufrechterhaltung und Anwendung sozialer Fertigkeiten erschweren und eine erhöhte Streßanfälligkeit begünstigen. Smith et al. (Kap. 13 in diesem Band) weisen darauf hin, daß schizophrenietypische Störungen der Informationsverarbeitung zudem einen höheren prädiktiven Aussagewert für das Erlernen von Therapieinhalten haben als die psychopathologische Symptomatik. Entsprechend wird der Einsatz von Verfahren der kognitiven Remediation auch in der psychiatrischen Rehabilitation befürwortet.

Inhaltlich orientierte Verfahren zielen demgegenüber auf eine Verminderung oder Beseitigung persistierender Positivsymptome wie Wahnideen und Halluzinationen ab. Diese sind oft mit Angst und depressiven Symptomen verbunden und führen zumeist zu weitreichenden Einschränkungen im Sozial- und Arbeitsbereich sowie zu einer deutlichen Einbuße der allgemeinen Lebensqualität bei Patienten und Angehörigen.

Inhaltlich orientierte Verfahren

Zur kognitiven Remediation sind in den letzten Jahren verschiedene neuropsychologische Verfahren wie der *Continuous Performance Test (CPT)*, der *Span of Apprehension Test (SAT)* und insbesondere der *Wisconsin Card Sorting Test (WCST)* eingesetzt und evaluiert worden. Es konnte gezeigt werden, daß damit spezifische Leistungsschwächen reduziert werden können. Mit Hilfe der Kombination von Verstärkungs- und Instruktionstechniken oder mit speziellen prozeduralen Trainingsverfahren (z.B. Unterstützung bei isolierten, fehleranfälligen Aufgabenaspekten) lassen sich dabei offenbar die größten Leistungssteigerungen erzielen (Green 1993; Penn u. Mueser 1996).

Neuropsychologische Verfahren zur kognitiven Remediation

Das Integrierte Psychologische Therapieprogramm für schizophrene Patienten (IPT) stellt insofern einen erweiterten Ansatz dar, als dabei die Remediation prozessuraler kognitiver Dysfunktionen mit dem Training sozialer Fertigkeiten kombiniert wird (Brenner et al. 1987; Roder et al. 1992). Entsprechend der Annahme einer vitiösen wechselseitigen, zirkulären Beeinflussung zwischen den gestörten Informationsverarbeitungsprozessen und defizitären instrumentellen sowie interpersonalen Fertigkeiten verlagert sich der therapeutische Schwerpunkt über mehrere Unterprogramme von den kognitiven zu den sozialen Aspekten des Verhaltens, wobei aber stets die Interdependenz zwischen beiden im Zentrum der Therapie steht.

Integriertes Psychologisches Therapieprogramm

Die Mehrheit der Studien zur Wirksamkeit von Verfahren der kognitiven Remediation basiert auf sehr kleinen Stichproben. Um ihre Effektivität eindeutig aufzuzeigen, sind umfangreichere kontrollierte Gruppenstudien vonnöten. Der aktuelle Kenntnisstand gibt weder Aufschluß darüber, wie lange die erzielten Verbesserungen anhalten, noch ob sich diese auf die neuropsychologische Vulnerabilität insgesamt oder auf den Erwerb sozialer Fertigkeiten und die soziale Kompetenz übertragen. Ein Problem bei der Konzeption der einzelnen Trainingsprogramme besteht darin, daß noch unklar ist, welche spezifischen Informationsverarbeitungsstörungen den Erwerb sozialer Fertigkeiten erschweren oder verhindern und daher in ihrem therapeutischen Brennpunkt stehen sollten.

Wirksamkeit

Aktuelle Entwicklungen zielen denn auch darauf ab, die Zusammenhänge zwischen kognitiven Dysfunktionen und sozialem Lernen weiter aufzuklären, um im Rahmen umfaßender Rehabilitationsprogramme gezielt diejenigen kognitiven Dysfunktionen („rate limiting factors") anzugehen, die den Erfolg anderer therapeutischer Interventionen bei schizophrenen Patienten am meisten beeinträchtigen.

Behandlung inhaltlicher kognitiver Dysfunktionen

- kognitive Verfahren

Zur Behandlung inhaltlicher kognitiver Dysfunktionen bei schizophrenen Patienten im Sinne einer positiven (Residual-)Symptomatik haben in den letzten 5–10 Jahren 2 Ansätze besondere Beachtung gefunden: kognitive Verfahren und Selbstmanagementverfahren. Kognitive Verfahren basieren auf der Annahme, daß den Wahnideen schizophrener Patienten irrationale Verzerrungen funktionaler Gedankengänge zugrunde liegen. Entsprechend werden dabei diese irrationalen Denkstile in Frage gestellt, alternative rationale Erklärungen angeboten und der Wahrheitsgehalt von Wahnideen an der Realität überprüft. In einer Serie von Einzelfallstudien konnte gezeigt werden, daß durch entsprechende kognitive Techniken das Ausmaß subjektiver Gewißheit sowie der Beschäftigung mit Wahnideen bedeutend abgeschwächt und die sie begleitenden Ängste und depressiven Gefühle gemildert werden können (Chadwick u. Lowe 1994). Auch das Auftreten akustischer Halluzinationen und ihre Auswirkungen auf das Befinden und Verhalten der Patienten konnten über eine Veränderung der Attributionen hinsichtlich ihrer Herkunft, Identität, Macht und Autorität günstig beeinflußt werden (Chadwick u. Birchwood 1994; Bentall et al. 1994).

- Selbstmanagement-verfahren

Mit den Selbstmanagementverfahren wird ein anderer Weg beschritten. Ihre Zielsetzung ist nicht die direkte therapeutische Beeinflussung der positiven (Residual-)Symptomatik, sondern deren bessere Bewältigung. Entsprechende Therapieprogramme beinhalten zunächst eine detaillierte Analyse der Symptome, ihrer Antezedenzbedingungen und ihrer Konsequenzen. Danach werden für die einzelnen Symptome geeignete Coping-Strategien ausgewählt, wobei auf den bereits vorhandenen Bewältigungsmechanismen des einzelnen Patienten aufgebaut wird. Schließlich werden die einzelnen Strategien in simulierten Situationen oder – bei aktuell vorkommenden Positivsymptomen – in vivo eingeübt. In einer Gruppenvergleichsstudie (Tarrier et al. 1993) konnte mit einem solchen Selbstmanagementverfahren eine signifikante Abnahme der Anzahl und des Schweregrads positiver Symptome sowie der diese begleitenden Angst erzielt werden, in bezug auf die Negativsymptomatik, auf die Ausprägung depressiver Symptome oder auf Indikatoren des sozialen Funktionsniveaus ergaben sich jedoch keine überlegenen Effekte gegenüber einem Problemlösetraining und einer Warteliste-Kontrollgruppe.

Bedeutung für die Behandlung bei persistierender Positivsymptomatik

Diese Ergebnisse nähren die Hoffnung, daß kognitiv-verhaltensorientierte Therapieverfahren in Zukunft insbesondere bei Patienten mit persistierender, neuroleptikaresistenter Positivsymptomatik eine gewichtige Rolle spielen könnten. Die Befundlage ist allerdings aufgrund des Mangels an kontrollierten Gruppenvergleichsstudien noch wenig gefestigt und entsprechend lang ist die Liste offener Fragen. So bedarf beispielsweise der dringenden Klärung, wie lange die erwünschten Therapieeffekte anhalten und welche Auswirkungen sie auf weitere klinische Parameter wie Rezidivraten oder die soziale Anpassung entfalten können. Die bisher vorliegenden Daten sind diesbezüglich widersprüchlich. Um eine effektive Umsetzung der einzelnen Verfahren zu gewährleisten, müssen außerdem ihre jeweils spezifischen Wirkmechanismen herausgefiltert und ihre Wirkungen im Zusammenspiel mit weiteren Therapiemaßnahmen überprüft werden.

4.3 Kognitiv-verhaltensorientierte Familientherapie

Keine andere Gruppe psychologischer Behandlungsansätze ist in den letzten 15–20 Jahren so intensiv untersucht worden, wie die kognitiv-behavioural orientierte Familientherapie. Triebfeder dieser Forschungsaktivität waren einerseits Untersuchungsergebnisse über den Zusammenhang zwischen einem durch überprotektive, kritische oder feindselige Äusserungen gekennzeichneten Familienklima („high expressed emotion") und dem Verlauf schizophrener Erkrankungen, andererseits das Erkennen der enormen Belastung, welche die Schizophrenie den Angehörigen auferlegt. Diese beiden Sachverhalte haben zur Entwicklung von Therapiekonzepten geführt, die auf eine Veränderung einer für den Verlauf ungünstigen familiären Interaktionen (Senkung des „Expressed-emotion"-Niveaus) und/oder auf eine Erhöhung der Bewältigungsressourcen der Familie abzielen.

Veränderung ungünstiger familiärer Interaktionen

Trotz Unterschieden in Inhalt und therapeutischem Vorgehen sind diesen Konzepten doch wesentliche Kernelemente gemeinsam. Sie weisen alle ein strukturiertes, an den konkreten Problemstellungen orientiertes Vorgehen auf, wobei nach einer einführenden Vermittlung von Informationen über die Erkrankung (Psychoedukation) eine mehr oder minder breite Palette verhaltenstherapeutischer Interventionen zum Einsatz kommt, mit denen eine Verbesserung der interpersonalen, kommunikativen Fertigkeiten der Familienmitglieder sowie eine Erhöhung ihrer Problemlösefähigkeit und Streßbewältigungskapazität erreicht werden soll. Eine kurze Auflistung der zentralen gemeinsamen Charakteristika der verschiedenen Ansätze im Inhalt und im Vorgehen findet sich in Kap. 13 in diesem Band.

Zentrale Elemente der Therapie

Seit Beginn der 80er Jahre sind eine Reihe kontrollierter Evaluationsstudien dazu durchgeführt worden (Falloon et al. 1985; Leff et al. 1985; Tarrier et al. 1989; Hogarty et al. 1991; Randolph et al. 1994; Xiong et al. 1994; Zhang et al. 1994). Ihre Ergebnisse zeigen, daß mit einer kognitiv-verhaltensorientierten Familientherapie während den ersten 2 Jahren nach Therapiebeginn eine signifikante Reduktion der Rezidivraten erzielt werden kann. In Untersuchungen, welche zusätzlich die Hospitalisationsdauer, das soziale Funktionsniveau und die familiäre Belastung als Erfolgskriterien miteinbezogen, führte die kognitiv-verhaltensorientierte Familientherapie zu weniger Hospitalisationstagen sowie zu einer verbesserten sozialen Anpassung und zu einer Verminderung der Belastung der Angehörigen (Falloon et al. 1985; Barrowclough u. Tarrier 1990; Hogarty et al. 1991). Bei Vergleichen zwischen mit einzelnen Familien und mit Familien- oder Angehörigengruppen durchgeführten Therapien fanden sich hinsichtlich der Rezidivraten zum Teil Vorteile für das Grup-

Wirksamkeit

penformat (Leff et al. 1990; McFarlane et al. 1995; Schooler et al. 1997). Weitere Untersuchungsergebnisse zeigten für die kognitiv-verhaltens-orientierte Familientherapie auch eine zumindest mittelfristig signifikante Kosteneffizienz (Cardin et al. 1985; Tarrier et al. 1991; Held et al. 1992; Rund et al. 1994).

Unklare Wirkungsweise

Was genau im speziellen die Wirksamkeit dieser Ansätze ausmacht, was hinsichtlich Frequenz und Dauer ihre effektivste Anwendungsform ist, und welche therapeutischen Veränderungsprozesse sie in Gang setzen, ist jedoch noch weitgehend offen. Dies erschwert eine zielgerichtete, auf die Eingangsbedingungen, situativen Umstände und spezifischen Bedürfnisse und Ressourcen der einzelnen Familie abgestimmte Therapieplanung – möglicherweise mit ein Grund dafür, daß ein beträchtlicher Teil der betroffenen Familien sich nicht zu einer Teilnahme an der Therapie bewegen läßt oder diese nach kurzer Zeit abbricht. Noch nicht befriedigend geklärt ist auch die Frage, wie lange die Effekte nach Ende der Therapie anhalten. Die Rezidivraten stiegen in allen Untersuchungen mit zunehmender Katamnesedauer wieder an, was dahingehend interpretiert werden könnte, daß die kognitiv-verhaltensorientierte Familientherapie Rezidive weniger zu verhindern als aufzuschieben vermag. Sie wäre demzufolge ähnlich der medikamentösen Therapie langfristig, evtl. während des gesamten Risikoalters des Patienten anzusetzen. Im Widerspruch dazu stehen jedoch Ergebnisse einer Nachuntersuchung von Tarrier et al. (1994), in der noch nach 8 Jahren eine gegenüber der Kontrollbedingung signifikant niedrigere Rückfallhäufigkeit gefunden wurde.

5 Systemische Therapie

Die systemische Therapie nimmt heute wie die kognitiv-verhaltensorientierte Familientherapie einen festen Platz in der ambulanten und stationären Behandlung der Schizophrenie ein. Erste grundlegende Arbeiten zur systemischen Therapie schizophrener Störungen wurden in den 50er Jahren von drei Forscher- und Therapeutengruppen in den USA entwikkelt. Es waren dies die Gruppen um Lidz und Wynne sowie die sog. Palo-Alto-Gruppe um Bateson, dessen Schriften (z.B. Bateson et al. 1956; Bateson 1981) auch heute noch die Theorie der systemischen Therapie maßgeblich beeinflussen. Sehr bedeutsam für die Weiterentwicklung des systemischen Ansatzes in der Therapie der Schizophrenie wurden dann die Arbeiten der Mailänder Gruppe um Selvini Palazzoli (Selvini Palazzoli et al. 1977, 1980) und in neuerer Zeit der Heidelberger Gruppe um Stierlin (Stierlin 1975; Simon 1988, 1990; Retzer 1994). Dabei wurden auch spezifische Interaktionsmuster von Familien mit einem schizophrenen Mitglied und solchen mit einem schizoaffektiven oder einem manisch-depressiven Mitglied identifiziert und jeweils entsprechende therapeutische Interventionen entwickelt (Simon et al. 1989; Retzer 1994).

Weiterentwicklung durch verschiedene Forschergruppen

Therapieziel

Ziel der systemischen Therapie ist es, gemeinsam mit der Familie problemstabilisierende Interaktionsmuster wieder in Bewegung zu bringen und Wirklichkeitskonstruktionen zu entwerfen, die eine Veränderung in Richtung Selbstverantwortlichkeit und Autonomie wahrscheinlicher machen. Dabei wird auch angestrebt, die Bedeutungszuschreibungen psychiatrischer Diagnosen aufzuweichen. Konsequenterweise stehen einige Systemtherapeuten dem Vulnerabilitäts-Streß-Bewältigungs-Modell der Schizophrenie und anderen Krankheitsmodellen skeptisch gegenüber. Entsprechend inkompatibel erscheinen der systemische Ansatz und die wesentlich auf dem „Expressed-emotion"-Konzept und dem Vulnerabilitäts-Streß-Bewältigungs-Modell basierenden kognitiv-verhaltensorientierten Ansätze zu sein. Die Systemtherapeuten anerkennen zwar den rückfallreduzierenden Effekt der kognitiv-verhaltensorientierten Therapie, befürchten aber, daß diese die Chronifizierung fördert – eine empirisch schwer überprüfbare Hypothese.

Umgekehrt gibt es praktisch keine empirischen Studien zur Wirksamkeit der systemischen Therapie. Lediglich Retzer (1994) konnte in einer nicht kontrollierten Katamnesestudie zeigen, daß durchschnittlich 3,2 Jahre nach Abschluß der Familientherapie bei 65% der nach DSM-III-R als schizophren diagnostizierten Patienten eine Besserung eingetreten war und die Rückfallrate sich um 60% reduziert hatte. Der systemische Ansatz bleibt daher bis heute eine Antwort auf die Frage schuldig, ob seine Wirksamkeit mit derjenigen anderer Methoden in der Behandlung von Familien mit einem schizophrenen Mitglied vergleichbar ist. Da auch die Systemtherapeuten erkennen mußten, daß sie nur wenig verändern können, wenn die Chronifizierung erst einmal eingetreten ist, hat sich insbesondere die Heidelberger Gruppe in den letzten Jahren intensiv auch dem Thema der Chronifizierung gewidmet (Simon u. Weber 1987; Simon 1993).

Wirksamkeit

6 Milieutherapie

Obwohl bereits Sullivan (1931) auf die Bedeutung des sozialen Umfeldes für den Genesungsprozeß schizophrener Patienten hingewiesen hat, gelten Cumming u. Cumming mit ihrem Buch *Ego and Milieu* (1962) als die eigentlichen Begründer der heutigen Milieutherapie. Ihr Grundkonzept geht davon aus, daß der Patient alles machen soll, wozu er in der Lage ist, da sie Handeln und nicht das Erlangen von Einsicht als das wesentliche therapeutische Agens betrachteten. Gerade bei psychotisch Erkrankten führe dies zur Verbesserung der Identität und zum „Ich-Wachstum".

Gunderson (1980) unterschied dann grundsätzlich 2 Typen von Milieutherapie: die therapeutische Gemeinschaft im Sinne von Jones (1953) und das verhaltenstherapeutisch orientierte Milieu (z. B. „Token-economy"-Ansatz; Ayllon u. Azrin 1968). Nach ihm sind 3 qualitative Aspekte für den Erfolg der Milieutherapie maßgebend: 1. die Verteilung der Verantwortlichkeiten und der Entscheidungsbefugnisse, 2. die Klarheit der Behandlungsprogramme, der Rollen und der Führung und 3. ein hohes Maß an Betreuer-Patienten-Interaktion. Tucker (1983) verstand das Milieu sowohl als Ausdruck der Haltung als auch der organisatorischen Struktur einer therapeutischen Institution. Einer der wichtigsten Aspekte der therapeutischen Gemeinschaft ist der Versuch, den Patien-

Zentrale Merkmale der Milieutherapie

ten die Möglichkeit zu geben, Verantwortung für ihre eigene Behandlung und diejenige von Mitpatienten zu übernehmen, während für das verhaltenstherapeutisch orientierte Milieu die konsequente Anwendung lerntheoretischer Prinzipien bei den Rahmenbedingungen und der individuellen Behandlungsgestaltung kennzeichnend ist.

Unterschiede zwischen verschiedenen „Milieus"

Je nach Ausprägung von Kontrolle, Unterstützung, Struktur, Engagement und Wertschätzung unterscheiden sich die therapeutischen Milieus erheblich. Es gibt somit eine Vielzahl von „Milieus" und jede psychiatrische Institution nimmt heute für sich in Anspruch, Milieutherapie anzubieten. Beides hat dazu geführt, daß der Begriff der Milieutherapie an Klarheit verloren und viel von seiner ursprünglichen Bedeutung eingebüßt hat. Auch das Konzept der therapeutischen Gemeinschaft hat manchen Wandel durchgemacht. Jones selbst fand in späteren Jahren eine Unterscheidung zwischen therapeutischer Gemeinschaft und Milieutherapie müßig und propagierte den übergeordneten Begriff des Lernens als sozialer Prozeß (Jones 1983).

Wirksamkeit

Entgegen dem von Van Putten u. May (1976) vertretenen pessimistischen Standpunkt, daß Milieutherapie nur einen geringen zusätzlichen Effekt zu einer adäquaten Pharmacotherapie zeigt, kamen sowohl Gunderson (1980) als auch Ellsworth (1983) in ihren Literaturübersichten zum Schluß, daß Milieutherapie sowohl bei akuten wie auch bei chronischen schizophrenen Erkrankungen zu einer signifikanten Verbesserung der Symptomatik als auch des sozialen Funktionsniveaus führt. So konnten Paul u. Lentz (1977) in ihrer richtungsweisenden Studie belegen, daß Milieutherapie und soziales Lernen unabhängig von der medikamentösen Behandlung bei chronisch psychisch Kranken einer Behandlung in einem kustodialen Milieu überlegen sind. Sie beeinflußten mit ihrer Arbeit ganz allgemein stark die Weiterentwicklung psychotherapeutischer und psychosozialer Therapieprogramme für schizophrene Patienten.

Beispiele für eine wirkungsvolle Umsetzung

– „Soteria House"

Eine besonders konsequente Umsetzung des milieutherapeutischen Ansatzes zur Behandlung der Schizophrenie erfolgte in dem von Mosher in San Francisco gegründeten „Soteria House" (Mosher et al. 1975), in dem eine kleine Gruppe akut erkrankter Schizophrener praktisch ohne Einsatz von Neuroleptika gemeindenah durch Laienbetreuer behandelt wurde. Mosher u. Menn (1978) fanden in einer kontrollierten 2-Jahreskatamnese, daß die Soteriabewohner bezüglich Symptomatologie und Rezidivrate zwar nicht besser als die in einem traditionellen stationären Setting behandelte Kontrollgruppe abschnitten, jedoch eine höhere Beschäftigungsrate und eine selbständigere Lebensführung aufwiesen.

– „Soteria Bern"

Eine Replikation und Weiterentwicklung dieses Konzepts erfolgte durch Ciompi in Bern. Basierend auf seiner Theorie der Affektlogik (Ciompi 1982) postulierte er für „Soteria Bern" die folgenden 8 therapeutischen Grundsätze (Ciompi et al. 1991):

Therapeutische Grundsätze der „Soteria Bern"

1. kleines, möglichst „normales" transparentes, entspannendes und reizgeschütztes therapeutisches Milieu;
2. behutsame und kontinuierliche mitmenschliche Stützung während der psychotischen Krise durch wenige ausgewählte Bezugspersonen;

3. konzeptuelle und personelle Kontinuität von der akuten Behandlungsphase bis zur Wiedereingliederung;
4. klare und gleichartige Information für Patienten, Angehörige und Betreuer hinsichtlich der Erkrankung, ihrer Prognose und Behandlung;
5. ständige enge Zusammenarbeit mit Angehörigen und weiteren wichtigen Bezugspersonen;
6. Erarbeitung von gemeinsamen konkreten Zielen und Prioritäten auf der Wohn- und Arbeitsachse mit Induktion von realistischen, vorsichtig positiven Zukunftserwartungen;
7. Verwendung von Neuroleptika nur bei anders nicht abzuwendender akuter Selbst- und Fremdgefährdung, bei fehlenden Anzeichen von Besserung nach 4–5 Wochen oder bei anders nicht behebbarer Rückfallgefahr in der Nachbetreuungsphase;
8. systematische Nachbetreuung und Rückfallprophylaxe während mindestens 2 Jahren aufgrund einer vorgängigen Analyse von individuellen Prodromalsymptomen, Belastungssituationen und möglichen Bewältigungsstrategien gemeinsam mit Patienten, Angehörigen und Betreuern.

Diese Behandlungsgrundsätze lassen sich mit Ausnahme von Punkt 7 mit Gewinn auch auf andere stationäre, teilstationäre und ambulante therapeutische Milieus übertragen. Bezüglich der Medikation hat sich allerdings auch in der „Soteria Bern" die Praxis hin zu einer niedrigdosierten Basismedikation zur Rückfallprophylaxe mit Dosissteigerung beim Auftreten von Prodromalsymptomen geändert. In einer kontrollierten prospektiven Verlaufsstudie über 2 Jahre erwiesen sich die Ergebnisse von Soteria bezüglich sozialem Funktionsniveau und Rezidivrate als vergleichbar mit jenen in traditionellen stationären Settings, der Neuroleptikaverbrauch war um die Hälfte geringer, die Aufenthaltsdauer war aber doppelt so lang mit den daraus resultierenden Mehrkosten (Ciompi et al. 1993). Es gelang jedoch seither, die Aufenthaltsdauer zu reduzieren. Diese Ergebnisse stehen in Einklang mit denjenigen von Mosher u. Menn (1978). Auch wird die Behandlung in der Soteria von vielen Patienten als weniger traumatisierend und stigmatisierend (da weniger ausgrenzend) erlebt als die stationäre Behandlung in einer Klinik.

Übertragbarkeit auf stationäre und ambulante Milieus

Der milieutherapeutische Ansatz der Soteria hat aber auch klar erkennbare Grenzen. So beruht die Behandlung dort auf Freiwilligkeit und ist insbesondere ungeeignet für die im Zunehmen begriffene Gruppe von jungen chronisch schizophrenen Patienten, die krankheitsuneinsichtig sind, aggressives Verhalten zeigen und einen Suchtmittelmißbrauch betreiben. Für diese Gruppe wird ein deutlich strukturiertes Milieu benötigt. Auf den traditionellen Klinikstationen kommt es so heute oft zu einer Ansammlung schwieriger Patienten. Ein weiterer kritischer Punkt ist, daß die Therapieerfolge teilweise von dem hohen Engagement der Betreuer abhängen, welches auf Idealen und Wertvorstellungen beruht, die von einem charismatischen Leiter vertreten werden und so zu einer romantischen Idealisierung der angebotenen Therapie führen können.

Grenzen des Soteria-Ansatzes

7 Langzeitbetreuung und Case Management

Deinstutionalisierung und gemeindenahe Versorgung

Mit dem Deinstitutionalisierungsprozeß und dem Aufbau gemeindeintegrierter sozialpsychiatrischer Versorgungsstrukturen hat sich in den letzten 20 Jahren der Schwerpunkt der Langzeitbetreuung chronisch schizophrener Patienten von der Klinik in die Gemeinde verlagert. Damit einhergehend ist eine breite Palette von Einrichtungen entstanden, wie ambulante und stationäre Krisenzentren, Tageskliniken und Tagesstätten, niederschwellige ambulante Dienste mit Kontaktstellenfunktion, Nachsorgeambulanzen und aufsuchende Dienste, die alle gemeindenah unterschiedliche sozio- und psychotherapeutische Angebote machen können.

Langzeitbetreuung

Um eine Koordinierung dieser Angebote im Sinne einer patientenzentrierten Versorgung zu ermöglichen und eine kontinuierliche Betreuung zu gewährleisten, wurden regionalisierte oder sektorisierte Versorgungsstrukturen sowie die Konzepte des Langzeitbetreuerteams (Test 1979; Torrey 1986; Johnson et al. 1997) und des Case Managements (Sledge et al. 1995) entwickelt. Bei ersterem übernimmt ein multiprofessionelles Team die Verantwortung für eine fest umschriebene Patientengruppe idealerweise sowohl im ambulanten als auch im stationären Bereich.

Case Management

Beim Konzept des Case Management gibt es sehr unterschiedliche Ansätze, die vom rein organisatorischen „Brokering" (d. h. vermitteln von Therapie- bzw.Rehabilitationsangeboten) bis hin zum sog. klinischen Case Management reichen, das dem Langzeitbetreuermodell sehr ähnlich ist (Mueser et al. 1998). Studien von Bond et al. (1988) und Borland et al. (1989) zeigten, daß sich durch ein intensives Case Management zwar die Anzahl der Hospitalisationstage reduzieren, nicht aber das Funktionsniveau oder die Lebensqualität der Patienten verbessern lassen, und daß dadurch Kosten gespart werden können. Im Widerspruch dazu stehen die Ergebnisse von Rössler et al. (1993), nach denen die Betreuung durch einen sozialpsychiatrischen Dienst weder zu einer Reduktion der Hospitalisationsrate noch der Aufenthaltsdauer führte. Auch Marshall et al. (1995) konnten in einer kontrollierten Studie keine Überlegenheit des Case Management in der Betreuung chronischer Patienten nachweisen.

Quinlivan et al. (1995) andererseits fanden, daß gerade bei chronisch Kranken eine signifikante Kostenersparnis durch intensives Case Management sehr wohl möglich ist. Zum gleichen Ergebnis kamen Rosenheck et al. (1995) in einer kontrollierten Multicenterstudie zur Langzeitbetreuung, was im wesentlichen auf eine Reduktion des stationären Behandlungsbedarfs zurückzuführen war. Die begrenzte Wirksamkeit intensiver Langzeitbetreuungsansätze mag darin liegen, daß diese bisher meist keine spezifischen Rehabilitationsverfahren beinhalten, die das kognitive oder psychosoziale Funktionsniveau verbessern, wie z. B. Verfahren zur kognitiven Remediation oder zum Training sozialer Fertigkeiten.

Wirksamkeit

Der gegenwärtige Forschungsstand zur Langzeitbetreuung und zum Case Management läßt trotz vorwiegend ermutigender Ergebnisse eine sichere Bewertung von deren Nutzen also noch nicht zu. Die Widersprüchlichkeit der Ergebnisse dürfte mindestens teilweise dadurch bedingt sein, daß Langzeitbetreuung und Case Management in jedem Fall nur dann optimal funktionieren können, wenn den Patienten auch ein entsprechend umfassendes Versorgungssystem und differenzierte therapeutische Angebote zur Verfügung stehen. Die diesbezüglichen Rahmenbedingungen waren in den verschiedenen Untersuchungen zum Teil sehr unterschiedlich. Auf die damit zusammenhängenden versorgungspolitischen Aspekte wird in Kap. 13 in diesem Band näher eingegangen.

Einen nicht zu unterschätzenden Platz in der Langzeitbetreuung chronisch schizophrener Patienten nimmt heute wieder die Familienpflege ein, die in Deutschland bereits im 19. Jh. aufgekommen, dann aber wieder in Vergessenheit geraten war. Dabei bietet eine fremde Familie solchen chronisch Kranken einen familiären Rahmen mit der notwendigen sozialen Unterstützung an, die zwar keine stationäre Behandlung mehr benötigen, aber auch nicht allein leben können. Neuere Untersuchungen zeigen bei dieser Patientengruppe für die Familienpflege insgesamt gute Behandlungsergebnisse (z. B. Schmidt-Michel et al. 1992).

Familienpflege

8 Schlußbemerkungen

In den letzten 2 Jahrzehnten sind in der Sozio- und Psychotherapie schizophrener Störungen beachtenswerte Fortschritte erzielt worden. Am deutlichsten zeigen sich diese in der verstärkten Rolle kognitiv-verhaltensorientierter Therapieansätze und in dem wieder geschärften Blick für die Bedeutung milieutherapeutischer Aspekte. Demgegenüber haben die psychoanalytische Therapie und in geringerem Maße auch die systemische Therapie bei schizophrenen Störungen an Einfluß verloren, bringen aber weiterhin innovative Fortentwicklungen hervor.

Gemeinsam ist allen Richtungen eine größere Beachtung der aktiven Mitbeteiligung von Patienten und Angehörigen, um die soziale Relevanz der Therapieergebnisse zu erhöhen, sowie der optimalen Einbettung in einen koordinierten Gesamtbehandlungsplan. Entsprechend haben sich mit wachsendem Kenntnisstand eine Reihe von Fragen etwa zur Differentialindikation, zu den spezifischen Wirkmechanismen oder zur Interaktion mit anderen psychologischen Interventionen und mit unterschiedlichen medikamentösen Behandlungsstrategien neu gestellt und müssen systematischer als bisher bearbeitet werden. Auch ist zu klären, ob die verschiedenen Ansätze in der Routineversorgung ebensolche Wirkungen zu erzielen vermögen wie unter den Experimentalbedingungen, und ob ihr Einsatz kosteneffizient ist.

Bedeutung
der aktiven
Mitbeiteiligung
von Patienten
und Angehörigen

Ein weiterer erheblicher Mangel des gegenwärtigen Wissensstandes resultiert schließlich daraus, daß die Effektivität bestimmter sozio- oder psychotherapeutischer Interventionen und unterschiedlicher psychiatrischer Versorgungsstrukturen bisher fast durchwegs getrennt voneinander betrachtet wurden. Diese Trennung gilt es unbedingt zu überwinden. Es bedarf in Zukunft also einer eigentlichen 2. Generation von Wirksamkeitsstudien, in denen die Evaluation von Sozio- und Psychotherapie sowie von Versorgungsstrukturen zusammengeführt wird.

Notwendigkeit
einer gemeinsamen
Betrachtung
von therapeutischen
Interventionen
und
Versorgungsstrukturen

9 Literatur

Ayllon T, Azrin NH (1968) The token economy. Appleton-Century-Crofts, New York

Barrowclough C, Tarrier N (1990) Social functioning in schizophrenic patients, 1: The effects of expressed emotion and family intervention. Soc Psychiatry Psychiatr Epidemiol 25:125–129

*Bateson G (1981) Ökologie des Geistes. Suhrkamp, Frankfurt am Main

**Bateson G, Jackson DD, Hayley J, Weakland J (1956) Towards a theory of schizophrenia. Behav Sci 191:251–264

Bellack AS, Mueser KT (1993) Psychosocial treatment for schizophrenia. Schizophr Bull 19/2:317–336

Bellack AE, Turner SM, Hersen M, Luber RF (1984) An examination of the efficacy of social skills training for chronic schizophrenic patients. Hosp Community Psychiatry 35:1023–1028

*Benedetti G (1983) Todeslandschaften der Seele. Vandenhoeck & Ruprecht, Göttingen

Benedetti G (1987) Psychotherapeutische Behandlungsmethoden. In: Kisker KP, Lauter H, Meyer JE, Müller C, Strömgren E (Hrsg) Psychiatrie der Gegenwart, Bd 4, 3. Aufl. Springer, Berlin Heidelberg New York Tokio, S 285–323

Bentall RP, Haddock G, Slade PD (1994) Cognitive therapy for persistent auditory hallucinations: from theory to therapy. Behav Ther 25:51–66

Benton MK, Schroeder HE (1990) Social skills training with schizophrenics: a meta-analytic evaluation. J Consult Clin Psychol 58:741–747

Bond GR, Miller LD, Krumwied RD, Ward RS (1988) Assertive case management in three CMHCs: a controlled study. Hosp Community Psychiatry 39:411–418

Borland A, McRae J, Lycan C (1989) Outcomes of five years of continuous intensive case management. Hosp Community Psychiatry 40:369–376

Brenner HD, Hodel B, Kube B, Roder V (1987) Kognitive Therapie bei Schizophrenen: Problemanalyse und empirische Ergebnisse. Nervenarzt, 58:72–83

Cardin VA, McGill CW, Falloon IRH (1985) An economic analysis: costs, benefits and effectiveness. In: Falloon IRH (ed) Family management of schizophrenia. John Hopkins Univ Press, Baltimore

Chadwick PDJ, Birchwood M (1994) The omnipotence of voices. A cognitive approach to auditory hallucinations. Br J Psychiatry 164:190–201

Chadwick PDJ, Lowe CF (1994) A cognitive approach to measuring and modifying delusions. Behav Res Ther 32:355–367

Ciompi L (1982) Affektlogik. Über die Struktur der Psyche und ihre Entwicklung. Ein Beitrag zur Schizophrenieforschung. Klett-Cotta, Stuttgart

Ciompi L, Dauwalder H-P, Maier Ch, Aebi E (1991) Das Pilotprojekt „Soteria Bern" zur Behandlung akut Schizophrener: I. Konzeptuelle Grundlagen, praktische Realisierung, klinische Erfahrungen. Nervenarzt 62:428–435

Ciompi L, Kupper Z, Aebi E, Dauwalder HP, Hubschmid T, Trütsch K, Rutishauser C (1993) Das Pilotprojekt „Soteria Bern" zur Behandlung akut Schizophrener: II. Ergebnisse einer vergleichenden prospektiven Verlaufsstudie über 2 Jahre. Nervenarzt 64:440–450

*Cumming J, Cumming E (1962) Ego and Milieu. Arherton Press, New York [Dt.: Dies. (1979) Ich und Milieu – Theorie und Praxis der Milieutherapie. Vandenhoek & Ruprecht, Göttingen]

Dobson DJG, McDougall G, Busheikin J, Aldous J (1995) Effects of social skills training and social milieu treatment on symptoms of schizoprenia. Hosp Community Psychiatry 46:376–380

Ellsworth RB (1983) Characteristics of effective treatment milieus. In: Gunderson JG, Will OA, Mosher LR (eds) Principles and practice of milieu therapy. Aronson, New York London, pp 87–123

Falloon IRH, Boyd JL, McGill CW et al. (1985) Family management in the prevention of morbidity of schizophrenia. Clinical outcome of a two-year longitudinal study. Arch Gen Psychiatry 42:887–896

Federn P (1952) Ego psychology and the psychoses. Basic Books, New York

Freud S (1924) Neurose und Psychose (Gesammelte Werke, Bd XIII. London: Imago)

Fromm-Reichmann F (1950) Principles of intensive psychotherapy. University of Chicago Press, Chicago

Fromm-Reichmann F (1978) Psychoanalyse und Psychotherapie, Klett-Cotta, Stuttgart

Green MF (1993) Cognitive remediation in schizophrenia: Is it time yet? Am J Psychiatry 150:178–187

Griesinger W (1868/69) Über Irrenanstalten und deren Weiterentwicklung in Deutschland. Arch Psychiatr Nervenheilkd 1:8–43

Gunderson JG (1980) A revaluation of milieu therapy for nonchronic schizophrenic patients. Schizophr Bull 6:64–69

*Gunderson JG, Frank AF, Katz HM et al. (1984) Effects of psychotherapy in schizophrenia: II. Comparative outcome of two forms of treatment. Schizophr Bull 10:564–598

Hartland S (1991) Supportive psychotherapy. In Holmes J (ed) Textbook of psychotherapy in psychiatric practice. Churchill Livingstone, London

Hayes RL, Halford WK, Varghese FT (1995) Social skills training with chronic schizophrenic patients: effects on negative symptoms and community functioning. Behav Ther 26:433–449

Heim E (1980) „Stütztherapie" – neu entdeckt? Plädoyer für adaptive Psychotherapien. Psychother Med Psychol 30:261–273

Held T, Bockhorn A, Schoonen B (1992) Schizophreniebehandlung in der Familie (Modellbericht). Modellverbund Psychiatrie, Bonn

Hinsie LE (1930) The treatment of schizophrenia. Williams & Wilkins, Baltimore

Hogarty GE, Anderson CM, Reiss DJ, Kornblith SJ, Greenwald DP, Javna CD, Madonia MJ (1986) Family psychoeducation, social skills training, and maintenance chemotherapy in the aftercare treatment of schizophrenia: I. One-year effects of a controlled study on relapse and expressed emotion. Arch Gen Psychiatry 43:633–642

*Hogarty GE, Anderson CM, Reiss DJ et al. (1991) Family psychoeducation, social skills training, and maintenance chemotherapy in the aftercare treatment of schizophrenia: II. Two-year effects of a controlled study on relapse and adjustment. Arch Gen Psychiatry 48:340–347

Johnson S, Prosser D, Bindman J (1997) Continuity of care for the severely mentally ill: concepts and measures. Soc Psychiatry Psychiatr Epidemiol 32:137–142

Jones M (1953) The therapeutic community. Aronson, New York

Jones M (1983) Therapeutic community as a system for change. In: Gunderson JG, Will OA, Mosher LR (eds) Principles and practice of milieu therapy. Aronson, New York London, pp 177–184

Klein M (1930) The psychotherapy of the psychoses. Br J Med Psychol 10:242–244

Kopelowicz A, Liberman RP (1995) Biobehavioral treatment and rehabilitation of schizophrenia. Harv Rev Psychiatr 3:55–64

Leff J, Berkowitz R, Shavit N, Strachan A, Glass I, Vaughn C (1990) A trial of family therapy versus a relatives' group for schizophrenia: two-year follow-up. Br J Psychiatry 157:571–577

Leff J, Kuipers L, Berkowitz R, Sturgeon D (1985) A controlled trial of social intervention in the families of schizophrenic patients: two years follow-up. Br J Psychiatry 146:594–600

Lotterman A (1996) Specific techniques for the pyschotherapy of schizophrenic patients. International Univ Press, Madison

Marshall M, Lockwood A, Gath D (1995) Social services case-management for long-term mental disorders: a randomised controlled trial. Lancet 345:409–412

McFarlane WR, Lukens E, Link B et al. (1995) Multiple-family groups and psychoeducation in the treatment of schizophrenia. Arch Gen Psychiatry 52:679–687

*Mentzos S (1992) Psychose und Konflikt. Vandenhoeck & Ruprecht, Göttingen

Mojtabai R, Nicholson RA, Carpenter BN (1998) Role of psychosocial treatments in management of schizophrenia: a meta-analytic review of controlled outcome studies. Schizophr Bull 24/4:569–586

Mosher LR, Menn A, Matthews SM (1975) Soteria: evaluation of a home-based treatment for schizophrenia. Am J Orthopsychiatry 45:455–467

Mosher LR, Menn AZ (1978) Community residential treatment for schizophrenia: two year follow-up. Hosp Community Psychiatry 29:715–723

**Mueser KT, Bond GR, Drake RE, Resnick SG (1998) Models of community care for severe mental illness: a review of research on case management. Schizophr Bull 24:37–74

Müller Ch (1972) Psychotherapie und Soziotherapie der endogenen Psychosen. In: Kisker KP, Meyer JE, Müller M, Stömgren E (Hrsg) Psychiatrie der Gegenwart 3, 2. Aufl. Springer, Berlin Heidelberg New York

Munich RL (1987) Conceptual trends and issues in the psychotherapy of schizophrenia. Am J Psychother 41:23–37

Paul GL, Lentz RJ (1977) Psychosocial treatment of chronic mental patients. Milieu versus social-learning programs. Harvard Univ Press, Cambridge

**Penn DL, Mueser KT, (1996) Research update on the psychosocial treatment of schizophrenia. Am J Psychiatry 153:607–617

Quinlivan R, Hough R, Crowell A, Beach C, Hofstetter R, Kenworthy K (1995) Service utilization and costs of care for severely mentally ill clients in an intensive case management program. Psychiatr Serv 46:365–371

Randolph ET, Eth S, Glynn S et al. (1994) Behavioural family management in schizophrenia: outcome of a clinic-based intervention. Br J Psychiatry 164:501–506

Retzer A (1994) Familie und Psychose. Fischer, Stuttgart Jena New York

Roder V, Brenner H. D, Hodel B, Kienzle N, (1992) Integriertes Psychologisches Therapieprogramm für schizophrene Patienten. Beltz, Weinheim

Rogers CR (1957) The necessary and sufficient conditions of therapeutic personality change. J Consult Psychol 21:95

Rosberg J, Stunden AA (1990) The use of direct confrontation: the treatment-resistant schizophrenic patient. Acta Psychiatr Scand 81:352–358

Rosenheck R, Neale M, Leaf P, Milstein R, Frisman L (1995) Multisite experimental cost study of intensive psychiatric community care. Schizophr Bull 21:129–140

Rössler W, Löffler W, Fätkenheuer B, Riecher-Rössler A (1993) Does case management reduce the rehospitalization? Acta Psychiatr Scand 86:445–449

Rund BR, Moe LC, Sollien T et al. (1994) An efficiency study of a psychoeducational treatment programme for schizophrenic adolescents. Acta Psychiatr Scand 89:211–218

Schindler R (1980) Die Veränderung psychotischer Langzeitverläufe nach Psychotherapie. Psychiatr Clin 13:206–216

Schmidt-Michel PO, Ostroga G, Kenntner S, Konrad M, Krüger M, Hoffman M (1992) Rehabilitationsverläufe in der psychiatrischen Familienpflege. Nervenarzt 63:34–41

*Schooler NR, Keith SJ, Severe JB et al. (1997) Relapse and rehospitalization during maintenance treatment of schizophrenia: the effects of dose reduction and family treatment. Arch Gen Psychiatry 54:453–463

Schwing G (1954) A way to the soul of the mentally ill. International Univ Press, New York

Sechehaye MA (1986) Eine Psychotherapie der Schizophrenen. Klett-Cotta, Stuttgart

*Selvini Palazzoli M, Boscolo L, Cecchin F, Prata G (1977) Paradoxon und Gegenparadoxon. Klett-Cotta, Stuttgart

Selvini Palazzoli M, Boscolo L, Cecchin F, Prata G (1980) Hypothesizing – circularity – neutrality: three guidelines for the conductor of the sessions. Fam Proc 19:3–12 [Dt.: Dies. (1981) Hypothetisieren – Zirkularität – Neutralität: Drei Richtlinien für den Leiter der Sitzung. Familiendynamik 6:123–139]

Simon FB (1988) Unterschiede, die Unterschiede machen. Klinische Epistemologie: Grundlagen einer systemischen Psychiatrie und Psychosomatik. Springer, Berlin Heidelberg New York Tokio

Simon FB (1990) Meine Psychose, mein Fahrrad und ich. Zur Selbstorganisation der Verrücktheit. Auer, Heidelberg

Simon FB (1993) Die Kunst der Chronifizierung. System Familie 6:139–150

Simon FB, Weber G (1987) „Wie chronifiziere ich meine Patienten am besten?" Ein Sience-fiction-Märchen. In: Stierlin H, Simon FB, Schmidt G (Hrsg) Familiäre Wirklichkeiten. Klett-Cotta, Stuttgart, S 157–163

Simon FB, Weber G, Stierlin H, Retzer A, Schmidt G (1989) „Schizoaffektive" Muster: Eine systemische Beschreibung. Familiendynamik 14:190–213

Simon H (1929) Die aktive Krankenbehandlung in der Irrenanstalt. de Gruyter, Berlin Leipzig

Sledge WH, Astrachan B, Thompson K et al. (1995) Case management in psychiatry: an analysis of tasks. Am J Psychiatry 152:1259–1265

Stanton AH, Gunderson JG, Knapp PH et al. (1984) Effects of psychotherapy in schizophrenia:

I. Design and implementation of a controlled study. Schizophr Bull 10:520–563

Stierlin H (1975) Von der Psychoanalyse zur Familientherapie. Klett, Stuttgart

Sullivan HS (1931) Socio-psychiatric research: its implications for the schizophrenia problem and for mental hygiene. Am J Psychiatry 10:977–991

Sullivan HS (1962) Schizophrenia as a human process. Norton, New York

Tarrier N, Barrowclough C, Porceddu K, Fitzpatrick E (1994) The Salford Family Intervention Project: relapse rates of schizophrenia at five and eight years. Br J Psychiatry 165:829–32

Tarrier N, Barrowclough C, Vaughn C, Bamrah JS, Porceddu K, Watts S, Freeman H, (1989) Community management of schizophrenia. A two-year follow-up of a behavioural intervention with families. Br J Psychiatry 154:625–628

Tarrier N, Beckett R, Harwood S, Baker A, Yusupoff L, Ugarteburu I (1993) A trial of two cognitive-behavioural methods of treating drug-resistant residual psychotic symptoms in schizophrenia patients: I. Outcome. Br J Psychiatry 162:524–532

Tarrier N, Lowson K, Barrowclough C (1991) Some aspects of family interventions in schizophrenia: II. Financial considerations. Br J Psychiatry 159:481–484

Test MA (1979) Continuity of care in community treatment. N Direct Ment Health Serv 2:15–23

Torrey EF (1986) Continuous treatment teams in the care of the chronic mentally ill. Hosp Community Psychiatry 37:1243–1247

Tucker GJ (1983) Therapeutic communities. In: Gunderson JG, Will OA, Mosher LR (eds) Principles and practice of milieu therapy. Aronson, New York London

Van Putten T, May PRA (1976) Milieu therapies of the schizophrenias. In: West LJ, Flinn DE (eds) Treatment of schizophrenia. Progress and prospects. Grune & Stratton, New York, pp 217–243

Wallace CJ, Liberman RP (1985) Social skills training for patients with schizophrenia: a controlled clinical trial. Psychiatry Res 15:239–247

Wallerstein RS (1989) Follow-up in psychoanalysis clinical and research values. J Am Psychoanal Assoc 37/4:921–941

*Werman DS (1984) The practice of supportive psychotherapy. Brunner Mazel, New York

Willis E, Reimer F (1988) Arbeitstherapie und berufliche Rehabilitation aus der Sicht des Psychiatrischen Landeskrankenhauses. In: Schubert A, Reihl D, Bungard W (Hrsg) Chancen im Arbeitsleben für psychisch Kranke. Ehrenhof, Mannheim

Xiong W, Phillips MR, Hu X, Ruiwen W, Dai Q, Kleinman J, Kleinman A (1994) Family-based intervention for schizophrenic patients in China: a randomised trial. Br J Psychiatry 165:239–247

Zhang M, Wang M, Li J, Phillips MR (1994) Randomised-controlled trial of family intervention for 78 first-episode male schizophrenic patients: an 18-month study in Suzhou, Jiangsu. Br J Psychiatry 165:96–102

KAPITEL 13

Schizophrenie: Rehabilitation

T. E. SMITH, R. P. LIBERMAN und A. KOPELOWICZ

Übersetzung: A. Michel

1 Bedeutung der Rehabilitation bei Schizophrenie

Grenzen
der Pharmakotherapie

Die Pharmakotherapie mit antipsychotischen, stimmungsstabilisierenden und antidepressiven Medikamenten bildet die Behandlungsgrundlage für schwere psychotische und stimmungsbedingte Störungen, bei denen als diagnostisches Kriterium eine funktionale Behinderung vorliegt. Obwohl die Wirksamkeit dieser Medikamente bei der akuten und längerfristigen Behandlung solcher Störungen weitgehend unbestritten ist, haben sich bei primären negativen Symptomen, kognitiven Defiziten und in den Bereichen von psychosozialer Kompetenz und Lebensqualität (Liberman et al. 1995) die Grenzen dieser Wirksamkeit gezeigt. Die Nebenwirkungen einer langfristig angelegten Pharmakotherapie schmälern den Nutzen dieser Behandlungsform, wobei die Beispiele von Sedierung bis hin zu vegetativen und neurologischen Nebenwirkungen reichen, die das soziale und berufliche Leben beeinträchtigen (Mintz et al. 1992).

Darüber hinaus kann das subjektive Leiden, das durch diese Nebenwirkungen hervorgerufen wird, zu einer negativen Compliance und damit zu einem hohen Rückfallrisiko führen. Obwohl die Einführung atypischer antipsychotischer Medikamente offensichtlich zusätzliche Vorteile hat, da sie zu einer Besserung neurokognitiver Defizite führen (Green et al. 1997) und negative Symptome und Nebenwirkungen reduzieren (Marder u. Meibach 1994), ist das Ausmaß, in dem diese neuen Medikamente den langfristigen Verlauf psychotischer Störungen günstig beeinflussen, noch immer unbekannt.

Ergänzung
durch psychosoziale
Interventionen

In den letzten 2 Jahrzehnten wurde die Effektivität psychosozialer Interventionen zur Ergänzung der medikamentösen Therapie bei massiv behindernden psychischen Störungen mehrfach unter Beweis gestellt (Dilk u. Bond 1996; Penn u. Mueser 1996; Smith et al. 1996; Scott u. Dixon 1995; Marder et al. 1996; Liberman u. Kopelowicz 1995). Psychosoziale Interventionen, wie z.B. Training sozialer Kompetenzen und Bewältigungsstrategien in der Familie, Behandlungskonzepte, die die Selbstsicherheit unterstützen, und Beschäftigung unter geschützten Bedingungen, wurden entwickelt,
- um den Streß zu verringern, dem rückfallgefährdete Personen ausgesetzt sind – und hier besonders die emotionalen Streßfaktoren aus dem familiären Umfeld,
- um die Coping-Kompetenz des Patienten zu verbessern und sein Sozialverhalten zu verbessern sowie
- um soziale Unterstützung zu bieten und so die Defizite im Verhalten der Gemeinschaft gegenüber zu kompensieren und Streßfaktoren abzufangen, von denen psychisch schwer Erkrankte betroffen sind.

Das Aufkommen eines kombinierten verhaltensmedizinischen Ansatzes bei der Behandlung von Patienten mit schwer behindernden psychischen Störungen hat zur Entwicklung des Fachgebietes psychiatrische Rehabilitation geführt.

Ziele psychosozialer
Interventionen

Psychiatrische Rehabilitation umfaßt definitionsgemäß die verhaltensmedizinischen Interventionen, die darauf abzielen, Personen mit seelischen Behinderungen zu befähigen,

- Kompetenzen zu entwickeln, die zu einer Verbesserung des adaptiven Verhaltens führen,
- persönlich relevante Ziele zu erreichen, die mit einem Höchstmaß an Unabhängigkeit und Lebensqualität vereinbar sind und
- in einem Umfeld zu leben, das Unterstützung bietet und es somit dem Patienten ermöglicht, eine höhere Lebensqualität zu genießen, wenn Symptome oder Einschränkungen von Fertigkeiten trotz fortgesetzter ernsthafter Bemühungen der Rehabilitation fortbestehen.

Interventionen werden als rehabilitierend angesehen, wenn sie Hindernisse aus dem Weg räumen, die dem Erreichen dieser Ziele im Wege stehen (z. B. Symptome, auffälliges Verhalten, Defizite im Sozialverhalten).

Der begriffliche Rahmen ist das „Vulnerabilität-Streß-protektive-Faktoren-Modell" für schwerwiegende psychische Störungen. Bei der Vulnerabilität wird davon ausgegangen, daß sie biologisch und genetisch vermittelt wird und selbst Perioden symptomatischer Remission überdauert. Es ist daher das Ziel der psychiatrischen Rehabilitation, Streßfaktoren zu reduzieren und durch Stärkung des Individuums und Veränderung des Umfelds einen Schutz vor Vulnerabilität zu bieten.

Vulnerabilität – Streß – protektive Faktoren

Aus der Literatur über psychiatrische Rehabilitation lassen sich mehrere Schlußfolgerungen ableiten. Psychosoziale Behandlungen sind behandlungsspezifisch; anders ausgedrückt, um günstige Resultate im beruflichen Bereich zu erzielen, muß die berufliche Rehabilitation klar strukturiert und gut durchorganisiert sein (z. B. geschützte Arbeitsplätze) und um Verbesserungen bei der sozialen Kompetenz zu erreichen, müssen strukturierte Methoden zum Training sozialer Kompetenzen angewendet werden (Kopelowicz u. Liberman 1998). Eine zweite Schlußfolgerung bezieht sich auf die Bedeutung eines langfristigen Einsatzes psychosozialer Interventionen, die dem Patienten bessere Möglichkeiten bieten, in seinem gewohnten Lebensumfeld zu bleiben. Dies hat sich in Studien über gemeindenahe Behandlungen gezeigt, in denen die Raten der Wiedereinweisungen in Krankenhäuser so lange niedrig blieben, wie das Behandlungskonzept verzweigte, miteinander vernetzte und mobile Interventionen zur Verfügung stellte. Schließlich handelt es sich bei der Schizophrenie um eine streßbezogene Störung. Daher haben Interventionen, die darauf abzielen Streß zu reduzieren (z. B. „high expressed emotion" innerhalb der Familie) eine größere Chance auf Erfolg, wenn es darum geht, Rückfallraten zu verringern (Scott u. Dixon 1995).

Merkmale von Rehabilitationsstrategien

Die psychosoziale Behandlung sollte kombiniert werden mit den optimalen Arten und Dosierungen antipsychotischer Medikamente, so daß Symptome und Nebenwirkungen nicht mit der Compliance und instrumentellem Rollenverhalten in Konflikt geraten. Besonders negative Symptome und konzeptuelle Desorganisation bzw. Denkstörungen sind mit schwachen Resultaten bei der psychosozialen Behandlung in Verbindung gebracht worden (Mueser et al. 1991; Kopelowicz et al. 1997). Die neuen antipsychotischen Medikamente sind insbesondere dort vielversprechend, wo es um die Reduzierung der neurokognitiven und der Lernbehinderungen geht, die eine Gefährdung der psychosozialen Rehabilitati-

Kombination von psychosozialer Rehabilitation und Pharmakotherapie

on von schizophrenen Personen darstellt (Green 1996; Green et al. 1997; Mueser et al. 1991).

Anpassung der Maßnahmen an die aktuelle Krankheitssituation

Schließlich sollten die Behandlung und die Rehabilitation auch an das momentane Krankheitsstadium des Patienten angepaßt werden, d. h. der geeignete Typ der psychosozialen Intervention für die akute und floride Krankheitsphase (z. B. die Einbeziehung der Familie in eine Therapie im Sinne der Psychoedukation) ist nicht notwendigerweise derselbe Interventionstyp, der in der stabilen Phase oder der Genesungsphase der Krankheit Anwendung findet (z. B. Hilfe bei der Aufrechterhaltung eines Beschäftigungsverhältnisses, intensives Training der sozialen Kompetenzen für Konversation und Freundschaft).

Therapeutische und kompensatorische Ansätze

In der psychosozialen Behandlung und Rehabilitation lassen sich bezüglich der psychosozialen und funktionellen Defizite schizophrener Patienten primär therapeutische und primär kompensatorische Ansätze unterscheiden. Bei den therapeutischen Strategien wird der Versuch unternommen, die funktionellen Defizite des Patienten durch die Vermittlung von Kompetenzen, die Erweiterung des Verhaltensrepertoires, der Coping-Kompetenzen und der Widerstandsfähigkeit gegen Streß zu verbessern. Das „Social-skill-Training" ist ein Beispiel für diese Strategie. Bei den kompensatorischen Ansätzen zielt die Behandlung darauf ab, das Umfeld des Patienten dahingehend zu verändern, daß Belastungen, Streß und Funktionsanforderungen vermindert werden, während gleichzeitig die Erfüllung der Bedürfnisse und die Lebensqualität des Einzelnen gewährleistet wird. Ein Behandlungskonzept, das die Selbstsicherheit fördert, sowie das Einüben gemeinschaftlichen Zusammenlebens und Hilfen bei der Arbeit und Alltagsbewältigung stellen erfolgreiche kompen-

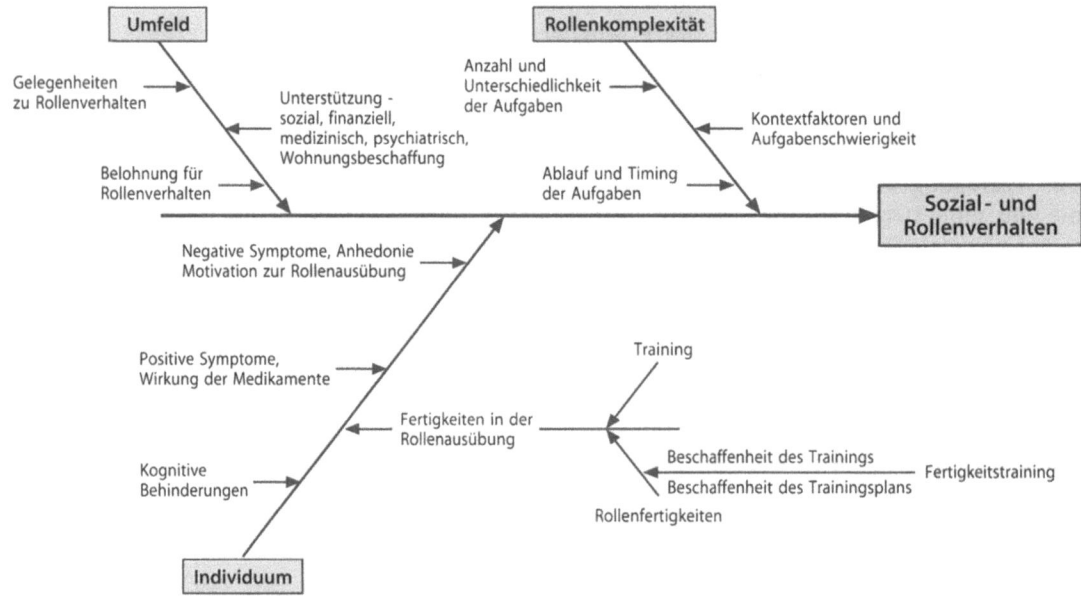

Abb. 1.
Einflußfaktoren auf das Sozial- und Rollenverhalten

satorische Interventionsstrategien dar (Test 1992; Burns u. Santos 1995; Hromco et al. 1997; Bond et al. 1997).

Kompensatorische und therapeutische Strategien der psychosozialen Rehabilitation können als Methoden zur Überwindung von Hindernissen beim normativen Sozial- und Rollenverhalten angesehen werden, die im Umfeld der Person, bei der Person selbst und in den Rollen auftreten können, die sie erfüllen muß, um innerhalb der Gemeinschaft zu funktionieren. Diese verschiedenen Hindernisse oder Variablen sind in Abb. 1 dargestellt. Therapeutische Interventionen zielen darauf ab, die Coping-Kompetenzen einer Person durch die Vermittlung von Kompetenzen zu stärken, während kompensatorische Interventionen primär in eine Veränderung des Umfelds eingebettet sind. In den beiden folgenden Abschnitten dieses Kapitels werden diese Strategien im Einzelnen ausgeführt.

Beeinflussung von Sozial- und Rollenverhalten

2 Rehabilitationsmöglichkeiten

Spezifische Rehabilitationsmöglichkeiten beinhalten das Training sozialer Kompetenzen, die familiäre Psychoedukation, kognitive Strategien, die berufliche Rehabilitation sowie Selbsthilfeprogramme. Der Nutzen und die Effektivität dieser Möglichkeiten sind allgemein anerkannt. Es handelt sich hierbei um wesentliche Bestandteile von Rehabilitationsprogrammen in der ganzen Welt.

2.1 Training sozialer Kompetenzen

Unter dem Training sozialer Kompetenzen versteht man Verhaltenstechniken oder Lernaktivitäten, die es dem Patienten ermöglichen, instrumentelle und kommunikative Kompetenzen in Bereichen zu erwerben, in denen es auf die Fähigkeit zur Selbstversorgung, zur Aufnahme und Aufrechterhaltung zwischenmenschlicher Beziehungen sowie zur Anpassung an das Gemeinschaftsleben ankommt Das Training sozialer Kompetenzen kann mit einzelnen Personen, Patientengruppen oder Familien durchgeführt werden und mehrere Jahre dauern, in denen die Kompetenzen, Ziele und Werte des Patienten in der Hierarchie der Anpassung an die Gemeinschaft nach oben klettern.

Vermittlung von Verhaltenstechniken

Die Ansätze beim Training sozialer Kompetenzen gehen von theoretischen Modellen zur sozialen Problemlösung aus, die Variationen eines schrittweisen Prozesses sozialer Wahrnehmung, Informationsverarbeitung und der Reaktion auf der Verhaltensebene beinhalten (Bellack et al. 1994). Patienten mit chronischen psychotischen Störungen haben oft Schwierigkeiten bei der korrekten Wahrnehmung und Interpretation affektiver und kognitiver Signale, die entscheidende Elemente der Kommunikation darstellen. Das Training der sozialen Wahrnehmung beschäftigt sich mit diesen Defiziten und bildet das Fundament, auf dem sich spezifischere soziale und Coping-Kompetenzen entwickeln können. Im nächsten Schritt greift das Training auf kognitive Techniken zurück, um Strategien zur Identifizierung sozialer Probleme zu vermitteln, alternati-

Modelle zur sozialen Problemlösung als theoretische Grundlage

Tabelle 1.
Grundlagen sozialer
Problemlösung

	Problemlösungssequenz	Kognitiv-verhaltensbezogene Voraussetzungen
Schritt 1	Identifizierung des Problems	Soziale und Selbstwahrnehmung
Schritt 2	Erstellen einer Liste potentieller Lösungen	Informationsverarbeitende Kompetenzen
Schritt 3	Abwägen der Vor- und Nachteile potentieller Lösungen	Informationsverarbeitende Kompetenzen
Schritt 4	Auswählen einer Lösung	Entscheidungskompetenz
Schritt 5	Umsetzen des Plans	Verhaltenskompetenzen
Schritt 6	Überprüfung des Resultats	Soziale und Selbstwahrnehmung

ve Lösungen zu finden und zu bewerten und einen Handlungsplan zu entwickeln. Der letzte Schritt wendet sich schließlich den diskreten verbalen, paralinguistischen und nonverbalen Kompetenzen zu, die für eine kompetente soziale Reaktion eingesetzt werden. In Tabelle 1 werden diese sozialen Problemlösungsstrategien nacheinander aufgeführt.

Entwicklung spezifischer Trainingsmodule

Auf der Grundlage des sozialen Problemlösungsmodells zum Training sozialer Kompetenzen wurde an der University of California in Los Angeles (UCLA) am Clinical Research Center für Schizophrenie und psychiatrische Rehabilitation (Liberman et al. 1993) ein Satz von psychoedukativen Modulen entwickelt. Spezifische Trainingsmodule richten sich auf die Fähigkeit zur Übernahme von Eigenverantwortung bei der antipsychotischen Medikation, zum Umgang mit den Symptomen sowie auf die persönliche Pflege und Hygiene, Freizeit, interpersonelle Problemlösungen, Jobsuche, Wiedereingliederung in die Gemeinschaft, ein sicheres und befriedigendes Geschlechtsleben, Familien-Coping und das Knüpfen freundschaftlicher Kontakte. Diese Module bedienen sich instruktiver Techniken – u. a. didaktischer Vorträge, Videodemonstrationen, Rollenspiele und Hausaufgaben –, um den Patienten zu helfen, spezifische Kompetenzbereiche zu meistern. Jedes Modul ist in sich unabhängig und kann allein oder in Kombination mit anderen Modulen in umfassenden Rehabilitationsprogrammen eingesetzt werden.

Erfolge des Trainings

Metaanalysen und Übersichten der mehr als 50 durchgeführten Untersuchungen zum Training sozialer Kompetenzen haben gezeigt, daß schizophrene Personen Fertigkeiten erwerben und beibehalten können und daß ein Training signifikant günstige Auswirkungen auf die soziale Anpassung, auf Symptome sowie auf die Rezidiv- und Rehospitalisierungsraten hat (Benton u. Schroeder 1990; Dilk u. Bond 1996; Smith et al. 1996; Hogarty et al. 1997). Das Kompetenztraining ist dann am wirksamsten, wenn es intensiv betrieben wird (mehr als 2 Sitzungen pro Woche) und über einen ausreichenden Zeitraum hinweg andauert (mindestens 6 Monate). Obwohl sogar schizophrene Patienten mit starken Halluzinationen und Wahnvorstellungen durch systematisches Training Fertigkeiten erlernen können, wird der Trainingsprozeß u. U. durch kognitive Desorganisation (z. B. bei schwerwiegender Zerfahrenheit und Denkstörungen) oder ein Defizitsyndrom (d. h. bei primären negativen Symptomen) erschwert.

2.2 Familiäre Psychoedukation

Wie Untersuchungen wiederholt gezeigt haben, stellt familiärer Streß, der sich oft in einer kritischen und emotional übermäßig engagierten Einstellung gegenüber dem erkrankten Familienmitglied im Sinne einer „high expressed emotion" zeigt, einen wesentlichen Rückfallfaktor bei der Schizophrenie dar (De Jesus Mari u. Streiner 1994). Daher wurden verschiedene Methoden der familiären Intervention ausgearbeitet und empirisch danach ausgewertet, wie Familienangehörige Coping-Kompetenzen erwerben können, um so das emotionale Klima innerhalb der Familie zu verändern und die Gefahr eines Rückfalls oder der Einweisung in ein Krankenhaus zu verringern. Patienten, die mit ihren Familienangehörigen in Kontakt stehen, profitieren von der Teilnahme an einem psychoedukativen Programm, das auf eine Verbesserung der Kommunikation und der Problemlösung ausgerichtet ist.

Die verschiedenen Ansätze zur familiären Psychoedukation haben einige gemeinsame Merkmale. Zunächst einmal ist es entscheidend, daß das Behandlungsteam partnerschaftliche Beziehungen zu den Familienangehörigen und anderen unterstützenden Personen entwickelt. Im Rahmen einer Zusammenarbeit werden bestimmte psychoedukative Techniken angewendet, mit dem Ziel, die Familie und andere Betreuer über den aktuellen wissenschaftlichen Forschungsstand zur psychischen Störung des Patienten sowie über regionale Behandlungs- und Rehabilitationseinrichtungen zu informieren. Ein weiteres Merkmal besteht in einer nicht defizitorientierten Sichtweise. Dabei wird davon ausgegangen, daß Familienangehörige stets ihr Bestes tun und im Interesse des Patienten und der Familie handeln, soweit es ihre Coping-Kompetenzen und ihre persönliche Vulnerabilität zuläßt. Dieser Ansatz ebnet den Weg für die Ausbildung von Kompetenzen, die der Kommunikation und der Problemlösung dienen. Um dauerhafte klinische Effekte zu erzielen, muß die familiäre Intervention über die Edukation hinausgehen, Familienangehörige müssen in notwendigen Coping-Eigenschaften ausgebildet werden, einschließlich eines grundlegenden Kommunikations- und Kontingenzmanagements. Beispiele für kommunikative Kompetenzen, die eine Grundlage für effektive Problemlösung darstellen, beinhalten aktives Zuhören, positives Feedback und die positive Äußerung von Anforderungen.

Mehr als zwei Dutzend sorgfältig durchgeführter Studien in den letzten 10 Jahren haben sich mit den Auswirkungen der familiären Psychoedukation auf Patienten und ihre Familien beschäftigt (Scott u. Dixon 1995; Solomon et al. 1996; Anderson et al. 1986; McFarlane et al. 1995). Die Ergebnisse haben gezeigt, daß die Raten für Rückfälle und Krankenhauseinweisungen bei den Patienten, die an der familiären Psychoedukation teilnahmen, deutlich geringer waren als bei den Patienten, die verschiedene Vergleichsbehandlungen durchgemacht hatten. Die Untersuchungen zeigten außerdem, daß die familiäre Psychoedukation eine deutliche Erleichterung der familiären Belastungen darstellt und zu einer Steigerung des Selbstwertgefühls führt.

2.3 Kognitive Wiederherstellungsstrategien

Möglichkeiten der Verbesserung neuropsychologischer Defizite

In den letzten Jahren hat sich ein Interesse an der kognitiven Rehabilitation von Schizophrenen gezeigt. Die kognitiven und neuropsychologischen Defizite spielen als Schlüsselmerkmale der Störung bei der Bestimmung des Erfolges von Rehabilitationsstrategien eine Rolle. Mehrere Studien sprechen dafür, daß anhaltende Denkstörungen und Defizite im Kurzzeitgedächtnis sowie im verbalen Lernen eine bessere Prognose für den Erwerb von Kompetenzen abgeben können als psychotische Symptome (Mueser et al. 1991; Kern et al. 1992; McKee et al. 1997). Darüber hinaus wurden Defizite in der Vigilanz, im Gedächtnis und in den Exekutivfunktionen wiederholt mit sozialen Kompetenzen und der allgemeinen sozialen Anpassung in Verbindung gebracht (Green 1996). Während zahlreiche klinische Psychiater bisher davon ausgegangen sind, daß die kognitiven Defizite der Schizophrenie eine irreversible und anhaltende Form der Demenz darstellen und daher durch eine Rehabilitation keine Besserung eintreten kann, gibt es immer mehr Belege, die Wiederherstellungsstrategien für grundlegende kognitive Defizite rechtfertigen.

Typen kognitiver Strategien
– direkte Behebung kognitiver Defizite

Zwei Typen von kognitiven Strategien wurden bisher entwickelt. Der erste Typ beinhaltet eine direkte Behebung grundlegender kognitiver Defizite. Es konnte gezeigt werden, daß sich objektivierbare Meßwerte kognitiver Dysfunktionen, wie z. B. Vigilanz und Bilderordnen, unter Verhaltenstraining wesentlich verbessern (Benedict et al. 1994; Stratta et al. 1994). Solche Trainingsmethoden bestehen aus wiederholten Übungen, instruktiver Modifikation, positiver Verstärkung (z. B. Geld) und fehlerlosem Lernen. Dabei werden Diskrimination und Problemlösung in kleinen Schritten vermittelt, der Erfolg maximiert und Lernen durch Versuch und Irrtum minimiert. Die empirische Evaluation der Wirksamkeit solcher direkter Ansätze beim kognitiven Training spricht dafür, daß bemerkenswerte Verbesserungen in kognitiven Aufgaben erreichbar sind. Die Übertragbarkeit dieser Laborversuche auf die soziale und klinische Praxis bedarf aber noch einer ausreichenden Bestätigung (Penn u. Mueser 1996). Die aktuelle Forschung zielt auf eine klinische Generalisierung direkter kognitiver Wiederherstellung ab. Hierbei sollen die kognitiven, sozialen und Verhaltensprozesse erkannt und gefördert werden, die für den Erwerb adaptiver Fähigkeiten bedeutsam sind.

– Verbesserung psychotischer Symptome

Mit Hilfe einer anderen Strategie soll eine Verbesserung psychotischer Symptome durch kognitive Restrukturierung und verhaltenstherapeutische Lernprinzipien erreicht werden. Heutzutage gibt es bereits Strategien für die Behandlung von Wahnvorstellungen, Halluzinationen und negativen Symptomen. Bei solchen Ansätzen geht es darum, bestimmte Symptome zum Ausgangspunkt eines Trainingsprogramms zu machen, wobei verschiedene Coping-Strategien, wie z. B. Ablenkung, Umformulierung, Selbstverstärkung, Realitätsüberprüfung oder verbale Infragestellungen, zur Anwendung kommen. Verschiedene Berichte belegen, daß sich diese Strategien zumindest bei kurzfristigen Nachuntersuchungen in Kliniken und Polikliniken als wirksam erweisen (Tarrier et al. 1993).

2.4 Berufliche Rehabilitation

Die beruflichen Rehabilitationstechniken für Schizophrenie haben sich seit der Einführung der institutionsgebundenen geschützten Werkstätten dramatisch verbessert. In den 7oer und 8oer Jahren wurden Übergangbeschäftigungsprogramme entwickelt, weitgehend innerhalb psychosozialer Rehabilitationsvereine und oftmals ohne Mitwirkung von psychiatrischen Fachleuten. Diese Übergangbeschäftigung umfaßte geschütztes Arbeiten oder Arbeitsenklaven in einer industriellen Umgebung außerhalb eines regulären Beschäftigungsverhältnisses; dabei wurde von dem Grundsatz ausgegangen, der Patient müsse zunächst in bezug auf eine bestimmte berufliche Fertigkeit trainiert werden, bevor er an einem konkreten Arbeitsplatz eingesetzt werden könne. Ein Arbeitsplatz auf dem kompetitiven Arbeitssektor wurde insofern als streßreich angesehen, als er ein allmähliches Anwachsen der Arbeitsbelastung mit sich bringt. Evaluationen dieses übergangbezogenen Beschäftigungsmodells haben unterschiedliche Ergebnisse erbracht. Vermutlich weist dieser Ansatz eine geringere Wirksamkeit auf, da zwischen der Tätigkeit in einer geschützten Werkstätte außerhalb eines regulären Beschäftigungsverhältnisses und einem kompetitiven Arbeitsplatz erhebliche Unterschiede bestehen (Wallace 1993).

Deutliche Verbesserung der Maßnahmen

Übergangbeschäftigungsprogramme

Das Rehabilitationsmodell einer unterstützten Beschäftigung hat sich aus dem Bestreben entwickelt, diese Ergebnisse der beruflichen Wiedereingliederung zu verbessern. Dieser Ansatz entspringt der Idee, daß Personen mit psychischen Behinderungen eine kontinuierliche Rehabilitation und Unterstützung benötigen, nachdem sie bereits einen kompetitiven Arbeitsplatz erworben haben. Der Schwerpunkt liegt also nicht mehr in der Bedeutung eines vorgeschalteten Übungsprogramms, sondern in dem Gedanken, der Betroffene solle zunächst auf einen konkreten Arbeitsplatz vermittelt und dann erst in bezug auf seine berufsspezifische Tätigkeit trainiert werden. Die Patienten werden in dem beruflichen Umfeld eingesetzt, das ihren Interessen und Kompetenzen entspricht und dann durch Ausbildung und Unterstützung in die Lage versetzt, ihre Positionen zu behalten. Konsequent bis ins Detail angewendet, wird den Patienten auf unbestimmte Zeit Unterstützung angeboten, durch Jobtrainer, die sie an ihrem Arbeitsplatz aufsuchen und ihnen beim Erwerb und der Beibehaltung von technischen, interpersonellen und Problemlösungsfertigkeiten helfen, die zum Erhalt des Arbeitsplatzes erforderlich sind.

Modell der unterstützten Beschäftigung

Evaluationen von unterstützter Beschäftigung haben erfolgreiche Wiedereingliederungsraten bei kompetitiver Arbeit für über 50% der Teilnehmer ergeben (Bond et al. 1997; Drake u. Becker 1996). Die Erfolgsraten sind wesentlich höher, wenn die Rehabilitationsarbeit Bestandteil eines integrierten psychiatrischen Behandlungsplans ist. Unterstützte Beschäftigung erfordert enge Zusammenarbeit und Kommunikation zwischen dem Patienten, dem Berufsspezialisten oder Jobtrainer und dem interdisziplinären Behandlungsteam. Aus diesem Grund sind viele der Faktoren, die eine berufliche Rehabilitation negativ beeinflussen, dieselben, mit denen sich das klinische Behandlungsteam beschäftigt: Schwere der psychopathologischen Störungen (besonders konzeptuelle Desorga-

Erfolge unterstützter Beschäftigung

nisation und Negativsymptome), Streß in der Familie („high emotional expression"), neurokognitive Defizite und schlechte prämorbide soziale und berufliche Anpassung.

3 Soziale und gemeindenahe Unterstützungsprogramme

Vorgehensweise

In den letzten 3 Jahrzehnten sind viele Länder dazu übergegangen, die Behandlung ernsthaft psychisch Erkrankter von den psychiatrischen Krankenhäusern in ein weniger restriktives Lebensumfeld zu verlagern. Dieser Ortswechsel bei der Behandlung erfordert ein niedrigschwelliges Behandlungsangebot seitens der Behandlungsanbieter, wie es dem Modell einer gemeindenahen Unterstützung in Verbindung mit einem Case Management entspricht. Bei diesem Ansatz werden Interventionen in einer koordinierten Form von multidisziplinären klinischen Teams durchgeführt, die langfristig Verantwortung übernehmen und denen hierbei das gesamte Spektrum psychiatrischer Dienste, einschließlich stationärer Einrichtungen, ambulanter Programme und psychosozialer Rehabilitationszentren zur Verfügung steht.

Prinzipien eines effektiven Behandlungsprogramms

Ein effektives Behandlungsprogramm wird von verschiedenen Grundprinzipen bestimmt (Ellison et al. 1995). Diese beinhalten die Verpflichtung, den Patienten mit Würde und Diskretion zu behandeln sowie die Notwendigkeit, die Einrichtungen an die wechselnden Bedürfnisse und Vorlieben eines jeden Patienten auf der Grundlage selbstbestimmter Ziele anzupassen. Am wichtigsten ist jedoch die Voraussetzung, daß das Versorgungssystem ein umfassendes Angebot frei zugänglicher Einrichtungen bereitstellt, die dem Patienten jederzeit so lange wie nötig zur Verfügung stehen, wobei das Milieu dieser Einrichtungen so wenig restriktiv und so normal wie möglich sein soll.

Voraussetzungen

Die zahlreichen Funktionen eines derartigen Versorgungsmodells beinhalten u. a. die folgenden Voraussetzungen:
- flächendeckende, engagierte Betreuungsangebote,
- Befriedigung der Grundbedürfnisse,
- psychiatrische Versorgung und Behandlung,
- Einrichtungen für Krisen und Notfälle,
- umfassende psychosoziale Dienste,
- Wohnangebote,
- Unterstützung und Ausbildung für betreuendes Personal und Familien,
- Entwicklung natürlicher Hilfsmöglichkeiten,
- Fürsprache und Schutz,
- Case Management.

Behandlungskonzepte im Sinne eines Case Management haben einen Anstieg der Verweildauer in der gemeindenahen Umgebung bei ehemaligen stationären Patienten gezeigt (Solomon 1992).

Effektive Umsetzungen des Ansatzes

Zu den effektivsten Umsetzungen dieses Ansatzes gehört das Training in Community Living oder Program of Assertive Community Treatment

(PACT), das in Madison, Wisconsin, entwickelt wurde (Burns u. Santos 1995; Test 1992). Das PACT-Modell geht von einem breit gefächerten Behandlungskonzept aus, das rund um die Uhr in Behandlungsteams organisiert ist. Dieses Programm ist sowohl auf dem Land als auch in der Stadt gleich effektiv und hat bereits innerhalb der Vereinigten Staaten und Europas viele Nachahmer gefunden.

Obwohl allgemein Einigkeit darüber besteht, daß solche Behandlungskonzepte einen wünschenswerten Service für Patienten mit schwerwiegenden und dauerhaften psychischen Krankheiten darstellen, gibt es nur wenig Konsens darüber, welche Elemente im Prozeß des Behandlungskonzeptes klinisch am hilfreichsten sind.

Der für das Behandlungskonzept Verantwortliche hat im Rahmen der psychiatrischen Rehabilitation verschiedene spezifische Aufgaben. Er muß dem Patienten beim Aufbau eines sozialen Netzwerks behilflich sein, den Zugang zu Wohnungs- und Beschäftigungsmöglichkeiten erleichtern, dem Patienten bei der Interaktion mit verschiedenen Serviceeinrichtungen helfen, Fähigkeiten zum Umgang mit der Krankheit vermitteln, klinische Fortschritte überwachen und, falls nötig, für eine rechtzeitige klinische Intervention sorgen. Ein solcher Case Manager stellt also einen Fixpunkt der kontinuierlichen Betreuung dar und trägt durch die Übernahme dieser Verantwortung zu einem verbesserten beruflichen Verhalten, einem geringeren Maß an sozialer Isolation und zu einem unabhängigeren Leben bei.

Aufgaben des Case Managers

Eine weitere Entwicklung in der Zeit der Deinstitutionalisierungen war die Gründung von „Fellowship-Clubs", also Kontaktgruppen früherer stationärer Patienten. Derzeit existieren psychosoziale „Clubhouses" in vielen großen Städten Europas und der Vereinigten Staaten, unter ihnen das Fountain House in New York City und Thresholds in Chicago. Solche Begegnungsstätten kommen dem Bedürfnis nach Akzeptanz, Freundschaft, Fürsprache, Wohnen, Destigmatisierung und sozialen und Freizeitaktivitäten entgegen. Obwohl sich die „Clubhouse-Bewegung" unabhängig von den medizinisch orientierten gemeindenahen sozialpsychiatrischen Behandlungskonzepten entwickelte, hat in den letzten Jahren die Zahl gemeindenaher psychiatrischer Einrichtungen zugenommen, die ihre traditionellen Tagesbehandlungsprogramme in ein solches „Begegnungsmodell" umgewandelt haben.

„Clubhouses"

Ein zentraler Punkt in der Idee der psychosozialen Selbsthilfe ist die Überzeugung, daß alle Menschen mit psychischen Störungen das grundlegende Recht auf Arbeit, Sozialisation und ein Zuhause haben und daß die Befriedigung dieser Grundbedürfnisse das Selbstwertgefühl fördert und eine positive Identität erzeugt, die für die Anpassung an die Gemeinschaft erforderlich ist. Daher konzentrieren sich psychosoziale Clubhouses auf die Schaffung von Beschäftigungsmöglichkeiten, Kontaktgruppen und Wohnungsbauprogrammen, die auf die Fähigkeiten ihrer Mitglieder zugeschnitten sind. Der Erfolg dieser Programme, einschließlich derer, die von Patienten selbst geleitet werden (selbstverwaltete Patienteninitiativen), spiegelt sich wider in der Unterstützung der Einrichtungen durch staatliche Absicherungsprogramme, durch ihre An-

Bedeutung der psychosozialen Selbsthilfe

erkennung seitens der Behörden und durch die Lebendigkeit der International Association of Psychosocial Rehabilitation Services, einer Organisation, die aus dem Clubhouse-Netzwerk hervorgegangen ist. Mehr und mehr psychosoziale Selbsthilfeprogramme entwickeln sich hin zu voll ausgestatteten Dienstleistungsunternehmen mit einem gemeindenahen Behandlungskonzept, das die Prinzipien von Selbstbestimmung, Pharmakotherapie und gemeindenaher Unterstützung in sich vereint.

4 Literatur

Anderson CM, Reiss DJ, Hogarty GE (1986) Schizophrenia and the family. Guilford, New York

Bellack AS, Sayers MD, Mueser KT, Bennett M (1994) Evaluation of social problem solving in schizophrenia. J Abnorm Psychol 103:371–378

Benedict RHB, Harris AE, Markow T, McCormick JA, Nuechterlein KH, Asarnow RF (1994) Effects of attention training on information processing in schizophrenia. Schizophr Bull 20:537–546

Benton MK, Schroeder HE (1990) Social skills training with schizophrenics: a meta-analytic evaluation. J Consult Clin Psychol 58:741–747

Bond GR, Drake RE, Mueser KT, Becker DR (1997) An update on supported employment for people with severe mental illness. Psych Serv 48:335–346

Burns BJ, Santos AB (1995) Assertive community treatment: an update of randomized trials. Psych Serv 46:669–675

De Jesus Mari J, Streiner DL (1994) An overview of family interventions and relapse on schizophrenia: meta-analysis of research findings. Psychol Med 24:565–578

Dilk MN, Bond GR (1996) Meta-analytic evaluation of skills training research for individuals with severe mental illness. J Consult Clin Psychol 64:1337–1346

Drake RE, Becker DR (1996) The individual placement and support model of supported employment. Psych Serv 47:472–475

Ellison ML, Rogers ES, Sciarappa K, Cohen M, Forbess R (1995) Characteristics of mental health case management: results of a national survey. J Ment Health Admin 22:101–112

**Green MF (1996) What are the functional consequences of neurocognitive deficits in schizophrenia? Am J Psychiatry 153:321–330

Green MF, Marshall BD, Wirshing WC et al. (1997) Does risperidone improve verbal working memory in treatment-resistant schizophrenia? Am J Psychiatry 154:799–804

Hogarty GE, Kornblith SJ, Greenwald DP et al. (1997) Three-year trials of personal therapy among schizophrenic patients living with or

independent of family. I. Description of study and effects on relapse rates. Am J Psychiatry 154:1504–1513

Hromco JG, Lyons JS, Nikkel RE (1997) Styles of case management: the philosophy and practice of case managers. Comm Ment Health J 33:415–428

Kern RS, Green MF, Satz P (1992) Neuropsychological predictors of skills training for chronic psychiatric patients. Psychiatry Res 43:223–230

Kopelowicz A, Liberman RP (1998) Psychological and behavioral treatments for schizophrenia. In: Nathan PE, Gorman JM (eds) Treatments that work. Oxford University Press, London, pp 190–211

Kopelowicz A, Liberman RP, Mintz J, Zarate R (1997) Comparison of efficacy of social skills training for deficit and nondeficit negative symptoms in schizophrenia. Am J Psychiatry 154:424–425

Liberman RP, Kopelowicz A (1995) Basic elements in biobehavioral treatment and rehabilitation of schizophrenia. Int Clin Psychopharmacol 9(Suppl 5):51–58

Liberman RP, Wallace CJ, Blackwell G, Eckman TA, Vaccaro JV, Kuehnel TG (1993) Innovations in skills training for the seriously mentally ill: the UCLA social and independent living skills modules. Innovations Res 2:43–60

Liberman RP, Vaccaro JV, Corrigan PW (1995) Psychiatric Rehabilitation. In: Kaplan HI, Sadock BJ (eds) Comprehensive textbook of psychiatry, vol VI. Williams and Wilkins, New York, pp 2696–2717

Marder SR, Meibach RC (1994) Risperidone in the treatment of schizophrenia. Am J Psychiatry 151:825–835

Marder SR, Wirshing WC, Mintz J et al. (1996) Two-year outcome of social skills training and group psychotherapy for outpatients with schizophrenia. Am J Psychiatry 153:1585–1592

McFarlane WR, Lukens E, Link B et al. (1995) Multiple-family groups and psychoeducation in the treatment of schizophrenia. Arch Gen Psychiatry 52:679–687

McKee M, Hull JW, Smith TE (1997) Cognitive and symptom corre-

lates of participation in social skills training groups. Schizophr Res 23:223–229

Mintz J, Mintz LI, Phipps CC (1992) Treatments of mental disorders and the functional cpacity to work. In: Liberman RP (ed) Handbook of psychiatric rehabilitation. Allyn & Bacon, Boston, pp 290–316

Mueser KT, Bellack AS, Douglas MS, Wade JH (1991) Prediction of social skill acquisition in schizophrenic and major affective disorder patients from memory and symptomatology. Psychiatry Res 37:281–296

**Penn DL, Mueser KT (1996) Research update on the psychosocial treatment of schizophrenia. Am J Psychiatry 153:607–617

**Scott JE, Dixon LB (1995) Psychological interventions for schizophrenia. Schizophr Bull 21:621–630

Smith TE, Liberman RP, Bellack AS (1996) Social skills training for schizophrenia: review and future directions. Clin Psychol Rev 16:599–617

Solomon P (1992) The efficacy of case management services for severely mentally disabled clients. Community Ment Health J 28:163–180

Solomon P, Draine J, Mannion E, Meisel M (1996) Impact of brief family psychoeducation on self-efficacy. Schizophr Bull 22:41–50

Stratta P, Mancinia F, Mattei P, Casacchia M, Rossi A (1994) Information processing strategy to remediate Wisconsin Card Sorting Test performance in schizophrenia: a pilot study. Am J Psychiatry 151:915–918

Tarrier N, Beckett R, Harwood S, Baker A, Yusopoff L, Ugareburu I (1993) A trial of two cognitive-behavioral methods of treating drug-resistant residual psychotic symptoms in schizophrenic patients. I. Outcome. Br J Psychiatry 162:524–532

Test MA (1992) Training in community living. In: Liberman RP (ed) Handbook of psychiatric rehabilitation. Macmillan, New York

Wallace CJ (1993) Psychiatric rehabilitation. Psychopharmacol Bull 29:537–548

Affektive Störungen

KAPITEL 14

Depressive Episoden

K.-T. KRONMÜLLER und CH. MUNDT

1 Einleitung

Depressive Störungen zählen zu den häufigsten psychischen Erkrankungen. Die Auffassungen, wie häufig sie sind, wie sie klassifiziert werden, wie sie verlaufen und behandelt werden, haben sich in den letzten 2 Jahrzehnten stark verändert. Epidemiologische Studien konnten zeigen, daß depressive Störungen häufiger sind und einen ungünstigeren Verlauf haben als bis dahin angenommen. Auch die diagnostische Konzeption wandelte sich in dieser Zeit. Der Begriff der endogenen Depression als Teil der triadischen nosologischen Systematik Kraepelins (1913) wurde aufgegeben zugunsten des Konzepts der depressiven Episode der ICD-10 (WHO 1992a) und der majoren Depression des DSM-IV (APA 1994) als den neuen diagnostischen Hauptkategorien depressiver Störungen. Daneben wurden zahlreiche verwandte diagnostische Kategorien entwickelt, um den psychopathologischen Gesamtbereich depressiver Störungen zu gliedern.

In diesem Kapitel wird die depressive Episode bzw. rezidivierende depressive Störung beschrieben und der derzeitige Forschungsstand zu diesem Störungsbild dargestellt. Diese Erkrankung entspricht im wesentlichen der majoren Depression des DSM-IV (APA 1994) und stellt eine der Hauptkategorien der aktuellen Depressionsdiagnostik dar. Neben der Symptomatik wird in diesem Kapitel auf die Klassifikation, auf Instrumente zur Erfassung der Symptome und zur Diagnostik sowie auf differentialdiagnostische Gesichtspunkte eingegangen. Zudem werden die Verlaufsforschung depressiver Störungen und Forschungsergebnisse zu prognostischen Faktoren behandelt.

2 Symptomatik

2.1 Klinische Symptomatik

Geschichte
des Depressionsbegriffs

Der Begriff der Depression geht auf Cullen (1800) zurück. Cullen verband mit seinem Begriff der Depression eine pathophysiologische Konzeption dieser Erkrankung im Sinne einer zentralen vaskulären Atonie. Er bewegte sich damit in der Tradition des englischen Sensualismus und einer „Jatrophysik", die die Krankheit durch eine Minderung des Säftetonus des Gehirns charakterisieren wollte (Schmidt-Degenhard 1983). Erst in den ersten Jahrzehnten des 19. Jh. mit dem Aufkommen der romantischen Psychiatrie wird der deskriptiv phänomenologische Gehalt des Begriffes in unserem heutigen Sinne erarbeitet, und zwar wesentlich von Heinroth (1818) (vgl. Schmidt-Degenhard 1991). Die Kontamination mit einem weiteren Melancholiebegriff führte aber zu Schwierigkeiten der Abgrenzung relativ autonom ablaufender Erkrankungen mit oder ohne psychotische Inhalte von Zuständen, die den einfühlbaren Alltagsverstimmungen nahestehen. Auch die inzwischen wieder verlassene Terminologie der endogenen Depression spiegelte dieses Problem wider.

Deskriptive
Phänomenologie

Erst in den letzten Jahren kam in die deskriptive Phänomenologie der Depression wieder Bewegung, als Fragen der Symptomatologie vermehrt unter dem Einfluß klassifikatorischer Gesichtspunkte diskutiert wurden. Allerdings findet sich in manchen neueren Lehr- und Handbüchern der Depression überhaupt kein eigenes Kapitel zur deskriptiven Phänomenologie der depressiven Erkrankungen mehr (Beckham u. Leber 1995). Informationen über depressive Symptome werden vielmehr unter den Kapiteln der Epidemiologie oder Klassifikation subsumiert (Andreasen u. Black 1993): Man ging unausgesprochen davon aus, daß die psychopathologischen Bestände im Prinzip erarbeitet sind. Ausführlichere Beschreibungen der Symptomatik finden sich heute eher in den zahlreichen Büchern, die zur Information von Betroffenen und ihren Angehörigen erschienen sind (Luderer 1994; Wittchen et al. 1995; Wolfersdorf 1994).

Dabei wäre gerade in der Auseinandersetzung zwischen europäischer Tradition und amerikanischer DSM-Psychopathologie die Klärung von psychopathologischen Sachverhalten durchaus notwendig. Beispielsweise gibt es die in der deutschen Psychopathologie bis in die 70er Jahre übliche Differenzierung in erlebte Vitalstörungen und objektivierbare vegetative Symptome, depressive Zönästhesien im Sinne von Leibgefühl- und Körperschemastörungen sowie der Konversion nahestehende somatoforme Störungen nicht mehr. Der Sammelbegriff „somatische Beschwerden" im DSM-IV schert diese Kategorien über einen Kamm, obgleich zumindest Vitalstörungen und vegetative Störungen definitorisch klar als Erlebnissymptome bzw. objektivierbare körperliche Symptome abgrenzbar wären.

Psychopathologie

Hinzu kommt, daß in der internationalen englischsprachigen Literatur die anthropologisch-phänomenologische Psychopathologie (s. Kap. 21, Bd. 1) kaum Berücksichtigung findet, obwohl die Depressionsforschung ihr seit ihrer Blütezeit in Europa in den 50er bis 70er Jahren wichtige Erkenntnisse verdankt. Hierzu gehören die Darstellungen zur Störung der Zeit- und Raumkonstituierung bei Depressiven durch Erwin Strauß, Viktor von Gebsattel, Ludwig Binswanger und anderen (vgl. auch Mundt 1998) sowie die daraus abzuleitenden existentialen Wesensmerkmale des abgewandelten Bezugs zu sich selbst, zur Welt und zur Zukunft bei Depressiven, wie sie sich später in den Konzepten von Beck (1979) wiedergefunden haben.

Anthropologisch-phänomenologische Psychopathologie

Neben der ontologischen, ganzheitlich auf Wesensmerkmale im Sinne von Idealtypen ausgerichteten anthropologischen Phänomenologie haben sich in der jüngeren Depressionsforschung zwei Betrachtungsweisen durchgesetzt, die als nosologisch-medizinisch und funktional-pathopsychologisch gekennzeichnet werden können. Eine an der „klassischen" Psychopathologie und dem medizinischen Modell Kraepelins orientierte Einteilung depressiver Symptome findet sich beispielsweise bei Kuhs u. Tölle (1987), in der der Gesamtbereich der Symptomatik in Affektstörung, Störung des Antriebs, des Denkens, des Wahrnehmens und des Gedächtnisses gegliedert wird. Hinzu kommen dort Leibgefühlsstörungen, Vitalstörungen, Tagesschwankungen, Schlafstörungen sowie akzessorische Symptome, die in der Psychiatrie ubiquitär sind, aber eine besondere Färbung bei ihrem Auftreten innerhalb der Depression annehmen können (z.B. Zwang, Entfremdung und histrionische Symptomausgestaltung).

Systematik depressiver Symptomatik

Wolfersdorf (1995) hat sich bei seinem Ordnungsversuch depressiver Symptomatik an mentalen Grundfunktionen orientiert, indem er Störungen der Kognitionen und der Affektregulation, des Antriebs und der vegetativ-symptomatischen Funktionen unterschied. Ein ähnliches Klassifikationsschema wurde von Hautzinger (1997) vorgeschlagen, der Symptome der Depression unterteilte nach emotionalen, motivationalen, kognitiv-imaginativen, vegetativ-physiologischen und einer Verhaltensebene.

Zur Sichtung der Einzelsymptome sowie auch der phänomenologischen Melancholiekonzepte sei auch auf frühere Beiträge zu diesem Handbuch verwiesen (vgl. Kuhs u. Tölle 1987; Kraus 1980). Die Symptomlehre hat seither keine wesentlich neuen, die Phänomenologie nur wenige neue Befunde erarbeitet. So hat Fuchs (1994) eine Anthropologie und Depressionsgenese des „up-rooting" beschrieben, ein Modell der Entwurzelung, das über die Konzeption der Verlusterlebnisse aus depressionsauslösenden „life events" hinausgeht und zudem für die Migrantenpsychiatrie große Bedeutung hat.

2.2 Empirisch-statistische Symptombeschreibung

Symptommuster

Da sich keines der erwähnten Symptome ausschließlich bei depressiven Störungen findet, die Symptome unterschiedlich häufig vorkommen und so bei einzelnen Patienten eine ganz individuelle Kombination und Ausgestaltung erfahren können, wurde vielfach versucht, Symptommuster zu bilden, die eine klinische Diagnose erleichtern bzw. durch Konzeptbildung erst ermöglichen. Geschah dieser Prozeß früher vornehmlich phänomenologisch, so sind in den letzten 2 Jahrzehnten zunehmend empirisch-statistische Verfahren hinzugekommen, die einen Beitrag zu Musterfindung und Konstruktbildung leisten und in einem Ergänzungsverhältnis zur phänomenologischen Forschung stehen (Mundt 1991).

Frequenzanalyse der Syndrome der Depression

Ein erster einfacher Forschungszugang besteht darin, die Häufigkeit bestimmter Symptome depressiver Patienten zu bestimmen (Winokur et al. 1969). So zeigte sich, daß einige Symptome, wie Schlafstörungen, Verstimmung und Konzentrationsstörungen, fast immer bei einer depressiven Störung vorkommen. Andere Symptome, wie Appetitmangel, Tagesschwankungen und Hoffnungslosigkeit, finden sich nur bei etwas mehr als der Hälfte aller Patienten und einige Symptome wie Wahnideen, Selbstmordversuche und akustische Halluzinationen sind bei depressiven Störungen weit seltener. Zu ähnlichen Ergebnissen kommt Hamilton (1989), jedoch mit dem Hinweis, daß eine Angstsymptomatik bei depressiven Patienten fast regelmäßig vorkommt.

2.3 Kern- und Randsymptome

Subtypisierung

Empirische Häufigkeitsanalysen bilden den Ausgangspunkt für die weitere Musterkonstruktion mittels multivariater statistischer Verfahren. Die Grundidee dieses Forschungsansatzes besteht darin, über die multivariate Merkmalsbeschreibung von Symptommustern charakteristischere

Subgruppen identifizieren zu können als mit Einzelsymptomen. Einen Überblick über diesen Forschungsansatz geben Nelson u. Charney (1981) und Steck (1988).

Multivariate Analysen können dabei nach 3 Hauptgesichtspunkten strukturiert werden: einmal nach den untersuchten Patienten (depressive oder nichtdepressive Patienten), zum anderen nach dem statistischen Verfahren (Faktorenanalyse, Clusteranalyse oder Diskriminanzanalyse; Bortz 1985) und schließlich nach dem Aspekt, ob Personen oder Merkmale gruppiert werden. Nelson u. Charney (1981) kommen in ihrer Zusammenstellung multivariater Untersuchungen zu der Einschätzung, daß sich in der Mehrzahl dieser Studien deutlich eine melancholische Kerngruppe mit schwerer Verstimmung, psychomotorischen Störungen wie Hemmung, depressivem Wahn, Selbstvorwürfen, Interessenverlust und fehlender Umweltbeeinflußbarkeit nachweisen läßt. Im Gegensatz dazu geht Steck (1988) aufgrund einer neueren Zusammenstellung von 54 Originalarbeiten davon aus, daß eine Abgrenzung endogener von neurotischen Beschwerdebildern nicht gelungen ist. Lediglich in der Untersuchung von Matussek (1983) konnte die Identifizierung eines endogenen und eines neurotischen Syndroms vorgenommen werden. Die meisten Ergebnisse stützen demgegenüber aber eher die Annahmen von Kendell (1976) und Blashfield u. Morey (1979), die von einem dichotomen Konzept der Depression, bei dem Schweregrad und Prägnanztyp unterschieden werden, ausgehen. Der erste Typ ist dabei durch Schuldgefühle, Schlafstörungen, Gewichtsverlust und tiefe Verstimmung gekennzeichnet, während der andere Typ keine charakteristischen Symptommuster, sondern eher ein Fluktuieren der Beschwerden und eine geringere Störungsschwere aufweist.

Von Paykel (1971) stammt eine Untersuchung, in der 4 unterschiedliche Merkmalscluster depressiver Symptomatik beschrieben werden konnten. Neben einem psychotischen Cluster mit typisch endogen depressiver Symptomatik wurde eine ängstliche und eine hostile Gruppe gefunden. Ein viertes Cluster bilden jüngere Patienten mit Persönlichkeitsstörungen. Die Ergebnisse dieser Untersuchung konnten in einer weiteren Untersuchung zum großen Teil repliziert und Unterschiede im Ansprechen auf eine psychopharmakologische Behandlung ermittelt werden (Paykel u. Henderson 1977). Andreasen et al. (1980), Andreasen u. Grove (1982) und Steinmeyer (1980) konnten jeweils 3 Cluster identifizieren, die inhaltlich weitgehend den von Paykel (1971) gebildeten entsprachen.

Ein weiterer Ansatz der Klassifikationsforschung besteht in der multivariaten Analyse und Gruppierung von Störungsmerkmalen. Philipp u. Maier (1987) untersuchten auf empirischer Basis unterschiedliche konkurrierende Operationalisierungen depressiver Störungen und der endogenen Depression, indem sie diese zunächst deskriptiv miteinander verglichen und später mit multivariaten statistischen Verfahren auf Gemeinsamkeiten hin analysierten. In den von ihnen untersuchten 19 Klassifikationssystemen wurden insgesamt 72 Symptome des Bereiches Angst und Depression berücksichtigt. Anhand einer Stichprobe von 1000 Patienten mit körperlich nicht begründbaren psychischen Störungen wurden Faktorenanalysen und hierarchische Clusteranalysen berechnet. Philipp et

Subgruppen depressiver Patienten

Melancholische Kerngruppe

Endogenes und neurotisches Syndrom

Merkmalscluster depressiver Symptomatik

Multivariate Analyse von Depressionssymptomen

al. (1991) konnten damit ein depressives Kernsyndrom herausarbeiten, das – wenn auch nicht vollständig – so doch weitgehend die Symptome der majoren Depression umfaßt.

Depressives Kernsyndrom mit hoher Typizität

Die empirisch-statistisch orientierte Symptom- und Klassifikationsforschung erbrachte mittlerweile zahlreiche Ergebnisse, bei denen sich einige konvergierende Befunde abzeichnen. Eine klare Trennung depressiver Syndrome in endogene und neurotische konnte nicht bestätigt werden. Vielmehr gelang es, ein depressives Kernsyndrom mit hoher Typizität von weniger stabilen Randsyndromen abzugrenzen. Dieses Kernsyndrom entspricht weitgehend dem Konzept der majoren Depression. Subtypisierungen dieses Konzeptes im Sinne eines melancholischen, somatischen oder endogenen Syndroms ließen sich ebenfalls replizieren. Die Klassifikation depressiver Störungen bleibt damit wohl eine vorläufige. Die Instabilität der Befunde multivariater Symptomanalysen findet eine Entsprechung in der Vielzahl diagnostischer Konzepte im Bereich depressiver Störungen. Die meisten empirischen Ergebnisse lassen sich allerdings unter einer differentiellen Kontinuitätshypothese integrieren, nach der Syndrombildungen mit Zunahme der Schwere der Depression typischer werden (Kendell 1976).

Differentielle Kontinuitätshypothese

2.4 Transkulturelle Ergebnisse

Die Frage, inwieweit nun diese Symptommuster der depressiven Störung durch kulturelle Faktoren beeinflußt und ausgestaltet werden oder ob sie eine transkulturelle Gültigkeit besitzen, wurde in den letzten Jahren zunehmend zum Forschungsgegenstand und dabei kontrovers diskutiert (Jenkins et al. 1990; Kleinman u. Good 1985; Mezzich et al. 1996; Pfeiffer 1994; s. auch Kap. 14, Bd. 3). Die meisten Autoren gehen von einer kulturunabhängigen Kernsymptomatik mit trauriger oder ängstlicher Verstimmung, Antriebs- und Interessenverlust und einer Beeinträchtigung von Schlaf und Appetit aus (Pfeiffer 1971; Sartorius et al. 1980). Demgegenüber finden sich kulturelle Unterschiede v. a. in der Ausprägung von Schuld- und Schamgefühlen sowie in der Tendenz zur Somatisierung (Jenkins et al. 1990). Mehrfach konnte die Kulturabhängigkeit von Depressionsinventaren festgestellt werden (Manson 1996).

Kulturunabhängige Kernsymptomatik

Kulturabhängigkeit von Depressionsinventaren

Mit am besten untersucht wurde dabei die *Center for Epidemiologic Studies Depression Scale* (*CES-D*; Radloff 1977). Studien zur Konstruktvalidierung in unterschiedlichen Kulturen zeigten differentielle Faktorstrukturen der *CES-D* und verweisen auf die Stichprobenabhängigkeit von Depressionsmeßinstrumenten und damit auf die unterschiedliche „Binnenstrukturierung" depressiven Erlebens (Manson 1996). Insbesondere die Trennung in affektive und körperliche Symptommuster konnte in Gesellschaften, die eine Leib-Seele-Dichotomie in dieser Form nicht kennen, nicht repliziert werden. Diese Ergebnisse stellen aber auch die Theorie des kulturunspezifischen Kernsyndroms der depressiven Störung in Frage (Pfeiffer 1990).

3 Klassifikation

3.1 Diagnosekriterien und Klassifikationssysteme

Bei der Depression handelt es sich nicht nur um eine der häufigsten psychiatrischen Störungen, sondern auch um die Störung, für die die meisten konkurrierenden Definitionen, Klassifikationen und Operationalisierungen entwickelt wurden (Philipp et al. 1991). Linden (1979) erklärt dieses Phänomen damit, daß depressive Verstimmungen aufgrund ihrer Heterogenität in Form von Intensitätsunterschieden gleichzeitig auftretender Symptome, der Vielfältigkeit situativer Randbedingungen und der Unterschiedlichkeit in ihren Verläufen geradezu herausfordern, immer neue Klassifikationsversuche dieses Syndroms zu formulieren.

Klassifikationskriterien

Die beiden heute am weitesten verbreiteten Konzeptionen stellen die Definitionen depressiver Störungen des DSM-IV (APA 1994) und der ICD-10 (WHO 1992a, 1993; Dilling et al. 1991, 1994) dar. Sie sind ein Ergebnis vielfältiger Kontroversen und Konsensbildungen (s. Kap. 2 und 3, Bd. 2). Die Vielgestaltigkeit depressiver Symptomatik führte zu zahlreichen Vorschlägen, Kriterien zur Definition dieses Syndroms anzugeben. Ein erster Versuch für operationale Kriterien wurde von Feighner et al. (1972) mit den St.-Louis-Kriterien formuliert und führte zu den Forschungskriterien (Research Diagnostic Criteria; RDC) von Spitzer et al. (1978), die die Grundlage der heute gültigen Klassifikationskriterien darstellen. Die wichtigsten zur Zeit verwendeten Klassifikationssysteme ICD-10 und DSM-IV gehen im Gegensatz zum „klassischen" Konzept der endogenen Depression, wie es beispielsweise von Weitbrecht (1972) vertreten wurde, von einem breiter gefaßten depressiven Hauptsyndrom der majoren Depression oder von depressiven Episode aus. Von diesem Hauptsyndrom werden unter Berücksichtigung von Klassifikationsgesichtspunkten wie der psychopathologischen Symptomatik und des Verlaufs der Störung wiederum einzelne Subgruppen unterschieden.

Konsensdefinitionen

Die Konsensdefinitionen blicken auf eine lange Vorgeschichte von Kontroversen zurück. Kraepelin (1913) ordnete die Depression der breiten Kategorie des „manisch-depressiven Irreseins" als einer Einheitskonzeption affektiver Störungen zu. Von Bleuler (1916) und Schneider (1932) wurde diese Konzeption weitergeführt. In der Folge wurden zahlreiche Subtypen depressiver Störungen als Klassifikationssysteme vorgeschlagen (Paykel 1992). Eine neurotische Depression wurde von einer psychotischen Depression abgegrenzt. Aber auch die Einteilung in reaktive versus endogene Depression bestimmte lange Zeit die diagnostischen Vorstellungen.

Subtypen depressiver Störungen

Weitere Unterteilungen wurden im Sinne einer primären versus sekundären Depression und der Unterteilung in unipolare und bipolare Störung vorgeschlagen (Angst 1966; Perris 1966). Zur Klassifikation auf Syndromebene wurde v. a. für die pharmakologische Behandlung die Unterteilung in ein agitiert-ängstliches und ein gehemmt-depressives Syndrom bedeutsam (Kielholz 1971). Von diesen Syndromen wurde das vegetativ larvierte depressive Syndrom abgegrenzt. Eine weitere Abgrenzung auf Syndromebene betraf die der wahnhaften psychotischen Depression (Parker et al. 1991; Schatzberg u. Rothschild 1992), die weiter in eine Depression mit stimmungskongruenter versus stimmungsinkongruenter Wahnsymptomatik unterteilt wurde (Bellini et al. 1992; Burch et al. 1994; Kendler 1991).

Verlauf als Klassifikationsmerkmal

Andere Einteilungen berücksichtigen den Verlauf als Klassifikationsmerkmal. Zum einen wäre hier die Abgrenzung einer früh beginnenden Depression von einer Spät- oder Involutionsdepression zu nennen. Weitere Möglichkeiten zur Klassifikation auf der Grundlage von Verlaufstypen wurden von Merikangas et al. (1994) und Angst (1990) vorgeschlagen. Klassifikationskriterium ist dabei der Verlauf unter Berücksichtigung des Ausmaßes und der Dauer der depressiven Symptomatik sowie der Häufigkeit depressiver Phasen. Hinsichtlich der Dauer erfolgt eine Einteilung in kurze depressive Episoden, depressive Episoden und chronische Verläufe. Hinsichtlich der Häufigkeit von Episoden erfolgt die Unterteilung in Verläufe mit nur einer depressiven Episode und in rezidivierende Verläufe. Dem Aspekt der Intensität wird die Unterteilung in minore und majore Depression gerecht. Diese Unterteilungsprinzipien liegen dem DSM-IV (APA 1994) zugrunde. Ein weiterer Klassifikationsansatz wird mit der „double depression" vorgelegt, unter der man ein komorbides Auftreten einer dysthymen Störung mit einer „aufgesetzten" majoren Depression versteht.

Klassifikationskriterien nach ICD-10 und DSM-IV

Nachdem die ICD-9 (WHO 1978; Degwitz et al. 1980) noch am klassischen Konzept der endogenen Depression orientiert war, hat sich mit der ICD-10 die Konzeption der depressiven Episode weitgehend an das DSM-IV angenähert. Die depressive Störung ist damit nahezu identisch mit der majoren Depression, wie sie im DSM-IV vorgeschlagen wird. Allerdings ist im DSM-IV die Definition der depressiven Episode weiter gefaßt als in der ICD-10, da nur eines der Kernsymptome von affektiver Verstimmtheit und Interessenverlust erfüllt sein muß, während in der ICD-10 das Vorliegen beider Symptome gleichzeitig gefordert wird.

Im DSM-IV können die einzelnen Störungstypen der depressiven Episode mit Hilfe der sog. „specifiers" näher ausgeführt werden. Diese berücksichtigen Aspekte der Schwere der Störung, des Bestehens psychotischer Symptome und den Verlauf, und zwar von voll remittiert bis chronisch. Das Auftreten melancholischer, katatoner und atypischer Merkmale sowie das Bestehen einer saisonal abhängigen oder rasch wiederkehrenden, „rapid cycling" genannten Verlaufsform sowie der Beginn der depressiven Episode wird berücksichtigt. In der ICD-10 dagegen wird in erster Linie nach Wiederkehr bzw. Dauer der Erkrankung sowie der Schwere und dem Bestehen somatischer oder psychotischer Symptome weiter unterteilt. Grundsätzlich versuchen beide Systeme, nach Möglichkeit deskriptiv und atheoretisch zu bleiben und keine ätiologischen, genetischen oder therapeutischen Annahmen als Klassifikationsgesichtspunkte einzubeziehen.

Leitsymptome der Depression

Die diagnostischen Kriterien für eine majore Depression nach dem DSM-IV sehen als Leitsymptom traurige Verstimmung oder Interessenverlust vor. Von diesen beiden Symptomen muß eines erfüllt sein. Mindestens 5 der Symptome Gewichtsverlust, Schlaflosigkeit, psychomotorische Unruhe, Hemmung, Müdigkeit oder Energieverlust sowie das Gefühl der Wertlosigkeit und Konzentrationsstörungen, aber auch wiederkehrende Gedanken an den Tod müssen über einen 2wöchigen Zeitraum vorliegen. Ausschlußkriterien sind das Bestehen einer gemischten Episode mit manischen Symptomen sowie die Folge physiologischer Substanzeinwirkungen. Abgegrenzt werden muß das Syndrom auch gegen eine Trauerreaktion. Insgesamt setzt die Diagnose der Störung ein klinisch bedeutsames Leiden oder eine Beeinträchtigung der Leistungsfähigkeit voraus.

In der ICD-10 gelten als Leitsymptome Verstimmung und Verminderung des Antriebs. Andere diagnostisch wegweisende Symptome sind verminderte Konzentration und Aufmerksamkeit, vermindertes Selbstwertgefühl und Selbstvertrauen, Schuldgefühle und Gefühle der Wertlosigkeit, negative und pessimistische Zukunftsperspektiven, Gedanken an oder erfolgte Selbstverletzung oder Suizidhandlungen, Schlafstörungen und verminderter Appetit (Dilling et al. 1991). Eine Subtypisierung als depressive Episode mit somatischem Syndrom liegt vor, wenn wenigstens 4 der folgenden Symptome vorliegen: Interessenverlust oder Verlust der Freude, mangelnde Fähigkeit, emotional zu reagieren, Früherwachen, Morgentief, psychomotorische Hemmung oder Agitiertheit, Appetitverlust, Gewichtsverlust und Libidoverlust.

Betrachtet man die heutige Klassifikation in DSM-IV und ICD-10 aus der Perspektive der historischen Kontroversen um die Klassifikation depressiver Störungen, so zeigt sich, daß sich die Unterteilung in unipolare und bipolare Störungen durchgesetzt hat und die Klassifikation auf Subsyndromebene in etwas abgewandelter Form wieder aufgenommen wurde. Auch die Subklassifikation in psychotische Merkmale fand eine Entsprechung im Klassifikationssystem. Aufgegeben wurde dagegen die Unterteilung in primäre und sekundäre depressive Störungen, weil diese Gewichtung nicht mit dem Komorbiditätskonzept verbunden werden konnte (s. Kap. 3, Bd. 2). Ebenfalls aufgegeben wurde die Unterteilung in frühen und späten Beginn. Diese hatte sich als nicht reliabel erwiesen, weil sich die Definition des Krankheitsbeginns äußerst schwierig gestaltete. Die Hauptveränderung beim Übergang von der ICD-9 zur ICD-10 besteht darin, daß die Unterteilung in endogen und neurotisch aufgegeben wurde, da sie als zu sehr ätiologisch orientiert angesehen wurde und sich empirisch nicht genügend validieren ließ.

DSM-IV, ICD-10 und historische Kontroversen

3.2 Empirische Bewährung der Kriterien und Systeme

Es stellt sich die Frage, inwieweit diese neuen diagnostischen Konzeptionen ihren Anspruch einlösen können, reliablere und validere Diagnosen bei depressiven Störungen zu ermöglichen (Spitzer u. Fleiss 1974). Von der WHO wurde dazu eine multizentrische, multinationale Feldstudie zur Evaluierung der ICD-Diagnosekriterien durchgeführt. Sartorius et al. (1993) berichteten aus der WHO-Feldstudie für die ICD-10-Definition der depressiven Episode einen Reliabilitätskoeffizienten von 0,66 und von 0,69 für die rezidivierende depressive Störung und damit gute Übereinstimmungskoeffizienten. Lediglich einige Unterkategorien scheinen in ihren Reliabilitätskoeffizienten noch ungenügend zu sein. In dem Teil

Reliabilität der Depressionsdiagnostik

der WHO-Studie, die in den deutschsprachigen Ländern durchgeführt wurde (Freyberger et al. 1990; Dilling et al. 1990), ergaben sich zwar für die Gesamtkategorie der affektiven Störungen ähnlich hohe Werte, v.a. aber für die Diagnose einer depressiven Episode mit einem κ-Wert von 0,19 niedrige Übereinstimmungen.

Annäherung
von ICD-10 an DSM-IV

Wesentlich bessere Reliabilitätskoeffizienten wurden für die ICD-10-Forschungskriterien berichtet (Thiel et al. 1996). In diesen Studien zeigte sich auch, daß sich die ICD-10 dem DSM-III-R weitgehend angenähert hat, so daß ein κ-Wert für die Übereinstimmung beider Diagnosesysteme von 0,97 ermittelt werden konnte (Freyberger et al. 1990). Siebel et al. (1997) fanden in ihrer multizentrischen Reliabilitätsstudie für depressive Störungen lediglich einen κ-Koeffizienten um 0,40, was einer niedrigen Übereinstimmung entspricht. Dieser Wert war auch niedriger als für alle Störungen insgesamt und deutlich niedriger als jener für schizophrene Psychosen.

Einen ähnlichen Befund ergab die Studie von Hiller et al. (1993). ICD-10-Diagnosen waren mit einem κ von 0,80 über alle diagnostischen Kategorien zwar zufriedenstellend, nicht jedoch für depressive Störungen, für die lediglich ein κ von 0,40 erreicht werden konnte. Die Subtypisierungen wiesen ähnlich niedrige Werte auf, insbesondere die Schweregradbestimmung der depressiven Störung. Zumindest für die Reliabilitätstudien in den deutschsprachigen Ländern bleibt offen, ob die neuen ICD-10-Kriterien in ihren Übereinstimmungswerten so viel besser abschneiden als die Kriterien, die von Spitzer u. Fleiss (1974) wegen niedriger κ-Koeffizienten von 0,24 für die endogene Depression kritisiert wurden. Trotz insgesamt deutlich verbesserter Reliabilitätskennwerte konnten bislang in keiner Studie durchwegs befriedigende Ergebnisse ermittelt werden.

Geringe Stabilität
der Depressionsdiagnose

Eine Überprüfung der Kriterien für eine majore Depression im Rahmen einer DSM-IV-Feldstudie erbrachte Werte zwischen 0,52 und 0,72. Lediglich die Retestreliabilität fiel mit 0,43 etwas ab (Keller et al. 1995). Die geringe Stabilität der Diagnose einer depressiven Störung konnte von Clayton et al. (1992) aufgezeigt werden. Nach 6 Jahren erhielten trotz Verwendung eines standardisierten Interviews weniger als die Hälfte der Patienten dieselbe Diagnose. Depressive Störungen sind trotz operationaler Definition weniger reliabel einzuschätzen als die meisten anderen psychiatrischen Syndrome, dies gilt insbesondere für die Schweregradeinteilung.

3.3 Kritik operationaler Depressionsdiagnostik und Perspektiven der Klassifikation

Reliabilitätsproblematik

Trotz der in einigen internationalen Feldstudien berichteten guten Reliabilitätswerte fanden sich in mehreren Studien für die depressive Störung mangelhafte Interraterübereinstimmungen. Insbesondere für die Subtypen und Schweregrade ist die Übereinstimmung mangelhaft. Erst wenn standardisierte Interviews mit trainierten Beurteilern eingesetzt werden, scheint eine hinreichende Interraterreliabilität für die Störungshauptkategorien möglich zu sein (Wittchen u. Unland 1991). Während dieses Vorgehen mittlerweile als Standard in wissenschaftlichen Untersuchungen gilt, hat es sich im klinischen Bereich noch wenig durchgesetzt. Neben der Reliabilitätsproblematik stellt sich die Frage der Validität. Der Nutzen klassifikatorischer Diagnostik für die psychotherapeutische Behandlung wurde unterschiedlich bewertet. Schulte u. Wittchen (1988) und Schulte (1994) sehen die zunehmende Bedeutung klassifikatorischer Diagnostik für die Praxis v. a. darin, daß mehr störungsspezifische Behandlungsansätze ausgearbeitet werden, die eine solche Diagnostik voraussetzen (Fiedler 1997).

Polydiagnostisches Dilemma

Kritisch zu bewerten an der derzeit üblichen Klassifikation depressiver Störungen ist nach Saß (1987) die polydiagnostische Zusammensetzung aus unterschiedlichen Klassifikationssystemen, die nur bedingt miteinander vergleichbar sind und zudem im Abstand von nur wenigen Jahren immer wieder in verschiedenen Fassungen vorgelegt werden. Der eigentliche Vorteil relativiert sich so zu einem Problem mit der Unklarheit, ob wissenschaftliche Ergebnisse auf der Grundlage eines Systems in einer älteren Fassung mit einer neueren Fassung vergleichbar sind. Ein weiterer Punkt betrifft die Beschränkung des Merkmalsniveaus auf gut beobachtbare Sachverhalte. Nach Saß (1987) ist die Entwicklung diagnostischer Instrumente an eine Grenze gestoßen, die eine Reflexion der psychopathologischen Grundlagen erfordert.

Ätiologieorientierte Diagnostik

Ein ganz anderer Versuch, dieses Problem zu lösen, besteht darin, diagnostische Kategorien auf der Grundlage biologischer oder psychosozialer Prozesse zu entwickeln. Als ein Beispiel hierfür kann die von Abramson et al. (1978) beschriebene „erlernte Hilflosigkeit" dienen, deren – allerdings nicht spezifische – Befunde zum Hyperkortisolismus bzw. zur Regulationsstörung der Hypothalamus-Hypophysen-Nebennieren-Achse und des Endorphinmetabolismus mit der Pathogenese in Zusammenhang gebracht wurden. Ein anderer Prototyp einer solchen Klassifikation stammt von Klerman et al. (1984), die 4 Typen interpersonaler Probleme im Zusammenhang mit der Depression sehen, für die jeweils ein spezifisches Behandlungsangebot formuliert wurde. Vorteil einer ätiologisch orientierten Klassifikation sind die differentiellen Implikationen für die Behandlung. Inwieweit die deskriptiv orientierte Klassifikation ihren Einfluß behalten wird oder ob es wieder zu einer stärkeren Einbeziehung psychopathologischer und ätiologischer Konzepte kommen wird, ist derzeit noch offen. Eine stärkere Integration dieser Perspektiven wird angestrebt, indem die Klassifikationssysteme multiaxial erweitert werden.

4 Erhebungsinstrumente

Mittlerweile existiert eine Vielzahl von Erhebungsinstrumenten, die Art und Schweregrad depressiver Störungen und ihrer Symptomatik standardisiert erfassen, um zu einer reliablen und validen Einschätzung zu gelangen. Bei einer solchen Einschätzung muß unterschieden werden, ob sich diese auf die Ebene der Symptomatik, des Syndroms oder auf die

Standardisierte Erhebungsinstrumente

Erstellung einer Störungsdiagnose bezieht. Die beiden wichtigsten Methoden dafür sind das Experteninterview und Selbstbeurteilungsskalen. Instrumente zur Depressionsdiagnostik unterscheiden sich darin, ob sie neben der depressiven Symptomatik eine mehrdimensionale psychopathologische Beschreibung anstreben, spezifisch auf die Erfassung von Depression abzielen oder aber einzelne Depressionssymptome messen (s. Kap. 6, Bd. 2). Eine Darstellung der Erhebungsverfahren zur Depressionsdiagnostik und zum Stand der psychometrischen Evaluation findet sich in mehreren Überblicksarbeiten (Bech 1992, 1993; Erdberg 1990; Hautzinger 1994; Katz et al. 1995; Röhrle 1988; Sartorius u. Ban 1986; Stieglitz 1997; Westhoff 1993; s. auch Kap. 6, Bd. 2).

Die in den letzten Jahren entwickelten Meßinstrumente bilden die Grundlage für die empirisch-statistische Forschung bei depressiven Störungen. So gilt der Einsatz eines standardisierten Interviews zur Diagnosestellung mittlerweile als Forschungsstandard. Um Forschungsergebnisse verstehen und bewerten zu können, ist es aber notwendig, Meßinstrumente mit ihren theoretischen Vorannahmen und psychometrischen Gütekriterien zu kennen.

4.1 Depressionsdiagnostik mit Interviews

Strukturierte Interviews

Mittlerweile liegen mehrere strukturierte Interviews zur Depressionsdiagnostik und -differentialdiagnostik vor (s. Kap. 6, Bd. 2). Neben dem *Strukturierten Klinischen Interview für DSM-IV* (*SKID-I*; Wittchen et al. 1997) und dem *Composite International Diagnostic Interview* (*CIDI*; Wittchen u. Semler 1991) wird v. a. die *Schedule for Clinical Assessment in Neuropsychiatry* (*SCAN*; Wing et al. 1990) eingesetzt. Nach entsprechendem Training ist es mit Hilfe dieser Interviews möglich, eine weitgehend reliable psychiatrische Diagnostik durchzuführen und die diagnostische Übereinstimmung im Vergleich zu klinischen Diagnosen deutlich zu erhöhen. So berichten Wittchen et al. (1991) κ-Koeffizienten von 0,70 für das Vorliegen einer majoren Depression nach *SKID-I*. Es bleibt jedoch das Problem der Referenz, da ein Interviewer immer nur in bezug auf seine Referenzgruppe reliabel sein kann (Möller u. von Zerssen 1983). Zudem ist in diesen Interviews das Problem der Einschätzung der Schwere einer depressiven Störung noch ungenügend gelöst. Der Einsatz eines standardisierten Interviews zur Bildung homogener Stichproben gilt mittlerweile als wissenschaftlicher Standard.

Komorbiditätsforschung

Die Abkehr von der Schichtenregel im Konzept dieser Diagnosesysteme hat das vielbearbeitete Forschungsfeld der Komorbiditätsforschung (Feinstein 1970) entstehen lassen. Inwieweit dieses neue inhaltliche Perspektiven eröffnet oder lediglich methodenimmanente Probleme der diagnostischen Instrumente widerspiegelt, ist derzeit noch nicht endgültig zu entscheiden. So gelten die berichteten guten Reliabilitätswerte lediglich für die Anwendung eines bestimmten diagnostischen Konzeptes, nicht aber für die diagnostische Übereinstimmung bezüglich einzelner Patienten. Was aber die festgestellte Komorbidität pathogenetisch, ätiologisch und psychodynamisch bedeutet, wird damit noch nicht erhellt.

Das am meisten angewendete Verfahren zur Erfassung des depressiven Syndroms mit einem halbstandardisierten Interview stellt die *Hamilton-Depressions-Skala (HAM-D)* dar (Baumann 1976; CIPS 1986; Hamilton 1960). Ausgehend von der *HAM-D* wurden mehrere Kurzskalen und Adaptationen wie die *Melancholie-Skala (BRMS*; Bech u. Rafaelsen 1986) oder die *Montgomery-Asberg-Depressionsskala (MADRS*; Montgomery u. Asberg 1979) entwickelt. In einer Studie von Maier u. Phillip (1993) wurden die *HAM-D, BRMS* und *MADRS* bezüglich ihrer psychometrischen Eigenschaften verglichen. Die Ergebnisse legen nahe, daß die *HAM-D* nicht alleiniger Standard in der Depressionsforschung sein sollte. Vielfach Anwendung zur Symptom- und Syndromerfassung findet auch das *AMDP-System (AMDP* 1995; Woggon 1986). Eine neuentwickelte Skala stellt das *Inventar Depressiver Symptome (IDS)* dar, das sich an den Vorgaben des DSM-III-R orientiert (Hautzinger u. Bailer 1994). Das *IDS* zeigt v. a. bei der Veränderungsmessung günstige Eigenschaften (van Gülick-Bailer u. Hautzinger 1990).

Halbstrukturierte Interviews

Von der Höhe der in diesen Instrumenten erzielten Rohwerte wird auf die Schwere der Depression geschlossen. Die unklare faktorielle Struktur dieser Instrumente, die unterschiedliche Gewichtung einzelner Bereiche depressiver Symptomatik und die differentielle Validität für einzelne depressive Subgruppen machen aber deutlich, daß ein solcher Schluß nur mit Einschränkungen vorgenommen werden kann. Dennoch gelingt mit diesen Skalen im Unterschied zu den Einschätzungen der Störungsschwere im Sinne der ICD-10 (Freyberger u. Dilling 1996) eine reliablere Schweregradbeurteilung. Eine psychiatrische Diagnose kann aber mit diesen Instrumenten nicht erstellt werden.

Kritik halbstrukturierter Interviews zur Depressionsdiagnostik

4.2 Depressionsdiagnostik mit Fragebogen

Nach Bouman (1993) existieren über 100 Depressionsfragebögen, die meisten aus dem angelsächsischen Sprachraum. Insgesamt lassen sich Depressionsskalen unterteilen in Instrumente, die psychopathologische Symptome multidimensional abbilden und spezifische Depressionsfragebögen (s. Kap. 6, Bd. 2). Eine weitere Gruppe bilden Fragebögen, die nur bestimmte Teilaspekte depressiver Störungen abzubilden versuchen (Hautzinger 1994; Röhrle 1988).

Fragebogendiagnostik

Die wohl etabliertesten und am häufigsten verwendeten Fragebögen zur syndromalen Depressionsdiagnostik stellen das *Beck Depressions-Inventar (BDI*; Beck et al. 1961; Beck 1978; Hautzinger et al. 1993) und die *Self-Rating-Depression-Scale (SDS*; Zung 1965) dar. Daneben haben im deutschen Sprachraum die *Paranoid-Depressivitäts-Skala (PD-S)* von von Zerssen (1976a) und die *Allgemeine Depressionsskala (ADS*; Hautzinger u. Bailer 1993) an Bedeutung gewonnen. Neben den Fragebogen, die Depression als Symptom unidimensional zu erfassen versuchen, existieren eine ganze Reihe von Skalen, die Teilaspekte der depressiven Symptomatik auf den Ebenen der Stimmung, des Verhaltens und der Kognition (Hautzinger 1994; Röhrle 1988) abbilden.

Häufig verwendete Depressionsfragebögen

Insgesamt stellen Fragebogen eine wichtige Erweiterung der Expertenbeurteilungen mit strukturierten und halbstrukturierten Interviews dar.

Fragebögen als Erweiterung der Expertenbefragung

Trotz ihrer geringen diagnostischen Valenz und Schwierigkeiten in der Abgrenzung der Depression von verwandten Konstrukten wie Angst, sind diese Instrumente für wissenschaftliche Untersuchungen unentbehrlich geworden. Bedenkt man, wie häufig auch heute noch depressive Störungen unerkannt bleiben, bieten diese Skalen Möglichkeiten zu einem ökonomischen Screening. Fortschritte sind v. a. in der Entwicklung neuer validerer Depressionsskalen zu sehen und in der Entwicklung von Skalen für spezifische Patientengruppen sowie in der Erfassung einzelner spezifischer Aspekte der depressiven Symptomatik.

4.3 Vergleich verschiedener Erhebungsarten und Instrumente

Methodenvergleich

Es stellt sich die Frage, inwieweit verschiedene Depressionsfragebogen dasselbe messen und ob es in der Anwendung von Interviews und Fragebogen zu unterschiedlichen Einschätzungen kommt. Interviews und Fragebogen zur Depressionsdiagnostik korrelieren i. allg. mäßig hoch. In einer Übersicht konnten Bouman u. Kok (1987) zeigen, daß zwischen den Untersuchungsmodalitäten eine durchschnittliche Korrelation von 0,53 besteht, dabei aber ungefähr 30% der Korrelationen zwischen 0,20 und 0,40 liegen. Wesentlich höhere Zusammenhänge werden von Bech (1992) berichtet. Er fand eine durchschnittliche Korrelation von 0,73 (0,61–0,86) zwischen der *HAM-D* und dem *BDI*, aber auch anderen Depressionsinventaren. In einer neueren Metaanalyse von Richter et al. (1998) werden niedrigere Werte für diesen Zusammenhang von 0,34–0,86 und im Mittel 0,56 berichtet.

Fragebögen im Vergleich

Depressionsfragebogen korrelieren untereinander im Mittel mit 0,69 etwas höher (Bouman 1993). Es sei aber auch erwähnt, daß Depressionsfragebogen ebenso hohe Korrelationen zu Angstfragebogen und Neurotizismusskalen aufweisen. Dies heißt, daß Depressionsskalen nur zu einem Anteil von ungefähr durchschnittlich 30% tatsächlich Depressivität messen (Paykel u. Norton 1986). Während Interviews die wohl höhere externe Validität aufweisen, gilt die höhere Reliabilität als ein Charakteristikum von Fragebögen zur Depressionsdiagnostik. Diese höhere externe Validität und befriedigenden Reliabilitätswerte sind bei Interviewbeurteilungsverfahren jedoch nur mit einem zum Teil intensiven Training erreichbar. Obwohl Fragebogenverfahren eine hohe Augenscheinvalidität aufweisen, ist bislang in der psychometrischen Entwicklung der Testverfahren noch kein Verfahren entstanden, das uneingeschränkt empfohlen werden kann und sich als Standard etabliert hätte.

4.4 Diskussion um eine Standardtestbatterie bei Depression

Standards der Depressionsdiagnostik

Es existieren mittlerweile über 100 Fragebögen zur Depressionsdiagnostik (Bouman 1993; Katz et al. 1995; s. auch Kap. 6, Bd. 2). Eine Vielzahl der Instrumente zur Depressionsdiagnostik ist unzureichend evaluiert. Dies verweist darauf, daß die vorliegenden häufig eingesetzten Verfahren immer noch entscheidende Mängel aufweisen. Dieser Zustand führte in den letzten Jahren zu einer Diskussion darum, welche Testverfahren und Erhebungsinstrumente in eine Standardtestbatterie zur Depressionsdiagnostik aufgenommen werden sollten (Fydrich et al. 1996a; Katz et al. 1995). Unter Berücksichtigung des derzeitigen Forschungsstandes kann diese jedoch nur eine vorläufige sein. Gesichtspunkte zur Entwicklung einer Standardtestbatterie sind v.a. an den Kriterien der psychometrischen Güte der Instrumente und ihrer klinischen Bewährung und Nützlichkeit orientiert. Die Grundidee dieser multiplen Depressionsmessung ist, durch die gleichzeitige Anwendung mehrerer Meßinstrumente die Vorteile der einzelnen Verfahren zu maximieren und ihre Nachteile zu minimieren.

Katz et al. (1995) schlugen eine Testbatterie vor, die hier in etwas modifizierter Form und erweitert um ein jeweils alternatives Meßinstrument auch empfohlen werden soll. In einer ersten diagnostischen Phase kann das *SKID-I* sowie die *HAM-D* als Experteninterview eingesetzt werden. Orientiert sich die Diagnostik v.a. an der ICD-10, sollte das *SCAN*-Interview angewendet werden. Alternativ zur *HAM-D* kann das *IDS* verwendet werden. An Selbstbeurteilungsinstrumenten kann zu Beginn der Behandlung die *Symptom-Check-Liste (SCL-90-R)* und das *BDI* eingesetzt werden. Zu Veränderungsmessungen können in 2- bis 4wöchigem Abstand das *BDI* und alternativ dazu die *ADS* eingesetzt werden. Aufgrund vorliegender Normwerte einer repräsentativen Stichprobe bietet sich hierfür auch die *Depressivitäts-Skala (D-S;* von Zerssen 1976a) an. Eine Meßwiederholung für die Fremdbeurteilung sollte 2wöchentlich bis monatlich erfolgen. Zur Abschlußmessung kann erneut das *SKID-I* sowie die *SCL-90-R* durchgeführt werden. Weiter kann zur täglichen Bestimmung der Depressivität die visuelle Analogskala nach Aitken (1969) verwendet werden, dies sollte jedoch zur Berücksichtigung von Tagesschwankungen morgens und abends geschehen.

Standardtestbatterie

Diese Empfehlungen schienen zumindest bis Mitte der 80er Jahre nicht den Verwendungsgewohnheiten von Depressionsmeßinstrumenten zu entsprechen. So konnten Fähndrich et al. (1986) zeigen, daß die 3 häufigsten in deutschsprachigen Untersuchungen eingesetzten Depressionsinstrumente die *Befindlichkeits-Skala (Bf-S)* von von Zerssen (1976b), die *HAM-D* und das *AMDP-System* (AMDP 1995) waren. Das *BDI* und die visuellen Analogskalen wurden in weniger als 5% der Untersuchungen eingesetzt. Diese Diagnostikgewohnheiten dürften sich jedoch in den letzten Jahren verändert haben, wenngleich dazu keine neueren empirischen Untersuchungen vorliegen. In größeren Forschungsstudien wird das Problem eines fehlenden diagnostischen Standards meist dadurch gelöst, daß mehrere Instrumente bezüglich einer Zielebene parallel eingesetzt werden, wodurch aber wieder neue methodische Probleme entstehen.

Anwendungsgewohnheiten in der Depressionsdiagnostik

5 Abgrenzung, Differentialdiagnostik und Komorbidität

Patienten, bei denen eine depressive Störung diagnostiziert wurde, weisen in einem hohen Prozentsatz auch weitere psychische und körperliche Erkrankungen auf. Der Anteil komorbid erkrankter depressiver Patienten ist dabei höher als bei anderen psychiatrischen Störungen (Moldin et al. 1993; Mezzich et al. 1990). Rohde et al. (1991) konnten zeigen,

Komorbidität

daß bei 42% der unipolar Depressiven zumindestens eine weitere DSM-III-Diagnose vorlag. Dabei waren Angststörungen (18–20%) und substanzinduzierte Abhängigkeiten (14–20%) am häufigsten. Die Häufigkeit körperlicher Erkrankungen bei Depressiven ist ähnlich hoch und dabei relativ stark vom Lebensalter der untersuchten Gruppe abhängig.

Diese komorbiden Störungen sind aber nicht nur für Diagnostik, Differentialdiagnostik und Therapieplanung von großer Bedeutung, sondern auch für das Verstehen psychischer und körperlicher Erkrankungen selbst. Neben der klassisch psychopathologischen Diagnostik liefert die mittlerweile als ein eigener Forschungsbereich etablierte Komorbiditätsforschung (Feinstein 1970) wichtige Hinweise für differentialdiagnostische Überlegungen. Ergebnisse liegen hierzu sowohl aus epidemiologischen als auch aus klinischen Studien vor (Maser u. Cloninger 1990; Robertson u. Katona 1997).

Syndromale Differentialdiagnostik

Das diagnostische Verständnis hat sich unter dem Einfluß von deskriptiv konzipierten Diagnosesystemen im Sinne der ICD-10 und des DSM-IV von einer an der Schichtenlehre orientierten Diagnostik zu einer Komorbiditätsdiagnostik entwickelt. Zur syndromalen Differentialdiagnostik wurden mehrere Ablauf- und Entscheidungsschemata entwickelt (Saß et al. 1996; Linden 1979). Dennoch gehört zu einer vollständigen klinischen Diagnostik nicht nur die Feststellung eines Syndroms, sondern auch die Entwicklung einer ätiopathogenetischen Hypothese (Seidenstücker u. Baumann 1978). Dies gilt um so mehr, wenn mehrere Störungen gleichzeitig vorliegen.

Abgrenzungsprobleme von Achse-I- und Achse-II-Störungen

Eines der wichtigsten Abgrenzungsprobleme stellt sich dabei innerhalb der affektiven Störungen selbst. Schwierig kann jedoch auch die Abgrenzung zu anderen Achse-I-Störungen wie z.B. schizoaffektiven und dementiellen Störungen sein. Zunehmend mehr Aufmerksamkeit wird auch der Differentialdiagnostik depressiver Störungen von Persönlichkeitsstörungen und organischen Erkrankungen gewidmet. Neben der deskriptiven Komorbiditätsforschung wurden in den letzten Jahren komplexere ätiologietheoretische Modelle zum Zusammenhang dieser Störungen und den Übergängen zwischen ihnen entwickelt (Klein et al. 1993; Mayou 1997). Eine empirische Überprüfung und Abgrenzung der Geltungsbereiche dieser Modelle steht aber noch weitgehend aus.

5.1 Abgrenzung innerhalb der affektiven Störungen

Überblicksarbeiten zu diesem Thema finden sich bei Maser et al. (1995), Maser u. Cloninger (1990) und Clayton (Kap. 15 in diesem Band). Die in der Folge der Untersuchungen von Leonhard et al. (1962), Winokur et al. (1969), Perris (1966) und Angst (1966) etablierte Dichotomie unipolarer und bipolarer Störungen stößt aus mehreren Gründen neuerlich wieder auf Kritik. Ein Problem besteht darin, daß man nicht weiß, bei welchen Patienten sich später eine bipolare Störung entwickeln wird. In der Literatur finden sich in Überblicksarbeiten Angaben zwischen 4 und 33% (Clayton 1981) und zwischen 0 und 41% (Coryell u. Winokur 1992), abhängig von der Länge des Beobachtungszeitraums. Dabei nimmt das

Unipolar-Bipolar-Dichotomie

Risiko, bipolar zu erkranken, auch nach zahlreichen ausschließlich depressiven Phasen nicht ab (Angst 1978).

Im Gegensatz dazu fanden Marneros et al. (1991), daß nach 5 Jahren Verlauf nur noch selten ein Syndromwechsel stattfindet. Eine weitere Schwierigkeit besteht darin, manische und v. a. hypomane Phasen retrospektiv zu diagnostizieren, nicht zuletzt auch deshalb, weil diese bei Patienten oft keinen Leidensdruck verursachen und gar nicht als Erkrankung wahrgenommen werden. Ähnliches gilt für die hypomanen Nachschwankungen nach Abklingen einer depressiven Phase. Ein weiteres differentialdiagnostisches Problem stellen Mischzustände und Mischaffekte zwischen depressivem und manischem Syndrom dar (Kuhs u. Tölle 1987; Cassidy et al. 1997).

Dysthymie

Eine der schwierigsten Differentialdiagnosen stellt die Abgrenzung einer depressiven Störung von einer dysthymen Störung dar. Die Frage, ob es sich hierbei um eine bimodale Verteilung zweier abgrenzbarer Syndrome handelt oder um ein Kontinuum (Kendell u. Gourlay 1970; Judd 1997), ist bisher nicht endgültig entschieden. Während in mehreren Untersuchungen zur Subtypisierung der Depression ein melancholisches Symptommuster der endogenen Depression ermittelt werden konnte, sind Randsyndrome wesentlich instabiler und uncharakteristischer. Komplizierter wird die Differentialdiagnostik noch durch das Konzept der depressiven Persönlichkeitsstörung (Hirschfeld 1994).

„Double depression"

Ein entscheidendes differentialdiagnostisches Kriterium stellt neben dem psychopathologischen Befund der Störungsverlauf dar. Auch hier müssen Komorbiditätsaspekte Berücksichtigung finden. Das Konzept der „double depression" meint einen Verlauf, in dem sich auf eine dysthyme Störung eine oder mehrere Episoden einer Major-Depression auflagern (Keller u. Shapiro 1982). Nach diesen Autoren wurde bei 26% der Patienten, die aufgrund einer majoren Depression eine ambulante, dann eine stationäre Behandlung aufsuchten, eine Dysthymie diagnostiziert. Im Rahmen der Epidemiological Catchment Area Study fand sich bei Dysthymien eine Komorbidität mit einer Major-Depression in fast 40% der Fälle. In Längsschnittstudien konnte ermittelt werden, daß Personen mit dysthymer Störung in 90% der Fälle eine majore Depression entwickeln (Akiskal et al. 1981; Lewinsohn et al. 1991). Die umgekehrte Sequenz der Entwicklung einer Dysthymie nach einer majoren Depression ist dagegen selten.

Subsyndromale
Depression

In letzter Zeit gewinnt zunehmend auch die Abgrenzung einer depressiven Episode von subsyndromalen oder subdiagnostischen depressiven Störungen, wie sie v. a. im DSM-IV (APA 1994) konzeptualisiert wurden, an Bedeutung (s. Kap. 16 in diesem Band). Zu diesen gehören nach Angst u. Merikangas (1997) die rezidivierende kurze depressive Störung (RDC), die leichte depressive Störung („minor depression") und die subsyndromale depressive Symptomatik (SSD; „subsyndromal depressive symptomatology"). Neben der weiten Verbreitung subsyndromaler depressiver Störungen konnte nachgewiesen werden, daß diese mit einer relevanten Beeinträchtigung einhergehen. Zum einen stellt sie einen Risikofaktor für das Entstehen einer majoren Depression dar, zum anderen eine Phase im Störungsverlauf bei Patienten mit bekannter majorer

Depressive
Spektrumstörung

Depression (Helmchen et al. 1996; Judd 1997). Kontrovers wird derzeit diskutiert, inwieweit man diese Befunde im Rahmen des Konzeptes einer depressiven Spektrumsstörung (Winokur 1979) interpretieren kann. Fraglich ist hierbei auch, ob der Depression mit psychotischen Merkmalen hierbei eine Sonderstellung eingeräumt werden muß (Coryell 1997).

Angststörungen

Angstsymptome sind bei depressiven Störungen sehr häufig und nicht selten erlangen diese Symptome das Ausmaß einer eigenen Störung (Stavrakaki u. Vargo 1986). Die Odds Ratio gibt an, um wieviel das Zusammentreffen von Angststörung und depressiver Störung gegenüber dem Zufall erhöht ist. In der Zürich-Studie konnte für die Major-Depression eine Odds Ratio für Agoraphobie von 2,8, für Panikstörungen von 1,9 und für die generalisierte Angststörung von 4,2 ermittelt werden (Angst 1993). Die von Boyd et al. (1984) berichteten Werte dagegen liegen wesentlich höher. Während Rohde et al. (1991) bei 20% der untersuchten Depressiven eine Angststörung feststellen konnte, lag der Anteil in der Untersuchung von Sanderson et al. (1990) bei 42%. Unter einer sequentiellen Perspektive scheint es häufiger zu sein, daß ein Patient mit einer Angststörung zusätzlich eine majore Depression entwickelt als umgekehrt (Angst et al. 1990). Der umgekehrte Befund wird allerdings von Sanderson et al. (1990) berichtet. Zu bedenken bleibt, daß Meßinstrumente nie alleine Depressivität oder Angstsymptome messen, sondern diese miteinander konfundiert sind und einen hohen Anteil gemeinsamer Varianz erfassen.

Angsterleben Depressiver

Kuhs (1990) konnte zeigen, daß sich das Angsterleben melancholisch- und neurotisch-depressiver Patienten unterscheidet. So standen bei einer qualitativen Analyse Alltagsängste bei endogen depressiven Patienten im Vordergrund, wohingegen situationsbezogene Ängste und Ängste im Zusammenhang mit interpersonalen Problemen bei neurotisch Depressiven dominierten und auch ein breiteres inhaltliches Spektrum zeigten.

Angst und Depression

Als eine neue diagnostische Kategorie wurde die gemischte Störung aus Angst und Depression in der ICD-10 eingeführt, bei der trotz Vorliegen von Symptomen aus beiden Gruppen weder die Kriterien einer depressiven Episode noch einer Angststörung voll erfüllt sein dürfen (Sartorius u. Üstün 1995). Inwieweit sich diese Kategorie neben anderen subsyndromalen Störungstypen als praktisch relevant herausstellt, ist derzeit ein Thema der aktuellen Forschung (Wittchen u. Essau 1993; Boulenger u. Lavallée 1993; Liebowitz 1993).

5.2 Abgrenzung zu anderen psychiatrischen Störungen

Psychiatrische
Komorbidität

Eine besondere Bedeutung kommt der Abgrenzung der depressiven Störung von schizoaffektiven Psychosen und Schizophrenien zu. Aber auch die Differentialdiagnose zu dementiellen Erkrankungen weist eine große praktische Relevanz auf. Häufig treten depressive Störungen auch zusammen mit Alkohol- und Drogenabhängigkeit und der Parkinson-Krankheit auf (Maser et al. 1995).

Ein großer Anteil von Patienten (15–57%) mit schizophrenen Störungen leidet zusätzlich unter depressiven Störungen (Maser et al. 1995). Schizophrene Patienten haben ein fast 30fach erhöhtes Risiko, zusätzlich an einer Major-Depression zu erkranken. Nicht selten entwickelt sich nach Abklingen der schizophrenen Phase eine postremissive Depression. Zur Entwicklung einer schizoaffektiven Psychose bei Ersterkrankung mit einer Major-Depression vom melancholischen Typ kommt es nach den Ergebnissen von Marneros et al. (1991) bei 6% der Patienten.

Eine weitere wichtige Differentialdiagnose zur Depression ist in dementiellen Erkrankungen zu sehen (s. Kap. 8, Bd. 3). In epidemiologischen Studien zeigte sich, daß die Depression neben der Demenz die häufigste psychische Erkrankung im Alter ist. Im klinischen Alltag ergeben sich durch die Ähnlichkeit depressiver und dementieller Symptomatik differentialdiagnostische Probleme. Die mit einer Depression einhergehenden kognitiven Beeinträchtigungen werden auch als Pseudodemenz bezeichnet. Diese geht, im Gegensatz zu den Befunden bei dementiellen Erkrankungen, nicht mit morphologischen Veränderungen einher und bildet sich nach dem Abklingen der depressiven Symptomatik zurück. Trotz einiger Vorschläge zur Definition diagnostischer Kriterien (Rabins et al. 1984) für die Pseudodemenz handelt es sich hierbei um ein umstrittenes Konzept (Zimmer u. Lauter 1984). Eine klinische Differentialdiagnose muß multiple Kriterien der Vorgeschichte, der psychiatrischen Exploration, der neuropsychologischen Befunde und der Ergebnisse der funktionellen Bildgebung heranziehen (Kurz 1997).

Dementielle Erkrankungen

Pseudodemenz

Mehrfach bestätigt werden konnte das erhöhte Depressionsrisiko bei einer beginnenden Demenz. Zur Frage, ob ein umgekehrter Zusammenhang im Sinne einer statistischen Prädiktion einer dementiellen Erkrankung durch eine zuvor bestehende depressive Störung besteht, liegen widersprüchliche Befunde vor. Während Devanand et al. (1996) einen solchen Effekt aufzeigen konnten, fand sich in der Untersuchung von Ernst und Angst (1995) für ältere Depressive kein erhöhtes Demenzrisiko. Ob es sich bei Depression und Demenz um koinzidente Störungen handelt oder welche komplexen Zusammenhänge zwischen beiden Störungen bestehen, müssen weitere Verlaufsstudien zeigen, die sowohl differenzierte Risiko- als auch ätiologische Faktoren berücksichtigen.

Zeitlicher Zusammenhang von Depression und Demenz

5.3 Depression und Persönlichkeitsstörungen

Einen weiteren wichtigen Gesichtspunkt der Differentialdiagnostik stellt die Abgrenzung depressiver Störungen von Persönlichkeitsstörungen dar (Millon u. Kotik-Harper 1995). In Komorbiditätsstudien konnte bei 30–70% der Patienten mit majorer Depression eine Persönlichkeitsstörung festgestellt werden (Farmer u. Nelson-Gray 1990). Fydrich et al. (1996b) zitierten Studien mit Komorbiditätsraten von 35–88%. Dabei liegen die Ergebnisse von Fragebogenstudien etwas höher als bei der Diagnostik mit Interviews. Es ist davon auszugehen, daß bei mindestens der Hälfte aller Patienten mit majorer Depression eine begleitende Persönlichkeitsstörung vorliegt. Die am häufigsten diagnostizierten Persönlichkeitsstörungen sind dabei die selbstunsichere, die dependente und die zwanghafte Persönlichkeitsstörung. Ein detaillierter Überblick zum Zusam-

Persönlichkeitsstörungen

menhang von Depression und den einzelnen Persönlichkeitsstörungen findet sich bei Millon u. Kotik-Harper (1995).

Depressive Persönlichkeitsstörung

Eine besondere Schwierigkeit in der Differentialdiagnostik entstand durch die Wiedereinführung der Konzeption der depressiven Persönlichkeitsstörung, die im Forschungsanhang des DSM-IV wieder aufgenommen wurde (Philipps et al. 1990; Sherman 1995). Die Beziehung zwischen depressiver Störung, Dysthymie und depressiver Persönlichkeitsstörung ist bislang trotz theoretischer Vorstellungen unzureichend geklärt (Hirschfeld 1994). Eine Differentialdiagnose scheint insbesondere bei chronischen Verläufen schwierig (Shea u. Hirschfeld 1996). Es existieren ganz unterschiedliche Modellvorstellungen zum Zusammenhang von Persönlichkeit und Depression. Die wichtigsten Modelle wie Prädispositions-, Komplikations-, Koeffekt-, Spektrum- und Symptomüberlappungsmodell und ihre empirische Stützung werden von Klein et al. (1993) diskutiert.

Subaffektive Persönlichkeitsstörung

Typus melancholicus

In letzter Zeit wurden verstärkt subaffektive Persönlichkeitsstörungen auf ihre Komorbidität mit depressiven Symptomen und Funktionsstörungen untersucht (Herpertz et al. 1996). In dieses Spektrum gehören auch Untersuchungen zum Typus melancholicus, der eine häufig zu findende Persönlichkeitskonfiguration von Patienten mit depressiver Störung darstellt (Mundt et al. 1997). Pfohl et al. (1991) fanden, daß depressive Patienten mit Persönlichkeitsstörung von solchen ohne durch ein früheres Ersterkrankungsalter, weniger soziale Unterstützung, eine höhere psychosoziale Belastung und ein schlechteres Ansprechen auf die Therapie unterschieden werden können. Aufgrund dieser Ergebnisse wurden erste Ansätze zu differentiellen psychotherapeutischen Therapiestrategien entwickelt (Mundt 1996).

5.4 Abgrenzung zu organischen Störungen

Organische Erkrankungen

Bei körperlich Kranken finden sich in erhöhtem Ausmaß depressive Störungen (Robertson u. Katona 1997; Lang 1991). Umgekehrt leiden depressive Patienten häufiger unter körperlichen Erkrankungen (Stevens et al. 1995). Lobo u. Campos (1997) berichten in ihrem Überblick bei Patienten des primären medizinischen Versorgungssystems über Raten einer majoren Depression von 4,8–13,5%. Rodin et al. (1991) fand eine Rate von 22% und für neurologische Patienten eine noch höhere. Demgegenüber sind depressive Symptome mit Raten von 20–83% noch häufiger (Stevens et al. 1995). Ähnliche Ergebnisse zur Häufigkeit depressiver Störungen bei Krankenhauspatienten wurden von Arolt (1997) berichtet. Arolt et al. (1995) ermittelten bei 4,1% der chirurgischen und internistischen Patienten eine depressive Episode.

Diagnostische Lücke

Dabei werden depressive Störungen bei körperlich Kranken häufig übersehen (Lobo u. Campos 1997). So fanden Ormel et al. (1991), daß Allgemeinärzte in nur 47% der Fälle depressive Störungen und Angststörungen bei ihren körperlich erkrankten Patienten erkannten. Ähnliche Ergebnisse erbrachte die Studie von Coyne et al. (1995).

Die Komorbiditätsforschung von Depression und körperlicher Erkrankung ist auch in der Tradition der Diskussion von primärer und sekundärer Depression zu sehen (Feighner et al. 1972). Dieser Konzeptionsraum wird jedoch in den letzten Jahren durch zunehmend komplexere Modellvorstellungen über den Zusammenhang dieser beiden Störungsbereiche erweitert (Moffic u. Paykel 1975; Lang 1991). So gilt das Vorliegen einer körperlichen Erkrankung als ein wichtiger Prädiktor für einen ungünstigen Störungsverlauf und eine Chronifizierung der Depression (Angst 1988b; Zimmer 1991). Post (1962) formulierte in diesem Zusammenhang die Hypothese von einer sich altersspezifisch wandelnden Vulnerabilität. Während jüngere Personen aufgrund genetischer Disposition und Persönlichkeitsfaktoren depressiv erkranken, löst im Alter erst eine zusätzliche körperliche oder eine Erkrankung des Gehirns eine solche Phase aus, die dann häufig aber auf subsyndromalem Niveau verläuft.

Primäre und sekundäre Depression

Schwierig kann auch die Abgrenzung einer organisch bedingten depressiven Störung von einer anderen Form der Komorbidität sein. Im Einzelfall können die Beziehungen komplexer Natur sein. In mehreren Studien konnte nachgewiesen werden, daß depressive Patienten mit oder ohne körperliche Begleiterkrankung unterschiedliche Symptommuster und klinische Merkmale aufweisen (Berrios u. Samuel 1987; Clarke et al. 1983).

Ein spezielles diagnostisches Problem stellt die somatisierte oder larvierte Depression dar. Bridges u. Goldberg (1985) haben eine Definition für die somatisierte Depression vorgeschlagen. Lobo et al. (1996) fanden diesen Typ depressiver Störung bei 15% der Patienten mit einer depressiven Episode. Konzeptuelle Abgrenzungsprobleme sind hier jedoch noch nicht befriedigend gelöst.

Somatisierte oder larvierte Depression

Somatische Erkrankungen gehen häufig mit einer depressiven Störung einher, noch häufiger jedoch finden sich subsyndromale Depressionen. Diese betreffen in der Mehrzahl ältere Menschen. In mehreren Studien konnte gezeigt werden, daß es nicht die Krankheit an sich ist, die mit einer Depression verbunden ist, sondern die Einschränkungen in alltäglichen Aktivitäten als Folge der körperlichen Erkrankung. Nicht ein hohes Alter stellt einen Risikofaktor für die Entwicklung einer Depression dar, sondern die mit dem Alter verbundenen Risiken einer krankheitsbedingten Einschränkung in Alltagsaktivitäten (Helmchen et al. 1996; Zeiss et al. 1996).

Abgrenzungsprobleme stellen aber nicht nur eine differentialdiagnostische Fragestellung dar, sondern sind von großer Relevanz für die weitere Präzisierung klassifikatorischer und ätiologischer Konzepte. Das Wissen um die Häufigkeit zusammen auftretender Störungen liefert dazu einen wichtigen Beitrag, auch als Ausgangspunkt für die weitere Entwicklung von Modellvorstellungen zum Zusammenhang zwischen diesen Störungen und die empirische Untersuchung ihres Geltungsbereiches. Die Bedeutung und Berücksichtigung komorbider Störungen bei der Depression leistet einen wichtigen Beitrag in der Entwicklung neuer Therapiestrategien.

Abgrenzungsprobleme, Komorbidität und Depressionsbehandlung

6 Störungsverlauf und prognostische Faktoren

6.1 Historische und terminologische Aspekte der Verlaufsforschung

Geschichte der Verlaufsforschung

Kraepelin (1913) entwickelte das Modell manisch-depressiver Erkrankungen als das einer phasisch verlaufenden, aber remittierenden Störung. Bleuler (1916) und Schneider (1932) übernahmen dieses Konzept vom relativ guten Verlauf der depressiven Störung. Nach Paykel (1994) war von den 50er bis in die 70er Jahre die Verlaufsforschung der Depression von diesem Konzept und einem initialen therapeutischen Optimismus bestimmt. Eine nicht remittierte Symptomatik wurde in dieser Zeit v. a. als eine charakterologische Abwandlung der Persönlichkeit interpretiert. Erst Ende der 70er Jahre fand aufgrund der Ergebnisse von Langzeitverlaufsstudien eine Neueinschätzung statt, die von einem ungünstigeren Verlauf depressiver Störungen ausgeht (Angst 1987). Die in den letzten Jahren durchgeführten, zum Teil groß angelegten, prospektiven klinischen und epidemiologischen Verlaufsstudien konnten diese Bewertungen bestätigen und weiter differenzieren. Neben der Durchführung prospektiver Verlaufsstudien liegen die Schwerpunkte der Verlaufsforschung der letzten Jahre darin, einheitliche Standards für die Verlaufsforschung zu definieren und das Problem der ungünstigen Verläufe und chronischen Depressionszustände sowie der Prodromalsymptome und leichten Depressionsformen zu erforschen.

Verlaufsstudien

Die ersten großen Verlaufsstudien wurden in den 60er Jahren in Skandinavien (Astrup et al. 1959; Lundquist 1945; Perris 1966; Stenstedt 1952), in der Schweiz von Kinkelin (1954) und Angst (1966) sowie in den USA von Winokur et al. (1969) durchgeführt. Ein Hauptergebnis dieser Untersuchungen war die unterschiedliche Verlaufsdynamik von unipolar depressiven und bipolar affektiven Erkrankungen. Diese Ergebnisse und Befunde aus genetischen Studien bei affektiven Störungen (Angst 1966; Perris 1966; Zerbin-Rüdin 1969) führten in der Folge zu einer Auflösung der Kraepelinschen Einheitskonzeption der manisch-depressiven Erkrankung. Dies fand seinen Ausdruck in den St.-Louis-Kriterien (Feighner et al. 1972) und den Research Diagnostic Criteria (RDC; Spitzer et al. 1978). Das zweite wichtige Ergebnis dieser Untersuchungen war die Revision der bislang optimistischen Einschätzung des Verlaufs affektiver Störungen. In weitaus höherem Maße als man bis dahin angenommen hatte, war der Verlauf depressiver Störungen von ungünstigen Verläufen im Sinne von häufigen Rückfällen, Chronifizierung und suizidalen Ausgängen gekennzeichnet.

Kritik der Verlaufsforschung

Trotz der zahlreichen Untersuchungen, die zum Verlauf depressiver Störungen durchgeführt wurden, fällt eine zusammenfassende Beurteilung dieser Ergebnisse aufgrund der Uneinheitlichkeit bei der Verwendung von Definitionen und Termini zur Verlaufsbeschreibung schwer (Angst 1987). Aus diesem Grund wurden in den letzten Jahren vermehrt Anstrengungen unternommen, zu einem einheitlichen, operational definierten Terminigebrauch in der Verlaufsforschung bei depressiven Störungen zu gelangen. So geben Prien et al. (1991) einen Überblick über verschiedene operationale Kriterien zur Definition des Behandlungs- und Verlaufergebnisses bei majorer Depression.

*Konzepte
der Verlaufsforschung*

Von Frank et al. (1991) stammt ein Vorschlag, die wichtigsten Begriffe zur Verlaufsbeschreibung und ihre Operationalisierungen zu definieren. Frank et al. (1991) unterscheiden dabei Remission, Gesundung, Rückfall und Wiedererkrankung. Diese Begriffe korrespondieren mit der Einteilung in Akut-, Erhaltungs- und Langzeitbehandlung (Thase 1992). Remission wird dabei definiert als Zustand der partiellen bis vollständigen Besserung der depressiven Symptomatik. Unter Gesundung („recovery") wird eine vollständige Remission über einen längeren Zeitraum (je nach Kriterium 2–6 Monate) verstanden. Frank et al. (1991) kritisieren, daß in den meisten Verlaufsstudien keine Unterscheidung zwischen Remission und Gesundung gemacht wurde. Unter Rückfall („relapse") wird hier das Auftreten depressiver Symptome während der Remission verstanden. Wiedererkranken kann ein Patient demnach nur, wenn er gesundet ist. Chronische Depression meint eine depressive Episode, die über den gesamten Zeitraum (meist mindestens 2 Jahre) vorliegt.

In den meisten älteren Verlaufsstudien war es aufgrund der berichteten Ergebnisse nicht möglich, diese Unterscheidungen vorzunehmen. Von Riso et al. (1997) stammen Vorschläge zur operationalen Definition dieser Termini der Verlaufsbeschreibung mit Hilfe klinischer Ratingskalen und definierter Zeitintervalle. In dieser Studie fanden sich Hinweise auf die gute prädiktive Validität dieser Kriterien. Die Definitionen von Frank et al. (1991) stellen einen wichtigen Beitrag zur Vereinheitlichung der Verlaufsforschung bei depressiven Störungen dar und sind damit Grundlage für die bessere Vergleichbarkeit der erzielten Ergebnisse.

6.2 Ausgang der Depression

*Verlaufsergebnis
der Depression*

Auf der Grundlage der Definitionen von Frank et al. (1991) führten Piccinelli u. Wilkinson (1994) eine Metaanalyse der bereits existierenden Verlaufsstudien durch. Dazu analysierten sie 51 Studien, die im Zeitraum von 1979–1992 publiziert wurden. Sie unterschieden dabei verschiedene Zeitintervalle: Studien, die den Verlauf über 6 Monate, 1 Jahr, 2–5 Jahre und über 10 Jahre untersuchten. Über die Verlaufsstudien fanden sie für Studien mit mindestens 10jährigem Katamneseintervall im gewichteten Mittelwert in 24% der Fälle eine Gesundung über den gesamten Untersuchungszeitraum und in 76% einen Verlauf mit Wiedererkrankungen. Eine chronische Depression fand sich durchschnittlich bei 12% der Behandlungsfälle (Gesamtwerte für die Verlaufsgruppen von über 100% entstehen dabei durch den Algorithmus der Bestimmung der gewichteten Mittelwerte). Es fand sich eine hohe Korrelation zwischen der Länge des Untersuchungszeitraumes und der Anzahl der Wiedererkrankungen. Kein statistisch signifikanter Zusammenhang hingegen ergab sich zwischen der Länge des Untersuchungszeitraums und der Anzahl von Patienten, die eine chronische Depression entwickelt hatten. Diese Raten für die einzelnen Verlaufsformen der depressiven Störung stimmen weitgehend mit den von Angst (1987), Keller (1994) und Judd (1997) berichteten Ergebnissen überein.

Einepisodiger Verlauf

Die Angaben zur Häufigkeit unipolarer depressiver Störungen mit nur einer einzigen Episode („single episode") schwanken und sind von den jeweiligen Beobachtungszeiträumen und Stichproben abhängig. Angst (1990) kommt aufgrund seines Literaturüberblicks epidemiologischer Studien zu dem Ergebnis, daß durchschnittlich 50% aller Menschen mit depressiven Störungen nur eine einzige depressive Episode erleben. Coryell u. Winokur (1992) finden in den von ihnen zusammengestellten Langzeitverlaufsstudien in 5–60% der Fälle einen einphasigen Verlauf. In einer epidemiologischen Stichprobe mit sehr jungen Menschen im Alter von 20 Jahren fand Angst (1990) jedoch eine niedrigere Rate von nur 22% monophasiger Verläufe über einen Zeitraum von 10 Jahren. Für stationär behandelte, depressive Patienten wurde von Wittchen u. von Zerssen (1987) eine Rate monophasiger Verläufe von 28% ermittelt.

Rückfälle und Chronifizierung

Eine weitere Frage betrifft die Häufigkeit von Verläufen mit Rezidiven sowie der Chronifizierung depressiver Störungen. Nach Angst (1990) sollen 20% der Depressionen in der Allgemeinbevölkerung rezidivierend verlaufen. Dies steht in deutlichem Gegensatz zu 80% rezidivierender Verläufe in einem Zeitraum von 13–17 Jahren bei stationär behandelten endogen depressiven Patienten. Dabei haben 20% der Patienten 2 Phasen und 60% haben 3 und mehr Phasen (Angst u. Frey 1977). Die durchschnittliche Anzahl von Episoden, die ein Patient mit einer Depression während seines Lebens erleidet, liegt bei 4 (Judd 1997). Für die Rückfalldynamik zeigte sich, daß der Zeitraum nach der Entlassung aus stationärer psychiatrischer Behandlung besonders risikobehaftet ist. Bei 25% dieser Patienten kommt es schon in den ersten 3 Monaten nach der Entlassung zu einem Rückfall, bei 33% innerhalb des 1. Jahres und bei 73% innerhalb der nächsten 8 Jahre (Keller et al. 1983). Das National Institute of Mental Health (NIMH-NIH 1985) geht aufgrund der vorliegenden Studien davon aus, daß 50% der Patienten innerhalb von 2 Jahren einen Rückfall erleiden. Ähnliche Ergebnisse konnten im Rahmen der Heidelberger Studie zur Rückfallprädiktion der Depression ermittelt werden (Mundt et al. 1998a).

Deskriptive Verlaufsparameter

Deskriptive Verlaufsparameter depressiver Störungen, die immer wieder in Längsschnittstudien untersucht wurden, stellen das Ersterkrankungsalter, die Phasenanzahl, Phasendauer, die Dauer des beschwerdefreien Intervalls und die Zyklusdauer (Abstand von einem Phasenbeginn zum nächsten Phasenbeginn) dar.

– Ersterkrankungsalter

Eine depressive Störung kann in jedem Lebensalter, auch schon bei Kindern, auftreten (Speier et al. 1995). Während in früheren Untersuchungen der Median für das Ersterkrankungsalter bei 30–40 Jahren lag (Lewinsohn et al. 1986; Angst 1987), scheint sich in neueren Studien dieser Altersgipfel zwischen das 20. und 30. Lebensjahr nach vorne zu verlagern (Kessler et al. 1994). Die Verteilung des Ersterkrankungsalters ist dabei linksschief, d. h., das Risiko, an einer depressiven Störung zu erkranken, nimmt mit dem Alter gleichmäßig ab. Auch Knäuper u. Wittchen (1995) fanden bei jüngeren Alterskohorten ein deutlich erhöhtes Erkrankungsrisiko und eine Abnahme der sonst vorgefundenen typischen Geschlechtsunterschiede in der Häufigkeit depressiver Störungen. Dabei unterschied sich das Erstmanifestationsalter zwischen den Geschlechtern nicht (Lewinsohn et al. 1986). Die von Angst (1987) postulierte bimodale Verteilung des Ersterkrankungsalters konnte im Rahmen des Baltimore

Epidemiologic Catchment Area Follow-up (Eaton et al. 1997) mit einem kleineren Maximum zwischen 50 und 60 Jahren bestätigt werden. Die Auffassung, daß Spätmanifestationen einer depressiven Störung eine schlechtere Prognose haben (Angst 1987) konnte in neueren Studien nicht bestätigt werden (Hinrichsen 1992). Jedoch stellt sich hierbei das Problem der Vergleichbarkeit der Stichproben (Maj 1994).

Ältere Autoren gaben die durchschnittliche Dauer depressiver Episoden mit 3–6 Monaten an (Pilcz 1901; Ziehen 1896) und Kraepelin (1913) zwischen 6 und 8 Monaten an. In neueren Studien konnte diese Einschätzung bestätigt werden. Fast regelhaft findet sich ein Median für die Episodendauer von um die 5 Monate (Angst 1987; Solomon et al. 1997). Das bedeutet, daß es trotz moderner Pharmakotherapie nicht zu einer Verkürzung der Episodendauer gekommen ist, jedoch zu einer ausgeprägten Milderung und Unterdrückung depressiver Symptome. Dabei weisen die Kurven für den Anteil remittierter Patienten regelhaft einen logarithmischen Verlauf auf. Eine Remission wird somit immer unwahrscheinlicher, je länger die depressive Symptomatik besteht (Coryell u. Winokur 1992).

– Episodendauer

Keller et al. (1992) fanden innerhalb von 6 Monaten bei 54% der Patienten eine Gesundung, nach 1 Jahr bei 70% und nach 5 Jahren bei 88% der untersuchten Patienten. Inwieweit die Phasendauer bei Patienten ohne Chronifizierung und mit mehreren Phasen über die Episoden intraindividuell stabil ist, kann derzeit empirisch nicht eindeutig entschieden werden. Während Autoren wie Angst (1987), Hautzinger (1997) und Coryell et al. (1994) von einer solchen Stabilität ausgehen, konnte in den Untersuchungen von Maj et al. (1992) und Solomon et al. (1997) kein konsistenter Zusammenhang zwischen der Phasendauer einzelner Patienten ermittelt werden. In einer epidemiologischen Untersuchung wurde ein Median für die erste Episode von 3 Monaten und für folgende Episoden von nur 2 Monaten gefunden (Eaton et al. 1997).

Die Zykluslänge liegt im Durchschnitt zwischen 4,5 und 5 Jahren (Angst 1986). Ob sich diese Zyklusdauer nach mehreren durchlebten Krankheitsphasen verkleinert, ist nicht eindeutig zu beantworten. Es wurde vermutet, daß sich ein logarithmischer Zusammenhang findet, so daß es zwischen einem ersten und zweiten Intervall zu einer starken Verkürzung kommt, die sich aber bei späteren Intervallen weniger deutlich fortsetzt. In einigen Studien konnten aber keine solchen regelhaften Zusammenhänge ermittelt werden (Cutler u. Post 1982; Solomon et al. 1997).

– Zyklusdauer

Die Neueinschätzungen, die in einigen deskriptiven Merkmalen des Störungsverlaufs depressiver Erkrankungen vorgenommen werden mußten, sind insbesondere auf die Ergebnisse neuerer, großer epidemiologischer Untersuchungen zurückzuführen. In diesen Studien wurden repräsentative Stichproben und nicht, wie bei den älteren Studien, anfallende Stichproben psychiatrisch behandelter Patienten untersucht. Aufgrund der Einbeziehung leichterer und bisher unbehandelter Depressionsfälle müssen einige Befunde korrigiert und differenziert werden. Demnach ist die durchschnittliche Episodendauer kürzer und einphasige Verläufe sind häufiger als früher angenommen. Demgegenüber kommen aber auch Verläufe mit chronischer Depression häufiger vor.

Chronische Depression

Eine in letzter Zeit immer mehr ins Zentrum der Aufmerksamkeit gerückte Frage ist, wie häufig ein chronischer Verlauf der Depression zu erwarten ist. Die chronische Depression wurde auch als Kategorie ins DSM-IV (APA 1994) als „chronic major depression" aufgenommen. Von einem chronischen Verlauf spricht man, wenn die Kriterien für eine Major-Depression über einen Zeitraum von 2 Jahren erfüllt sind. Ältere Überblicksarbeiten geben eine Rate von 12–15% chronischer Verläufe bei depressiven Störungen an (Robins u. Guze 1972; Weissman u. Klerman 1977). In neueren Untersuchungen finden sich zum Teil höhere Raten von 25% (Angst 1990; Keller et al. 1986). Der Anteil chronischer Verläufe bei stationär behandelten Depressionen liegt für endogen depressive Patienten nach den Studien von Wittchen u. von Zerssen (1987) bei 21% und für neurotische Depressionen bei 30% (Bronisch et al. 1985). Marneros et al. (1991) fanden bei einem Drittel der in der Köln-Studie untersuchten Patienten mit affektiven Psychosen eine persistierende Alteration zum einen als chronifiziertes subdepressives Syndrom und zum anderen als leichtes asthenisches Insuffizienzsyndrom. Obwohl sich die Behandlungsmöglichkeiten depressiver Störungen deutlich verbessert haben, scheint die Anzahl chronischer Verläufe über Jahrzehnte relativ stabil geblieben zu sein (Paykel 1994).

Chronische Depression und Dysthymie

Die lange Zeit vertretene Annahme, daß die chronische Depression weitgehend auf einem mittleren Symptomniveau einer Dysthymie verlaufe, muß heute als widerlegt angesehen werden. So stellte man bei 22% der Patienten mit einer Episode einer majoren Depression ohne vorhergehende Dysthymie eine andauernde Symptomatik mit dem Schweregrad einer majoren Depression über einen Zeitraum von 2 Jahren fest (Keller et al. 1983). Bei einer Chronifizierung der depressiven Symptomatik handelt es sich nicht um Residualzustände, die keine Besserung erwarten lassen; vielmehr konnte in einigen neueren Studien festgestellt werden, daß gerade nach langer Zeit häufig wieder Gesundungen auftreten (Keller u. Shapiro 1982). Die Angaben über eine vollständige Remission bei schweren chronischen Verläufen schwanken dabei zwischen 27 und 43% (Gonzales et al. 1985; Keller u. Lavori 1984). Die Ursache der Chronifizierung scheint multifaktoriell bedingt zu sein. Jedoch fehlen empirische Studien zu dieser Fragestellung weitgehend. Es finden sich Hinweise, daß eine komorbide psychische Störung mit einem höheren Chronifizierungsrisiko einhergeht (Zimmer 1991).

Suizidale Symptomatik

Neben dem chronischen Verlauf ist der Suizid ein häufiger und gefürchteter Ausgang depressiver Störungen. Dabei gelten depressiv Kranke als die führende Risikogruppe für suizidales Verhalten. Schätzungen zufolge begehen 56% der depressiven Patienten mindestens einen Suizidversuch (Goodwin u. Jamison 1990). In der Köln-Studie fand sich bei Patienten mit melancholischer Symptomatik in 30% der Episoden eine suizidale Symptomatik. Dabei tritt eine solche Symtomatik seltener bei verheirateten und berufstätigen Patienten auf (Marneros et al. 1991). Fast 60% der Patienten zeigten im gesamten Krankheitsverlauf eine suizidale Symptomatik, 35% wiesen Suizidgedanken und -absichten auf, und über 20%

führten mindestens einen Suizidversuch durch. Die Wahrscheinlichkeit des Auftretens einer suizidalen Symptomatik war bei Frauen und Patienten mit höherer Episodenzahl und -frequenz größer (Marneros et al. 1991).

Suizid

Auch heute noch versterben 10–15% der schwer depressiven Patienten durch Suizid (Angst 1980; Miles 1977; Winokur u. Tsuang 1975). Guze u. Robins (1970) fanden in einer Literaturübersicht bei 12–19% aller Verstorbenen mit einer affektiven Störung einen Suizid. Damit haben Patienten mit affektiven Störungen ein 30mal höheres Suizidrisiko als die Allgemeinbevölkerung (Guze u. Robins 1970). Die Zeit mit dem höchsten Risiko für einen Suizid stellt das erste Jahr nach Entlassung aus einer stationären psychiatrischen Behandlung dar (Fawcett et al. 1987, 1990). Avery und Winokur (1978) fanden, daß Suizide bei stationär behandelten Depressiven in zwei Drittel der Fälle im Zeitraum von 8 Monaten nach der Entlassung stattfanden.

Risikofaktoren für Suizid

In mehreren Studien konnten Risikofaktoren mit Hinweischarakter auf ein erhöhtes Suizidrisiko ermittelt werden. So gehen Hoffnungslosigkeit (Beck 1986), Wertlosigkeits- und Schuldgefühle (Barraclough u. Pallis 1975; Hole 1973), Wahnsymptomatik und Schlafstörungen (Barraclough u. Pallis 1975) mit einem erhöhten Suizidrisiko einher. Ein besonders hohes Suizidrisiko weisen depressive Patienten auf, bei denen gleichzeitig Angststörungen vorliegen (Rudd et al. 1993). Weniger Studien liegen vor zum Vergleich von depressiven Patienten mit und ohne Suizidversuch (Bronisch u. Hecht 1987; Sonneck et al. 1976; Wolfersdorf et al. 1996). Hier fanden sich Unterschiede in der Schwere der depressiven Symptomatik sowie im Vorliegen von Beziehungsproblemen, Trennungsdrohungen und subjektiv erlebtem Streß im Berufsleben (Wolfersdorf et al. 1996). Ging Angst (1987) noch davon aus, daß eine Langzeitbehandlung die Suizidraten depressiver Patienten nicht verändert, konnte in neueren Langzeitstudien gezeigt werden, daß eine Lithium-Langzeittherapie das suizidbedingte Mortalitätsrisiko bei affektiven Störungen deutlich senken kann (Coppen et al. 1991; Ahrens et al. 1995).

6.3 Die beginnende Depression

Prodromale Zustände

Im Gegensatz zur langen Tradition der Erforschung des Langzeitverlaufs und möglicher Ausgänge der Depression, steht die Erforschung der beginnenden Depression und prodromaler Zustände noch am Anfang. Dieser Forschungsbereich wird an Bedeutung gewinnen, da die Früherkennung depressiver Störungen Voraussetzung für präventive Interventionen ist. Es muß hierbei zwischen Prodromalsymptomen und Vulnerabilitätsindikatoren unterschieden werden (Mundt 1998). Prodromalsymptome liegen dabei unmittelbar vor dem Beginn der depressiven Episode, während Vulnerabilitätsindikatoren der Modellvorstellung entsprechend (Nuechterlein 1987; Zubin u. Steinhauer 1981) schon lange vorher vorhanden sind und zwischen den einzelnen depressiven Episoden fortbestehen. Ob Prodromalsymptome eine Steigerung dieser Vulnerabilitätsmerkmale sind, oder eine andere Beziehung zwischen beiden besteht, ist derzeit noch weitgehend unklar. Während frühere Autoren eine charak-

Vulnerabilitätsindikatoren

teristische Abfolge von Vorläufersymptomen herausarbeiteten (Mayer-Gross et al. 1969), konnte unser Wissen in neueren empirischen Studien erweitert werden. Im Folgenden werden Befunde zu den Prodromalsymptomen bei depressiven Störungen berichtet; für die Vulnerabilitätsindikatoren sei auf die Kap. 18–21 in diesem Band verwiesen.

Definition des Prodromalsyndroms

Unter Prodromalsyndrom wird der Zustand verstanden, in dem einzelne Symptome einer psychischen Störung vorliegen, ohne daß die Kriterien für das Vorliegen einer depressiven Störung erfüllt wären (Frank et al. 1991). Nach einer Literaturübersicht schätzen Klosterkötter u. Steinmeyer (1996), daß sich bei einem Drittel der depressiv Erkrankten Prodromalsymptome finden. Zu den häufigsten Prodromalsymptomen zählen Schmerzsyndrome, Adynamie, zentral-vegetative Störungen, generalisierte Angst oder Phobien, Körpermißempfindungen, erhöhte Erschöpfbarkeit und Störungen des Schlafs und Appetits. Aufgrund der uneinheitlichen Definition und Operationalisierung finden sich in einzelnen Studien recht unterschiedliche Raten von Patienten mit Prodromalsymptomen.

Dauer von Prodromalsymptomen

Zur Dauer von Prodromalsymptomen bestehen, wohl auch wegen unterschiedlicher Kriterien zu ihrer Bestimmung, divergierende Ergebnisse. Die Spanne der Dauer lag in der Studie von Carlson u. Goodwin (1973) zwischen weniger als 2 Wochen bis zu mehr als 4 Wochen. In einer anderen Studie wurde die mittlere Prodromaldauer bei Depression mit knapp 2 Jahren angegeben (Hopkins 1965; Young u. Grabler 1985). Vergleicht man die durchschnittliche Dauer der Prodromalsymptome mit anderen Störungen, so scheinen diese bei der Manie und bei der Schizophrenie deutlich länger zu sein (Carlson u. Goodwin 1973; Molnar et al. 1988). Dabei weisen die Prodromalsymptome für schizophrene, schizoaffektive und affektive Psychosen ein hohes Maß an Übereinstimmung auf. Dieser Befund wurde auch zur Stützung der Kontinuitätshypothese psychotischer Erkrankungen (Angst u. Scharfetter 1990; Crow 1986) herangezogen.

Interindividuelle Variabilität und intraindividuelle Konstanz

Einige Studien weisen darauf hin, daß Prodromalsymptome eine große interindividuelle Variabilität besitzen und gleichzeitig eine hohe intraindividuelle Konsistenz (Fava et al. 1985; Fava u. Kellner 1991; Molnar et al. 1988; Paykel et al. 1976). Ob eine solche Beziehung auch zwischen Prodromal- und Residualsymptomen besteht, ist bislang weitgehend unklar (Fava u. Kellner 1991).

Häufigkeit und Qualität

In einer neueren Studie, dem Baltimore Epidemiologic Catchment Area Programme (Eaton et al. 1997), wurden in einer groß angelegten epidemiologischen Untersuchung fast 2000 Personen untersucht. Von den 71 mit einer Major-Depression neuerkrankten Fällen fanden sich bei nahezu allen Personen Prodromalsymptome. Dabei hatten die einzelnen Symptome vor der Erkrankung unterschiedlich lange bestanden. So wies die überwiegende Mehrheit der Prodromalsymptome einen Median von ungefähr 1 Jahr auf. Für Appetitverlust, Suizidgedanken und Dysphorie ergab sich mit bis zu 5 Jahren Dauer ein deutlich höherer Median. Die im Vergleich zu anderen Studien längere Dauer begründet sich wohl durch die operationale Definition des Beginns des Prodromalsyndroms mit dem Auftreten des ersten psychiatrischen Symptoms, erhoben mit dem *Diagnostic Interview Schedule* (*DIS*; Robins et al. 1981). Eine enge Beziehung zwischen Vorläufersymptomen und dem Beginn einer depressiven Episode fand sich für vermindertes sexuelles Interesse, Gefühle der Wertlosigkeit und Schuld, Grübelneigung und Schlafprobleme (Dryman u. Eaton 1991; Eaton et al. 1995).

Horwarth et al. (1992) konnten in einer epidemiologischen Studie zeigen, daß 50% der neu aufgetretenen Fälle von Major-Depression depressive Frühsymptome aufwiesen. In dieser Studie wurde bei einem Viertel aller Teilnehmer während des gesamten Lebens depressive Symptome festgestellt. Damit treten aber bei einem großen Anteil von Menschen solche Vorläufersymptome auf, ohne daß sich eine Major-Depression entwickelt. Welche Faktoren hierfür verantwortlich sind, ist bislang nicht untersucht. Hierzu wurde auch die Hypothese aufgestellt, daß die Erfahrung derartiger milder depressiver Phasen eine Art Training in selbstkontrollierter Bewältigung darstellt und damit einen präventiven Effekt haben könnte (Hautzinger 1997).

Präventiver Effekt der Bewältigung von Prodromalsymptomen

Diese unterschiedlichen Ergebnisse machen deutlich, daß in diesem Bereich eine Vereinheitlichung und Präzisierung des Begriffes Prodromalsyndrom vorgenommen werden muß. Schwierigkeiten bereitet insbesondere bei affektiven Störungen die Abgrenzung zwischen Prodromen und der depressiven Störung selbst. Welche Bedeutung dieser Kategorisierung zukommt oder ob sinnvoller von einem Kontinuitätsmodell depressiver Störungen auszugehen ist, muß in künftigen prospektiven Studien geklärt werden. Eine besondere Methodenproblematik liegt darin, daß retrospektive Untersuchungen an Patienten oder prospektive Studien an Risikopopulation zwar eine gute Sensitivität von Risikoprofilen herausarbeiten können, aber wegen ihrer geringen Spezifität für die praktische Primärprävention unbrauchbar sind. Die Zusammenfassung gröberer Faktorenbündel zu Risikokonstellationen scheint deshalb erfolgreicher als die Beschränkung auf Prodrome (vgl. Mundt 1998). Diese Forschung verbindet sich mit der Hoffnung, durch Früherkennung stärker als bisher primär- und sekundärpräventive Behandlungsstrategien anwenden zu können.

Kritik des Prodromalsyndrombegriffs

6.4 Verlaufsprädiktoren

Die große Heterogenität der Verläufe depressiver Störungen führte zu einer intensiven Suche nach Prädiktoren für günstige und ungünstige Entwicklungen. Letztere sind durch eine hohe Rückfallrate, Chronifizierung der Störung und Suizid gekennzeichnet. In einer Vielzahl von Studien wurden v.a. klinische und soziodemographische, später vermehrt auch psychosoziale Variablen im Zusammenhang mit Beginn und Verlauf depressiver Störungen untersucht. Für die prognostische Einschätzung des weiteren Störungsverlaufs fand man bisher v. a. den klinischen Vorverlauf bedeutsam (Angst 1988a).

Früherer Störungsverlauf als wichtigster Verlaufsprädiktor

Aufgrund der großen Heterogenität des Verlaufs der Depression wurden zahlreiche Studien durchgeführt, die versuchten, aufgrund einer Vielzahl

Prädiktoren des Depressionsverlaufs

von Faktoren diesen Verlauf vorhersagbarer und berechenbarer zu machen. Angst (1987) schließt einen Überblick über die Prädiktoren des Depressionsverlaufs mit der Einschätzung, daß die Identifikation von Risikofaktoren und damit eine bessere Vorhersage heute noch kaum möglich ist und es sich dabei um ein weitgehend unerforschtes Gebiet handle. In den letzten Jahren sind zu diesem Forschungsfeld jedoch zahlreiche Studien erschienen, und in Überblicksarbeiten zu Verlaufsprädiktoren der Depression finden sich nicht selten tabellarische Darstellungen, die weit über 100 verlaufsprädiktive Faktoren aufzählen und nach unterschiedlicher empirischer Bewährung gliedern (Kaelber et al. 1995).

Systematik der Prädiktorenforschung

Die Überblicksarbeiten zu prognostischen Faktoren der Depression sind häufig, aber auch deswegen so verwirrend, weil keine Systematisierung der Prädiktorenanalyse vorgenommen wird. Eine solche Systematisierung muß dabei zumindest unter dem Aspekt des Störungsverlaufs geschehen. So müssen Prädiktoren für das erste Auftreten einer Depression im Sinne von Risikofaktoren von Prädiktoruntersuchungen unterschieden werden, die den Zeitpunkt einer Gesundung vorhersagen oder einen Rückfall. Diese wiederum müssen von Prädiktoren zur Vorhersage der Chronifizierung unterschieden werden. Ein zweiter Systematisierungsaspekt unterscheidet einen jeweiligen Prognosezeitraum, auf den sich einzelne prognostische Faktoren beziehen. Hierbei wird meist der Kurzzeitverlauf mit 1 oder 2 Jahren vom Langzeitverlauf unterschieden. Weiter ist aber auch der Behandlungstyp zu berücksichtigen. Ob sich Prädiktoren auf den natürlichen Verlauf beziehen oder ob diese einer bestimmten Art von Behandlung zuzuordnen sind, ist eine weitere Frage.

Selektionsprobleme in der Prädiktorenforschung

Vorsicht bei der Interpretation der Ergebnisse dieser Studien ist auch deshalb geboten, weil aus mehreren Untersuchungen bekannt ist, daß depressive Störungen vielfach gar nicht erkannt werden, oder, wenn sie erkannt werden, häufig nicht behandelt werden. So beruhen die meisten Ergebnisse in diesem Forschungsbereich auf Stichproben hospitalisierter depressiver Patienten. Eine weitere Schwierigkeit stellt die Tatsache dar, daß in den meisten Publikationen nicht ersichtlich ist, ob alle als potentielle Prädiktoren untersuchten Variablen auch berichtet wurden. Hier ist ein Publikationsbias aufgrund der fast ausschließlichen Veröffentlichung signifikanter Ergebnisse zu vermuten. Erschwerend kommt hinzu, daß kaum eine Untersuchung explizite Hypothesen untersucht. Diese rein explorative Forschungsstrategie entspricht aber nicht mehr dem Forschungsstand.

Psychosoziale Verlaufsprädiktoren

Bei der Suche nach Risikofaktoren für einen ungünstigen Verlauf depressiver Störungen wurde eine Vielzahl von Faktoren soziodemographischer, klinischer, persönlichkeitspsychologischer und sozialer Art untersucht. Unbestritten ist dabei die Bedeutung krankheitsspezifischer Faktoren. Angst (1988a,b) kommt zu dem Schluß, daß der frühere Verlauf der Depression den besten Prädiktor für den weiteren Verlauf darstellt. Nachdem neben diesen krankheitsspezifischen Faktoren die Bedeutung der psychosozialen Faktoren wie Life events, Persönlichkeitsfaktoren und Beziehungsvariablen immer wieder nachgewiesen werden konnte, wurde durch die Ergebnisse von Paykel et al. (1996) die Diskussion um die Bedeutung psychosozialer Prädiktorvariablen für den Verlauf depressiver Störungen neu angeregt. Paykel et al. (1996) konnten in ihrer groß angelegten Studie zwar die krankheitsspezifischen Prognosefaktoren depressiver Störungen bestätigen, nicht jedoch, daß psychosoziale Merkmale einen Beitrag zur weiteren Verlaufsvorhersage leisten. Ein ähnliches Ergebnis war zuvor schon aufgrund der multivariaten Gewichtung der Einzelprädiktoren von Angst u. Weis (1967) berichtet worden. Aus diesen Befunden lassen sich zwei differentielle Hypothesen zu den Prädiktoren der depressiven Störung ableiten. Zum einen ist zu klären, ob für in ihrer Symptomatik schwerer ausgeprägte Depressionen andere Prädiktoren Bedeutung haben als für leichter ausgeprägte. Zum anderen stellt sich die Frage, ob sich die Prädiktoren für Erst-, Zweit- und Mehrfacherkrankungen unterscheiden (Post 1992).

Von Maj (1994) wurde der Versuch unternommen, die Befunde zu den Prädiktoren des Störungsverlaufs der Depression über die methodenkritische Beurteilung des Studiendesigns, mit denen diese Befunde ermittelt worden waren, zu strukturieren. Eine ideale Prädiktionsstudie sollte sich nach Maj (1994) auf eine spezifische depressive Störung beziehen, die operationalisiert mittels eines strukturierten Interviews festgestellt wurde. Im Rahmen eines prospektiven Studiendesigns sollten mögliche Prädiktoren mit standardisierten Instrumenten erfaßt werden. Die Dropouts der Studie müssen dargestellt werden, und es sollten keine systematischen Selektionseffekte vorliegen. Der Studie muß weiter eine klare Definition von Remission zugrunde liegen, sowohl bezüglich der Schwere und Zahl von Depressionssymptomen als auch der Dauer des Intervalls, für das Symptomfreiheit vorliegen muß. Relevante Informationen über die im Untersuchungszeitraum durchgeführte Behandlung sollten berichtet werden. Ein signifikanter Prädiktor muß bezüglich möglicher Konfundierungseffekte abgesichert werden. Zur Prädiktoranalyse einer Wiedererkrankung fügt Maj (1994) noch die Kriterien der klaren Definition der Wiedererkrankung, des Unterscheidens von Rückfall und Wiedererkrankung und des Ausschlusses von Patienten, die im Laufe der Untersuchung bipolar erkrankten, hinzu.

Methodik der Prädiktorenforschung

Eine solche Zusammenstellung der Befunde zur Rückfallprädiktion kann allerdings nie besser sein als die Originalarbeiten und ist insbesondere mit einem Publikationsselektionsbias behaftet. So werden in Publikationen häufig signifikante Prädiktoren berichtet, ohne daß erwähnt wird, welche Berechnungen sich als nicht signifikant erwiesen haben. Dies aber hat eine Überschätzung signifikanter Ergebnisse zur Folge. Eine wichtige Forderung für die Verlaufsforschung müßte deshalb unter Berücksichtigung des Forschungsstandes darin bestehen, zum einen alle untersuchten Variablen zu berichten und zum anderen explizite Hypothesen zu überprüfen.

Kritik der Prädiktorenforschung

Aufgrund seiner Zusammenstellung gibt Maj (1994) folgende nachgewiesene Prädiktoren für ein längeres Zeitintervall bis zur Gesundung an: Dauer der Erkrankung vor Studien- und Behandlungsbeginn (Keller et al. 1986), Schwere der depressiven Symptomatik und eine komorbide psychiatrische Störung, insbesondere eine Dysthymie (Keller et al. 1992; Wells et al. 1992). Soziodemographische Prädiktoren für die Zeit bis zur

Prädiktoren für die Depressionsremission

Genesung sind höheres Alter, weibliches Geschlecht und niedrigeres familiäres Einkommen. Das am besten als Prädiktor abgesicherte Persönlichkeitsmerkmal stellt Neurotizismus dar. Neuere Studien zeigten, daß eine begleitende Persönlichkeitsstörung einen Prädiktor für eine verzögerte Gesundung darstellt. Life events konnten mehrfach als verlaufsrelevant bestätigt werden. Partnerschaftliche und familiäre Dysfunktionalität gilt als ein weiterer Prädiktor. In der Studie von Maj et al. (1992) wiesen Patienten mit 3 und mehr Episoden ein erhöhtes Wiedererkrankungsrisiko auf, in der Heidelberger Untersuchung zeigten Patienten mit einer Vorepisode bereits ein ähnlich hohes Rückfallrisiko wie Patienten mit mehreren Vorepisoden (Mundt et al. 1998a).

Prädiktoren für eine Wiedererkrankung

Die Prädiktoren für eine Wiedererkrankung an einer majoren Depression überschneiden sich mit den für die Genesung ermittelten. An Störungsmerkmalen scheint jedoch der Anzahl an depressiven Vorepisoden eine besondere Bedeutung zuzukommen. Dieser Befund verweist auf zahlreiche Hinweise, wonach es wohl differentielle Prädiktoren für die ersten Erkrankungsphasen und für spätere Wiedererkrankungen gibt. So berichteten Keller et al. (1984) nur bei Ersterkrankten einen Zusammenhang zwischen höherem Alter und Wiedererkrankung. Die Ergebnisse zum Einfluß von Life events, sozialer Unterstützung und interpersonalen Beziehungen sind heterogen. So konnten Kronmüller u. Mundt (1999) in einer Überblicksarbeit zeigen, daß bei der Hälfte aller Studien zum „Expressed-emotion-Konzept" bei depressiven Patienten eine prädiktive Bedeutung nachgewiesen werden konnte, bei der anderen Hälfte jedoch nicht. Dieser Befund steht im Gegensatz zu Ergebnissen bei bipolaren Patienten, bei denen sich der Expressed-emotion-Index in allen Studien als prädiktiv für den Störungsverlauf erwiesen hatte.

Moderatoreffekte der Behandlung

Ein bislang nahezu vernachlässigter Forschungsbereich ist die Berücksichtigung der Behandlung der Depression als moderierende Variable in Prädiktorstudien. Verlaufsuntersuchungen sind weitgehend so konzipiert, daß Patienten- und Störungsmerkmale den Verlauf vorhersagen sollen. Analog dem Schema nach Kiesler (1969) für die Psychotherapieforschung müßte die Frage aber heißen: Welcher Prädiktor sagt den Störungsverlauf für welchen Patienten mit welchen Erkrankungscharakteristika bei welcher Behandlung voraus? Dies gilt um so mehr, als wir mittlerweile über eine ganze Reihe nachgewiesenermaßen wirksamer Behandlungsstrategien bei Depression verfügen. Die empirischen Befunde hierzu sind jedoch recht globaler Art. So geht eine kontinuierliche und in der Dosis ausreichende Behandlung mit Antidepressiva mit einer schnelleren Gesundung und einer selteneren Wiedererkankung einher. Die Dauer bis zum Behandlungsbeginn mit Antidepressiva erklärt fast die Hälfte der Varianz der Dauer einer Episode (Scott et al. 1992). Insbesondere zum Einfluß psychotherapeutischer Behandlung auf Prädiktoren des Langzeitverlaufs existieren bislang kaum Ergebnisse (Elkin 1994).

Kontroverse um psychosoziale Rückfallprädiktoren

Zu den von Maj (1994) berichteten Ergebnissen sind in den letzten Jahren v.a. die Ergebnisse aus der Cambridge-Studie (Paykel et al. 1996), der Heidelberger Studie zur Rückfallprädiktion der Depression (Mundt et al. 1998a) und der Multicenterstudie des NIMH (Solomon et al. 1997) hinzugekommen. In der Heidelberger Untersuchung zur Rückfallprädiktion der Depression konnten zahlreiche Prädiktoren für den Ein- und Zweijahresverlauf identifiziert werden. Die Hälfte der untersuchten Patienten erlitten in einem Zeitraum von 2 Jahren einen Rückfall. Ersterkrankte Patienten hatten dabei eine wesentlich bessere Prognose als Patienten mit einer oder mehreren Vorepisoden. Daneben war aber auch die Schwere der Depression bei Klinikentlassung ein bedeutsamer Prädiktor. Im Persönlichkeitsbereich konnte v. a. Neurotizismus als ein ungünstiger Verlaufsprädiktor nachgewiesen werden. Eine Persönlichkeitsstruktur im Sinne des Typus melancholicus (Tellenbach 1961) ging mit einem besseren Zweijahresverlauf einher. Im Unterschied zu den Ergebnissen von Paykel et al. (1996) konnte die verlaufsprädiktive Bedeutung von Life events bestätigt werden (Reck et al. 1999).

Es gelang weiter, interpersonale Merkmale der partnerschaftlichen Beziehung als Rückfallprädiktor zu identifizieren (Fiedler et al. 1998ab). Im Rahmen einer multivariaten Gewichtung der Einzelprädiktoren zeigte sich, daß störungsspezifische und soziodemographische Merkmale zwar den größten Anteil an der Aufklärung der Verlaufsvarianz erbrachten, Persönlichkeitsfaktoren und Merkmale interpersonalen Verhaltens aber zusätzliche Verlaufsvarianz aufklären konnten (Backenstraß 1998; Mundt et al. 1998a). Marneros et al. (1991) konnten in der Köln-Studie v. a. den Vorverlauf und Persönlichkeitsmerkmale als prognostisch bedeutsam für den Störungsverlauf und die soziale Anpassung depressiv Erkrankter finden. Diesen Ergebnissen stehen die Befunde von Paykel et al. (1996), Andrew et al. (1993) und Solomon et al. (1997) gegenüber, die in zum Teil recht ähnlichen Studiendesigns zwar den Einfluß störungsspezifischer Merkmale auf das Verlaufsergebnis nachweisen konnten, nicht jedoch die Bedeutung psychosozialer Merkmale.

Multivariate Gewichtung von Einzelprädiktoren

Relativ große Einigkeit besteht also über die prognostische Bedeutung störungsspezifischer Merkmale. Unumstritten ist auch, daß psychosoziale Merkmale eine Rolle spielen, fraglich jedoch ist die Bedeutung dieser Merkmale für einzelne Subgruppen depressiv erkrankter Patienten. Es konnte in den letzten Jahren eine Vielzahl solcher differentieller Befunde ermittelt werden, ohne daß sich bislang ein ganzheitliches Bild abzeichnen würde (Mundt et al. 1996). Ein weiterer Forschungsfortschritt scheint hierbei zum einen an die Voraussetzung einer hypothesengeleiteten Verlaufsforschung gebunden zu sein und zum anderen an die Untersuchung homogener Subgruppen sowie die Ermittlung differentieller prognostischer Effekte. Eine weitere Forschungsperspektive ergibt sich aus der Analyse der Beziehung einzelner Prädiktoren und deren möglicher Gruppierung in auslösende Faktoren, Vulnerabilitätsfaktoren und symptombestimmende Faktoren, wie sie von Brown u. Harris (1978) vorgeschlagen wurden, und aus der Frage, inwieweit Faktoren einer latenten biologischen Bereitschaft eine Bedeutung für den Störungsverlauf zukommt (Post 1992). Gelänge es, diese Perspektiven zu integrieren und in Untersuchungen umzusetzen, würde sich unser Verständnis von der depressiven Störung und ihrem Verlauf weiter differenzieren.

Perspektiven der Prädiktorenforschung

7 Literatur

*Abramson LY, Seligman MEP, Teasdale J (1978) Learned helplessness in humans: critique and reformulation. J Abnorm Psychol 87:49–74

Ahrens B, Müller-Oerlinghausen B, Schou M et al. (1995) Excess cardiovascular and suicide mortality of affective disorders may be reduced by lithium prophylaxis. J Affect Disord 33:67–75

Aitken RCB (1969) Measurement of feelings using visual analogue scales. Proc R Soc Med 62:989–993

Akiskal HS, King D, Rosenthal TL, Robinson D, Scott-Strauss A (1981) Chronic depressives. Part I. Clinical and familial characteristics in 137 probands. J Affect Disord 3:297–315

APA (1994) Diagnostic and Statistical Manual of Mental Disorders (4th edition) American Psychiatric Association, Washington DC

Andreasen NC, Black DW (1993) Lehrbuch Psychiatrie. Beltz, Weinheim

Andreasen NC, Grove WM (1982) The classification of depression: traditional views versus mathematical approaches. Am J Psychiatry 139:45–52

*Andreasen NC, Grove WM, Maurer R (1980) Cluster analysis and the classification of depression. Br J Psychiatry 137:256–265

*Andrew B, Horton K, Fagg F, Westbrook D (1993) Do psychosocial factors influence outcome in severely depressed female psychiatric in-patients? Br J Psychiatry 163:747–754

*Angst J (1966) Zur Ätiologie und Nosologie endogener depressiver Psychosen. Eine genetische, soziologische und klinische Studie. Springer, Berlin Heidelberg New York

*Angst J (1978) The course of affective disorders. II. Typology of bipolar manic-depressive illness. Arch Psychiatr Nervenkrankheiten 22:65–73

Angst J (1980) Verlauf unipolar depressiver, bipolar manisch-depressiver und schizoaffektiver Erkrankungen und Psychosen. Ergebnisse einer prospektiven Studie. Fortschr Neurol Psychiatr 48:3–30

Angst J (1986) The course of affective disorders. Psychopathology 19(Suppl 2):47–52

Angst J (1987) Verlauf der affektiven Psychosen. In: Kisker KP, Lauter H, Meyer JE, Müller C, Strömgren E (Hrsg) Psychiatrie der Gegenwart. Bd 5. Affektive Psychosen. Springer, Berlin Heidelberg New York Tokio, S 115–133

Angst J (1988a) Clinical course of affective disorders. In: Helgason T, Daly RJ (eds) Depressive illness: prediction of course and outcome. Springer, Berlin Heidelberg New York Tokio, pp 1–44

*Angst J (1988b) Risikofaktoren für den Verlauf affektiver Störungen. In: Zerssen D von, Möller HJ (Hrsg) Affektive Störungen: Diagnostische, epidemiologische, biologische und therapeutische Aspekte. Springer, Berlin Heidelberg New York Tokio, S 99–110

Angst J (1990) Natural history and epidemiology of depression. Results of community studies. In: Cobb J, Goeting N (eds) Current approaches. Prediction and treatment of recurrent depression. Duphar Medical Relations, Southampton, pp 1–11

Angst J (1993) Die depressive Verstimmung als Schaltstelle psychiatrischer Störungen. In: Hell D (Hrsg) Ethologie der Depression. Fischer, Stuttgart, S 3–15

Angst J, Frey R (1977) Die Prognose endogener Depressionen jenseits des 40. Lebensjahres. Nervenarzt 48:571–574

*Angst J, Merikangas K (1997) The depressive spectrum: diagnostic classification and course. J Affect Disord 45:31–40

Angst J, Scharfetter C (1990) Schizoaffektive Psychosen – ein nosologisches Ärgernis. In: Lungershausen E, Kaschka WP, Witkowski RJ (Hrsg) Affektive Psychosen. Schattauer, Stuttgart, S 23–31

Angst J, Weis P (1967) Periodicity of depressive psychoses. In: Brill H, Cole JO, Deniker P, Hippius H, Bradley PB (eds) Neuro-psychopharmacology. Excerpta Medica, Amsterdam (Proceedings of the Fifth International Congress of the Collegium Internationale Neuro-Psychopharmacologicum, Washington DC, 1966, pp 703–710)

Angst J, Vollrath M, Merikangas KR, Ernst C (1990) Comorbidity of anxiety and depression in the Zurich cohort study of young adults. In: Maser JD, Cloninger CR (eds) Comorbidity of mood and anxiety disorders , pp 123–137) American Psychiatric Press, Washington DC

AMDP (Arbeitsgemeinschaft für Methodik und Dokumentation in der Psychiatrie) (1995) Das AMDP-System: Manual zur Dokumentation psychiatrischer Befunde. Hogrefe, Göttingen

*Arolt V (1997) Psychische Störungen bei Krankenhauspatienten. Springer, Berlin Heidelberg New York Tokio

Arolt V, Driessen M, Bangert-Verleger A, Neubauer H, Schürmann A, Seibert W (1995) Psychische Störungen bei internistischen und chirurgischen Krankenhauspatienten. Nervenarzt 66:670–677

Astrup C, Fossum A, Holmboe R (1959) A follow-up study of 270 patients with acute affective psychoses. Acta Psychiatr Neurol Scand 135:7–65

Avery D, Winokur G (1978) Suicide, attempted suicide, and relapse rates in depression. Occurrence after ECT and antidepressant therapy. Arch Gen Psychiatry 35:749–753

Backenstraß M (1998) Depression und partnerschaftliche Interaktion. Waxmann, Münster

Barraclough B, Pallis D (1975) Depression followed by suicide: a comparison of depressed suicides with living depressives. Psychol Med 5:55–61

Baumann U (1976) Methodische Untersuchungen zur Hamilton Depressions Skala. Arch Psychiatr Nervenkrankheiten 222:359–375

Bech P (1992) Symptoms and assessment of depression In: Paykel ES (ed) Handbook of affective disorders. Churchill Livingstone, Edinburgh, pp 3–13

*Bech P (1993) Rating scales for psychopathology, health status and quality of life. Springer, Berlin Heidelberg New York Tokio

Bech P, Rafaelsen OJ (1986) The Melancholia Scale: development, consistency, validity, and utility. In: Sartorius N, Ban TA (eds) Assessment of depression. Springer, Berlin Heidelberg New York Tokio, pp 259–269

Beck AT (1978) The depression inventory. Center for Cognitive Therapy, Philadelphia

Beck AT (1986) Hopelessness as a predictor of suicide. Ann N Y Acad Sci 487:90–96

Beck AT, Ward CH, Mendelson M, Mock J, Erbaugh J (1961) An inventory for measuring depression. Arch Gen Psychiatry 4:561–571

*Beck AT, Rush BF, Shaw AJ, Emery G (1979) Cognitive therapy of depression. Wiley, Chichester

*Beckham EE, Leber WR (1995) Handbook of depression. Guilford, New York

*Bellini L, Gatti F, Gasperini M, Smeraldi E (1992) A comparison between delusional and non-delusional depressives. J Affect Disord 25:129–138

Berrios GE, Samuel C (1987) Affective disorder in the neurological patient. J Nerv Ment Dis 173:173–176

Blashfield RK, Morey LC (1979) The classification of depression through cluster analysis. Compr Psychiatry 20:516–527

Bleuler E (1916) Lehrbuch der Psychiatrie. Springer, Berlin

Bortz J (1985) Lehrbuch der Statistik für Sozialwissenschaftler. Springer, Berlin Heidelberg New York Tokio

Boulenger JP, Lavallée YJ (1993) Mixed anxiety and depression: Diagnostic issues. J Clin Psychiatry 54:3–8

Bouman TK (1993) Einschätzung von Stimmungsstörungen. In: Albersnagel FA, Emmelkamp PMG, Van den Hoofdakker RH (Hrsg) Depression. Verlag für Angewandte Psychologie, Göttingen, S 45–62

Bouman TK, Kok AR (1987) Homogeneity of Beck's Depression Inventory (BDI): applying Rasch Analysis in conceptual exploration. Acta Psychiatr Scand 76:568–573

Boyd JH, Bruke JD, Gruenberg E et al. (1984) Exclusion criteria of DSM-III: a study of co-occurence of hierarchy-free syndromes. Arch Gen Psychiatry 41:983–959

Bridges KW, Goldberg DP (1985) Somatic presentations of DSM-III psychiatric disorders in primary care. J Psychosom Res 29:563–569

Bronisch T, Hecht H (1987) Comparison of depressed patients with and without suicide attempts in their past history. Acta Psychiatr Scand 76:438–449

Bronisch T, Wittchen HU, Krieg C, Rupp HU, Zerssen D von (1985) Depressive neurosis. A long-term prospective and retrospective follow-up study of former inpatients. Acta Psychiatr Scand 71:237–248

*Brown GW, Harris T (1978) Social origins of depression. A study of psychiatric disorders in women. Tavistock, London

*Burch EA Jr, Anton RF, Carson WH (1994) Mood congruent and incongruent psychotic depressions: Are they the same? J Affect Disord 31:275–280

Carlson GA, Goodwin FK (1973) The stages of mania: the longitudinal analysis of the manic episode. Arch Gen Psychiatry 28:221–228

Cassidy F, Murry E, Forest K, Carroll BJ (1997) The performance of DSM-III-R major depression criteria in the diagnosis of bipolar mixed states. J Affect Disord 46:79–81

CIPS (1986) Internationale Skalen für Psychiatrie. Beltz, Göttingen

Clarke DC, Von Ammon Cavanaugh S, Gibbons RD (1983) The core symptoms of depression in medical and psychiatric patients. J Nerv Ment Dis 171:705–713

Clayton PJ (1981) The epidemiology of bipolar affective disorder. Compr Psychiatry 22:31–43

Clayton PJ, Guze SB, Cloninger CR, Martin RL (1992) Unipolar depression: diagnostic inconsistency and its implications. J Affect Disord 26:111–116

Coppen A, Stadish-Barry H, Bailey J, Houston G, Silcocks P, Hermon C (1991) Does lithium reduce the mortality of recurrent mood disorders? J Affect Disord 23:1–7

*Coryell W (1997) Do psychotic, minor and intermittent depressive disorders exist on a continuum? J Affect Disord 45:75–83

*Coryell W, Winokur G (1992) Course and outcome. In: Paykel ES (ed) Handbook of affective disorders. Guilford, New York, pp 89–110

*Coryell W, Winokur G, Shea T, Maser JD, Endicott J, Akiskal HS (1994) The long-term stability of depressive subtypes. Am J Psychiatry 151:199–204

*Coyne JC, Schwenk TL, Fechner-Bates S (1995) Nondetection of depression by primary care physicians reconsidered. Gen Hosp Psychiatry 17:267–276

Crow TJ (1986) The continuum of psychosis and its implication of the structure of the gene. Br J Psychiatry 149:419–429

Cullen W (1800) Nosology: or, a systematic arrangement of diseases, by classes, orders, genera, and species. Creech, Edinburgh

Cutler NR, Post RM (1982) Life course of illness in untreated manic-depressive patients. Compr Psychiatry 23:101–115

Degwitz R, Helmchen H, Kockott G, Mombour W (1980) Diagnoseschlüssel und Glossar psychiatrischer Krankheiten. Deutsche Ausgabe der internationalen Klassifikation der Krankheiten der WHO, ICD 9. Revision, Kapitel V.

Springer, Berlin Heidelberg New York Tokio

Devanand DP, Sano M, Tang MX et al. (1996) Depressed mood and the incidence of Alzheimer's disease in the elderly living in the community. Arch Gen Psychiatry 53:175–182

Dilling H, Dittmann V, Freyberger HJ (1990) ICD-10-field trial in German-speaking countries. Pharmacopsychiatry (Suppl) 23:135–216

Dilling H, Mombour W, Schmidt MH (Hrsg) (1991) Internationale Klassifikation psychischer Störungen. ICD-10, Kapitel V (F), Klinisch-diagnostische Leitlinien. Huber, Bern

Dilling H, Mombour W, Schmidt MH, Schulte-Markwort E (Hrsg) (1994) Internationale Klassifikation psychischer Störungen. ICD-10, Kapitel V (F) Forschungskriterien. Huber, Bern

Dryman A, Eaton WW (1991) Affective symptoms associated with the onset of major depression in the community: findings from the US National Institute of Mental Health Epidemiologic Catchment Area Program. Acta Psychiatr Scand 84:1–5

*Eaton WW, Badawi M, Melton B (1995) Prodromes and precursors: Epidemiologic data for primary prevention of disorders with slow onset. Am J Psychiatry 152:967–972

Eaton WW, Anthony JC, Gallo J et al. (1997) Natural history of diagnostic interview schedule / DSM-IV major depression. Arch Gen Psychiatry 54:993–999

*Elkin I (1994) The NIMH treatment of depression collaborative research program: Where we began and where we are. In: Bergin AE, Garfield SL (eds) Handbook of psychotherapy and behavior change. Wiley, New York, pp 114–139

Erdberg P (1990) The projective assessment of affective disorders. In: Wolman BB, Stricker G (eds) Depressive disorders: facts, theories, and treatment methods. Wiley, New York, pp 248–254

Ernst C, Angst J (1995) Depression in old age. Is there a real decrease in prevalence? A review. European Arch Psychiatry Clin Neurosci 245:272–287

Farmer R, Nelson-Gray R (1990) Personality disorders in depression: hypothetical relations, empirical findings and methodological considerations. Clin Psychol Rev 10:453–476

*Fava GA, Kellner R (1991) Prodromal symptoms in affective disorders. Am J Psychiatry 148:823–830

Fava GA, Grandi S, Canestrari R, Molnar G (1985) Prodromal symptoms in primary major depressive disorders. J Affect Disord 19:149–152

*Fawcett J, Scheftner WA, Clark D, Hedeker D, Gibbons R, Coryell W (1987) Clinical predictors of suicide in patients with major affective disorders: a controlled prospective study. Am J Psychiatry 144:35–40

*Fawcett J, Scheftner WA, Fogg L, Clark DC, Young MA, Hecker D, Gibbons R (1990) Time-related predictors of suicide in major affective disorders. Am J Psychiatry 147:1189–1194

Fähndrich E, Helmchen H, Linden M (1986) Standardized instruments used in the assessment of depression in german-speaking countries. In: Sartorius N, Ban TA (eds) Assessment of depression. Springer, Berlin Heidelberg New York Tokio, pp 1–8

Feighner JP, Robins E, Guze SB, Woodruff RA, Winokur G, Munoz R (1972) Diagnostic criteria for use in psychiatric research. Arch Gen Psychiatry 26:57–63

Feinstein AR (1970) The pre-therapeutic classification of co-morbidity in chronic disease. J Chron Dis 23:455–468

Fiedler P (1997) Therapieplanung in der modernen Verhaltenstherapie: Von der allgemeinen zur phänomen- und störungsspezifischen Behandlung. In: Reinecker H, Fiedler P (Hrsg) Therapieplanung in der modernen Verhaltenstherapie. Pabst Lengerich, S 1–27

Fiedler P, Backenstraß M, Kronmüller KT, Mundt C (1998a) „Expressed Emotion" (EE) Ehequalität und das Rückfallrisiko depressiver Patienten. Nervenarzt 69:600–608

Fiedler P, Backenstraß M, Kronmüller KT, Mundt C (1998b) Eheliche Interaktion und das Rückfallrisiko depressiver Patienten: Eine Strukturanalyse ehelicher Beziehungsmuster mittels SASB. Verhaltenstherapie 8:4–13

*Frank E, Prien RF, Jarrett RB, Keller MB (1991) Conceptualization and rationale for consensus definitions of terms in major depressive disorder: remission, recovery, relapse, and recurrence. Arch Gen Psychiatry 48:851–855

Freyberger HJ, Dilling H (1996) Das Konzept affektiver Störungen im Kapitel V der ICD-10. In: Peters UH, Schifferdecker M, Krahl A (Hrsg) 150 Jahre Psychiatrie, Bd 2. Martini, Köln, S 580–584

Freyberger HJ, Dittmann V, Stieglitz RD, Dilling H (1990) ICD-10 in der Erprobung: Ergebnisse einer multizentrischen Feldstudie in den deutschprachigen Ländern. Nervenarzt 61:271–275

*Fuchs T (1994) Uprooting and late-life psychosis. European Arch Psychiatry Clin Neurosci 244:126–130

*Fydrich T, Laireiter AR, Saile H, Engberding M (1996a) Diagnostik und Evaluation in der Psychotherapie: Empfehlungen zur Standardisierung. Z Klin Psychol 25:161–168

Fydrich T, Schmitz B, Dietrich G, Heinicke S, König J (1996b) Prävalenz und Komorbidität von Persönlichkeitsstörungen. In: Schmitz B, Fydrich T, Limbacher K (Hrsg) Persönlichkeitsstörungen: Diagnostik und Psychotherapie. Psychologie Verlags Union, Weinheim, S 56–90

Gonzales LR, Lewinsohn PM, Clarke GN (1985) Longitudinal follow-up of unipolar depressives: An investigation of predictors of relapse. J Consult Clin Psychol 53:461–469

Goodwin F, Jamison K (1990) Manic-depressive illness. Oxford Univ Press, London

Gülick-Bailer M van, Hautzinger M (1990) Veränderungsverläufe bei depressiven Patienten unter Antidepressivatherapie und Verhaltenstherapie. In: Baumann U, Fähndrich E, Stieglitz RD, Woggon B (Hrsg) Veränderungsmessung in Psychiatrie und klinischer Psychologie. Profil, München, S 85–98

Guze SB, Robins E (1970) Suicide and primary affective disorders. Br J Psychiatry 117:437–438

Hamilton M (1960) A rating scale for depression. J Neurol Neurosurg Psychiatry 12:56–62

Hamilton M (1989) Frequency of symptoms in melancholia (depressive illness) Br J Psychiatry 154:201–206

Hautzinger M (1994) Kognitive Verhaltenstherapie bei Depressionen. In: Hautzinger M (Hrsg) Kognitive Verhaltenstherapie bei psychischen Erkrankungen. Quintessenz, Berlin, S 39–62

*Hautzinger M (1997) Affektive Störungen. In: Ehlers A, Hahlweg K (Hrsg) Enzyklopädie der Psychologie, Bd 2: Grundlagen der Klinischen Psychologie. Hogrefe, Göttingen, S 155–239

Hautzinger M, Bailer M (1993) Allgemeine Depressions-Skala. Beltz, Weinheim

Hautzinger M, Bailer M (1994) Das Inventar Depressiver Symptome. Beltz, Weinheim

Hautzinger M, Bailer M, Keller F, Worall H (1993) Das Beck Depressions-Inventar. Huber, Bern

Heinroth JCA (1818) Lehrbuch der Störungen des Seelenlebens oder der Seelenstörungen und ihrer Behandlung. Vogel, Leipzig

Helmchen H, Linden M, Wernicke T (1996) Psychiatrische Morbidität bei Hochbetagten. Ergebnisse aus der Berliner Altersstudie. Nervenarzt 67:739–750

Herpertz S, Saß H, Steinmeyer EM (1996) Subaffektive Persönlichkeitsstörung und affektive Psychosen. In: Gross G, Huber G, Morgner J (Hrsg) Persönlichkeit, Persönlichkeitsstörung, Psychose. Schattauer, Stuttgart, S 133–140

Hiller W, Dichtl G, Hecht H, Hundt W, Zerssen D von (1993) An empirical comparison of diagnoses and reliabilities in ICD-10 and DSM-III-R. Eur Arch Psychiatry Clin Neurosci 242:209–217

Hinrichsen GA (1992) Recovery and relapse from major depressive disorder in the elderly. Am J Psychiatry 149:1575–1579

Hirschfeld RMA (1994) Major depression, dysthymia and depressive personality disorder. Br J Psychiatry 165(Suppl 26):23–30

Hole G (1973) Suizidalität und Selbstwertverlust im Erleben depressiver Patienten. Grenzen der phänomenologischen Erfaßbarkeit. Z Psychother Psychol 23:233–238

Hopkinson G (1965) The prodromal phase of the depressive psychosis. Psychiatr Neurol 149:1–6

Horwath E, Johnson J, Klerman GL, Weissman MM (1992) Depressive symptoms as relative and attributable risk factors for first-onset major depression. Arch Gen Psychiatry 49:817–823

Jenkins JH, Kleinman A, Good BJ (1990) Cross-cultural studies of depression. In: Becker J, Kleinman A (eds) Advances in mood disorders. Erlbaum, Hillsdale/NJ

Judd LL (1997) Pleomorphic expressions of unipolar depressive disease: Summary of the 1996 CINP President's Workshop. J Affect Disord 45:109–116

Kaelber CT, Moul DE, Farmer ME (1995) Epidemiology of Depression. In: Beckham EE, Leber WR (eds) Handbook of depression. Guilford, New York, pp 3–35

*Katz R, Shaw BF, Vallis TM, Kaiser AS (1995) The assessment of severity and symptom patterns in depression. In: Beckham EE, Leber WR (eds) Handbook of depression. Guilford, New York, pp 61–85

Keller F, Kempf W, Straub R (1984) Zur Differenzierung agitierter und nicht agitierter depressiver Syndrome anhand von Selbstbeurteilungen. In: Wolfersdorf M, Straub R, Hole G (Hrsg) Depressiv Kranke in der Psychiatrischen Klinik. Roderer, Regensburg, S 336–349

*Keller MB (1994) Depression: a long-term illness. Br J Psychiatry 165(Suppl 26):9–15

*Keller MB, Lavori PW (1984) Double depression, major depression, and dysthymia: Distinct entities or different phases of a single disorder? Psychopharmacol Bull 20:399–402

Keller MB, Shapiro RW (1982) „Double depression": Superimposition of acute depressive episodes on chronic depressive disorders. Am J Psychiatry 139:438–442

Keller MB, Lavori PW, Endicott J, Coryell W, Klerman GL (1983) „Double depression": Two-year follow-up. Am J Psychiatry 140:689–694

Keller MB, Lavori PW, Rice J, Coryell W, Hirschfeld RMA (1986) The persistent risk of chronicity in recurrent episodes of nonbipolar major depressive disorder: a prospective follow-up. Am J Psychiatry 143:24–28

Keller MB, Lavori PW, Mueller TI, Endicott J, Coryell W, Hirschfeld RMA, Shea T (1992) Time to recovery, chronicity and levels of psychopathology in major depression. A 5-year prospective follow-up of 431 subjects. Arch Gen Psychiatry 49:809–816

Keller MB, Klein DN, Hirschfeld RMA, Kocsis JH (1995) Results of the DSM-IV mood disorders field trial. Am J Psychiatry 152:843–849

Kendell RE (1976) The classification of depressions: a review of contemporary confusion. Br J Psychiatry 129:15–28

Kendell RE, Gourlay J (1970) The clinical distinction between psychotic and neurotic depressions. Br J Psychiatry 117:257–266

Kendler KS (1991) Mood-congruent psychotic affective illness. Arch Gen Psychiatry 48:362–369

Kessler RC, McGonagle KA, Nelson CB, Hughes M, Swartz M, Blazer DG (1994) Sex and depression in the National Comorbidity Survey. J Affect Disord 30:15–26

Kielholz P (1971) Diagnose und Therapie der Depression für den Praktiker. Lehmann, München

Kiesler DJ (1969) A grid model for theory and research in the psychotherapies. In: Eron LD, Callahan R (eds) The relation of theory to practice in psychotherapy. Aldine, Chicago, pp 115–145

Kinkelin M (1954) Verlauf und Prognose des manisch-depressiven Irreseins. Schweiz Arch Neurol Neurochir Psychiatr 73:100–146

*Klein MH, Wunderlich S, Shea MT (1993) Models of relationships between personality and depression: toward a framework for theory and research. In: Klein MH, Kupfer DJ, Shea MT (eds) Personality and depression. Guilford, New York, pp 1–54

*Kleinman A, Good B (1985) Culture and depression. University of California Press, Los Angeles

*Klerman GL, Weissman MM (1992) The course, morbidity, and costs of depression. Arch Gen Psychiatry 49:831–834

Klerman GL, Weissman MM, Rounsaville BJ, Chevron ES (1984) Interpersonal psychotherapy for depression. Basic Books, New York

Klosterkötter J, Steinmeyer EM (1996) Die neuen Ansätze zur Früherkennung von Psychosen. In: Peters UH, Schifferdecker M, Krahl A (Hrsg) 150 Jahre Psychiatrie, Bd 2. Martini, Köln, S 558–562

Knäuper B, Wittchen HU (1995) Epidemiologie der Major Depression: Nehmen depressive Erkrankungen zu? Z Klin Psychol 23:8–24

Kraepelin E (1913) Psychiatrie. Ein Lehrbuch für Studierende und Ärzte, III. Bd: Klinische Psychiatrie, II. Teil. Barth, Leipzig

Kraus A (1980) Psychopathologie und Klinik der manisch-depressiven Psychosen. In: Peters UH (Hrsg) Die Psychologie des 20. Jahrhunderts, Bd X: Ergebnisse für die Medizin, Teil 2: Psychiatrie. Kindler, Zürich, S 437–464

*Kronmüller KT, Mundt C (1999) Interaktionsmuster bei unipolaren und bipolaren Patienten. In: A. Marneros (Hrsg) Handbuch der unipolaren und bipolaren Erkrankungen. Thieme, Stuttgart, S 390–431

*Kuhs H (1990) Depression und Angst. Springer, Berlin Heidelberg New York Tokio

*Kuhs H, Tölle R (1987) Symptomatik der affektiven Psychosen (Melancholien und Manien) In: Kisker KP, Lauter H, Meyer JE, Müller C, Strömgren E (Hrsg). Psychiatrie der Gegenwart, Bd 5: Affektive Psychosen. Springer, Berlin Heidelberg New York Tokio, S 69–113

Kurz A (1997) Depression im Alter: Klassifikation, Differentialdiagnose und Psychopathologie. In: Radebold H, Hirsch RD, Kipp J, Kortus R, Stoppe G, Struwe B, Wächtler C (Hrsg) Depressionen im Alter. Steinkopff, Darmstadt, S 33–40

Lang H (1991) Depression und organische Erkrankung. In: Mundt C, Fiedler P, Lang H, Kraus A (Hrsg) Depressionskonzepte heute: Psychopathologie oder Pathopsychologie? Springer, Berlin Heidelberg New York Tokio, S 188–197

Leonhard K, Korff I, Schulz H (1962) Die Temperamente in den Familien der monopolaren und bipolaren phasischen Psychosen. Psych Neurol 143:416–434

*Lewinsohn PM, Duncan EM, Stanton AK, Hautzinger M (1986) Age at first onset for nonbipolar depression. J Abnorm Psychol 95:378–383

Lewinsohn PM, Rohde P, Seeley JR, Hops H (1991) Comorbidity of unipolar depression: I. Major depression with dysthymia. J Abnorm Psychol 100:205–213

Liebowitz MR (1993) Mixed anxiety and depression: Should it be included in DSM-IV? J Clin Psychiatry 54:4–7

Linden M (1979) Psychiatrische und psychologische Klassifikation depressiver Störungen. In: Hautzinger M, Hoffmann N (Hrsg) Depression und Umwelt. Müller, Salzburg, S 95–124

Lobo A, Campos, R (1997) Managing the psychiatry/primary care interface. In: Robertson MM, Katona CLE (eds) Depression and physical illness. Wiley, Chichester, pp 39–66

Lobo A, García-Campayo JJ, Campos R, Marcos G, Pérez-Echeverría MJ, GMPPZ (1996) Somatization in primary care in Spain, I: Estimates of prevalence and clinical characteristics. Br J Psychiatry 168:344–348

Luderer HJ (1994) Himmelhoch jauchzend, zum Tode betrübt. Thieme, Stuttgart

Lundquist G (1945) Prognosis and course in manic-depressive psychoses. A follow-up study of 319 first admissions. Acta Psychiatr Scand 35:1–96

*Maier W, Philipp M (1993) Reliabilität und Validität der Subtypisierung und Schweregradmessung

depressiver Syndrome. Springer, Berlin Heidelberg New York Tokio

*Maj M (1994) Predictors of course of depression. Curr Opin Psychiatry 7:22–25

Maj M, Veltro F, Pirozzi R, Lobrace S, Magliano L (1992) Pattern of recurrence of illness after recovery from an episode of major depression: a prospective study. Am J Psychiatry 149:795–800

Manson S M (1996) Culture and DSM-IV: implications for the diagnosis of mood and anxiety disorders. In: Mezzich JE, Kleinman A, Fabrega H, Perron DL (eds) Culture and psychiatric diagnosis. American Psychiatric Press, Washington DC, pp 99–113

*Marneros A, Deister A, Rohde A (1991) Affektive, schizoaffektive und schizophrene Psychosen. Springer, Berlin Heidelberg New York Tokio

Maser JD, Cloninger CRE (1990) Comorbidity of mood and anxiety disorders. American Psychiatric Press, Washington DC

Maser JD, Weise R, Gwirtsman H (1995) Depression and its boundaries with selected axis I disorders. In: Beckham EE, Leber WR (eds) Handbook of depression. Guilford, New York, pp 86–106

Maser JDE, Cloninger CRE (1990) Comorbidity of mood and anxiety disorders: Introduction and overview. In: Maser JDE, Cloninger CRE (eds) Comorbidity of mood and anxiety disorders. American Psychiatric Press, Washington DC, pp 3–12

Matussek P (1983) Clusteranalyse als Methode psychopathologischer Forschung. Nervenarzt 54:363–371

Mayer-Gross W, Slater E, Roth M (1969) Clinical Psychiatry. 3rd rev edn. Baillière & Tindall, London

Mayou RA (1997) Depression and types of physical disorders and treatment. In: Robertson MM, Katona CLE (eds) Depression and physical illness. Wiley, New York, pp 21–38

*Merikangas KR, Wicki W, Angst J (1994) Heterogeneity of depression: classification of depressive subtypes by longitudinal course. Br J Psychiatry 164:342–348

Mezzich JE, Ahn C, Fabrega HJ, Pilkonis PA (1990) Evidence for comorbidity: Treated samples and longitudinal studies. In: Maser JD, Cloninger CR (eds) Comorbidity of mood and anxiety disorders. American Psychiatric Press, Washington DC, pp 189–294

Mezzich JE, Kleinman A, Fabrega H, Parron DL (1996) Culture and Psychiatric Diagnosis. American Psychiatric Press, Washington DC

Miles C (1977) Conditions predisposing to suicide: a review. J Nerv Ment Dis 164:231–246

*Millon T, Kotik-Harper D (1995) The relationship of depression to disorders of personality. In: Beckham EE, Leber WR (eds) Handbook of depression. Guilford, New York, pp 107–146

Möller HJ, Zerssen D von (1983) Psychopathometrische Verfahren: II. Standardisierte Beurteilungsverfahren. Nervenarzt 54:1–16

Moffic HS, Paykel ES (1975) Depression in medical in-patients. Br J Psychiatry 126:346–353

*Moldin S, Scheftner WA, Rice JP, Nelson E, Knesevich MA, Akiskal HS (1993) Association between major depressive disorder and physical illness. Psychol Med 2:755–761

Molnar G, Feeney G, Fava G (1988) Duration and symptoms of bipolar prodromes. Am J Psychiatry 145:1576–1578

Montgomery SA, Asberg M (1979) A new depression scale designed to be sensitive to change. Br J Psychiatry 134:382–389

Mundt C (1991) Endogenität von Psychosen – Anachronismus oder aktueller Wegweiser für die Pathogeneseforschung? Nervenarzt 62:3–15

*Mundt C (1996) Die Psychotherapie depressiver Erkrankungen: Zum theoretischen Hintergrund und seiner Praxisrelevanz. Nervenarzt 67:183–197

*Mundt C (1998) Psychopathologische und psychosoziale Frühindikatoren depressiver Erkrankungen. In: Klosterkötter J (Hrsg) Frühdiagnostik und Frühbehandlung psychischer Störungen. Springer, Berlin Heidelberg New York Tokio, S 171–183

Mundt C, Saß H (1992) Für und wider die Einheitspsychose. Thieme, Stuttgart

*Mundt C, Goldstein MJ, Hahlweg K, Fiedler P (eds) (1996) Interpersonal factors in the origin and course of affective disorders. Gaskell, London

Mundt C, Backenstraß M, Kronmüller KT, Fiedler P, Kraus A, Stanghellini G (1997) Personality and endogenous/major depression: An empirical approach to typus melancholicus. 2. Validation of typus melancholicus core-properties by personality inventory scales. Psychopathology 30:130–139

Mundt C, Kronmüller KT, Backenstraß M, Reck C, Fiedler P (1998a) The influence of psychopathology, personality, and marital interaction on the short-term course of major depression. Psychopathology 31:29–36

Mundt C, Richter P, Hess H von, Stumpf T (1998b) Zeiterleben und Zeitschätzung depressiver Patienten. Nervenarzt 69:38–45

Nelson JC, Charney DS (1981) The symptoms of major depressive illness. Am J Psychiatry 138:1–13

NIMH-NIH (National Institute of Mental Health – National Institutes of Health) (1985) Consensus Development Conference Statement: Mood disorders. Pharmacologic prevention of recurrences. Consensus Development Panel. Am J Psychiatry 142:469–476

Nuechterlein KH (1987) Vulnerability models for schizophrenia: State of the art. In: Häfner H, Gattaz WF, Janzarik W (eds) Search for the causes of schizophrenia. Springer, Berlin Heidelberg New York Tokio, pp 297–316

*Ormel J, Koeter MW, Brink W, Willige G van den (1991) Recognition, management, and course of anxiety and depression in general practice. Arch Gen Psychiatry 48:700–706

*Parker G, Hadzi-Pavlovic D, Hickie I, Boyce P, Mitchell P, Wilhelm K, Brodaty H (1991) Distinguishing psychotic and non-psychotic melancholia. J Affect Disord 22:135–148

Paykel ES (1971) Classification of depressed patients: a cluster analysis derived grouping. Br J Psychiatry 118:275–288

*Paykel ES (1992) Handbook of affective disorders, 2nd edn. Churchill Livingstone, Edinburgh

*Paykel ES (1994) Historical overview of outcome of depression. Br J Psychiatry 164:6–8

Paykel ES, Henderson AJ (1977) Application of cluster analysis in the classification of depression: a replication study. Neuropsychobiology 3:111–119

Paykel ES, Norton KRW (1986) Self-report and clinical interview in the assessment of depression. In: Sartorius N, Ban TA (eds) Assessment of depression. Springer, Berlin Heidelberg New York Tokio, pp 356–366

Paykel ES, Prusoff BA, Tanner J (1976) Temporal stability of symptom patterns in depression. Br J Psychiatry 128:369–374

*Paykel ES, Cooper Z, Ramana R, Hayhurst H (1996) Life events,

social support and marital relationships in the outcome of severe depression. Psychol Med 26:121–133

*Perris C (1966) A survey of bipolar and unipolar recurrent depressive psychoses. Acta Psychiatr Scand 194(Suppl):1–189

Pfeiffer WM (1971) Transkulturelle Psychiatrie. Ergebnisse und Probleme. Thieme, Stuttgart

Pfeiffer WM (1990) Depression in kulturvergleichender Sicht. In: Lungershausen E, Kaschka WP, Witkowski RJ (Hrsg) Affektive Psychosen. Schattauer, Stuttgart, S 35–39

*Pfeiffer WM (1994) Transkulturelle Psychiatrie. Ergebnisse und Probleme, 2. neubearb erw Aufl. Thieme, Stuttgart

Pfohl B, Black DW, Noyes R, Coryell WH, Barrash J (1991) Axis I and axis II comorbidity findings: implications for validity. In: Oldham JM (ed) Personality disorders: new perspectives on diagnostic validity. American Psychiatric Press, Washington DC, pp 145–162

Philipp M, Maier W (1987) Diagnosensysteme endogener Depression. Springer, Berlin Heidelberg New York Tokio

Philipp M, Maier W, Delmo CD, Buller R, Winter P, Schwarze H (1991) Das depressive Kernsyndrom im Vergleich der operationalisierten Klassifikationssysteme. In: Mundt C, Fiedler P, Lang H, Kraus A (Hrsg) Depressionskonzepte heute: Psychopathologie oder Pathopsychologie? Springer, Berlin Heidelberg New York Tokio, S 145–156

*Phillips KA, Gunderson JG, Hirschfeld RM, Smith LE (1990) A review of the depressive personality. Am J Psychiatry 147:830–837

*Piccinelli M, Wilkinson G (1994) Outcome of depression in psychiatric settings. Special issue: Depression. Br J Psychiatry 164:297–304

Pilcz A (1901) Die periodischen Geistesstörungen. Jena: Fischer

Post F (1962) The significance of affective symptoms in old age. London Univ Press, London

*Post RM (1992) Transduction of psychosocial stress into neurobiology of recurrent affective disorder. Am J Psychiatry 149:999–1010

*Prien RF, Carpenter LL, Kupfer DJ (1991) The definition and operational criteria for treatment outcome of major depressive disorder: a review of the current research literature. Arch Gen Psychiatry 48:796–800

Rabins PV, Merchant A, Nestadt G (1984) Criteria for diagnosing reversible dementia caused by depression: validation by 2-year follow-up. Br J Psychiatry 144:488–492

Radloff LS (1977) The CES-D Scale: a self-report depression scale for research in the general population. Appl Psychol Measure 1:385–401

Reck C, Backenstraß M, Kronmüller KT, Sommer G, Fiedler P, Mundt C (1999) Zur Bedeutung kritischer Lebensereignisse im 2-Jahresverlauf der „Major Depression". Nervenarzt 70:637–644

Richter P, Werner J, Heerlein A, Kraus A, Sauer H (1998) On the validity of the Beck Depression Inventory. A review. Psychopathology 31:160–168

Riso LP, Thase ME, Howland RH, Friedman ES, Simons AD, Tu XM (1997) A prospective test of criteria for response, remission, relapse, recovery, and recurrence in depressed patients treated with cognitive behavior therapy. J Affect Disord 43:131–142

*Robertson MM, Katona CLE (1997) Depression and physical illness. Wiley, Chichester

Robins E, Guze SB (1972) Classification of affective disorders: The primary-secondary, the endogenous-reactive, and the neurotic-psychotic concepts. In: Williams TA, Katz MM, Shield JA (eds) Recent advances in the psychobiology of the depressive illnesses. Government Printing Office Washington DC, pp 283–293

Robins LN, Helzer JE, Croughan J, Ratcliff KS (1981) National Institute of Mental Health Diagnostic Interview Schedule: its history, characteristics, and validity. Arch Gen Psychiatry 38:381–389

Rodin G, Craven J, Littefield C (1991) Depression in the medically ill – An integrative approach. Brunner, New York

Rohde P, Lewinsohn PM, Seeley JR (1991) Comorbidity of unipolar depression. II. Comorbidity with other mental disorders in adolescents and adults. J Abnorm Psychol 100:214–222

Röhrle B (1988) Fragebogen zur verhaltenstherapeutischen Diagnostik depressiver Störungen: Ein Kompendium. Deutsche Gesellschaft für Verhaltenstherapie, Tübingen

Rudd MD, Dahm PF, Rajab MH (1993) Diagnostic comorbidity in persons with suicidal ideation and behavior. Am J Psychiatry 150:928–934

Sanderson WC, Beck AT, Beck J (1990) Syndrome comorbidity in patients with major depression or dysthymia: Prevalence and temporal relationships. Am J Psychiatry 147:1025–1028

Sartorius N, Ban TA (1986) Assessment of depression. Springer, Berlin Heidelberg New York Tokio

*Sartorius N, Üstün TB (1995) Mixed anxiety and depressive disorder. Nosology and research methods in psychiatry. Psychopathology 28:21–25

Sartorius N, Jablensky A, Gulbinat W, Ernberg G (1980) WHO collaborative study: assessment of depressive disorders. Psychol Med 10:743–749

Sartorius N, Kaelber CT, Cooper JE et al. (1993) Progress toward achieving a common language in psychiatry: results from the field trial of the clinical guidelines accompanying the WHO classification of mental and behavioral disorders in ICD-10. Arch Gen Psychiatry 50:115–124

*Saß H (1987) Die Krise der psychiatrischen Diagnostik. Fortschr Neurol Psychiatr 55:355–360

Saß H, Wittchen HU, Zaudig M (1996) Diagnostisches und Statistisches Manual Psychischer Störungen DSM-IV. Hogrefe, Göttingen

*Schatzberg AF, Rothschild AJ (1992) Psychotic (delusional) major depression: Should it be included as a distinct syndrome in DSM-IV? Am J Psychiatry 149:733–745

Schmidt-Degenhard M (1983) Melancholie und Depression. Kohlhammer, Stuttgart

*Schmidt-Degenhard M (1991) Phänomenologische Begriffsbestimmung der Melancholie. In: Mundt C, Fiedler P, Lang H, Kraus A (Hrsg) Depressionskonzepte heute: Psychopathologie oder Pathopsychologie? Springer, Berlin Heidelberg New York Tokio, S 17–32

Schneider K (1932) Über Depressionszustände. Z Ges Neurol Psychiatr 138:584–589

Schulte D (1994) Vom zunehmenden Einfluß klassifikatorischer Diagnostik auf psychotherapeutische und psychodiagnostische Forschung und Praxis. Diagnostica 40:262–269

Schulte D, Wittchen HU (1988) Wert und Nutzen klassifikatorischer

Diagnostik für Psychotherapie. Diagnostica 34:85–98

Schulte W (1961) Nichttraurigsein-können im Kern melancholischen Erlebens. Nervenarzt 32:314–320

Scott J, Eccleston D Boys R (1992) Can we predict the persistence of depression? Br J Psychiatry, 161:633–637

Seidenstücker G, Baumann U (1978) Multimethodale Diagnostik. In: Baumann U, Berbalk H, Seidenstücker G (Hrsg) Klinische Psychologie: Trends in Forschung und Praxis. Huber, Bern, S 134–182

*Shea MT, Hirschfeld RM (1996) Chronic mood disorder and depressive personality. Psychiatr Clin North Am 19:103–120

Sherman Y (1995) Depressive personality disorder. J Clin Psychiatry 56:266

Siebel U, Michels R, Hoff P, Schaub RT, Droste R, Freyberger HJ, Dilling H (1997) Multiaxiales System des Kapitels V (F) der ICD-10. Nervenarzt 68:231–238

Solomon DA, Keller MB, Leon AC et al. (1997) Recovery from major depression: a 10-year prospective follow-up across multiple episodes. Arch Gen Psychiatry 54:1001–1006

Sonneck J, Grüneberger J, Ringel E (1976) Experimental contribution to the evaluation of the suicidal risk of depressive patients. Psychiatr Clin 9:84–96

Speier PL, Sherak DL, Hirsch S, Cantwell DP (1995) Depression in children and adolescents. In: Beckham EE, Leber WR (eds) Handbook of depression. Guilford, New York, pp 467–493

Spitzer RL, Fleiss JL (1974) A re-analysis of the reliability of psychiatric diagnosis. Br J Psychiatry 125:341–347

Spitzer RL, Endicott J, Robins E (1978) Research Diagnostic Criteria: Rationale and reliability. Arch Gen Psychiatry 35:773–782

Stavrakaki C, Vargo B (1986) The relationship of anxiety and depression: a review of the literature. Br J Psychiatry 149:7–16

Steck P (1988) Sind endogene und neurotische Depressionen psychopathologisch unterscheidbar? Ergebnisse statistischer Analysen. Z Klin Psychol Psychopathol Psychother 36:337–356

Steinmeyer EM (1980) Depression: Ätiologie, Diagnostik und Therapie. Kohlhammer, Stuttgart

Stenstedt A (1952) A study in manic-depressive psychosis: clinical, social, and genetic investigations. Acta Psychiatr Scand 79:1–112

Stevens DE, Merikangas KR, Merikangas JR (1995) Comorbidity of depression and other medical conditions. In: Beckham EE, Leber WR (eds), Handbook of depression. Guilford, New York, pp 147–199

*Stieglitz RD (1997) Depressionsdiagnostik heute – Aktuelle Ansätze. In: Wolfersdorf M (ed) Depressionsstationen / Stationäre Depressionsbehandlung. Springer, Berlin Heidelberg New York Tokio

*Tellenbach H (1961) Melancholie. Springer, Berlin Göttingen Heidelberg

Thase E (1992) Long-term treatments of recurrent depressive disorders. J Clin Psychiatry 53:32–44

Thiel A, Hoff P, Scherbaum N (1996) Mood (affective) disorders (F3) Psychopathology 5:285–291

Weissman MM, Klerman GL (1977) The chronic depressive in the community: unrecognized and poorly treated. Compr Psychiatry 18:523–532

Weitbrecht HJ (1972) Depressive und manische endogene Psychosen. In: Kisker KP, Meyer JE, Müller M, Strömgren E (Hrsg) Psychiatrie der Gegenwart, Bd 1: Klinische Psychiatrie Springer, Berlin Heidelberg New York, S 83–140

Wells KB, Burnam MA, Rogers W, Hays R, Camp P (1992) Course of depression in adult outpatients. Results from the Medical Outcome Study. Arch Gen Psychiatry 49:788–794

Westhoff G (1993) Handbuch psychosozialer Meßinstrumente. Hogrefe, Göttingen

WHO (1978) Mental disorders: glossary and guide to their classification in accordance with the ninth revision of the International Classification of Diseases. WHO, Geneva

WHO (1992a) International classification of mental disorders ICD-10, Chapt. V (F) Clinical descriptions and diagnostic guidelines. WHO, Geneva

WHO (1992b) SCAN Schedules for Clinical Assessment in Neuropsychiatry. WHO, Geneva

WHO (1993) International classification of mental disorders ICD-10, Chapt. V (F) Diagnostic criteria for research (DCR). WHO Geneva

Wing JK, Babor T, Brugha T, Burke J (1990) SCAN: Schedules for Clinical Assessment in Neuropsychiatry. Arch Gen Psychiatry 47:589–593

*Winokur G (1979) Unipolar depression. Is it divisible into autonomous subtypes? Arch Gen Psychiatry 36:47–52

Winokur G, Tsuang M (1975) The Iowa 500: Suicide in mania, depression and schizophrenia. Am J Psychiatry 132:650–651

Winokur G, Clayton P, Reich T (1969) Manic depressive illness. Mosby, St. Louis

Wittchen HU, Essau CA (1993) Comorbidity and mixed anxiety-depressive disorders: Is there epidemiologic evidence? J Clin Psychiatry 54:9–15

Wittchen HU, Semler G (1991) CIDI. Composite International Diagnostic Interview. Beltz, Weinheim

Wittchen HU, Unland H (1991) Neue Ansätze zur Symptomerfassung und Diagnosestellung nach ICD-10 und DSM-III-R: Strukturierte und standardisierte Interviews. Z Klin Psychol 20:321–342

*Wittchen HU, Zerssen D von (1987) Verläufe behandelter und unbehandelter Depressionen und Angststörungen. Eine klinisch-psychiatrische und epidemiologische Verlaufsuntersuchung. Springer, Berlin Heidelberg New York Tokio

Wittchen HU, Zaudig M, Spengler P et al. (1991) Wie zuverlässig ist operationalisierte Diagnostik? Die Test-Retest-Reliabilität des Strukturierten Klinischen Interviews für DSM-III-R. Z Klin Psychol 20:136–153

Wittchen HU, Möller HJ, Vossen A, Hautzinger M, Kasper S, Heuser I (1995) Depression. Wege aus der Krankheit. Karger, Freiburg

Wittchen HU, Wunderlich U, Gruschwitz S, Zaudig M (1997) Strukturiertes Klinisches Interview für DSM-IV, Achse-I (SKID). Hogrefe, Göttingen

Woggon B (1986) AMDP-III in the assessment of depression. In: Sartorius N, Ban TA (eds) Assessment of depression. Springer, Berlin Heidelberg New York Tokio, pp 82–89

Wolfersdorf M (1994) Depressionen. Verstehen und bewältigen. Springer, Berlin Heidelberg New York Tokio

*Wolfersdorf M (1995) Depressive Störungen. Psychotherapeut 40:330–347

Wolfersdorf M, Niehus EM, Keller F (1996) Depression und Suizidalität – Ein Kontrollgruppenvergleich zur Psychopathologie bei suizidalen und nicht-suizidalen

Depressiven. In: Peters UH, Schifferdecker M, Krahl A (Hrsg) 150 Jahre Psychiatrie, Bd 2. Martini, Köln, S 585–588

Young MA, Grabler P (1985) Rapidity of symptom onset in depression. Psychiatry Res 16:309–315

Zeiss AM, Lewinsohn PM, Rohde P (1996) Functional impairment, physical disease and depression in older adults. In: Kato JN, Mann T (eds) Handbook of diversity issues in health psychology: issues of age, gender and orientation and ethnicity. Plenum, New York

Zerbin-Rüdin E (1969) Zur Genetik depressiver Erkrankungen. In: Hippius H, Selbach H (Hrsg) Das depressive Syndrom. Urban & Schwarzenberg, München, S 37–56

Zerssen D von (1976a) Paranoid-Depressivitäts-Skala. Beltz, Weinheim

Zerssen D von (1976b) Die Beschwerdenliste. Beltz, Weinheim

Ziehen T (1896) Die Erkennung und Behandlung der Melancholie in der Praxis. Marhold Halle

Zimmer FT (1991) Konzepte und Aspekte der Chronifizierung von Depressionen. In: Mundt C, Fiedler P, Lang H, Kraus A (Hrsg) Depressionskonzepte heute: Psychopathologie oder Pathopsychologie? Springer, Berlin Heidelberg New York Tokio, S 249–267

*Zimmer R, Lauter H (1984) Zum Problem der depressiven Pseudodemenz. Z Gerontol 17:109–112

Zubin J, Steinhauer SR (1981) How to break the logjam in schizophrenia: a look beyond genetics. J Nerv Ment Dis 169:477–492

Zung WWK (1965) A self-rating depression scale. Arch Gen Psychiatry 12:63–70

KAPITEL 15

Klinisches Bild und Verlauf bipolarer affektiver Störungen

P. J. CLAYTON

Übersetzung: R. Tauber

1 Definition

Bipolar-I-Störung
Merkmale der manischen
Phase

Die bipolare affektive Störung Typ I ist eine Störung der Stimmung mit Perioden von Manie und Depression. In der manischen Phase fühlt sich der Patient in der Stimmung angehoben, euphorisch, ekstatisch und/oder reizbar, verbunden mit Symptomen wie vermehrte Sprachproduktion, Gedankendrängen, Ablenkbarkeit, Agitiertheit oder Hyperaktivität, vermindertes Schlafbedürfnis, überhöhte Selbsteinschätzung und Größenideen sowie exzessive Beteiligung an vergnüglichen Aktivitäten. Um die Kriterien für Manie zu erfüllen, müssen diese Stimmung und die anderen Symptome über mindestens 1 Woche beim Patienten anhalten.

Merkmale der depressiven
Phase

Während der depressiven Phase fühlt sich der Patient deprimiert, traurig, schlecht, am Boden zerstört, ängstlich oder reizbar mit zusätzlichen Symptomen von vermindertem Interesse und verminderter Freude, Anorexie oder Gewichtsverlust oder vermehrtem Appetit und Gewichtszunahme, Schlaflosigkeit oder vermehrtem Schlafbedürfnis, psychomotorischer Hemmung oder gesteigerter Psychomotorik, mit Erschöpftheit, Gefühlen der Wertlosigkeit und Schuld, Hoffnungslosigkeit, Unfähigkeit zur Konzentration sowie ständigen Gedanken an den Tod, suizidalen Gedanken oder Suizidversuchen. Diese Symptome müssen über einen Zeitraum von mindestens 2 Wochen auftreten.

Gemischte Episoden

Viele Patienten erleben auch gemischte Episoden (manchmal als dysphorische Manie bezeichnet). Die konservativste Definition macht das Erfüllen der Kriterien sowohl für Manie als auch für Depression erforderlich. Bei Anwenden dieser Kriterien sind etwa 5–10% der Episoden gemischte Episoden (Bauer et al. 1994). Außerdem haben viele Patienten kurze Episoden mit Weinen und Traurigkeit sowie anderen depressiven Symptomen innerhalb der manischen Phase.

Hypomanie

Wenn der Patient eine manische Episode für eine kürzere Zeit, zumindest z.B. für 4 Tage, hat und eine geringere Beeinträchtigung der sozialen Funktionsfähigkeit vorliegt, wird die Episode Hypomanie genannt und die Störung wird, falls sie zwischen depressive Phasen eingebettet ist, als Bipolar-II-Störung bezeichnet. In großen Teilen ist diese Störung von Bipolar-I-Störung abgegrenzt (Coryell 1996).

Bipolar-II-Störung

Zyklothymie

Die dritte Störung, die Zyklothymie, charakterisiert einen Patienten mit hypomanischen und depressiven Episoden über einen Zeitraum von mindestens 2 Jahren, bei denen weder die Kriterien für Manie noch für die Major-Depression erfüllt sind. Es wurde nicht untersucht, ob es auch eine diagnostische Kategorie für Hyperthymie geben sollte. Einige rezidivierend depressiv erkrankte Patienten sind bei der Erholung hyperthym.

Obwohl bereits die Griechen Manie und Depression als psychiatrische Erkrankungen kannten und die Bipolarität der Erkrankung im 17. Jh. beschrieben wurde (Clayton 1994), wurde die Abtrennung der bipolaren Störung von der unipolaren Störung nicht vor den späten 1960er Jahren vollzogen (Perris 1966; Angst 1966; Winokur u. Clayton 1967); in der Nomenklatur wurde sie erst mit Einführung des DSM-III (APA 1980) aufgenommen. Aus diesem Grund sind die meisten Studien noch relativ neu und immer noch in der Entwicklung.

2 Epidemiologie

Die Lebenszeitprävalenz liegt für die Bipolar-I-Störung bei 0,8% und für die Bipolar-II-Störung bei 0,5% (Robins u. Regier 1991). Kessler et al. (1997) schätzten die Lebenszeitprävalenz der Manie auf 0,9%. Hypomanie oder Bipolar-II-Störung wurden nicht bestimmt, und es gibt keine Daten zur Zyklothymie. (Zur Epidemiologie affektiver Störungen s. auch Kap. 17 in diesem Band.)

Bipolar-I- und Bipolar-II-Störung sind nichtüberlappende Störungen. Im Vergleich mit der Bipolar-I-Störung zeigen 5 Familienuntersuchungen, daß die häufigste Erkrankung bei Verwandten von Bipolar-II-Patienten wieder Bipolar-II-Störungen sind und daß die Anteile für alle affektiven Störungen (inklusive der Major-Depression) bei Bipolar-II-Patienten höher sind (Coryell 1996). Diejenigen Bipolar-II-Patienten mit Verwandten mit Bipolar-I-Störung könnten falsch zugeordnet sein. Zusätzlich entwickelten im 10-Jahre-Follow-up bei Bipolar-II-Patienten (Coryell et al. 1995) höchstens 15% eine Manie, was nochmals auf die kleine Anzahl von Patienten hinweist, die eigentlich in die Bipolar-I-Kategorie gehören.

Abgrenzung von Bipolar-I- und Bipolar-II-Störung

Andererseits sind das Erkrankungsalter, die Anzahl der Episoden, die Neigung zu saisonaler affektiver Störung („seasonal affective disorder"; SAD) und das Rapid cycling bei beiden Störungen ähnlich. Wie sich diese Ähnlichkeiten und Verschiedenartigkeiten der beiden Störungen auf die Pharmakotherapie auswirken, ist unbekannt, und in welcher Beziehung die Bipolar-II-Störung zu anderen Störungen wie somatoformen Störungen oder den Borderlinepersönlichkeitsstörungen steht, ist unklar.

Ähnlichkeiten

Bei der Bipolar-I-Störung gibt es ein leichtes Übergewicht von weiblichen Patientinnen gegenüber Männern, wobei Frauen wie erwartet mehr depressive Episoden, Männer dagegen mehr manische Episoden aufweisen. Bei der Bipolar-II-Störung, die ja vorwiegend depressiv ist, überwiegen die Frauen. Es gibt bei den bipolaren Störungen nur wenige Unterschiede hinsichtlich ethnischer oder städtisch/ländlicher Gesichtspunkte.

Geschlechtsunterschiede

3 Erkrankungsalter und erste Episode

Das Erkrankungsalter für die 1. Episode liegt zwischen 10 und 60 Jahren, obwohl neuerlich auch Fälle außerhalb der üblichen Grenzen berichtet wurden (Geler u. Luby 1997; Young u. Klerman 1992). Etwa ein Drittel der Patienten erleidet die 1. Episode als Teenager, und 1% hat seine 1. Episode mit über 60 Jahren (Clayton 1981). Für das Alter über 60 Jahre ist es wahrscheinlicher, daß ein Patient bereits früher eine depressive Episode durchgemacht hat und dann in höherem Alter erstmals eine Manie zeigt.

Erkrankungsalter

Erste Episode

Die 1. Episode ist sowohl bei der Bipolar-I- wie auch bei der Bipolar-II-Störung meist eine depressive Episode, v. a. bei Frauen (Angst 1978). Die mittlere Zeitspanne von der ersten Depression bis zum Umkippen („switch") liegt bei 6 Jahren (Akiskal et al. 1983); bekannte Ursachen für einen solchen „switch" sind Schwangerschaft und antidepressive Medikation (Altshuler et al. 1995). Bei bis zu 15% der Patienten mit 3 vorhergehenden depressiven Episoden zeigt sich Jahre später ein Umkippen zur Manie.

Andere Symptome und Syndrome, die mit der Entwicklung einer bipolaren Störung verknüpft sind, sind Psychosen oder schwere Depressionen in der Adoleszenz, das Auftreten einer postpartalen Psychose, eine anamnestische Aufmerksamkeitsstörung in der Kindheit und vielleicht auch die Symptome Hypersomnie und Verlangsamung.

4 Klinisches Bild

Manische Episode als bestimmendes Merkmal

Obwohl die Störung bei dem typischen bipolaren Patienten mit einer Depression beginnt, ist das bestimmende Merkmal der Erkrankung eine manische Episode. Die Manie kann plötzlich beginnen mit einer Entwicklung der Symptome innerhalb von Stunden oder wahrscheinlicher über Tage, selten jedoch über Wochen. Zu Beginn der Erkrankung (Ambelas 1987) besteht eine starke Korrelation zwischen belastenden Lebensereignissen und Einweisungen mit Manie, die sich jedoch im weiteren Verlauf der Störung abschwächt.

Gestörter Schlafrhythmus

Wir haben eine Verbindung zwischen Streß und einem gestörten Schlafrhythmus gefunden (Clayton 1998), und Wehr et al. (1987) haben angenommen, daß Schlafreduktion die gemeinsame Endstrecke für die Auslösung einer Manie ist. Und wirklich kann man beim Beobachten von Videobändern von Patienten, die mit Schlafentzug behandelt wurden, erkennen, daß einige davon eine gehobene Stimmung entwickeln. Wie hoch der Prozentsatz dieser Patienten liegt und ob sie auf Symptome von Hypomanie untersucht werden sollten, muß noch erforscht werden. So zeigen manische Patienten als ein Hauptsymptom oft Schlaflosigkeit, wodurch die Episode sicherlich verschlechtert, wenn nicht sogar wirklich ausgelöst wird.

Schlüsselsymptome: Hyperaktivität, Ideenflucht und vermehrte Sprachproduktion

Die Trias aus Hyperaktivität, Ideenflucht und vermehrte Sprachproduktion ist das Schlüsselsymptom des manischen Syndroms, obwohl jedes dieser Symptome durch Einnahme von Antipsychotika oder „mood stabilizer" abgeschwächt sein kann. Zusätzlich zu der euphorischen und/oder reizbaren Stimmungslage zeigen die Patienten vermehrte Ablenkbarkeit, Umständlichkeit, Aufdringlichkeit, Aufmerksamkeit gegenüber Einzelheiten sowie Unruhe oder extreme motorische Aktivität. Sie können sich hypersexuell und extravagant verhalten, exzessiv telefonieren und zu überhöhten Geldausgaben und zum Verschenken von Dingen neigen.

Erhöhte Selbsteinschätzung und Wahnideen

Ihre Sprache ist mit Formulierungen durchsetzt, die ihre erhöhte Selbsteinschätzung und Grandiosität klar zeigen. Von den Bipolar-I-Patienten berichten 53% über Wahn und/oder Halluzinationen (Guze et al. 1975). Diese Wahngedanken stimmen üblicherweise mit der erhöhten Stimmung überein, manchmal aber sind sie paranoid und somit ein Ausdruck ihrer übermäßigen aktiven Interpretation ihrer Umgebung. Die Themen der Grandiosität und der Wahnideen sind meist von religiösem, politischen Inhalt, beschäftigen sich mit Geschäftsdingen oder Sexualität.

Katatone Symptome sind auch möglich. Eine kürzlich erschienene Studie (Bräunig et al. 1998) berichtete, daß 31% von Manikern derartige Symptome hatten und daß diese Marker für einen schwereren Verlauf und schlechtere Prognose waren. Die Patienten verlieren häufig das Interesse an Essen, einfach weil sie durch so viele andere Gedanken und Aktivitäten abgelenkt sind. Sie schlafen sicher weniger und brauchen auch weniger Schlaf.

Katatone Symptome

Da sie keine Einsicht in die Natur ihrer Erkrankung haben, sind sie häufig ungeduldig mit den sie umgebenden Personen, einschließlich Familie und Ehegatten, die dann oft die volle Wucht ihrer Reizbarkeit zu spüren bekommen. Ihre Ungeduld zeigt sich oft im psychiatrischen Interview. Sie haben keinen Sinn für Grenzen und bringen sich so in Schwierigkeiten, z. B. indem sie andere Leute beleidigen, durch unangemessene Berührungen, durch Streitereien mit einer anderen Person in einer Kneipe, oder indem sie versuchen, in das Weiße Haus zu gelangen, um eine Mitteilung an den Präsidenten abzugeben.

Mangelnde Krankheitseinsicht und erhöhte Reizbarkeit

Viele manische Patienten trinken mehr während einer Episode und haben ein Risiko, zusätzlich Alkoholismus oder Substanzmißbrauch zu entwickeln. Es ist unklar ob sie trinken, um ihre Symptome zu behandeln oder aufgrund ihrer vermehrter Soziabilität. Die meisten manischen Patienten müssen während der manischen Episode stationär behandelt werden. Ein oft übersehenes Symptom ist, daß zwischen 35 und 55% der Maniker während ihrer akutesten Erkrankungsphase an Desorientiertheit oder Verwirrtheit leiden. Dies hatte Kraepelin (1921) erkannt, der es „delirante Manie" nannte. Dies ist ein häufiges Symptom bei postpartaler Manie.

Alkoholismus und Substanzmißbrauch

Desorientiertheit

Eine kürzlich durchgeführte Faktorenanalyse zu Symptomen zeigte, daß bei 237 bipolaren Patienten (204 manisch, 33 gemischt, 14%) 5 Faktoren auftraten:

Faktor 1: Depressiver Faktor (stärkster Faktor), gekennzeichnet durch depressive Stimmung, Angst, Schuld, Stimmungslabilität, Suizid und negative Euphorie

Faktor 2: Gedankendrängen, vermehrte Sprachproduktion, vermehrte motorische Aktivität und vermehrtes Kontaktverhalten

Faktor 3: Größenideen und Psychose (irgendwelche Wahnbildungen oder Halluzinationen)

Faktor 4: euphorische Stimmung, vermehrte Sexualität, Humor und Grandiosität

Faktor 5: Paranoia (wahrscheinlicher Hypervigilanz und Mißtrauen), Aggression und Reizbarkeit

Zentrale Symptomdimensionen

Der depressive Faktor blieb auch bestehen, wenn die gemischten Maniker ausgeschlossen wurden, was erneut darauf hinweist, daß die meisten manischen Patienten während einer Episode depressive Symptome aufweisen. Man nimmt an, daß nur jene 14%, die die DSM-III-R-Kriterien sowohl für Depression und Manie erfüllten, schwer depressiv waren. Die Dauer und Schwere dieser Symptome wurden nicht bestimmt.

Suizidalität

Winokur et al. (1969) beschrieben depressive Symptome und fanden sie bei vielen Patienten als nicht andauernd, was zu der niedrigen Rate von durchgeführten Selbstmorden während der manischen Episode paßt. Strakowski et al. (1996a) berichteten, daß die Schwere der depressiven Symptome mit Suizidalität assoziiert war, was durch die obige Faktorenanalyse bestärkt wird.

Psychomotorische Hemmung

Obwohl die große Menge der Literatur mehr die Ähnlichkeiten als die Verschiedenartigkeiten zwischen unipolarer und bipolarer Depression betont, ist der strittigste Punkt die Frage, ob bipolar Depressive mehr psychomotorische Hemmung aufweisen als unipolar Depressive. Frühe Studien (Dunner et al. 1976) zeigten Unterschiede in der depressiven Symptomatik zwischen den beiden Gruppen, besonders im Hinblick auf die psychomotorische Hemmung. Casper et al. (1985) fanden nach Alterskorrektur nur minimale Unterschiede. Auch Mitchell et al. (1992) bestätigten diesen Unterschied nicht. Sie zeigten nur, daß bipolar Depressive kürzere depressive Episoden hatten und eine größere Wahrscheinlichkeit für Agitiertheit und eine geringere Wahrscheinlichkeit für verlangsamte Bewegungen aufwiesen. Es gab einen Trend für ein selteneres Auftreten von Verlangsamung bei bipolar Depressiven.

Unterschiede zwischen unipolar und bipolar Depressiven

In der Collaborative Study of Depression (P.J. Clayton, unpublizierte Daten) verglichen wir die Symptome von 31 bipolar Depressiven mit 327 unipolar Depressiven. Alle Fragen aus dem *Schedule for Affective Disorder and Schizophrenia (SADS)* wurden gegenübergestellt. Es gab fast keine Unterschiede zwischen den unipolar und den bipolar Depressiven, einschließlich Hypersomnie, Gewichtszunahme oder psychomotorischer Hemmung, obwohl die bipolar Depressiven eher verlangsamt als agitiert waren, was für die unipolar Depressiven nicht gilt. Der einzige signifikante Unterschied bei den Symptomen war, daß die unipolar Depressiven mehr schwere Schlafstörungen und die bipolar Depressiven mehr Alkoholkonsum in der gegenwärtigen Episode berichteten. Diese Frage muß weiter untersucht werden, wobei sowohl Bipolar-I- als auch Bipolar-II-Patienten wie auch unipolar Depressive eingeschlossen werden müssen.

5 Verlauf und Prognose

Rezidive

Die bipolare affektive Erkrankung ist eine rezidivierende Erkrankung. Bei fast jedem Patienten mit einer manischen Episode gibt es erneute Phasen, wobei die Anzahl der Episoden im gesamten Leben zwischen 2 und mehr als 30 schwankt. Zwischen 15 und 20% der manischen Patienten zeigen Rapid cycling, was bedeutet, daß mindestens 4 Episoden von Manie, Hypomanie oder Depression innerhalb eines Jahres auftreten (Coryell et al. 1992).

Eine manische Phase dauert üblicherweise etwa 3 Monate an, eine depressive Phase etwa 4 Monate. Häufig geht der Manie eine kurze depressive Phase voraus, und oft folgt einer Manie eine Depression. Die Episoden können saisonal sein, wobei die Depression im Herbst und Winter, die Manie dagegen im Frühling und Sommer auftritt, es kann aber auch eigene unterschiedliche Auftretensmuster geben, wie z.B. Manie im Februar, Mai, August und November. Mindestens 10% der Patienten haben nur Manien, wobei, wie bereits erwähnt, in dieser Kategorie Männer überwiegen.

Phasendauer und saisonale Merkmale

Zu Beginn der Erkrankung vermindert sich das Intervall zwischen den Episoden meistens, z.B. kann es 4 Jahre zwischen der 1. und der 2. Episode betragen, dann 2 Jahre bis zur nächsten und dann nur 1 Jahr bis zur folgenden Episode. Wenn die Patienten dann aber eine Reihe von Episoden durchgemacht haben, stabilisiert sich die Dauer des Zyklus, definiert als die Zeit zwischen dem Beginn einer Episode bis zum Beginn der nächsten Episode, und formt sich meist zu einem Zyklus mit etwa 6- bis 9monatiger Dauer aus. Die beste Art, den weiteren Verlauf bei einem Patienten vorherzusagen, besteht darin, den Verlauf in den letzten 2 Jahren zu untersuchen (Grof et al. 1974).

Verlauf

Chronische Manien sind selten. Welner et al. (1977) waren die ersten, die den ungünstigen Verlauf der Störung aufzeigten, indem sie nachwiesen, daß Chronifizierung, definiert entweder als Persistenz der Symptome, sozialer Abstieg oder beides, bei mindestens einem Drittel der bipolaren Patienten auftrat. Die Symptomatik war fast immer depressiv.

Chronifizierung

Zusätzlich zur Chronifizierung treten bei der Erkrankung auch andere Komplikationen auf, wie starkes Trinken, Substanzabusus, pathologisches Spielen, Unfähigkeit zu Eheschließung, Scheidungen und leichte kognitive Einbußen (Van Gorp et al. 1998).

Bipolare Patienten haben im Vergleich zu unipolaren Patienten höhere Raten für versuchten Suizid und ähnliche Raten für durchgeführten Suizid (Kessler et al. 1997). Trotz der Verfügbarkeit adäquater Behandlungsmethoden gibt es immer noch Hinweise, daß zwischen 10 und 15% der als bipolar diagnostizierten Patienten im Laufe ihres Lebens einen Suizid begehen. Es könnte sein, daß die Tendenz für Suizid bei der bipolaren Störung ähnlich wie bei der unipolaren Störung früh im Erkrankungsverlauf auftritt und im Verlauf der Erkrankung abnimmt (Tsuang u. Woolson 1977; Tsuang 1978). Es gibt bei der bipolaren Störung auch eine erhöhte Mortalität aus anderen Ursachen, und manche Autoren (Yates u. Wallace 1987; Weeke et al. 1987; Sharma u. Markar 1994) haben vermutet, daß dies auf eine erhöhte kardiovaskuläre Mortalität zurückzuführen sei.

Suizid

6 Prämorbide Persönlichkeit

Studien über die prämorbide Persönlichkeit leiden unter dem Konfundierungsproblem, da in den Untersuchungen oft die Persönlichkeit zwi-

Konfundierungsprobleme bei der Erhebung

schen den Episoden eingeschätzt wird oder auch Patienten untersucht werden, die nach Einstellung auf Lithium stabilisiert sind und die nach ihrer Erholung ihr „eigentliches Selbst" beschreiben. Die andere Schwierigkeit besteht darin, daß die meisten Studien die Ergebnisse zwar mit ähnlich untersuchten unipolaren Patienten vergleichen, aber keine Kontrollgruppen haben.

Prämorbide Persönlichkeit

Wir berichteten in 2 unterschiedlichen Analysen (Angst u. Clayton 1986; Clayton et al. 1994) über die prämorbiden Persönlichkeitszüge von Männern in der Schweiz, die später unipolare oder bipolare Störungen entwickelten, und verglichen diese mit Kontrollpersonen. In beiden Fällen beschrieben sich die bipolaren Männer als normal, d. h. ihre Antworten unterschieden sich nicht von denen, die keine psychiatrische Störung entwickelten.

Postmorbide Persönlichkeit

Diese Ergebnisse stimmen mit den Befunden von Akiskal et al. (1995, 1998) überein, die 17 Selbstbeobachtungsskalen zur Persönlichkeit an Patienten anwendeten und fanden, daß das postmorbide „normale Selbst" der Bipolar-I-Patienten in den meisten Fällen sanguinisch war. Der typische Bipolar-II-Patient war hingegen zyklothym und labil, und der depressive Patient war immer leicht ängstlich und subdepressiv. Dieses letzte Ergebnis stimmt ebenfalls mit unseren Befunden über die prämorbide Persönlichkeit von Depressiven in den Schweizer Studien überein. Sauer et al. (1997) berichteten, daß behandelte bipolare Patienten auch in der Remission im Vergleich zu behandelten unipolaren Patienten höhere Werte zur Extraversion aufwiesen, wenn sie ihr „normales Selbst" einschätzten. Dies stimmt mit früheren, zuvor zusammengefaßten Arbeiten überein (Clayton 1994), die ebenfalls Hinweise darauf boten, daß Maniker sich selbst positiv einschätzten, auch in der Remission.

7 Differentialdiagnose

Probleme bei der Differentialdiagnose

Obwohl die Differentialdiagnose vom Ersterkrankungsalter abhängt, müssen 2 Punkte betont werden. In einer kürzlich veröffentlichten Survey-Untersuchung an einigen Mitgliedern der National Depressive and Manic-Depressive Association (Lish et al. 1994) berichteten 59% der Antwortenden, ihre ersten Symptome in der Kindheit oder Adoleszenz gehabt zu haben. Innerhalb ungefähr eines Jahres nach Auftreten der Symptome suchten 50% professionelle Hilfe auf (weniger bei frühen Symptomen). Allerdings gab es eine deutliche Verzögerung, bis die richtige Diagnose gestellt wurde. Etwa ein Drittel waren mehr als 10 Jahre krank, bevor dies erfolgte. 10% hatten 7 oder mehr professionelle Helfer aufgesucht, bevor die richtige Diagnosestellung erfolgte. Das heißt, obwohl es sich um eine ziemlich spezifische und offensichtliche Störung zu handeln scheint, wird sie doch häufig fehldiagnostiziert.

– verzögerte Diagnosestellung und Fehldiagnosen

– häufige Fehldiagnosen bei Afroamerikanern

Der zweite wichtige Punkt ist, daß die psychotische Manie, die bei etwa 50% der Bipolar-I-Patienten auftritt, v. a. bei Afroamerikanern immer noch häufig fehldiagnostiziert wird (Strakowski et al. 1996b). Trotz der Tatsache, daß es nur sehr wenig Unterschiede bei den affektiven Symptomen gab, wurden mehr Afroamerikaner als schizophren fehldiagnostiziert. Diese beiden Dinge muß man bei der Besprechung der Differentialdiagnose im Auge behalten.

Bei den gelegentlichen Fällen, bei denen die bipolare Störung in der Kindheit beginnt, ist die häufigste Fehldiagnose die einer Aufmerksamkeitsstörung bzw. eines hyperaktiven Syndroms („attention deficit/hyperactivity disorder"). Diese Störung kann einer Manie vorausgehen, im Sinne von Komorbidität zusammen mit einer Manie einhergehen, oder es kann sich bei der Störung tatsächlich statt dessen um eine Manie handeln. Diese Fehldiagnosen treten während des manischen Erscheinungsbildes auf, was wie das Krankheitsbild selbst auch häufiger bei Jungen vorkommt. Für die Diagnose einer Aufmerksamkeitsstörung bzw. eines hyperaktiven Syndroms muß mindestens 1 Symptom vor dem Alter von 7 Jahren vorhanden sein. Während der Adoleszenz und im frühen Erwachsenenalter ist eine Fehldiagnose als Aufmerksamkeitsstörung bzw. hyperaktives Syndrom immer noch möglich, wichtigere Fehldiagnosen sind dann aber die Schizophrenie, v.a. bei psychotischer Manie oder psychotischer Depression, jeder Art von Substanzmißbrauch und Störungen des Sozialverhaltens.

Kindheit, Adoleszenz und frühes Erwachsenenalter

– Problem der Fehldiagnose als Aufmerksamkeitsstörung

Die wichtigste Unterscheidung im Erwachsenenalter muß zwischen der Diagnose einer Schizophrenie und einer bipolaren affektiven Störung getroffen werden. Die Subkategorie der Schizophrenie kann kataton, paranoid oder desorganisiert bzw. hebephren sein. Schizophrene können sicherlich Größenideen zeigen, so daß Größenideen alleine nicht für die Differentialdiagnose ausreichen. Auch haben Maniker oft paranoide Wahninhalte, obwohl diese Wahnbildungen bei der Manie multipel und wechselnd sind im Gegensatz zu den methodischen, kompliziert ausgearbeiteten Wahnsystemen, wie man sie bei Schizophrenen findet. Wenn sich der Patient als schizoaffektiv manisch präsentiert, ist es wahrscheinlicher, daß er oder sie im weiteren Verlauf manisch ist, während schizoaffektiv depressive Patienten ebenso häufig schizophren sind wie bipolar.

Erwachsenenalter

– Abgrenzung von der Schizophrenie

In dieser Altersgruppe kann die bipolare Störung durch einen Substanzmißbrauch maskiert sein oder auch als Persönlichkeitsstörung fehldiagnostiziert werden, z.B. als Borderline- oder antisoziale Persönlichkeitsstörung. Es gibt sogar ein paar Patienten mit Angstsymptomen (einschließlich Zwangsstörungen, die meistens in eine vordergründige Depression eingebettet sind), die an bipolaren Störungen leiden.

– Maskierung durch Substanzmißbrauch und Fehldiagnosen

Da die meisten bipolaren Patienten bereits in jüngerem Lebensalter auffällig werden, ist das erstmalige Auftreten einer Manie nach dem 60. Lebensjahr ohne frühere Depression in der Anamnese bis zum Beweis des Gegenteils als sekundäre oder induzierte Manie (als hirnorganisch verursachte affektive Störung) anzusehen. Hervorragende Übersichtsarbeiten zu diesem Punkt können bei Winokur (1991) und Shulman (1997) gefunden werden. Die häufigsten induzierten Manien haben etwas mit neurologischen Störungen wie Epilepsie oder Tumoren zu tun, aber es ist sicher, daß auch metabolische Störungen, Infektionen und verschiedene Medikamente wie Steroide und L-Dopa Manien auslösen können. Dies

Höheres Alter

sollte freilich beim ersten Auftreten einer Manie immer beachtet werden, aber bei älteren Patienten sind diese Überlegungen von grundlegender Bedeutung.

Obwohl für die Differentialdiagnose bei jeder Altersgruppe eigene Punkte zu berücksichtigen sind, liegt der beste Weg zur Sicherung der Diagnose einer Bipolar-I-Störung im Erstellen der Familienanamnese mit Hinweisen auf Manie oder wiederkehrende Depressionen. Auch die Trias von vermehrtem Sprachantrieb, Ideenflucht und Hyperaktivität kann zur Abgrenzung der Manie von anderen Syndromen dienen: Allerdings sind diese Symptome abgeschwächt, wenn die Patienten medikamentös, v. a. mit Phasenprophylaktika oder antipsychotischen Medikamenten, behandelt werden.

Katatonie ist häufiger bei Manie als bei Schizophrenie. Zwei andere Faktoren sind hilfreich:

1. Alter bei der Ersterkrankung: Ein Drittel der später bipolaren Patienten werden vor dem Alter von 20 Jahren erkannt, während bis zu diesem Alter nur 10% der Schizophrenen diagnostiziert sind (Clayton 1981).
2. Akuität gegenüber Chronizität: Bei Depression und Manie sollte es einen „Beginn" und üblicherweise auch ein „Ende" der akuten Symptomatik geben. Aufmerksamkeitsstörung bzw. hyperaktives Syndrom, Schizophrenie und Persönlichkeitsstörungen sind meist von schleichendem Beginn und kontinuierlich und/oder nicht remittierend im Verlauf.

8 Biologische Marker

Die beiden durchgängigsten Befunde an bipolaren Patienten, die v. a. in der depressiven Phase, aber auch in der manischen Phase nachweisbar sind, werden auch bei unipolaren Patienten gefunden. Dabei handelt es sich um Hyperkortisolismus (meist untersucht mit dem Dexamethason-Suppressionstest) und Schlafabnormitäten mit verkürzter REM-Schlaf-Latenz, vermindertem Tiefschlafanteil und einer erhöhten Frequenz von Augenbewegungen im REM-Schlaf. Es gibt aber keine eindeutigen Befunde bei Bipolar-I-Patienten.

Kürzlich verwendeten Bellivier et al. (1998) die Kandidatengenstrategie, um das Tryptophan-Hydroxylase-(TPH-)Gen zu untersuchen, das für das geschwindigkeitsbestimmende Enzym bei der Serotoninsynthese kodiert. Sie stellten dar, daß zumindest eines der TPH-Allele bei Patienten mit bipolarer affektiver Störung gehäuft auftrat. Unglücklicherweise waren sowohl Bipolar-I-Patienten als auch Bipolar-II-Patienten eingeschlossen. Vielleicht ist diese Methode aber doch erfolgreicher als die vorherigen Untersuchungen von verschiedenen Enzymen, Neurotransmittern, Hormonen oder anderen biochemischen Markern bei dieser Erkrankung. (Zum aktuellen Stand der Forschung über genetische Hinweise bei affektiven Störungen s. Kap. 18 in diesem Band; zu biologischen Markern s. auch Kap. 19 in diesem Band; zu aktuellen Behandlungsstrategien für die bipolare affektive Störung s. Kap. 23–25 in diesem Band.)

9 Weitere Forschungsgebiete

Obwohl die bipolare Störung von der unipolaren Störung auf der Grundlage von Unterschieden beim Ersterkrankungsalter, Verlauf, Familienanamnese und Ansprechen auf die Therapie abgegrenzt werden konnte, könnte sich diese Trennung am Ende doch als nicht bedeutsam herausstellen. Es gibt Daten, die, wie Kraepelin (1921) bereits meinte, darauf hinweisen, daß die beiden Störungen verschiedene Typen der gleichen Störung sind, wobei die bipolare Erkrankung die schwerere und früher beginnende Form ist und die wiederkehrende unipolare die später beginnende Form. Die Bipolar-II-Störung liegt in diesem Kontinuum zwischen den anderen beiden. Wenn bei der Bipolare-II-Störung auch 15% der Patienten eine Bipolar-I-Störung entwickeln und ein weiterer Teil Familienangehörige mit Bipolar-I-Erkrankung aufweist, können manche doch Ähnlichkeiten mit einer rezidivierenden depressiven Störung haben.

Bipolare und unipolare Störung als verschiedene Typen der gleichen Störung

Es ist klar, daß die Manie die Erkrankung klar abgrenzt, eine Hypomanie weniger klar und die Depression überhaupt nicht. Es gibt eine feste Gruppe von Patienten, die in die Depressionskategorie eingeordnet sind, die aber wahrscheinlich in das bipolare Spektrum gehören. Die Lithiumaugmentation (Álvarez et al. 1997) für Depressive, die ähnliche Characteristika wie bipolare Patienten haben, und die Lithium-Erhaltungstherapie (Greil et al. 1996) für rezidivierend Depressive geben weitere Hinweise zur Unterstützung dieser Hypothese. Wie Patienten mit saisonaler affektiver Störung und psychotischer Depression in dieses Kontinuum passen, ist unklar. Weiterhin hat, wie bereits oben erwähnt, eine große Anzahl von manischen Patienten auch depressive Symptome während ihrer Manie, und die häufigste affektive Störung bei den Verwandten von Bipolar-I- und Bipolar-II-Patienten (bei den letzteren mehr als bei den ersteren) ist die Depression.

Probleme bei der Abgrenzung

Wir müssen weiter nach den unipolaren depressiven Patienten suchen, die eigentlich zu der bipolaren Kategorie gehören. Daher brauchen wir weitere prospektive Studien für Manie, Hypomanie, die Bipolar-I-Depression, Bipolar-II-Depression und Major-Depression. Ideal für die Untersuchungen wären dabei die Patienten mit frühem Beginn, Jugendliche und junge Erwachsene. Bei allen 5 Gruppen sollten wir den Schlaf (im Hinblick auf verminderte REM-Latenz und Defizite beim Tiefschlaf) untersuchen, biologische Marker (wie fehlende Supression im Dexamethason-Suppressionstest) und das Ansprechen auf die Therapie. Dies könnte Fragen beantworten wie z. B., ob es bei der Bipolar-I- und der Bipolar-II-Depression Symptome gibt, die sich von rezidivierenden unipolaren Depressionen unterscheiden, wie die Persönlichkeit dieser Patienten außerhalb der Phasen aussieht, und was die beste Therapie für diese Störungen wäre. Wir müssen auch den Verlauf bei Patienten mit Zyklothymie und Hyperthymie weiter untersuchen, wenn es genügend Patienten mit beiden oder einer der beiden Störungen gibt.

Notwendigkeit prospektiver Studien

Die ideale Erhaltungstherapie für diese Erkrankung muß noch gefunden werden. Lithium ist höchstwahrscheinlich das Medikament der Wahl, aber widersprüchliche Befunde zu dem Effekt von Lithium auf die Nie-

Feststellung der idealen Erhaltungstherapie

ren, vielleicht wegen fehlender oder ungeeigneter Vergleichsgruppen, müssen geklärt werden. Eine geeignete Kontrollgruppe wäre derzeit wohl eher eine Gruppe von merkmalsmäßig ähnlichen bipolaren Patienten mit unterschiedlichen Phasenprophylaktika anstatt unbehandelte bipolare Patienten, andere psychiatrische Patienten oder überhaupt keine Vergleichsgruppe. Die Kontrollpersonen müssen bipolare Patienten sein, und sie müssen über Jahre hinweg nachbeobachtet werden.

Es gibt immer noch unbeantwortete Fragen über die Wirksamkeit von Valproat bei der Erhaltungstherapie und zum Zusammenhang von Valproat und polyzystischen Ovarien bei jungen Frauen, die Valproat zur Langzeittherapie erhalten. Die Wirksamkeit der optimalen Behandlungen während der Schwangerschaft und postpartal, die Behandlung der bipolaren depressiven Störungen vom Typ I und Typ II sowie auch die Behandlung von Rapid cycling benötigen noch systematische Untersuchungen.

Frage der Komorbidität

Keiner dieser Punkte behandelt die Frage der Komorbidität mit anderen Störungen, insbesondere von Substanzmißbrauch. In einer naturalistischen Studie muß die Prozentzahl der Patienten, die Alkoholabusus betreiben, Rauchen oder Kokain oder andere Drogen konsumieren, bestimmt werden und die Art der komorbiden anderen Bedingungen in der Kindheit bei diesen Gruppen, die als Teenager oder junge Erwachsene diagnostiziert werden, untersucht werden. Besonders hier könnten die retrospektiven Diagnosen durch Geschwister, Eltern und Lehrer erhärtet werden, was sicher bei älteren Erwachsenen nicht durchgeführt werden kann.

Letztendlich müssen neben der Suche nach Kandidatengenen für diese Störung auch die beteiligten neuronalen Schaltkreise bestimmt werden.

10 Literatur

Akiskal H, Wlaker P, Puzantian V, King D, Rosenthal T, Dranon M (1983) Bipolar outcome in the course of depressive illness: phenomenologic, familial, and pharmacologic preditors. J Affect Disord 5:1115–128

Akiskal HS, Maser JD, Zeller PJ et al. (1995) Switching from „unipolar" to bipolar. II. An 11 year study of clinical and temperamental predictors in 559 patients. Arch Gen Psychiatry 52:114–123

Akiskal H, Kilzieh N, Zeller P et al. (1998) The distinct temperamental profiles of bipolar I, bipolar II and unipolar patients. Arch Gen Psychiatry

Altshuler L, Robert M, Leverich G, Mikalauskas K, Rosoff A, Ackerman L (1995) Antidepressant-induced mania and cycle acceleration: a controversy revisited. Am J Psychiatry 152:8

Álvarez E, Pérez-Solá V, Pérez-Blanco J, Queraltó J, Torrubia R, Noguera R (1997) Predicting outcome of lithium added to antidepressants in resistant depression. J Affect Disord 42:179–186

Ambelas A (1987) Life events and mania: a special relationship? Br J Psychiatry 150:235–240

Angst J (1966) Zur Atiologie und Nosologie endogenerativer depressiver Psychosen. Springer, Berlin Heidelberg New York

Angst J (1978) The course of affective disorders. II. Typology of bipolar manic-depressive illness. Arch Psychiatr Nervenkr 226:65–73

Angst J, Clayton PJ (1986) Premorbid personality of depressive, bipolar, and schizophrenic patients. With special reference to suicidal issues. Compr Psychiatry 27:511–532

APA (1980) Diagnostic and statistical manual of mental disorders, 3rd edn (DSM-III). APA, Washington DC

Bauer M, Whybrow P, Gyulai L, Gonnel J, Yeh H (1994) Testing definitions of dysphoric mania and hypomania: prevalence, clinical characteristics and inter-episode stability. J Affect Disord 32:201–211

Bellivier F, Leboyer M, Courtet P et al. (1998) Association between the tryptophan hydroxylase gene and manic-depressive illness. Arch Gen Psychiatry 55/1:33–37

Bräunig P, Krüger S, Shugar G (1998) Prevalence and clinical significance of catatonic symptoms in mania. Compr Psychiatry 39/1:35–46

Casper R, Redmond E, Katz M, Schaffer C, Davis J, Koslow S (1985) Somatic symptoms in primary affective disorder. Arch Gen Psychiatry 42:1098–1104

Cassidy F, Forest K, Murry E, Carroll B (1998) A factor analysis of the signs and symptoms of mania. Arch Gen Psychiatry 55/1:27–32

Clayton P (1981) The epidemiology of bipolar affective disorder. Compr Psychiatry 22:31–43

Clayton P (1994) Bipolar illness. In: Winokur G, Clayton P (eds) The medical basis of psychiatry, 2nd edn. Saunders, Philadelphia, pp 47–67

Clayton P (1998) The model of stress: the bereavement reaction. In: Dohrenwend B (ed) Adversity, stress and psychopathology. Oxford Univ Press, Oxford, pp 96–110

Clayton PJ, Ernst C, Angst J (1994) Premorbid personality traits of men who develop unipolar or bipolar disorders. Eur Arch Psychiatry Clin Neurosci 243:340–346

Coryell W (1996) Bipolar II disorder: a progress report. J Affect Disord 41/3:159–161

Coryell W, Endicott J, Keller M (1992) Rapidly cycling affective disorder: demographics, diagnosis, family history and course. Arch Gen Psychiatry 49:126–131

Coryell W, Endicott J, Maser J, Keller M, Leon A, Akiskal H (1995) Long-term stability of polarity distinctions in the affective disorders. Am J Psychiatry 152:385–390

Dunner D, Dwyer T, Fieve R (1976) Depressive symptoms in patients with unipolar and bipolar affective disorder. Compr Psychiatry 17/3:447–451

Geller B, Luby J (1997) Child and adolescent bipolar disorder: review of the past 10 years. J Am Acad Child Adolesc Psychiatry 36:9

Greil W, Ludwig-Mayerhofer W, Erazo N et al. (1996) Comparative efficacy of lithium and amitriptyline in the maintenance treatment of recurrent unipolar depression: a randomized study. J Affect Disord 40:179–180

Grof P, Angst J, Haines T (1974) The clinical course of depression: practical issues. In: Angst J (ed) Classification and prediction of outcome of depression. Schattauer, New York

Guze S, Woodruff R Jr, Clayton P (1975) The significance of psychotic affective disorders. Arch Gen Psychiatry 32:1147–1150

Kessler R, Rubinow D, Holmes C, Abelson J, Zhao S (1997) The epidemiology of DSM-III-R bipolar I disorder in a general population survey. Psychol Med 27:1079–1089

Kraepelin E (1921) Manic-depressive insanity and paranoia. E&S, Edinburgh

Lish J, Dime-Meenan S, Whybrow, P, Price R, Hirschfeld R (1994) The National Depressive and Manic-Depressive Association (DMDA) survey of bipolar members. J Affect Disord 31:281–294

Mitchell P, Parker G, Jamieson K et al. (1992) Are there any differences between bipolar and unipolar melancholia? J Affect Disord 25:97–106

Perris C (1966) A study of bipolar (manic depressive) and unipolar recurrent depressive psychoses. Acta Psychiatr Scand 42:1–18

Robins L, Regier D (eds) (1991) Psychiatric disorders in America: the Epidemiologic Catchment Area Study. Free Press, New York

Sauer H, Richter P, Czernik A, Ludwig-Mayerhofer W, Schöchlin, Greil W, Zerssen D von (1997) Personality differences between patients with major depression and bipolar disorder – the impact of minor symptoms on self-ratings of personality. J Affect Disord 42:166–177

Sharma R, Markar H (1994) Mortality in affective disorder. J Affect Disord 31:91–96

Shulman K (1997) Disinhibition syndromes, secondary mania and bipolar disorder in old age. J Affect Disorder 46/3:175–182

Strakowski S, McElroy S, Keck P, West S (1996a) Suicidality among patients with mixed and manic bipolar disorder. Am J Psychiatry 153/5:674–676

Strakowski S, McElroy S, Keck P, West S (1996b) Racial influence on diagnosis in psychotic mania. J Affect Disord 39:157–162

Tsuang M (1978) Suicide in schizophrenics, manics, depressives, and surgical controls. Arch Gen Psychiatry 35:153–155

Tsuang M, Woolson R (1977) Mortality in patients with schizophrenia, mania, depression and surgical conditions. Br J Psychiatry 130:162–166

Van Gorp W, Altshuler L, Theberge D, Wilkins J, Dixon W (1998) Cognitive impairment in euthymic bipolar patients with and without prior alcohol dependence. Arch Gen Psychiatry 55:41–46

Weeke A, Juel K, Vaeth M (1987) Cardiovascular death and manic-depressive psychosis. J Affect Disord 13:287–292

Wehr TA, Sack DA, Rosenthal NE (1987) Sleep reduction as a final common pathway in the genesis of mania. Am J Psychiatry 144:201–204

Welner A, Welner Z, Leonar MA (1977) Bipolar manic-depressive disorder: a reassessment of course and outcome. Compr Psychiatry 18:327–332

Winokur G (1991) Mania and depression: a classification of syndrome and disease. Johns Hopkins Univ Press, Baltimore

Winokur G, Clayton P (1967) Family history studies. I. Two types of affective disorders separated according to genetic and clinical factors. In: Wortis J (ed) Recent advances in biological psychiatry. Plenum, New York, pp 25–30

Winokur G, Clayton P, Reich T (1969) Manic depressive illness. Mosby, St Louis

Yates, W, Wallace R (1987) Cardiovascular risk factors in affective disorder. J Affect Disord 12:129–134

Young R, Klerman G (1992) Mania in late life: focus on age at onset. Am J Psychiatry 149:7

KAPITEL 16

Andere affektive Störungen

R. J. BOLAND und M. B. KELLER

Übersetzung: M. Basten

1 Einleitung

In diesem Kapitel werden affektive Störungen beschrieben, die nicht zur Kategorie der majoren affektiven Störung gehören. Einige, wie etwa die Dysthymie, sind Bestandteil der offiziellen Nomenklatur geworden; andere, wie etwa die rezidivierende kurze Depression und die leichte depressive Störung, sind auch heute noch umstritten.

Kategoriale Diagnostik

Viele dieser Störungsbezeichnungen tauchen neu in der Fachsprache auf. In der Vergangenheit wurden Störungen wie die leichte depressive Störung nicht unbedingt als getrennt von den anderen depressiven Störungen gesehen, sondern sie wurden als Teil eines Kontinuums betrachtet, das auch die majoren affektiven Störungen enthielt. Mit dem DSM-III (APA 1980) wurden jedoch kriteriumsgestützte kategoriale Diagnosen eingeführt, und Major-Depression und bipolare Störung wurden als 2 getrennte Störungsbilder unterschieden. Diese kriteriumsgestützten Diagnosen verlangten das Vorliegen einer bestimmten Mindestzahl von Symptomen und einer Mindestdauer der Symptome. Diese grundlegende Veränderung in der Art und Weise, wie psychische Störungen diagnostiziert werden, hat sich im Sinne einer Verbesserung der Reliabilität und Validität der affektiven Störungen als sehr nützlich erwiesen. Allerdings hat dieses neue System eine Reihe von Störungen, die nun nicht mehr in die Kategorie der majoren affektiven Störungen fallen, außer acht gelassen.

Abweichungen in Quer- und Längsschnitt

Diese „anderen affektiven Störungen" können von den majoren affektiven Störungen entweder in bezug auf die Querschnittkriterien oder in bezug auf die Längsschnittkriterien abweichen. Die Störungen, die Unterschiede im Hinblick auf die Querschnittkriterien aufweisen, sind meist durch mildere Symptome als die Major-Depression gekennzeichnet und werden gelegentlich auch „subsyndromale" Störungen genannt. Hierzu gehören die leichte depressive Störung und die Störung mit Angst und Depression, gemischt. Die im Längsschnittverlauf abweichenden Störungen weisen in der Regel eine kürzere Zeitdauer der Symptome auf, als für die Major-Depression erforderlich wäre; daneben kann es sich auch um einen Subtypus der Major-Depression mit einem spezifischen Verlauf (wie bei der saisonalen Depression) handeln. Einige Störungen, wie die Dysthymie und die Double-Depression, weisen Abweichungen sowohl unter Querschnittsgesichtspunkten als auch unter Längsschnittaspekten auf.

Uneinheitliche Terminologie

Auch wenn eine Ordnung dieser Störungen nach Querschnitt- und Längsschnittkriterien die Erörterung dieser Störungen zu erleichtern vermag, ist an dieser Stelle anzumerken, daß das Fehlen anerkannter Kriterien für viele dieser Störungen zu einer anhaltenden Verwirrung und einer uneinheitlichen Terminologie geführt hat. So wird beispielsweise eine Reihe von Begriffen, wie etwa subsyndromal oder unterschwellig, verwendet, um Störungen zu beschreiben, die die Kriterien für anerkannte Diagnosen nicht erfüllen. Allgemeinere Kategorien, wie etwa die „Nicht-näher-bezeichnet"-Kategorien der offiziellen Nomenklatur, eröffnen noch mehr Spielraum; sie werden sowohl für Querschnitt- als auch für Längsschnittdiagnosen verwendet, die keine offizielle Anerkennung gefunden haben.

Die Tatsache, daß diese Störungen möglicherweise weniger schwerwie- *Prognose*
gend sind als die majoren affektiven Störungen, bedeutet nicht, daß sie
harmlos sind. Viele dieser Störungen nehmen einen chronischen Verlauf
und können, wie etwa im Falle der Double-Depression, ernsthaftere Folgen nach sich ziehen als andere Formen der Depression. Ähnlich wie es
bei anderen chronischen Erkrankungen, wie Diabetes oder Bluthochdruck, der Fall ist, gehen die chronischen depressiven Störungen mit einer deutlichen Herabsetzung des Funktionsniveaus und einer bedeutsamen Morbidität und Sterblichkeit einher, selbst wenn sie einen nur relativ leichten Schweregrad aufweisen (Keller u. Hanks 1995).

2 Dysthymie

Die Dysthymie oder dysthyme Störung ist durch Querschnittsymptome *Definition*
gekennzeichnet, die weniger schwerwiegend sind als diejenigen der Major-Depression. Der Längsschnittverlauf ist jedoch in der Regel chronisch und nicht remittierend.

Die Dysthymie ist in Stichproben aus der Allgemeinbevölkerung häufig *Prävalenz*
anzutreffen; es wird geschätzt, daß 4% der Bevölkerung (Keller u. Hanks
1995) an dieser Störung leiden. In Einrichtungen der primären Gesundheitsversorgung liegt die Prävalenz möglicherweise in einer Größenordnung von bis zu 15% (Sansone u. Sansone 1996).

Über die Ätiologie dieser Störung herrscht keine Einigkeit. Traditionell *Ätiologie*
wurde sie als „neurotische" Störung eingestuft und mit dem Begriff der
depressiven Neurose gleichgesetzt. Die Unterscheidung zwischen Neurose und Psychose besaß zwar für die Entwicklung theoretischer und
klinischer Ansätze zur Dysthymie einige Bedeutung, doch erwies sich
ihre Validität als unzureichend (Klerman 1984). Infolgedessen wurde die
begriffliche Verknüpfung mit dem Begriff der depressiven Neurose fal-
lengelassen; und der Begriff Neurose verschwand sogar vollends aus der
US-amerikanischen Nomenklatur.

Spätere Forschungsanstrengungen konzentrierten sich auf die neurobio- *– neurobiologische*
logischen Aspekte der Erkrankung. Beispielsweise beobachtete man die *Aspekte*
Entwicklung einer Dysthymie nach subkortikalen Läsionen, insbesondere wenn sie mit anderen fokalen neurologischen Symptomen (wie Dystonie oder extrapyramidale Symptome) einhergingen (Lauterbach et al.
1997). Möglicherweise stehen auch andere neurologische Störungen, wie
etwa multiple Sklerose, mit der Entstehung einer Dysthymie in Zusammenhang (Moller et al. 1994). Bei dysthymen Patienten kann – ähnlich
wie bei Depressiven – bei Kortisolprovokationstests eine anomale Korti-
solreaktion zu beobachten sein (Leake et al. 1989).

Auch Behandlungsstudien haben unser Bild von der Dysthymie verän- *– Ergebnisse*
dert. Früher wurde – entsprechend der Unterscheidung zwischen Psy- *aus Behandlungsstudien*
chose und Neurose – angenommen, daß Patienten mit Dysthymie auf
eine somatische Therapie nicht sonderlich gut ansprechen. Auch wenn
in diesem Bereich noch nicht genügend Forschungsarbeiten durchge-

Übersicht 1.
Diagnostische Kriterien
der dysthymen Störung
(300.4) nach DSM-IV

A. Depressive Verstimmung, die die meiste Zeit des Tages an mehr als der Hälfte aller Tage, entweder vom Patienten berichtet oder von anderen beobachtet, über einen mindestens 2jährigen Zeitraum andauert. *Beachte:* Bei Kindern und Heranwachsenden kann reizbare Verstimmung vorliegen und die Dauer muß mindestens 1 Jahr betragen.

B. Während der depressiven Verstimmung bestehen mindestens 2 der folgenden Symptome:
   1. Appetitlosigkeit oder übermäßiges Bedürfnis zu essen,
   2. Schlaflosigkeit oder übermäßiges Schlafbedürfnis,
   3. Energiemangel oder Erschöpfung,
   4. geringes Selbstwertgefühl,
   5. Konzentrationsstörungen oder Entscheidungserschwernis,
   6. Gefühl der Hoffnungslosigkeit.

C. In der betreffenden Zweijahresperiode (1 Jahr bei Kindern und Heranwachsenden) gab es keinen Zeitraum von mehr als 2 Monaten ohne Symptome wie unter A. und B. beschrieben.

D. In den ersten beiden Jahren der Störung (1 Jahr bei Kindern und Heranwachsenden) bestand keine Episode einer Major-Depression, d.h. das Störungsbild wird nicht besser durch eine chronische oder teilremittierte Major-Depression erklärt. *Beachte:* Vor der Entwicklung der dysthymen Störung kann eine Episode einer Major-Depression aufgetreten sein, vorausgesetzt, daß eine vollständige Remission erfolgt ist (also für mindestens 2 Monate keine bedeutsamen Zeichen oder Symptome). Nach den ersten 2 Jahren einer dysthymen Störung (1 Jahr bei Kindern oder Heranwachsenden) können Episoden einer Major-Depression eine dysthyme Störung überlagern. In solchen Fällen können beide Diagnosen gestellt werden, wenn die Kriterien für eine Episode einer Major-Depression erfüllt sind.

E. Zu keinem Zeitpunkt ist eine manische, eine gemischte oder eine hypomanische Episode aufgetreten und die Kriterien für eine zyklothyme Störung waren niemals erfüllt.

F. Die Störung tritt nicht ausschließlich im Verlauf einer chronischen psychotischen Störung wie Schizophrenie oder wahnhafte Störung auf.

G. Die Symptome gehen nicht auf die direkte Wirkung einer Substanz (z.B. Droge, Medikament) oder eines medizinischen Krankheitsfaktors (z.B. Hypothyreose) zurück.

H. Die Symptome verursachen in klinisch bedeutsamer Weise Leiden oder Beeinträchtigungen in sozialen, beruflichen oder sonstigen Funktionsbereichen.

Bestimme, ob:
Mit frühem Beginn: Beginn der Störung vor Vollendung des 21. Lebensjahres.
Mit spätem Beginn: Beginn der Störung im Alter von 21 Jahren oder später.

Bestimme (für die jüngste Zweijahresperiode der dysthymen Störung):
Mit atypischen Merkmalen.

führt worden sind, deuten doch die vorliegenden Daten darauf hin, daß diese lange vertretene Ansicht nicht zutrifft. Im Unterschied zur Major-Depression läßt sich diese Erkrankung möglicherweise besonders gut mit Serotoninwiederaufnahmehemmern behandeln, was auf einen serotoninspezifischen Mechanismus bei dieser Störung hinweisen würde. Infolge dieser Erkenntnisse hat sich das Bild der Dysthymie allmählich weg von einer Art von Persönlichkeitsstörung hin zu einer chronischen Form einer affektiven Störung gewandelt.

Diagnose
– Kriterien

Im DSM-IV findet man die Dysthymie unter der Bezeichnung dysthyme Störung in der Kategorie der affektiven Störungen (APA 1994). Sie wird definiert als depressive Verstimmung, für den größten Teil des Tages, an der Mehrzahl der Tage, die für einen Mindestzeitraum von 2 Jahren anhält. Neben der depressiven Verstimmung müssen bei einem Patienten mindestens 2 von 6 möglichen depressiven Symptomen vorliegen (Übersicht 1). Bei Kindern kann es sich auch um eine reizbare anstelle einer depressiven Verstimmung handeln, und die Mindestdauer beträgt nur 1 Jahr.

Dem DSM-IV zufolge kann die dysthyme Störung nicht direkt im Anschluß an eine Episode einer Major-Depression auftreten. Diese Festlegung dient dazu, eine Dysthymie von einer partiell remittierten Episode einer Major-Depression unterscheiden zu können. Dysthymie kann im Anschluß an eine Episode einer Major-Depression diagnostiziert werden, wenn eine vollständige Remission der depressiven Episode vorgelegen hat.

Es wird unterschieden zwischen einer Dysthymie, die vor Vollendung des 21. Lebensjahres auftritt, und einer Dysthymie, die danach auftritt. Diese Unterscheidung könnte eine prognostische Bedeutung besitzen.

– alternative
Diagnosekriterien

Das DSM-IV enthält darüber hinaus im Anhang alternative Diagnosekriterien, gemäß derer an die Stelle der depressiven Symptome (Kriterium B) eine andere Gruppe von Symptomen tritt. Diese Alternativkriterien stellen deutlicher als die gegenwärtig gültigen Kriterien auf kognitive Symptome ab (Übersicht 2) und werden möglicherweise den qualitativen Merkmalen der von dysthymen Patienten berichteten stimmungsmäßigen Symptome besser gerecht.

In der ICD-10 heißt die Störung Dysthymie; ihre Beschreibung ist ähnlich derjenigen im DSM-IV (Übersicht 3).

Verlauf

Bei der Dysthymie handelt es sich definitionsgemäß um eine chronische Erkrankung. Über die Zeit hinweg ist dabei meist ein wechselhafter Verlauf der Symptomatik zu beobachten. Bei Kindern beträgt die durchschnittliche Länge einer dysthymen Episode etwa 3 Jahre und liegt damit weit über der Länge einer Episode einer Major-Depression (Keller u. Hanks 1995). Bei Erwachsenen kann die Dauer einer Episode zwischen 2 und 20 Jahren variieren; der Mittelwert beträgt 5 Jahre. Ein früher Beginn der Erkrankung könnte auf einen eher chronischen Verlauf hindeuten: In einer Studie, in der der Verlauf von in der Kindheit oder im Jugendalter beginnenden dysthymen Störungen untersucht wurde, fand sich eine durchschnittliche Episodendauer von 30 Jahren (Shelton et al. 1997).

Übersicht 2.
Alternatives DSM-IV-Forschungskriterium B für die dysthyme Störung

B. Vorhandensein von 3 (oder mehr) der folgenden Symptome während eines depressiven Zustandes:
1. geringes Selbstwertgefühl oder Selbstvertrauen oder Gefühle der Unzulänglichkeit,
2. Gefühle von Pessimismus, Verzweiflung oder Hoffnungslosigkeit,
3. allgemeiner Verlust von Interessen oder von Freude,
4. sozialer Rückzug,
5. chronische Erschöpfung oder Müdigkeit,
6. Schuldgefühle, Grübeln über die Vergangenheit,
7. subjektive Gefühle der Reizbarkeit oder exzessiver Wut,
8. herabgesetzte Aktivität, Effektivität oder Produktivität,
9. Schwierigkeiten beim Denken, ausgedrückt durch mangelnde Konzentration, schlechtes Gedächtnis oder Unentschlossenheit.

Übersicht 3.
Diagnostische Leitlinien für Dysthymie gemäß ICD-10

Das wesentliche Kennzeichen ist die langdauernde, depressive Verstimmung, die niemals oder nur sehr selten ausgeprägt genug ist, um die Beschreibungen und Leitlinien für eine rezidivierende leichte oder mittelgradige depressive Störung (F33.0 oder F33.1) zu erfüllen. Sie beginnt gewöhnlich früh im Erwachsenenleben und dauert mindestens mehrere Jahre, manchmal lebenslang. Bei Beginn im höheren Lebensalter tritt die Störung häufig nach einer abgrenzbaren depressiven Episode (F32), nach einem Trauerfall oder einer anderen offensichtlichen Belastung auf.

Dazugehörige Begriffe:
- ängstliche Neurose (anhaltend)
- depressive Neurose
- depressive Persönlichkeit(sstörung)
- neurotische Depression (mit einer Dauer von mehr als 2 Jahren)

Ausschluß:
- ängstliche Depression, nicht andauernd (F41.2)
- Trauerreaktion unter 2 Jahren (F43.21, längere depressive Reaktion)
- schizophrenes Residuum (F20.5)

Prognose

Die Prognose der Erkrankung ist ebenfalls ungünstig. Die meisten Patienten mit Dysthymie entwickeln in der Folge eine Major-Depression (Keller u. Hanks 1995). Möglicherweise weist die Störung eine hohe Komorbidität mit anderen psychischen Störungen, wie etwa den Persönlichkeitsstörungen, auf. Auch komorbide körperliche Erkrankungen, wie neurologische Störungen und chronische gastrointestinale Beschwerden, sind häufig. In einer groß angelegten Untersuchung in den Vereinigten Staaten wurden Personen, die an einer Depression erkrankt waren, über 2 Jahre weiter untersucht; das am Ende erreichte Funktionsniveau lag bei Personen mit einer Dysthymie (mit oder ohne Major-Depression) niedriger als bei Personen, die nur an einer Major-Depression erkrankt waren (Wells et al. 1992).

3 Double-Depression

Bei einer Double-Depression liegt gleichzeitig sowohl eine Dysthymie als auch eine Major-Depression vor. Die Episoden einer Major-Depression überlagern bei dieser Störung also eine chronische depressive Erkrankung.

Definition

Die Double-Depression ist häufig: Zwischen 25 und 35% aller Patienten, bei denen eine Episode einer Major-Depression vorliegt, leiden auch an einer chronischen Depression (Keller et al. 1982).

Prävalenz

Aus ätiologischer Perspektive ist nicht klar, was die eine Person für eine Double-Depression prädisponiert und die andere allein für eine Dysthymie oder eine unipolare Major-Depression. In einer Studie, in der Vererbungsmuster bei depressiven Patienten und ihren direkten Verwandten untersucht wurden, konnten (genetisch) keine Unterschiede zwischen Major-Depression, der rezidivierenden Depression, der leichten depressiven Störung und Double-Depression gefunden werden (Remick et al. 1996). In einer anderen Untersuchung wurden Personen mit einer Major-Depression und einer Double-Depression mittels Single-Photon-Emissions-Computertomographie (SPECT) verglichen. Die SPECT-Aufnahmen zeigten signifikante Unterschiede im Verhältnis zwischen dem regionalen Blutfluß im frontalen und im posterioren Bereich der Großhirnrinde (Thomas et al. 1993). Dieses Ergebnis deutet darauf hin, daß die zerebralen Dysfunktionen bei diesen beiden Störungen möglicherweise unterschiedlich aussehen.

Ätiologie

Die Double-Depression wird gegenwärtig weder vom DSM-IV noch vom ICD-10 als eigenständige Diagnose betrachtet. Beiden Diagnosesystemen zufolge würde die Störung als 2 komorbide Diagnosen erfaßt.

Diagnose

Diese Störung sollte von einer leichten depressiven Störung, die nach partieller Remission einer Episode einer Major-Depression fortbesteht, abgegrenzt werden. Um eine solche Unterscheidung zu treffen, verlangt das DSM-IV, daß die Dysthymie der Episode der Major-Depression eindeutig vorangegangen ist oder daß – falls sie nach einer Episode einer Major-Depression auftritt – mindestens 2 Monate lang eine eindeutige Remission der Symptome der Major-Depression vorgelegen hat. In der Praxis kann die Unterscheidung zwischen einem chronischen Residualzustand einer Major-Depression und einem Wiedereinsetzen einer Dysthymie schwer zu treffen sein. Ein zentrales Entscheidungsmerkmal ist das Vorliegen einer leichten depressiven Störung in der Vorgeschichte, oftmals Jahre vor dem Auftreten der Episode der Major-Depression.

Differentialdiagnose

Die Double-Depression ist ihrer Definition nach chronisch. Verglichen mit der Major-Depression allein, ist bei der Double-Depression ein früheres Ersterkrankungsalter festzustellen. Überdies hat eine Double-Depression einen Einfluß auf den Ausgang depressiver Episoden. Keller et al. (1983) beobachteten, daß bei Patienten mit einer Double-Depression Episoden der Major-Depression schneller vorübergingen als bei Patienten mit einer Major-Depression allein. Allerdings erfolgt meist keine Erholung zu einem „Normalzustand", sondern zu einem Zustand der Dys-

Verlauf

thymie. Rückfälle treten bei Patienten mit einer Double-Depression häufiger auf als bei denjenigen, die allein an einer Major-Depression leiden; in einer Studie, für die 32 Personen mit einer Double-Depression über 2 Jahre hinweg untersucht wurden, war eine beinahe verdoppelte Rückfallquote zu beobachten (Keller et al. 1983).

Prognose

Bei Personen mit einer Double-Depression ist die Wahrscheinlichkeit, daß bei ihnen zusätzlich eine Persönlichkeitsstörung vorhanden ist, im Vergleich zu Personen, bei denen nur eine Major-Depression oder eine Dysthymie vorliegt, möglicherweise erhöht. Double-Depression führt überdies zu einer größeren sozialen Morbidität als Major-Depression oder Dysthymie allein. Nicht zuletzt könnte sie auch einen Risikofaktor für Suizidalität darstellen.

4 Rezidivierende kurze Depression

Definition

Die rezidivierende kurze Depression („recurrent brief depression") ist durch kurze depressive Episoden gekennzeichnet, die das Zweiwochenkriterium für Episoden einer Major-Depression nicht erfüllen. Der Längsschnittverlauf ist durch multiple und häufige Rezidive gekennzeichnet.

Prävalenz

Die Prävalenz dieser Störung in der Bevölkerung ist nicht eindeutig bestimmt. Angst (1990) führte eine epidemiologische Untersuchung junger Erwachsener in der Schweiz durch und schätzte die Prävalenz der rezidivierenden kurzen Depression als ähnlich hoch wie diejenige der Major-Depression ein und gelangte so zu einer Schätzung der Einjahresprävalenz von 4,5% (Männer 3,9%, Frauen 4,9%). Amore et al. (1995) vermuteten eine Einjahresprävalenz von etwa 5% und eine Lebenszeitprävalenz von 16% in der Allgemeinbevölkerung. Bei der im Zuge der Erarbeitung des DSM-IV durchgeführten Feldstudie zu affektiven Störungen (Keller et al. 1995), bei der eine klinische Stichprobe depressiver Patienten in den Vereinigten Staaten untersucht wurde, zeigte sich, daß bei 17% der Patienten die Kriterien für eine rezidivierende kurze Depression erfüllt waren.

Möglicherweise tritt die rezidivierende kurze Depression in Stichproben aus Einrichtungen der primären Gesundheitsversorgung oder aus medizinischen Einrichtungen häufiger zutage. In einer Studie, in der eine Stichprobe aus dem Bereich der primären Gesundheitsversorgung untersucht wurde, ergab sich, daß fast 8% dieser Patienten die Kriterien für eine rezidivierende kurze Depression erfüllten und daß bei Zugrundelegung strenger Definitionskriterien die Störung noch bei etwa 4% zu diagnostizieren war (Weiller et al. 1994).

Diagnose
– liberale und strenge
Kriterien

Die Definitionen für diese Störung sind nicht einheitlich. Die liberalere Auslegung fordert das Vorliegen aller DSM-Kriterien für Episoden einer Major-Depression mit Ausnahme des Zeitkriteriums. Bei der strengeren Auslegung, die in manchen Forschungsstudien verwendet wurde, wird eine Episode als höchstens 1 Woche dauernd definiert; dabei müssen

A. Mit Ausnahme der Zeitdauer treffen die Kriterien für eine Episode einer Major-Depression zu.

B. Die depressiven Perioden des Kriteriums A dauern mindestens 2 Tage, aber kürzer als 2 Wochen.

C. Die depressiven Perioden treten mindestens einmal im Monat während 12 aufeinanderfolgenden Monaten auf und stehen nicht in Zusammenhang mit dem Menstruationszyklus.

D. Die Perioden der depressiven Stimmung führen in klinisch bedeutsamer Weise zu Leiden oder Beeinträchtigungen in sozialen, beruflichen oder anderen wichtigen Funktionsbereichen.

E. Die Symptome gehen nicht auf die direkte körperliche Wirkung einer Substanz (z.B. Droge, Medikament) oder eines medizinischen Krankheitsfaktors (z.B. Hypothyreose) zurück.

F. Es hat nie eine Episode einer Major-Depression bestanden und die Kriterien für eine dysthyme Störung sind nicht erfüllt.

G. Es hat nie eine manische, eine gemischte oder eine hypomanische Episode bestanden und die Kriterien einer zyklothymen Störung sind nicht erfüllt.
Beachte: Dieser Ausschluß trifft nicht zu, wenn alle einer manischen, gemischten oder hypomanischen Episode ähnlichen Episoden durch eine Substanz oder Behandlung induziert sind.

H. Die affektive Störung tritt nicht ausschließlich während einer Schizophrenie, schizophreniformen Störung, schizoaffektiven Störung, wahnhaften Störung oder nicht näher bezeichneten psychotischen Störung auf.

Übersicht 4.
DSM-IV-Forschungskriterien für die rezidivierende kurze depressive Störung

mindestens 4 depressive Symptome vorliegen. Solche Episoden müssen 1 Jahr lang mindestens einmal pro Monat auftreten, und es müssen Anzeichen für eine Einschränkung der sozialen oder beruflichen Funktionsfähigkeit vorliegen (Angst 1990).

Die Diagnosekriterien für die rezidivierende kurze Depression finden sich z.Z. als Forschungskriterien im Anhang des DSM-IV unter der Rubrik „Kriterienlisten und Achsen, die für weitere Forschung vorgesehen sind" (Übersicht 4). Auf der Grundlage des DSM-IV würden Fälle, bei denen diese Kriterien erfüllt sind, als nicht näher bezeichnete depressive Störung diagnostiziert. Die ICD-10 enthält eine Kategorie rezidivierende depressive Störungen, doch müssen Patienten die vollen Diagnosekriterien für Major-Depression erfüllen, damit sie von dieser Kategorie erfaßt werden. Die rezidivierende kurze Depression würde gemäß ICD-10 der allgemeinen Kategorie nicht näher bezeichnete anhaltende affektive Störungen zugeordnet.

– Diagnosekriterien des DSM-IV

Die Frage, ob diese Diagnose notwendig ist, um Personen mit einer ernsthaften Störung zu erfassen, die die Kriterien für Major-Depression oder Dysthymie nicht erfüllen, ist z.Z. noch ungeklärt. In Untersuchungen, in denen klinische Variablen wie Familiengeschichte, Ersterkran-

– Notwendigkeit der Diagnose

kungsalter und Komorbidität psychischer Störungen verglichen wurden, zeigten sich keine Unterschiede zwischen rezidivierender kurzer Depression und Major-Depression; das gleiche gilt für biologische Parameter wie den Dexamethason-Suppressionstest oder den TRH-Test. Bei der DSM-IV-Feldstudie zu affektiven Störungen (Keller et al. 1995) erfüllte die große Mehrheit (91%) der depressiven Patienten entweder die Kriterien für eine Major-Depression oder eine Dysthymie. Dies würde darauf hindeuten, daß zusätzliche Diagnosen nicht benötigt werden.

– Validität

Auch die Frage der Validität dieser Diagnose sowie mögliche Zusammenhänge mit anderen Diagnosen, wie etwa Persönlichkeitsstörungen, werden immer noch diskutiert. Bei Patienten, bei denen häufige Rezidive und nur kurze Genesungsphasen auftreten, kann es schwer sein, diese Störung von der Dysthymie abzugrenzen. Eine mittels einer Stichprobe aus dem Bereich der primären Gesundheitsversorgung durchgeführte Studie ergab jedoch, daß Patienten mit rezidivierender kurzer Depression innerhalb des vorangegangenen Jahres keine Diagnose einer anderen affektiven Störung erhalten hatten (Maier et al. 1994).

Verlauf

Wie die Bezeichnung schon erkennen läßt, ist der Verlauf einer rezidivierenden kurzen Depression chronisch und rezidivierend, und es ist möglich, daß diese Störung besonders schlecht auf die üblichen Behandlungsverfahren für Depressionen anspricht. Die mittlere Episodendauer beträgt etwa 3–5 Tage, und im Laufe eines Jahres treten durchschnittlich 20 Episoden auf (Amore et al. 1995). Die einzelnen Episoden beginnen relativ unvermittelt, und die Symptome erreichen sehr schnell ihre maximale Intensität. Die Zeit bis zum nächsten Rezidiv schwankt und beträgt im Schnitt ca. 18 Tage. Etwa ein Drittel solcher Episoden weist einen hinreichenden Schweregrad auf, um alle Kriterien für eine ernste Major-Depression mit Ausnahme des Zeitkriteriums zu erfüllen (Montgomery u. Montgomery 1992). Angst (1996) beobachtete bei seiner Schweizer Patientengruppe, daß bei 41% der Patienten die rezidivierende kurze Depression in Remission überging, sie bei 35% wieder auftrat, sich bei 22% zu einer Major-Depression entwickelte und bei nur 7% in eine bipolare Störung überging.

Prognose

Die rezidivierende kurze Depression weist möglicherweise ein saisonales Verlaufsmuster auf, ähnlich der saisonalen Depression, und es könnte sein, daß die Wahrscheinlichkeit des Auftretens bestimmter somatischer Probleme, wie etwa funktioneller Magen-Darm-Beschwerden, bei Patienten mit rezidivierender kurzer Depression erhöht ist. Untersuchungen der Suizidalität bei Patienten deuten darauf hin, daß die rezidivierende kurze Depression hierfür einen Risikofaktor darstellen könnte. Weiller et al. (1994) stellten beispielsweise fest, daß fast ein Viertel der von ihnen untersuchten Patienten mit rezidivierender kurzer Depression aus einer Stichprobe aus der primären Gesundheitsversorgung über Suizidversuche in der Vorgeschichte berichtete.

5 Saisonale Depression

Saisonale Depression, auch saisonale affektive Störung genannt, bezeichnet eine affektive Störung, die regelmäßig zu einer bestimmten Jahreszeit auftritt. In den meisten Fällen beginnt eine solche depressive Episode im Laufe des Winters, doch kann sie auch zu anderen Jahreszeiten (beispielsweise im Frühling) ihren Anfang nehmen. Die Winterdepression ist häufig mit hypomanen Episoden im Frühling verbunden.

Bei den Depressionssymptomen dieser Störung handelt es sich oft um „atypische" oder „entgegengesetzte vegetative" Symptome: Hypersomnie, Hyperphagie und Gewichtszunahme sind häufig (Allen et al. 1993). In vielen Fällen klagen Patienten am meisten über Müdigkeit.

Die Prävalenz dieser Störung schwankt in Abhängigkeit von Alter, Geschlecht und geographischer Lage. Sie tritt am häufigsten bei jungen Menschen auf (insbesondere der Wintertyp), und 60–90% der Betroffenen sind Frauen. In höheren Breitengraden ist die Prävalenz höher: In einer Untersuchung der Einwohner von Fairbanks in Alaska fand sich eine Prävalenzrate von fast 10% (Booker u. Hellekson 1992).

Auch wenn die Ursache für die saisonale Depression insgesamt unbekannt ist, nimmt man bei der Winterdepression einen Zusammenhang mit der verkürzten Tageslichtdauer an. Diese Hypothese wird sowohl durch die Tatsache, daß die Störung in höheren Breitengraden häufiger auftritt, als auch durch die erfolgreiche Behandlung der Störung mit Hilfe von Lichttherapie gestützt. Einige Forscher haben die Auffassung vertreten, daß Fehlsteuerungen im serotonergen System, die zu einem schnellen Tryptophanabbau führen, eine Rolle spielen könnten, doch haben sich keine durchgängigen Beweise für diese Hypothese finden lassen. Weiterhin sind Störungen des zirkadianen Rhythmus als Ursache ins Feld geführt worden, ohne daß man sich jedoch über die genaue Art dieser Störungen einig gewesen wäre. Für eine familiäre Prädisposition existieren ebenfalls keine eindeutigen Belege.

Bei den in der Vergangenheit verwendeten diagnostischen Kriterien bestand Uneinigkeit darüber, inwiefern depressive Symptome auf das saisonale Verlaufsmuster beschränkt sein sollten (d.h. inwieweit das Auftreten anderer Episoden im Laufe des Jahres ausgeschlossen sein sollte). Das DSM-IV kennt die saisonale Depression als ein spezielles Verlaufsmuster einer Major-Depression und verlangt dafür das Vorliegen eines Auftretensmusters saisonaler Episoden für mindestens 2 Jahre, mit oder ohne andere Episoden einer Major-Depression in dieser Zeitspanne (Übersicht 5). Obwohl die Störung also als Unterform der Major-Depression in das Diagnosesystem aufgenommen worden ist, liegen auch Belege für eine subsyndromale Form dieser Störung vor.

Die Störung nimmt in der Regel einen chronischen und remittierenden Verlauf. Bis zu einem Drittel der Patienten, die an einer saisonalen Depression leiden, zeigen auch für eine rezidivierende kurze Depression typische Symptome.

Übersicht 5.
DSM-IV-Kriterien für die Zusatzkodierung „mit saisonalem Muster"

> *Bestimme, ob:*
>
> *Mit saisonalem Muster* (kann auf depressive Episoden bei Bipolar-I-Störung, Bipolar-II-Störung oder rezidivierender Major-Depression angewendet werden)
>
> A. Es besteht ein regelmäßiger zeitlicher Zusammenhang zwischen dem Auftreten von depressiven Episoden bei Bipolar-I- oder Bipolar-II-Störungen oder rezidivierender Major-Depression und einer bestimmten Jahreszeit (z. B. regelmäßiges Auftreten einer Episode einer Major-Depression im Herbst oder Winter).
> *Beachte:* Fälle mit offensichtlichem Einfluß von saisonal bedingten psychosozialen Belastungsfaktoren werden nicht gewertet (z. B. regelmäßige Arbeitslosigkeit im Winter).
>
> B. Vollständige Remissionen (oder ein Wechsel von Depression zu Manie oder Hypomanie) treten ebenfalls zu einer bestimmten Jahreszeit auf (z. B. die Depression remittiert regelmäßig im Frühjahr).
>
> C. In den vergangenen 2 Jahren sind 2 Episoden einer Major-Depression mit saisonaler Abhängigkeit gemäß den Kriterien A und B aufgetreten; in diesem Zeitraum sind keine nichtsaisonabhängigen Episoden einer Major-Depression aufgetreten.
>
> D. Die Gesamtzahl der saisonabhängigen Episoden einer Major-Depression (wie oben beschrieben) geht im Langzeitverlauf der betroffenen Personen deutlich über die Gesamtzahl der nichtsaisonabhängigen Episoden einer Major-Depression hinaus.

Die Frage, ob es bei Patienten mit dieser Störung bei einem ausschließlich saisonalen Verlaufsmuster bleibt, ist nicht eindeutig zu beantworten. In einer retrospektiven Untersuchung (Schwartz et al. 1996) zeigte sich, daß bei weniger als der Hälfte der Patienten (42%) mit einem saisonalen Verlaufsmuster eine rezidivierende Störung vorlag, bei der ein rein saisonaler Verlauf zu beobachten war. Bei einem ähnlich großen Anteil der untersuchten Patienten traten in demselben untersuchten Achtjahreszeitraum auch Episoden einer nichtsaisonalen Depression auf, und nur bei 14% war eine vollständige Remission zu beobachten. Eine andere, in Japan durchgeführte Studie erbrachte, daß bei 22% der Patienten mit saisonaler Depression ein langfristig gleichbleibendes Verlaufsmuster zu erkennen war, im Durchschnitt über eine Zeitspanne von 10 Jahren (Sakamoto et al. 1995).

6 Leichte depressive Störung

Definition

Die leichte depressive Störung („minor depressive disorder") ist, wie der Name schon sagt, eine leichtere Form einer Major-Depression – gewissermaßen eine unterschwellige Depression. Sie unterscheidet sich von der Major-Depression darin, daß bei ihr weniger Symptome auftreten und sie mit einer geringeren funktionellen Beeinträchtigung einhergeht. Beide Störungen weisen jedoch einen ähnlichen Zeitverlauf auf und sind auch ansonsten vergleichbar.

A. Eine affektive Störung, wie folgt definiert:
  1. Mindestens 2 (aber weniger als 5) der folgenden Symptome sind während derselben Zweiwochenperiode aufgetreten und stellen eine Veränderung gegenüber früheren Funktionen dar. Mindestens eines der Symptome ist a) oder b):
     a) depressive Simmung während der meisten Zeit des Tages fast jeden Tag, festgestellt entweder durch subjektive Beschreibung (z.B. fühlt sich traurig oder leer) oder durch Beobachtung anderer (z.B. scheint den Tränen nahe)

     Beachte: Bei Kindern und Jugendlichen kann es gereizte Stimmung sein

     b) deutlich verringertes Interesse oder Freude an allen oder fast allen Aktivitäten während der meisten Zeit des Tages fast jeden Tag (festgestellt entweder durch subjektive Beschreibung oder durch Beobachtung anderer)
     c) bedeutsamer Gewichtsverlust, ohne Diät zu machen, oder Gewichtszunahme (z.B. eine Veränderung des Körpergewichts von mehr als 5% in 1 Monat) oder zunehmender oder abnehmender Appetit nahezu jeden Tag

     Beachte: Berücksichtige bei Kindern ein Ausbleiben der zu erwartenden Gewichtszunahme

     d) Insomnie oder Hypersomnie nahezu jeden Tag
     e) psychomotorische Erregung oder Verlangsamung fast jeden Tag (beobachtbar durch andere, nicht lediglich subjektive Gefühle der Ruhelosigkeit oder Verlangsamung)
     f) Müdigkeit oder Energieverlust fast jeden Tag
     g) Gefühle von Wertlosigkeit oder von exzessiver oder unangemessener Schuld (welche wahnhaft sein kann) fast jeden Tag (nicht lediglich Selbstbeschuldigung oder Schuldgefühl über das Kranksein)
     h) verminderte Denk- oder Konzentrationsfähigkeit bzw. Unentschlossenheit fast jeden Tag (entweder durch subjektive Angaben oder durch andere beobachtet)
     i) wiederkehrende Gedanken an den Tod (nicht allein die Angst zu sterben), wiederkehrende suizidale Vorstellungen ohne einen spezifischen Plan oder ein Suizidversuch oder ein spezieller Plan, Suizid zu begehen
  2. Die Symptome verursachen klinisch relevantes Leiden oder eine Beeinträchtigung in sozialen, beruflichen oder anderen wichtigen Funktionsbereichen.
  3. Die Symptome sind nicht auf die direkte körperliche Wirkung einer Substanz (z.B. Droge, Medikament) oder eines medizinischen Krankheitsfaktors (z.B. Hypothyreoidismus) zurückzuführen.
  4. Die Symptome können nicht besser durch eine Trauerreaktion (d.h. eine normale Reaktion nach dem Tod eines geliebten Menschen) erklärt werden.

B. Es hat nie eine Episode einer Major-Depression bestanden, und die Kriterien für eine dysthyme Störung werden nicht erfüllt.

Übersicht 6 (Fortsetzung)

> C. Es hat nie eine manische, eine gemischte oder eine hypomane Episode bestanden, und die Kriterien einer zyklothymen Störung werden nicht erfüllt.
> *Beachte:* Dieser Ausschluß trifft nicht zu, wenn alle einer manischen, gemischten oder hypomanischen Episode ähnlichen Episoden durch eine Substanz oder eine Behandlung induziert sind.
> D. Das affektive Störungsbild tritt nicht ausschließlich während einer Schizophrenie, schizophreniformen Störung, schizoaffektiven Störung, wahnhaften Störung oder nicht näher bezeichneten psychotischen Störung auf.

Prävalenz

Die Prävalenz dieser Störung ist unklar, da über die Kriterien für diese Störung wenig Einigkeit herrscht. Man nimmt an, daß sie mindestens so häufig ist wie die Major-Depression. In der DSM-IV-Feldstudie zu affektiven Störungen (Keller et al. 1995) erfüllten 4% der Stichprobe die Kriterien für die leichte depressive Störung. Schätzungen der Häufigkeit in Populationen der primären Gesundheitsversorgung reichen von 6–10%.

Diagnose

Die leichte depressive Störung mit den dazugehörigen Forschungskriterien findet sich gegenwärtig im Anhang des DSM-IV unter „Kriterienlisten und Achsen, die für weitere Forschung vorgesehen sind" (Übersicht 6). Personen, die diese Kriterien erfüllen, würden momentan entsprechend DSM-IV unter die Diagnose Anpassungsstörung mit depressiver Stimmung fallen. Offenbar besteht eine deutliche Zurückhaltung gegenüber der Einführung einer Diagnose, bei der es sich möglicherweise nur um eine unterschwellige Form einer bereits existierenden Diagnose handelt. Im ICD-10 würde die Diagnose mit der Kategorie „andere affektive Störungen" erfaßt.

Verlauf und Prognose

Der Verlauf dieser Störung ist nicht belegt, doch nimmt man an, daß er demjenigen der Major-Depression ähnelt. Patienten mit dieser Störung weisen eine höhere Komorbidität somatischer Erkrankungen und multiple unerklärte körperliche Symptome auf, und sie verursachen ein erhöhtes Maß an Kosten für medizinische Behandlung.

7 Störung mit Angst und Depression, gemischt

Definition

Bei der Störung mit Angst und Depression, gemischt, sind sowohl ängstliche als auch depressive Symptome vorhanden, ohne jeweils die Schwelle für eine klinische Diagnose zu erreichen. Auch wenn bei dieser Störung die strengen Kriterien einer Angst- oder Depressionsdiagnose also nicht erfüllt sind, führt die Störung doch zu einer deutlichen Beeinträchtigung (Zinbarg et al. 1994).

Prävalenz

In den Feldstudien für das DSM-IV (Zinbarg et al. 1994) war die Störung mit Angst und Depression, gemischt, häufig – mindestens so häufig wie etablierte Angst- oder affektive Störungen –, insbesondere in Einrichtungen der primären Gesundheitsversorgung.

Die Störung mit Angst und Depression, gemischt, ist gegenwärtig mit ihren Forschungskriterien im Anhang des DSM-IV unter „Kriterienlisten und Achsen, die für weitere Forschung vorgesehen sind" zu finden. Nach der derzeit gültigen Nomenklatur würden Personen, die diese Kriterien erfüllen, die DSM-IV-Diagnose nicht näher bezeichnete Angststörung erhalten.

Diagnose

Das Vorhandensein dieses anscheinend häufigen Syndroms läßt möglicherweise einen wenig günstigen Krankheitsverlauf erwarten. Unklar ist allerdings, ob solch eine schlechte Prognose nicht einfach auf den additiven Effekt der in dieser Gruppe zu findenden komorbiden Syndrome zurückzuführen ist. Joffe et al. (1993) stellten fest, daß eine schlechte Prognose mit einer größeren symptomatischen und funktionellen Beeinträchtigung bei Patienten mit ängstlichen und depressiven Symptomen in Zusammenhang stand. Andererseits kamen Clayton et al. (1991) zu dem Ergebnis, daß ein verzögertes Ansprechen auf die Behandlung nicht auf den Schweregrad der Erkrankung zurückzuführen war. Vielleicht könnte eine breitere Verwendung dieser vorläufig formulierten Diagnose zur Aufklärung solcher scheinbaren Widersprüche beitragen.

Prognose

8 Behandlung

Der vielleicht interessanteste und gleichzeitig umstrittenste Bereich der Forschung zu „anderen affektiven Störungen" betrifft die Frage der Behandlung. In der Vergangenheit gründete sich die Behandlung der meisten dieser Störungen (insbesondere der Dysthymie und der unterschwelligen depressiven Störungen) mehr auf theoretische Annahmen über diese Erkrankungen als auf empirische Untersuchungen. Das Ergebnis war eine unzureichende Behandlung dieser Patienten. In einer Untersuchung an depressiven Patienten, die im Mittel 30 Jahre lang an Dysthymie litten, zeigte sich, daß nur etwa 40% jemals pharmakotherapeutisch und nur 56% psychotherapeutisch behandelt worden waren (Shelton et al. 1997). Abgesehen von der saisonalen Depression (die getrennt erörtert werden wird), betrifft die große Mehrheit der vorliegenden Daten die Behandlung der Dysthymie.

Oft unzureichende Behandlung

8.1 Psychotherapie

Die übliche Behandlung für Dysthymie und unterschwellige depressive Störungen besteht in Psychotherapie. Dies ist auf die traditionelle Sichtweise der Dysthymie als einer Störung, die eher das Ergebnis von Entwicklungsprozessen und Persönlichkeitsfaktoren ist, als daß sie auf „physiologischen" Faktoren beruht, zurückzuführen.[1] Für diese Unterscheidung gibt es jedoch kaum empirische Belege. Die wenigen vorlie-

---

[1] Wenn nur bestimmte Arten der Depression physiologisch bedingt sind, was sind dann die anderen? Die philosophische Vorstellung einer solchen Dichotomie von Körper und Geist ist zweifellos nicht haltbar. Dennoch liegt diese Dichotomie unserer Ansicht nach immer noch einem Großteil unseres klinisch-praktischen Handelns zugrunde.

genden Studien weisen meist methodische Mängel auf (kleine Stichproben, Fehlen einer Kontrollgruppe) (Markowitz 1994; Conte u. Karasu 1992). Darüber hinaus besteht bei diesen Untersuchungen eine gewisse Schwierigkeit darin, das Therapieziel für diese an einer chronischen Störung leidende Zielgruppe zu definieren: Sollte man eine Symptomreduktion, eine verbesserte psychosoziale Funktionsfähigkeit oder die Vermeidung eines Rückfalls anstreben? In der Mehrzahl der vorliegenden Studien wurde das Erreichen des erstgenannten Ziels (Symptomreduktion) überprüft.

Therapieziele

Therapieformen

Die am häufigsten untersuchten psychotherapeutischen Techniken sind – wie zu erwarten – solche, die einfach zu standardisieren sind, wie etwa die kognitive Therapie. Neben der kognitiven Therapie sind eine Reihe anderer Therapieformen untersucht worden, darunter die interpersonelle Therapie, Paartherapie, Gruppentherapie und Familientherapie (Markowitz 1994; Conte u. Karasu 1992; Paykel 1994). In der Mehrzahl der Studien wird ein mindestens teilweiser Therapieerfolg berichtet; die methodischen Probleme lassen allerdings keine allgemeingültigen Schlußfolgerungen zu.

8.2 Pharmakotherapie

Wie schon erwähnt, galt die Pharmakotherapie bei der Dysthymie, der leichten depressiven Störung sowie anderen affektiven Störungen, die die Kriterien für eine Major-Depression nicht erfüllen, lange Zeit nicht als Therapie der Wahl. Dies beruhte größtenteils auf der Vorstellung, daß die Dysthymie und die anderen Störungen mehr mit den Persönlichkeitsstörungen als mit der Major-Depression gemein hatten. Dieses Vorurteil ist immer noch verbreitet; selbst Studien jüngeren Datums zeigen, daß Antidepressiva bei Dysthymie mit größerer Wahrscheinlichkeit eingesetzt werden, wenn bei dem Patienten in der Vorgeschichte eine Major-Depression vorlag, als wenn nur die Dysthymie diagnostiziert wurde (Shelton et al. 1997). Möglicherweise gibt es jedoch zumindest eine gewisse Grundlage für dieses Vorurteil; Akiskal und andere Forscher haben die Auffassung vertreten, daß es bei der primären Dysthymie Unterformen gibt, die eher „charaktermäßig" erscheinen (d.h. eine Art Persönlichkeitsstörung darstellen), und andere, die eher einer „subaffektiven Störung" (d.h. einer weniger schwerwiegenden, ansonsten aber ähnlichen Form einer Major-Depression) gleichkommen (Ravindran et al. 1994).

*Einsatz
von Antidepressiva*

*Wirksamkeit
verschiedener Substanzen*

Ähnlich wie bei der Psychotherapie gibt es auch im Hinblick auf die Pharmakotherapie bei der Dysthymie und anderen affektiven Störungen, die die Kriterien für eine Major-Depression nicht erfüllen, nur wenige methodisch einwandfreie Untersuchungen. Die Mehrzahl der vorliegenden Studien betrifft die Behandlung der Dysthymie. In den meisten dieser Studien wurde zumindest ein teilweises Ansprechen auf die Medikamente beobachtet (Howland 1991). Für die meisten verfügbaren Wirksubstanzen, wie trizyklische Antidepressiva (Kocsis et al. 1985; Stewart et al. 1993), Serotoninwiederaufnahmehemmer (Hellerstein et al. 1993; Thase et al. 1996; Ravindran et al. 1994; Vanelle 1997) sowie atypische

Substanzen wie Ritanserin (Bakish et al. 1994), Moclobemid (Botte et al. 1992) und Amisulprid (Boyer u. Lecrubier 1996) liegen inzwischen kontrollierte Studien vor, die ihre Wirksamkeit belegen.

Einige Ansätze liegen vor, um zu prüfen, ob einige Substanzen eine höhere Wirksamkeit aufweisen als andere; beispielsweise deuteten einige ältere Daten darauf hin, daß bei der Dysthymie Monoaminoxydasehemmer einen vergleichsweise größeren Nutzen versprechen (Howland 1991). Allerdings gibt es keine eindeutigen Belege dafür, daß eine bestimmte Substanz wirksamer ist als eine andere. Der Großteil der verfügbaren Daten zeigt vielmehr, daß wahrscheinlich alle zur Behandlung der Major-Depression eingesetzten Wirksubstanzen auch bei diesen anderen Störungen wirksam sind. Wie bereits erwähnt, besteht das Hauptproblem bei diesen Störungen nach wie vor eher in einer unzureichenden Behandlung überhaupt als in zu geringen Erfolgsaussichten für irgendeine bestimmte Behandlung.

8.3 Lichttherapie bei saisonaler Depression

Da der Einsatz der Lichttherapie bei der saisonalen Depression bereits weit bekannt ist und vielfach beschrieben worden ist, soll an dieser Stelle kein vollständiger Überblick über die Therapie der saisonalen Depression gegeben werden. Ähnlich der Situation bei der Ätiologie der saisonalen Depression gibt es auch in bezug auf ihre Behandlung keinen Mechanismus (wie etwa eine erfolgreiche Abstimmung der zirkadianen Phasenabläufe), der alle empirisch beobachtbaren Sachverhalte in angemessener Weise erklären könnte. Im Hinblick auf die Lichttherapie sind mehrere Fragen von besonderem Interesse:
1. Ist Lichttherapie für die Behandlung der saisonalen Depression spezifisch?
2. Welche Aspekte der Behandlung sind für die Wirksamkeit entscheidend?
3. Ist sie für die saisonale Depression die Behandlung der Wahl oder nur eine von mehreren Alternativen?

Forschungsfragen

Die Lichttherapie ist schwierig zu untersuchen; beispielsweise dürfte die Konstruktion einer überzeugenden Placebobedingung ziemlich schwerfallen. Allerdings liegt eine große Anzahl von Studien mit umfangreichen Stichproben und hinlänglicher methodischer Güte vor. Die Mehrzahl dieser Studien belegt eindrücklich die Wirksamkeit von Lichttherapie bei saisonaler Depression und spricht somit für einen Einsatz dieses Verfahrens als Behandlungsmethode der 1. Wahl (Lam et al. 1989). Ob die Lichttherapie spezifisch bei saisonaler Depression wirkt, ist nicht so eindeutig. Die meisten Untersuchungen scheinen eine Spezifität für die saisonale Depression zu unterstützen (Thalen et al. 1997); so ist bei Patienten mit nichtsaisonaler Depression kein oder nur ein geringes Ansprechen auf die Behandlung zu beobachten.

Wirksamkeit

– bei saisonaler Depression

Bei den Studien, die einen positiven Effekt von Lichttherapie bei nichtsaisonaler Depression zeigen (z.B. Mackert et al. 1990), fällt auf, daß keine Beziehung zwischen Dosis (Lichtintensität) und Wirkung zu er-

– bei nichtsaisonaler Depression

kennen ist, wie sie bei Studien der saisonalen Depression beobachtet worden ist, was die Frage nach einem möglichen Placeboeffekt aufwirft. Festzuhalten bleibt, daß zur Klärung dieser Frage weitere Studien erforderlich sind, und es ist durchaus denkbar, daß die Lichttherapie auch bei der nichtsaisonalen Depression eine Rolle spielen kann – entweder allein oder in Verbindung mit einer Pharmakotherapie (Lam et al. 1989).

Einflußfaktoren auf die Wirksamkeit

–Lichtquelle

Mehrere Aspekte der Behandlung scheinen einen direkten Einfluß auf die Wirksamkeit auszuüben. Die Augen des Patienten müssen direkt der Lichtquelle ausgesetzt sein, da der therapeutische Effekt wohl optisch (und nicht durch ein anderes Organ, wie etwa die Haut) vermittelt wird (Attar Levy 1997). In ähnlicher Weise steht die Wirksamkeit der Behandlung in engem Zusammenhang mit ihrer Länge und mit der Intensität des verwendeten Lichts. Vom Vorhandensein der Ultraviolett-A-Wellenlängen des Lichts ist der Effekt offenbar nicht abhängig (Lam et al. 1992), was angesichts der potentiellen Nebenwirkungen chronischer Ultraviolettbestrahlung einen günstigen Umstand darstellt. Möglicherweise verdient eine Breitbandbestrahlung mit Weißlicht gegenüber anderen, schmaleren Spektra den Vorzug (Stewart 1991); allerdings scheint die Lichtintensität von größerer Bedeutung zu sein als das verwendete Spektrum.

– Tageszeit

Die Frage, zu welcher Tageszeit die Lichttherapie zweckmäßigerweise angewendet werden sollte, ist umstritten. Es gibt sehr widersprüchliche Erkenntnisse darüber, ob eine morgendliche oder abendliche Bestrahlung vorzuziehen ist (oder ob dies unbedeutend ist). Für diese Diskrepanzen werden meist nicht vergleichbare Versuchspläne oder die generelle Schwierigkeit, methodisch einwandfreie Untersuchungen zu konzipieren, verantwortlich gemacht. Vielfach wird ein „Crossover"-Design verwendet, was zu schwer interpretierbaren Ergebnissen führt, da die Reihenfolge, in der die Behandlung erfolgt, einen Einfluß auf das Behandlungsergebnis haben kann. In einer randomisierten und kontrollierten Studie von Wirz-Justice et al. (1993), bei der 40 Patienten mit saisonaler Depression mit Hilfe eines parallelen Designs untersucht wurden, ergaben sich keine differentiellen Effekte in Abhängigkeit vom Zeitplan der Behandlung. Dieses Ergebnis ist von keiner nachfolgenden Untersuchung überzeugend widerlegt worden.

Alternative Behandlungsansätze

Zur letzten der aufgeführten Fragen, der Wirksamkeit der Lichttherapie im Vergleich zu anderen Behandlungsmethoden der saisonalen Depression, liegen kaum Erkenntnisse vor. Gleichwohl ist dies eine wichtige Frage; schließlich ist die Lichttherapie in der Regel nicht an so vielen Orten verfügbar, und sie ist im Vergleich zu einer medikamentösen Therapie schwieriger durchzuführen. Vergleichende Wirksamkeitsstudien existieren praktisch überhaupt nicht. Bei der Pharmakotherapie der saisonalen Depression steckt die Forschung insgesamt noch in den Anfängen. Bislang ist die Wirksamkeit einer Reihe von Substanzen nachgewiesen worden (zumindest in offenen Studien), darunter Buproprion (Dilsaver et al. 1992), Citalopram (Wirz-Justice et al. 1992), Fluoxetin (Ruhrmann et al. 1993), d-Fenfluramin (O'Rourke et al. 1989) und das natürliche Heilmittel Hypericum (Kasper 1997).

9 Literatur

Allen JM, Lam RW, Remick RA, Sadovnick AD (1993) Depressive symptoms and family history in seasonal and nonseasonal mood disorders. Am J Psychiatry 150:443–448

Amore M, Ricci M, Giorgetti G (1995) Recurrent brief depression. Minerva Psichiatr 36:83–89

Angst J (1990) Recurrent brief depression. A new concept of depression. Pharmacopsychiatry 23:63–66

Angst J (1996) Comorbidity of mood disorders: a longitudinal prospective study. Br J Psychiatry 30(Suppl):31–7

APA (1980) Diagnostic and statistical manual of mental disorders, 3rd edn. APA, Washington DC

APA (1994) Diagnostic and statistical manual of mental disorders, 4th edn. APA, Washington DC

Attar Levy D (1997) Seasonal depression. Rev Prat 47:1899–903

Bakish D, Ravindran A, Hooper C, Lapierre Y (1994) Psychopharmacological treatment response of patients with a DSM-III diagnosis of dysthymia disorder. Psychopharm Bull 30:53–59

Booker JM, Hellekson CJ (1992) Prevalence of seasonal affective disorder in Alaska. Am J Psychiatry 149:1176–1182

Botte J, Evrard JL, Gilles C, Stenier P, Wolfrum C (1992) Controlled comparison of RO-11-1163 (moclobemide) and placebo in the treatment of depression. Acta Psychiatry Belg 92:355–69

Boyer P, Lecrubier Y (1996) Atypical antipsychotic drugs in dysthymia: placebo controlled studies of amisulpride versus imipramine, versus amineptine. Eur Psychiatry 11(Suppl 3):135S–140 S

Clayton PJ, Grove WM, Coryell W, Keller M, Hirschfeld R, Fawcett J (1991) Follow-up and family study of anxious depression. Am J Psychiatry 148:1512–1517

Conte HR, Karasu TB (1992) A review of treatment studies of minor depression: 1980–1991. Am J Psychother 46:58–74

Dilsaver SC, Qamar AB, De Medico VJ (1992) The efficacy of buproprion in winter depression: results of an open trial. J Clin Psychiatry 53:252–255

Hellerstein DJ, Yanowitch P, Rosenthal J et al. (1993) A randomized double-blind study of fluoxetine versus placebo in the treatment of dysthymia. Am J Psychiatry 150:1169–1175

Howland RH (1991) Pharmacotherapy of dysthymia: a review. J Clin Psychopharmacol 11:83–92

Joffe RT, Bagby RM, Levitt A (1993) Anxious and nonanxious depression. Am J Psychiatry 150:1257–1258

Kasper S (1997) Treatment of seasonal affective disorder (SAD) with hypericum extract. Pharmacopsychiatry 30(Suppl 2):89–93

Keller MB, Hanks DL (1995) Course and natural history of chronic depression. In: Kocsis JH, Klein DN (eds) Diagnosis and treatment of chronic depression. Guilford, New York

Keller MB, Shapiro RW, Lavori PW, Wolfe N (1982) Recovery in major depressive disorder: analysis with the life table. Arch Gen Psychiatry 39:905–910

Keller MB, Lavori PW, Endicott J, Coryell W, Klerman GL (1983) „Double depression": two-year follow-up. Am J Psychiatry 140:689–694

Keller MB, Klein DN, Hirschfeld RMA et al. (1995) Results of the DSM-IV Mood Disorders Field Trial. Am J Psychiatry 152:843–849

Klerman GL (1984) History and development of modern concepts of affective illness. In: Post RM, Ballenger JC (eds) Neurobiology of mood disorders. Williams & Wilkins, Baltimore, pp 1–19

Kocsis JH, Frances AJ, Voss C, Mann JJ, Mason BJ, Sweeney J (1985) Imipramine treatment for chronic depression. Arch Gen Psychiatry 45:253–257

Lam RW, Kripke DF, Gillin JC (1989) Phototherapy for depressive disorders: a review. Can J Psychiatry 34:140–147

Lam RW, Buchanan A, Mador JA, Corral MR, Remick RA (1992) The effects of ultraviolet-A wavelengths in light therapy for seasonal depression. J Affect Disord 24:237–243

Lauterbach EC, Jackson JG, Price ST, Wilson AN, Kirsh AD, Dever GE (1997) Clinical, motor, and biological correlates of depressive disorders after focal subcortical lesions. J Neuropsychiatry Clin Neurosci 9:259–266

Leake A, Griffiths HW, Ferrier IN (1989) Plasma N-POMC, ACTH and cortisol following hCRH administration in major depression and dysthymia. J Affect Disord 17:57–64

Maier W, Herr R, Lichtermann D, Gansicke M, Benkert O, Faust G (1994) Brief depression among patients in general practice. Prevalence and variation by recurrence and severity. Eur Arch Psychiatry Clin Neurosci 244:190–195

Markowitz JC (1994) Psychotherapy of dysthymia. Am J Psychiatry 151:1114–1121

Moller A, Wiedemann G, Rohde U, Backmund H, Sonntag A (1994) Correlates of cognitive impairment and depressive mood disorder in multiple sclerosis. Acta Psychiatr Scand 89:117–121

Montgomery SA, Montgomery D (1992) Features of recurrent brief depression. Encephale 18/4:521–523

O'Rourke D, Wurtman JJ, Wurtman RJ, Chebli R, Gleason R (1989) Treatment of seasonal depression with d-fenfluramine. J Clin Psychiatry 50:343–347

Paykel ES (1994) Dysthymia in clinical practice: psychological therapies. Acta Psychiatr Scand (Suppl)383:35–41

Ravindran AV, Bialik RJ, Lapierre YD (1994) Therapeutic efficacy of specific serotonin reuptake inhibitors (SSRIs) in dysthymia. Can J Psychiatry 39:21–26

Remick RA, Sadovnick AD, Lam RW, Zis AP, Yee IM (1996) Major depression, minor depression, and double depression: are they distinct clinical entities? Am J Med Genet 67:347–353

Ruhrmann S, Kasper SD, Hawellek B et al. (1993) Fluoxetine versus light therapy in the treatment of SAD [Abstract]. Biol Psychiatry 33:83 A

Sakamoto K, Nakadaira S, Kamo K, Kamo T, Takahashi K (1995) A longitudinal follow-up study of seasonal affective disorder. Am J Psychiatry 152:862–868

Sansone RA, Sansone LA (1996) Dysthymic disorder: the chronic depression. Am Fam Physician 53:2588–2596

Schwartz PJ, Brown C, Wehr TA, Rosenthal NE (1996) Winter seasonal affective disorder: a follow-up study of the first 59 patients of the National Institute of Mental Health Seasonal Studies Program. Am J Psychiatry 153:1028–1036

Shelton RC, Davidson J, Yonkers KA, Koran L, Thase ME, Pearlstein T,

Halbreich U (1997) The under-treatment of dysthymia. J Clin Psychiatry 58:59–65

Stewart JW, McGrath PJ, Quitkin FM et al. (1993) Chronic depression: response to placebo, imipramine and phenelzine. J Clin Psychopharmacol 13:391–396

Stewart KT, Gaddy JR, Byrne B, Miller S, Brainard GC (1991) Effects of green or white light for treatment of seasonal depression. Psychiatry Res 38:261–270

Thalen BE, Morkrid L, Kjellman BF, Wetterberg L (1997) Cortisol in light treatment of seasonal and non-seasonal depression: relationship between melatonin and cortisol. Acta Psychiatr Scand 96:385–394

Thase ME, Fava M, Halbreich U et al. (1996) A placebo-controlled, randomized clinical trial comparing sertraline and imipramine for the treatment of dysthymia. Arch Gen Psychiatry 53:777–784

Thomas P, Vaiva G, Samaille E (1993) Cerebral blood flow in major depression and dysthymia. J Affect Disord 29:235–242

Vanelle JM (1997) Controlled efficacy study of fluoxetine in dysthymia. Br J Psychiatry 170:345–350

Weiller E, Lecrubier Y, Maier W, Ustun TB (1994) The relevance of recurrent brief depression in primary care. A report from the WHO project on Psychological Problems in General Health Care conducted in 14 countries. Eur Arch Psychiatry Clin Neurosci 244:182–189

Wells KB, Burnam MA, Rogers W, Hays R, Camp P (1992) The course of depression in adult outpatients. Results from the Medical Outcomes Study. Arch Gen Psychiatry 49:788–794

Wirz-Justice A, ven der Velde P, Bucher A, Nil R (1992) Comparison of light treatment with citalopram in winter depression: a longitudinal single case study. Int Clin Psychopharmacol 7:109–116

Wirz-Justice A, Graw P, Krauchi K (1993) Light therapy in seasonal affective disorder is independent of time of day or circadian phase. Arch Gen Psychiatry 50:929–937

Zinbarg RE, Barlow DH, Liebowitz M et al. (1994) The DSM-IV field trial for mixed anxiety–depression. Am J Psychiatry 151:1153–1162

KAPITEL 17
Epidemiologie affektiver Störungen

H.-U. WITTCHEN

1 Einleitung

Forschungsstand

Die Hauptformen affektiver Störungen, mit denen sich dieses Kapitel befaßt, nämlich Major-Depression, bipolare Störungen und die Dysthymie, können in der internationalen Gesamtschau als epidemiologisch gut untersucht gelten. Allerdings muß einschränkend darauf hingewiesen werden, daß dies nur für den Bereich der deskriptiven Epidemiologie gilt, also für die Feststellung von Prävalenz, vermeintlichen Risikofaktoren sowie möglicher Komplikationen (z. B. Komorbidität). Weniger gut ist die Erkenntnislage hinsichtlich relevanter Risikofaktoren, versorgungsepidemiologischer Aspekte, depressionsbezogener Behinderungen, hinsichtlich des Spontanverlaufs sowie der Inzidenz affektiver Störungen in verschiedenen Altersgruppen. Defizite bestehen ferner bezüglich anderer, den affektiven Störungen zurechenbarer Erkrankungsformen wie der Anpassungsstörung, Mischbildern, kurzen wiederkehrende depressive Störungen sowie unterschwelligen Depressionen („subthreshold" oder „minor depression"), die auch mit erheblichen psychosozialen Einschränkungen einhergehen können.

Für den deutschsprachigen Bereich liegen nur wenige, zumeist regional begrenzte Studien aus den 80er und 90er Jahren vor, so daß sich verläßliche bundesweite Abschätzungen, insbesondere auch hinsichtlich der Frage von Ost-West-Unterschieden nicht ableiten lassen. Der folgende Überblick beschränkt sich auf Studien, die sich bevölkerungsbezogen mit der Prävalenz affektiver Erkrankungen im engeren Sinne auf der Grundlage der Kriterien von DSM-III, DSM-III-R, ICD-10 oder DSM-IV mittels strukturierter und standardisierter diagnostischer Instrumente beschäftigt haben. Damit schließen wir bewußt ältere Studien aus, die umfassend bei Shepherd (1975) in der früheren Ausgabe der *Psychiatrie der Gegenwart* abgehandelt wurden.

Definition und Klassifikation affektiver Störungen

Die beiden derzeit international gebräuchlichen diagnostischen Klassifikationssysteme ICD-10 und DSM-IV definieren affektive Störungen in durchaus ähnlicher Weise und zwar sowohl auf der Symptom-, wie auch auf der diagnostisch-klassifikatorischen Ebene. Diese Konvergenz hat für epidemiologische Studien mit ihren Fallfindungskriterien den großen Vorteil, daß systembedingte artifizielle Unterschiede minimiert werden und zugleich epidemiologische Kennziffern nach beiden Systemen mit ein und denselben diagnostischen Instrumenten erfaßt werden können.

2 Studien zur Prävalenz depressiver und bipolarer Störungen in der Allgemeinbevölkerung

Bevölkerungsbezogene Prävalenzstudien

Tabelle 1 zeigt, daß im deutschsprachigen Raum 5 bevölkerungsbezogene Prävalenzstudien neueren Datums vorliegen. Nämlich die zwischen 1974 und 1981 durchgeführte (bezogen auf die alten Bundesländer) bundesweite Münchener Follow-up-Studie (MFS) von Wittchen u. von Zerssen (1987), die von Fichter (1990) durchgeführte regional begrenzte Nachuntersuchung im Rahmen der Traunstein-Studie (Oberbayern), die regional

Tabelle 1.
Prävalenz affektiver Störungen nach DSM-III, DSM-III-R bzw. DSM-IV

Studie (Land)	Perioden	Affektive Störungen	Subtypen		
			Bipolare Störung	Major-Depression	Dysthymie
ECA (USA)	Punkt	5,2	0,6	2,3	–
Regier et al. (1990 b)	Strecke	5,8	1,0	3,0	–
	Lebenszeit	8,3	1,3	5,9	3,3
NCS (USA)[a]	Punkt	–	–	–	–
Kessler et al. (1994)	Strecke	11,3	1,3	10,3	2,5
	Lebenszeit	19,3	1,6	17,1	6,4
München (Deutschland)	Punkt	5,6	–	1,7	–
Wittchen u. von Zerssen	Strecke	6,9	0,2	3,0	–
(1987)	Lebenszeit	12,9	0,2	9,0	4,0
Oberbayern (Deutschland)	Punkt	8,7	0,2	1,7	5,9
Fichter (1990)	Strecke	–	–	–	–
	Lebenszeit	–	–	–	–
Puerto RicoCanino et al.	Punkt	–	–	–	–
(1987)	Strecke	2,9	0,3	3,0	–
	Lebenszeit	7,9	0,5	4,6	4,7
Edmonton (Kanada)	Punkt	5,1	0,1	2,3	–
Bland et al. (1988 a, b)	Strecke	6,8	0,2	4,6	–
	Lebenszeit	10,2	0,6	8,6	3,7
Seoul (Korea)	Punkt	–	–	–	–
Lee et al. (1990 a, b)	Strecke	5,5	–	–	–
	Lebenszeit	–	0,4	3,3	2,4
Christchurch (Neuseeland)	Punkt	8,5	0,1	3,7	–
Wells et al. (1989)	Strecke	10,4	0,2	6,7	–
	Lebenszeit	14,7	0,7	12,6	6,4
Florenz (Italien)	Punkt	–	0,4	2,8	1,0
Faravelli et al. (1990)	Strecke	–	1,3	6,3	3,0
	Lebenszeit	–	–	–	–
Zürich (Schweiz)	Punkt	–	–	1,8	–
Angst u. Dobler-Mikola	Strecke	–	0,8	7,0	
(1984)					
	Lebenszeit	–	3,3	14,4	0,9
Basel (Schweiz)[a]	Punkt	–	–	3,2	1,7
Wacker et al. (1992)	Strecke	–	–	7,2	2,1
	Lebenszeit	–	0,4	15,7	7,2
München (Deutschland)[b]	Punkt	–	–	–	–
Wittchen et al. (1998)	Strecke	10,1	1,7	5,3	2,9
	Lebenszeit	16,8	1,8	11,8	3,0
Median in % (Streubreite)	Punkt		0,4 (0,1–0,6)	3,1 (1,5–4,9)	2,1 (1,2–3,9)
	Strecke		1,1 (1,0–1,7)	6,5 (2,6–9,8)	3,3 (2,3–4,6)
	Lebenszeit		1,3 (0,6–3,3)	16,1 (4,4–18)	3,6 (3,1–3,9)

[a] DSM-III-R, [b] DSM-IV

begrenzte Alterskohortenstudie von Angst et al. (1984) aus der Schweiz sowie die 1995 durchgeführte EDSP-Studie (Early Developmental Stages of Psychopathology), bei der 3021 Personen aus der Durchschnittsbevölkerung (München) untersucht wurden (Wittchen et al. 1998). Zu erwähnen ist ferner die Basler Studie von Wacker et al. (1992).

Da fast alle Studien regional begrenzt sind (Ausnahme: MFS) und die Mehrzahl enge Altersbegrenzungen aufweist, kann keine der Studien bundes- bzw. landesweite Bevölkerungsrepräsentativität beanspruchen. Darüber hinaus liegen zu Vergleichszwecken verschiedene US-amerikanische aber auch südamerikanische, afrikanische und asiatische Prävalenzuntersuchungen vor, unter denen v.a. der US-amerikanische National Comorbidity Survey (NCS; Kessler et al. 1994) als besonders sorgfältige und umfangreiche Studie hervorzuheben ist.

Verwendete diagnostische Kriterien

In der überwiegenden Mehrzahl haben diese Studien vergleichbare diagnostische Kriterien nach DSM-III, DSM-III-R oder DSM-IV angewendet, die Mehrzahl auf der Grundlage des *Composite International Diagnostic Interview* (*CIDI*; WHO 1990; Wittchen u. Semler 1990; Wittchen u. Pfister 1997) oder der Vorläuferversion, dem *Diagnostic Interview Schedule* (*DIS*; Robins et al. 1982; Wittchen et al. 1985), einem standardisierten diagnostischen Fallfindungsinstrument, mit gut untersuchter Reliabilität und Validität (Wittchen 1994a). Damit liegt zwar für die vergangenen 2 Jahrzehnte zumindest für die Hauptformen affektiver Syndrome eine relativ konsistente Datenbasis vor, jedoch muß bei der Interpretation der folgenden Befunde eine Reihe von methodischen Unterschieden beachtet werden.

Methodische Unterschiede der Studien

So haben fast alle Studien nicht die Gesamtbevölkerung, sondern nur bestimmte Regionen (z.B. Traunstein-Studie; Fichter 1990) untersucht, zudem ist bezüglich der Ergebnisvarianz in Betracht zu ziehen, daß studienspezifische Unterschiede in der Stichprobenziehung, wie z.B. die Begrenzung auf bestimmte Altersstufen, Unterschiede in dem jeweiligen diagnostischen System (DSM-III, DSM-III-R, DSM-IV, ICD-10) wie auch des gewählten Instruments und der Auswertungsmethodik (z.B. Gewichtungsprozeduren) zum Teil eine erhebliche artifizielle Ergebnisvarianz bedingen können.

In Tabelle 1 unterscheiden wir bezüglich der Prävalenz 4 verschiedene Kennziffern: die Lebenszeitprävalenz (Prozentsatz der im Verlaufe ihres bisherigen Lebens von einer affektiven Störung Betroffenen) sowie verschiedene Formen der Querschnittsprävalenz (12-Monatsprävalenz, 6-Monatsprävalenz sowie Punktprävalenz; letztere variiert je nach Studie zwischen Zeitintervallen von 2–4 Wochen).

2.1 Punktprävalenz

Major-Depression

Der zusammenfassende Überblick in Tabelle 1 zeigt, daß trotz einer auf den ersten Blick bemerkenswerten Varianz bezüglich der Lebenszeitraten, die Mehrzahl der Studien ungeachtet ihrer oft stark abweichenden Altersgruppendefinition eine Punktprävalenz von 3,1% für Episoden einer Major-Depression feststellt (Spannbreite: 1,7–3,7%). Dies bedeutet verallgemeinert, daß konservativ geschätzt, ungefähr 3,1% der Bevölkerung im Alter von 15–65 Jahren zum Zeitpunkt der Untersuchung unter einer Depression leiden. Für die Dysthymie ergibt sich ein Median von 2,1% (Spannbreite der Befunde von 1,0–5,9%), für bipolare Störungen ein Median von 0,4% (Spannbreite von 0,1–0,6%). Hierbei muß berücksichtigt werden, daß sich diese Prävalenzabschätzung nur auf die Bipolar-I-Störung, also voll ausgeprägte manische Episoden bezieht.

Dysthymie

Bipolare Störungen

2.2 Strecken- und Lebenszeitprävalenz

Die Lebenszeitprävalenz ist mit 1,3% für bipolare und 3,6% für dysthyme Störungen erwartungsgemäß etwas höher, die für die Major-Depression wesentlich höher als die Punktprävalenz. So wird das Lebenzeitrisiko an einer Major-Depression zu erkranken auf 16,1% geschätzt. Aufgrund der MFS- und der EDSP-Daten, die darüber hinaus Unterteilungen nach Schweregrad und Verlaufstypus ermöglichen, kann geschätzt werden, daß fast ein Drittel aller Major-Depressiven die Kriterien für den rezidivierenden Verlaufstypus erfüllen. Ferner überwiegen eindeutig mittelschwere und schwere Episoden.

Bipolare Störungen
Dysthymie

Major-Depression

Allerdings weisen die Studienbefunde zur Major-Depression auf den ersten Blick eine erhebliche Streubreite auf. Eine genauere Analyse dieser Ergebnisvarianz zeigt, daß diese fast vollständig auf methodische Unterschiede in den Studien, insbesondere die Altersgruppenzusammensetzung sowie die Art der Symptomerfassung und -bewertung, zurückzuführen ist und nur in geringerem Ausmaß auf kulturelle Faktoren (Wittchen et al. 1994). Studien, die den *DIS* mit seinen strengeren Symptomkriterien benutzen, und Studien mit einer sehr großen Altersspanne bis ins hohe Alter weisen danach die niedrigsten Prävalenzraten auf. Beziehen wir uns auf Studien, die eine 6-Monatsprävalenzrate angeben, so liegen die Streckenprävalenzraten bei 6,5% für die Major-Depression, bei 3,3% für Dysthymie und 1,1% für bipolare Störungen.

Große Streubreite der Befunde zur Major-Depression

Ferner ist bemerkenswert, daß neuere Studien höhere Prävalenzraten als ältere aufweisen. Alle Studien der 90er Jahre haben wesentlich höhere Depressionsraten als ältere Studien berichtet und zwar sowohl für Männer als auch für Frauen. Zwar kann hier möglicherweise ein kleiner Anteil der Prävalenzsteigerung auf die sensibleren diagnostischen Kriterien von DSM-III-R, ICD-10 und DSM-IV (Einschluß leichtgradiger depressiver Episoden) zurückgeführt werden, jedoch könnte es auch sein, daß dies ein Hinweis auf eine „wahre" Zunahme depressiver Erkrankungen besonders in jüngeren Altersgruppen ist (s. unten).

Höhere Prävalenzraten in neueren Studien

Betrachten wir verschiedene Altersgruppen bezüglich der Prävalenz so zeigt sich in den meisten Untersuchungen [Epidemiologic-Catchment-Area-(ECA-)Study, NCS, MFS; Weissman et al. 1991; Kessler et al. 1994; Wittchen u. von Zerssen, 1987], daß die Prävalenzraten in der Altersgruppe 30- bis 44jähriger am höchsten sind. Dies betrifft sowohl bipolare Störungen als auch depressive Störungen. Bei der Major-Depression wurden allerdings in einigen Studien die höchsten Raten eher in den et-

Altersabhängige Unterschiede bei Major-Depression

was jüngeren Altersgruppen der 25- bis 30jährigen (Wells et al. 1989; Bland et al. 1988c; Wittchen 1988; Lee et al. 1990b; Wittchen et al. 1992) gefunden. Die EDSP, die ausschließlich 14- bis 25jährige berücksichtigt, zeigte ferner, daß die Major-Depression mit einer Lebenszeitprävalenz von 11,8%, und einer 12-Monatsprävalenz von 5,3% bereits bei Jugendlichen und jungen Erwachsenen eine sehr häufige Erkrankung ist.

Altersabhängige Risikoperioden bei Dysthymie

Bei der Dysthymie finden sich dagegen aufgrund der aggregierten ECA-Daten in Übereinstimmung mit den meisten anderen Studien bis zum 64. Lebensjahr wenig Unterschiede bezüglich einzelner Altersgruppen. Erst nach diesem Alter gehen die Prävalenzraten bemerkenswert zurück (Weissman et al. 1991). Allerdings weisen einige Befunde darauf hin, daß im Alter zwischen 45 und 64 Jahren möglicherweise für diese Erkrankung eine besonders erhöhte Risikoperiode bestehen könnte, die im Zusammenhang mit komorbiden körperlichen Erkrankungen chronischer Art in Beziehung zu stehen scheint (Canino et al. 1987; Wittchen 1988; Wells et al. 1989; Lee et al. 1990b; Wittchen et al. 1992).

Minore Depressionen

Unterschwellige (minore) Depressionen, die zwar nicht voll die strikten Kriterien einer Major-Depression erfüllen, jedoch mit bedeutsamen psychosozialen Einschränkungen verbunden sind, sowie andere depressive Störungen wurden nur selten epidemiologisch untersucht. Oldehinkel et al. (1999) schätzen aufgrund einer sehr sorgfältigen neuen Analyse ihre Prävalenz auf 5.3%. Anpassungsstörungen wurden bisher nur in wenigen, zumeist älteren Studien mit klinischen Kriterien nach ICD-9 untersucht. Hierbei fanden sich bei Wittchen u. von Zerssen (1987) in der MFS Querschnittsprävalenzen von 1,2% und Lebenszeitabschätzungen von 2,3%; etwas höhere Prävalenzen wurden von Fichter für seine oberbayerische Studie mit 4,9% ermittelt (Fichter 1990). Mischbilder von Angst und Depression, die nicht die Kriterien einer der spezifischen Störungen erfüllen, werden auf ca. 1% (Lebenszeit) geschätzt (Wittchen u. Essau 1993a), wenn nur Personen berücksichtigt werden, die nie eine Major-Depression, Dysthmie oder bipolare Störung hatten. Die kurzen wiederkehrenden depressiven Störungen werden nach Untersuchungen von Angst et al. (1990) mit einer 12-Monatsprävalenz von 4,2% bis 7,2% geschätzt.

Anpassungsstörungen

Mischbilder von Angst und Depression

2.3 Schweregrad und Subtypen depressiver Erkrankungen

Überwiegen mittel- und schwergradiger Depressionen

Mit wenigen Ausnahmen sind bislang noch keine gesicherten Abschätzungen bezüglich Schweregrads- (leicht, mittel, schwer) und Verlaufstypen (Einzelepisode, wiederkehrend) depressiver Störungen verfügbar. Die EDSP-Befunde (Oldehinkel et al. 1999) bei Jugendlichen und jungen Erwachsenen lassen jedoch erkennen, daß der überwiegende Teil aller Personen mit einer Major-Depression zumindestens dem mittel- oder schwergradigen Typus zuzuordnen ist; nur 18% wiesen leichtgradige depressive Episoden auf. Aufgrund der Ergebnisse des NCS und der EDSP-Studie ist ferner abzuschätzen, daß 25% (EDSP bei 14- bis 24jährigen) bis 46% (NCS bei 15- bis 55jährigen) aller depressiven Erkrankungen dem wiederkehrenden Verlaufstypus zuzuordnen ist.

	Befunde von Allgemeinarztpraxen in	
	Berlin (N=400)	Mainz (N=400)
Depression (ICD-10: F32/33)	6,1	11,1
Dysthymie (ICD-10: F34)	0,5	0,9
davon als Fall erkannt	(56,7)	(55,6)
davon behandelt		
mit Antidepressiva	(11,4)	(10,5)
mit Sedativa	(5,7)	(23,7)

Tabelle 2.
Punktprävalenz depressiver Störungen in Allgemeinarztpraxen (gewichtete Prävalenz in %). (WHO-Verbundstudie, nach Üstün u. Sartorius 1995)

2.4 Prävalenz depressiver Störungen in der Allgemeinarztpraxis

In Allgemeinarztpraxen, die wegen des regelmäßigen ärztlichen Hilfesuchverhaltens der Bevölkerung auf der einen und der Abschätzung gesundheitsökonomischer Belastungsindikatoren psychiatrischer Art auf der anderen Seite ein besonders relevantes epidemiologisches Untersuchungsfeld darstellen, scheint nach den Befunden einer Multicenterstudie der WHO (Üstün u. Sartorius 1995) die Punktprävalenz affektiver Störungen sogar noch wesentlich höher zu liegen. Unter Beteiligung zweier deutscher Untersuchungszentren (Studienpraxen in Mainz und Berlin) wurde in insgesamt 15 Regionen aus 14 Ländern, auf der Grundlage klinischer Interviews mit dem *CIDI* festgestellt, daß 10,4% aller den Allgemeinarzt aufsuchenden Patienten eine aktuelle depressive Erkrankung nach den ICD-10-Kriterien aufweist (Üstün u. Sartorius 1995). Die entsprechenden Werte für Berlin (6,1%) und Mainz (11,1%) sind aus Tabelle 2 zu ersehen.

Hohe Punktprävalenz affektiver Störungen

Darüber hinaus erfüllten weitere 5,4% die Kriterien einer ICD-10-Diagnose Neurasthenie sowie weitere 6,5% die Kriterien für eine unterschwellige Depression mit erheblichen psychosozialen Einschränkungen. Prävalenzabschätzungen zu bipolaren Störungen wurden nicht gewonnen. Bemerkenswert an dieser Studie sind ferner die hohen Komorbiditätsraten mit Angststörungen aber auch somatoformen und Suchterkrankungen. Diese Studie unterstreicht nicht nur die erhebliche Größenordnung affektiver Störungen in der Allgemeinarztpraxis und die daraus resultierende Belastung für die behandelnden Ärzte (Sartorius et al. 1989), sondern auch eine gravierende Unterversorgung. Nur knapp jeder zweite Fall mit einer durch den Forschungspsychiater verifizierten aktuellen Major-Depression wurde auch vom Allgemeinarzt erkannt, nur jeder 10. erhielt auch eine depressionsspezifische Intervention.

Unterversorgung affektiver Störungen

3 Risikofaktoren

3.1 Geschlecht und Alter bei Beginn der Erkrankung

Über alle Altersstufen hinweg ist ein konsistenter Befund aller epidemiologischer Untersuchungen, daß Frauen wesentlich häufiger von Depres-

Höhere Lebenszeitprävalenz bei Frauen als bei Männern

– für Major-Depression

sionen betroffen sind als Männer. In allen Untersuchungen (Robins et al. 1984; Canino et al. 1987; Wittchen 1988; Lee et al. 1990b; Bland et al. 1988a; Wacker et al. 1992; Wittchen et al. 1992; Kessler et al. 1994) zeigt sich, daß v.a. die Lebenszeitprävalenz der Major-Depression bei Frauen 2- bis 3mal höher liegt als bei Männern, und zwar mit Werten zwischen 4,1 und 21,3% für Frauen und zwischen 2,3 und 12,7% bei Männern. Die Unterschiede für die Punkt- und Periodenprävalenzmaße sind ebenso ausgeprägt.

– für Dysthymie

Auch die Dysthymie ist lebenszeitlich häufiger bei Frauen als bei Männern (Frauen: 2,3–10,3%; Männer: 1,2–4,8%). Dieser Geschlechtsunterschied, der sich in der Pubertät erstmals signifikant nachweisen läßt (Oldehinkel et al. 1999), wurde auch in der neueren US-amerikanischen Repräsentativuntersuchung des NCS (Kessler et al. 1994) auf der Grundlage der sensibleren DSM-III-R-Kriterien bestätigt. Für Major-Depression fand der NCS bei Frauen eine Lebenszeitprävalenz von 21,3% gegenüber 12,7% bei Männern, bei der Dysthymie betrug das Verhältnis Männer zu Frauen 0,8 zu 4,8%. Lediglich für bipolare Störungen wird übereinstimmend eine Gleichverteilung berichtet.

Keine Geschlechtsunterschiede für bipolare Störungen

Keine konsistenten Befunde zum Erkrankungsalter

Weniger übereinstimmend sind die Befunde zum Ersterkrankungsalter. Berücksichtigen wir primär die älteren Befunde, so ergibt sich für bipolare Störungen ein konsistent früheres Ersterkrankungsalter als bei der Major-Depression. Bei den ECA-Studien (Weissman et al. 1991) liegt der Mittelwert für das Ersterkrankungsalter bei bipolaren Störungen bei 18 Jahren, wobei hypomanische Formen im Mittel etwas später, mit 21,7 Jahren, beginnen, dem mittleren Ersterkrankungsalter der Major-Depression von durchschnittlich 26,5 Jahren aber vorangehen. Oft wird bei bipolaren Störungen auch eine 2gipflige Verteilung vermutet, wobei Mediane zwischen 20 und 30 Jahren bzw. 40 und 50 Jahren angenommen werden (Angst 1987).

Risikoerhöhung im frühen Erwachsenenalter

Für depressive Störungen wird in der Regel eine breite Streuung des Alters bei Beginn der Erkrankung angegeben. Deutliche Risikoerhöhungen für eine Ersterkrankung lassen sich in der späteren Adoleszenz sowie im frühen Erwachsenenalter feststellen, mit fortschreitend ansteigenden Werten bis zum 45. Lebensjahr. Als Mittelwert wird in der Regel ein Wert um das 30. Lebensjahr angegeben, wobei neuere Untersuchungen zum Teil wesentlich niedrigere Werte berichten. Nach multivariaten Risikoanalysen ermittelten Kessler et al. (1994), daß im Vergleich zu über 45jährigen 15- bis 24jährige ein 1,7fach, 25- bis 34jährige ein 1,3fach und 35- bis 44jährige ein 1,4fach erhöhtes Risiko haben, erstmals an einer Depression zu erkranken.

3.2 Altersgruppenbezogene Unterschiede

Erhöhte Depressionsraten bei jüngeren Alterskohorten

Entgegen der traditionellen klinischen Auffassung, daß die höchsten Depressionsraten bei älteren Personen auftreten (über 45 Jahre), finden neuere Studien die höchsten Depressionsraten bei den jüngeren Alterskohorten.

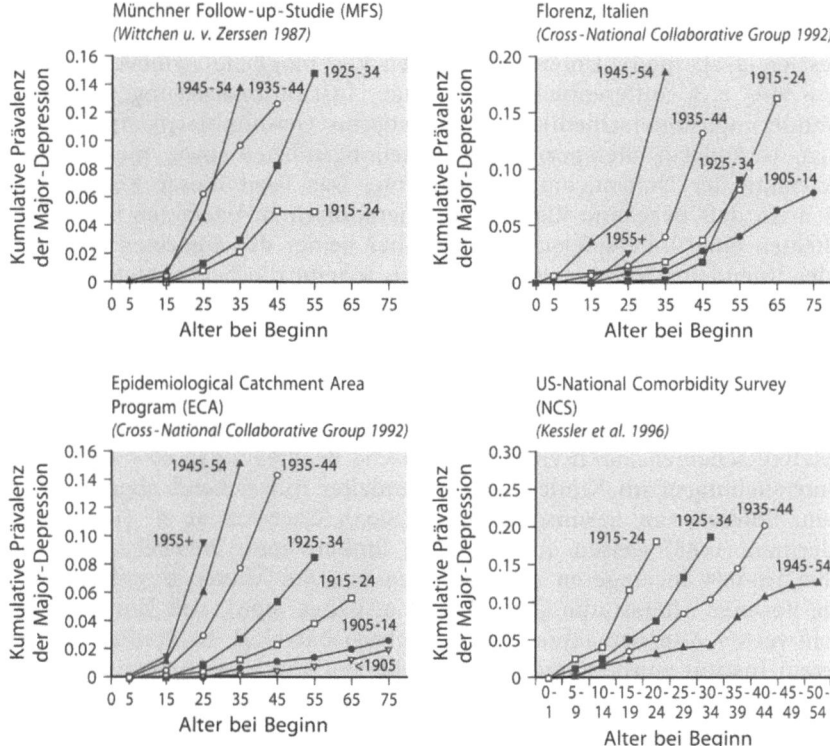

Abb. 1.
Kumulative Raten einer Major-
Depression für verschiedene
Alterskohorten nach dem
Alter des ersten Auftretens aus
verschiedenen Studien

Abbildung 1 zeigt hier die in verschiedenen Studien ermittelten kumulativen Raten einer „major depressive episode" für verschiedene Alterskohorten, geordnet nach dem Alter des ersten Auftretens. Deutlich ist dabei unabhängig von unterschiedlichen Gesamtprävalenzen zu erkennen, daß zum einen die jüngsten Alterskohorten die höchsten Prävalenzraten aufweisen, die ältesten Alterskohorten die niedrigsten. Der Unterschied ist eindrucksvoll zu nennen. So liegt die Prävalenzrate für depressive Erkrankungen bei älteren Kohorten knapp über 2%, bei den jüngeren Kohorten um 10%. Zum anderen wird deutlich, daß das Alter bei Beginn der Störung in den jüngeren Kohorten vorrückt, so daß immer früher und immer mehr Jüngere an einer Depression erkranken.

Interessant ist ferner, daß die älteren Studien aus den Jahren 1980–1985 im Vergleich zu neueren Studien konsistent niedrigere Raten berichten. Dies wurde als Hinweis darauf gewertet, daß die höhere Prävalenz in jüngeren Alterskohorten weiter ansteigt. Am Beispiel des NCS (Kessler et al. 1996) in der Abb. 1 sehen wir hier, daß ein – wenn auch nicht so deutlicher – Alterskohortenunterschied nachgewiesen werden konnte, wobei auffällig ist, daß das Alter des ersten Auftretens einer Depression sich offensichtlich noch stärker in jüngere Altersgruppen verschiebt. Erkennen können wir auch am Vergleich der Kurven für Männer und der Kurven für Frauen, daß dieser Alterskohortenunterschied für beide Geschlechter fast gleichermaßen zutrifft.

*Unterschiede
zwischen älteren
und neueren Studien*

365

Verschiebung des Erkrankungsbeginns in jüngere Altersgruppen

Diese Befunde waren Gegenstand ausführlicher Überprüfung (Cross-National Collaborative Group 1992; Knäuper 1994; Wittchen et al. 1994; Kessler et al. 1996). Untersucht wurden v.a. mögliche Artefakthypothesen wie z.B. differentielle Morbidität, Institutionalisierung, selektive Wanderung, unterschiedliche diagnostische Gewohnheiten und Kriterien, veränderte alterspezifische Einstellungsmuster sowie methodische Artefakte der Untersuchungsinstrumente. Das Fazit dieser Kontrollstudien ist, daß zwar eine Vielzahl von methodischen Artefakten bei diesen Effekten eine Rolle spielen könnten, aber keiner der einzelnen Faktoren oder irgendeine Kombination derselben scheint die beobachteten Prävalenzunterschiede in ihrer Größe hinreichend aufklären kann.

Mögliche Artefakte

Dabei ist interessant, daß sich die Kritik an diesem Befund aus klinischer Perspektive primär an den niedrigeren Raten für Ältere, nicht jedoch an den hohen Raten für Jugendliche und Erwachsene festmacht. Letztere scheinen durch vielfache klinische Beurteilungen sowie spezielle Untersuchungen im Kindes- und Jugendalter hinreichend abgestützt zu sein. Studien von Lewinsohn et al. (1993), Garrison et al. (1992) und Klerman (1988) weisen durchaus auf ähnlich hohe Prävalenzraten von über 10–18% in jüngeren Altersgruppen hin. Bei Älteren bestätigte auch die Berliner Altersstudie (BAS; Mayer u. Baltes 1996), daß keine bemerkenswerten Alterszunahme Effekte nachweisbar sind. In Studien an unserem Institut wurde allerdings zum Teil statistisch bedeutsame Evidenz für systematische Artefakteffekte aufgezeigt (Knäuper 1994), die dafür sprechen könnten, daß unsere Erfassungsinstrumente für Depressionen zu einer systematischen Unterschätzung der wahren Prävalenz bei Älteren führen könnten.

3.3 Familienstand

Risikoerhöhung bei Trennung

Affektive Störungen, insbesondere Depressionen, treten gehäuft bei Personen auf, die sich vom Partner getrennt haben, die geschieden oder verwitwet sind (Wittchen et al. 1987; Bland et al. 1988a; Weissman et al. 1991). Eine Major-Depression findet sich 2,5mal so häufig bei Personen, die vom Partner getrennt und alleine leben (Kessler et al. 1994), wobei Alleinleben per se nicht als Risikofaktor angesehen werden kann (Weissman et al. 1991). Für Frauen sind die Risikoerhöhungen bei Trennung jeglicher Art deutlicher ausgeprägt als für Männer (Relatives Risiko von 4,2). Bestätigt werden konnte in diesen Risikoanalysen (NCS, ECA, MFS) auch, daß verheiratete Frauen ein doppelt so hohes Risiko wie Männer aufweisen eine Major-Depression zu entwickeln, wobei sich dieses Risiko noch einmal erhöht (4,8fach), wenn die Frau keiner regelmäßigen Berufstätigkeit nachgeht (Wittchen 1994b). Ungeachtet dessen bleibt auch bei statistischer Kontrolle dieser Faktoren der Haupteffekt, daß Frauen eine erhöhte Prävalenz gegenüber Männern aufweisen, erhalten.

3.4 Andere psychosoziale Faktoren

Arbeitslosigkeit

Personen, die während der letzten 5 Jahre mindestens 6 Monate arbeitslos waren, haben ein 3mal höheres Risiko als andere, eine Episode einer

Major-Depression zu entwickeln. In diesem Zusammenhang ist auch von Bedeutung, daß sich bei Personen, die ein niedriges Einkommen haben und von öffentlicher finanzieller Hilfe abhängig sind, 3mal höhere Prävalenzwerte für bipolare Störungen oder Major-Depression finden. Unterschiede zwischen städtischen und ländlichen Wohngegenden hatten dagegen keine Bedeutung (Weissman et al. 1991).

Abhängigkeit von öffentlicher Unterstützung

Einschneidende kritische Lebensereignisse im Beziehungsbereich, insbesondere Tod, und körperliche Erkrankungen in Verbindung mit geringen sozialen Ressourcen (z. B. unzureichende soziale Unterstützung) sowie geringen personalen Ressourcen (z. B. dysfunktionales Bewältigungsverhalten) finden sich v. a. bei depressiven Fällen (Wittchen 1987; Angst u. Dobler-Mikola 1985) und wurden auch in eher analytisch-epidemiologischen Untersuchungen mit kleinen Stichproben oder klinischen Studien nachgewiesen. Die Befunde dazu sind meist retrospektiv erhoben und die kausalen Bezüge noch relativ ungeklärt (vgl. Katschnig 1980; Lin et al. 1986).

Kritische Lebensereignisse

3.5 Psychopathologische Indikatoren

Auch in epidemiologischen Untersuchungen zeigt sich, daß psychopathologische und Behandlungsvariablen eng mit dem Risiko depressiver Episoden verknüpft sind. Für Chronizität faßte z. B. Wittchen (1994b) aufgrund der longitudinalen MFS zusammen, daß früher Krankheitsbeginn, langsamer im Gegensatz zu akutem Beginn, das Bestehen einer Dysthymie, das Vorliegen chronischer körperlicher Erkrankungen sowie v. a. das Bestehen chronischer Angststörungen (s. Abschn. 4) gravierend das Risiko einer chronischen Depression erhöhen.

Chronizität

4 Komorbidität

Obwohl eine umfassende Überprüfung durch laufende Längsschnittsstudien (z. B. EDSP) noch aussteht, scheint einer der wichtigsten Risiskofaktoren für eine Major-Depression eine vorangehende Angststörung zu sein (Thompson et al. 1989; Wittchen u. Essau 1989, Maser u. Cloninger 1990; Wittchen 1996; Merikangas et al. 1996). Panikstörungen sind besonders häufig mit Depressionen verknüpft, aber auch vermeintlich leichte Phobien haben sich wiederholt als hochsignifikante zeitlich primäre Risikofaktoren bestätigt (Stein et al. 1990; Vollrath et al. 1990; Merikangas et al. 1996; Kessler et al. 1996). Bemerkenswerterweise waren die diesbezüglichen Assoziationen zwischen Dysthymie und Angststörungen zwar ebenfalls signifikant, aber von wesentlich geringerem Ausmaß.

Vorangehende Angststörung als wichtigster Risikofaktor

Inwieweit diese Befunde dahingehend interpretiert werden können, daß Depressionen häufig sekundäre Komplikationen von chronischen Angststörungen sind, oder ob andere Mechanismen für diese Assoziation verantwortlich sind (familiengenetische Assoziationen, unterschiedliche Stadien des gleichen Störungsbildes etc.), ist derzeit umstritten (Überblick bei Maser u. Cloninger 1990; Wittchen u. Essau 1993b; Wittchen u. Vossen 1995). Bedeutsam aus der Komorbiditätsperspektive ist ferner, daß offensichtliche mit Angst gekoppelte Depressionen einen anderen, ungünstigeren Verlauf aufweisen (s. unten).

Störungen durch
psychotrope Substanzen

Deutliche Beziehungen bestehen auch zwischen affektiven Störungen und Störungen durch psychotrope Substanzen (Mißbrauch, Abhängigkeit). In den ECA-Studien hatten 32% der Personen mit affektiven Störungen auch eine Störung durch psychotrope Substanzen (Regier et al. 1990b). Zwar waren die Diagnosen Mißbrauch und Abhängigkeit bei allen Subtypen affektiver Störungen häufig, besonders hoch ist diese Rate aber bei bipolaren Störungen (60,7%).

Somatoforme Störungen

Beziehungen wurden auch zu somatoformen Störungen festgestellt, wobei 55% der Personen mit somatoformen Störungen in ihrem Leben mindestens einmal die Kriterien einer Major-Depression und 19% die Kriterien einer Dysthymie erfüllten (Swartz et al. 1991).

Die Komorbidität innerhalb der Gruppe von affektiven Störungen, speziell der Dysthymie und Major-Depression ist aufgrund methodischer Probleme schwer zu bestimmen, da die Differentialdiagnose zwischen verschiedenen affektiven Störungen sich weniger auf die vorliegende Symptomatik als auf Verlaufscharakteristika bezieht. So ist derzeit umstritten, ob dysthyme Störungen eine eigenständige Störung mit einem spezifischen Verlauf repräsentieren und als valider Subtyp aufgefaßt werden können (Bronisch 1990; Angst u. Wicki 1991). Hier ist möglicherweise aufgrund der trennschärferen DSM-IV-Kriterien Klarheit zu erwarten.

5 Verlauf

Große Variabilität
des Verlaufs
bei verschiedenen Formen

Insgesamt zeigt sich beim Verlauf affektiver Störungen eine große Variabilität bezüglich der verschiedenen Formen. Affektive Störungen können phasisch verlaufen, aber auch als singuläre Manifestationen auftreten. Die Dauer der Episoden ist variabel; im Vergleich zu Angststörungen sind aber nach verschiedenen prospektiven Verlaufsstudien (MFS, ECA und Zürich-Studie) wesentlich höhere Prozentsätze an vollständigen Remissionen nachzuweisen (Varianz: 32–46%). In der Regel wird für bipolare Formen eine kürzere Dauer als für unipolare Formen angenommen (Wittchen et al. 1991). Erschwerend für eine Untersuchung des Verlaufs kommt hinzu, daß sich z. B. zunächst als Dysthymie diagnostizierte Störungen im Verlauf als bipolare Störungen erweisen können, d.h. daß die Stabilität der Diagnosen nicht hoch anzusetzen ist (Angst 1987). Zudem liegen nur wenige Verlaufsstudien mit einem Längsschnittdesign vor.

Unterschiede
bei unipolaren
und bipolaren Störungen

Bronisch et al. (1985) konnten an depressiven Patienten unterschiedliche Verläufe bei endogen-depressiven und neurotisch-depressiven Fällen feststellen. Im Gegensatz zu 71% der endogen Depressiven wiesen nur 37% der neurotisch Depressiven einen günstigen Verlauf auf. Die Remissionsraten für eine 5jährige Rückfallfreiheit liegen nach Angst (1986) bei 29% für bipolare Störungen und bei 42% für unipolar verlaufende depressive

Erkrankungen. Robins et al. (1991) fanden, daß 42% der Personen mit einer Lebenszeitdiagnose einer Major-Depression und nur 28% der Personen mit manischen Episoden im vorangegangenen Jahr symptomfrei waren. Bland et al. (1988b) stellten hingegen fest, daß 56% der Personen mit manischen Episoden und 46% der Personen mit zumindest einer „major depressive episode" mindestens 1 Jahr symptomfrei waren.

Das Suizidrisiko wird auf 15% geschätzt (Hautzinger u. de Jong-Meyer 1994) und liegt beträchtlich höher als in der Normalbevölkerung. Neuere Befunde aus der MFS (Wittchen 1993) wie auch der EDSP (Wunderlich et al. 1998) weisen ferner daraufhin, daß komorbide depressive Episoden signifikant länger andauern als nicht komorbide Depressionen und daß ferner ein wesentlich höheres Rückfallrisiko besteht.

Suizidrisiko

6 Inanspruchnahmeverhalten

Obwohl die Mehrzahl aller Depressiven wie auch derer mit einer bipolaren Störung in der Allgemeinbevölkerung angibt, zumindest einmal im Krankheitsverlauf mit einem Arzt über Symptome ihrer Störungen gesprochen zu haben (Robins et al. 1991), werden nach neueren Befunden aus Deutschland nur ein Drittel auch ärztlich als Depression diagnostiziert oder erhalten eine irgendwie geartete Intervention psychologischer oder pharmakologischer Art (Wittchen et al. 1999a,b). Im Vergleich zu anderen psychischen Störungen gehören affektive Störungen dennoch, neben schizophrenen Störungen, zu den Störungsformen, die die höchste Inanspruchnahmerate aufweisen. Rund drei Viertel der Betroffenen haben in den vergangenen 6 Monaten irgendeine Einrichtung der öffentlichen Gesundheitsversorgung besucht. Davon entfallen 31% auf psychologische, psychiatrische und psychosoziale Einrichtungen, bzw. 14% auf allgemeinmedizinische Einrichtungen. 18% waren bei psychiatrischen Spezialisten (Shapiro et al. 1984). Auf allen Versorgungsebenen liegen die Behandlungsraten für bipolare Störungen etwas über den Daten für Major-Depression (Weissman et al. 1991).

Geringe Diagnoserate

Hohe Inanspruchnahmerate

7 Zusammenfassung und Schlußbemerkungen

Der Überblick über epidemiologische Studien hat gezeigt, daß sich über alle neueren Untersuchungen hinweg Evidenz dafür abzeichnet, daß depressive Störungen ein häufiges und weit verbreitetes Phänomen sind. Als Risikofaktoren bestätigen sich in multivariaten Analysen auf der soziodemographischen Seite v.a. Alter, Geschlecht, Familienstand und Berufstätigkeit, zum Teil in Interaktion. Andere Gruppen von Risikofaktoren wurden bislang nur selten überprüft, jedoch ist ein sich abzeichnender deutlicher Befund, daß psychopathologische Vorläuferbedingungen eine wesentlich höhere und bessere Prädiktion erlauben als soziodemographische Prädiktoren. Aufgrund von Ergebnissen unserer Arbeitsgruppe (Wittchen 1996; Wittchen u. Vossen 1995; Kessler et al. 1996) läßt ich zeigen, daß insbesondere primäre Angststörungen als ein wichtiger, bis-

Depressive Störungen als weitverbreitetes Phänomen

Bedeutung psychopathologischer Prädiktoren

lang unterschätzter Risikofaktor für das Entstehen einer Depression betrachtet werden können. Die Odds Ratios bei primären Angsterkrankungen betragen in der Regel 7–12, d. h., daß Personen mit primären Angststörungen ein 7- bis 12mal erhöhtes Risiko haben, später eine Depression zu entwickeln.

Höchste Prävalenzraten in jüngeren Altersgruppen

Ein weiterer wichtiger und stabiler Befund der epidemiologischen Forschung ist ferner, daß entgegen der Erwartung die höchsten Prävalenzraten depressiver Störungen nicht im höheren Alter, sondern in den jüngeren Altersgruppen zu verzeichnen sind. Da ferner Studien der 80er Jahre deutlich niedrigere Prävalenzraten als neuere Studien insbesondere bei jüngeren Alterskohorten zeigen, ist davon auszugehen, daß wir zumindest seit Beginn der 80er Jahre eine Zunahme depressiver Erkrankungen v. a. in jüngeren Altersgruppen beobachten können. Die Gründe für diese erstaunlich hohe Zunahme sind derzeit noch nicht abschließend geklärt. Diskutiert werden u. a. psychosoziale Faktoren wie auch Vorläuferbedingungen, die sich aus einer erhöhten Prävalenz von Substanzmißbrauch und -abhängigkeit ableiten lassen.

Zunahme depressiver Störungen bei jüngeren Altersgruppen in den letzten Jahren

Dieser Überblick zur Epidemiologie affektiver Störungen muß zwangsläufig unvollständig bleiben. Aus Platzgründen ist es z. B. nicht möglich, auf der einen Seite den Perspektiven Gesundheitspsychologie, Public health, Versorgungsevaluation- und planung sowie der Pharmakoepidemiologie detaillierter nachzugehen, auf der anderen Seite die neuen Befunde der genetischen und familiengenetischen Forschung umfassender zu berücksichtigen. Trotz dieser Einschränkungen ist deutlich geworden, daß deskriptive epidemiologische Studien wesentliche Beiträge auch zur Theoriebildung und Psychopathologie erbracht haben; ein bedeutsames Beispiel hierfür ist v. a. die Identifikation von spezifischen Angstsyndromen als bedeutsamer Risikofaktoren für den Beginn und den Rückfall bei depressiven Erkrankungen.

Bedeutung epidemiologischer Studien für Theoriebildung und Psychopathologie

Mangel an aktuellen epidemiologischen Referenzdaten

Es konnte auch gezeigt werden, daß für die deutsche Situation ein erheblicher Mangel an eindeutigen und aktuellen epidemiologischen Referenzdaten zu konstatieren ist, unser Wissen hängt derzeit mit wenigen Ausnahmen überwiegend von Studien ab, die Anfang der 80er Jahre durchgeführt wurden. Damit sind, ungleich zu anderen Ländern wie den USA, auch keine eindeutigen Trendangaben bezüglich der Zunahme von psychischen Störungen, die aufgrund einiger Studien wahrscheinlich erscheinen, zu machen. Gleichzeitig ist diese Mangelsituation auch zum Teil mit dafür verantwortlich, daß eine rationale Versorgungsplanung z. B. in bezug auf den Bedarf an Psychologen derzeit noch nicht möglich ist.

8 Literatur

Angst J (1986) The course of affective disorders. Psychopathology 19(Suppl 2):47–52

Angst J (1987) Verlauf der affektiven Psychosen. In: Hautzinger M (ed) Psychiatrie der Gegenwart, Bd 5. Affektive Psychosen. Springer, Berlin Heidelberg New York Tokio, pp 115–133

Angst J, Dobler-Mikola A (1985) The Zurich study – V. Anxiety and phobia in young adults. Eur Arch Psychiatry Neurol Sci 234:408–418

Angst J, Wicki W (1991) The Zurich Study XI. Is dysthymia a separate form of depression? Results of the Zurich cohort study. Eur Arch Psychiatry Clin Neurosci 240:349–354

Angst J, Dobler-Mikola A, Binder J (1984) The Zurich Study – A prospective epidemiological study of depressive, neurotic and psychosomatic syndromes. I. Problem, methodology. European Arch Psychiatry Neurol Sci, 234, 13–20

Angst J, Vollrath M, Merikangas KR, Ernst C (1990) Comorbidity of anxiety and depression in the Zurich Cohort Study of young adults. In: Maser JD, Cloninger CR (eds), Comorbidity of mood and anxiety disorders. American Psychiatric Press, Washington DC, pp 123–153

Bland RC, Newman SC, Orn H (1988a) Lifetime prevalence of psychiatric disorders in Edmonton. Acta Psychiatr Scand 77(Suppl 338):24–32

Bland RC, Newman SC, Orn H (1988b) Period prevalence of psychiatric disorders in Edmonton. Acta Psychiatr Scand 77(Suppl 338):33–42

Bland RC, Newman SC, Orn H (1988c) Age of onset of psychiatric disorders. Acta Psychiatr Scand 77(Suppl 338):43–49

Bronisch T (1990) Dysthyme Störungen. Nervenarzt 61:133–139

Bronisch T, Wittchen HU, Krieg JC, Rupp HU, Zerssen D von (1985) Depressive neurosis. – A long-term prospective and retrospective follow-up study. Acta Psychiatr Scand 71:237–248

Canino GS, Bird HR, Shrout PE et al. (1987) The prevalence of specific psychiatric disorders in Puerto Rico. Arch Gen Psychiatry 44:27–735

Cross-National Collaborative Group (1992) The changing rate of major depression. Cross-national comparisons. J Am Med Assoc 268/21:3098–3105

Faravelli C, Degl'Innocenti BG, Aiazzi L, Incerpi G, Pallanti S (1990) Epidemiology of mood disorders: a community survey in Florence. J Affect Disord 20:135–141

Fichter MM (1990) Verlauf psychischer Erkrankungen in der Bevölkerung. Springer, Berlin Heidelberg New York Tokio

Garrison CZ, Addy CL, Jackson KL, McKeowon RE, Waller JL (1992) Major depressive disorder and dysthymia in young adolescents. Am J Epidemiol 135/7:792–802

Hautzinger M, de Jong-Meyer R (1994) Depressionen. In: Reinecker H (Hrsg) Lehrbuch der Klinischen Psychologie. Hogrefe, Göttingen, S 177–218

Katschnig H (1980) Methodische Probleme der Life Event Forschung. Nervenarzt 51:332–343

*Kessler RC, McGonagle KA, Zhao S et al. (1994) Lifetime and 12-month prevalence of DSM-III-R psychiatric disorders in the United States: results from the National Comorbidity Survey. Arch Gen Psychiatry 51:8–19

Kessler RC, Nelson CB, McGonagle KA, Liu I, Swartz M, Blazer DG (1996) Comorbidity of DSM-III-R major depressive disorder in the general population: results from the National Comorbidity Survey. Br J Psychiatry 168(Suppl 30):17–30

Klerman GL (1988) The current age of youthful melancholia. Br J Psychiatry 152:4–14

Knäuper B (1994) Depressionsdiagnostik im Alter. Verständnis und Verständlichkeit standardisierter diagnostischer Interviewfragen. Roderer, Regensburg

Lee CK, Kwak YS, Yamamoto J et al. (1990a) Psychiatric epidemiology in Korea. Part II: Urban and rural differences. J Nerv Ment Dis 178/4:247–252

Lee CK, Kwak YS, Yamamoto J et al. (1990b) Psychiatric epidemiology in Korea, part I: Gender and age differences in Seoul. J Nerv Ment Dis 178/4:242–246

Lewinsohn PM, Hops H, Roberts RE, Seeley JR, Andrews JA (1993) Adolescent psychopathology: I. Prevalence and incidence of depression and other DSM-III-R disorders in high school students. J Abnorm Psychol 102/1, 133–144

Lin N, Dean A, Ensel WM (1986) Social support, life events and depression. Academic Press, Orlando

*Maser JD, Cloninger CR (eds) (1990) Comorbidity of mood and anxiety disorders. American Psychiatric Press, Washington DC

Mayer KU, Baltes PB (Hrsg) (1996) Die Berliner Altersstudie. Akademie Verlag, Berlin

Merikangas K, Angst J, Eaton W et al. (1996) Comorbidity and boundaries of affective disorders with anxiety disorders and substance abuse: results of an international task force. Br J Psychiatry 168(Suppl 30):49–58

Oldehinkel AJ, Wittchen HU, Schuster P (1999) Prevalence, 20-month incidence, and outcome of unipolar depressive disorders in a community sample of adolescents. Psychol Med 29:655–668

Regier DA, Burke JD, Burke KC (1990a) Comorbidity of affective and anxiety disorders in the NIMH Epidemiologic Catchment Area Program. American Psychiatric Press, Washington DC

Regier DA, Farmer ME, Rae DS, Locke BZ, Keith SJ, Judd LL, Goodwin FK (1990b) Comorbidity of mental disorders with alcohol and other drug abuse. Results from the Epidemiologic Catchment Area (ECA) Study. J Am Med Assoc 264/19:2511–2518

Robins LN, Helzer JE, Ratcliff KS, Seyfried W (1982) Validity of the Diagnostic Interview Schedule, version II: DSM-III diagnoses. Psychol Med 12:55–870

Robins LN, Helzer JE, Weissman MM, Orvaschel H, Gruenberg E, Burke JD Jr, Regier DA (1984) Lifetime prevalence of psychiatric disorders at three sites. Arch General Psychiatry 41:949–959

Robins LN, Locke BZ, Regier DA (1991) An overview of psychiatric disorders in America. In: Robins LN, Regier DA (eds) Psychiatric disorders in America. The Epidemiologic Catchment Area Study. Free Press, New York, pp 328–366

Sartorius N, Nielsen JA, Strömgren E (eds) (1989) Changes in frequency of mental disorder over time: results of repeated surveys of mental disorders in the general population. Acta Psychiatr Scand 79(Suppl 348)

Shapiro S, Skinner EA, Kessler LG et al. (1984) Utilization of health and mental health services. Arch Gen Psychiatry 41:971–978

Shepherd M (1975) Epidemiologische Psychiatrie. In: Kisker KP, Meyer JP, Müller C, Strömgren E (Hrsg) Psychiatrie der Gegenwart, Bd 3: Soziale und angewandte Psychiatrie. Springer, Berlin Heidelberg, New York

Stein MB, Tancer ME, Uhde TW (1990) Major depression in patients with panic disorder: factors with course and recurrence. J Affect Disord 19:287–296

Swartz M, Landerman R, George LK, Blazer DG, Escobar J (1991) Somatization disorder. In: Robins LN, Regier DA (eds) Psychiatric disorders in America. The Epidemiologic Catchment Area Study. Free Press, New York, pp 220–255

Thompson AH, Bland RC, Orn HT (1989) Relationship and chronology of depression, agoraphobia, and panic disorder in the general population. J Nerv Ment Dis 177/8:456–463

*Üstün TB, Sartorius N (1995) Mental illness in general health care: an international study. Wiley, Chichester

Vollrath M, Koch R, Angst J (1990) The Zurich Study. IX. Panic disorder and sporadic panic: symptoms, diagnosis, prevalence, and overlap with depression. Eur Arch Psychiatry Neurol Sci 239/4:221–30

Wacker HR, Müllejans R, Klein KH, Battegay R (1992) Identification of cases of anxiety disorders and affective disorders in the community according to ICD-10 and DSM-III-R using the Composite International Diagnostic Interview (CIDI). Int J Meth Psychiatr Res 2:91–100

Weissman MM, Bruce ML, Leaf PJ, Florio LP, Holzer C (1991) Affective disorders. In: Regier DA, Robins LN (eds) Psychiatric disorders in America: The Epidemiologic Catchment Area Study. Free Press, New York, pp 53–80

Wells JE, Bushnell JA, Hornblow AR, Joyce PR, Oakley-Browne MA (1989) Christchurch psychiatric epidemiology study, I: methodology and lifetime prevalence for specific psychiatric disorders. Aust N Z J Psychiatry 23:315–326

Wittchen HU (1987) Chronic difficulties and life events in the long-term course of affective and anxiety disorders: results from the Munich-Follow-up Study. In: Angermeyer MC (ed) From social class to social stress – New developments in psychiatric epidemiology. Springer, Berlin Heidelberg New York Tokio, pp 176–196

Wittchen HU (1988) Natural course and spontaneous remissions of untreated anxiety disorders – Results of the Munich Follow-up Study (MFS) In: Hand I, Wittchen HU (eds) Panic and phobias: 2. Treatments and variables affecting course and outcome. Springer, Berlin Heidelberg New York Tokio, pp 3–17

Wittchen HU (1993) Komorbidität bei Angststörungen – Häufigkeit, ätiologische und klinische Implikationen. In: Kasper S, Möller HJ (Hrsg) Angst- und Panikerkrankungen. Diagnose – Therapie. Socio Medico, Gräfelfing, S 60–69

Wittchen HU (1994a) Reliability and validity studies of the WHO-Composite International Diagnostic Interview (CIDI): a critical review. J Psychiatr Res 28/1:57–84

Wittchen HU (1994b) Who becomes chronically depressed? WPA Teach Bull Depress 2/3:1–2

*Wittchen HU (ed) (1996) Comorbidity of mood disorders. Br J Psychiatry 168(Suppl 30)

Wittchen HU, Essau CA (1989) Comorbidity of anxiety disorders and depression: does it affect course and outcome? J Psychiatry Psychobiol 4:315–323

Wittchen HU, Essau CA (1993a) Comorbidity and mixed anxiety-depressive disorders: is there epidemiological evidence? J Clin Psychiatry 54/1:9–15

Wittchen HU, Essau CA (1993b) Epidemiology of anxiety disorders. In: Michels R (ed) Psychiatry. Lippincott, Philadelphia, pp 1–25

Wittchen HU, Pfister H (1997) DIA-X-Interviews: Manual für Screening-Verfahren und Interview; PC-Programm zur Durchführung des Interviews; Auswertungsprogramm. Swets & Zeitlinger, Frankfurt am Main

Wittchen HU, Semler G (1990) Composite International Diagnostic Interview (CIDI), version 1.0. Beltz, Weinheim

Wittchen HU, Vossen A (1995) Implikationen von Komorbidität bei Angststörungen. Ein kritischer Überblick. Verhaltensther Prax Forsch Perspekt 5/3:120–133

Wittchen HU, Zerssen D von (Hrsg) (1987) Verläufe behandelter und unbehandelter Depressionen und Angststörungen. – Eine klinisch-psychiatrische und epidemiologische Verlaufsuntersuchung. Springer, Berlin Heidelberg New York Tokio

Wittchen HU, Semler G, Zerssen D von (1985) A comparison of two diagnostic methods – clinical ICD-10 diagnoses vs DSM-III and research diagnostic criteria using the Diagnostic Interview Schedule, version 2. Arch Gen Psychiatry 42:677–684

Wittchen HU, Hecht H, Zaudig M, Vogl G, Semler G, Pfister H (1987) Häufigkeit und Schwere psychischer Störungen in der Bevölkerung – Eine epidemiologische Feldstudie. In: Wittchen HU, Zerssen D von (Hrsg) Verläufe behandelter und unbehandelter Depressionen und Angststörungen. Springer, Berlin Heidelberg New York Tokio, S 232–251

Wittchen HU, Essau CA, Krieg JC (1991) Anxiety disorders: similarities and differences of comorbidity in treated and untreated groups. Br J Psychiatry 159(Suppl 12):23–33

Wittchen HU, Essau CA, Zerssen D von, Krieg CJ, Hecht H (1992) Lifetime and six-month prevalence of mental disorders in the Munich Follow-Up Study. Eur Arch Psychiatry Clin Neurosci 241:247–258

Wittchen HU, Knäuper B, Kessler RC (1994) Lifetime risk of depression. Br J Psychiatry 165(Suppl 26):16–22

Wittchen HU , Perkonigg A, Lachner G, Nelson CB (1998) The early developmental stages of psychopathology study (EDSP) – objectives and design. Eur Addict Res 4:18–27

Wittchen HU, Schuster P, Pfister H, Müller N, Storz S, Isensee B (1999a) Nichtbehandelte Depressionen in der Allgemeinbevölkerung– Schlecht erkannt und selten behandelt. Nervenheilkunde 18:202–209

Wittchen HU, Schuster P, Pfister H, Gander F, Müller N (1999b) Warum werden Depressionen häufig nicht erkannt und selten behandelt? Patientenverhalten und Erklärungswert des „Sisi-Syndroms". Nervenheilkunde 18:210–217

WHO (1990) Composite International Diagnostic Interview (CIDI), version 1.0. WHO, Geneva

Wunderlich U, Bronisch T, Wittchen HU (1998) Comorbidity patterns in adolescents and young adults with suicide attempts. Eur Arch Psychiatry Clin Neurosci 248:87–95

KAPITEL 18

Genetik affektiver Störungen

W. MAIER, S. SCHWAB und M. RIETSCHEL

1 Einleitung

Über Ursachen affektiver Störungen liegen sehr viele Spekulationen, aber wenig gesichertes Wissen vor. Die am besten replizierbaren Aussagen über deren Usachen sind:

- Affektive Erkrankungen treten familiär gehäuft auf, weshalb familiäre Ursachenfaktoren relevant sind.
- Höhere Konkordanzraten bei monozygoten Zwillingen als bei dizygoten belegen, daß ein Teil der familiären Ursachenfaktoren genetischer Natur ist.

Seit ca. 10 Jahren sind molekulargenetische Methoden verfügbar, die es erlauben, die einzelnen Genmutanten auf ihren ursächlichen Beitrag bei der Entstehung genetisch determinierter Störungen zu untersuchen. Mittlerweile ist es auch möglich geworden, auf dem Genom Regionen zu identifizieren, in denen Gene liegen, die das Auftreten affektiver Störungen beeinflussen können. Die stürmische Entwicklung molekulargenetischer Methoden hat der genetischen Ursachenforschung bei psychischen Störungen entscheidenden Auftrieb gegeben.

Im folgenden werden zunächst die klassischen familiengenetischen Methoden, die keine genetischen Marker verwenden, wie Familien-, Zwillings- und Adoptionsuntersuchungen, diskutiert. Sie dienen zur Feststellung der familiären Häufung, der Identifikation familiär determinierter Subtypen und der Prüfung der Relevanz genetischer Einflußfaktoren. Anschließend werden Grundzüge molekulargenetischer Methoden und der gegenwärtige Stand molekulargenetischer Forschung für affektive Störungen dargestellt.

2 Familiär-genetische Determination

Die affektiven Störungen zeigen übereinstimmend in allen Familienstudien eine familiäre Häufung im Vergleich zu Familien gesunder Kontrollpersonen. Tabelle 1 zeigt die neueren Familienstudien; die Studien genügen den gegenwärtigen methodischen Standards:

- Die Mehrzahl der lebenden Angehörigen 1. Grades wird mit standardisierten Interviewmethoden im Vergleich zu Familienangehörigen 1. Grades von nicht durch psychische Erkrankungen definierten Kontrollpersonen persönlich untersucht.
- Die Diagnosen werden jeweils nach einem der gängigen Diagnosemanuale, die kriterienbezogene diagnostische Definitionen ermöglichen, gestellt.

Das familiäre Lebenszeitrisiko, d.h. das Risiko eines Angehörigen 1. Grades, irgendwann an einer affektiven Störung zu erkranken, variiert erheblich zwischen den Studien (Lebenszeitrisiken 7% bis über 31% unter den Verwandten 1. Grades von Patienten); eine ähnlich breite Variation des Lebenszeitrisikos für unipolare Depression ist aus Allgemeinbevölkerungs- bzw. Kontrollstichproben bekannt (0–23%). Werden alle Subtypen

Diagnosen	Lebenszeitprävalenz für Erkrankung des Indexfalles bei Angehörigen 1. Grades	Lebenszeit- prävalenz in Allgemein- bevölkerung
Bipolare Störung		
Gershon et al. (1988) RDC/DSM-III	7,2%	0,3%
Maier et al. (1993) RDC/DSM-III-R	7,0%	1,8%
Unipolare Depression		
Gershon et al. (1988) RDC/DSM-III	16,7%	6,7%
Kendler et al. (1993c) DSM-III-R	31,1%	22,8%
Maier et al. (1993) RDC/DSM-III-R	21,6%	10,6%
Winokur et al. (1995a) RDC	10,4%	4,9%

Tabelle 1. Altersadjustierte Lebenszeitprävalenz für affektive Störungen bei Angehörigen 1. Grades im Vergleich zu Kontrollpersonen aus der Allgemeinbevölkerung

affektiver Störungen bei den Angehörigen zusammengefaßt, zeigen Patienten mit bipolaren Störungen eine höhere familiäre Belastung als Patienten mit unipolaren Depressionen. Die unterschiedlichen Lebenszeitrisiken für unipolare Depression sind teilweise auf unterschiedliche Methoden der Fallidentifikation zurückzuführen (Übersicht s. Maier u. Lichtermann 1993).

Tabelle 2 zeigt, daß die Konkordanzraten monozygoter Zwillingspaare höher sind als die dizygoter Zwillingspaare, was auf eine, jedenfalls teilweise genetische Determination hinweist. Das Ausmaß der Heritabilität (d.h. die durch genetische Faktoren erklärbare Varianz) beträgt bei bipolar-affektiven Störungen 60–80%; bei unipolaren Depressionen liegt die Heritabilität niedriger, je nach Definition der Störung, bei 28–52%, wobei bei Annahme einer minimalen Episodendauer von 2 Wochen die maximale Heritabilität resultiert (Kendler et al. 1992b). Einzelne Studien belegen die These, daß mit Reduktion des Schweregrads unipolarer Depressionen die Heritabilität sinkt (Torgersen 1986).

Ausmaß der Heritabilität

Die Konkordanz bei monozygoten Zwillingen beträgt 50% für unipolare Depressionen und 80% für den bipolaren Verlaufstyp. Die hier jeweils zu beobachtende unvollständige Konkordanz weist auch auf die Relevanz nichtgenetischer Ursachenfaktoren hin. Als mögliche (jedenfalls teilweise) nichtgenetische Ursachenfaktoren werden Geburtskomplikationen (v.a. bei bipolaren Störungen; Kinney et al. 1993) und kritische Lebensereignisse sowie familiäre Faktoren wie Erziehungsstile, Vernachlässigung durch Eltern und Konflikte zwischen Eltern (v.a. bei unipolaren Depressionen; McGuffin et al. 1988; Angst u. Wicki 1990; Murray u.

Nichtgenetische Ursachen

Tabelle 2.
Ergebnisse neuerer
Zwillingsstudien

Diagnose des Indexfalles	Anzahl untersuchter Paare		Probandenweise Konkordanzraten	
	MZ	DZ	MZ	DZ
Bipolare Störung Bertelsen et al. (1977) ICD-7	34	37	79%	19%
Unipolare Depression Torgersen (1986) DSM-III	28	46	25%	11%
McGuffin et al. (1991) DSM-III	62	79	53%	28%
Kendler et al. (1992b) DSM-III	*	*	49%	42%
Kendler et al. (1993a) DSM-III-R	*	*	48%	42%

* Zwillingsstudie in der weiblichen Allgemeinbevölkerung, diagnostisch unselektiert (MZ = 510, DZ = 440)
MZ monozygot; *DZ* dizygot

Sines 1996) diskutiert. Die besonders umfangreiche Virginia-Zwillingsstudie bei jungen weiblichen Zwillingspaaren in der Allgemeinbevölkerung konnte eine Interaktion zwischen den genetischen Ursachenfaktoren und spezifischen Umgebungsfaktoren feststellen: Die Umgebungsrisiken waren nicht gleich verteilt, vielmehr unterlagen die Patienten mit erhöhtem genetischem Risiko für unipolare Depressionen einer vermehrten Exposition bzw. suchten diese risikosteigernden Umgebungsbedingungen (kritische Lebensereignisse) oder trugen dazu bei (Kendler u. Karkowski-Shuman 1997).

Alle Subtypen affektiver Störungen treten familiär gehäuft auf. Dabei sind subtypspezifische Häufungsmuster zu beobachten.

3 Diagnostische Subtypisierung affektiver Störungen

3.1 Unipolare Depression versus bipolare Erkrankungen

Subtypisierung

Die Unterscheidung zwischen unipolar depressiv und bipolar manischdepressiv verlaufenden Erkrankungen stellt die familiengenetisch bedeutsame Subtypisierung affektiver Erkrankungen dar: Die überwiegende Mehrheit der publizierten Familienstudien belegt eine deutliche Erhöhung des Lebenszeitrisikos für bipolare Störungen bei Angehörigen 1. Grades von Patienten mit einer bipolaren affektiven Erkrankung (3 bis 10%), während das Lebenszeitrisiko für bipolar-affektive Erkrankungen bei Angehörigen von unipolar-depressiven Patienten lediglich 0,5–2% beträgt und daher dem Lebenszeitrisiko bei Angehörigen gesunder Kontrollpersonen gleicht (0,5–1%) (Angst 1966; Gershon et al. 1988; Maier et al. 1993; Winokur et al. 1995b); das relative Risiko beträgt also etwa 7 (Quotient des Lebenszeitrisikos bei Angehörigen von Patienten im Vergleich zu Kontrollpersonen).

Diese relative diagnostische Spezifität der familiären Häufung gilt insbesondere für den Bipolar-I-Subtyp mit voll ausgebildeten manischen Episoden (Winokur et al. 1995a). Dabei ist – wie auch in der Allgemeinbevölkerung – das Erkrankungsrisiko bei Angehörigen gleichmäßig über beide Geschlechter verteilt. Neuerdings wurde in einer Stichprobe von Familien, die hochbelastet mit affektiven Störungen sind, beobachtet, daß die bipolar-affektive Störung des Indexfalles bevorzugt über die Mutter übertragen wird (McMahon et al. 1995). Dieser Befund ist nicht unwidersprochen (Kato et al. 1996).

Diagnostische Spezifität der Häufung

In Familien von Patienten mit voll ausgebildeten bipolar-affektiven Störungen finden sich alle anderen Varianten bipolarer Störungen häufiger als in der Allgemeinbevölkerung: Zyklothymien und Hypomanien, die durch häufig wiederkehrende, aber nicht voll ausgebildete manische und/oder depressive Episoden gekennzeichnet sind (Winokur et al. 1969); schizoaffektive Störungen mit manischen Episoden (Maier et al. 1992a). Die häufig replizierte familiäre Häufung bipolarer Störungen belegt die Validität der in allen heute akzeptierten diagnostischen Manualen für affektive Störungen (ICD sowie DSM) vorgenommene Differenzierung.

Bipolar-affektive Störungen

Unipolare Depressionen kommen auch familiär gehäuft vor: Während die Lebenszeitprävalenz unipolarer depressiver Episoden (Major-Depression) in der Allgemeinbevölkerung nach neueren epidemiologischen Studien ca. 10% beträgt, beträgt sie für Angehörige 1. Grades von Patienten mit unipolaren depressiven Episoden ca. 20% (relatives familiäres Risiko ca. 2). In Familien von Patienten mit unipolaren depressiven Episoden kommen auch (im Querschnitt) weniger schwer ausgeprägte oder kurzfristiger andauernde unipolare Depressionen (inklusive wiederkehrende kurze Depressionen) überzufällig häufig vor (Maier et al. 1992b). Dabei treten – wie in der Allgemeinbevölkerung – alle Varianten von unipolaren Depressionen bei weiblichen Angehörigen etwa doppelt so häufig auf wie bei männlichen Angehörigen. Da männliche Patienten mit depressiven Episoden keine stärkere familiäre Belastung aufweisen als weibliche Patienten liegt diesem ungleichen Geschlechtsverhältnis nicht der sog. Carter-Effekt (geschlechtsspezifische Schwellenwerte bei polygenetischer Verursachung), wie z.B. bei der Pylorusstenose, zugrunde (Merikangas et al. 1985a).

Unipolare Depressionen

Die familiäre Übertragung des unipolar-depressiven Subtyps zeigt aber (im Gegensatz zum bipolar-affektiven Subtyp) keine ausgeprägte Spezifität. So ist das Lebenszeitrisiko für unipolare Depressionen auch bei Angehörigen von Patienten mit bipolaren Störungen erhöht und liegt ebenso wie in Familien unipolar Depressiver bei etwa 20%. Eine klinische Differenzierung von unipolaren Depressionen, die in einem familiär-genetischen Zusammenhang mit bipolar-affektiven Störungen stehen, ist

Keine Spezifität der Übertragung des unipolaren Subtyps

derzeit nicht möglich (Blacker et al. 1993). Besonders hohe Erkrankungsraten für unipolare Depressionen und für suizidales Verhalten finden
sich bei adoleszenten Kindern mit einem an bipolaren Störungen er-
kranktem Elternteil (Merikangas 1993). Während sich bei Kindern unter
18 Jahren von Eltern mit bipolar-affektiven Störungen bipolare Störungen noch nicht häufig finden, wird ein Großteil unipolarer Depressionen
bei diesen Kindern später durch manische Episoden zu bipolar-affektiven Störungen. Bipolare affektive Störungen kommen in Familien von
Patienten mit unipolaren Depressionen nicht wesentlich häufiger als in
der Allgemeinbevölkerung vor. Eine analoge Spezifität kann für die Verwandten von Patienten mit unipolar-depressiven Erkrankungen nicht
nachgewiesen werden: Bei Angehörigen von Patienten mit bipolar-affektiven Störungen ebenso wie bei Angehörigen unipolar Depressiver treten
unipolare Depressionen gehäuft auf und zwar mit nahezu identischem
Lebenszeitrisiko (Gershon et al. 1988; Maier et al. 1993). Tabelle 2 zeigt,
daß beide Subtypen, aber insbesondere die bipolar-affektiven Störungen,
genetischen Einflüssen unterliegen. Auch bei unipolaren Depressionen
ist ein familiengenetischer Zusammenhang zwischen ausgeprägten (depressive Episode mit melancholischen Zügen oder somatischen Syndromen nach ICD-10 bzw. DSM-III-R/-IV) und weniger ausgeprägten unipolar-depressiven Syndromen [„minor depression" nach den Research Diagnostic Criteria (RDC), Dysthymia nach ICD-10 oder DSM-III-R/-IV und
wiederkehrende kurze depressive Episoden] gegeben: In Familien unipolar Depressiver treten alle genannten Störungen überzufällig häufig auf.

3.2 Subtypisierung bipolarer affektiver Störungen

*Interindividuelle
Stabilität
der Subtypspezifität*

Die Differenzierung zwischen bipolar-affektiven Störungen mit voll ausgebildeten manischen Episoden (Bipolar I) und ausschließlich weniger
stark ausgebildeten, sog. hypomanen Episoden (Bipolar II, falls diese
sich mit depressiven Episoden abwechseln) zeigt eine langfristige, interindividuelle Stabilität (Coryell et al. 1995). Beide Subtypen treten familiär gehäuft auf (Endicott et al. 1985), wobei sich in mehreren Studien
eine überraschend hohe Subtypspezifität der familiären Häufungsmuster
des Bipolar-II-Subtyps ergab; bei Angehörigen von Patienten mit dieser
Diagnose kamen v.a. Bipolar-II-Störungen und unipolare Depressionen
überzufällig häufig vor, weniger aber Bipolar-I-Störungen (s. z.B. DePaulo et al. 1990; Heun u. Maier 1993a,b).

Rezidivhäufigkeit

Hohe Rezidivhäufigkeit wurde wiederholt als Charakteristikum einer
familiär-genetisch vermittelten Ätiologie diskutiert (s. z.B. Goodwin u.
Ghaemi 1998). Diese Hypothese wird durch prospektive Verlaufsuntersuchungen bei bipolar-affektiven Störungen gestützt (Winokur et al. 1994).
Dagegen konnten Familienuntersuchungen bei den durch besonders
hohe Rezidivhäufigkeit charakterisierten bipolar-affektiven Patienten mit
einem „Rapid-cycling-Verlauf" diese Vermutung weitgehend übereinstimmend nicht bestätigen (Nurnberger et al. 1988; Coryell et al. 1992b;
Lish et al. 1993): In Familien von Patienten mit diesem stark rezidivierenden Subtyp finden sich bipolar-affektive Störungen, mehrheitlich
auch unipolare Depressionen, nicht häufiger als bei bipolar-affektiven
Patienten ohne diesen Subtyp. Möglicherweise kommt aber bei Angehö-

rigen von Rapid-cycling-Patienten überzufällig häufig Substanzmißbrauch vor (Lish et al. 1993).

Besser als der Zusammenhang mit Rezidivhäufigkeit ist der Zusammenhang mit günstigem Ansprechen von Patienten mit bipolar-affektiven
Störungen auf die phasenprophylaktische Wirkung von Lithium bestätigt; dieses ist nämlich nach mehreren Studien mit einer höheren familiären Belastung mit bipolar-affektiven Störungen assoziiert (s. z.B.
Mendlewicz et al. 1973; Grof et al. 1994), während Nicht-Ansprechen
möglicherweise mit erhöhter familiärer Belastung mit Schizophrenie assoziiert ist (Grof et al. 1994).

*Ansprechen
auf Lithiumprophylaxe*

3.3 Subtypisierung der unipolaren Depression

Eine klassische Hypothese besagt, daß sich bei Depressionen reaktiven
oder neurotischen Ursprungs gehäuft sporadische Fälle finden, während
endogene Depressionen und insbesondere bipolar-affektive Störungen
mit einer ausgeprägten familiären Belastung verbunden sind (Maier u.
Philipp 1993). Die Gültigkeit dieser Hypothese ist aufgrund neuerer Forschung unwahrscheinlich. In allen neueren Familienstudien, die diagnostische Zuordnungen nach gängigen, operationalisierten Diagnosema-
nualen (wie RDC, DSM-III-R, ICD-10) treffen, war bei den Verwandten
von Patienten mit endogenen unipolar-depressiven Erkrankungen im
Vergleich zu nichtendogenen unipolaren Depressionen keine vermehrte
familiäre Häufung depressiver Erkrankungen zu finden.

Familiarität

Auch die Hypothese einer subtypspezifischen Homogenität der familiären Häufungsmuster konnte nicht bestätigt werden. So fanden sich in
Familien von Patienten mit endogenen Depressionen nicht nur endogene, sondern auch nichtendogene Depressionen überzufällig häufig (Maier u. Philipp 1993; Fanous et al. 1996). Diese Aussage gilt für alle bisher
geprüften verschiedenen Optionen zur Definition endogener bzw. melancholischer Subtypen unipolarer Depressionen (RDC, DSM-III-R, ICD-10,
Newcastle-Skalen). Bekannte Risikofaktoren unipolarer Depressionen unterliegen selbst wieder genetischen Einflüssen (wie erhöhte Neurotizismuswerte oder kritische Lebensereignisse).

*Keine subtypspezifische
Homogenität familiärer
Häufungsmuster*

Neben der Major-Depression stellen Dysthymien einen zweiten, häufigen
Subtyp unipolarer Depressionen dar. Beide Subtypen sind zwar einerseits mit einem erhöhten familiären Risiko für depressive Episoden, wiederkehrende Depressionen und für chronische Depressionen verbunden,
was auf eine jedenfalls teilweise gemeinsame Ätiologie hinweist. Dysthymien, und hier insbesondere der Prägnanztyp früh beginnender Dysthymien, finden sich deutlich gehäuft aber v.a. in Familien von Patienten
mit früh beginnenden Dysthymien, was diesem Subtyp eine teilweise di-
stinkte ätiologische Sonderposition zuweist (Klein et al. 1995; Donaldson
et al. 1997). Die Kombination aus beiden Diagnosen („double depression") kommt ebenso bei Angehörigen von Patienten mit dieser Kombination häufiger vor (Donaldson et al. 1997).

*Major-Depression
und Dysthymien*

3.4 Affektive Störungen mit psychotischen Merkmalen bzw. schizoaffektive Störungen

Unklarer Zusammenhang zwischen affektiven und psychotischen Störungen

Der familiäre Zusammenhang zwischen affektiven und psychotischen Störungen ist strittig: Zwar wurde das Risiko für Schizophrenien in Familien affektiv Kranker ohne psychotische Merkmale in keiner kontrollierten Studie signifikant erhöht gefunden (Kendler et al. 1996). In Familien von affektiv Kranken mit psychotischen Merkmalen wird aber in der Mehrzahl kontrollierter Studien bei Angehörigen neben einer erhöhten Prävalenz für affektive Störungen eine erhöhte Prävalenz für alle Varianten psychotischer Störungen (inklusive affektiver Störungen mit psychotischen Merkmalen und Schizophrenie) beobachtet; diese Aussage gilt insbesondere für das Risiko für Schizophrenie bei männlichen Angehörigen weiblicher Patienten mit schizoaffektiven Störungen (Goldstein et al. 1993).

Intrafamiliäre Homotypie

Generell ist dabei intrafamiliäre Ähnlichkeit zu beobachten: Je ausgeprägter die psychotische Symptomatik beim Indexfall, desto wahrscheinlicher und desto ausgeprägter treten psychische Störungen bei Angehörigen auf; je gewichtiger die affektive Störung beim Indexfall, desto weniger fallen psychotische Störungen bei den Angehörigen ins Gewicht. Grundsätzlich finden sich bipolare Störungen mit psychotischen Episoden gehäuft bei Angehörigen von Indexfällen, die auch unter bipolaren Störungen mit psychotischen Episoden litten, weniger aber bei Angehörigen mit unipolaren Depressionen mit psychotischen Zügen (Maier et al. 1992a).

3.5 Ersterkrankungsalter

Variationsbreite

Das Ersterkrankungsalter bei bipolar-affektiven Störungen liegt ganz überwiegend zwischen 18 und 30 Jahren. Wegen dieser geringen Variationsbreite sind sicher replizierbare Aussagen über den Zusammenhang zwischen Ersterkrankungsalter und Ausmaß der familiären Belastung kaum zu treffen, zumal das Ersterkrankungsalter einem deutlichen zeitlichen Trend unterliegt (Gershon et al. 1987). Das Ersterkrankungsalter unipolarer Depressionen hingegen variiert stark zwischen Kindheit und hohem Alter. Eine Reihe von Familienstudien konnte belegen, daß das Ausmaß familiärer Häufung mit affektiven Störungen bei Indexfällen mit unipolar-depressiven Episoden sich zum Ersterkrankungsalter des Indexfalles umgekehrt proportional verhält. Vor allem Patienten mit einem Ersterkrankungsalter unter 40 Jahren zeigten eine ausgeprägte familiäre Belastung, während Patienten mit Altersdepression (Ersterkrankungsalter über 60 Jahre) keine oder nur eine geringe familiäre Belastung mit affektiven Störungen zeigten (Maier et al. 1991). Einige Studien berichteten auch eine schwache positive intrafamiliäre Korrelation des Ersterkrankungsalters bei unipolaren Depressionen (Weissman et al. 1984, 1986; Bland et al. 1986).

Zeitliche Trends

Das Ersterkrankungsalter affektiver Störungen unterliegt starken zeitlichen Trends: Weltweit nimmt das Ersterkrankungsalter bei unipolarer Depression und bei bipolar-affektiven Störungen zunehmend ab (Gershon et al. 1987; Cross-National Collaborative Group 1992), was hypothetisch mit der Zunahme nichtgenetischer Ursachenfaktoren erklärt wird. Innerhalb hochbelasteter Familien ist noch ein anderer, zusätzlicher zeitlicher Trend zu beobachten: Das berichtete Ersterkrankungsalter nimmt von Generation zu Generation ab. Falls frühes Ersterkrankungsalter als Indikator eines höheren Schweregrads der Erkrankung angesehen werden kann, ist diese Konstellation mit dem genetischen Mechanismus der Antizipation (s. unten) verträglich (Penrose 1948) und wurde auch meist entsprechend interpretiert.

Allerdings kann es sich bei dieser intrafamiliären Vorverlagerung des Ersterkrankungsalters auch um ein methodisches Artefakt (Hodge u. Wickramaratne 1995) handeln, da die retrospektive Erhebungstechnik, Gedächtnisartefakte und die geringere Erreichbarkeit bei älteren Angehörigen in früheren Generationen und generationenspezifische Stratifikationsartefakte ebenso zu einer Linksverschiebung des Ersterkrankungsalters von Generation zu Generation führen können. Die Relevanz dieses möglichen Artefakts wird jedoch durch die Beobachtung relativiert, daß in einer Minderzahl der Familien gegenläufige Muster auftreten (Grigoroiu-Serbanescu et al. 1997).

Möglichkeit eines methodischen Artefakts

4 Kosegregierende Störungen und Merkmale

4.1 Nichtaffektive Störungen, die mit unipolarer Depression kosegregieren

In Familien affektiv Kranker werden nicht nur affektive Erkrankungen übertragen. Manche Familienstudien belegen, daß auch Angsterkrankungen (Kendler et al. 1992a; Weissman et al. 1997) und Alkoholabhängigkeit (Winokur et al. 1971, Winokur u. Coryell 1991) in Familien unipolar Depressiver gehäuft vorkommen, ohne dabei als Folge der unipolaren Depression aufzutreten. Vor allem unipolare Depressionen und Angststörungen treten überzufällig häufig gemeinsam in denselben Familien auf (Merikangas et al. 1985b; Weissman et al. 1997). Dabei zeigen unterschiedliche Subtypen der Angststörungen ein unterschiedliches Kosegregationsmuster: Während Panikstörungen unabhängig oder nahezu unabhängig von unipolaren Depressionen übertragen werden (Weissman et al. 1993; Maier et al. 1995a), kann dieselbe genetische Disposition alternativ als unipolare Depression oder als generalisierte Angststörung exprimiert werden; so konnte in 2 Stichproben von Zwillingspaaren belegt werden, daß die genetischen Ursachenfaktoren von depressiven Störungen und generalisierten Angststörungen (bzw. Ängstlichkeit) eine ausgeprägte Überlappung zeigen (Kendler et al. 1992a). Die phänotypische Differenzierung zwischen beiden Störungen beruht vorwiegend auf individuumspezifischen, nichtgenetischen Umgebungsbedingungen.

Angsterkrankungen

Der familiengenetische Zusammenhang zwischen unipolarer Depression und Alkoholabhängigkeit bzw. -mißbrauch ist strittig (Merikangas et al. 1985b; Coryell et al. 1992a; Maier et al. 1994). Der von Winokur postulierte familiäre Zusammenhang zwischen einem Subtyp von Alkoholis-

Alkoholabhängigkeit

mus bei Männern und einem Subtyp von unipolarer Depression (sog. Spektrumdepression) bei Männern konnte mehrheitlich nicht nachvollzogen werden. Allerdings zeigten Familienstudien bei früh beginnenden, chronischen Depressionen (Dysthymie und insbesondere subaffektive Dysthymie) eine höhere familiäre Belastung mit Alkoholismus als andere Subtypen (Anderson et al. 1996). Eine Zwillingsstudie in jüngeren, weiblichen Alterskohorten ermittelte eine mäßiggradig erhöhte Kosegregation bzw. eine mäßige positive Korrelation der genetischen Risikofaktoren für früh beginnende unipolare Depression und Alkoholismus (Kendler et al. 1992c, 1993d).

Nikotinabhängigkeit

Auch der familiäre Zusammenhang zwischen unipolaren Depressionen und Nikotinabhängigkeit wurde untersucht. Eine Zwillingsstudie (Kendler et al. 1993b) belegt das überzufällig häufigere gemeinsame familiäre Auftreten: Die Studie weist auch auf genetische Risikofaktoren hin, die beiden Störungen gemeinsam sind und sich alternativ als unipolare Depression oder als Nikotinabhängigkeit (oder beides gleichzeitig) manifestieren.

Eßstörungen

Kontrovers wird dagegen der familiär-genetische Zusammenhang mit Eßstörungen diskutiert. Die neueste Familienstudie (Lilenfeld et al. 1998) findet im Gegensatz zu früheren Studien (Strober et al. 1990) keinen ätiologischen Zusammenhang zwischen beiden Störungsgruppen.

Persönlichkeitsstörungen

Bei Angehörigen 1. Grades von allen klinischen Subtypen unipolar Depressiver kommen klinische Persönlichkeitsstörungen überzufällig häufig vor (Coryell u. Zimmermann 1989; Maier et al. 1992c; Klein et al. 1995;). Dieser Zusammenhang ist jedenfalls teilweise über die Komorbidität zwischen Depression und Persönlichkeitsstörungen beim Indexfall vermittelt. Bei einigen Subtypen besteht aber ein besonders enger Zusammenhang, der auf gemeinsame familiäre Risikofaktoren hinweist (v. a. zwischen Dysthymie und allen Cluster-B-Persönlichkeitsstörungen (Borderline-, antisoziale, histrionische und narzißtische Persönlichkeitsstörungen) (Klein et al. 1995; Riso et al. 1996). Die früher v. a. durch schlafpolygraphische Untersuchungen belegte Hypothese, Borderline-Persönlichkeitsstörungen (oder der durch Affektlabilität charakterisierte Subtyp dieser Störung) stellten Varianten affektiver Störungen dar (Akiskal et al. 1980), findet in familiengenetischen Untersuchungen eine begrenzte Unterstützung.

4.2 Nichtaffektive Störungen, die mit bipolaren Störungen kosegregieren

Familienstudien haben insbesondere den familiären Zusammenhang bipolar-affektiver Störungen mit Alkoholismus, Angsterkrankungen und hyperkinetischem Syndrom bei Kindern untersucht (Winokur et al. 1993; Maier et al. 1995b; Wozniak et al. 1995; MacKinnon et al. 1997). Dabei wurde stets festgestellt, daß diese Störungen trotz der bestehenden, überzufällig häufigen Komorbidität weitgehend unabhängig von bipolar-affektiven Störungen übertragen werden. Zusätzlich konnte beobachtet werden, daß die Kombination von 2 Störungen beim Indexfall mit einer

*Bipolare Störung
mit Komorbidität:
ein ätiologischer Subtyp*

überzufällig häufigen Komorbidität beider Störungen bei Angehörigen assoziiert ist. Die Komorbidität von bipolaren Störungen mit den genannten anderen Erkrankungen scheint also einen ätiologisch gesonderten Subtyp bipolarer Störungen zu definieren. Daneben wird eine überzufällige Häufung von bipolaren Störungen bei biologischen Angehörigen von Kindern mit fragilem X-Syndrom und mit Tourette-Störung diskutiert (Jeffries et al. 1993; Kerbeshian et al. 1995).

Insgesamt ist das familiäre Häufungsmuster bei unipolarer Depression diagnostisch unspezifischer als bei bipolar-affektiven Störungen (insbesondere in bezug auf nichtaffektive Störungen). Dabei findet sich diagnosenübergreifend in Familien unipolar Depressiver keine höhere Morbidität als in Familien bipolar-affektiv Kranker.

4.3 Kosegregierende Persönlichkeitsmerkmale

Auch einige bei Depressiven gehäuft auftretende Persönlichkeitsvarianten finden sich vermehrt auch bei solchen biologischen Angehörigen Depressiver, die selbst nie an einer psychischen Störung litten: Bei diesen Risikopersonen wurden insbesondere erhöhte Neurotizismuswerte gefunden (Maier et al. 1992c; Kendler et al. 1993a; Lauer et al. 1997; weniger ausgeprägt: Ouimette et al. 1996); diese stellen auch Risikofaktoren für das spätere Auftreten depressiver Störungen dar. Prospektive Zwillingsstudien in der Allgemeinbevölkerung belegen, daß die genetische Determination der unipolaren Depression teilweise über die genetische Determination der Persönlichkeitsdimension Neurotizismus oder kritische Lebensereignisse vermittelt wird (Kendler et al. 1993a).

Neurotizismus

Neben dem Persönlichkeitsfaktor Neurotizismus wurde auch der Faktor Rigidität bei gesunden Angehörigen unipolar Depressiver erhöht gefunden (Maier et al. 1992c; Lauer et al. 1997). Gesunde Familienangehörige bipolar-affektiv Kranker wurden seltener nach Persönlichkeitsmerkmalen untersucht; eine Studie (Maier et al. 1995c) fand zwar einen erhöhten durchschnittlichen Wert für Rigidität, nicht aber für Neurotizismus, was mit einer früheren Studie von Klein und Depue (1985) übereinstimmt.

Rigidität

Verschiedene Persönlichkeitsaspekte werden unter dem Konzept unterschiedlicher Temperamentsfaktoren zusammengefaßt und in Hinblick auf genetische Zusammenhänge mit affektiven Störungen diskutiert; dabei sind insbesondere die energetischen Grundbedingungen für emotionales Verhalten gemeint. Temperamentsfaktoren sind (im Gegensatz zu den v.a. familiären Umgebungs- und Erziehungsbedingungen unterliegenden Charakterfaktoren) stark genetisch determiniert. Bestimmte Temperamentsfaktoren werden als genetisch determinierte Risikofaktoren (auch Endophänotypen oder intermediäre Phänotypen genannt) für affektive Störungen diskutiert, die einen großen Teil des genetischen Risikos der Störung tragen. So wurden v.a. Temperamentsfaktoren wie Depressivität und „harm avoidance" (ein Faktor, der stark mit Neurotizismus korreliert) als intermediäre Phänotypen für unipolare Depression und hyperthymes Temperament als intermediärer Phänotyp für bipolare Störungen diskutiert (Cassano et al. 1992); dieser Zusammenhang drückt

Temperamentsfaktoren

sich z. B. in einer erhöhten mittleren Ausprägung dieser Faktoren bei bislang gesunden Angehörigen von erkrankten Patienten aus. Analoge Zusammenhänge wurden bereits von Kraepelin (1921) und Kretschmer (1936) postuliert. Weitere Ausführungen zu Persönlichkeitsfaktoren finden sich in Kap. 20 in diesem Band.

4.4 Kosegregierende biologische Normabweichungen (Vulnerabilitätsmarker)

Pathophysiologische Korrelate bei Angehörigen Depressiver

Auch pathophysiologische Korrelate der unipolaren und bipolaren Depression treten bei Angehörigen Depressiver, die selbst unter keiner psychischen Erkrankung leiden oder gelitten haben, häufiger auf:

- Depressionsanaloge Schlafmuster (Lauer et al. 1995) (erhöhte „Rapid-eye-movement"-(REM-)Dichte, geringerer „Slow-wave-sleep"-Anteil) sind bei gesunden, familiär belasteten Risikopersonen häufiger.
- Cholinerge Supersensitivität: Verstärkte Induktion der Verkürzung der REM-Schlaf-Latenz durch Cholinomimetika wird überzufällig häufig bei Gesunden mit familiärer Belastung mit affektiven Störungen beobachtet (Schreiber et al. 1992); dieser Befund stützt die Hypothese einer familiär-genetisch vermittelten adrenergen bzw. cholinergen Inbalance als Vulnerabilitätsmarker für affektive Störungen (Janowsky et al. 1994).
- Gesunde Kinder von affektiv Kranken (unipolar-depressiv und bipolar) reagieren unter definierten Belastungssituationen ebenso wie depressive Patienten – allerdings weniger stark ausgeprägt – mit einer Überaktivität des autonomen Nervensystems (Zahn et al. 1989).
- Die bei Depressiven durch Verarmung von Tryptophan induzierbare Intensivierung von Depression und Dysphorie kann auch bei gesunden Angehörigen Depressiver hervorgerufen werden; dieser Befund deutet darauf hin, daß die bei Depressiven bestehende Dysfunktion des serotonergen Systems bereits bei Personen mit einem erhöhten Erkrankungsrisiko auftritt (Benkelfat et al. 1994).
- Unspezifische Störungen der langsamen Augenfolge scheinen bei gesunden Kindern von affektiv Kranken überzufällig häufig zu sein (Rosenberg et al. 1997). Daneben wird die (bei Patienten mit affektiven Störungen) gehäuft auftretende verlängerte P300-Latenz als mit bipolar-affektiven Störungen kosegregierender Vulnerabilitätsmarker diskutiert (Blackwood et al. 1996a).

Normabweichungen: Prodromi oder attenuierte Erkrankungsformen

Möglicherweise stellen diese Normabweichungen Prodromi späterer affektiver Störungen dar; möglicherweise kennzeichnen sie aber auch attenuierte Erkrankungsformen, die sich z. B. wegen günstiger Umgebungsfaktoren trotz vorhandener genetischer Risikofaktoren nicht als Vollbild der Störung manifestierten. Die zur Entscheidung dieser Alternative erforderlichen Follow-up-Studien fehlen.

5 Affektive Störungen als genetisch komplexe Störungen

Bei monogenen Erkrankungen ist ein Gen oder verschiedene Varianten am selben Genort für das Auftreten einer Erkrankung ursächlich. Unter dieser Bedingung spricht man von einem kausalen Gen, das nach den Regeln von Mendel übertragen wird (in dominanter oder rezessiver Form). Dagegen ist das familiäre Häufungsmuster affektiver Störungen nicht mit einem Mendelschen Erbgang kompatibel.

Kausales Gen

Im polygenen Übertragungsmodell können genetische Varianten an verschiedenen Genorten zur Ausprägung des Phänotyps beitragen; diese risikomodulierenden Gene entfalten kumulative und/oder interaktive Wirkungen (d.h., die Effekte addieren oder potenzieren sich) und können sich in ihrer Wirkung auch möglicherweise gegenseitig vertreten. Unter dieser Modellannahme ist ein einzelnes, beitragendes Gen für das Merkmal weder hinreichend noch notwendig, es ist auch nicht kausal, vielmehr beeinflußt es lediglich die Manifestationswahrscheinlichkeit des Merkmals (Suszeptibilitätsgen) (Greenberg 1993). Daher ist es durchaus vorstellbar, daß solche Gene auch bei Nichterkrankten nachgewiesen werden können, bei denen die für die Auslösung der Erkrankung erforderlichen zusätzlichen Faktoren (weitere Suszeptibilitätsgene, Umwelteinflüsse) nicht vorhanden sind. Tragen neben genetischen bzw. polygenetischen Faktoren auch Umgebungsfaktoren zur Krankheitsentstehung bei, spricht man von einer multifaktoriellen Übertragung. Darüber hinaus können auch Interaktionen zwischen Genen oder/und zwischen Genen und nichtgenetischen Umgebungsfaktoren bestehen.

Polygenes Übertragungsmodell

Befunde aus Familienstudien belegen, daß das familiäre Häufungsmuster affektiver Störungen keinem einfachen Erbgang genügt:

- Biometrische Analysen des familiären Übertragungsmusters bei bipolar-affektiven Störungen lassen eine monogene Übertragung unwahrscheinlich erscheinen. Allerdings legen einige Segregationsstudien das Wirken von Genen nahe, die einen substantiellen, aber nicht den gesamten Anteil der genetischen Varianz erklären ("major gene") (Rice et al. 1987; Spence et al. 1995). Aufgrund anderer Segregationsanalysen erscheint diese Möglichkeit nicht plausibel (Craddock et al. 1995c, 1997). Segregationsanalysen ohne genetische Marker sind aber nicht hinreichend trennscharf, um zwischen verschiedenen komplexen Übertragungsmodellen zu unterscheiden. Die bei bipolar-affektiven Störungen bislang durchgeführten Kopplungsanalysen weisen auf mehrere Regionen hin, in denen Gene liegen, die das Erkrankungsrisiko beeinflussen (s. unten). Diese Befundlage spricht eher für eine polygene Transmission, zu der mehrere Gene mit jeweils nur einem begrenzten Anteil beitragen (also eine Variante eines komplexen genetischen Erbgangs). Das gehäufte familiäre Auftreten unipolarer Depressionen in Familien bipolar-affektiv Kranker könnte dabei auf eine teilweise Gemeinsamkeit von beitragenden Genen zwischen beiden Varianten affektiver Störungen hinweisen. Gesicherte Modellvorstellungen über den komplexen genetischen Übertragungsmodus gibt es aber bislang nicht.

Mehrere Gene für Übertragung verantwortlich

- Bipolare Störungen und unipolare Depressionen zeigen eine unvollkommene Konkordanz (deutlich unter 100%) bei monozygoten Zwil-

Beteiligung nichtgenetischer Faktoren

Heterogenität kann nicht ausgeschlossen werden

Progression des Schweregrades

Bedeutung des Geschlechts des übertragenden Elternteils

Modellvorstellungen zu komplexen Störungen

– unvollständige Penetranz

– Phänokopie

– genetische Heterogenität

lingspaaren, was auf die ursächliche Wirkung von nichtgenetischen Faktoren hinweist.

- Biometrische Segregationsanalysen fanden bei bipolaren Störungen und unipolaren Depressionen übereinstimmend keine Verträglichkeit mit einer monogenen Transmission (s. oben). Dagegen kann nicht ausgeschlossen, daß bei einer Teilmenge von multipel belasteten Familien monogene (Mendelsche) Erbgänge mit kausalen Genen vorliegen oder unterschiedliche Kombinationen von Suszeptibilitätsgenen für die Krankheitsmanifestation verantwortlich sind.
- In Familien mit mehreren Erkrankungsfällen von bipolar-affektiven Störungen ist eine Progression des Schweregrads über die Generationen hinweg zu beobachten (s. oben). Als Schweregradindikator wird dabei v.a. das Ersterkrankungsalter gewertet (McInnis et al. 1993). Dieses progrediente Muster in mehrfach belasteten Familien wird hypothetisch auf einen Antizipationsmechanismus (s. unten) zurückgeführt.
- Das Ausmaß familiärer Häufung kann – v.a. bei affektiven Störungen – vom Geschlecht des übertragenden Elternteils abhängen (s. z.B. McMahon et al. 1995), wobei überzufällig häufig die Störung über die Mutter übertragen wird; für bipolare Störungen fand sich dieses Übertragungsmuster in hochbelasteten Familien (McMahon et al. 1995), bei unipolar Depressiven in Familien behandelter Depressiver (Keller et al. 1986); da meist Mütter familiäre Umgebungsfaktoren stärker beeinflussen als Väter, können diesem geschlechtsspezifischem Übertragungsmechanismus nichtgenetische Faktoren zugrunde liegen.

Folglich muß davon ausgegangen werden, daß affektive Störungen genetisch komplexe Störungen sind.

In der Humangenetik sind verschiedene plausible Modellvorstellungen entwickelt worden, die eine komplexe genetische Übertragung erklären können (Lander u. Schork 1994):

- Die Beziehung zwischen der Mutation an einem Genort und dem Merkmal ist insofern nicht eindeutig, als bei einem Teil der Mutationsträger das Merkmal nicht auftritt. Zum Beispiel führt eine Mutation am BRCA1-Gen nur bei maximal 85% der Frauen bis zum 80. Lebensjahr zum Mammakarzinom.
- Ein Teil der Merkmalsträger ist kein Mutantenträger; so können z.B. auch nichtgenetische Umgebungsfaktoren das Merkmal hervorrufen.
- Verschiedene Mutationen an verschiedenen Genorten können gleichermaßen dasselbe Merkmal verursachen; dabei können die Mutationen an verschiedenen Genorten unterschiedliche familiäre Häufungsmuster induzieren; ein Beispiel stellen die verschiedenen Mutationen für früh beginnende Demenz vom Alzheimer-Typ (Van Broeckhoven 1995) dar. Neben der Genortheterogenität kann auch allelische Heterogenität bestehen, wobei verschiedene Mutationen am selben Gen das Merkmal verursachen können [z.B. β-Amyloid-Precursor-Protein-(APP-)Mutationen (Fidani et al. 1992) bzw. Presenilinmutationen bei früh beginnender Demenz vom Alzheimer-Typ (Van Broeckhoven 1995)]. Allelische Heterogenität induziert bei monogenen Störungen jedoch in der Regel kein komplexes familiäres Häufungsmuster.

● Das gleichzeitige Vorhandensein mehrerer Mutationen an verschiedenen Genorten kann für das Auftreten eines Merkmals erforderlich sein. Dabei leistet jedes der beteiligten Gene nur einen begrenzten Beitrag für das Auftreten des Merkmals, der ggf. durch den Beitrag eines anderen Gens ersetzt werden kann. Gene, die einen größeren Beitrag als andere leisten, werden Hauptgene genannt. Genetisch determinierten quantitativen Merkmalsausprägungen liegt meist eine polygene Übertragung zugrunde (z. B. Blutdruck).

– polygene Übertragung

● Die meisten bekannten Mutationen sind stabil und werden nach den klassischen Mendelschen Regeln übertragen. Daneben gibt es dynamische Mutationen, deren Basenpaarsequenz sich während der Mitose verändert, so daß sich die Mutation der Elterngeneration von den Mutationen bei den Nachkommen unterscheiden können. Relevant sind dabei v. a. sich mehrfach wiederholende Sequenzen von Basenpaaren (meist 3 wie CAG), wobei sich die Anzahl der Wiederholungen verändern kann. Unterhalb einer Schwelle von Wiederholungen werden die Mutationen stabil übertragen, jenseits der Schwelle kann es zu Veränderungen der Anzahl von Wiederholungen in der Mitose kommen, wobei es sich meist um Expansionen handelt. Instabile Mutationen finden sich in mehreren, derzeit bekannten Krankheitsgenen [z. B. Morbus Huntington (Huntington's Disease Collaborative Research Group 1993), fragiles X-Syndrom (Verkerk et al. 1991)]. Dabei korreliert die Anzahl der Wiederholungen jenseits des krankheitskritischen Schwellenwertes mit dem Schweregrad der Erkrankung. So führen sog. Vollmutationen am FMR-1-Genort bei Knaben (mehr als 150 Wiederholungen von CGG) zum Vollbild des Syndroms mit Debilität und schweren Verhaltensstörungen; während Wiederholungen bis zu ca. 60 stabil übertragen werden, führen ca. 60–150 Wiederholungen (Prämutation) bei Männern zu Einschränkungen der Intelligenz und diskreten Verhaltensauffälligkeiten. Die in mehrfach mit bipolaren Störungen belasteten Familien beobachtete Progression des Schweregrads (Ersterkrankungsalter; s. oben) motivierte die Hypothese von dynamischen Mutationen bei bipolaren Störungen (Petronis u. Kennedy 1995).

– Antizipation

6 Strategien zur Identifizierung von genetischen Varianten bei psychischen Störungen

Das Auffinden von kausalen Genen ist bei monogenen Erbkrankheiten ein klar beschriebener Weg, beginnend mit der Kartierung durch Kopplungsstudien in Familien bis zum Nachweis von Mutationen in dem Gen, welches für die Erkrankung verantwortlich ist. Die Kartierung der Krankheit auf einem bestimmten chromosomalen Abschnitt des Genoms erfolgt mit Hilfe von Kopplungsanalysen. Ist ein solcher Abschnitt lokalisiert, wird dieser in kleinere DNS-Fragmente unterteilt. Diese kleineren Fragmente werden auf Gene untersucht, die dann wiederum auf Mutationen (z. B. durch Sequenzanalyse) bei Kranken untersucht werden. Werden entsprechende Veränderungen nur bei Erkrankten und nicht bei Gesunden gefunden, so ist dies ein Hinweis darauf, daß dieses Gen die Ursache für die Erkrankung sein könnte.

Kopplungsstudien

Probleme der Ursachenfindung bei komplexen Erkrankungen

Bei komplexen Erkrankungen, zu denen die psychiatrischen Erkrankungen gehören, kann im Prinzip der gleiche Weg beschritten werden, allerdings ist das Auffinden von krankheitsverursachenden Veränderungen schwieriger (s. z.B. Baron 1996). Hierfür sind folgende Gründe verantwortlich:

- Der Übertragungsmodus folgt keinem Mendelschen Erbgang und ist unbestimmt.
- Der in Familien übertragene Phänotyp ist nicht eindeutig definiert und statt dessen unscharf begrenzt und möglicherweise inhaltlich heterogen.
- Komplexe Störungen sind meist häufige Erkrankungen, so daß Phänokopien (s. oben; der Störung liegen nichtgenetische Ursachen zugrunde) häufig sein können.
- Genetische Heterogenität mit unterschiedlichen genetischen Mechanismen ist möglich.
- Nichtgenetische Umgebungsfaktoren können ebenso relevant sein.
- Häufig vorkommende Genvarianten können zum Risiko beitragen, wobei das daraus resultierende häufige Vorkommen dieser Varianten informationsreduzierend wirkt (Lander u. Schork 1994).

Zwei Wege sind möglich, um auf Genomebene nach krankheitsverursachenden Veränderungen zu suchen: Assoziations- und Kopplungsunter-

Tabelle 3.
Kopplungs- und Assoziationsanalyse im Vergleich

	Kopplungsanalyse	Assoziationsanalyse
Ziel	Kosegregation, d.h. gemeinsame Übertragung von „Gen" und Störung in mehrfach belasteten Familien	Häufigeres Vorkommen eines Allels bei Störung
Stichproben	Mehrfach belastete Mehrgenerationenfamilien	Unabhängige Patienten versus unabhängige Kontrollpersonen
Strategie	Genomscan; Kandidatengene	Kandidatengene
Genetische Marker	Hochpolymorph; in möglichst engem Abstand über das Genom verteilt	Möglichst nur biallelische Marker in oder in nächster Nähe zu Kandidatengenen; Polymorphismus soll, wenn möglich, exprimiert werden (veränderte Funktion)
Aussage	Kandidatengenregion	Kandidatengen bzw. Kopplungsungleichgewicht
Abhängigkeit von der Stichprobe („ascertainment bias")	Kaum	Stark
Sensitiv für a) Gene mit starkem Varianzanteil	Stark	Weniger stark
b) Gene mit niedrigem Varianzanteil	Sehr gering	Gering

suchungen. Beide Ansätze werden bei der Suche nach Suszeptibilitätsgenen für komplexe Erkrankungen angewendet. Beide Ansätze gehen von einer kategorialen Kennzeichnung als „erkrankt" aus. Eine Zusammenstellung der wesentlichen Eigenschaften beider Ansätze ist in Tabelle 3 zu finden. Eine weiterführende Erläuterung dieser Methoden findet sich in Kap. 4 in Bd. 1.

7 Ergebnisse von Untersuchungen mit genetischen Markern

7.1 Kopplungsuntersuchungen

Erste Ergebnisse zu Kopplungsuntersuchungen mit DNA-Markern wurden bereits 1987 veröffentlicht (Tabelle 4). Hierbei wurde eine große Familie, die der Old Order Amish angehört, untersucht (Egeland et al. 1987; Kelsoe et al. 1989). Kopplung mit affektiven Störungen in dieser Familie wurde am kurzen Arm des Chromosoms 11 nachgewiesen. In dieser Region ist sowohl der Dopamin-D4-Rezeptor als auch das Enzym Tyrosinhydroxilase lokalisiert. Weitere Untersuchungen dieser Region, sowohl mit anderen Familienstichproben als auch mit der um Seitenzweige erweiterten, oben genannten Familie, konnten diesen Befund nicht bestätigen.

Replizierte Kopplungsbefunde zu affektiven Erkrankungen wurden erst in den letzten 2–3 Jahren bekannt. Folgende Bereiche sind besonders hervorzuheben:

Chromosom 18

Berrettini et al. (1994) berichteten erstmals über Kopplung von perizentromer lokalisierten Markern auf Chromosom 18 und affektiven Erkrankungen in 22 Familien. Diese Region sowie auch der lange Arm des Chromosoms wurden daraufhin intensiv von mehreren Arbeitsgruppen untersucht. Sowohl positive als auch negative Studien wurden veröffentlicht. Eine Übersicht der Arbeiten ist in Tabelle 4 zu finden. Als Besonderheit ist hier v. a. zu erwähnen, daß bestimmte Arbeitsgruppen deutlichere Hinweise auf einen prädisponierenden Genort erhalten, wenn die Familien nach dem Gesichtspunkt ausgewählt werden, ob die Erkrankung mütterlicherseits oder väterlicherseits übertragen wird (Stine et al. 1995). Vor allem in Familien, in denen überwiegend eine väterliche Übertragung stattfindet, sind Hinweise auf einen Genort auf Chromosom 18q gefunden worden. Diese Befundkonstellation konnte von einer deutschen Arbeitsgruppe repliziert werden (Nöthen et al. 1996). Möglicherweise ist dabei die genetische Transmission des risikosteuernden Gens vom Geschlecht des elterlichen Überträgers abhängig, wofür der bekannte molekulargenetische Übertragungsmechanismus „imprinting" verantwortlich sein könnte. Die Beteiligung eines Imprinting-Faktors konnte aber bisher nicht geklärt werden (Stine et al. 1995; Nöthen et al. 1996). Möglicherweise liegt auf dem langen Arm von Chromosom 18 (18q23) ein weiteres Suszeptibilitätsgen (Freimer et al. 1996).

Chromosom 21

Im Rahmen eines Genomscans bei nordamerikanischen und israelischen Familien beobachteten Straub et al. (1994) einen möglichen prädisponie-

Tabelle 4.
Genetische Kopplungsstu-
dien bei bipolaren affektiven Störungen

Lokalisation	Studien	Ergebnisse
Dopamin-D3-Rezeptor	Mitchell et al. (1993)	–
Dopamin-D5-Rezeptor	Byerley et al. (1994)	–
Chromosom 4p	Blackwood et al. (1996b)	+
Chromosom 5q	Jensen et al. (1992)	–
	Curtis et al. (1993a)	–
	Mirow et al. (1994)	–
	Shah et al. (1995)	+
Chromosom 7 (Dopa-Decarboxilase-Gen; DDL) (7p11-p13)	Ewald et al. (1995a)	–
Chromosom 9 (Dopamin-β-Hydroxilase)	Ewald et al. (1994a)	–
Chromosom 11		
11p (INS, HRAS)	Egeland et al. (1987)	+
11p (INS, HRAS)	Kelsoe et al. (1989)	–
11q (DRD2)	Holmes et al. (1991)	–
11p (TH, HRAS, INS)	Mendlewicz et al. (1991)	–
11p (TH, INS, HRAS)	Mitchell et al. (1991)	–
11p (INS, HRAS)	Nanko et al. (1991)	–
11p	Pauls et al. (1991)	–
11p (TH)	Byerley et al. (1992)	–
11p (INS, HRAS)	Law et al. (1992)	–
11q (DRD2)	Mitchell et al. (1992)	–
11q	Kelsoe et al. (1993)	–
11p (TH, DRD4), 11q (DRD2)	De Bruyn et al. (1994)	–
11p (TH), 11q (DRD2)	Ewald et al. (1994d)	–
11p (TH, DRD4)	Sidenberg et al. (1994)	+
11q	Ewald et al. (1995c)	–
11p (TH)	Kawada et al. (1995a)	–
Chromosom 12 (Darier-Disease-Region) (12q23-q24.1)	Craddock et al. (1994a)	+
	Ewald et al. (1994b)	–
	Dawson et al. (1995b)	+
	LaBuda et al. (1996)	+
Chromosom 15 (Prader-Willi-Region) (15q11-q13)	Ewald et al. (1994c)	–
Chromosom 16p (Phosphoglycolatphosphatase)	Eiberg et al. (1993)	+
	Ewald et al. (1995d)	+
	LaBuda et al. (1996)	–
	Adams et al. (1997)	–
	Edenberg et al. (1997)	+
Chromosom 17 (Serotonintransporter – 5-HTT)	Kelsoe et al. (1996)	–
Chromosom 18	Berrettini et al. (1994)	+
	Maier et al. (1995d)	–
	Pauls et al. (1995)	–
	Stine et al. (1995)	+
	Coon et al. (1996)	+

Tabelle 4 (*Fortsetzung*)

Lokalisation	Studien	Ergebnisse
Chromosom 18	De Bruyn et al. (1996)	+
	Freimer et al. (1996)	+
	Gershon et al. (1996)	+
	Ginns et al. (1996)	–
	LaBuda et al. (1996)	–
	McInnes et al. (1996)	+
	Nöthen et al. (1996)	+
	Claes et al. (1997)	–
	Detera-Wadleigh et al. (1997)	–
	Ewald et al. (1997)	+
	Mynett-Johnson et al. (1997)	–
	Knowles et al. (1998)	–
Chromosom 20	Le et al. (1994)	–
	Ewald et al. (1995b)	–
Chromosom 21q	Straub et al. (1994)	+
	Byerley et al. (1995)	–
	Gurling et al. (1995)	+
	Detera-Wadleigh et al. (1996)	+
	Ewald et al. (1996)	–
	Vallada et al. (1996)	+
Chromosom X(Xq27-q28)	Baron et al. (1987)	+
	Baron et al. (1993)	–
	Mendelbaum et al. (1995)	–
	Pekkarinen et al. (1995)	+
Genomscan	Coon et al. (1993)	
	Curtis et al. (1993b)	
	Gejman et al. (1993)	
	Detera-Wadleigh et al. (1994)	
	Ewald et al. (1994e)	
	Ginns et al. (1996)	
	NIMH Genetics Initiative Group: Detera-Wadleigh et al. (1997)	
	Edenberg et al. (1997)	
	Rice et al. (1997)	
	Stine et al. (1997)	

INS Polymorphismus im Insulingen; *HRAS* Polymorphismus im Harvey-Ras-Gen; *DRD2* Polymorphismus im Dopamin-D2-Rezeptorgen; *DRD4* Polymorphismus im Dopamin-D4-Rezeptorgen; *TH* Polymorphismus im Tyrosinhydroxilasegen

renden Genort auf Chromosom 21q22.3. Dieser Befund konnte in einer unabhängigen Familienstichprobe von Gurling et al. (1995) sowie Detera-Wadleigh et al. (1996) repliziert werden. Unabhängig davon wurde bei der genomweiten Suche nach prädisponiernden Genorten, die weiter unten beschrieben ist, in der umfangreichen NIMH-Collaborative-Studie in einer Stichprobe nordamerikanischer erkrankter Geschwisterpaare eine mit dem ursprünglichen Befund überlappende Region auf 21q identifiziert (Detera-Wadleigh et al. 1997). Daneben fanden sich in einer nordamerikanischen (Byerley et al. 1995) und einer dänischen Familienstichprobe (Ewald et al. 1996) aber auch negative Kopplungsergebnisse.

Chromosom 16

Bereits 1993 berichteten Eiberg et al. über Kopplung eines phänotypischen Markers auf Chromosom 16p (Phosphoglycolatphosphatase) mit affektiven Erkrankungen. Dieser Befund wurde mit polymorphen, genotypischen Markern von 2 Arbeitsgruppen (Ewald et al. 1995d; Edenberg et al. 1997) repliziert, 2 weitere Arbeitsgruppen (LaBuda et al. 1996; Adams et al. 1997) fanden keine Hinweise auf einen prädisponierenden Genort in dieser Region, so daß hier noch weitere Befunde für eine endgültige Beurteilung dieser Region abzuwarten sind.

Chromosom 12

Auf Chromosom 12 ist v.a. die Region 12q23–q24.1 intensiv untersucht worden. Craddock et al. berichteten bereits 1994 (s. Craddock et al. 1994a) über eine Kosegregation zwischen bipolarer Erkrankung und Morbus Darier mit Markern in dieser Region. Weitere Untersuchungen zweier unabhängiger Arbeitsgruppen konnten ebenfalls Hinweise auf Kopplung dieser Region mit bipolarer Erkrankung erhalten. Auch in der weiter unten berichteten genomweiten Suche nach prädisponierenden Genorten für affektive Erkrankungen wurden schwache Hinweise auf eine Beteiligung dieser Region an der Krankheitsentstehung gefunden (Rice et al. 1997).

Chromosom 4

In einer großen schottischen Familie mit affektiven Erkrankungen wurden von Blackwood et al. (1996b) deutliche Hinweise auf einen prädisponierenden Genort auf Chromosom 4p berichtet. Kopplung in dieser Region konnte bis heute von keiner weiteren Arbeitsgruppe nachgewiesen werden; dies gilt auch für die NIMH-Collaborative-Studie mit erkrankten Geschwisterpaaren, in der mit identischen Markern gearbeitet wurde (Detera-Wadleigh et al. 1997). Deshalb läßt sich nicht ausschließen, daß es sich bei diesem Genort um eine allein in dieser Familie vorkommende krankheitsauslösende Veränderung handelt. Weitere Untersuchungen zur Klärung dieses Problems sind in Zukunft sicher noch nötig.

X-Chromosom

Die X-chromosomale Übertragung ist formalgenetisch durch das Fehlen der Vater-Sohn-Übertragung der Störung charakterisiert. Obwohl Übertragungsmuster dieser Art beobachtet werden, sind sie doch so wenig zahlreich, daß eine geschlechtsgebundene Übertragung aufgrund der familiären Häufungsmuster in einer Subgruppe möglich bleibt (Pekkarinen et al. 1995). Seit 30 Jahren wird eine Kopplung zwischen dem auf Xq28 lokalisierten Genort für Rotgrünblindheit und Glukose-6-Phosphatdehydrogenase diskutiert. Konsistente positive Befunde konnten dabei jedoch nicht erhoben werden. Ursprünglich wurden klinisch definierte Marker benutzt, nachfolgend wurden molekulargenetische Marker bei der Untersuchung dieser Familien eingesetzt (Überblick s. Berrettini et al. 1990). Tabelle 4 gibt einen Überblick über die veröffentlichten Berichte der letzten Jahre.

Von besonderer Bedeutung ist dabei der Bericht von Pekkarinen et al. (1995): In einer Xq28 überlappenden Kandidatenregion wurde in einer finnischen Großfamilie Kopplung gefunden. Die umfängliche NIMH-Collaborative-Studie fand in einer Stichprobe erkrankter, nordamerikanischer Geschwisterpaare ebenso einen Hinweis auf Kopplung (Stine et al. 1997). Es ist also trotz der zahlreichen negativen Kopplungsbefunde zu Xq28 möglich, daß für eine Teilgruppe von Erkrankten eine Kopplung zu einem Gen in dieser Region besteht.

Des weiteren scheint es auch Unterschiede zu geben, je nachdem ob es sich um erkrankte Bruder- oder Schwesternpaare handelt. So wurde z.B. von Stine et al. (1997) von einer möglichen Beteiligung der Region Xp22 für Bruderpaare und der Region Xq26-q28 für Schwesternpaare berichtet. Auch hier sind für eine endgültige Beurteilung der Beteiligung dieser Regionen noch weitere Analysen abzuwarten.

Erste Ergebnisse einer Multicenterstudie zur genomweiten Suche nach prädisponierenden Genorten für bipolare Erkrankungen wurden 1997 veröffentlicht (NIMH Genetics Initiative Bipolar Group 1997; s. Tabelle 4). Vier Zentren in den Vereinigten Staaten hatten insgesamt 97 Familien (540 Individuen) mit affektiven Erkrankungen gesammelt. Für diese Studie wurden 301 hochinformative Mikrosatellitenmarker in einem Abstand von durchschnittlich 10 Zentimorgan (cM) verwendet. Für die statistischen Auswertungen wurden sowohl parametrische als auch nichtparametrische Analyseverfahren angewandt. Insgesamt wurden 34 Bereiche des Genoms identifiziert, bei denen nicht auszuschließen ist, daß sie einen prädisponierenden Genort für affektive Erkrankungen enthalten. Keiner der Bereiche enthält allerdings einen Genort, der mehr als 50% der Varianz bei bipolarer Erkrankung erklären kann. Besonders hervorzuheben sind unter diesen Bereichen Abschnitte auf Chromosom 1p31, 7q21–31, 10p12 und 16p12.

Genomweite Suche

Erwähnenswert ist auch, daß weder auf Chromosom 18 noch auf Chromosom 4 Hinweise auf einen Genort für affektive Erkrankungen in dieser Stichprobe gefunden wurden, während sich die bereits vorher erwähnten Regionen auf Chromosom 21, 16 und 12 unter den als positiv identifizierten Regionen befanden.

Eine zusammenfassende Übersicht über die z.Z. bedeutendsten Kopplungsbefunde bei affektiven Störungen gibt Tabelle 5.

7.2 Assoziationsuntersuchungen

Hier wurden in den letzten Jahren neben dem dopaminergen System v.a. solche Gene untersucht, die am serotonergen System beteiligt sind. Neben Polymorphismen im Serotonin-2A-Rezeptor wurden auch solche im

Tabelle 5.
Zusammenfassung der bislang bedeutendsten Kopplungsbefunde bei affektiven Erkrankungen

Chromosom	Studien	Familien-stichprobe (n)	Kopplungsmethode		
			Parametrisch		Nichtparametrisch
			Lodscore	p-Wert	Lodscore
18p/q	Berrettini et al. (1994)	22	2,38	<0,01	–
	Stine et al. (1995)	28	1,45	0,0006	–
	Coon et al. (1996)	6	2,22	–	2,60
	De Bruyn et al. (1996)	1	1,34	–	–
	Freimer et al. (1996)	2	4,06	–	–
	Gershon et al. (1996)	22	–	<0,00001	–
	McInnes et al. (1996)	2	1,6	–	–
	Nöthen et al. (1996)	61	2,48	–	–
	Ewald et al. (1997)	2	1,83	–	–
21q	Straub et al. (1994)	1	3,41	–	–
	Gurling et al. (1995)	17	1,33	–	–
	Detera-Wadleigh et al. (1996)	22	–	0,0008	–
	Vallada et al. (1996)	60	1,2	–	–
12q23–q24.1	Dawson et al. (1995b)	45	0,69	<0,007	–
4p	Blackwood et al. (1996b)	12	4,1	–	–
Genomscan:	NIMH Genetics Initiative Group:				
1	Rice et al. (1997)	97	1,94[a]	<0,05	–
6	Rice et al. (1997)	97	2,37[a]	<0,05	–
7	Detera-Wadleigh et al. (1997)	97	–	0,002	
10	Rice et al. (1997)	97	3,47[a]	<0,001	–
12	Rice et al. (1997)	97	1,89[a]	<0,05	–
16	Edenberg et al. (1997)	97	–	0,006	–
21	Detera-Wadleigh et al. (1997)	97	–	0,008	–
22	Edenberg et al. (1997)	97	–	<0,001	2,46
X	Stine et al. (1997)	97	–	–	1,34

[a] Modscore

Serotonintransporter auf Assoziation mit bipolarer Erkrankung analysiert (Tabelle 6).

Tyrosinhydroxilase

Tyrosinhydroxilase (TH) ist das Schlüsselenzym in der Katecholaminsynthese und damit möglicherweise in die Pathophysiologie affektiver Störungen involviert. Eine französische Arbeitsgruppe postulierte seit 1990 eine Assoziation zwischen Allelen des Tyrosinhydroxilasegens und bipolar-affektiven Störungen (Leboyer et al. 1990; Meloni et al. 1995). Dabei wurden stets Patienten mit unabhängigen Kontrollpersonen verglichen. Dieser Befund wurde aber von einer Vielzahl von Arbeitsgruppen nicht repliziert, so daß möglicherweise Stratifikationseffekte die berichtete positive Assoziation induzierten (s. z. B. Körner et al. 1994; Rietschel et al. 1995; Turecki et al. 1997).

Tabelle 6.
Genetische Assoziationsstudien bei bipolaren affektiven Störungen

Lokalisation	Studien	Ergebnisse
Dopamin-D1- und -D2-Rezeptor	Nöthen et al. (1992)	–
Dopamin-D2-Rezeptor(Cys311-Variante)	Craddock et al. (1995a)	–
	Arinami et al. (1996)	+
	Sasaki et al. (1996)	–
	Souery et al. (1996)	–
Dopamin-D3-Rezeptor	Rietschel et al. (1993)	–
	Shaikh et al. (1993)	–
	Parsian et al. (1995)	– / +
	Souery et al. (1996)	–
	Piccardi et al. (1997)	–
Dopamin-D4-Rezeptor	Lim et al. (1994)	–
	Perez de Castro et al. (1994)	–
Gammaaminobuttersäure-A3-Rezeptorgen (GABRA3)	Puertollano et al. (1995)	–
Serotonin-2A-Rezeptor	Ozaki et al. (1996)	–
	Arranz et al. (1997)	–
	Gutierrez et al. (1997a)	–
	Mahieu et al. (1997)	+
Serotonintransporter: VNTR-Variante	Battersby et al. (1996)	+
	Collier et al. (1996a)	+
	Rees et al. (1997)	+
	Esterling et al. (1998)	–
	Gutierrez et al. (1998)	–
Serotonintransporter: Promotor-Variante	Collier et al. (1996b)	+
	Rees et al. (1997)	–
	Esterling et al. (1998)	–
	Gutierrez et al. (1998)	–
	Mendes de Oliveira et al. (1998)	–
Tyrosinhydroxilase	Leboyer et al. (1990)	+
	Inayama et al. (1993)	–
	Körner et al. (1994)	–
	Kawada et al. (1995a)	–
	Meloni et al. (1995)	+
	Perez de Castro et al. (1995)	+
	Rietschel et al. (1995)	–
	Souery et al. (1996)	–
	Turecki et al. (1997)	–
MAO-A/-B	Craddock et al. (1995b)	–
	Kawada et al. (1995b)	+
	Lim et al. (1995)	+
	Nöthen et al. (1995)	–
	Rubinsztein et al. (1996)	+
	Parsian u. Todd (1997)	–
Phospholipase A2	Dawson et al. (1995a)	+
	Jacobsen et al. (1996)	–
Pseudoautosomale Region	Yoneda et al. (1992)	+
	Parsian u. Todd (1994)	–

Tabelle 6 (*Fortsetzung*)

Lokalisation	Studien	Ergebnisse
Catechol-O-Methyl-Transferase(COMT)	Gutierrez et al. (1997b)	–
	Lachman et al. (1997)	–
FRA-X-Locus	Craddock et al. (1994b)	–

Serotonintransporter

Folgende polymorphe Stellen des auf Chromosom 17 lokalisierten Serotonintransportergens (5-HTT) sind bekannt:
- eine Variante im Promotorbereich des Gens, wobei die kürzere Variante zu einer verminderten Expression des Transporters führt,
- eine hochvariable Stelle („variable number of tandem repeats"; VNTR) in Intron 2 des Gens.

Beide Varianten wurden von verschiedenen Arbeitsgruppen auf Assoziation untersucht (s. Tabelle 6). Eine endgültige Beurteilung, inwieweit der Serotonintransporter an der Krankheitsentstehung von bipolaren Erkrankungen beteiligt ist, erscheint zum jetzigen Zeitpunkt noch nicht möglich.

Serotonin-2A-Rezeptor

Aufgrund der Pharmakologie von neueren Antidepressiva wurde auch der Serotonin-2A-Rezeptor (5-HT2A) intensiv auf Assoziation mit bipolaren Erkrankungen hin untersucht. Keine der Arbeitsgruppen konnte bis heute eine Assoziation nachweisen. Eine mögliche Beteiligung des Serotonin-2A-Rezeptors an der Entstehung der bipolaren Erkrankungen ist aufgrund dieser Untersuchungen noch nicht geklärt. Eine Zusammenstellung der publizierten Befunde findet sich in Tabelle 6.

Tryptophanhydroxilase

Tryptophan (TPH) ist das umsatzbestimmende Enzym in der Serotoninsynthese und somit als Kandidatengen in der Untersuchung affektiver Störungen anzusehen. Eine französische Arbeitsgruppe (Bellivier et al. 1998) berichtete eine Assoziation zwischen einer nicht kodierenden Variante und bipolarer Störung. Replikationsstudien müssen Aufschluß darüber geben, ob es sich nicht um einen durch Stratifikationseffekte bedingten falsch positiven Befund handelt. Ein möglicher Ausweg ist der Einschluß von internen Kontrollen. Hierfür werden die Eltern der Erkrankten mit untersucht. Die auf das erkrankte Kind übertragenen Allele werden als Patientenstichprobe bewertet, die nicht übertragenen Allele der Eltern als Kontrollstichprobe.

Monoaminoxidase A und B

Die Enzyme Monoaminoxidase (MAO) A und B bauen Neurotransmitter ab; ihre pharmakologische Hemmung wirkt antidepressiv. Die Gene für beide Enzyme liegen auf dem langen Arm des X-Chromosoms und sind polymorph, wobei für das MAO-A-Gen eine „Non-sense-Mutation" beschrieben wurde, die die Bildung von MAO-A verhindert. Diese Mutation ist für das Auftreten einer Variante der geistigen Behinderung in einer hochbelasteten holländischen Familie verantwortlich, wobei bei den Betroffenen ebenso eine Neigung zu Aggressivität und maniformen Verhaltensweisen besteht (Brunner et al. 1993). Ein weiterer Restriktionsfragmentenlängenpolymorphismus (RFLP) des MAO-A-Gens war (in vitro) mit erhöhter MAO-A-Aktivität assoziiert (Lim et al. 1995). Dieser Polymorphismus sowie ein weiterer MAO-A-Gen-Polymorphismus zeigten schwache Assoziationen mit MAO-A in mehreren britischen und einer japanischen Population (Kawada et al. 1995b; Lim et al. 1995; Rubinsztein et al. 1996), die jedoch in einer weiteren britischen Studie (Craddock et al. 1995b) nicht sicher replizierbar waren.

Alle positiven Assoziationsstudien zu MAO-Genen arbeiteten mit Stichproben von unabhängigen Kontrollpersonen, bei denen die Möglichkeit falsch positiver Ergebnisse wegen mangelnder Vergleichbarkeit der Patienten und der Kontrollpersonen nur unzureichend kontrolliert ist (s. oben). Die wenigen Untersuchungen mit internen Kontrollen (Nöthen et al. 1995; Parsian u. Todd 1997), die diesen Mangel nicht aufweisen, fanden weder für Allele des MAO-A-Gens noch für das MAO-B-Gen eine positive Assoziation, so daß ein Beitrag der MAO-Gene zur Krankheitsentstehung unwahrscheinlich ist.

Weitere Assoziations-untersuchungen

Mehrere Untersuchungen liegen zu den Genen von Catechol-O-Methyl-Transferase (COMT) auf Chromosom 22 und von Phospholipase A2 (PLA-2A) auf Chromsom 12 (in der Region des Genorts für Morbus Darier) vor. Für den Genort der PLA-2A liegen widersprüchliche Berichte vor, während für den Genort für COMT nur negative Ergebnisse beschrieben wurden. Eine abschließende Beurteilung der Relevanz des PLA-2A-Gens für die Krankheitsentstehung der bipolaren Erkrankungen ist z. Z. nicht möglich.

7.3 Repeat Expansion Detection (RED)

Verlängerte Trinukleotid-Repeats bei Patienten mit bipolarer Erkrankung

Eine britische Arbeitsgruppe, die v. a. mit der RED-Technik arbeitet, konnte in 2 unabhängigen Studien häufiger verlängerte Repeats bei Patienten mit bipolarer Erkrankung gegenüber Kontrollpersonen feststellen (O'Donovan et al. 1995, 1996). Auch die Arbeitsgruppe von Oruc et al. (1997) kam zu diesem Ergebnis, sofern sie nur die familiären Fälle berücksichtigten, die Arbeitsgruppe von Lindblad et al. (1995) berichtete ebenfalls über verlängerte Trinukleotid-Repeats bei Erkrankten. Die Arbeitsgruppe von Vincent et al. (1996) konnte diese Ergebnisse allerdings nicht bestätigen. Bei der Untersuchung von 50 spezifischen Loci, die Trinukleotid-Repeats enthalten, konnten O'Donovan et al. (s. Guy et al. 1997) jedoch keine verlängerten Repeats bei Erkrankten finden. Eine amerikanische Arbeitsgruppe hingegen sucht v. a. mit der Hybridisierungstechnik spezifische Loci nach möglichen polymorphen Trinukleotideinheiten ab und untersucht diese dann in Erkrankten und Kontrollpersonen auf eine entsprechende Verlängerung. Nach dem Ausschluß einer Assoziation von verlängerten Trinukleotid-Repeats in 13 Loci mit bipolarer Erkrankung (Jain et al. 1996) wurde ein CTG-Repeat auf Chromosom 18q21.1 gefunden, der teilweise instabil ist und enorm verlängert sein kann (Breschel et al. 1997). Leider konnte bis heute keine Assoziation mit bipolarer Erkrankung nachgewiesen werden.

Eine Beurteilung, inwieweit verlängerte Trinukleotid-Repeats an der Krankheitsentstehung beteiligt sind, wird erst in den nächsten Jahren möglich sein. Für eine Beurteilung der Ergebnisse aus der RED-Methode ist v.a. auch eine genomische Lokalisation der verlängerten Trinukleotid-Repeats nötig.

8 Abschließende Bemerkung

Klinisch-epidemiologische Studien konnten zwar die familiäre Häufung affektiver Störungen und ihre teilweise genetische Determination belegen. Sie konnten die Natur der familiären Determination aber nicht klären.

Subtypisierung affektiver Störungen

Zusammenfassend kann zur Subtypisierung affektiver Störungen festgestellt werden: Die familiären Häufungsmuster der verschiedenen Subtypen unipolarer Depressionen wie bipolarer Störungen zeigen einerseits Überlappungen und Gemeinsamkeiten; alle untersuchten Subtypen affektiver Störungen sind mit einer überzufälligen Häufung depressiver Episoden (Major-Depression) bei Familienangehörigen assoziiert. Andererseits können subtypspezifische Häufungsmuster beobachtet werden: Bipolar-affektive Störungen treten nur in Familien von Patienten mit bipolar-affektiven und bipolar-schizoaffektiven Störungen gehäuft auf, was diese Diagnosegruppe ätiologisch von allen Varianten unipolarer Depressionen differenziert; dabei spielen genetische Ursachenfaktoren eine besonders ausgeprägte Rolle.

Während unipolare depressive Episoden in Familien mit allen Varianten affektiver Störungen überzufällig häufig vorkommen, treten früh beginnende Dysthymien überzufällig häufig zwar bei Angehörigen von Patienten mit Dysthymie, nicht aber in Familien von Patienten ohne Dysthymie, aber mit depressiven Episoden auf.

Trotz gegenseitiger Überlappungen treten Bipolar-I-Störungen besonders häufig in Familien von Patienten mit derselben Störung auf, ebenso Bipolar-II-Störungen.

Mehrschwellenmodell

Die früher entwickelten Modellvorstellungen (Mehrschwellenmodell) eines familiär-genetischen Kontinuums, dessen ausgeprägteste und am stärksten familiär belastete Variante die schizomanische Störung ist, gefolgt von der Bipolar-I-Störung, weiter gefolgt von der weniger familiär-genetisch determinierten Variante Bipolar-II-Störung sowie weiterhin den unipolaren Depressionen (Gershon et al. 1982), erscheinen angesichts der partiellen Spezifität der Subtypen affektiver Störungen nicht mehr plausibel. Vielmehr ist davon auszugehen, daß sich familiär-genetische Risikofaktoren der verschiedenen Subtypen teilweise überlappen, aber teilweise auch subtypspezifisch sind. Dabei ist der Überlappungsbereich unipolarer depressiver Störungen mit bipolar-affektiven Störungen relativ gering.

Das familiäre Übertragungsmuster affektiver Störungen bzw. aller bekannten Subtypen affektiver Störungen ist teilweise durch genetische, teilweise durch nichtgenetische Faktoren determiniert, wobei Bipolar-I-Störungen am stärksten genetisch beeinflußt sind.

Die familiären Übertragungsmuster genügen keinem der bekannten monogenen Erbgänge und lassen auch ein Hauptgen bei der Mehrzahl mehrfach belasteter Familien unwahrscheinlich erscheinen. Somit zählen affektive Störungen zu genetisch komplexen Störungen. Eine Spezifikation der ursächlichen genetischen Faktoren bei komplexen Störungen kann insbesondere durch die Identifikation von Suszeptibilitätsgenen mit Kopplungs- und Assoziationsstudien erwartet werden. Dabei ist die erstgenannte Strategie besser gegen falsch positive Befunde geschützt als die letztere. Das gegenwärtige Wissen über Suszeptibilitätsgene beschränkt sich weitgehend auf bipolar-affektive Störungen. Wegen der oben dargestellten schwächeren genetischen Determination und wegen der unscharfen Grenzen des familiär übertragenen Phänotyps bei unipolaren Depressionen sind bei diesem Subtyp nur wenige genetische Assoziationsstudien durchgeführt worden. Keine der Studien mit genetischen Markern bei unipolaren Depressionen erbrachte dabei replizierbare positive Befunde.

Familiäre
Übertragungsmuster

Für bipolar-affektive Störungen konnten in Kopplungsanalysen jeweils mehrere Kandidatenregionen gefunden und in Replikationstests bestätigt werden. Die Mehrzahl dieser Kopplungsbefunde bei jeder der beiden Störungen belegt die aus Segregationsanalysen ohne genetische Marker resultierende Kompatibilität mit einer polygenen Transmission.

Ergebnisse
von Kopplungsanalysen

Bei monogenen Krankheiten ist das Kopplungssignal ein scharf begrenztes, distinktes Signal, so daß in der Regel kritische Rekombinationen zwischen Erkrankungs- und Markergenen die in Kopplungsstudien gefundenen Kandidatenregionen in weiteren Kopplungsanalysen eingrenzen können (Kruglyak u. Lander 1995). Die aus den Kopplungsuntersuchungen bei komplexen Störungen resultierenden replizierbaren Kandidatenregionen sind jeweils sehr breit (ca. 20 cM), so daß die weitere Eingrenzung dieser Regionen und die Identifikation von Suszeptibilitätsgenen entweder Glück oder voraussichtlich eine langfristige systematische Suche erfordert.

In den Kandidatenregionen finden sich möglicherweise Kandidatengene, deren Genprodukte für die Störung pathophysiologisch relevant sind. Sollten in der Kandidatenregion gelegene Kandidatengene Suszeptibilitätsgene darstellen, so würden Mutationsanalysen der Kandidatengene, geeignete weitere Kopplungs- und Assoziationsstudien und Untersuchungen der funktionellen Korrelate der Mutationen die entscheidenden Hinweise liefern. Diese glückliche Situation ist bei Schizophrenien und affektiven Störungen bislang nicht eingetreten. Durch die wachsenden Kenntnisse der Pathophysiologie der Störungen und der diese tragenden Genprodukte werden aber kontinuierlich neue Kandidatengene nahegelegt.

Gene
in Kandidatenregionen

Die Eingrenzung der Kandidatenregionen kann in dieser Situation erfolgen
* durch eine Vergrößerung der Familienstichprobe und damit durch die Vergrößerung der Anzahl der Rekombinationen; damit erhält die

Eingrenzung
der Kandidatenregionen

statistische Analyse eine höhere Aussagekraft, so daß der Bereich des Genoms, der ein mögliches Suszeptibilitätsgen enthält, schärfer eingegrenzt werden kann;

- durch Kopplungsanalysen mit sehr eng plazierten, möglichst hochpolymorphen Markern, wobei für die Identifikation von Suszeptibilitätsgenen u. U. sehr große Stichprobenumfänge erforderlich sind;
- durch Feststellung von Kopplungsungleichgewicht zwischen Marker- und Erkrankungsgenort in Stichproben von Kernfamilien (erkrankter Indexfall und beide Eltern); Kopplungsungleichgewicht repräsentiert dabei die Anzahl der Rekombinationen zwischen Marker- und Erkrankungsgenort in früheren Generationen; Kopplungsungleichgewichte sind dabei insofern im Vergleich zu Kopplungsstärken informativer, als sie am Krankheitsgenort bei niedrigerem relativem Risiko ausgeprägter sind und bereits bei kürzerer Entfernung zwischen Marker- und Erkrankungsgenort in nichtsignifikante Bereiche abfallen. Diese Strategie ist insbesondere in Populationen erfolgversprechend, in denen aufgrund überdauernder Isolation oder Inzucht starke Kopplungsungleichgewichte bestehen (Jorde 1995);
- durch Kopplungsungleichgewicht von Kandidatengenorten in gekoppelten Regionen mit dem Erkrankungsgenort; diese Strategie kann unmittelbar zielführend sein, wenn Mutationen am Kandidatengenort direkt das Erkrankungsrisiko beeinflussen (z. B. Fibrillingen bei Marfan-Syndrom).

Kopplungsungleich-
gewichtsanalysen

Die letztgenannten Vorteile der Feststellung von Kopplungsungleichgewicht gegenüber der Feststellung von Kopplung werden insbesondere dann relevant werden, wenn mit dem Fortschritt des Humangenomprojekts alle Gene auf dem Genom kartiert sind und wenn Alternativen zu derzeit verfügbaren, relativ aufwendigen elektrophoretischen Sequenziertechniken (z. B. Chiptechnologie) entwickelt sind. Alle Allele in polymorphen Genen (ca. 100.000) könnten dann auf Kopplungsungleichgewicht geprüft werden. Die hierzu erforderlichen Stichprobenumfänge von Kernfamilien (erkrankter Indexfall und Eltern) sind jedenfalls unter gewissen Modellannahmen verfügbar bzw. rekrutierbar (Risch u. Merikangas 1996).

Zukünftige Entwicklung

Gene, deren Veränderungen ein gewichtiges Erkrankungsrisiko verursachen und über Kopplungsanalyse identifiziert worden sind, werden einer Identifizierung sicher am besten zugänglich sein. Hierbei wird v. a. auch der Fortschritt bei den Sequenzierungstechniken, insbesondere die Geschwindigkeit, mit der heute bereits an der Identifizierung der Basenpaarabfolge des Genoms gearbeitet wird, von großem Vorteil sein.

9 Literatur

Adams LJ, Salmon JA, Kwok JB, Vivero C, Donald JA, Mitchell PB, Schofield PR (1997) Exclusion of linkage between bipolar affective disorder and chromosome 16 in 12 Australian pedigrees. Am J Med Genet 74:304–310

Akiskal HS, Rosenthal TL, Haykal RF, Lemmi H, Rosenthal RH, Scott-Strauss A (1980) Characterological depressions: clinical and sleep EEG findings separating „subaffective dysthymias" from „character spectrum disorders". Arch Gen Psychiatry 37:777–783

Anderson RL, Klein DN, Riso LP, Ouimette PC, Lizardi H, Schwartz JE (1996) The subaffective-character spectrum subtyping distinction in primary early-onset dysthymia: a clinical and family study. J Affect Disord 38:13–22

Angst J (1966) Zur Ätiologie und Nosologie endogener depressiver Psychosen. Springer, Berlin Heidelberg New York

Angst J, Wicki W (1990) The Zurich study, XI: Is dysthymia a separate form of depression? Results of the Zurich cohort study. Eur Arch Psychiatry Clin Neurosci 240:349–354

Arinami T, Itokawa M, Aoki J et al. (1996) Further association study on dopamine D2 receptor variant S311 C in schizophrenia and affective disorders. Am J Med Genet 67:133–138

Arranz MJ, Erdmann J, Kirov G et al. (1997) 5-HT2 A receptor and bipolar affective disorder: association studies in affected patients. Neurosci Lett 224:95–98

Baron M (1996) Further reflections on linkage results in schizophrenia. Am J Med Genet 67:430–432

Baron M, Risch N, Hamburger R et al. (1987) Genetic linkage between X-chromosome markers and bipolar affective illness. Nature 326:289–292

Baron M, Freimer NF, Risch N et al. (1993) Diminished support for linkage between manic depressive illness and X-chromosome markers in three Israeli pedigrees. Nat Genet 3:49–55

Battersby S, Ogilvie AD, Smith CA et al. (1996) Structure of a variable number tandem repeat of the serotonin transporter gene and association with affective disorder. Psychiatr Genet 6:177–181

Bellivier F, Leboyer M, Courtet P et al. (1998) Association between the tryptophan hydroxylase gene and manic-depressive illness. Arch Gen Psychiatry 55:33–37

Benkelfat C, Ellenbogen MA, Dean P, Palmour RM, Young SN (1994) Mood-lowering effect of tryptophan depletion. Arch Gen Psychiatry 51:687–697

Berrettini WH, Goldin LR, Gelernter J, Gejman PV, Gershon ES, Detera-Wadleigh S (1990) X-chromosome markers and manic-depressive illness. Arch Gen Psychiatry 47:366–373

Berrettini WH, Ferraro TN, Goldin LR, Weeks DE, Detera-Wadleigh S, Nurnberger Ji, Gershon ES (1994) Chromosome 18 DNA markers and manic-depressive illness: evidence for a susceptibility gene. Proc Natl Acad Sci USA 91:5918–5921

**Bertelsen A, Harvald B, Hauge M (1977) A Danish twin study of manic-depressive disorders. Br J Psychiatry 130:330–351

Blacker D, Lavori PW, Faraone SV, Tsuang MT (1993) Unipolar relatives in bipolar pedigrees: a search for indicators of underlying bipolarity. Am J Med Genet 48:192–199

Blackwood DH, Sharp CW, Walker MT, Doody GA, Glabus MF, Muir WJ (1996a) Implications of comorbidity for genetic studies of bipolar disorder: P300 and eye tracking as biological markers for illness. Br J Psychiatry 168:85–92

Blackwood DH, He L, Morris SW et al. (1996b) A locus for bipolar affective disorder on chromosome 4p. Nat Genet 12:427–430

Bland RC, Newman SC, Orn H (1986) Recurrent and nonrecurrent depression: a family study. Arch Gen Psychiatry 43:1085–1089

Breschel TS, McInnis MG, Margolis RL et al. (1997) A novel, heritable expanding CTG repeat in an intron of the SEF2-1 gene on chromosome 18q21.1. Hum Mol Genet 6:1855–1863

Brunner HG, Nelen M, Breakefield XO, Ropers HH, Oost BA van (1993) Abnormal behavior associated with a point mutation in the structural gene for monoamine oxidase A. Science 262:578–580

Byerley W, Plaetke R, Hoff M et al. (1992) Tyrosine hydroxylase gene not linked to manic-depression in seven of eight pedigrees. Hum Hered 42:259–263

Byerley W, Hoff M, Holik J, Coon H (1994) A linkage study with D5 dopamine and alpha 2C-adrenergic receptor genes in six multiplex bipolar pedigrees. Psychiatr Genet 4:121–124

Byerley W, Holik J, Hoff M, Coon H (1995) Search for a gene predisposing to manic-depression on chromosome 21. Am J Med Genet 60:231–233

Cassano GB, Akiskal HS, Perugi G, Musetti L, Savino M (1992) The importance of measures of affective temperaments in genetic studies of mood disorders. J Psychiatr Res 26:257–268

Claes S, Raeymaekers P, Broeck MV van den et al. (1997) A chromosome 18 genetic linkage study in three large Belgian pedigrees with bipolar disorder. J Affect Dis 43:195–205

Collier DA, Arranz MJ, Sham P et al. (1996a) The serotonin transporter is a potential susceptibility factor for bipolar affective disorder. Neuroreport 7:1675–1679

Collier DA, Stober G, Li T et al. (1996b) A novel functional polymorphism within the promoter of the serotonin transporter gene: possible role in susceptibility to affective disorders. Mol Psychiatry 1:453–460

Coon H, Jensen S, Hoff M et al. (1993) A genome-wide search for genes predisposing to manic-depression, assuming autosomal dominant inheritance. Am J Hum Genet 52:1234–1249

Coon H, Hoff M, Holik J et al. (1996) Analysis of chromosome 18 DNA markers in multiplex pedigrees with manic depression. Biol Psychiatry 39:689–696

Coryell W, Zimmerman M (1989) Personality disorders in the families of depressed, schizophrenic and never-ill probands. Am J Psychiatry 146:496–502

Coryell W, Winokur G, Keller M, Scheftner W, Endicott J (1992a) Alcoholism and primary major depression: a family study approach to co-existing disorders. J Affect Disord 24:93–99

*Coryell W, Endicott J, Keller M (1992b) Rapidly cycling affective disorder: demographics, diagnosis, family history, and course. Arch Gen Psychiatry 49:126–131

Coryell W, Endicott J, Maser JD, Keller MB, Leon AC, Akiskal HS (1995) Long-term stability of polarity distinctions in the affective disorders. Am J Psychiatry 152:385–390

Craddock N, Owen M, Burge S, Kurian B, Thomas P, McGuffin P (1994a) Familial cosegregation of major affective disorder and Darier's disease (keratosis follicularis). Br J Psychiatry 164:355–358

Craddock N, Daniels J, McGuffin P, Owen M (1994b) Variation at the fragile X locus does not influence susceptibility to bipolar disorder. Am J Med Genet 54:141–143

Craddock N, Roberts Q, Williams N, McGuffin P, Owen MJ (1995a) Association study of bipolar disorder using a functional polymorphism (Ser311–Cys) in the dopamine D2 receptor gene. Psychiatr Genet 5:63–65

Craddock, N, Daniels J, Roberts E, Rees M, McGuffin P, Owen MJ (1995b) No evidence for allelic association between bipolar disorder and monoamine oxidase A gene polymorphisms. Am J Med Genet 60:322–324

Craddock N, Khodel V, Van Eerdewegh P, Reich T (1995c) Mathematical limits of multilocus models. The genetic transmission of bipolar disorder. Am J Hum Genet 57:690–702

*Craddock N, Eerdewegh P van, Reich T (1997) Single major locus models for bipolar disorder are implausible. Am J Med Genet 74:18

Cross-National Collaborative Group (1992) The changing rate of depression. JAMA 268:3098–3105

Curtis D, Brynjolfsson J, Petursson H et al.(1993a) Segregation and linkage analysis in five manic depression pedigrees excludes the 5-HAT-1a receptor gene (HTR1 A). Ann Hum Genet 57:27–39

Curtis D, Sherrington R, Brett P et al.(1993b) Genetic linkage analysis of manic depression in Iceland. J R Soc Med 86:506–510

Dawson E, Gill M, Curtis D, Castle D, Hunt N, Murray R, Powell J (1995a) Genetic association between alleles of pancreatic phospholipase A2 gene and bipolar affective disorder. Psychiatr Genet 5:177–180

Dawson E, Parfitt E, Roberts Q et al.(1995b) Linkage studies of bipolar illness in the region of the Darier's disease gene on chromosome 12q23-24.1. Am J Med Genet 60:94–102

De Bruyn A, Mendelbaum K, Sandkuijl LA et al. (1994) Non-linkage of bipolar illness to tyrosine hydroxylase, tyrosinase, and D2 and D4 dopamine receptor genes on chromosome 11. Am J Psychiatry 151:102–106

De Bruyn A, Souery D, Mendelbaum K, Mendlewicz J, Van Broeckhoven C (1996) Linkage analysis of families with bipolar illness and chromosome 18 markers. Biol Psychiatry 39:679–688

DePaulo JR, Simpson SG, Gayle JO, Folstein SE (1990) Bipolar II disorder in six sisters. J Affect Disord 19:259–264

Detera-Wadleigh SD, Hsieh WT, Berrettini WH et al. (1994) Genetic linkage mapping for a susceptibility locus to bipolar illness: chromosome 2, 3, 4, 7, 9, 10p, 11p, 22, and Xpter. Am J Med Genet 54:206–218

Detera-Wadleigh SD, Badner JA, Goldin LR et al. (1996) Affected-sib-pair analyses reveal support of prior evidence for a susceptibility locus for bipolar disorder on 21q. Am J Hum Genet 58:1279–1285

*Detera-Wadleigh SD, Badner JA, Yoshikawa T et al. (1997) Initial genome scan of the NIMH genetics initiative bipolar pedigrees: chromosomes 4, 7, 9, 18, 19, 20, and 21q. Am J Med Genet 74:254–262

Donaldson SK, Klein DN, Riso LP, Schwartz JE (1997) Comorbidity between dysthymic and major depressive disorders: a family study analysis. J Affect Disord 42:103–111

*Edenberg HJ, Foroud T, Conneally PM et al. (1997) Initial genomic scan of the NIMH genetics initiative bipolar pedigrees: chromosomes 3, 5, 15, 16, 17, and 22. Am J Med Genet 74:238–246

*Egeland JA, Gerhard D, Pauls DL et al. (1987) Bipolar affective disorders linked to DNA markers on chromosome 11. Nature 325:783–787

Eiberg H, Ewald H, Mors O (1993) Suggestion of linkage between manic-depressive illness and the enzyme phosphoglycolate phosphatase (PGP) on chromosome 16p. Clin Genet 44:254–257

Endicott J, Nee J, Andreasen N, Clayton P, Keller M, Coryell W (1985) Bipolar II. Combine or keep separate? J Affect Disord 8:17–28

Esterling LE, Yoshikawa T, Turner G et al. (1998) Serotonin transporter (5-HTT) gene and bipolar affective disorder. Am J Med Genet 81:37–40

Ewald H, Mors O, Flint T, Eiberg H, Kruse TA (1994a) Linkage analysis between manic depressive illness and the dopamine beta-hydroxylase gene. Psychiatr Genet 4:177–183

Ewald H, Mors O, Flint T, Kruse TA (1994b) Linkage analysis between manic depressive illness and the region on chromosome 12q involved in Darier's disease. Psychiatr Genet 4:195–200

Ewald H, Mors O, Flint T, Kruse TA (1994c) Linkage analysis between manic-depressive illness and the region on chromosome 15q involved in Prader-Willi syndrome, including two GABA-A receptor subtype genes. Hum Hered 44:287–294

Ewald H, Mors O, Friedrich U, Flint T, Kruse TA (1994d) Exclusion of linkage between manic depressive illness and tyrosine hydroxylase and dopamine D2 receptor genes. Psychiatr Genet 4:13–22

Ewald H, Mors O, Eiberg H (1994e) Linkage analysis between manic-depressive illness and 35 classical markers. Am J Med Genet 54:144–148

Ewald H, Mors O, Eiberg H, Flint T, Kruse TA (1995a) No evidence of linkage between manic depressive illness and the dopa decarboxylase gene or nearby region on chromosome 7p. Psychiatr Genet 5:161–169

Ewald H, Eiberg H, Mors O (1995b) A search for genes predisposing to manic depressive illness on chromosome 20. Psychiatr Genet 5:105–111

Ewald H, Mors O, Flint T, Friedrich U, Eiberg H, Kruse TA (1995c) Linkage analysis between manic-depressive illness and markers on the long arm of chromosome 11. Am J Med Genet 60:386–392

Ewald H, Mors O, Flint T, Koed K, Eiberg H, Kruse TA (1995d) A possible locus for manic depressive illness on chromosome 16p13. Psychiatr Genet 5:71–81

Ewald H, Eiberg H, Mors O, Flint T, Kruse TA (1996) Linkage study between manic-depressive illness and chromosome 21. Am J Med Genet 67:218–224

Ewald H, Mors O, Koed K, Eiberg H, Kruse TA (1997) Susceptibility loci for bipolar affective disorder on chromosome 18? A review and a study of Danish families. Psychiatr Genet 7:1–12

Fanous AH, Walsh D, Kendler KS (1996) Do endogenous features in depression predict the risk of psychiatric illness in relatives? Acta Psychiatr Scand 94:56–59

Fidani L, Rooke K, Chartier-Harlin M-C, Hughes D, Tanzi R, Mullan M, Roques P, Rossor M, Hardy J, Goatz A (1992) Screening for mutations in the open reading frame and promotor of the ß-amyloid-precursor protein gene in familial Alzheimer's disease: identification of a further family with APP717 Val →Ilc. Hum Mol Genet 1:165–168

Freimer NB, Reus VI, Escamilla MA et al. (1996) Genetic mapping using haplotype, association and linkage methods suggests a locus for severe bipolar disorder (BPI) at 18q22-q23. Nat Genet 12:436–441

Gejman PV, Martinez M, Cao Q et al. (1993) Linkage analysis of fifty-seven microsatellite loci to bipolar disorder. Neuropsychopharmacology 9:31–40

*Gershon ES, Hamovit J, Guroff JJ et al. (1982) A family study of schizoaffective disorder, bipolar I, bipolar II, unipolar and normal control probands. Arch Gen Psychiatry 39:1157–1167

*Gershon ES, Hamovit JH, Guroff JJ, Nurnberger JI (1987) Birth-cohort changes in manic and depressive disorders in relatives of bipolar and schizoaffective patients. Arch Gen Psychiatry 44:314–319

Gershon ES, DeLisi LE, Hamovit J et al. (1988) A controlled family study of chronic psychoses. Schizophrenia and schizoaffective psychoses. Arch Gen Psychiatry 45:328–336

Gershon ES, Badner JA, Detera-Wadleigh SD, Ferraro TN, Berrettini WH (1996) Maternal inheritance and chromosome 18 allele sharing in unilineal bipolar illness pedigrees. Am J Med Genet 67:202–207

Ginns EI, Ott J, Egeland JA et al. (1996) A genome-wide search for chromosomal loci linked to bipolar affective disorder in the Old Order Amish. Nat Genet 12:431–435

Goldstein JM, Faraone SV, Chen WJ, Tsuang MT (1993) The role of gender in understanding the familial transmission of schizoaffective disorder. Br J Psychiatry 163:763–768

Goodwin FK, Ghaemi SN (1998) Understanding manic-depressive illness. Arch Gen Psychiatry 55:23–25

*Greenberg DA (1993) Linkage analysis of „necessary" disease loci versus „susceptibility" loci. Am J Hum Genet 52:135–143

Grigoroiu-Serbanescu G, Wickramaratne PJ, Hodge A, Milea S, Mihailescu (1997) Genetic anticipation and imprinting in bipolar I illness. Br J Psychiatry 170:162–166

Grof P, Alda M, Grof E, Zvolsky P, Walsh M (1994) Lithium response and genetics of affective disorders. J Affect Disord 32:85–95

Gurling H, Smyth C, Kalsi G et al. (1995) Linkage findings in bipolar disorder (letter). Nat Genet 10:8–9

Gutierrez B, Bertranpetit J, Collier D et al. (1997a) Genetic variation of the 5-HT2 A receptor gene and bipolar affective disorder. Hum Genet 100:582–584

Gutierrez B, Bertranpetit J, Guillamat R, Valles V, Arranz MJ, Kerwin R, Fananas L (1997b) Association analysis of the catechol O-methyltransferase gene and bipolar affective disorder. Am J Psychiatry 154:113–115

Gutierrez B, Arranz MJ, Collier DA et al. (1998) Serotonin transporter gene and risk for bipolar affective disorder: an association study in Spanish population. Biol Psychiatry 43:843–847

Guy C, Bowen T, Daniels JK et al. (1997) Exclusion of expansion of 50 CAG/CTG trinucleotide repeats in bipolar disorder. Am J Psychiatry 154:1146–1147

Heun R, Maier W (1993a) Bipolar II disorders in six first degree relatives. Biol Psychiatry 34:274–276

*Heun R, Maier W (1993b) The distinction of bipolar II disorder from bipolar I and recurrent unipolar depression: results of a controlled family study. Acta Psychiatr Scand 87:279–284

Hodge SE, Wickramaratne PJ (1995) Statistical pitfalls in detecting age-of-onset anticipation and detecting ascertainment bias. Psychiatr Genet 5:43–47

Holmes D, Brynjolfsson J, Brett P, Curtis D, Petursson H, Sherrington R, Gurling H (1991) No evidence for a susceptibility locus predisposing to manic depression in the region of the dopamine (D2) receptor gene. Br J Psychiatry 158:635–641

**Huntington's Disease Collaborative Research Group (1993) A novel gene containing a trinucleotide repeat that is expanded and unstable on Huntington's disease chromosomes. Cell 72:971–983

Inayama Y, Yoneda H, Sakai T et al. (1993) Lack of association between bipolar affective disorder and tyrosine hydroxylase DNA marker. Am J Med Genet 48:87–89

Jacobsen N, Daniels J, Moorhead S et al. (1996) Association study of bipolar disorder at the phospholipase A2 gene (PLA2 A) in the

Darier's disease (DAR) region of chromosome 12q23-q24.1. Psychiatr Genet 6:195–199

Jain S, Leggo J, DeLisi LE et al. (1996) Analysis of thirteen trinucleotide repeat loci as candidate genes for schizophrenia and bipolar affective disorder. Am J Med Genet 67:139–146

Janowsky DS, Overstreet DH, Nurnberger JI (1994) Is cholinergic sensitivity a genetic marker for the affective disorders? Am J Med Genet 54:335–344

Jeffries FM, Reiss AL, Brown T, Meyers DA, Glicksman A, Bandyopadhyay S (1993) Bipolar spectrum disorder and fragile X syndrome: a family study. Biol Psychiatry 33:213–216

Jensen S, Plaetke R, Holik J et al. (1992) Linkage analysis of the D1 dopamine receptor gene and manic depression in six families. Hum Hered 42:269–275

*Jorde LB (1995) Linkage disequilibrium as a gene-mapping tool. Am J Hum Genet 56:11–14

Kato T, Winokur G, Coryell W, Keller MB, Endicott J, Rice J (1996) Parent-of-origin effect in transmission of bipolar disorder. Am J Med Genet 67:546–550

Kawada Y, Hattori M, Fukuda R, Arai H, Inoue R, Nanko S (1995a) No evidence of linkage or association between tyrosine hydroxylase gene and affective disorder. J Affect Disord 34:89–94

Kawada Y, Hattori M, Dai XY, Nanko S (1995b) Possible association between monoamine oxidase gene and bipolar affective disorder. Am J Hum Genet 56:335–336

Keller MB, Beardslee WR, Dorer DJ, Lavori PW, Samuelson H, Klerman GR (1986) Impact of severity and chronicity of parental affective illness on adaptive functioning and psychopathology in children. Arch Gen Psychiatry 43:930–937

*Kelsoe JR, Ginns EI, Egeland JA et al. (1989) Reevaluation of the linkage relationship between chromosome 11p loci and the gene for bipolar affective disorder in the Old Order Amish. Nature 342:238–243

Kelsoe JR, Kristbjanarson H, Bergesch P et al. (1993) A genetic linkage study of bipolar disorder and 13 markers on chromosome 11 including the D2 dopamine receptor. Neuropsychopharmacology 9:293–301

Kelsoe JR, Remick RA, Sadovnick AD et al. (1996) Genetic linkage study of bipolar disorder and the serotonin transporter. Am J Med Genet 67:215–217

Kendler KS, Karkowski-Shuman L (1997) Stressful life events and genetic liability to major depression: genetic control of exposure to the environment? Psychol Med 27:539–547

Kendler KS, Neale MC, Kessler RC, Heath AC, Eaves LJ (1992a) Major depression and generalized anxiety disorder. Same genes, (partly) different environments? Arch Gen Psychiatry 49:716–722

Kendler KS, Neale MC, Kessler RC, Heath AC, Eaves LJ (1992b) A population-based twin study of major depression im women. The impact of varying definitions of illness. Arch Gen Psychiatry 49:257–266

Kendler KS, Heath AC, Neale MC, Kessler RC, Eaves LJ (1992c): A population-based twin study of alcoholism in women. JAMA 268:1877–1882

Kendler KS, Kessler RC, Neale MC, Heath AC, Eaves LJ (1993a) The prediction of major depression in women: toward an integrated etiologic model. Am J Psychiatry 150:1139–1148

Kendler K, Nenale MC, MacLean CL, Heath AC, Eaves LJ, Kessler RC (1993b) Smoking and major depression: a causal analysis. Arch Gen Psychiatry 50:36–43

**Kendler KS, McGuire M, Gruenberg AM, O'Hare A, Spellman M, Walsh D (1993c) The Roscommon Family Study. IV. Affective illness, anxiety disorders, and alcoholism in relatives. Arch Gen Psychiatry 50:952–960

Kendler KS, Heath AC, Neale MC, Kessler RC, Eaves LJ (1993d) Alcoholism and major depression in women. A twin study of the causes of comorbidity. Arch Gen Psychiatry 50:690–698

Kendler KS, Karkowski-Shuman L, Walsh D (1996) The risk for psychiatric illness in siblings of schizophrenics: the impact of psychotic and non-psychotic affective illness and alcoholism in parents. Acta Psychiatr Scand 94:49–55

Kerbeshian J, Burd L, Klug MG (1995) Comorbid Tourette's disorder and bipolar disorder: an etiologic perspective. Am J Psychiatry 152:1646–1651

Kinney DK, Yurgelun-Todd DA, Levy DL, Medoff D, Lajonchere CM, Radford-Paregol M (1993) Obstetrical complications in patients with bipolar disorder and their siblings. Psychiatry Res 48:47–56

Klein DN, Depue RA (1985) Obsessional personality traits and risks for bipolar affective disorder: an offspring study. J Abnorm Psychol 94:291–297

Klein DN, Riso LP, Donaldson SK et al. (1995) Family study of early-onset dysthymia. Mood and personality disorders in relatives of outpatients with dysthymia and episodic major depression and normal controls. Arch Gen Psychiatry 52:487–496

Knowles JA, Rao PA, Cox-Matise T et al. (1998) No evidence for significant linkage between bipolar affective disorder and chromosome 18 pericentromeric markers in a large series of multiplex extended pedigrees. Am J Hum Genet 62:916–924

Körner J, Rietschel M, Hunt N et al. (1994) Association and haplotype analysis at the tyrosine hydroxylase locus in a combined German-British sample of manic-depressive patients and controls. Psychiatr Genet 4:167–175

Kraepelin E (1921) Einführung in die Psychiatrische Klinik, 4. Aufl. Barth, Leipzig

Kretschmer E (1936) Körperbau und Charakter, 11. Aufl. Springer, Berlin

*Kruglyak L, Lander ES (1995) High-resolution genetic mapping of complex traits. Am J Hum Genet 56:1212–1223

*LaBuda MC, Maldonado M, Marshall D, Otten K, Gerhard DS (1996) A follow-up report of a genome search for affective disorder predisposition in the Old Order Amish. Am J Hum Genet 59:1343–1362

Lachman HM, Kelsoe J, Moreno L, Katz S, Papolos DF (1997) Lack of association of catechol-O-methyltransferase (COMT) functional polymorphism in bipolar affective disorder. Psychiatr Genet 7:13–17

**Lander ES, Schork N (1994) Genetic dissection of complex traits. Science 265:2037–2048

Lauer CJ, Schreiber W, Holsboer F, Krieg JC (1995) In quest of identifying vulnerability markers for psychiatric disorders by all-night polysomnography. Arch Gen Psychiatry 52:145–153

Lauer CJ, Bronisch T, Kainz M, Schreiber W, Holsboer F, Krieg JC (1997) Pre-morbid psychometric profile of subjects at high familial risk for affective disorder. Psychol Med 27:355–362

Law A, Richard CW, Cottingham RW, Lathrop GM, Cox DR, Myers RM (1992) Genetic linkage analysis of bipolar affective disorder in an Old Order Amish pedigree. Hum Genet 88:562–568

Le F, Mitchell P, Vivero C et al. (1994) Exclusion of close linkage of bipolar disorder to the Gs-alpha subunit gene in nine Australian pedigrees. J Affect Disord 32:187–195

Leboyer M, Malafosse A, Boularan S et al. (1990) A tyrosine hydroxylase polymorphism reveals an association with manic-depressive illness. Lancet 335:1219

Lilenfeld LR, Kaye WH, Greeno CG et al. (1998) A controlled family study of anorexia nervosa and bulimia nervosa. Arch Gen Psychiatry 55:603–610

Lim LC, Nöthen M, Körner J et al. (1994) No evidence of association between dopamine D4 receptor variants and bipolar affective disorder. Am J Med Genet 54:259–263

Lim LC, Powell J, Sham P, Castle D, Hunt N, Murray R, Gill M (1995) Evidence for a genetic association between alleles of monoamine oxidase A gene and bipolar affective disorder. Am J Med Genet 60:325–331

Lindblad K, Nylander PO, De Bruyn A et al. (1995) Detection of expanded CAG repeats in bipolar affective disorder using the repeat expansion detection (RED) method. Neurobiol Dis 2:55–62

Lish JD, Gyulai L, Resnick SM, Kirtland A, Amsterdam JD, Whybrow PC, Arlen-Price R (1993) A family history study of rapid-cycling bipolar disorder. Psychiatry Res 48:37–45

MacKinnon DF, McMahon FJ, Simpson SG, McInnis MG, DePaulo JR (1997) Panic disorder with familial bipolar disorder. Biol Psychiatry 42:90–95

Mahieu B, Souery D, Lipp O et al. (1997) No association between bipolar affective disorder and a serotonin receptor (5-HT2 A) polymorphism. Psychiatry Res 70:65–69

Maier W, Lichtermann D (1993) Die familiäre Häufung affektiver Erkrankungen. Eine Übersicht über neuere familiengenetische Arbeiten. Nervenheilkunde 12:34–40

Maier W, Philipp M (1993) Reliabilität und Validität der Subtypisierung und Schweregradmessung depressiver Syndrome Springer, Berlin Heidelberg New York Tokio

Maier W, Lichtermann D, Minges J, Heun R, Hallmayer J, Klingler T (1991) Unipolar depression in the aged: determinants of familial aggregation. J Affect Disord 23:53–61

Maier W, Lichtermann D, Minges J, Heun R, Hallmayer J, Benkert O (1992a) Schizoaffective disorder and affective disorders with mood-incongruent psychotic features: keep separate or combine? Evidence from a family study. Am J Psychiatry 149:1666–1673

Maier W, Lichtermann D, Minges J, Heun R, Hallmayer J (1992b) The risk of minor depression in families of probands with major depression: sex differences and familiality. Eur Arch Psychiatry Clin Neurosci 242:89–92

Maier W, Lichtermann D, Minges J, Heun R (1992c) The familial relation of personality disorders (DSM-III-R) to unipolar major depression. J Affect Disord 26:151–156

*Maier W, Lichtermann D, Minges J, Hallmayer J, Heun R, Benkert O, Levinson DF (1993) Continuity and discontinuity of affective disorders and schizophrenia. Arch Gen Psychiatry 50:871–883

Maier W, Lichtermann D, Minges J (1994) The relationship between alcoholism and unipolar depression – a controlled family study. J Psychiatr Res 28:303–317

Maier W, Minges J, Lichtermann D (1995a) The familial relationship between panic disorder and unipolar depression. J Psychiatr Res 29:375–388

Maier W, Lichtermann D, Minges J, Delmo C, Heun R (1995b) The relationship between bipolar disorder and alcoholism: a controlled family study. Psychol Med 5:787–796

Maier W, Minges J, Lichtermann D, Heun R (1995c) Personality disorders and personality variations in relatives of patients with bipolar affective disorders. J Affect Disord 35:173–181

Maier W, Hallmayer J, Zill P, Bondy B, Lichtermann D, Ackenheil M, Minges J, Wildenauer D (1995d) Linkage analysis between pericentromeric markers on chromosome 18 and bipolar disorder: a replication test. Psychiatry Res 59:7–15

McGuffin P, Katz R, Aldrich J, Bebbington P (1988) The Camberwell collaborative depression study. II. Investigation of family members. Br J Psychiatry 152:766–774

McGuffin P, Katz R, Rutherford J (1991) Nature, nurture and depression: a twin study. Psychol Med 21:329–335

*McInnes LA, Escamilla MA, Service SK et al. (1996) A complete genome screen for genes predisposing to severe bipolar disorder in two Costa Rican pedigrees. Proc Natl Acad Sci USA 93:13060–13065

McInnis MG, McMahon FJ, Chase GA et al. (1993) Anticipation in bipolar affective disorder. Am J Hum Genet 53:385–390

McMahon FJ, Stine OC, Meyers, DA, Simpson SG, DePaulo JR (1995) Patterns of maternal transmission in bipolar affective disorder. Am J Hum Genet 56:1277–1286

Meloni R, Leboyer M, Bellivier F, Barbe B, Samolyk D, Allilaire JF, Mallet J (1995) Association of manic-depressive illness with tyrosine hydroxylase microsatellite marker. Lancet 345:932.

Mendelbaum K, Sevy S, Souery D et al. (1995) Manic depressive illness and linkage reanalysis in the Xq27-Xq28 region of chromosome X. Neuropsychobiology 31:58–63

Mendes de Oliveira JR, Otto PA, Vallada H et al. (1998) Analysis of a novel functional polymorphism within the promoter region of the serotonin transporter gene (5-HTT) in Brazilian patients affected by bipolar disorder and schizophrenia. Am J Med Genet 81:225–227

Mendlewicz J, Fieve RR, Stallone F (1973) Relationship between the effectiveness of lithium therapy and family history. Am J Psychiatry 130:1011–1013

Mendlewicz J, Leboyer M, De Bruyn A et al. (1991) Absence of linkage between chromosome 11p15 markers and manic-depressive illness in a Belgian pedigree. Am J Psychiatry 148:1683–1687

Merikangas KR (1993) Genetic epidemiologic studies of affective disorders in childhood and adolescence. Eur Arch Psychiatry Clin Neurosci 243:121–130

Merikangas KR, Weissman, MM, Pauls D (1985a) Genetic factors in the sex ratio of major depression. Psychol Med 15:63–69

Merikangas KR, Leckmann JF, Prusoff BA, Pauls DL, Weissman MM (1985b) Familial transmission of depression and alcoholism. Arch Gen Psychiatry 42:367–372

Mirow AL, Kristbjanarson H, Egeland JA et al. (1994) A linkage study of distal chromosome 5q and bipolar disorder. Biol Psychiatry 36:223–229

Mitchell P, Waters B, Morrison N, Shine J, Donald J, Fisman J (1991)

Close linkage of bipolar disorder to chromosome 11 markers is excluded in two large Australian pedigrees. J Affect Disord 21:23–32

Mitchell P, Selbie L, Waters B, Donald J, Vivero C, Tully M, Shine J (1992) Exclusion of close linkage of bipolar disorder to dopamine D1 and D2 receptor gene markers. J Affect Disord 25:1–11

Mitchell P, Waters B, Vivero C et al. (1993) Exclusion of close linkage of bipolar disorder to the dopamine D3 receptor gene in nine Australian pedigrees. J Affect Disord 27:213–224

Murray KT, Sines JO (1996) Parsing the genetic and nongenetic variance in children's depressive behavior. J Affect Disord 38:23–34

Mynett-Johnson LA, Murphy VE, Manley P, Shields DC, McKeon P (1997) Lack of evidence for a major locus for bipolar disorder in the pericentromeric region of chromosome 18 in Irish pedigrees. Biol Psychiatry 42:486–494

Nanko S, Kobayashi M, Gamou S et al. (1991) Linkage analysis of affective disorder using DNA markers on chromosome 11 and X. Jpn J Psychiatry Neurol 45:53–56

*NIMH Genetics Initiative Bipolar Group (1997) Genomic survey of bipolar illness in the NIMH genetics initiative pedigrees: a preliminary report. Am J Med Genet 74:227–237

Nöthen MM, Erdmann J, Körner J et al. (1992) Lack of association between dopamine D1 and D2 receptor genes and bipolar affective disorder. Am J Psychiatry 149:199–201

Nöthen MM, Eggermann K, Albus M et al. (1995) Association analysis of the monoamine oxidase A gene in bipolar affective disorder by using family-based internal controls. Am J Hum Genet 57:975–978

Nöthen MM, Cichon S, Craddock N et al. (1996) Linkage studies of bipolar disorder to chromosome 18 markers. Biol Psychiatry 39:615

Nurnberger J, Guroff J, Hamovit J, Berrettini W, Gershon E (1988) A family study of rapid-cycling bipolar illness. J Affect Disord 15:87–91

O'Donovan MC, Guy C, Craddock N et al. (1995) Expanded CAG repeats in schizophrenia and bipolar disorder. Nat Genet 10:380–381

O'Donovan MC, Guy C, Craddock N et al. (1996) Confirmation of association between expanded CAG/CTG repeats and both schizophrenia and bipolar disorder. Psychol Med 26:1145–1153

Oruc L, Lindblad K, Verheyen GR et al. (1997) CAG repeat expansions in bipolar and unipolar disorders (letter). Am J Hum Genet 60:730–732

Ouimette PC, Klein DN, Pepper CM (1996) Personality traits in the first degree relatives of outpatients with depressive disorders. J Affect Disord 39:43–53

Ozaki N, Rosenthal NE, Pesonen U et al. (1996) Two naturally occurring amino acid substitutions of the 5-HT2 A receptor: similar prevalence in patients with seasonal affective disorder and controls. Biol Psychiatry 40:1267–1272

Parsian A, Todd RD (1994) Bipolar disorder and the pseudoautosomal region: an association study. Am J Med Genet 54:5–7

Parsian A, Todd RD (1997) Genetic association between monoamine oxidase and manic-depressive illness: comparison of relative risk and haplotype relative risk data. Am J Med Genet 74:475–479

Parsian A, Chakraverty S, Todd RD (1995) Possible association between the dopamine D3 receptor gene and bipolar affective disorder. Am J Med Genet 60:234–237

Pauls DL, Gerhard DS, Lacy LG et al. (1991) Linkage of bipolar affective disorders to markers on chromosome 11p is excluded in a second lateral extension of Amish pedigree 110. Genomics 11:730–736

Pauls DL, Ott J, Paul SM et al. (1995) Linkage analyses of chromosome 18 markers do not identify a major susceptibility locus for bipolar affective disorder in the Old Order Amish. Am J Hum Genet 57:636–643

Pekkarinen P, Terwilliger J, Bredbacka PE, Lönnqvist J, Peltonen L (1995) Evidence for a predisposing locus to bipolar disorder on Xq24-q27.1 in an extended Finnish pedigree. Genome Res 5:105–115

*Penrose LS (1948) The problem of anticipation in pedigrees of dystrophia myotonica. Ann Eugenics 14:125–132

Perez de Castro I, Torres P, Fernandez-Piqueras J, Saiz-Ruiz J, Llinares C (1994) No association between dopamine D4 receptor polymorphism and manic-depressive illness. J Med Genet 31:897–898

Perez de Castro I, Santos J, Torres P, Visedo G, Saiz-Ruiz J, Llinares C, Fernandez-Piqueras J (1995) A weak association between TH and DRD2 genes and bipolar affective disorder in a Spanish sample. J Med Genet 32:131–134

Petronis A, Kennedy JL (1995) Unstable genes – unstable mind? Am J Psychiatry 152:164–172

Piccardi MP, Severino G, Bocchetta A, Palmas MA, Ruiu S, Del Zompo M (1997) No evidence of association between dopamine D3 receptor gene and bipolar affective disorder. Am J Med Genet 74:137–139

*Propping P (1989) Psychiatrische Genetik. Befunde und Konzepte. Springer, Berlin Heidelberg New York Tokio

Puertollano R, Visedo G, Saiz-Ruiz J, Llinares C, Fernandez-Piqueras J (1995) Lack of association between manic-depressive illness and a highly polymorphic marker from GABRA3 gene. Am J Med Genet 60:434–435

Rees M, Norton N, Jones I et al. (1997) Association studies of bipolar disorder at the human serotonin transporter gene (hSERT; 5HTT). Mol Psychiatry 2:398–402

*Rice J, Reich T, Andreasen NC et al. (1987) The familial transmission of bipolar illness. Arch Gen Psychiatry 44:441–447

*Rice JP, Goate A, Williams JT et al. (1997) Initial genome scan of the NIMH genetics initiative bipolar pedigrees: chromosomes 1, 6, 8, 10, and 12. Am J Med Genet 74:247–253

Rietschel M, Nöthen MM, Lannfelt L et al. (1993) A serine to glycine substitution at position 9 in the extracellular N-terminal part of the dopamine D3 receptor protein: no role in the genetic predisposition to bipolar affective disorder. Psychiatry Res 46:253–259

Rietschel M, Nöthen MM, Maier W, Albus M, Franzek E, Propping P (1995) Tyrosine hydroxylase gene and manic-depressive illness. Lancet 354:1368

**Risch N, Merikangas K (1996) The future of genetic studies of complex human diseases. Science 273:1516–1517

Riso LP, Klein DN, Ferro T, Kasch KL, Pepper CM, Schwartz JE, Aronson TA (1996) Understanding the comorbidity between early-onset dysthymia and cluster B personality disorders: a family study. Am J Psychiatry 153:900–906

Rosenberg DR, Sweeney JA, Squires-Wheeler, Keshavan MS, Cornblatt BA, Erlenmeyer-Kimling L (1997) Eye-tracking dysfunction in offspring from the New York high-risk project: diagnostic specificity and the role of attention. Psychiatry Res 66:121–130

Rubinsztein DC, Leggo J, Goodburn S, Walsh C, Jain S, Paykel ES (1996) Genetic association between monoamine oxidase A microsatellite and RFLP alleles and bipolar affective disorder: analysis and meta-analysis. Hum Mol Genet 5:779–782

Sasaki T, Macciardi FM, Badri F et al. (1996) No evidence for association of dopamine D2 receptor variant (Ser311/Cys311) with major psychosis. Am J Med Genet 67:415–417

Schreiber W, Lauer CJ, Krumrey K, Holsboer F, Krieg JC (1992) Cholinergic REM sleep induction test in subjects at high risk for psychiatric disorders. Biol Psychiatry 32:79–90

Shah M, Coon H, Holik J, Hoff M, Helmer V, Panos P, Byerley W (1995) Mutation scan of the D1 dopamine receptor gene in 22 cases of bipolar I disorder. Am J Med Genet 60:150–153

Shaikh S, Ball D, Craddock N et al. (1993) The dopamine D3 receptor gene: no association with bipolar affective disorder. J Med Genet 30:308–309

Sidenberg DG, King N, Kennedy JL (1994) Analysis of new D4 dopamine receptor (DRD4) coding region variants and TH microsatellite in the Old Order Amish family (OOA110). Psychiatr Genet 4:95–99

Souery D, Lipp O, Mahieu B et al. (1996) Association study of bipolar disorder with candidate genes involved in catecholamine neurotransmission: DRD2, DRD3, DAT1, and TH genes. Am J Med Genet 67:551–555

Spence MA, Flodman PL, Sadovnik AD, Bailey-Wilson JE, Ameli H, Remick RA (1995) Bipolar disorder: evidence for a major locus. Am J Med Genet 60:370–376

*Stine OC, Xu J, Koskela R et al. (1995) Evidence for linkage of bipolar disorder to chromosome 18 with a parent-of-origin effect. Am J Hum Genet 57:1384–1394

Stine OC, McMahon FJ, Chen L et al. (1997) Initial genome screen for bipolar disorder in the NIMH genetics initiative pedigrees: chromosomes 2, 11, 13, 14, and X. Am J Med Genet 74:263–269

Straub RE, Lehner T, Luo Y et al. (1994) A possible vulnerability locus for bipolar disorder on chromosome 21q22.3. Nat Genet 8:291–296

Strober M, Lampert C, Morrell W, Burroughs J, Jacobs C (1990) A controlled family study of anorexia nervosa. Int J Eating Disord 9:239–253

Torgersen S (1986) Genetic factors in moderately severe and mild affective disorders. Arch Gen Psychiatry 43:222–226

Turecki G, Rouleau GA, Mari J, Joober R, Morgan K (1997) Lack of association between bipolar disorder and tyrosine hydroxylase: a meta-analysis. Am J Med Genet 74:348–352

Vallada H, Craddock N, Vasques L et al. (1996) Linkage studies in bipolar affective disorder with markers on chromosome 21. J Affect Disord 41:217–221

Van Broeckhoven C (1995) Presenilins and Alzheimer disease. Nat Genet 11:230–232

Verkerk AJMH, Pieretti M, Sutcliffe JS et al. (1991) Identification of a gene (FMR-1) containing a CGG repeat coincident with a breakpoint cluster region exhibiting length variation in fragile X syndrome. Cell 65:905–914

Vincent JB, Klempan T, Parikh SS et al. (1996) Frequency analysis of large CAG/CTG trinucleotide repeats in schizophrenia and bipolar affective disorder. Mol Psychiatry 1:141–148

Weissman MM, Wickramaratne P, Merikangas KR et al. (1984) Onset of major depression in early adulthood: increased familial loading and specificity. Arch Gen Psychiatry 41:1136–1143

Weissman MM, Merikangas KR, Wickramaratne P, Prusoff BA, Leckman JF, Pauls DL (1986) Understanding the clinical heterogeneity of major depression using family data. Arch Gen Psychiatry 43:430–434

Weissman MM, Wickramaratne P, Adams PB et al. (1993) The relationship between panic disorder and major depression. A new family study. Arch Gen Psychiatry 50:767–780

Weissman MM, Warner V, Wickramaratne P, Moreau D, Olfson M (1997) Offspring of depressed parents. 10 years later. Arch Gen Psychiatry 54:932–940

Winokur G, Clayton PJ, Reich T (1969) Manic-depressive illness. Mosby, St. Louis/MO

*Winokur G, Coryell W (1991) Familial alcoholism in primary unipolar major depressive disorder. Am J Psychiatry 148:184–188

Winokur G, Cadoret RJ, Dorzab J, Baker M (1971) Depressive disease: a genetic study. Arch Gen Psychiatry 24:135–144

Winokur G, Cook B, Liskow B, Fowler R (1993) Alcoholism in manic depressive (bipolar) patients. J Stud Alcohol 54:574–576

*Winokur G, Coryell W, Akiskal HS, Endicott J, Keller M, Mueller T (1994) Manic-depressive (bipolar) disorder: the course in light of a prospective ten-year follow-up of 131 patients. Acta Psychiatr Scand 89:102–110

Winokur G, Coryell W, Keller M, Endicott J, Leon A (1995a) A family study of manic-depressive (bipolar I) disease: is it a distinct illness separable from primary unipolar depression? Arch Gen Psychiatry 52:367–373

Winokur G, Coryell W, Endicott J, Akiskal H, Keller M, Maser JD, Warshaw M (1995b) Familial depression versus depression identified in a control group: are they the same? Psychol Med 25:797–806

Wozniak J, Biederman J, Mundy E, Mennin D, Faraone SV (1995) A pilot family study of childhood-onset mania. J Am Acad Child Adolesc Psychiatry 34:1577–1583

Yoneda H, Sakai T, Ishida T, Inayama Y, Nonomura Y, Kono Y, Asaba H (1992) An association between manic-depressive illness and a pseudoautosomal DNA marker. Am J Hum Genet 51:1172–1173

Zahn TP, Nurnberger JI, Berrettini WH (1989) Electrodermal activity in young adults at genetic risk for affective disorder. Arch Gen Psychiatry 46:1120–1124

Neurobiologie affektiver Störungen

F. HENN

Übersetzung: W. VanSyckel

1 Einleitung

*Erkenntnisse
aus dem Bereich
der inneren Medizin*

Erste Entwicklungen zu biologischen Erklärungsansätzen von Affekt und affektiven Störungen ergaben sich zunächst durch rein zufällige Beobachtungen im Bereich der inneren Medizin. Gleich 2 Beobachtungen resultierten in der ursprünglichen Aufstellung der Katecholaminhypothese bei affektiven Störungen. Die erste dieser Beobachtungen konnte in Zusammenhang mit der Einführung von Iproniazid bei der Behandlung der Tuberkulose gemacht werden. Da an Tuberkulose erkrankte Patienten zum damaligen Zeitpunkt noch in großen Sanatorien untergebracht wurden, erfolgten die initialen Anwendungsversuche von Iproniazid auch unter diesen großen klinischen Rahmenbedingungen. Man stellte sehr bald fest, daß Patienten, die mit dieser neuen Substanz behandelt wurden, eine gehobene Stimmung mit Libidozunahme zeigten und essentiell das Bild eines hypomanen Gemütszustandes aufwiesen. Aufgrund dieser Beobachtungen konnte sehr bald aufgezeigt werden, daß es sich bei Iproniazid um einen Monoaminoxydasehemmer (MAOH) handelt, der somit erwartungsgemäß zu einer Anhebung der Aminspiegel führt.

Die zweite dieser ursprünglichen Beobachtungen ergab sich aus der Behandlung von Bluthochdruck, dessen medikamentöse Behandlung in den 50er und 60er Jahren hauptsächlich mit Reserpin erfolgte. Dabei machten Internisten die Beobachtung, daß bis zu 20% aller mit Reserpin behandelten Patienten schwere depressive Störungen entwickelten und dabei auch einige Suizide zu verzeichnen waren. Reserpin scheint über den Abbau von Katecholaminen in den entsprechenden sekretorischen Vesikeln zu wirken, was dann wiederum zur verminderten Freisetzung von Katecholaminen führt.

Die Zusammenführung beider Beobachtungen schließlich führte zur Aufstellung der Katecholaminhypothese affektiver Erkrankungen, welche besagt, daß die Katecholaminkonzentration bei manischen Krankheitsbildern erhöht und bei depressiven Störungen vermindert ist. Während eingangs das Hauptaugenmerk noch auf die Rolle von Noradrenalin gerichtet war, kam es sehr rasch zu wachsendem Interesse an der Rolle von Serotonin, und es konnte bald nachgewiesen werden, daß dieser Transmitter bei Depressionen eine wichtige Rolle spielt.

Dieser allzu stark vereinfachende Erklärungsansatz affektiver Erkrankungen, basierend auf den Wirkmechanismen eines einzigen Transmitters, wurde nach und nach durch einen integrativen Ansatz abgelöst, der davon ausgeht, daß Affektstörungen das Resultat eines gestörten Zusammenspiels zahlreicher Transmittersysteme mit unterschiedlichen endokrinen Systemen darstellen. Derzeit gibt es keine „einzig wahre" biologische Theorie zur Depression.

Das vorliegende Kapitel gibt zunächst einen Überblick zum Einfluß wichtiger Transmittersysteme bei der Entwicklung depressiver Störungen und zur Rolle des Hypothalamus-Hypophysen-Nebennierenrinden-(HHN-)Systems in Zusammenhang mit Streßregulation und Depression, um dann aufzuzeigen, wie sich diese einzelnen Resultate integrieren lassen und wo die Erhebung weiterer Daten notwendig ist. Aus dem daraus resultierenden Konzept geht hervor, daß eine Kombination unterschiedlicher Vulnerabilitäten zur Entwicklung affektiver Störungen führen kann.

2 Noradrenalin

Funktion

Lassen Sie uns zu Beginn dieses Überblicks zunächst die Eigenschaften von Noradrenalin näher betrachten. Dieses System umfaßt nur ca. 15 000 Zellen innerhalb des ZNS, die im Locus coeruleus angesiedelt sind und weiter in die lateralen Ventrikel des Tegmentums streuen. Das System projiziert weitläufig innerhalb des gesamten limbischen Systems, des Mesenzephalons, des Zerebellum sowie des Kortex. Diese Ausbreitung legt den Schluß nahe, daß Noradrenalin eher eine regulierende Funktion ausübt als die des primären Informationstransfers. Es scheint Stimmung und Angst zu regulieren, den Schlafzyklus zu kontrollieren und sogar das Gedächtnis und Lernprozesse zu beeinflussen.

Metabolische Studien

Zum Nachweis der fundamentalen Rolle von Noradrenalin in Zusammenhang mit einer depressiven Pathophysiologie wurden erhebliche Anstrengungen bei der Messung der Stoffwechselprodukte dieses Hormons in Blut und Plasma unternommen. Ein schwerwiegendes Problem dieser Untersuchungen besteht jedoch darin, daß sowohl Urin- wie auch Blutmetabolitenspiegel überwiegend periphere statt zentrale Werte der Noradrenalinfreisetzung reflektieren. So haben diese Studien bislang auch zu widersprüchlichen Ergebnissen geführt; tendenziell werden so z.B. bei bipolar erkrankten im Vergleich zu depressiven Patienten niedrigere 3-Methoxy-4-Hydroxyphenylglycol-(MHPG)-Urinwerte gemessen. Dies scheint jedoch insbesondere bei Patienten mit Bipolar-I-Störungen zuzutreffen, während Bipolar-II-Patienten keine Unterschiede aufweisen (Schatzberg u. Schildkraut 1995). Ähnliche Unsicherheiten existieren auch hinsichtlich der Reaktion der Noradrenalinmetaboliten auf Antidepressiva und auch zu Metaboliten von Noradrenalin im Liquor cerebrospinalis. Insgesamt muß daher festgehalten werden, daß Studien zu Stoffwechselprodukten signifikante Beschränkungen aufweisen und wenig zur Beweisführung der Rolle von Noradrenalin bei Depression beitragen.

Delgado et al. (1993) bedienten sich daher einer alternativen Strategie, um die Rolle sowohl von Serotonin als auch von Noradrenalin bei depressiven Erkrankungen zu untersuchen. Grundsätzlich involvieren diese Studien die Dezimierung der Vorläufer der Noradrenalin- oder Serotoninsynthese, was vermutlich zu niedrigeren Konzentrationen im zentralen Nervensystem führt. Dabei wurde deutlich gezeigt, daß Patienten, die auf die Gabe von Desipramin reagieren, dann eine Verschlechterung aufweisen, wenn die Noradrenalinvorstufe Tyrosin durch die Gabe von *a*-Methyltyrosin dezimiert wird, was wiederum den Schluß nahelegt, daß Patienten, die auf eine das noradrenerge System beeinflussende Medikation ansprechen, auch empfindlich auf Veränderungen im Noradrenalinspiegel reagieren. Patienten, wiederum, die auf die Gabe von selektiven Serotoninwiederaufnahmehemmern (SSRI) reagieren, zeigen bei Dezimierung von Noradrenalin keine Verschlechterung wohl aber auf die Reduzierung von Tryptophan, dem Vorläufermolekül von Serotonin, was auf eine besondere Empfindlichkeit für Serotoninkonzentrationen hinweist. Wie auch im Rahmen pharmakologischer und biologischer Studien wiederholt belegt, deuten diese Daten auf den heterogenen Charakter depressiver Erkrankungen.

Untersuchungen
auf Rezeptorebene
– α2-Rezeptor

Auf Rezeptorenebene wurden bislang 2 noradrenerge Rezeptoren näher untersucht, nämlich der α2- und der β-Rezeptor. Der präsynaptische α2-Rezeptor, der bei der Freisetzung von Noradrenalin kontrollierend mitwirkt, wurde bislang im Rahmen unterschiedlicher Funktions- und Bindungsstudien näher untersucht, deren Ergebnisse durch Widersprüchlichkeit gezeichnet sind. So gab es z.B. Berichte über eine erhöhte Thrombozytenanbindung von Clonidin, einem α2-adrenergen Agonisten (Garcia Sevilla et al. 1986; Pandey et al. 1989), welche jedoch nicht reproduziert werden konnten (Georgotas et al. 1987). Auch Studien zu Thrombozytenaggregation und zur Reaktion des zyklischen Adenosinmonophosphats (cAMP) lieferten bislang widersprüchliche Ergebnisse.

– β-Rezeptor

Hinsichtlich des β-Rezeptors wurde das Interesse zunächst durch eine Beobachtung von Sulser et al. (1978) geweckt, der aufzeigte, daß Antidepressiva zu einer verminderten Expression von β-Rezeptoren führen. Dies wiederum führte zu einer Untersuchung von Post-mortem-Spiegeln von β-Rezeptoren bei Suizidopfern mit diagnostizierter Depression im Vergleich zu gesunden Kontrollpersonen. In diesem Zusammenhang unterstützen eine große Zahl von Studien die Beobachtung einer erhöhten β-Rezeptor-Dichte im Kortex wie im Hippocampus (Mann et al. 1986). Studien zu peripheren Zellen, wie z.B. den Lymphozyten, weisen uneinheitliche Ergebnisse auf.

Diese β-Rezeptor-Theorie antidepressiver Wirksamkeit wurde jedoch in Frage gestellt, als modernere Medikamente eingeführt wurden, die das noradrenerge β-System scheinbar nicht beeinflußten, u.a. Miaserin und die SSRI. Bei beiden Substanzen führt die chronische Gabe bei Tieren nicht zu einer Herabregulation von β-Rezeptoren, was den Schluß nahelegt, daß die Herabregulierung von β-Rezeptoren im Wirkmechanismus von Antidepressiva keine zentrale Rolle spielt.

– Tierversuche

Versuche, die auf einem Tiermodell zur Depression, nämlich dem der erlernten Hilflosigkeit, aufgebaut sind, weisen hingegen darauf hin, daß die zentrale Rolle von β-Rezeptoren im Wirkmechanismus antidepressiver Substanzen unbedingt in Erwägung gezogen werden sollte. Im Rahmen dieses Modells kommt es zu einer gesteigerten Expression von β-Rezeptoren, sobald das Tier hilfloses Verhalten aufweist, und selbst Medikamente wie SSRI oder Mianserin regulieren β-Rezeptoren herab, die pathologisch erhöht sind, während sie jedoch keine Auswirkung auf den Grundspiegel der Rezeptoren haben. Daraus scheint hervorzugehen, daß postsynaptische Veränderungen von β-Rezeptoren bei depressiver Erkrankung Teil einer gemeinsamen Endstrecke sind, obwohl es eher unwahrscheinlich ist, daß dies auch kausal bei der Ätiologie der Erkrankung eine Rolle spielt (Henn et al. 1993).

Des weiteren scheinen Interaktionen zwischen dem noradrenergen System und mehreren anderen Systemen des ZNS zu existieren, die bei Depressionen eine Rolle spielen könnten. Laut Janowsky et al. (1974) soll insbesondere die Balance zwischen cholinerger und noradrenerger Aktivität bei Depressionen eine Rolle spielen. Die Rolle des HHN-Systems bei Depression wiederum ist seit den ersten Beobachtungen erhöhter basaler Kortisolwerte (Sachar 1967), sowie der „Dexamethason-Nonsuppression" depressiver Patienten (Carroll 1982) der Fokus zahlreicher Untersuchungen. Außerdem scheint zwischen adrenerger Aktivität und der Aktivität des HHN-Systems ein direkter Zusammenhang zu bestehen (Stokes et al. 1987). Dies ist möglicherweise auf den Einfluß von Kortikotropin-releasing-Faktor (CRF) auf beide Systeme zurückzuführen, da einer Hyperaktivität des CRF ebenfalls eine Rolle bei Depression zugeschrieben wird (Nemeroff et al. 1984).

Interaktionen zwischen noradrenergem und anderen Systemen

3 Serotonin

Wie Noradrenalin zeigt auch Serotonin (5HT) die Verteilung eines regulierenden Systems. Es entstammt einer Gruppe von Zellen des Mesenzephalon im Raphekern und verteilt sich weitläufig im limbischen System, im Kortex und Mesenzephalon. Serotoninsynapsen involvieren eine Reihe spezifischer Rezeptoren, von denen inzwischen 15 geklont werden konnten, mit Boutons, die ihren Inhalt oft in extrazelluläre Zwischenräume ohne neuronale Verbindung ausschütten. Serotonin scheint also innerhalb des ZNS eindeutig eine regulierende Funktion auszuüben und auch in die Kontrolle von Schlaf, Appetit, Libido, Kognition und Impulsivität involviert zu sein. Schon dies allein scheint eine wichtige Rolle des Serotonins bei affektiven Störungen nahezulegen, in deren Verlauf vegetative Funktionen wie Schlaf, Appetit, Libido und Konzentration gestört sind. Um die enorme Datenmenge zur Rolle von Serotonin bei Depression zusammenzufassen, wollen wir uns Studien zu metabolischen Vorgängen, Rezeptorstudien und Arbeiten zu Interaktionen mit dem HHN-System einzeln zuwenden, um im Anschluß daran zu versuchen, eine Übersicht über die Rolle von Serotonin in Zusammenhang mit affektiven Erkrankungen zu erstellen.

Funktion

3.1 Metabolische Studien

Erste Studien mit Augenmerk auf Blutwerte konzentrierten sich hauptsächlich auf die Untersuchung von Serotoninkonzentrationen. Da Thrombozyten jedoch über ein starkes Aufnahmesystem zur Entfernung von freiem Serotonin im Plasma verfügen, stellte sich die Charakterisierung des Aufnahmesystems von Thrombozyten bald als angemessener heraus. Nachdem zunächst die Imipraminbindung als Meßwert für Aufnahmepunkte näher untersucht wurde, stellte sich dieser Ansatz bald als etwas unspezifisch heraus, da der Ligand 2 unterschiedliche Rezeptoren mißt. Einige, jedoch nicht alle, dieser Studien zeigten eine Verminderung der Imipraminbindungspunkte in Thrombozyten depressiver Patienten. Jüngere Studien mit dem spezifischeren Liganden Paroxetin

Charakterisierung des Aufnahmesystems von Thrombozyten

zeigten jedoch keine konstanten Unterschiede. Die besten Studien beschäftigten sich mit der Aufnahme von Serotonin durch Thrombozyten, sie sind zahlreich und weisen unterschiedliche Ergebnisse auf, wobei die Mehrzahl den Schluß nahelegt, daß bei depressiven Patienten im Vergleich zu gesunden Kontrollpersonen die Rate der Serotoninaufnahme signifikant niedriger ist. Immerhin 30% dieser Studien fanden jedoch keinen Unterschied zwischen Patienten und Kontrollpersonen. Insgesamt zeigen diese Daten jedoch eine zu hohe Variabilität sowohl innerhalb der einzelnen Studien wie auch zwischen den Studien, um zuverlässige Interpretationen zuzulassen (Meltzer u. Arora 1991).

Untersuchungen
zum Serotoninaustausch

Die metabolischen Studien widmeten sich zunächst dem Serotoninumsatz, und zwar durch die Betrachtung dessen Hauptstoffwechselproduktes 5-Hydroxy-Indolessigsäure (5HIAA) im Liquor. Derartige Untersuchungen, sowohl mit wie auch ohne Vorbehandlung mit Probenicid, das die Wiederaufnahme von Serotonin verhindert, wurden bislang von zahlreichen Forschergruppen angestellt. Die bei weitem interessantesten Daten zu 5HIAA-Werten lieferten hierbei Asberg et al. (1976), die für eine Subgruppe depressiver Suizidopfer stark herabgesetzte 5HIAA-Werte berichteten. Eine Reihe von Untersuchungen zu erniedrigtem 5HIAA zeigten u.a., daß extrem niedrige Konzentrationen dieser Substanz mit Impulsivität in Verbindung zu bringen sind (Faustman et al. 1991) so wie auch mit abnormen Verhalten wie Brandstiftung und impulsiver Gewalt (Virkkunen et al. 1987) anstatt mit Depression an sich. Eine Zusammenfassung aller 5HIAA-Studien im Liquor depressiver Patienten zeigt keine erniedrigten Konzentrationen bei Depression. Wie auch bei den vorgenannten Thrombozytenstudien findet sich jedoch ein hoher Grad an Variabilität.

Untersuchung der
Vorläuferkonzentrationen

Ein weiterer Ansatz zur Untersuchung der metabolischen Kontrolle von Serotonin ist die Betrachtung der Vorläuferkonzentrationen, in diesem speziellen Fall der Werte für L-Tryptophan. In diesem Zusammenhang gewinnen Aussagen zur Einflußnahme von Serotonin auf die Vulnerabilität für depressive Störungen deutlich an Gewicht. So konnte z.B. Maes et al. (1990) bei depressiven Patienten im Vergleich zu gesunden Kontrollpersonen geringere L-Tryptophan-Werte nachweisen. Des weiteren zeigten wiederholte Studien deutlich, daß die Dezimierung von L-Tryptophan zu Niedergeschlagenheit führt (Heninger et al. 1992) und es durch die diätetische Minderung der L-Tryptophan-Konzentration bei remittierten depressiven Patienten zu einem Rückfall kommt, der in Verbindung mit erniedrigten 5HIAA-Liquorwerten steht, was den Schluß nahe legt, daß dies bei diesen Patienten zu einer Verminderung der zentralen Serotoninkonzentration geführt hatte.

Interessanterweise zeigten nur Patienten, die auch auf die Gabe von SSRI angesprochen hatten, diese Reaktion. Bei Patienten, die nur auf eine Medikation mit Desipramin reagiert hatten, hatte die Herabsetzung von L-Tryptophan hingegen keinen Einfluß auf deren Stimmung. Des weiteren führt die Herabsetzung von L-Tryptophan bei akut depressiven Patienten zu keiner Verschlechterung der Symptomatik. Insgesamt deuten diese Studien darauf hin, daß die zentralen Serotoninkonzentrationen einen der Faktoren darstellen, die bei depressiven Patienten Einfluß auf die

Stimmung nehmen. Schließlich lassen Daten solcher Vorläuferstudien auf die Möglichkeit schließen, daß, wie von einer Studie von Maes et al. (1987) belegt, genau das System, welches L-Tryptophan in der Leber katabolisiert, durch eine Depression angeregt wird.

3.2 Rezeptorstudien

Die Familie der Serotoninrezeptoren konnte aufgrund der zur Verfügung stehenden molekularen Techniken immer genauer definiert werden. Das Klonen des Rezeptors führte zur Klassifizierung von wenigstens 15 unterschiedlichen Rezeptorsubtypen, die 3 Hauptgruppen zuzuordnen sind. Vor diesem Hintergrund wurde die Interpretation älterer Bindungsstudien etwas problematisch, da die Identifikation einer Rezeptorklasse unter Verwendung pharmakologischer Bindungstechniken oft den Grad an Spezifität vermissen ließ, der für die klare Unterscheidung der einzelnen Rezeptorsubgruppen notwendig ist. Dennoch konnte die Rezeptorpharmakologie des Serotoninsystems zu unserem Verständnis der Rolle von Serotonin bei Depression beitragen und unterstreicht die Hypothese einer wichtigen Rolle dieses Systems im Rahmen depressiver Störungen.

Unterschiedliche Rezeptorsubgruppen

Die $5HT_{1a}$-Rezeptoren konnten im Rahmen von Post-mortem-Gewebeuntersuchungen depressiver Patienten detailliert betrachtet werden. Trotz einer gewissen Variabilität dieser Datensätze finden sich in den am besten kontrollierten Studien keine signifikanten Unterschiede in dieser Rezeptorkonzentration. Des weiteren zeigen spezifische $5HT_{1a}$-Antagonisten keine zuverlässige antidepressive Wirkung, sollen jedoch zum einen entweder die Wirkung antidepressiver Medikamente beschleunigen oder aber auch die Wirksamkeit anderer antidepressiver Behandlungsansätze steigern (Jenkins et al. 1990).

$5HT_{1a}$-Rezeptoren

Die Mehrzahl der Studien zur Bindung von $5HT_2$-Rezeptoren in Thrombozyten zeigt eine gesteigerte Bindungstendenz in Zusammenhang mit depressiven Störungen. Dies steht im Einklang mit dem von Mikuni et al. (1992) beobachteten gesteigerten Phosphoinositolumsatz. Post-mortem-Studien zu diesem Rezeptor berichten generell von einer erhöhten Rezeptorbindung im frontalen Kortex (Arango et al. 1992). Der Versuch, die Rolle dieses Rezeptors bei depressiven Erkrankungen genauer zu definieren, wird durch Veränderungen aufgrund aktiver Behandlungsmethoden erschwert. Mit Ausnahme der Elektrokrampftherapie, welche zu einer gesteigerten Expression führt, bewirkt die Mehrzahl antidepressiver Medikamente eine verminderte Expression dieses Rezeptors (Lerer 1987). Dies läßt darauf schließen, daß Veränderungen im $5HT_2$-Rezeptor nicht kausal mit Depression in Verbindung zu bringen sind, sondern statt dessen eine sekundäre Folge anderer Veränderungen darstellen.

$5HT_2$-Rezeptoren

Im allgemeinen ist die HHN-System-Aktivität bei Depression erhöht, verbunden mit gesteigerter Kortisolausschüttung und verminderter Feedbackkontrolle. Es ist bekannt, daß Serotonin durch teilweise Kontrolle der CRF-Ausschüttung mit dem HHN-System in Wechselwirkung tritt. Allgemein geht man davon aus, daß Serotonin die CRF-Ausschüttung steigert und die HHN-System-Aktivität stimuliert. Oberflächlich ge-

Endokrine Interaktionen

sehen scheint diese Aussage widersprüchlich, da depressive Störungen mit verminderter Serotoninaktivität einherzugehen scheinen, was wiederum nicht zu einer Steigerung der HNN-System-Aktivität führen dürfte. Eine Hypothese hierzu postuliert, daß Serotonin regulierend in die Feedbackkontrolle des HNN-Systems eingreift. So führen verringerte Serotoninwerte zu einer verminderten Funktion der Glukokortikoid- und Mineralokortikoidrezeptoren, was wiederum zu erhöhter Kortisolausschüttung führen würde.

Pharmakologische Belege

Viele trizyklische Antidepressiva wirken als potente Inhibitoren der Serotoninwiederaufnahme entgegen. Dies läßt annehmen, daß die zentrale Erhöhung von Serotonin depressive Störungen positiv beeinflussen dürfte. Dies steht in Einklang mit der Wirkung der MAOH sowie der Elektrokrampftherapie und bildete die Basis für die Entwicklung spezifischer SSRI. Während einige Antidepressiva wie z.B. Desimipramin oder auch spezifische Noradrenalinwiederaufnahmehemmer wenig oder keinen Einfluß auf Serotonin nehmen, erhöht die Mehrzahl aller wirksamen Substanzen die zentrale Verfügbarkeit von Serotonin, was wiederum dafür spricht, daß dieses Transmittersystem bei depressiven Erkrankungen eine wichtige Rolle spielt.

3.3 Rolle bei der Ätiologie der Depression

Serotonin als regulierender Faktor bei der Depression

Die bisher kurz zusammengefaßten Ergebnisse lassen auf 2 Sachverhalte schließen: zum einen auf die prinzipielle Rolle von Serotonin für die Veränderungen im ZNS, die zu depressiven Störungen führen, und zum anderen darauf, daß Serotonin an sich wahrscheinlich keinen primären ätiologischen Faktor für den Ausbruch einer Depression darstellt. Wie auch bei Noradrenalin handelt es sich um einen bedeutenden regulierenden Faktor, der eindeutig eine wichtige stimmungsmodulierende Rolle spielt. Serotonin scheint hierbei eine zentrale Rolle bei der Kontrolle der Impulsivität zu übernehmen, so daß Funktionsstörungen innerhalb dieses Systems direkt mit Suizid in Verbindung zu bringen sein dürften. Die Gesamtheit der Befunde jedoch weist darauf hin, daß Depressionen entweder ätiologisch heterogenen Ursprungs sind und Serotonin nur in einigen Fällen direkt involviert ist, und/oder daß Serotonin an der Regulierung der Vulnerabilität des ZNS auf andere Faktoren beteiligt ist, welche dann direkt zu einer Depression führen.

4 Dopamin

Obwohl dieser Transmitter herkömmlich nicht als Bestandteil der Katecholaminhypothese gesehen wird, könnte ein Großteil klinischer Daten, die auf eine Rolle von Noradrenalin bei der Depression hindeuten auch ebensogut auf Dopamin zutreffen. In Anbetracht der zentralen Bedeutung von Dopamin in der Neurobiologie schizophrener Psychosen wurde es in bezug auf affektive Störungen bislang allerdings eher selten diskutiert. Dopamin findet sich in 3 primären Systemen des ZNS, nämlich dem nigrostriatärem System, dem mesolimbischen und mesokortikalen System sowie der Innervation der Hypophyse. In einer Betrachtung affektiver Veränderungen konzentrieren wir uns auf den mesolimbischen Pfad, der als Zentrum für Belohnungsverhalten gilt und eng mit der Vermittlung der Wirkungen einzelner Stimulanzien verbunden sein soll. Da nun Stimulanzien eine Hypomanie hervorrufen können, scheint der Schluß auf eine Beteiligung des Dopaminsystems bei der Affektkontrolle eindeutig.

Messungen zum Dopaminstoffwechsel wurden anhand von Untersuchungen des Homovanillinsäure-(HVA-)Spiegels im Liquor von Patienten durchgeführt, nachdem der HVA-Transport durch Gabe von Probenicid blockiert worden war. Diese Studien zeigen einheitlich herabgesetzte HVA-Werte im Liquor depressiver Patienten, insbesondere solchen mit psychomotorischer Hemmung (Willner 1983). Aufgrund dieser Erkenntnis wurde HVA auch in Verbindung mit anderen Situationen motorischer Verlangsamung untersucht, wie z.B. Parkinson-Krankheit oder Alzheimer-Demenz (Wolfe et al. 1990). Auch unter diesen Umständen war der HVA-Spiegel reduziert, obwohl dies hinsichtlich des Zellverlustes und der dopaminergen Funktionsstörung nicht überraschend ist. Es erscheint jedoch weiterhin schlüssig, daß der Dopaminstoffwechsel am ehesten mit dem Antriebsniveau zusammenhängt.

Metabolische Veränderungen

Stimulanzien, die Dopamin erhöhen, zeigen eine deutliche vorübergehende positive Wirkung auf Depressionen. Sowohl Methylphenidat als auch Amphetamin können ebenfalls verwendet werden, um die Reaktion auf trizyklische Antidepressiva vorherzusagen (Fawcett u. Siomopoulos 1971). Interessanterweise gilt dies nicht für die Reaktion auf SSRI (Little 1988). Auch der Dopaminwiederaufnahmehemmer Nomifensin, welcher aufgrund von problematischen Nebenwirkungen vom Markt genommen werden mußte, war ein effektives Antidepressivum. Datensätze zu Dopaminagonisten zeigen ebenfalls ein positives Wirkungsbild. So konnte eine Studie von Willner (1983) belegen, daß Bromocriptin dem Antidepressivum Imipramin in Hinblick auf die Effektivität gleichkommt, was u.a. auch darauf schließen läßt, daß die Stimulierung des Dopaminsystems Depressionen lindern kann.

Pharmakologie

Zusammenfassend kann festgehalten werden, daß das Dopaminsystem zumindest bei der Kontrolle einiger Aspekte der Stimmung eine Rolle spielt. Es besteht die Möglichkeit, daß Dopamin insbesondere bei psychomotorischen Symptomen, Anhedonie und mangelnder Schwingungsfähigkeit involviert ist. Willners Modell zu chronischem Streß (Willner et al. 1992), welches sich durch Anhedonie auszeichnet, beinhaltet eindeutig eine Veränderung des Dopaminsystems. Möglicherweise besteht bei den affektiven Störungen durchweg eine Heterogenität, die dazu führt, daß bestimmte Neurotransmitter oder Modulatoren unterschiedlich zur Entwicklung verschiedener Symptommuster beitragen.

Kontrolle von Stimmungsaspekten

5 Azetylcholin

Hypothese zur cholinerg-adrenergen Balance bei affektiven Störungen

Die Rolle von Azetylcholin bei affektiven Störungen wurde erstmals im Rahmen einer Studie zu bipolaren Störungen diskutiert. Schon sehr früh konnte gezeigt werden, daß cholinerge Antagonisten eine kurzzeitige Reduktion manischer Symptome herbeiführen können (Janowsky et al. 1973), was Janowsky et al. dazu veranlaßte, ihre Hypothese zur cholinerg-adrenergen Balance bei affektiven Störungen zu postulieren. Unterstützende Daten dieser Hypothese sind jedoch relativ schwach und bestehen hauptsächlich aus Beobachtungen zu den Auswirkungen von Substanzen, die das cholinerge System beeinflussen. Die besten klinischen Daten bei Patienten, die auf eine Verbindung zwischen Depression und dem cholinergen System hinweisen, gingen aus Schlafstudien hervor. Problematisch ist hierbei jedoch, daß diese Studien auf die Verkürzung der „Rapid-eye-movement"-(REM-)Latenz und die Steigerung der REM-Dichte angewiesen sind, welche in Verbindung mit schweren Depressionen beobachtet werden, leider aber kein spezifisches Symptom dieser Erkrankung sind. Daß der Einsatz des langanhaltenden muskarinen Antagonisten RS-86 bei depressiven Patienten einen stärkeren Einfluß auf die Verkürzung von REM-Schlaf im Vergleich zu gesunden Kontrollpersonen zeigte (Berger et al. 1989), scheint ein zustandsabhängiges Phänomen zu sein. Dies deckt sich mit dem Bericht, daß die miotische Reaktion auf einen cholinergen Antagonisten in Augentropfen bei depressiven Patienten stärker ist als bei gesunden Kontrollpersonen.

Cholinerge Modulation stimmungsbezogener Faktoren

Während die auf diesem Gebiet vorhandenen klinischen Daten sich auf Beobachtungen der Auswirkungen von Substanzen mit cholinerger Aktivität auf die Stimmung der Probanden beschränken, werden Substanzen mit starker anticholinerger Wirkung trotz gelegentlicher Berichte antidepressiver Aktivität (s. Janowsky u. Overstreet 1995) nicht als effektive antidepressive Behandlungsansätze eingestuft. Dies legt den Schluß nahe, daß die cholinerge Achse wohl Stimmung moduliert, jedoch bei depressiven Erkrankungen keine primäre Rolle einnimmt. Tierversuche deuten aber gleichzeitig darauf hin, daß die Manipulation des cholinergen Systems zu einer Modelldepression führen kann. Als Tiermodell der Depression schlug Overstreet (1993) die Flinders Linie sensitiver Tiere vor, denen eine Sensitivität für Anticholinesterase angezüchtet wurde. Diese Tiere zeigen Gewichtsverlust, Lernprobleme, Antriebsminderung, einen erhöhten REM-Schlaf mit erniedrigter REM-Latenz sowie eine übertriebene Reaktion auf chronischen milden Streß. All dies deutet in Richtung einer cholinergen Modulation stimmungsbezogener Faktoren.

6 Das Hypothalamus-Hypophysen-Nebennieren-System und Depression

Der menschliche Organismus verfügt über eine Reihe unterschiedlicher adaptiver Reaktionen auf Streß, u.a. mittels des Sympathikussystems und des HHN-Systems (s. auch Kap. 8, Bd. 1), welches die Freisetzung von Hormonen aus der Nebennierenrinde reguliert. Da depressive Störungen häufig mit schwierigen Lebenssituationen, die als Streßfaktoren bezeichnet werden können, einherzugehen (Kap. 21 in diesem Band) und da einzelne Bestandteile des Sympathikussystems bei der Stimmungssteuerung beteiligt zu sein scheinen, war es eine logische Schlußfolgerung, die Funktion der HPA-Achse bei dieser Störung näher zu betrachten.

Bereits sehr früh konnten Sachar et al. (1967) aufzeigen, daß im Vergleich zu gesunden Kontrollpersonen die Kortisolwerte depressiver Patienten deutlich erhöht waren. Man stellte fest, daß bei mehr als 50% aller depressiven Patienten die Produktion von Kortisol nach Gabe von Dexamethason (Stokes et al. 1975) nicht unterdrückt werden konnte. Diese Daten legten den Schluß nahe, daß im Rahmen einer Depression Streßreaktionen hyperaktiv seien und nicht angemessen beendet würden. Daß Depression auch mit einem Verlust der Feedbackkontrolle innerhalb des Systems einhergeht, konnte durch die Entwicklung des kombinierten Kortikotropin-releasing-Hormon-(CRH-)Tests illustriert werden, bei dem Probanden Dexamethason zur Unterdrückung der Kortisolfreisetzung verabreicht wird, gefolgt von der Gabe von CRH, welches die Freigabe stimulieren soll. Bei gesunden Probanden zeigt sich dabei eine mit der Dosis von Dexamethason verbundene Abnahme der Ausschüttung sowohl von adrenokortikotropem Hormon (ACTH) als auch von Kortisol, jedoch nicht bei depressiven Patienten, die mit einer vermehrten Ausschüttung von ACTH und Kortisol reagierten; und dies trotz der Tatsache, daß depressive Patienten auf die direkte Testung mit exogenem CRH eine verminderte ACTH-Reaktion sowie eine normale Kortisolausschüttung zeigen (Amsterdam et al. 1988).

Ein weiterer Faktor, der bei diesem Erkrankungsbild eine Rolle spielen könnte, ist die endogene CRH-Ausschüttung. Wie Nemeroff et al. zeigen konnten (1991), sind die CRH-Werte im Rahmen einer Depression erhöht, nach einer Behandlung mit Elektrokrampftherapie jedoch wieder herabgesetzt. Dies deutet darauf hin, daß Depression mit einer Erhöhung von CRH einhergehen dürfte, eine Tatsache die durch Post-mortem-Studien von CRH(5) im Liquor sowie Gewebewerte des CRH-Rezeptors belegt werden konnte, dessen Expression im frontalen Kortex herabgesetzt zu sein scheint (Nemeroff et al. 1988). Bei diesen CRH-Veränderungen handelt es sich vornehmlich um zustandsabhängige Veränderungen, die nach Abklingen der depressiven Episode wieder in den Normalzustand zurückkehren. Derzeit kann jedoch keine Aussage dazu getroffen werden, ob diese Veränderungen eine primäre Pathologie der Depression reflektieren oder aber eine sekundäre Kompensation darstellen. Die Tatsache, daß manche Patienten während einer depressiven Episode weiterhin ein normal funktionierendes HHN-System aufweisen, läßt entweder heterogene Ursachen vermuten oder aber darauf schließen, daß diese Abnormitäten sekundäre Veränderungen einer Depression reflektieren.

Veränderte Kortisolwerte

Erhöhte CRH-Ausschüttung

7 Die Hypothalamus-Hypophysen-Schilddrüsen-Achse und Depression

Funktion

Wie das HHN-System ist auch die Hypothalamus-Hypophysen-Schild-drüsen-(HPT-)Achse ein hierarchisches System, in dem der Hypothalamus das Thyreotropin-releasing-Hormon (TRH) produziert, welches wiederum in der Adeonohypophyse die Ausschüttung von Thyreotropin (TSH) hervorruft, das dann in der Schilddrüse die Synthese von Trijodthyronin (T_3) und Thyroxin (T_4) bewirkt.

Einfluß der Schildrüsenwerte auf die Stimmung

Seit langem ist bekannt, daß Schilddrüsenwerte einen starken Einfluß auf die Stimmung ausüben können. So ist eine Unterfunktion der Schilddrüse Teil der Differentialdiagnose bei depressiven Patienten mit Niedergeschlagenheit und Antriebsstörung. Ebenso kann eine Überfunktion der Schilddrüse bei ängstlichen und hyperaktiven Patienten fälschlicherweise als Manie diagnostiziert werden. Diese Beobachtungen veranlaßten Untersuchungen der Schilddrüsenachse bei Depression sowie die Entwicklung des Konzepts der subklinischen Schilddrüsenunterfunktion. In diesem Zusammenhang finden sich erhöhte TSH-Basiswerte bei normalem T_3 und T_4. Im Rahmen eines TRH-Stimulationstests zeigen 25–50% aller depressiver Patienten eine abgeschwächte TSH-Reaktion. In den meisten Fällen normalisiert sich diese Situation mit Besserung der Symptomatik. Zeigt sich keine Normalisierung des TRH-Stimulationstests besteht bei dieser Patientengruppe ein erhöhtes Rückfallrisiko.

8 Weitere Peptidsysteme

Opiatpeptidsystem

Wenden wir uns zunächst dem Opiatpeptidsystem zu. Geschichtlich gesehen ist dies eines der ersten Systeme, dessen Rolle bei Depression durch die Anwendung von Morphium bei der Behandlung depressiver Patienten identifiziert wurde. Dies reicht zurück bis zum ersten Einsatz von Opiaten und wurde von Kraepelin berichtet. Interessanterweise schien dies bei der Behandlung depressiver Störungen mäßigen Erfolg zu haben, ohne zu nennenswerten Suchtproblemen zu führen, wenn die Substanz während der Erkrankung verabreicht wurde. Mit zunehmenden Erkenntnissen zum Suchtpotential von Opiaten wurde dieser Behandlungsansatz jedoch bald verworfen.

Wirkungsweise der Opiate

Die Verteilung und Wirkung von Opiaten deutet darauf hin, daß diese sowohl bei Aktivitäten des Hippocampus und bei Lernprozessen eine gewisse Rolle spielen, als auch bei Aktivitäten des noradrenergen Systems umfassend involviert sind. Opiate verhindern akut neuronale Entladungen im Locus coeruleus, und diese Zellen entwickeln sehr schnell eine gewisse Toleranz für die Hemmungswirkungen von Opiaten. Diese Substanzen scheinen ihre Wirkung durch die Aktivierung der Second-messenger-Systeme unter Einbeziehung von cAMP zu erzielen. Diese etablierten Aktivitäten von Opiaten deuten sicherlich auf deren Beteiligung an den Systemen, die Stimmung kontrollieren.

Post-mortem-Studien an Suizidopfern ohne bekannten Drogenmißbrauch zeigten bei jungen Erwachsenen auffallend erhöhte Werte des μ-Opiatrezeptors (Gross-Iseroff et al. 1990). Diese Rezeptoren waren bei den Suizidopfern im Vergleich zu gesunden Kontrollpersonen um ein Vielfaches erhöht, und man sollte unbedingt versuchen, diese Ergebnisse zu reproduzieren, da sie weitaus größere Wirkungen repräsentieren, als sie für gewöhnlich in der biologischen Psychiatrie beobachtet werden. Kleinere Studien zu Dynorphin bei therapieresistenter Depression haben dessen Wirksamkeit nachgewiesen, größer angelegte Replikationsversuche sind jedoch nicht vorhanden. Im Rahmen des Modells zur erlernten Hilflosigkeit und Depression gelang es, genetisch hilflose Tierstämme zu züchten (Henn et al. 1993). Im Vergleich zu nicht hilflosen Tieren zeigte sich bei diesen Stämmen bei μ-Opiatrezeptoren ein regionaler Anstieg bis zum 4fachen des Normwertes. Aufgrund dieser Ergebnisse läßt sich darauf schließen, daß das Opiatsystem wahrscheinlich durch die vermittelnde Rolle des μ-Opiatrezeptors ebenfalls an der Regulation der Stimmung beteiligt ist.

Untersuchungen an Suizidopfern

Jüngste Daten zu Substanz P deuten auf die wichtige Rolle auch dieser Substanz bei der Regulation der Stimmung hin. Auch hier suggeriert die Verteilung der Substanz dessen Aktivität nicht nur innerhalb der bekannten Schmerzleitlinien im Rückenmark, sondern auch auf eine Kolokalisation mit sowohl noradrenergen wie auch serotonergen Neuronen. Berichten zufolge führt eine antidepressive Behandlung zur verminderten Expression von Substanz P (Barden et al. 1983); und Lisoprawski et al. (1981) beobachteten die gesteigerte Expression von Substanz P infolge von unausweichlichen Stromschlägen im Fußbereich. Im Rahmen einer einmaligen Versuchsreihe mit 70 Patienten wurde der Substanz-P-Antagonist MK-869 in der hohen Dosierung von 300 mg/Tag verabreicht. Es zeigte sich der gleiche zeitliche Verlauf und die Wirksamkeit wie bei Gabe von Paroxetin, wobei jedoch keine dieser Substanzen im Rahmen dieser limitierten Studie statistisch besser abschnitt als das Placebo. Dies unterstreicht die Dringlichkeit weiterer Studien zu diesem neuen Ansatzpunkt bei der Behandlung depressiver Störungen.

Substanz P

9 Intrazelluläre Ziele

Letzten Endes ist es erforderlich, daß die Signale, die Informationen zu Streß und Affekt übermitteln, auf der Ebene der einzelnen neuronalen Zellen tätig werden. An dieser Stelle muß es zu Veränderungen in der Funktion und möglicherweise auch in der Struktur kommen, die dann wiederum zu den mit affektiven Störungen assoziierten Verhaltensänderungen führen. Dies alles muß selbstverständlich in klar definierten Systemen mit festgelegten Funktionen stattfinden, letztlich ist aber die Veränderung individueller Zellen notwendig. In diesem Abschnitt werden wir uns mit den intrazellulären Abläufen beschäftigen, die in Zusammenhang mit der Veränderung der Rezeptoraktivität auf der Zelloberfläche durch Signale von Aminen und Peptiden auftreten.

Intrazelluläre Signalleitpfade lassen sich 2 umfassenden Gruppen zuordnen. Die erste Gruppe, die wir etwas detaillierter betrachten werden,

Intrazelluläre Signalleitpfade

sind Pfade, die durch Neurotransmitter und Neuromodulatoren aktiviert werden. Diese involvieren die Hauptklassen der Second-messenger-Systeme, cAMP und zyklisches Guanosinmonophosphat (cGMP), Inositolphosphat, Ca^{++} und Nitrooxid (NO). Die zweite große Gruppe beinhaltet Neurotrophin- und Zytokinrezeptoren, die mittels einer Reihe von Tyrosinkinasen tätig werden. Diese waren bislang zwar kein zentrales Thema in der Diskussion zur Neurobiologie depressiver Erkrankungen, jüngere Ergebnisse deuten jedoch darauf hin, daß diese Pfade ebenfalls in Betracht gezogen werden sollten. Signalleitpfade bewirken in Neuronen jene Veränderungen, die neuronaler Plastizität und somit jeglichen Verhaltensänderungen zugrunde liegen.

G-Proteine

Die Gruppe der Second-messenger-Systeme, die durch Amine und Peptide aktiviert werden ist umfangreich und umfaßt eine Vielzahl, wie u. a. die cAMP-Aktivierung, die durch G-Protein-Aktivierung initiiert werden. Bei den G-Proteinen handelt es sich um eine große Proteingruppe mit zumindest 15 unterschiedlichen Formen, die eine Rezeptoraktivierung an zelluläre Effektorfunktionen binden. Rezeptoren, wie der adrenerge β-Rezeptor, die bei Stimulierung zu einer Erhöhung der Konzentration des Effektormoleküls, z. B. cAMP, führen, wirken durch ein stimulierendes G-Protein, das G_s, während Rezeptoren wie der cholinerge muskarine Rezeptor, der diesen Prozeß verhindert, durch inhibitorische G-Proteine, bekannt als G_i oder G_o, wirken. Daneben gibt es noch eine Reihe anderer G-Proteine, von denen einige mit dem Phosphoinositolsystem in Wechselwirkung stehen. Alle G-Proteine scheinen aus den 3 Subeinheiten α, β und γ zu bestehen. Die Subeinheit α beinhaltet die Bindungsstellen für Guaninnukleotide und verfügt außerdem über eine katalytische Stelle, die Guanosintriphosphat (GTP) in Guanosindiphosphat (GDP) plus Phosphat$_i$ hydrolysiert. Unter Anbindung von GTP mit der Subeinheit α spaltet sich der G-Protein-Komplex in α- und $\beta\gamma$-Subeinheiten, die beide Adenylzyklase binden (Abb. 1). Dies wiederum aktiviert Adenylzyklase und erhöht cAMP, welches dann auf die stromabwärts gerichtete Kinase einwirkt.

Phosphokinase A und CREB

Ein Beispiel ist die von cAMP abhängige Phosphokinase A, die bei Aktivierung in den Zellnukleus verlegt wird und das „cAMP-response-ele-

Abb. 1.
Schematische Darstellung der G_s-Protein-Aktivierung durch Noradrenalin (*NA*) und Produktion von zyklischem Adenosinmonophosphat (*cAMP*). *ATP* Adenosintriphosphat; *GTP* Guanosintriphosphat; *GDP* Guanosindiphosphat

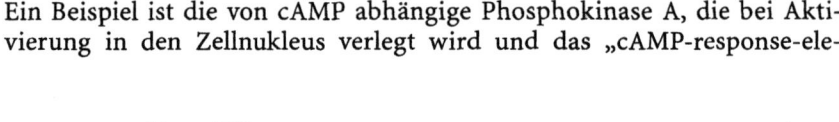

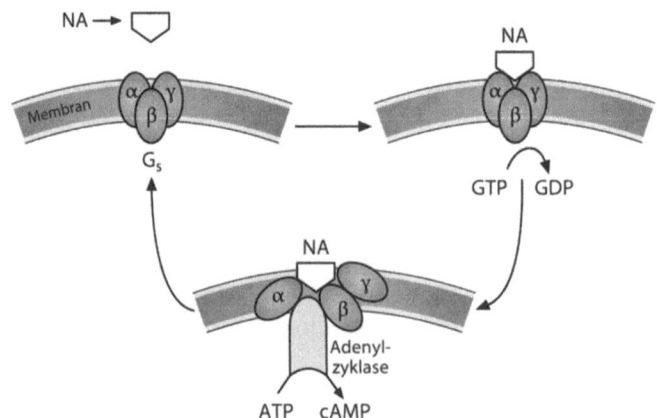

ment-binding-protein" (CREB) erhöht, welches wiederum jene Genaktivitäten initiiert, die in der Synthese neuer Proteine resultieren. Da CREB durch mehrere der oben genannten Neuromodulatoren wie Noradrenalin und Serotonin aktiviert werden kann, spielt es möglicherweise auch bei der Stimmungsmodulation eine zentrale Rolle. Des weiteren kann CREB auch durch Ca^{++}-abhängige Kinasen aktiviert werden. Dabei scheinen 2 dieser intrazellulären Systeme, denen es möglich ist, CREB zu regulieren, im Rahmen einer Depression verändert zu werden; das deutet darauf hin, daß dieser Pfad einen Teil der gemeinsamen Endstrecke der Stimmungskontrolle darstellt. Beide Veränderungen wurden bislang in peripheren Zellen, den mononuklearen Leukozyten, gemessen, was ähnliche Veränderungen in Neuronen reflektieren könnte. Die erste Veränderung involviert G-Proteine, die im Rahmen einer Depression verringert und bei Manie erhöht zu sein scheinen, die zweite bezieht sich auf den Ca^{++}-Fluß im Zellinneren als Reaktion auf Mitogenstimulierung.

G-Proteine wurden bislang sowohl bei Manie (Schreiber et al. 1990) wie auch bei depressiven Störungen (Avissar et al. 1997) untersucht. Unter Anwendung einer Immunoblotanalyse fand sich bei Manie eine ca. 25%ige Erhöhung, bei Depression eine ca. 20%ige Reduktion der G-Proteine. Bei Betrachtung der durch Rezeptoren gesteigerten Bindung eines GTP-Analogs zeigten depressive Patienten fast keine Überlappung mit gesunden Kontrollpersonen wenn Isoproterenol benutzt wurde, um die Bindung zu stimulieren. Unter ähnlichen Voraussetzungen zeigten manische Patienten fast eine Verdoppelung der Bindung. Eine Reihe antidepressiver Behandlungsansätze, einschließlich Medikamentengabe und Elektrokrampftherapie, normalisieren die G_s-Konzentration bei depressiven Störungen. Bei Manie wiederum ist die Konzentration des muskarinen G_i erhöht und kann durch Lithium normalisiert werden, so daß sowohl G-Protein-Funktion wie auch -Konzentration mit Stimmungslagen korreliert zu sein scheinen.

Veränderung der G-Proteine bei Manie und Depression

Bei Betrachtung einzelner isolierter Lymphozyten scheint der Ca^{++}-Fluß ebenfalls zustandsabhängig zu sein. Im allgemeinen führt die Stimulierung von Lymphozyten durch Mitogene zu einer Steigerung des intrazellulären Ca^{++} und zwar durch das intrazelluläre Auftreten oszillierender Ca^{++}-Wellen. Jüngste Studien konnten aufzeigen, daß Lymphozyten bei depressiven Störungen weitaus schwächer auf standardisierte Mitogentests reagieren. Die Gesundung depressiver Patienten selbst ohne Medikamentengabe durch die Behandlung mit interpersoneller Psychotherapie (IPT) oder aber durch die Gabe trizyklischer Medikamente geht mit einer Normalisierung der Ca^{++}-Reaktion auf Mitogen einher (Aldenhoff et al. 1997).

Betrachtung isolierter Lymphozyten

Alle oben aufgeführten Daten weisen darauf hin, daß es im Rahmen einer Depression zu multiplen intrazellulären zustandsabhängigen Veränderungen kommt, die sich allesamt dämpfend auf die CREB-Aktivierung auswirken könnten. Diese Interpretation wird durch die Erkenntnis gestützt, daß eine lang andauernde antidepressive Behandlung multiple Komponenten der Signaltransduktion aktiviert, einschließlich – neben G_s and cAMP – der cAMP-Proteinkinasen (42 Da) und der Phosphorylierung von Mikrokanälen (43 Da). Die Langzeitbehandlung mit dem Antidepressivum Fluoxetin wurde ebenfalls direkt mit einer Erhöhung

Multiple intrazelluläre Veränderungen bei Depression

der CREB-Messenger-RNS-Werte im Hippocampus in Verbindung gebracht (D).

Wirkungsweise von Antidepressiva

Daraus geht hervor, daß Antidepressiva ihre Wirkung stets durch die Erhöhung von CREB und die Induktion von Genaktivierungsprozessen zu erzielen scheinen. Dies wiederum deutet auf die Möglichkeit, daß die im Rahmen einer depressiven Störung auftretende Langzeitplastizität auf Veränderungen in der Genexpression zurückzuführen ist, was dann letztlich zu Veränderungen in der neuronalen Funktion führt. Die hiervon betroffenen Zellpfade sind in Abb. 2 dargestellt. Hieraus wird deutlich, daß eine Reihe von Inputs, einschließlich Noradrenalin, Serotonin und verschiedener Peptide, über Signaltransduktion zu einer Erhöhung von CREB führen, was einen Schritt in der gemeinsamen Endstrecke darstellen könnte, der für die Entwicklung einer effektiven antidepressiven Reaktion notwendig ist. Dies läßt darauf schließen, daß für den Ausbruch einer Depression ein normales Muster der Genaktivierung unterdrückt werden muß.

Geht man davon aus, daß es sich hierbei um eine tragfähige Hypothese handelt, dann muß unser Augenmerk auf die Frage gerichtet werden, welche Genexpression für die Prävention eines Ausbruchs depressiver Störungen notwendig ist. In diesem Zusammenhang müssen wir uns zunächst den Genen widmen, die durch CREB aktiviert werden. Bisher konnte gezeigt werden, daß CREB im Hippocampus an der Kontrolle einer Reihe neurotropher Funktionen beteiligt ist. Diese Erkenntnis ist von besonderem Interesse, da es sich bei Neurotrophinen um natürliche

Abb. 2.
Schema der veränderten Genexpression durch Rezeptoraktivierung. *cAMP* zklisches Adenosinmonophosphat; *PKA* Phosphokinase A; *CREB* „cAMP-response-element-binding-protein"

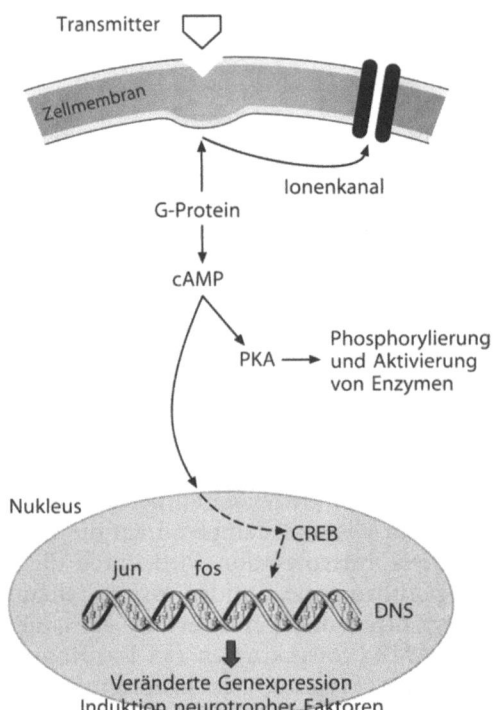

Kandidaten für die Regulierung neuronaler Plastizität handelt, was nur eine Erweiterung ihrer Rolle in der Entwicklung bedeutet. Eines dieser durch CREB induzierten Neurotrophine ist der sog. „brain derived neurotrophic factor" (BDNF).

Bislang verfügen wir über beträchtliche Erkenntnisse, die darauf hinweisen, daß Veränderungen in der BDNF-Konzentration antidepressiv Einfluß nehmen, so daß sich daraus auch eine Beteiligung bei der Einleitung depressiver Störungen folgern läßt. Studien zur Elektrokrampftherapie und Langzeitmedikation mit Antidepressiva, einschließlich SSRI, Noradrenalinwiederaufnahmehemmern und MAOH zeigen allesamt eine gesteigerte Expression von BDNF (Nibuya et al. 1995). Des weiteren führt die direkte Gabe von BDNF im Modell der gelernten Hilflosigkeit der Depression zum Rückgang der depressiven Symptomatik (Siuciak et al. 1996). Weiterhin wurde gezeigt, daß zum einen Streß eine direkte Wirkung auf BDNF-Konzentration ausübt, und zum anderen Streßfaktoren die Expression mehrerer neurotroper Faktoren einschließlich BDNF verhindern (Smith et al. 1995).

Bedeutung der BDNF-Konzentration

Zusätzlich zu der häufiger untersuchten Rolle in der Entwicklung scheint BDNF wie auch andere Wachstumsfaktoren bei der neuronalen Plastizität des vollständig entwickelten Gehirns von aktueller Bedeutung zu sein. Daß diese Plastizität nun funktionelle Konsequenzen mit sich bringt, die bei der Ätiologie depressiver Störungen eine Rolle spielen könnten, scheint durch jüngere Arbeiten bei Korte et al. (1996) belegt, in deren Rahmen es zu zeigen gelang, daß im Hippocampus von BDNF-Knockout-Mäusen die „longterm plasticity" (LTP) verändert war und durch die Wiederherstellung von BDNF mittels virusgesteuertem Gentransfer normalisiert werden könnte. Da LTP im Hippocampus mit Lernprozessen assoziiert zu sein scheint, könnte dies ein relevanter Mechanismus für die Auslösung von Depressionen sein. Des weiteren konnte auch gezeigt werden, daß BDNF sowohl in Serotonin- (Mamounas et al. 1995) als auch in Noradrenalinneuronen (Sklair-Tavron u. Nestler 1995) zur Entwicklung neuer Synapsen führen kann. So läßt sich ein hypothetischer Pathomechanismus aufzeigen, beginnend mit unkontrolliertem Streß, welcher zur Aktivierung und nachfolgenden Dämpfung der Aktivität im Sympathikussystem führt.

Bedeutung von Wachstumsfaktoren für die neuronale Plastizität des Gehirns

Damit einhergehend sollte man eine vermehrte Aktivität des HHN-Systems annehmen, die zu einer gesteigerten Vulnerabilität hippocampaler Neuronen, der verminderten Produktion von cAMP sowie Veränderungen in der CREB-Aktivierung mit nachfolgender Veränderung von Neurotrophinkonzentrationen führt. Das wiederum könnte subtile strukturelle und funktionelle Veränderungen nach sich ziehen, die die Informationsaufnahme verändern und so in Hoffnungslosigkeit und letztlich Depression resultieren. Diese Hypothese deutet auf die Existenz komplexer Regulationsmechanismen mit multiplen Transmittersystemen hin und steht im Einklang mit den unterschiedlichen Ergebnissen, die hier bislang aufgeführt wurden. Des weiteren legt dies den Schluß nahe, daß bei depressiven Störungen trotz einer gemeinsamen Endstrecke aller Veränderungen, die letztlich zu Depressionen führen, die maßgebenden ätiologischen Faktoren tatsächlich eher heterogen sind.

Vermehrte Aktivität des HHN-Systems

10 Schlußfolgerungen

Die oben genannte Hypothese legt nahe, daß Veränderungen bei der Streßwahrnehmung im ZNS oder Veränderungen innerhalb der unterschiedlichen Systeme, die den Input ins ZNS vermitteln, wie z. B. das aminerge Regulierungssystem, zu einer ähnlichen Funktionsstörung bei der Aufrechterhaltung eines ausgeglichenen affektiven Systems führen könnten. Dieses System scheint die Informationsverarbeitung derart zu beeinflussen, daß es dem Organismus die Ausarbeitung von Kontrollmechanismen ermöglicht. Geht dieses Gefühl der Kontrolle verloren stellen sich Ängstlichkeit und Hilflosigkeit ein. Es ist wahrscheinlich, daß dies nach längerer Dauer in einem depressiven Zustand resultiert. Daß hierbei eine Reihe unterschiedlicher Systeme mitwirken, ist nicht unerwartet. Es kann davon ausgegangen werden, daß jegliche primäre Veränderung innerhalb eines bestimmten Systems, wie z. B. die CRH-Produktion oder die Kontrolle des noradrenergen β-Rezeptors, ausgleichende Veränderungen in einer weiten Bandbreite anderer Systeme des ZNS verursacht. Es ist anzunehmen, daß die Information ihre emotionale Färbung durch das Wechselspiel von Hippocampus, Amygdala, Hypothalamus und frontalem Kortex erhält. Die Interaktionen zwischen Noradrenalin, Serotonin, dem HHN-System und den Neuropeptiden dieses Systems führen zu einer Etablierung eines „Regelwerks" affektiver Kontrolle. Die bisher besprochenen Daten weisen darauf hin, daß zum einen kein einzelnes System ursächlich für die Entstehung jeder depressiven Störung verantwortlich zu sein scheint und zum anderen eine Reihe neuer Ansatzpunkte für die Entwicklung effektiverer Therapieansätze zur Verfügung stehen dürften.

Bedeutung der biologischen Uhr

Ein wichtiger Punkt, der in diesem Kapitel noch nicht angesprochen wurde, der jedoch einen bedeutenden neurobiologischen Einfluß auf die Regulation der Stimmung ausüben dürfte, ist die Frage der biologischen Uhr. Es steht außer Frage, daß es sich bei Depressionen um eine in der Regel episodische Erkrankung handelt, in deren Verlauf Schlafmuster gestört sind und für deren Ausbruch klare saisonale Muster aufgezeigt wurden. Vor diesem Hintergrund sollen 2 Therapieansätze, die zum Teil durch die Vermittlung biologischer Rhythmen wirksam werden und einige Erfolge aufweisen können, nicht unerwähnt bleiben, nämlich Schlafentzug und Lichttherapie. Obwohl inzwischen einiges an Information zur Problematik der biologischen Uhr zur Verfügung steht, konnte bislang keine klare Verbindung zwischen der Biologie der Rhythmuskontrolle und affektiven Störungen hergestellt werden, so daß dieses Gebiet zukünftig näher untersucht werden sollte.

Depression aufgrund der Fehlsteuerung der Systeme zur Interpretation streßbeladener Ereignisse

Abschließend kann festgehalten werden, daß depressive Erkrankungen das Ergebnis einer Fehlsteuerung der Systeme darstellen, die die Interpretation streßbeladener Ereignisse vermitteln, zu denen hauptsächlich die modulierenden aminergen Systeme und das HHN-System gehören. Das Bestehen einer gemeinsamen pathophysiologischen Endstrecke, die diese Systeme umfaßt und in Veränderungen der Noradrenalinfunktion, der Serotoninfunktion sowie des HHN-Systems resultiert und so zur Unterbrechung der normalen Expression von Genprodukten führt, ist denkbar. Ein möglicher letzter Schritt, der die Integration all dieser unterschiedlichen Ergebnisse erlauben würde, liegt in der Tatsache, daß bei depressiven Störungen die Muster zur Produktion neurotropher Faktoren verändert sind. Diese Hypothese bedarf wohl weit intensiverer Untersuchungen, bietet jedoch durch den Einschluß möglicher Veränderungen innerhalb der unterschiedlichen modulatorischen Systeme eine Weiterentwicklung gegenüber den bisherigen Amintheorien der Depression.

Obwohl der Großteil der bislang zu den unterschiedlichen Systemen gesammelten Daten nicht immer im Einklang stand, zeigt sich ein allgemeines Muster, welches für eine Gruppe von Krankheiten mit heterogenen Ätiologien spricht, die sich größtenteils auf einer einzelnen gemeinsamen Endstrecke auswirken. Unter Einbeziehung der uns durch die Molekularbiologie und bildgebende Verfahren eröffneten neuen Untersuchungswerkzeuge steht zu erwarten, daß wir in naher Zukunft Aufklärung zu den Details eines solchen Systems erhalten werden.

11 Literatur

Aldenhoff JB, Dumais-Huber C, Fritzsche M, Sulger J, Vollmayr B (1997) Altered Ca^{2+} homeostasis in single T-lymphocytes of depressed patients. J Psychiatr Res 31/3:315–322

Amsterdam JD, Maislin G, Winokur A, Berwish N, Kling M, Gold P (1988) The oCRH stimulation test before and after clinical recovery from depression. J Affect Disord 14(3):213–222

Arango V, Underwood, MD, Mann JJ (1992) Alterations in monoamine receptors in the brain of suicide victims. J Clin Psychopharmacol 12:8–12

Asberg M et al. (1976) 5-HIAA in the cerebrospinal fluid. A biochemical suicide predictor? Arch Gen Psychiatry 33/10:1193–1197

Avissar S, Nechamkin Y, Roitman G, Schreiber G (1997) Reduced G protein functions and immunoreactive levels in mononuclear leukocytes of patients with depression. Am J Psychiatry 154/2: 211–217

Barden N, Daigle M, Picard V, Di Paolo T (1983) Perturbation of rat brain serotonergic systems results in an inverse relation between substance P and serotonin concentrations measured in discrete nuclei. J Neurochem 41(3):834–840

Berger M, Riemann D, Hochli D, Spiegel R (1989) The cholinergic rapid eye movement sleep induction test with RS-86. Arch Gen Psychiatry 46:421–428

Carroll GJ (1982) The dexamethasone suppression test for melancholia. Br J Psychiatry 140:292–304

Delgado PL, Miller HL, Salomon RM et al. (1993) Monoamines and the mechanism of antidepressant action: effects of catecholamine depletion on mood of patients treated with antidepressants. Psychopharmacol Bull 29:389–396

Faustman WO, King RJ, Faull KF, Moses JA Jr, Benson KL, Zarcone VP, Csernansky JG (1991) MMPI measures of impulsivity and depression correlate with CSF 5-HIAA and HVA in depression but not schizophrenia. J Affect Disord 22:235–239

Fawcett J, Siomopoulos V (1971) Dextroamphetamine response as a possible predictor of improvement with tricyclic therapy in depression. Arch Gen Psychiatry 25:247–255

Garcia-Sevilla JA, Guimon J, Garcia-Vallejo P et al. (1986) Biochemical and functional evidence of supersensitive platelet $\alpha 2$-adrenoreceptors in major affective disorder: effect of long-term lithium carbonate treatment. Arch Gen Psychiatry 43:51–57

Georgotas A, Schwertzer J, McCue RE et al. (1987) Clinical and treatment effects on 3-H-clonidine and 3-H-imipramine binding in elderly depressed patients. Life Sci 40:2137–2143

Gross-Iseroff R, Dillon KA, Israeli M, Biegon A (1990) Regionally selective increases in μ opiate receptor density in the brains of suicide victims. Brain Res 530:312–316

Heninger GR, Delgado PL, Charney DS, Price LH, Aghajanian GK (1992) Tryptophan-deficient diet and amino acid drink deplete plasma tryptophan and induce a relapse of depression in susceptible patients. J Chem Neuroanat 5:347–348

Henn FA, Edwards E, Muneyyirci J (1993) Animal models of depression. Clin Neurosci 1:152–156

Janowsky DS, Overstreet DH (1995) The role of acetylcholine mechanisms in mood disorders. In: Bloom FE, Kupfer DJ (eds) Psychopharmacology: the fourth generation of progress. Raven, New York

Janowsky DS, El-Yousef MK, Davis JM, Sekerke HJ (1972) A cholinergic-adrenergic hypothesis of mania and depression. Lancet 2:632–635

Janowsky DS, El-Yousef MK, Davis JM, Sekerke HJ (1973) Parasympathetic suppression of manic symptoms by physostigmine. Arch Gen Psychiatry 28:542–547

Janowsky DS, El-Yousef MK, Davis JM (1974) Acetylcholine and depression. Psychosom Med 36:248–257

Jenkins SW, Robinson DS, Fabre LF, Amdang JJ, Messina ME, Reich LA (1990) Gepirone in treatment of major depression. J Clinical Psychopharm 10/3(Suppl):77S–85S

Korte M, Griesbeck O, Gravel C, Carroll P, Staiger V, Thoenen H, Bonhoeffer T (1996) Virus-mediated gene transfer into hippocampal CA1 region restores long-term potentiation in brain-derived neurotrophic factor mutant mice. Proc Natl Acad Sci USA 93/22:12547–12552

Kramer MS, Gutler N, Feighner J et al. (1998) Distinct mechanism for antidepressant activity by blockade of central substance P receptors. Science 281:1640–1645

Lerer B (1987) Neurochemical and other neurobiological consequences of ECT: implications for the pathogenesis and treatment of affective disorders. In: Meltzer HY (ed) Psychopharmacology: the third generation of progress. Raven, New York, pp 577–588

Lisoprawski G, Blanc J, Glowinski J (1981) Activation by stress of the habenulo-interpedunclar substance P neurons in rat. Neurosci Lett 25:47–51

Little KY (1988) Amphetamine, but not methylphenidate, predicts antidepressant response. J Clin Psychopharmacol 8:177–183

Maes M, De Ruyter M, Suy E (1987) The renal excretion of xanthurenic acid following L-tryptophan loading in depressed patients. Hum Psychopharmacol 2:231–235

Maes M, Jacobs M-P, Suy E, Minner B, Leclercq C, Christiaens F, Raus J (1990) Suppressant effects of dexamethasone on the availability of plasma L-tryptophan and tyrosine in healthy controls and in depressed patients. Acta Psychiatr Scand 81:19–23

Mamounas LA, Blue ME, Siuciak JA, Altar CA (1995) BDNF promotes the survival and sprouting of serotonergic axons in the rat brain. J Neurosci 15:7929–7939

Mann JJ, Stanley M, McBride PA et al. (1986) Increased serotonin$_2$ and β-adrenergic receptor binding in the frontal cortices of suicide victims. Arch Gen Psychiatry 43:954–969

Meltzer HY, Arora RC (1991) Platelet serotonin studies in affective disorders: evidence for a serotonergic abnormality. In: Sandler M, Coppen A, Harnett S (eds) 5-Hydroxytryptamine in psychiatry: a spectrum of ideas. Oxford Univ Press, New York, pp 50–89

Mikuni M, Kagaya A, Takahashi, K, Meltzer HY (1992) Serotonin but not norepinephrine-induced calcium mobilization of platelets is enhanced in affective disorders. Psychopharmacology 106:311–314

Nemeroff CB, Widerlov E, Bissette G et al. (1984) Elevated concentrations of CSF corticotropin-releasing factor-like immunoreactivity in depressed patients. Science 226:1342–1344

Nemeroff CB, Owens MJ, Bissette G, Andorn AC, Stanley M (1988) Reduced corticotropin-releasing factor (CRF) binding sites in the frontal cortex of suicides. Arch Gen Psychiatry 45:577–579

Nemeroff CB, Bissette G, Akil H, Fink M (1991) Neuropeptide concentrations in the cerebrospinal fluid of depressed patients treated with electroconvulsive therapy: corticotropin-releasing factor, β-endorphin and somatostatin. Br J Psychiatry 158:59–63

Nemeroff CB, Krishnan KRR, Reed D, Leder R, Beam C, Dunnick R (1992) Adrenal gland enlargement in major depression. Arch Gen Psychiatry 49:384–387

Nibuya M, Morinobu S, Duman RS (1995) Regulation of BCMF and trkB mRNA in rat brain by chronic electroconvulsive seizure and antidepressant drug treatments. J Neurosci 15:7539–7547

Overstreet DH (1993) The Flinders sensitive line rats: a genetic animal model of depression. Neurosci Biobehav Rev 17:51–68

Pandey GN, Janicak PG, Javaid JI et al. (1989) Increased 33-H-clonidine bindings in the platelets of patients with depressive and schizophrenic disorders. Psychiatry Res 28:73–88

Sachar EJ (1967) Corticosteroids in depressive illness. II. A longitudinal psychoendocrine study. Arch Gen Psychiatry 17/5:554–567

Sachar EJ, Hellman L, Fukushima DK, Gallagher TF (1970) Cortisol production in depressive illness. A clinical and biochemical clarification. Arch Gen Psychiatry 23/4:289–298

Schatzberg AF, Samson JA, Bloomingdale KL, Schildkraut JJ (1989) Toward a biochemical classification of depressive disorders. X. Urinary catecholamines, their metabolites, and D-type scores in subgroups of depressive disorders. Arch Gen Psychiatry 46:260–268

Schreiber G, Avissar S, Danon A, Belmaker RH (1990) Hyperfunctional G proteins in mononuclear leukocytes of patients with mania. Biol Psychiatry 29:273–280

Siuciak JA, Lewis D, Wiegand SJ, Lindsay RM (1996) Antidepressant-like effect of brain-derived neurotrophic factor. Pharmacol Biochem Behav 56:131–137

Sklair-Tavron L, Nestler EJ (1995) Opposing effects of morphine and the neurotrophins NT-3, NT-4, and BDNF, on locus coeruleus neurons in vitro. Brain Res 702:117–125

Smith MA, Makino S, Kvetnansky R, Post RM (1995) Stress alters the expression of brain-derived neurotrophic factor and neurotrophin-3 mRNAs in the hippocampus. J Neurosci 15:1768–1777

Stokes PE, Pick GR, Stoll PM, Nunn WD (1975) Pituitary-adrenal function in depressed patients: resistance to dexamethasone suppression. J Psychiatr Res 12:271–281

Stokes PE, Maas JW, Davis JM et al. (1987) Biogenic amine and metabolic levels in depressed patients with high versus normal hypothalamic-pituitary-adrenocortical activity. Am J Psychiatry 144/7:868–872

Sulser F, Vetulani J, Mobley PL (1978) Mode of action of antidepressant drugs. Biochem Pharmacol 27:257–271

Virkkunen M, Nuutila A, Goodwin FK, Linnoila M (1987) Cerebrospinal fluid monoamine metabolite levels in male arsonists. Arch Gen Psychiatry 44/3:241–247

Willner P (1983) Dopamine and depression: a review of recent evidence. Brain Res Rev 6:211–246

Willner P, Muscat R, Papp M (1992) Chronic mild stress-induced anhedonia: a realistic animal model of depression. Neurosci Biobehav Rev 16:525–534

Wolfe N, Katz DI, Albert ML et al. (1990) Neuropsychological profile linked to low dopamine: in Alzheimer's disease, major depression, and Parkinson's disease. J Neurol Neurosurg Psychiatry 53:915–917

Kapitel 20

Persönlichkeit und affektive Störungen

D. von Zerssen

1 Einleitung

Komorbidität

In diesem Kapitel werden die Beziehungen von Persönlichkeit und affektiven Störungen im Sinne der Kategorie F3 der ICD-10 (Dilling et al. 1991) besprochen. Auf Angsterkrankungen wird deshalb nur im Zusammenhang mit der Komorbidität, auf schizoaffektive Psychosen (Angst u. Scharfetter 1990; Marneros et al. 1991; Sauer et al. 1989; Schützwohl et al. 1992; Thau et al. 1991) und suizidales Verhalten (Angst u. Clayton 1998; Bronisch u. Wolfersdorf 1996; Engström et al. 1997; Straub et al. 1992), einschließlich des erweiterten Suizids (Marneros 1997; Okumura u. Kraus 1996), gar nicht eingegangen. Die Rolle von Persönlichkeitsstörungen bei affektiven Erkrankungen (s. z.B. Gunderson u. Phillips 1991 sowie Kap. 11, Bd. 6) kann aus demselben Grund nur am Rande behandelt werden, vornehmlich – wie im Fall der Angststörungen – im Zusammenhang mit Fragen der Komorbidität.

Bedeutung prämorbider Eigenarten

Ähnlich wie im Beitrag von Möller u. von Zerssen (1987) in der vorigen Auflage dieses Handbuches geht es in erster Linie um *prämorbide* Eigenarten von Patienten, auch wenn sich diese bei Untersuchungen an bereits Erkrankten nicht eindeutig von morbiden bzw. postmorbiden Veränderungen der Persönlichkeit bzw. ihrer retrospektiven Einschätzung abgrenzen lassen. Die Auswahl der Arbeiten orientiert sich insbesondere an den seit der letzten Auflage des Handbuchs erzielten Fortschritten bzw. einschneidenden Veränderungen im Untersuchungsansatz, in den Untersuchungstechniken, der Datenanalyse, den so gewonnenen Ergebnissen und ihrer Interpretation. Darüber hinaus sei auf neuere Übersichten verwiesen, z.B. Akiskal (1996), Cloninger (1994), Hirschfeld u. Shea (1992), Klerman u. Hirschfeld (1988), Möller (1992), Nietzel u. Harris (1990), Tölle (1987), von Zerssen (1996 a, b, c), speziell bezüglich bipolarer Störungen: Goodwin u. Jamison (1990, S. 281–317) sowie Kröber (1988).

Veränderungen in der Taxonomie affektiver Störungen

– Major Depression

– Dysthymie

Auf einige für die hier zu behandelnde Thematik bedeutsame Veränderungen in der Taxonomie affektiver Störungen ist vorweg noch hinzuweisen. So wurde im US-amerikanischen Schrifttum die klassische Dichotomie der Depressionen ohne nachweisbare organische Grundlage in endogene und neurotische Formen aufgegeben. An ihre Stelle ist allerdings die in melancholische und nichtmelancholische sowie in primäre (ohne andersartige psychiatrische Vorerkrankungen) und sekundäre (im Gefolge solcher Vorerkrankungen entstandene) Formen unterteilte Major Depression getreten und durch das Krankheitsbild der Dysthymie ergänzt worden. Dysthymie und nichtmelancholische Major Depression, die nicht selten als „double depression" in deren Gefolge auftritt (Kovacs et al. 1994), sind häufiger mit Persönlichkeitsstörungen (Parker et al. 1998) und Angststörungen (Parker et al. 1999) assoziiert als die Melancholien, die weitgehend dem Bild der endogenen Depression entsprechen dürften. Die anderen hier genannten Depressionsformen (sekundäre, nichtmelancholische, dysthyme Formen und „double depression") überschneiden sich zumindest mit dem älteren Konzept der neurotischen Depression.

– Neurotizismus, Persönlichkeits- und Angststörungen

Diese Ausführungen machen verständlich, daß auch in neueren Untersuchungen (z.B. Uluşahin u. Uluğ 1997) bei neurotisch Depressiven Fragebogenwerte für Neurotizismus, der u.a. mit Persönlichkeitsstörungen (Davidson et al. 1985; Pukrop et al. 1998; von Zerssen et al. 1988; Fiedler 1997; bezüglich fremdbeurteilter Persönlichkeitszüge: Assion et al. 1998) und Angststörungen (Alnæs u. Torgersen 1990) assoziiert ist, ebenso erhöht gefunden werden wie in Untersuchungen über die Komorbidität von depressiven und Angststörungen (Alnæs u. Torgersen 1990; Bronisch u. Hecht 1990). Umgekehrt wird auch verständlich, daß mit Neurotizismus korrespondierende Fragebogen-Scores, z.B. für interpersonelle Sensitivität (Boyce et al. 1993), bei einer Major Depression mit Melancholie u.U. nicht erhöht sind, im Unterschied zur Major Depression ohne Melancholie, die ja häufiger mit anderen psychischen Störungen verbunden ist. Ferner erscheint es unter diesen Aspekten plausibel, daß in einer Untersuchung zur Validität von operationalen Definitionen der endogenen Depression (Zimmerman et al. 1986) diese der primären Major Depression mit Melancholie annähernd entsprechende Depressionsform einen vergleichsweise geringen Anteil von Persönlichkeitsstörungen aufwies (s. auch Parker et al. 1998). Es gibt allerdings auch dem widersprechende Befunde (Grove et al. 1987).

In vielen neueren Arbeiten wird das Bemühen deutlich, die an den Kraepelinschen „Krankheitseinheiten" ausgerichtete Klassifikation affektiver Störungen durch ein Spektrumkonzept zu ersetzen, in dem mehr Gewicht auf die Übergänge zwischen den klinisch unterscheidbaren Störungsbildern gelegt wird als auf deren Eigenständigkeit (z.B. Angst u. Scharfetter 1990; von Zerssen 1996a). Insbesondere Akiskal (1988, 1989, 1992, 1996) hat, ausgehend von Kraepelins Konzept der „Grundzustände" manisch-depressiver Erkrankungen (Kraepelin 1913), ein „bipolares Spektrum" konzipiert, in das auch subaffektive Störungen als abgeschwächte Formen typischer Bipolar-II-Störungen eingehen. Sie bilden nach Akiskal Übergänge zu den 4 Temperamentsformen (statt Temperament von Kraepelin „persönliche Veranlagung" genannt), nämlich einem depressiven, einem zyklothymen, einem reizbaren und einem hyperthymen (nach Kraepelin: manischen) Typ.

Spektrumkonzept affektiver Störungen

2 Definition und Klassifikation der Persönlichkeit

Persönlichkeit wird auch im Rahmen neuerer psychiatrischer Untersuchungen meist implizit im Sinne eines Gefüges („pattern") relativ dauerhafter Weisen des Erlebens und Verhaltens definiert, also trotz kritischer Einwände von Seiten mancher Psychologen (z.B. Mischel u. Peak 1982) im Sinne eines „Trait"-Konzepts (Wiggins 1997). Repräsentativ dafür ist die Definition durch Phares (1988, S. 4): „Persönlichkeit ist das Muster von charakteristischen Gedanken, Gefühlen und Verhaltensweisen, in denen sich Personen voneinander unterscheiden und das über Zeit und Situationen hinweg persistiert" (Übers. vom Verfasser), wobei entwicklungsbedingte Wandlungen nicht ausgeschlossen werden.

Persönlichkeit

Im US-amerikanischen Schrifttum wird wieder häufiger der Begriff des Temperaments verwendet, der sich im Unterschied zu dem des Charakters auf den von sozialem Lernen relativ unabhängigen „biologischen

Temperament

Kern" der Persönlichkeit beziehen soll, allerdings in z. T. recht unterschiedlichen Bezugssystemen (von Zerssen u. Akiskal 1998): als persönliche Veranlagung zu affektiven Störungen oder gar als Basisstadium derselben im Sinne der Kraepelinschen „Grundzustände" (Akiskal 1996), als Oberbegriff für vorwiegend genetisch bedingte Komponenten der Persönlichkeit (Cloninger et al. 1993) oder für schon in der frühen Kindheit nachweisbare Komponenten habituellen Erlebens und Verhaltens (z. B. Merikangas et al. 1998).

Temperament und Charakter

Besonders verwirrend erscheint, daß in Cloningers System von Temperament und Charakter die Temperamentsformen im Sinne Akiskals aus Kombinationen von unterschiedlichen Skalenwerten auf (hypothetischen) Charakterdimensionen hergeleitet werden (Cloninger et al. 1998; s. unten). Angesichts solcher terminologischer Diskrepanzen empfiehlt es sich, vorläufig bei dem bezüglich Biogenese und Soziogenese neutralen Persönlichkeitsbegriff zu bleiben, zumal an gemeinsam bzw. getrennt aufgewachsenen eineiigen Zwillingen durchgeführte Untersuchungen (Waller et al. 1990) fraglich erscheinen lassen, ob eine Trennung von genetischen und durch soziales Lernen bedingten Persönlichkeitsdimensionen – zumindest auf der Basis der heute verfügbaren Persönlichkeitsinventare – überhaupt möglich ist.

Für die Psychiatrie relevante Einteilungen der Persönlichkeit – nach der Angemessenheit von Denkstilen und Verhaltensweisen – nach dem zeitlichen Bezug

Für die Psychiatrie spezifisch sind 2 begriffliche Einteilungen der Persönlichkeit (von Zerssen 1994a), nämlich einmal die nach der Angemessenheit habitueller Denkstile, Gefühls- und Verhaltensweisen in bezug auf die jeweilige Gesamtsituation, insbesondere unter dem Aspekt der Lebensbewältigung. Hier läßt sich eine Rangreihe bilden von der normalen über die akzentuierte zur abnormen Persönlichkeit, letztere mit der besonders unangepaßten Variante einer durch ihren dysfunktionalen Lebensstil gekennzeichneten Persönlichkeitsstörung. Die andere Einteilung richtet sich nach dem zeitlichen Bezug der Persönlichkeit zu einer aktuellen psychischen, so auch einer affektiven Störung (Übersicht 1).

– nach typischen Konstellationen von Persönlichkeitszügen

Eine dritte Form der Klassifikation ist die nach typischen Konstellationen von Persönlichkeitszügen, in denen sich größere Gruppen von Personen voneinander unterscheiden (typologische Klassifikation) bzw. nach den gemeinsamen Variationstendenzen von Persönlichkeitszügen (dimensionale Klassifikation, weil die gemeinsamen Variationstendenzen im Sinne faktorenanalytischer Modelle auf Dimensionen eines Euklidischen Merkmalsraumes bezogen werden). Beide Formen der Klassifikation lassen sich ineinander überführen, da es sich bei den Typen (vom uncharakteristischen „Durchschnittstyp" abgesehen) um Extremtypen innerhalb eines dimensionalen Systems handelt (von Zerssen 1994a,b). Sie werden deshalb hier einfachheitshalber als gleichwertig behandelt.

Typologisches Konzept

Ein typologisches Konzept, das aus Forschungen über die prämorbide Persönlichkeit von Patienten mit verschiedenen Formen affektiver Störungen (insbesondere primäre unipolare Major Depression mit Melancholie, überwiegend manisch verlaufende bipolare Störungen, sog. neurotische Depressionen und Angststörungen) sowie Psychosen aus dem schizophrenen Formenkreis entwickelt wurde (Pössl u. von Zerssen 1990a,b; von Zerssen 1996a), soll hier kurz vorgestellt werden, weil dar-

Das über Zeit und Situationen hinweg relativ konstante, individuell charakteristische Gefüge von Gedanken, Gefühlen und Verhaltensweisen

- während der Lebensspanne oder deren letztem Abschnitt *vor* den ersten Anzeichen einer aktuellen psychischen Störung
  = prämorbide Persönlichkeit oder Primärpersönlichkeit

- während des Prodromalstadiums bzw. im Initialstadium einer solchen Störung
  = initiale Persönlichkeitsveränderung oder „prä-klinische" Persönlichkeit

- während einer solchen Störung
  = (intra-)morbide Persönlichkeit

- nach einer solchen Störung
  = postmorbide Persönlichkeit

  - im Falle unvollständiger Remission
    = pathologischer Persönlichkeitswandel

  - im Falle (weitgehend) vollständiger Remission
    = restituierte Persönlichkeit

  - während der (weitgehend) symptomfreien Intervalle einer rezidivierenden Störung
    = intermorbide oder Intervallpersönlichkeit

Übersicht 1.
Klassifikation der Persönlichkeit psychiatrischer Patienten. (Mod. nach von Zerssen 1994a)

über eine Reihe neuerer Untersuchungen zur prämorbiden Persönlichkeit bei affektiven Störungen vorliegt (Hecht et al. 1997, 1998; von Zerssen u. Pössl 1990; von Zerssen et al. 1994b, 1996, 1998b).

Es umfaßt als „affektive Typen" – so genannt wegen ihrer Häufigkeitsbeziehung zu den genannten Verlaufsformen affektiver Störungen und nicht zu verwechseln mit den von Akiskal (1988) unter dieser Bezeichnung beschriebenen Temperamentsformen (s. oben) – den Tellenbachschen „Typus melancholicus" (Kraus 1991, 1996; Peters 1984), den „Typus manicus" (von Zerssen 1988, 1992), der allerdings dem hyperthymen Temperament im Sinne Akiskals weitgehend entspricht, und – als (zumindest bei psychisch Kranken) seltene Variante des letzteren – einen sorglos-heiteren Typ. Als „neurotoide Typen" (die außer bei sog. neurotischen Störungen auch bei Schizophrenien gehäuft anzutreffen sind) kommen hinzu: ein ängstlich-unsicherer Typ mit der (bei Patienten wie Gesunden) seltenen Variante eines weltfremd-verträumten Typs und ein ebenfalls relativ seltener nervös-gespannter Typ.

Die Typenbezeichnungen weisen – außer beim „Typus melancholicus" – schon auf die jeweils hervorstechenden Züge der Persönlichkeit hin (s. auch die z.T. tabellarischen Typenbeschreibungen in den zuvor zitierten Arbeiten). Die Typen können anhand biographischer Angaben zur prämorbiden Entwicklung psychiatrischer Patienten, die sich aus Krankengeschichten oder einem entsprechend geführten Interview (s. unten) entnehmen lassen, operationalisiert werden (von Zerssen et al. 1994a, 1996, 1998a).

Affektive Typen

– „Typus melancholicus"
– „Typus manicus"

– neurotoide Typen

Typenmerkmale

Dimensionale taxonomische Persönlichkeitsmodelle

Von den dimensionalen taxonomischen Persönlichkeitsmodellen sind als die derzeit auch im psychiatrischen Bereich gängigsten hervorzuheben:

- das Persönlichkeitsmodell von Eysenck (1990) mit den 3 Dimensionen Extraversion, Neurotizismus und Psychotizismus,
- das Fünf-Faktoren-Modell mit den „Big Five" Extraversion, Neurotizismus, Gewissenhaftigkeit, Verträglichkeit – die letzten beiden, mit negativen Vorzeichen, in Eysencks Psychotizismusdimension zusammengefaßt – und schließlich die Offenheit für (neue) Erfahrungen (Wiggins u. Trapnell 1997), sowie
- Cloningers System von Temperament (mit den 4 Dimensionen „harm avoidance", „novelty seeking", „reward dependence" und „persistence") und Charakter (mit den 3 Dimensionen „self-directedness", „cooperativeness" und „self-transcendence") (Cloninger et al. 1993).

Daß sich die z. T. so unterschiedlich benannten Dimensionen dieser 3 Systeme weitgehend aufeinander beziehen und somit ineinander überführen lassen (Zuckerman u. Cloninger 1996), kann hier nur angedeutet werden. Bezüglich der neueren Klassifikationssysteme von Persönlichkeitsstörungen sei auf Kap. 11, Bd. 6 verwiesen.

3 Untersuchungsmethodik

3.1 Erfassungsmethoden

Die dargestellten Taxonomien der Persönlichkeit sind eng mit der Entwicklung von Methoden zur Persönlichkeitsdiagnostik (von Zerssen 1994a) verknüpft. Im Berichtszeitraum, d.h. seit Erscheinen der letzten Auflage dieses Handbuchs, sind eine Reihe von Ansätzen und Techniken publiziert worden, die auch bei Untersuchungen zur Persönlichkeit affektiv Erkrankter eingesetzt worden sind.

Krankengeschichtsangaben

So wurde die Auswertung von Krankengeschichtsangaben zur prämorbiden Persönlichkeit über die bisher übliche Auswertungsmethodik (Marneros et al. 1991; Tölle 1988) hinaus durch eine bezüglich klinischer Aspekte „blinde" Beurteilung der Persönlichkeit anhand von Krankengeschichtsauszügen, die ausschließlich biographische Angaben zur prämorbiden Entwicklung der Patienten enthalten, systematisiert (von Zerssen u. Pössl 1990) und so gegen einen diagnostischen Untersucherbias abgesichert. Dieses Vorgehen wurde sodann durch Anwendung eines umfangreichen Merkmalskatalogs zur Persönlichkeitsbeurteilung durch den Untersucher und die anschließende Auswertung nach einem diagnostischen Algorithmus operationalisiert (von Zerssen et al. 1994a), was zu guter Übereinstimmung mit den Ergebnissen einer globalen typologischen Zuordnung geführt hat, aber zusätzlich zur Typenzuordnung auch eine dimensionale Persönlichkeitsdiagnostik anhand von Typen-Scores ermöglicht (von Zerssen et al. 1994b).

Interviews

Diese Form der Krankengeschichtsauswertung diente dann als Modell für die Auswertung von Interviewprotokollen, die sich am Prinzip der biographischen Angaben in Krankengeschichten orientieren (demographische Angaben, Familienanamnese – ohne psychische Störungen von Blutsverwandten –, eigene Anamnese – unterteilt nach äußerer und innerer Lebensgeschichte – *vor* den ersten Anzeichen einer aktuellen psychischen Störung). Die Protokolle waren dabei von einem anderen als dem für ihre Auswertung zuständigen Untersucher erstellt worden. Er hatte nach eingehender Schulung klinisch remittierte Patienten (ohne Kenntnis der Diagnose und anderer klinischer Daten) bzw. gesunde Kontrollpersonen eingehend exploriert.

Dieses *Biographische Persönlichkeits-Interview* (*BPI*; von Zerssen et al. 1996, 1998 a, b) ist in umfangreichen Untersuchungen an affektiv Erkrankten (nach klinischer Remission) und gesunden Kontrollpersonen (Hecht et al. 1997, 1998) sowie an bisher nicht erkrankten Blutsverwandten von Patienten angewendet worden (Hecht et al. 1998), und zwar in Verbindung mit ebenfalls neu entwickelten Persönlichkeitsfragebögen (von Zerssen 1994 b; von Zerssen et al. 1988), die auch zur Validierung des *BPI* eingesetzt worden waren (von Zerssen et al. 1996, 1998 a, b).

Biographisches Persönlichkeitsinterview

Dient das *BPI* v. a. zur Erfassung der oben beschriebenen Typen sowie weiterer Aspekte der prämorbiden Persönlichkeit, so wird das nach Akiskal u. Mallya (1987) konstruierte semistrukturierte *Interview für affektive Temperamente* (*TEMPS-I*; Akiskal et al. 1998; Placidi et al. 1998) zur Diagnostik der 4 Kraepelinschen Grundformen persönlicher Veranlagung bei Manisch-Depressiven verwendet (s. oben). Diese sind anhand einer Reihe kennzeichnender Merkmale, die ziemlich direkt erfragt werden, operationalisiert. Im Prinzip handelt es sich um einen als Interview verwendeten Fragebogen, der im übrigen in modifizierter Form auch zur Selbstbeurteilung verwendet werden kann (Akiskal et al. 2000). Mit diesen beiden Verfahren erzielte Ergebnisse klinischer Untersuchungen lagen bei der Abfassung dieses Handbuchbeitrags noch nicht vor.

TEMPS-I

Cloningers Gruppe hat zur Erfassung der von ihr postulierten Temperaments- und Charakterdimensionen (Cloninger et al. 1993) das *Temperament und Charakter Inventar (TCI)* entwickelt, wobei zu beachten ist, daß mit diesem Untersuchungsinstrument die von Akiskal als Temperamentsformen konzipierten Kraepelinschen „Grundzustände" manisch-depressiver Erkrankungen durch Kombination unterschiedlicher Werte auf den 3 Skalen zur Erfassung der Charakterdimension operationalisiert werden (s. oben). Drei der Temperamentsdimensionen Cloningers, nämlich „harm avoidance", „novelty seeking" und „reward dependence", waren bereits in den Skalen des *Tridimensional Personality Questionnaire* (*TPQ*; Cloninger 1987) enthalten.

Temperament und Charakter Inventar

Basieren die Verfahren von Akiskal und von Cloninger auf klinisch (Akiskal) bzw. theoretisch (Cloninger) konzipierten Konstrukten, liegen dem *NEO-Fünf-Faktoren Inventar (NEO-FFI)* von Costa u. McCrae (1992) die „Big Five" der faktorenanalytischen Persönlichkeitsforschung an Gesunden zugrunde. Die akademische Herkunft des *NEO-FFI* ist den für Patienten oft zu anspruchsvollen Iteminhalten und dem komplizierten Beantwortungsmodus deutlich anzumerken.

NEO-Fünf-Faktoren Inventar

Sechs-Faktoren-Test

Deshalb wurde der *Sechs-Faktoren-Test* (*SFT*; von Zerssen 1994b) als ein einfach zu handhabender Fragebogen entwickelt, der die „Big Five" und einen zusätzlichen Faktor konventioneller Frömmigkeit erfassen läßt. Er ist dem *NEO-FFI* bezüglich der Konstruktvalidität offenkundig überlegen, was sich besonders bei Untersuchungen an psychiatrischen Patienten erwiesen hat (Steinmeyer et al. 1996). Ergänzend wurden einfache *Visuelle Analog-Skalen für sechs Faktoren (VAS-SF)* – dieselben Faktoren wie im *SFT* – mit einer Parallelform *(VAS-SF')* und einer Fremdbeurteilungsversion konstruiert (von Zerssen 1994b), deren Anwendung und Auswertung noch ökonomischer, deren Zuverlässigkeit und Validität aber naturgemäß geringer sind, als dies beim *SFT* der Fall ist.

Ein – wie beim Fragebogen Akiskals – primär klinisch konzipiertes, dann aber aufgrund umfangreicher Item- und Faktorenanalysen – wie beim *NEO-FFI* und *SFT* – nach der klassischen Testtheorie entwickeltes Verfahren ist der *Münchner Persönlichkeits-Test* (*MPT*; von Zerssen et al. 1988), der in Selbst- und Fremdbeurteilungsform vorliegt und bereits in zahlreichen klinischen bzw. poliklinischen (Bronisch u. Hecht 1989, 1990; Hecht et al. 1997; Heerlein et al. 1996; Sakado et al. 1997; Sauer et al. 1997; Schäfer 1991, 1994; von Zerssen et al. 1996, 1997, 1998a,b) sowie in „High-risk"-Studien (Hecht et al. 1998; Lauer et al. 1997; Maier et al. 1992, 1995) eingesetzt worden ist. Neuere Fragebogen- und Interviewverfahren zur Diagnostik von Persönlichkeitsstörungen werden in Kap. 11, Bd. 6 vorgestellt.

Symptomabhängigkeit der Werte von Selbstbeurteilungsskalen

Bei allen retrospektiven Untersuchungen – auch solchen an klinisch weitgehend remittierten Patienten – ist die Symptomabhängigkeit der Werte von Selbstbeurteilungsskalen zu berücksichtigen. Das trifft besonders auf Skalen zur Erfassung von Neurotizismus und ähnlichen Konstrukten, aber auch auf Extraversionsskalen zu (Ouimette et al. 1996; Reich et al. 1987), kaum dagegen für die Rigiditätsskala des *MPT* (Sauer et al. 1997). Dadurch werden ältere Befunde zu dieser Thematik (von Zerssen et al. 1988) bestätigt. Aufgrund einer prospektiven Studie glauben allerdings Shea et al. (1996) nicht, daß sich postmorbid an Depressiven mittels Persönlichkeitsinventaren erhobene Befunde einfach als psychologische „Narben" erklären lassen, außer möglicherweise bei sehr protrahiertem oder rezidivierendem Verlauf.

Teilnehmende Beobachtung in der Familie

Beobachtung ehelicher Interaktionen

Ein bezüglich der Thematik dieses Beitrags bisher wohl nur einmal genutzter Untersuchungsansatz, der sich grundsätzlich von der Interview- und Fragebogenmethodik unterscheidet, ist die teilnehmende Beobachtung in der Familie klinikentlassener Patienten (Peters 1991). Die Beobachtung ehelicher Interaktionen in der Klinik (Mundt et al. 1994) stellt eine Alternative zu diesem Ansatz dar, die den Nachteil geringerer Natürlichkeit der Untersuchungssituation durch den Vorteil größerer Ökonomie und besserer quantitativer Auswertbarkeit ausgleicht. Rückschlüsse auf die prämorbiden Verhältnisse sind naturgemäß bei beiden Vorgehensweisen nur mit erheblichen Einschränkungen möglich.

3.2 Untersuchungspläne und Auswertungsmethoden

Im Forschungsdesign einschlägiger Studien sind deutliche Fortschritte zu verzeichnen. Außer retrospektiven Studien, die neuerdings fast immer an (weitgehend) remittierten Patienten durchgeführt werden (wobei u. U. der Einfluß einer leichten Restsymptomatik auf die Werte von Selbstbeurteilungsskalen zur Persönlichkeitsdiagnostik statistisch kontrolliert wird; z. B. Hecht et al. 1997, 1998; Sakado et al. 1997; Sauer et al. 1997), gibt es in zunehmender Zahl prospektiv angelegte High-risk-Studien an Frauen vor einer Entbindung (Boyce et al. 1991; Marks et al. 1992) und insbesondere an Blutsverwandten ersten Grades von Patienten mit einer affektiven Störung (Hecht et al. 1998; Lauer et al. 1997, 1998; Maier et al. 1992, 1995; Nurnberger et al. 1988; s. auch Goodwin u. Jamison 1990). Auch ganze Familien waren Gegenstand von Untersuchungen (Merikangas et al. 1998), wozu auch die erwähnten Studien mit teilnehmender Beobachtung familiärer Interaktionen (Peters 1991) gehören.

Fortschritte im Studiendesign

Während die High-risk-Studien an Blutsverwandten von Patienten noch nicht über einen genügend großen Zeitraum laufen, um bereits valide Aussagen über tatsächlich eingetretene Erkrankungen zu ermöglichen, gibt es solche teilweise jahrzehntelangen Nachuntersuchungen im Rahmen epidemiologischer Feldstudien (Clayton et al. 1994; Crow et al. 1995; Duncan-Jones et al. 1990). Einen Spezialfall prospektiver Studien stellen die an eineiigen Zwillingen durchgeführten Untersuchungen einer US-amerikanischen Arbeitsgruppe (Kendler et al. 1993a,b) dar, die auch Aussagen über gemeinsame genetisch bedingte Varianzanteile von Persönlichkeitszügen (Neurotizismus) und Krankheitsmanifestationen (depressive Episoden) erlauben.

Nachuntersuchungen im Rahmen epidemiologischer Feldstudien

In die Datenanalyse von Untersuchungen über Persönlichkeit und affektive Störungen (hier speziell Depressionen) hat inzwischen auch die Metaanalyse bereits publizierter Daten Eingang gefunden (Nietzel u. Harris 1990). Das ist durch die erheblich gewachsene Anzahl von Untersuchungen, in denen Skalen zur quantitativen Erfassung von Persönlichkeitszügen (hier speziell emotionale Abhängigkeit und Leistungsorientiertheit) verwendet worden sind, möglich geworden. Auch in den Originalarbeiten wurden zunehmend komplexe statistische Auswertungsverfahren angewendet. Dazu gehören – bei entsprechend großen Fallzahlen – sog. pfadanalytische Modelle, die über lediglich statistische Abhängigkeiten hinaus Bedingungszusammenhänge aufdecken sollen, so bezüglich der Beziehung von Neurotizismus und Major Depression (Kendler et al. 1993b) oder – unter einer methodischen Fragestellung – von Werten auf Symptom- und Persönlichkeitsskalen (Sauer et al. 1997).

Datenanalyse

Trotz aller methodischen Fortschritte bieten die so erzielten Ergebnisse keineswegs ein einheitliches Bild. Zu unterschiedlich ist offenbar die Zusammensetzung der Stichproben von Patienten, Risikopersonen und Kontrollpersonen in den verschiedenen Untersuchungen und zu wenig valide sind wohl auch manche der eingesetzten Untersuchungsverfahren, um zu gut vergleichbaren und ausreichend gesicherten Ergebnissen zu gelangen. Die Konvergenz von Befunden bei unterschiedlichen Untersu-

Uneinheitliche Ergebnisse

chungsansätzen dürfte immer noch der beste Beleg für ihre Gültigkeit sein (von Zerssen 1994a).

4 Ergebnisse

4.1 Persönlichkeit und Depression

Untersuchungen zu unipolaren Formen der Major Depression

Untersuchungen zu dieser Problematik beziehen sich überwiegend *expressis verbis* auf unipolare Formen einer Major Depression, wobei zumeist nicht klar ersichtlich ist, ob es sich um eine primäre oder eine sekundäre Depression – evtl. auch eine „double depression", d.h. eine Major Depression auf der Basis einer dysthymen Störung (s. Abschn. 1) – handelt. Auf diese und andere klinische Differenzierungen wird im Folgenden nur dann eingegangen, wenn sie für das Verständnis der Ergebnisse essentiell sind, z.B. weil verschiedene Unterformen einer unipolaren Depression miteinander verglichen wurden. Als Kontrollfälle für die bei unipolar Depressiven erhobenen Befunde dienen am häufigsten wohl Patienten mit einer bipolaren Störung (z.B. Hecht et al. 1997; Richter et al. 1993; Sauer et al. 1997; Tölle et al. 1987), z.T. auch (z.B. Hecht et al. 1997; Sakado et al. 1997) oder nur Gesunde (z.B. Boyce et al. 1993; Sato et al. 1994), seltener dagegen andere psychiatrische Patienten (z.B. Alnæs u. Torgersen 1990; Heerlein et al. 1996; Sakado et al. 1997; von Zerssen et al. 1997). Deshalb sind die Ergebnisse oft nicht direkt miteinander vergleichbar. Hinzu kommen Unterschiede in den klinisch-diagnostischen Begriffen, ihrer Operationalisierung, den angewendeten Untersuchungstechniken und andere methodische Aspekte der Untersuchung. Deshalb empfiehlt es sich für den Leser, im Zweifelsfall die Originalarbeiten zu konsultieren.

4.1.1 Retrospektive Fragebogenuntersuchungen

Selbstbeurteilungs-fragebögen

Weitaus am häufigsten werden für die Persönlichkeitsdiagnostik Selbstbeurteilungsfragebögen verwendet. Deshalb seien die diesbezüglichen Ergebnisse vorangestellt, und zwar zunächst unter dem Aspekt der „Big Five" (s. Abschn. 2), obwohl Fragebögen, die diese 5 Dimensionen ausdrücklich direkt reflektieren sollen, nur vereinzelt angewendet wurden (z.B. Bagby et al. 1996a,b). Die 5 Faktoren erlauben aber wegen der Ähnlichkeit der den meisten Persönlichkeitsskalen zugrundeliegenden Konstrukte am ehesten eine zusammenfassende Darstellung verschiedener Arbeiten.

Neurotizismus

Neurotizismusskalen ergeben in den meisten retrospektiven Studien für unipolare Depressionen erhöhte Werte. Wegen der bekannten Symptomabhängigkeit solcher Skalenwerte (Duncan-Jones et al. 1990; von Zerssen et al. 1988) ist auch nach klinischer Remission eine Restsymptomatik in Rechnung zu stellen und ggf. mit statistischen Methoden zu kontrollieren (z.B. Sauer et al. 1997). Mit Neurotizismus assoziierte Skalen wie interpersonelle Sensitivität (Boyce et al. 1993), mangelnde Frustrationstoleranz (von Zerssen et al. 1997), erhöhte Selbstkritik (Bagby et al. 1992) und emotionale Abhängigkeit (Bagby et al. 1992; s. auch Nietzel u. Harris 1990) zeigen häufig entsprechende Veränderungen an, insbesondere gegenüber Gesunden (Hecht et al. 1997, 1998), z. T. auch gegenüber bipolar Erkrankten (Richter et al. 1993).

Bei japanischen Patienten wurde nach statistischer Kontrolle einer depressiven Restsymptomatik keine Normabweichung dieser Art gefunden (Sakado et al. 1997), in einer anderen, ähnlich konzipierten Untersuchung (von Zerssen et al. 1997) nur eine verminderte Frustrationstoleranz, nicht aber ein erhöhter Neurotizismus. Ob es sich dabei um einen transkulturellen Unterschied gegenüber den Befunden aus westlichen Ländern handelt, ist schwer zu entscheiden, da – zumindest für eine dieser Untersuchungen (von Zerssen et al. 1997) – speziell Patienten, die eine primäre unipolare Major Depression mit melancholischen Zügen während mindestens einer Erkrankungsphase durchgemacht hatten, rekrutiert worden sind. Für solche Patienten scheinen aber erhöhte Werte für Neurotizismus und ähnliche Merkmale weniger typisch zu sein als für Patienten ohne Melancholie (Boyce et al. 1993).

Die Werte von Extraversionsskalen können – auch noch in der Remission (möglicherweise in Abhängigkeit von einer Restsymptomatik; Sauer et al. 1997) – reduziert sein (z. B. Janowsky et al. 1998). Sie ergeben aber i. allg. keine eindeutigen Normabweichungen; immerhin ist für einzelne Aspekte der Extraversion wie „sensation seeking" eine verminderte Ausprägung bei unipolar Depressiven nachgewiesen worden (Carton et al. 1995).

Extraversion

Uneinheitlich sind die Befunde bezüglich der Aggressivität. Das könnte damit zusammenhängen, daß bei klinisch remittierten Melancholiekranken zumindest eine nach außen gerichtete Aggressivität schwach, bei Patienten ohne Melancholie dagegen tendenziell eher stark ausgeprägt ist (Matussek et al. 1985). Auch hier erhebt sich die Frage, wieweit der letztgenannte Befund auf komorbide Störungen zu beziehen ist.

Aggressivität

Offenheit für (neue) Erfahrungen wurde in einer Untersuchung über saisonale Depressionen im Vergleich mit anderen Depressionen erhöht gefunden (Bagby et al. 1996a). Da die Patienten nicht remittiert waren und keine gesunde Kontrollgruppe in den Vergleich einbezogen wurde, kann es sich um einen zustandsabhängigen Unterschied gehandelt haben; auch könnte bei den anderen Depressiven eine verminderte Tendenz zur Offenheit gegenüber neuen Erfahrungen bestehen.

Offenheit

Eine relativ einheitliche Befundlage ergibt sich bezüglich der Gewissenhaftigkeit oder verwandter Konstrukte wie Rigidität, Ordentlichkeit und Zwanghaftigkeit. Hier finden sich signifikante Skalenwerterhöhungen bei unipolar Depressiven, insbesondere solchen mit melancholischer Symptomatik, gegenüber Gesunden (Heerlein et al. 1996; Sakado et al. 1997; Schäfer 1991; von Zerssen et al. 1997), häufig auch im Vergleich mit anderen psychiatrischen Patienten (Sakado et al. 1997), z. T. auch mit bipolaren Fällen (Sauer et al. 1997) oder Patienten mit einer depressiven Reaktion (Bronisch u. Hecht 1989). Es gibt zwar Ausnahmen von dieser Regel (z. B. Hecht et al. 1997, 1998), aber nie den gegenteiligen Befund rela-

Gewissenhaftigkeit

tiv niedriger Werte. Dazu paßt ebenfalls die verminderte Ambiguitätstoleranz, die schon von Kraus (1988, 1991) aufgrund theoretischer Überlegungen prognostiziert und bei Untersuchungen an deutschen (Heerlein u. Richter 1991; Mundt et al. 1997) und chilenischen Patienten (Heerlein et al. 1996) auch empirisch nachgewiesen wurde. Diese Befunde stehen in Einklang mit den in der vorigen Auflage dieses Handbuchs von Möller u. von Zerssen (1987) referierten Ergebnissen der damals vorliegenden Untersuchungen zu verschiedenen Aspekten der Ordentlichkeit.

„Typus melancholicus"

Aus den bisher dargestellten Skalenwertabweichungen entsteht insgesamt ein Bild, das dem des „Typus melancholicus" weitgehend entspricht. So stellt erhöhte Rigidität bzw. Gewissenhaftigkeit in Verbindung mit verminderter Aggressivität (Furokawa et al. 1998), d.h. besonderer Verträglichkeit, ein Korrelat dieses Typus dar. In dieser Hinsicht sind die Befunde zur Extraversion und zum Neurotizismus z.T. widersprüchlich bzw. uneinheitlich (Furukawa et al. 1998; Hecht et al. 1997; Mundt et al. 1997). Dagegen ist eine verminderte Frustrationstoleranz wiederholt als Korrelat dieses Typus nachgewiesen worden (Hecht et al. 1997; Mundt et al. 1997; von Zerssen 1996a). Ein anderes Korrelat ist die im *SFT* erfaßte konventionelle Frömmigkeit (von Zerssen 1996a), was mit älteren Befunden zur Religiosität Depressiver (Hole 1977) in Einklang steht.

Soziale Erwünschtheit

In einigen älteren, aber auch in neueren Untersuchungen wurde eine Erhöhung der Werte von Skalen zur Erfassung sozialer Erwünschtheit gefunden (Mundt et al. 1997; von Zerssen et al. 1997). Ob durch solche Skalen lediglich eine Selbstschilderung im Sinne sozialer Erwünschtheit oder aber eine auch verhaltensrelevante Orientierung an sozialen Normen erfaßt wird, läßt sich vorläufig nicht sicher entscheiden. Die früher übliche Bezeichnung „Lügenskalen" unterstellt sogar bewußte Täuschungsabsichten, was in vielen Fällen kaum zutreffen dürfte, zumal sich besonders niedrige (also sozusagen „Wahrhaftigkeits"-)Werte ausgerechnet bei Patienten mit Persönlichkeitsstörungen finden (Assion et al. 1998; von Zerssen et al. 1988). Das spricht dafür, daß durch solche Skalen eher eine auch verhaltensrelevante Normenorientiertheit erfaßt wird, weshalb die entsprechende *MPT*-Skala (von Zerssen et al. 1988) auch so benannt wurde. Die bei unipolar Depressiven erhöhten Skalenwerte dürften somit dem von Kraus (1991) als „hypernom" bezeichneten Verhalten des „Typus melancholicus" entsprechen.

Dependente Depression

Bei Patienten mit einer sog. neurotischen Depression bzw. einer Depression ohne Melancholie, aber entsprechend häufig mit einer komorbiden Angst- und/oder Persönlichkeitsstörung, scheint die Normenorientiertheit – ebenso wie Ordentlichkeit oder Rigidität – weniger, die Tendenz zum Neurotizismus (Uluşahin u. Uluğ 1997) stärker ausgeprägt zu sein. Beck (1983) spricht aufgrund klinischer Beobachtungen deshalb auch von „dependenter Depression" und stellt diese der „autonomen Depression", die er der endogenen Depression in etwa gleichsetzt, gegenüber. Das Bild der prämorbiden Persönlichkeit von in diesem Sinne „autonom Depressiven" versucht er dementsprechend durch starke Autonomie zu kennzeichnen. Das steht freilich zu den Ergebnissen nahezu aller anderen Untersuchungen auf diesem Gebiet im Widerspruch.

Nach einer Metaanalyse von Nietzel u. Harris (1990) scheint die Abhängigkeitstendenz der Persönlichkeit Depressiver besonders gut gesichert – besser noch als die im amerikanischen Schrifttum früher besonders hervorgehobene Leistungsorientiertheit, die mit der Aufgabenbezogenheit und dem hohen Anspruch an eigenes Leisten beim „Typus melancholicus" korrespondiert. Was für dessen Form der Leistungsorientiertheit allerdings charakteristisch sein dürfte, ist der Mangel an energischer Durchsetzungsfähigkeit anderen gegenüber, was – zusätzlich zu den Unterschieden zwischen verschiedenen Depressionsformen in der Ausprägung von Zügen des „Typus melancholicus" – die z.T. widersprüchlichen Ergebnisse in der Literatur erklären könnte. Wahrscheinlich trifft die Bezeichnung „Autonomie" bei keiner klassischen Untergruppe Depressiver einen typischen Wesenszug der prämorbiden Persönlichkeit, und die postmorbide Persönlichkeit ist eher durch eine verstärkte Abhängigkeitsneigung gekennzeichnet. Akiskal (1988) hält die emotionale Abhängigkeit der Patienten sogar für eine reine Krankheitsfolge, da sie durch prospektive Untersuchungen nicht als prämorbides Persönlichkeitsmerkmal nachgewiesen sei (s. Abschn. 6).

Metaanalyse zur Abhängigkeitstendenz

Die prämorbiden Normabweichungen sog. neurotisch Depressiver scheinen insgesamt relativ unspezifisch und zumindest teilweise durch die häufige Komorbidität mit Angst- und/oder Persönlichkeitsstörungen erklärbar zu sein. Die größere Spezifität des „Typus melancholicus" für melancholische Formen primärer unipolarer Depressionen wird allerdings ihrerseits dadurch eingeschränkt, daß ein diesem Typus entsprechendes psychometrisches Profil auch bei Migränepatienten nachgewiesen werden konnte, freilich nicht bei anderen Schmerzpatienten, Neurotikern und Patienten mit sog. psychosomatischen Erkrankungen (Schäfer 1991, 1994).

Prämorbide Normabweichungen neurotisch Depressiver

4.1.2 Retrospektive Untersuchungen mittels Krankengeschichtsauswertungen, Interviews oder Beobachtungsmethoden

Auswertungen biographischer Krankengeschichtsangaben zur prämorbiden Entwicklung psychiatrischer Patienten stützen das Tellenbach'sche Konzept des „Typus melancholicus" als prämorbider Persönlichkeitseigenart eines erheblichen Anteils von Patienten mit sog. endogener Depression (Marneros et al. 1991), auch bei einem bezüglich der klinischen Diagnose blinden Vorgehen (Pössl u. von Zerssen 1990 a, b; von Zerssen u. Pössl 1990) und sogar bei strenger Operationalisierung der Typenzuordnung (Ernst et al. 1996; von Zerssen et al. 1994 b). Bei neurotischen Depressionen ergibt sich hingegen kein derartiger Zusammenhang (von Zerssen et al. 1994 b). Angst u. Ernst (1996) sind bei Patienten mit einer Major Depression in der Kindheitsanamnese, wie sie in Züricher Krankengeschichten festgehalten war, vornehmlich Züge aufgefallen, die dem ängstlich-unsicheren bzw. dem nervös-gespannten Typ entsprechen, was zu Befunden von Söldner (1994) paßt (s. unten).

Auswertungen biographischer Krankengeschichtsangaben

Aufgrund klinischer Interviews sind nach Mundt et al. (1997) 50% der endogen Depressiven eindeutig und weitere 25% mit Einschränkung – insgesamt also ca. 75% – dem „Typus melancholicus" zuzuordnen, was

Interviews

mit den Ergebnissen von Krankengeschichtsauswertungen bei Münchner Fällen (von Zerssen 1991) übereinstimmt. Das gilt sogar für davon scheinbar wesentlich abweichende Ergebnisse (Tölle et al. 1987; s. von Zerssen 1991). Bei einem diagnostisch blinden, streng operationalisierten Vorgehen ergeben sich ähnliche Zahlenverhältnisse (von Zerssen et al. 1998b). Die Ergebnisse quantitativer Analysen von „Typen-Scores" (Hecht et al. 1997, 1998) sind mit diesen Angaben konkordant.

Diskrepanzen in der Charakterisierung der prämorbiden Persönlichkeit Depressiver

Ein Grund für gewisse Diskrepanzen in der Charakterisierung der prämorbiden Persönlichkeit depressiver Patienten könnte – abgesehen von unterschiedlichen klinischen Klassifizierungen – darin liegen, daß in der Kindheit manche Züge des „Typus melancholicus", insbesondere die Leistungsbezogenheit und zwanghafte Ordentlichkeit, noch nicht so ausgeprägt sind wie im späteren Lebensalter. So hat Söldner (1994) in psychoanalytischen Interviews zur Kindheitsanamnese Depressiver mehr Ähnlichkeiten als Unterschiede zwischen den unipolar endogen Erkrankten und den neurotisch Depressiven gefunden. Es dominierten Unselbständigkeit, geringes Selbstbewußtsein, entsprechend leichte Kränkbarkeit und geringe Frustrationstoleranz (was im wesentlichen dem Bild des ängstlich-unsicheren Typs entspricht: Pössl u. von Zerssen 1990b), kombiniert mit rascher Erregbarkeit sowie Neigung zu Rachegefühlen und aggressiven Phantasien (also Zügen des nervös-gespannten Typs: Pössl u. von Zerssen 1990b), wobei allerdings insgesamt das Phantasieleben der neurotisch Depressiven vergleichsweise stärker ausgebildet war. Zudem verbrachten die später unipolar endogen Depressiven zuhause mehr Zeit mit Arbeit als mit Spielen, was als Hinweis auf Ansätze zu verstärktem Leistungsstreben gewertet werden kann. Wenn sich diese Tendenzen im späteren Leben verstärken, könnte es nach und nach zum Vollbild des „Typus melancholicus" kommen.

Systematische Beobachtung

Teilnehmende Beobachtung

Im Interview erfaßte eheliche Interaktionen von klinisch remittierten depressiven Patienten (Matussek et al. 1986) beziehen sich naturgemäß auf die postmorbide Persönlichkeit. Es zeigt sich dabei eine ausgeprägte Tendenz zur autoaggressiven Frustrationsverarbeitung bei den endogen Depressiven. In der systematischen Beobachtung solcher Interaktion (Mundt et al. 1994) bei Patienten vom „Typus melancholicus" wird ein dazu passendes Streben nach Vermeidung ehelicher Disharmonie um jeden Preis deutlich. Teilnehmende Beobachtung aus der klinischen Behandlung entlassener endogen Depressiver in ihrer natürlichen häuslichen Umgebung läßt allerdings erkennen, daß ihre Familienangehörigen durch sie in ihren auf Ordentlichkeit bedachten Lebensstil fest eingebunden und dadurch eingeengt werden (Peters 1991). Der Autor spricht deshalb in Analogie zum „Typus melancholicus" des einzelnen Patienten von einer „Familia melancholica".

4.1.3 Prospektive und High-risk-Studien

Epidemiologische Studien an bisher nicht Erkrankten

Hierher gehören prospektive epidemiologische Studien an bisher nicht erkrankten Personen aus der Durchschnittsbevölkerung (Clayton et al. 1994) bzw. an eineiigen weiblichen Zwillingen, bei denen in einem Teil der Fälle retrospektiv eine früher durchgemachte Major Depression diagnostiziert worden ist (Kendler et al. 1993 a, b), sowie prospektive oder zumindest prospektiv angelegte Untersuchungen an bisher nicht erkrankten Risikopersonen (d. h. Personen mit erhöhtem Krankheitsrisiko aufgrund familiärer Belastung mit einschlägigen Erkrankungen oder im Rahmen kritischer Lebensereignisse wie Entbindung oder Verwitwung). Dabei hat man sich aus ökonomischen Gründen überwiegend der Fragebogenmethodik zur Erfassung im echten Sinne *prämorbider* Persönlichkeitszüge bedient. Selten wurde bei den High-risk-Studien zusätzlich ein Interview – z. B. von Hecht et al. (1998) das *BPI* (von Zerssen et al. 1996, 1998 a, b) – eingesetzt.

Untersuchungen an Risikopersonen

Die Ergebnisse stimmen in großen Zügen mit denen retrospektiver Studien überein, sind aber naturgemäß wegen der aus ökonomischen Gründen zumeist erforderlichen Begrenzung des Untersuchungsinstrumentariums auf wenige Skalen (Ausnahmen: Hecht et al. 1998; Hirschfeld et al. 1989; Lauer et al. 1997) und nicht zuletzt wegen der vergleichsweise geringen Zahl solcher Studien, durch die die Variationsbreite der Untersuchungsinstrumente weiter eingeschränkt wird, nicht so differenziert in ihren Aussagen zur Persönlichkeit. Bei High-risk-Studien kommt hinzu, daß man sich wegen der vergleichsweise kleinen Fallzahlen bezüglich der klinischen Diagnosen i. allg. mit globalen Kategorien wie Major Depression (ohne Berücksichtigung von Komorbidität, melancholischer Symptomatik etc.) begnügen muß. Dafür haben all diese Untersuchungen den Vorteil, daß sich die Befunde tatsächlich relativ eindeutig auf die *prä*morbide Persönlichkeit beziehen lassen. Eine Einschränkung ist nur dadurch gegeben, daß sich einschlägige Vorerkrankungen bzw. subklinische Krankheitszustände kaum mit Sicherheit ausschließen lassen (insbesondere, wenn die Untersuchung der Probanden aus Kostengründen nicht von vollausgebildeten Psychiatern und/oder klinischen Psychologen durchgeführt werden konnte).

In den meisten Untersuchungen mit Neurotizismusskalen lagen die Werte von später Erkrankten (Boyce et al. 1991; Clayton et al. 1994; Hirschfeld et al. 1989; Kendler et al. 1993 a, b; Marks et al. 1992) bzw. von Personen mit genetisch erhöhtem Erkrankungsrisiko (Lauer et al. 1997; Maier et al. 1992; Ausnahmen: Hecht et al. 1998; Hirschfeld et al. 1989) signifikant über denen entsprechender Kontrollfälle oder den publizierten Testnormen.

Neurotizismus

Die Zwanghaftigkeit bzw. Rigidität genetisch belasteter Personen war z. T. ebenfalls erhöht (Lauer et al. 1997; Maier et al. 1992). In der Untersuchung von Hecht et al. (1998) wurde eine solche Skalenwertabweichung allerdings nicht gefunden, statt dessen eine gegenüber Kontrollfällen verminderte Extraversionstendenz sowie eine starke Normorientiertheit. Trotz dieser möglicherweise selektionsbedingten (s. oben) Divergenzen fügen sich die Befunde weitgehend in das Bild des „Typus melancholicus" ein, wobei freilich damit zu rechnen ist, daß nur ein Teil der Gefährdeten bzw. Erkrankten diesem Typus entspricht, andere hingegen vorwiegend „neurotoide" Züge aufweisen, wie es ja auch bei retrospektiven Untersuchungen an Patienten mit einer diagnostisch nicht weiter aufgeschlüsselten Major Depression der Fall ist (s. oben).

Zwanghaftigkeit

4.2 Persönlichkeit und bipolare Störungen

4.2.1 Retrospektive Studien

Persönlichkeitsfragebögen

Die Ergebnisse neuerer Arbeiten über Beziehungen von Persönlichkeit und bipolaren Störungen sind – wie in der älteren Literatur (Kröber 1988; Tölle 1987) – z. T. recht widersprüchlich. In den meisten retrospektiven, an remittierten Patienten mittels Persönlichkeitsfragebögen durchgeführten Untersuchungen weichen die Skalenwerte der bipolaren Fälle teils gar nicht oder kaum von denen unipolar Depressiver ab (Angst u. Ernst 1996; Hecht et al. 1997; Heerlein et al. 1996; Roy 1990; Tölle et al. 1987); teils entsprechen ihre Skalenwerte eher denen von Gesunden bzw. Normwerten aus der Durchschnittsbevölkerung (Richter et al. 1993).

Stichprobenabhängigkeit der Ergebnisse

Normabweichungen finden sich am ehesten im Sinne von erhöhten Werten für Neurotizismus und ähnlichen Konstrukten, evtl. in Verbindung mit erhöhten Werten für hysterische Tendenzen (Solomon et al. 1996) bzw. „novelty seeking" (Young et al. 1995), also extraversiven Tendenzen wie bei überwiegend manischen Patienten (von Zerssen 1988). Die Ergebnisse hängen zweifellos stark von der Stichprobenbildung ab. So haben Hecht et al. (1997) wegen kleiner Fallzahlen die Bipolar-II-Formen den unipolaren Depressionen zugerechnet, von denen sie sich in keiner Testskala signifikant unterschieden. Angst u. Ernst (1996) haben dagegen die reinen Manien aus der Gruppe der bipolar Manisch-Depressiven ausgegliedert, da sie in einer Skala in entgegengesetzter Richtung von den Gesunden abwichen wie die Restgruppe und die unipolar Depressiven – nämlich in Richtung vermehrter Extraversionsneigung, wie in der Untersuchung von Zerssens (1988) – und in den anderen Skalen nicht von den Gesunden zu differenzieren waren.

Methodische Probleme

Auch der Umfang der Stichproben, deren Vergleichbarkeit nach Geschlecht, Alter, Remissionsgrad etc., die Anwendung oder ein Verzicht auf entsprechende statistische Korrekturen und selbstverständlich die Art der verwendeten Testskalen dürften von erheblichem Einfluß auf die Ergebnisse sein. In der Untersuchung von Sauer et al. (1997) waren z. B. – offenkundig aufgrund der großen Fallzahlen – auch nach sorgfältigen statistischen Korrekturen von Fehlerquellen in 3 *MPT*-Skalen signifikante Unterschiede zwischen bipolar und unipolar Erkrankten nachzuweisen, wobei die bipolar Manisch-Depressiven (auch gegenüber Normwerten) extravertierter erschienen (s. auch Abou-Saleh u. Coppen 1984; Bagby et al. 1996b), wie bei von Zerssen (1988) sowie bei Angst u. Ernst (1996) die Maniker. Zudem wiesen sie eine vergleichsweise geringere Erhöhung von Rigidität und Normorientiertheit auf als die unipolaren Depressiven.

Spektrumkonzept affektiver Erkrankungen

Insgesamt passen die dargestellten Ergebnisse zum Spektrumkonzept affektiver Erkrankungen (von Zerssen 1996a), wonach die unipolar Depressiven mit vorherrschenden Zügen des „Typus melancholicus" – wie Rigidität und Normorientiertheit in Verbindung mit gewissen neurotoiden Tendenzen und einer verminderten Extraversionsneigung – den einen Pol des Spektrums bilden, Patienten mit ganz oder vorwiegend manischen Verläufen den Gegenpol, an dem sich prämorbid gehäuft Züge des „Typus manicus" finden, so z. B. eine verstärkte Extraversionsneigung (von Zerssen 1988). In der Übergangszone zwischen den beiden Polen des affektiven Spektrums (d.h. im Bereich der Fälle vom Bipolar-II- über den Bipolar-I-Typ mit überwiegend depressiven Phasen, der Fälle mit einem annähernd ausgeglichenen Verhältnis depressiver und manischer Phasen bis zu Fällen mit einem leichten Überwiegen der manischen Phasen) sollen sich die Züge der beiden Extremtypen vermischen, und zwar in einem Verhältnis, das dem der depressiven zur manischen Komponente im Langzeitverlauf der Erkrankung annähernd proportional ist. Die deutlichsten Normabweichungen wären danach am jeweiligen Ende des Spektrums zu erwarten, nämlich bei den unipolar Depressiven und den bipolaren Fällen mit ganz überwiegend manischen Phasen.

Das Konzept wird durch die bezüglich der klinischen Diagnose blinde Auswertung biographischer Krankengeschichtsangaben gestützt. Danach fällt die Relation von Vertretern des „Typus melancholicus" zu solchen des „Typus manicus" tatsächlich von unipolaren Depressionen vom endogenen Typ (Melancholie) über Bipolar-II- und klassische Bipolar-I-Formen zu den (seltenen) ganz überwiegend manisch verlaufenden Störungen im vorhergesagten Sinne ab (von Zerssen u. Pössl 1990), was durch operationalisierte Krankengeschichtsauswertungen bestätigt wird (Ernst et al. 1996; von Zerssen et al. 1994b). Die von anderen Autoren (Marneros et al. 1991; Tölle 1988; Tölle et al. 1987) dazu veröffentlichten Daten stehen prinzipiell mit diesen Befunden in Einklang (von Zerssen 1991, 1992, 1996b).

Auswertung biographischer Krankengeschichtsangaben

Im Interview an klinisch remittierten Patienten erhobene biographische Angaben haben zu einem ähnlichen Resultat geführt (Hecht et al. 1997, 1998). Hier war auch ein Vergleich mit entsprechenden Daten von Gesunden möglich, was bei Krankengeschichtsauswertungen naturgemäß nicht der Fall ist. Dabei stimmten die Werte der Gesunden am ehesten mit denen von Patienten mit einem ausgeglichenen Verhältnis manischer (M) und depressiver (D) Episoden im Krankheitsverlauf (M ≈ D) überein. Sie unterschieden sich aber ebenfalls nicht signifikant von den Fällen mit überwiegend manischen Episoden (M>D). Das könnte damit zusammenhängen, daß die letztgenannte Gruppe die vergleichsweise geringste Fallzahl aufwies und die meisten dieser Patienten auch nicht das strenge Definitionskriterium von M:D ⩾ 4:1 nach von Zerssen u. Pössl (1990) erfüllten. Zudem war die Kontrollgruppe durch den Ausschluß aller Fälle mit der Lebenszeitdiagnose einer psychischen Störung nicht repräsentativ für die Durchschnittsbevölkerung und tendierte (möglicherweise z.T. deshalb) in ihrem (mittels *MPT* ermittelten) Fragebogenprofil durch deutlich erhöhte Werte für Extraversion und esoterische Neigungen (wie manische Patienten: von Zerssen 1988) deutlich zum „Typus manicus".

Interview

Im übrigen finden sich – in Übereinstimmung mit den Ergebnissen von Krankengeschichtsauswertungen (Pössl u. Zerssen 1990a,b) – bei Patienten mit einer überwiegend manisch geprägten affektiven Erkrankung neben den extravertierten und zur Exzentrik neigenden Vertretern des „Typus manicus" auch vereinzelt ausgesprochen introvertierte, sozial gehemmte Persönlichkeiten, die sich aber im Unterschied zu den Vertretern des „Typus melancholicus" gewöhnlich durch ein reiches Phantasie-

Introversion und Phantasie

leben auszeichnen. Nach eigenen Fallbeobachtungen und einem kasuistischen Beitrag von Sone u. Ueki (1984) aus Japan zu urteilen, wurde bei diesen Menschen möglicherweise eine anlagebedingte Expansivität schon früh durch eine übermäßig strenge autoritäre Erziehung unterdrückt und so nach innen gewendet, also im wahrsten Wortsinn „introvertiert". Hierbei dürfte es sich allerdings um seltene Ausnahmen von der Regel einer eher extravertiert-hypomanischen Verfassung im Sinne des „Typus manicus" handeln, wie auch die fast durchweg ähnlichen Fallbeschreibungen in der älteren Literatur bezeugen (z. B. Waters 1979; s. auch die Literaturübersichten bei von Zerssen 1988, 1992, 1996 a).

Prämorbide Persönlichkeit bipolarer Patienten nach Akiskal

Ein teilweise anderes Bild der prämorbiden Persönlichkeit bipolarer Patienten ergibt sich aus Arbeiten von Akiskal (1988, 1996) und seinen italienischen Kollegen (Cassano et al. 1988, 1992), obwohl auch diese Autoren ihren Forschungen ein Spektrumkonzept affektiver Störungen zugrunde gelegt haben. Es weicht aber in einigen wesentlichen Punkten von dem bisher besprochenen (von Zerssen 1996 a) ab: Die unipolaren Depressionen werden statt in melancholische und nichtmelancholische Formen in Fälle mit bisher einer und solche mit bereits mehreren Krankheitsphasen unterteilt; die Bipolar-II-Fälle schließen unipolare Depressionen bei Patienten mit prämorbid hyperthymen Persönlichkeitszügen (Cassano et al. 1988, 1992) und viele Fälle von Cluster-B-Persönlichkeitsstörungen, also Fälle von sekundärer Depression, ein (Akiskal 1988); zudem werden Fälle mit rein oder ganz überwiegend manisch geprägtem Verlauf nicht von den anderen Bipolar-I-Fällen abgetrennt.

Gründe für Diskrepanzen

Das und die Einengung der Persönlichkeitsdiagnostik auf die von Kraepelin beschriebenen Formen manisch-depressiver Veranlagung (s. oben) macht verständlich, daß nach Cassano et al. (1988) bei unipolaren Depressionen nur ein depressives Temperament vorherrschen soll, während die bei primären unipolaren Depressionen mit melancholischer Symptomatik besonders häufigen Züge des „Typus melancholicus" keine Beachtung gefunden haben, ebenso wie bei den bipolaren Formen, besonders solchen vom Bipolar-II-Typ im Sinne von Dunner (1983). Die weite Definition der Bipolar-II-Gruppe unter Einschluß klinisch rein depressiver Fälle mit hyperthymem Temperament (das etwa dem „Typus manicus" entspricht; s. Abschn. 2) führt offenkundig dazu, daß in den genannten Untersuchungen eben diese Temperamentsform bei Patienten vom Bipolar-II-Typ häufiger angetroffen wurde als bei Bipolar-I-Fällen. Der enge Zusammenhang von Hyperthymie und der Ausprägung der manischen Komponente im Krankheitsverlauf wurde aber wohl auch deshalb verkannt, weil Fälle mit deutlichem Überwiegen der manischen Phasen mit solchen, die nur vereinzelt manische, aber viele depressive Phasen durchgemacht hatten, in einer Gruppe (Bipolar-I-Typ) zusammengefaßt wurden, was eine differenzierte Zuordnung der Temperamentsformen zur Verlaufsform der Erkrankung unmöglich gemacht hat.

4.2.2 Prospektive und High-risk-Studien

Untersuchungen an Blutsverwandten bipolarer Fälle

Nach Akiskals Konzept wäre zu erwarten, daß sich in Familien bipolar Manisch-Depressiver nicht nur affektive Störungen, sondern auch Persönlichkeitsstörungen des Clusters B gehäuft nachweisen lassen. Das scheint nach voneinander unabhängigen Untersuchungen an Blutsverwandten bipolarer Fälle aber nicht der Fall zu sein (Coryell u. Zimmerman 1989; Maier et al. 1995). In der Untersuchung von Coryell u. Zimmerman (1989) ergab sich gegenüber einer Kontrollgruppe psychisch Gesunder lediglich eine relative Vermehrung von Persönlichkeitsstörungen des Clusters C, insbesondere in Form einer zwanghaften Persönlichkeitsstörung, was zur Erhöhung von Rigiditätswerten im *MPT* bei Risikopersonen in der Untersuchung von Maier et al. (1995) paßt.

Offenbar dominieren insgesamt Züge des „Typus melancholicus" nicht nur im familiären Umfeld von Patienten mit einer unipolaren Major Depression (Maier et al. 1992), sondern auch bei Angehörigen von bipolaren Fällen (s. dazu auch die High-risk-Studien von Hecht et al. 1998; Lauer et al. 1997). Damit steht in Einklang, daß auch bei ihnen das Risiko, an einer unipolaren Depression zu erkranken, deutlich höher ist als das einer bipolaren Erkrankung (Maier et al. 1995), zumal einer Bipolar-I-Störung mit überwiegend manischem Verlauf, bei der prämorbid eher Züge des „Typus manicus" zu erwarten wären.

– Dominieren des Typus melancholicus

Immerhin gibt es auch Hinweise auf Züge des „Typus manicus" bei Personen mit genetisch erhöhtem Risiko für eine bipolare Störung (Nurnberger et al. 1988), nämlich gegenüber Kontrollfällen erhöhte Werte für hypomanische Züge und „sensation seeking", speziell auf einer Teilskala für Enthemmung bezüglich Drogenkonsum und sexuellem Verhalten. Es läßt sich allerdings kaum ausschließen, daß es sich hierbei bereits um subklinische Krankheitszeichen einer zyklothymen Störung gehandelt hat. Diese würden freilich von Akiskal (1992, 1996) noch zum Temperament der Betreffenden gerechnet werden.

– Hinweise auf Züge des „Typus manicus"

Prospektive Feldstudien geben interessante Aufschlüsse über die Entwicklung prämorbider Auffälligkeiten bei Fällen, die später an einer bipolaren Störung erkranken. Danach ist es keineswegs so, daß solche Auffälligkeiten von Kindheit an kontinuierlich zunehmen; vielmehr scheint es umgekehrt so zu sein, daß sich in der Kindheit, zumindest bei Knaben im Alter von 7 Jahren, im Vergleich mit gesund gebliebenen Probanden ähnliche Anzeichen von Feindseligkeit und motorischer Unruhe entdecken lassen wie bei später an einer Schizophrenie erkrankten Probanden, allerdings in schwächerer Ausprägung und – im Unterschied zu den später Schizophrenen – nur in diesem relativ frühen Alter (Crow et al. 1995).

Prospektive Feldstudien

Das könnte erklären, warum in einer Untersuchung an Wehrpflichtigen der Schweizer Armee, die später an einer bipolaren Störung erkrankten – im Unterschied zu denen, die unipolar depressiv oder schizophren erkrankten – in keiner Skala des *Freiburger Persönlichkeitsinventars* signifikante Normabweichungen nachzuweisen waren (Clayton et al. 1994). Danach könnte das Alter der Personen, an denen die psychologische Untersuchung vorgenommen wurde, einen erheblichen Einfluß auf die Befunde ausüben, was selbstverständlich auch für High-risk-Studien gelten würde. Über kürzere Zeiträume hinweg scheinen aber – insbesondere im Alter der Vollreife – psychometrische Befunde von Risikopersonen

Bedeutung des Alters

relativ konstant zu bleiben, soweit sie nicht durch eine inzwischen aufgetretene aktuelle psychische Störung beeinflußt worden sind (Lauer et al. 1998).

Kennzeichen der prämorbiden Persönlichkeit bipolarer Patienten

Alles in allem sind auch die hier referierten Befunde aus prospektiven und High-risk-Studien mit der Annahme vereinbar, daß sich in der prämorbiden Persönlichkeit bipolarer Patienten Züge des „Typus melancholicus" und solche des „Typus manicus" miteinander kombinieren und sich dadurch z. T. gegenseitig aufheben, so daß nur bei den ganz überwiegend depressiv bzw. den ganz überwiegend manisch verlaufenden Formen einer späteren Erkrankung Züge des einen oder des anderen „Typus in Erscheinung treten (von Zerssen 1996 a). Die Kombination von Zügen der miteinander kontrastierenden Typen wirkt sich, wie aus Untersuchungen über den beruflichen Status unipolar bzw. bipolar affektiv Erkrankter (Kraus 1991) und ihrer Angehörigen (Coryell et al. 1989) zu erschließen ist, positiv auf den Berufserfolg aus. Diesbezügliche Ergebnisse älterer Untersuchungen werden durch diese Ergebnisse bestätigt.

4.3 Persönlichkeit und Verlauf affektiver Störungen

Vorhersage des Krankheitsverlaufs

Der Frage, wieweit Persönlichkeitszüge eine Vorhersage des Krankheitsverlaufs bei Patienten mit affektiven Störungen, insbesondere auch bezüglich des Ansprechens einer solchen Störung auf bestimmte therapeutische Maßnahmen erlauben, wurde im Berichtszeitraum in zahlreichen Untersuchungen nachgegangen. Dabei hat sich wiederholt herausgestellt, daß erhöhte Werte auf Neurotizismusskalen (bzw. Skalen für ähnliche Konzepte, z. B. „harm avoidance") sowie die Komorbidität mit Angstund/oder Persönlichkeitsstörungen, die ihrerseits typischerweise mit solchen Skalenwerterhöhungen einhergehen (Davidson et al. 1985), die Verlaufsprognose trüben (Alnæs u. Torgersen 1990).

Ansprechen auf therapeutische Maßnahmen

Dies gilt auch für das Ansprechen auf therapeutische Maßnahmen, so auf die Akutbehandlung mit Antidepressiva (Black et al. 1988; Carpenter et al. 1995; Joyce et al. 1994; Möller et al. 1987; Peselow et al. 1992; Shea et al. 1990), wenn auch möglicherweise nur in einem geringen Ausmaß (Nelson u. Cloninger 1997), oder auf psychologische Interventionen (Shea et al. 1990) sowie im Fall saisonaler Depressionen auf eine Lichttherapie (Reichborn-Kjennerud u. Lingjærde 1996). Nach einer älteren Untersuchung (Abou-Saleh u. Coppen 1984) zu urteilen, scheint das ebenfalls auf die Langzeitwirkung einer prophylaktischen Lithiumbehandlung zuzutreffen.

Compliance

Die naheliegende Vermutung, daß die Compliance von Patienten, besonders bezüglich einer langfristigen Medikamenteneinnahme – so bei der Lithiumprophylaxe – von Persönlichkeitsfaktoren abhängt, indem etwa Patienten mit vorherrschenden Zügen des „Typus melancholicus" eine höhere Compliance aufweisen als solche, die mehr zum „Typus manicus" tendieren, müßte in kontrollierten Therapiestudien überprüft werden. Ob für derartige Untersuchungen die üblichen Fragebögen ausreichend valide sind, ist allerdings eine offene Frage. Sie haben bezüglich der Langzeitprognose depressiver Störungen bisher nur wenige überzeugende Resultate erbracht (Philipp u. Maier 1988; Wittchen et al. 1988; anders als bei Alnæs u. Torgersen 1990).

In einer Untersuchung (Kröber et al. 1998) hat dagegen die durch Fremdbeurteilung anhand einer Eigenschaftswörterliste erfaßte Syntonie (die möglicherweise dem Konzept des sorglos-heiteren Typs entspricht; s. Abschn. 2) einen deutlichen Zusammenhang mit der Rückfälligkeit bipolar Manisch-Depressiver im Langzeitverlauf erkennen lassen, und zwar im Sinn eines protektiven Effekts. Dieser salutogenetische Aspekt von Persönlichkeitsvariablen sollte in künftigen Untersuchungen neben dem pathogenetischen stärkere Beachtung finden. Bisher gibt es nur vereinzelte Beispiele salutogenetischer Ansätze in Untersuchungen zur Depressionsgenese (z. B. Söldner 1994; s. von Zerssen 1996b).

Salutogenetische Aspekte von Persönlichkeitsvariablen

Die Frage, ob sich aufgrund von Persönlichkeitszügen vorhersagen läßt, bei welchen Patienten mit einer bisher unipolar verlaufenen Major Depression im Langzeitverlauf manische oder hypomanische Episoden auftreten werden, wurde im Rahmen einer US-amerikanischen Multicenterstudie bearbeitet (Akiskal et al. 1995). Das – nach den bisher besprochenen Ergebnissen aus Querschnittsuntersuchungen über die Zusammenhänge von Persönlichkeit und verschiedenen Verlaufsformen affektiver Störungen überraschende – Ergebnis war, daß sich die bei der (postmorbiden) Indexuntersuchung erfaßten Persönlichkeitszüge der späteren Bipolar-I-Fälle nicht von denen jener Patienten unterschieden, die weiterhin unipolar depressiv geblieben waren. Dagegen erwiesen sich die, bei denen ein Wechsel von einer unipolar depressiven zu einer Bipolar-II-Form stattgefunden hatte, als emotional labiler, worin die Autoren eine Bestätigung des Akiskalschen Konzepts eines engen Zusammenhangs von zyklothymem Temperament und Bipolar-II-Störungen erblicken. Hier besteht offenkundig dringender Forschungsbedarf zur Klärung eines auch für die Prognostik affektiver Störungen relevanten nosologischen Problems.

Prognostik affektiver Störungen

5 Interpretation der Zusammenhänge von Persönlichkeit und affektiven Störungen

Folgende Interpretationen der hier besprochenen Zusammenhänge bieten sich an (Akiskal 1988; Angst 1988; Klerman u. Hirschfeld 1988; von Zerssen 1996a):

Persönlichkeitszüge

- Persönlichkeitszüge stellen Risikofaktoren (im statistischen Sinne) für bzw. Schutzfaktoren gegen eine affektive Erkrankung dar.
- Dabei handelt es sich um Moderatorvariablen, die bei vorhandener (spezifischer) Vulnerabilität das Erkrankungsrisiko zusätzlich erhöhen (Joffe u. Regan 1991) bzw. reduzieren (Kröber et al. 1998) oder
- diese Züge sind direkter Ausdruck der Vulnerabilität bzw. Invulnerabilität, also Vulnerabilitäts- bzw. Invulnerabilitätsindikatoren (wobei im folgenden nur noch auf den pathogenetischen Aspekt, d. h. den der Vulnerabilität eingegangen wird), und zwar

– als Risikofaktoren

– als Moderatorvariablen

– als Vulnerabilitätsindikatoren

– als unspezifische Indikatoren, deren Vorhandensein keinen Rückschluß auf die zugrundeliegende krankheitsspezifische Vulnerabilität und damit auf die Art der zu erwartenden Störung (depressiv, manisch oder auch nichtaffektiv) zuläßt [Angst u. Ernst (1996) sowie von Zerssen (1996 a) bezüglich „neurotoider" Persönlichkeitszüge bei affektiv Erkrankten];
– als (relativ) spezifische Indikatoren, die entsprechende Rückschlüsse erlauben [Akiskal (1996) bezüglich der von ihm in Anlehnung an Kraepelin (1913) beschriebenen Temperamentsformen; v. Zerssen (1996 a) bezüglich der Züge von „Typus melancholicus" und „Typus manicus" bei Patienten mit verschiedenen Verlaufsformen einer affektiven Erkrankung] oder gar
– als der eigentlich disponierende Faktor, d. h. die krankheitsspezifische Vulnerabilität selbst – sozusagen eine *conditio sine qua non*, ohne die es nicht zur Erkrankung kommen kann, auch wenn es dazu noch zusätzlicher Auslösefaktoren bedarf [so etwa die Interpretation von Zügen des „Typus melancholicus" bei der endogenen Depression durch Kraus (1991, 1996)].

– als Einflußfaktoren auf das Krankheitsgeschehen

● Persönlichkeitszüge haben mit der Krankheitsentstehung im Grunde nichts zu tun, können aber das Krankheitsgeschehen beeinflussen, und zwar
– durch eine persönlichkeitsspezifische Färbung der Symptomatik [z. B. im Sinne einer anankastischen Depression bei anankastischer Primärpersönlichkeit; Videbech (1975)];
– als verlaufsmodifizierende Faktoren (z. B. die Heilungstendenzenbeeinträchtigende Persönlichkeitsstörungen; s. Abschn. 7);
– als Einflußfaktoren bezüglich der Krankheitsbewältigung, einschließlich der Compliance in der Therapie bzw. Rehabilitation (s. Abschn. 7).

– als Ausdruck der Krankheit

● Krankheitsassoziierte Persönlichkeitszüge sind Ausdruck der Krankheit selbst, nämlich
– als präklinische „formes frustes" [wie sicherlich häufig bei zyklothymen Schwankungen im Vorfeld typischer bipolarer affektiver Störungen; s. Akiskal (1992, 1996) und entsprechende Fallbeschreibungen bei Waters (1979)] oder
– als Krankheitsfolge im Sinne eines krankheitsbedingten Persönlichkeitswandels, dessen Natur womöglich auch vom Patienten selbst verkannt und dann fälschlicherweise seiner prämorbiden Persönlichkeit zugeschrieben wird [von vielen Autoren, u. a. Akiskal (1996), Angst u. Ernst (1996), Hirschfeld u. Shea (1992), für einige der in postmorbiden Messungen bestimmte Persönlichkeitszüge Depressiver, z. B. emotionale Abhängigkeit, mangelndes Selbstbewußtsein und verminderte Extraversionsneigung, angenommen].

Kombination verschiedener Möglichkeiten

Diese verschiedenen Möglichkeiten schließen sich gegenseitig nicht durchweg aus, sondern können sich u. U. bei *einer* Störungsform, aber auch beim selben Fall miteinander kombinieren. So scheinen sich z. T. schon prämorbid vorhandene Merkmale, etwa eine erhöhte psychovegetative Labilität und andere „dysthyme" Züge wie Ängstlichkeit und Depressivität (Clayton et al. 1994; Lauer et al. 1997) postmorbid noch zu verstärken und zugleich den weiteren Krankheitsverlauf ungünstig zu beeinflussen (s. Abschn. 4). Auf jeden Fall lassen sich solche dysthymen Züge oft bis in die Kindheit depressiver Patienten zurückverfolgen (Söldner 1994); wenn sie den Grad einer Persönlichkeitsstörung erreichen bzw. eine solche sich zusätzlich entwickelt, entsteht offenbar eine Disposition zu frühem Krankheitsbeginn [bezüglich Persönlichkeitsstörungen des Clusters B s. Black et al. (1988), Brodaty et al. (1991); bezüglich solcher der Cluster C und A s. Parker et al. (1998)].

Ob man freilich bei den dysthymen Zügen später depressiv Erkrankender im strengen Sinne von Persönlichkeitseigenschaften sprechen kann, oder ob es sich bereits um den habituell gewordenen Ausdruck einer chronifizierten Störung mit frühem Beginn handelt, ist möglicherweise eine rein semantische Frage (Lauer et al. 1998), der hier nicht weiter nachgegangen werden soll. Es sei nur betont, daß nach eigenen Beobachtungen (in Übereinstimmung mit Waters 1979) zyklothyme Schwankungen bei später bipolar Erkrankenden i.allg. – auch von den Patienten selbst – von ihrer Primärpersönlichkeit abgegrenzt werden können, während dies bei hypomanischen Zügen im Sinne des „Typus manicus" viel seltener der Fall ist. Bei diesen dürfte es sich vielmehr gewöhnlich um den direkten Ausdruck der Vulnerabilität handeln (von Zerssen 1996 a).

Das Problem des Zusammenwirkens von genetischen und Umweltfaktoren in der Genese prämorbider Persönlichkeitszüge einerseits, affektiven Störungen andererseits, kann hier nur unter Hinweis auf einschlägige Untersuchungen (z.B. Kendler et al. 1993 b) angedeutet werden. Psychoanalytisch ausgerichtete Autoren zielen in ihren theoretischen Interpretationen im wesentlichen auf den Einfluß früher Lebenserfahrungen in der Familie ab (Söldner 1994). Der beachtliche Einfluß genetischer Faktoren selbst auf die Entwicklung von Einstellungen und (z.B. religiösen) Überzeugungen wird aber durch neuere Zwillingsstudien (Waller et al. 1990) eindrucksvoll bezeugt.

Zusammenwirken von genetischen und Umweltfaktoren

In molekulargenetische Untersuchungen wurden neuerdings Assoziationen von Polymorphismen einzelner Gene bzw. der zugehörigen Promotor-Region und per Fragebogen ermittelten Persönlichkeitsdimensionen aufgezeigt. So ergaben sich Hinweise auf Beziehungen des dopaminergen Systems zur Extraversion bzw. dem „novelty seeking" (Benjamin et al. 1996) und des serotonergen Systems zum Neurotizismus (Lesch et al. 1996). Beziehungen des monaminergen Systems zur Extraversion bzw. zum „sensation seeking" und zu manischen Erkrankungen wurden schon früher postuliert (Zuckerman 1985).

Molekulargenetische Untersuchungen

Cloninger (1987) hat 3 der von ihm postulierten Temperamentsdimensionen mit der Aktivität bestimmter Transmittersysteme in Verbindung gebracht. Empirisch überzeugend belegt ist aber bisher wohl nur eine Verbindung von verminderter serotonerger Aktivität (u.a. durch Liquoruntersuchungen bestimmt) und erhöhter Impulsivität, die zu aggressiven und autoaggressiven Handlungen (letztere in Form von Suizid mit „harten" Methoden) disponiert (Coccaro 1989; Virkkunen et al. 1989); jedoch werden Beziehungen des dopaminergen Systems zur Extraversion ebenfalls durch Liquoruntersuchungen in Kombination mit der Anwendung psychometrischer Skalen bei depressiven Patienten nahegelegt (King et

Temperamentsmerkmale und Transmittersysteme

al. 1986). Hier bietet sich der Forschung ein weites Feld, das durch die Einbeziehung soziogenetischer Ansätze unter der Fragestellung, wie individuelle Disposition und soziale Interaktion zusammenwirken, noch erweitert werden könnte und sollte.

6 Literatur

Abou-Saleh MT, Coppen A (1984) Classification of depressive illness. Clinico-psychological correlates. J Affect Disord 6:53–66

Abou-Saleh MT, Coppen AJ (1990) Predictors of long-term outcome of mood disorder on prophylactic Lithium. Lithium 1:27–35

Akiskal HS (1988) Cyclothymic and related disorders. In: Georgotas A, Cancro R (eds) Depression and mania. Elsevier, New York Amsterdam London, pp 86–95

Akiskal HS (1989) Validating affective personality types. In: Robins LR, Barrett J (eds) The validity of psychiatric diagnosis. Raven, New York, pp 217–227

Akiskal HS (1992) Delineating irritable and hyperthymic variants of the cyclothymic temperament. J Pers Dis 6:326–342

Akiskal HS (1996) The temperamental foundations of affective disorders. In: Mundt Ch, Goldstein MJ, Hahlweg K, Fiedler P (eds) Interpersonal factors in the origin and course of affective disorders. Gaskell, London, pp 3–30

Akiskal HS, Mallya G (1987) Criteria for the „soft" bipolar spectrum: Treatment implications. Psychopharmacol Bull 23:68–73

Akiskal HS, Maser JD, Zeller PJ et al. (1995) Switching from 'unipolar' to bipolar II. An 11-year prospective study of clinical and temperamental predictors in 559 patients. Arch Gen Psychiatry 52:114–123

Akiskal HS, Placidi GF, Maremmani I et al. (1998) TEMPS-I: delineating the most discriminant traits of the cyclothymic, depressive, hyperthymic and irritable temperaments in a nonpatient population. J Affect Disord 51:7–19

Akiskal HS, Perugi G, Hantouche E, Haykal RM, Manning S, Connor P (2000) The affective temperament scales of Memphis, Pisa, Paris and San Diego: Progress towards a self-rated auto-questionnaire version (TEMPS-A). J Affect Disord (in press)

Alnæs R, Torgersen S (1990) Basic character inventory personality traits among patients with major depression, anxiety disorders and mixed conditions. Eur Arch Psychiatr Neurol Sci 239:303–308

Alnæs R, Torgersen S (1997) Personality and personality disorders predict development and relapses of major depression. Acta Psychiatr Scand 95:336–342

Angst J (1988) Prämorbide Persönlichkeit - Methodische Probleme. In: Janzarik W (Hrsg) Persönlichkeit und Psychose. Enke, Stuttgart, S 72–81

Angst J, Clayton PJ (1998) Personality, smoking and suicide: a prospective study. J Affective Disord 51:55-62

Angst J, Ernst C (1996) Prämorbide und postmorbide Persönlichkeit bei affektiv Erkrankten. In: Gross G, Huber G, Morgner J (Hrsg) Persönlichkeit - Persönlichkeitsstörung - Psychose. Schattauer, München Stuttgart New York, S 119–132

Angst J, Scharfetter C (1990) Schizoaffektive Psychosen - ein nosologisches Ärgernis. In: Lungershausen E, Kaschka WP, Witkowski RJ (Hrsg) Affektive Psychosen. Schattauer, Stuttgart New York, S 23–31

Assion HJ, Müller H, Möller HJ (1998) Selbst- und Fremdrating mit dem Münchner Persönlichkeitstest (MPT) bei Patienten mit und ohne Persönlichkeitsstörung. In: Stieglitz RD, Fähndrich E, Möller HJ (Hrsg) Syndromale Diagnostik psychischer Störungen. Hogrefe, Göttingen Bern Toronto, S 201–203

Bagby RM, Cox BJ, Schuller DR, Levitt AJ, Swinson RP, Joffe RT (1992) Diagnostic specificity of the dependent and self-critical personality dimensions in major depression. J Affect Disord 26:59–63

Bagby RM, Schuller DR, Levitt AJ, Joffe RT, Harkness KL (1996a) Seasonal and non-seasonal depression and the Five-Factor Model of Personality. J Affect Disord 38:89–95

Bagby RM, Young LT, Schuller DR et al. (1996b) Bipolar disorder, unipolar depression and the Five-Factor Model of Personality. J Affect Disord 41:25–32

Beck AT (1983) Cognitive therapy of depression: new perspectives. In: Clayton PJ, Barrett JE (eds) Treatment of depression. Raven, New York, pp 265–284

Benjamin J, Lin L, Patterson C, Greenberg BD, Murphy DL, Hamer DH (1996) Population and familial association between the D4 dopamine receptor gene and measures of novelty seeking. Nat Genet 12:81–84

Black DW, Bell S, Hulbert J, Nasrallah A (1988) The importance of Axis II in patients with major depression. A controlled study. J Affect Disord 14:115–122

Boyce P, Parker G, Barnett B, Cooney M, Smith F (1991) Personality as a vulnerability factor to depression. Br J Psychiatry 159:106–114

Boyce P, Hickie I, Parker G, Mitchell P, Wilhelm K, Brodaty H (1993) Specificity of interpersonal sensitivity to non-melancholic depression. J Affect Disord 27:101–105

Brodaty H, Peters K, Boyce P, Hickie I, Parker G, Mitchell P, Wilhelm K (1991) Age and depression. J Affect Disord 23:137–149

Bronisch T, Hecht H (1989) Validity of adjustment disorder, comparison with major depression. J Affect Disord 17:229–236

Bronisch T, Hecht H (1990) Major depression with and without a co-existing anxiety disorder: social dysfunction, social integration, and personality features. J Affect Disord 20:151–157

Bronisch T, Wolfersdorf M (1996) Persönlichkeit - Persönlichkeitsstörungen und suizidales Verhalten. Roderer, Regensburg

Carpenter D, Clarkin JF, Glick ID, Wilner PJ (1995) Personality pathology among married adults with bipolar disorder. J Affect Disord 34:269–274

Carton S, Morand P, Bungenera C, Jouvent R (1995) Sensation-seeking and emotional disturbances in depression: Relationships and evolution. J Affect Disord 34:219–225

Cassano GB, Musetti L, Perugi G, Soriani A, Mignani V, McNair DM, Akiskal HS (1988) A proposed new approach to the clinical subclassification of depressive illness. Pharmacopsychiatry 21:19–23

Cassano GB, Akiskal HS, Savino M, Musetti L, Perugi G (1992) Proposed subtypes of bipolar II and related disorders: with hypomanic episodes (or cyclothymia) and with hyperthymic temperament. J Affect Disord 26:127–140

Clayton PJ, Ernst C, Angst J (1994) Premorbid personality traits of men who develop unipolar or bipolar disorders. Eur Arch Psychiatry Clin Neurosci 243:340–346

Cloninger CR (1987) A systematic method for clinical description and classification of personality variants. A proposal. Arch Gen Psychiatry 44:573–588

Cloninger CR (1994) Temperament and personality. Curr Opin Neurobiol 4:266–273

Cloninger CR, Svrakic DM, Przybeck TR (1993) A psychobiological model of temperament and character. Arch Gen Psychiatry 50:975–990

Cloninger CR, Bayon C, Svrakic DM (1998) Measurement of temperament and character in mood disorders: a model of fundamental states as personality types. J Affect Disord 51:21–32

Coccaro EF (1989) Serotonergic studies in patients with affective and personality disorders. Arch Gen Psychiatry 46:587–599

Coryell WH, Zimmerman M (1989) Personality disorder in the families of depressed, schizophrenic, and never-ill probands. Am J Psychiatry 146:496–502

Coryell W, Endicott J, Keller M, Andreasen N, Grove W, Hirschfeld RM, Scheftner W (1989) Bipolar affective disorder and high achievement: a familial association. Am J Psychiatry 146:983–988

Costa PT, McCrae RR (1992) Revised NEO Personality Inventory (NEOPI-R) and NEO Five Factor Inventory. Professional Manual. Psychological Assessment Resources, Odessa/FL [Dt. Bearbeitung: Borkenau P, Ostendorf F (1993) NEO-Fünf-Faktoren Inventar (NEO-FFI) nach Costa und McCrae-Handanweisung. Hogrefe, Göttingen Bern Toronto Seattle]

Crow TJ, Done DJ, Sacker A (1995) Childhood precursors of psychosis as clues to its evolutionary origins. Eur Arch Psychiatry Clin Neurosci 245:61–69

Davidson J, Miller R, Strickland R (1985) Neuroticism and personality disorder in depression. J Affect Disord 8:177–182

Dilling H, Mombour W, Schmidt MH (1991) Internationale Klassifikation psychischer Störungen: ICD-10, Kapitel V (F), Klinisch-diagnostische Leitlinien. Huber, Bern Göttingen Toronto

Duncan-Jones P, Fergusson DM, Ormel J, Horwood LJ (1990) A model of stability and change in minor psychiatric symptoms: results from three longitudinal studies. Psychol Med (Suppl)18:1–28

Dunner DL (1983) Sub-types of bipolar affective disorder with particular regard to bipolar II. Psychiatr Dev 1:75–85

Engström G, Alling C, Gustavsson P, Oreland L, Traskman-Bendz L (1997) Clinical characteristics and biological parameters in temperamental clusters of suicide attempters. J Affect Disord 44:45–55

Ernst C, Angst J, Klesse R, Zuberbühler HU (1996) Unipolar and bipolar disorder: premorbid personality in patients and in community samples. In: Mundt Ch, Goldstein MJ, Hahlweg K, Fiedler P (eds) Interpersonal factors in the origin and course of affective disorders. Gaskell, London, pp 89–100

Eysenck HJ (1990) Genetic and environmental contributions to individual differences: the three major dimensions of personality. In: Buss DM (ed) Special Issue: Biological foundations in personality: evolution, behavioral genetics, and psychophysiology. J Pers 58:245–261

Fiedler P (1997) Persönlichkeitsstörungen, 3. Aufl. Beltz, Psychologie Verlags Union, Weinheim

Furukawa T, Yamada A, Tabuse H, Kawai K, Takahashi K, Nakanishi M, Hamanaka T (1998) Typus melancholicus in light of the five-factor model of personality. Eur Arch Psychiatry Clin Neurosci 248:64–69

Goodwin FK, Jamison KR (1990) Manic-depressive illness. Oxford Univ Press, New York

Grove WM, Andreasen NC, Young M, Endicott J, Keller MB, Hirschfeld RM, Reich T (1987) Isolation and characterization of a nuclear depressive syndrome. Psychol Med 17:471–484

Gunderson JG, Phillips KA (1991) A current view of the interface between borderline personality disorder and depression. Am J Psychiatry 148:967–975

Hecht H, Calker D van, Spraul G, Bohus M, Wark HJ, Berger M, Zerssen D von (1997) Premorbid personality in patients with uni- and bipolar affective disorders and controls: assessment by the Biographical Personality Interview (BPI). Eur Arch Psychiatry Clin Neurosci 247:23–30

Hecht H, Calker D van, Berger M, Zerssen D von (1998) Personality in patients with affective disorders and their relatives. J Affect Disord 51:33–43

Heerlein A, Richter P (1991) Ambiguitätsintoleranz bei affektiven und schizophrenen Störungen. Nervenarzt 62:269–273

Heerlein A, Santander J, Richter P (1996) Premorbid personality aspects in mood and schizophrenic disorders. Compr Psychiatry 37:430–434

Hirschfeld RMA, Shea MT (1992) Personality. In: Paykel ES (eds) Handbook of affective disorders, 2nd edn. Churchill Livingstone, Edinburgh, pp 185–194

Hirschfeld RMA, Klerman GL, Lavori P, Keller MB, Griffith P, Coryell W (1989) Premorbid personality assessments of first onset of major depression. Arch Gen Psychiatry 46:345–350

Hole G (1977) Der Glaube bei Depressiven. Enke, Stuttgart

Janowsky DS, Hong L, Morter S, Silva S, Howe L (1998) Underlying personality characteristics related to affective disorders and suicidality. In: Nomura J (ed) Neurobiology of depression and related disorders. Mie Academic Press, Tsu Mie, pp 9–30

Joffe RT, Regan JR (1991) Personality and family history of depression in patients with affective illness. J Psychiatr Res 25:67–71

Joyce PR, Mulder RT, Cloninger CR (1994) Temperament predicts clomipramine and desipramine response in major depression. J Affect Disord 30:35–46

Kendler KS, Neale MC, Kessler RC, Heath AC, Eaves LJ (1993a) A longitudinal twin study of personality and major depression in women. Arch Gen Psychiatry 50:853–862

Kendler KS, Kessler RC, Neale MC, Heath AC, Eaves LJ (1993b) The prediction of major depression in women: toward an integrated etiologic model. Am J Psychiatry 150:1139–1148

King RJ, Mefford IN, Wang C, Murchison A, Caligari EJ, Berger PA (1986) CSF dopamine levels correlate with extraversion in depressed patients. Psychiatry Res 19:305–310

Klerman GL, Hirschfeld RMA (1988) Personality as a vulnerability factor: with special attention to clinical depression. In: Henderson AS, Burrows GD (eds) Handbook of social psychiatry. Elsevier Science, Amsterdam, pp 41–53

Kovacs M, Akiskal HS, Gatsonis C, Parrone PL (1994) Childhood-onset dysthymic disorder. Clinical features and prospective naturalistic outcome. Arch Gen Psychiatry 51:365–374

Kraepelin E (1913) Psychiatrie, 8. Aufl, 3. Bd: Klinische Psychiatrie, 2. Teil. Barth, Leipzig

Kraus A (1988) Ambiguitätsintoleranz als Persönlichkeitsvariable und Strukturmerkmal der Krankheitsphänomene Manisch-Depressiver. In: Janzarik W (Hrsg) Persönlichkeit und Psychose. Enke, Stuttgart, S 140–149

Kraus A (1991) Neuere psychopathologische Konzepte zur Persönlichkeit Manisch-Depressiver. In: Mundt Ch, Fiedler P, Lang H, Kraus A (Hrsg) Depressionskonzepte heute: Psychopathologie oder Pathopsychologie? Springer, Berlin Heidelberg New York Tokio, S 42–54

Kraus A (1996) Role performance, identity structure, and psychosis in melancholic and manic-depressive patients. In: Mundt Ch, Goldstein MJ, Hahlweg K, Fiedler P (eds) Interpersonal factors in the origin and course of affective disorders. Gaskell, London, pp 31–47

Kröber HL (1988) Die Persönlichkeit bipolar-manisch depressiv Erkrankender. Nervenarzt 59:319–329

Kröber HL, Adam R, Scheidt R (1998) Einflüsse auf die Rückfälligkeit bipolar Manisch-Depressiver. Nervenarzt 69:46–52

Lauer CJ, Bronisch T, Kainz M, Schreiber W, Holsboer F, Krieg JC (1997) Pre-morbid psychometric profile of subjects at high familial risk for affective disorder. Psychol Med 27:355–362

Lauer CJ, Zerssen D von, Schreiber W, Modell S, Holsboer F, Krieg JC (1998) The pre-morbid psychometric profile is stable over time in subjects at high familial risk for affective disorders. J Affect Disord 51:45–53

Lesch KP, Bengel D, Heils A et al. (1996) Association of anxiety-related traits with polymorphism in the serotonin transporter gene regulatory region. Science 274:1527–1531

Maier W, Lichtermann D, Minges J, Heun R (1992) Personality traits in subjects at risk for unipolar major depression: A family study perspective. J Affect Disord 24:153–163

Maier W, Minges J, Lichtermann D, Heun R (1995) Personality disorders and personality variations in relatives of patients with bipolar affective disorders. J Affect Disord 35:173–181

Marks MN, Wieck A, Checkley SA, Kumar R (1992) Contribution of psychological and social factors to psychotic and non-psychotic relapse after childbirth in women with previous histories of affective disorder. J Affect Disord 24:253–263

Marneros A (1997) Erweiterter Suizid: Eine blaptophobe Finalität. Z

Klin Psychol Psychiatr Psychother 45:183–195

Marneros A, Deister A, Rohde A (1991) Affektive, schizoaffektive und schizophrene Psychosen. Springer, Berlin Heidelberg New York Tokio

Matussek P, Agerer D, Seibt G (1985) Aggression in depressives and psoriatics. Psychother Psychosom 43:120–125

Matussek P, Luks O, Seibt G (1986) Partner relationships of depressives. Psychopathology 19:143–156

Merikangas KR, Swendsen JD, Preisig MA, Chazan RZ (1998) Psychopathology and temperament in parents and offspring: results of a family study. J Affect Disord 51:63–74

Mischel W, Peake PK (1982) Beyond déjà vu in the search for cross-situational consistency. Psychol Rev 89:730–755

Möller HJ (1992) Die Bedeutung und methodische Problematik der psychiatrischen Persönlichkeitsforschung: der „Typus melancholicus und andere Konzepte zur prämorbiden Persönlichkeit von Patienten mit affektiven Psychosen. In: Marneros A, Philipp M (Hrsg) Persönlichkeit und psychische Erkrankung. Springer, Berlin Heidelberg New York Tokio, S 45–65

Möller HJ, Zerssen D von (1987) Prämorbide Persönlichkeit von Patienten mit affektiven Psychosen. In: Kisker KP, Lauter H, Meyer JE, Müller C, Strömgren E (Hrsg) Psychiatrie der Gegenwart, 3. Aufl., Bd 5: Affektive Psychosen. Springer, Berlin, Heidelberg New York, S 165–179

Möller HJ, Fischer G, Zerssen D von (1987) Prediction of therapeutic response in acute treatment with antidepressants. Results of an empirical study involving 159 endogenous depressive inpatients. Eur Arch Psychiatr Neurol Sci 236:349–357

Mundt CH, Fiedler P, Ernst S, Kohlhoff A (1994) Premorbid personality and observed marital interaction of endogenous depressive patients: First results. Neurol Psychiatry Brain Res 2:81–86

Mundt CH, Backenstrass M, Kronmüller KT, Fiedler P, Kraus A, Stanghellini G (1997) Personality and endogenous/major depression: an empirical approach to typus melancholicus. 2. Validation of typus melancholicus core-properties by personality inventory scales. Psychopathology 30:130–139

Nelson E, Cloninger CR (1997) Exploring the TPQ as a possible predictor of antidepressant response to nefazodone in a large multi-site study. J Affect Disord 44:197–200

Nietzel MT, Harris MJ (1990) Relationship of dependency and achievement/autonomy to depression. Clin Psychology Rev 10:279–297

Nurnberger JI Jr, Hamovit J, Hibbs ED et al. (1988) A high-risk study of primary affective disorder: Selection of subjects, initial assessment, and 1- to 2-year follow-up. In: Dunner DL, Gershon ES, Barrett JE (eds) Relatives at risk for mental disorder. Raven, New York, pp 161–176

Okumura Y, Kraus A (1996) Zwölf Patientinnen mit erweiterter Selbsttötung – Psychologie, Persönlichkeit, Motivation, Vorgeschichte und psychosoziale Konfliktsituation. Fortschr Neurol Psychiatr 64:184–191

Ouimette PC, Klein DN, Pepper CM (1996) Personality traits in the first degree relatives of outpatients with depressive disorders. J Affect Disord 39:43–53

Parker G, Roussos J, Austin MP, Hadzi-Pavlovic D, Wilhelm K, Mitchell P (1998) Disordered personality style: Higher rates in non-melancholic compared to melancholic depression. J Affect Disord 47:131–140

Parker G, Wilhelm K, Mitchell P, Austin MP, Roussos J, Gladstone G (1999) The influence of anxiety as a risk to early onset major depression. J Affect Disord 52:11–17

Peselow ED, Fieve RR, DiFiglia C (1992) Personality traits and response to desipramine. J Affect Disord 24:209–216

Peters UH (1984) Typus melancholicus. In: Freedman AM, Kaplan HI, Sadock BJ (Hrsg) Psychiatrie in Praxis und Klinik, Bd 1. Thieme, Stuttgart New York, S 338–341

Peters UH (1991) Der Typus melancholicus in Haus und Familie. Vom Typus melancholicus zur Familia melancholica. In: Mundt Ch, Fiedler P, Lang H, Kraus A (Hrsg) Depressionskonzepte heute: Psychopathologie oder Pathopsychologie? Springer, Berlin Heidelberg New York Tokio, S 55–75

Phares EJ (1988) Introduction to personality, 2nd edn. Scott, Foresman, Glenview/IL

Philipp M, Maier W (1988) Psychopathologische Prädiktion des ambulanten Doxepin-Response: ein Replikationsversuch. Nervenarzt 59:482–487

Placidi GF, Signoretta S, Liguori A, Gervasi R, Maremmani I, Akiskal HS (1998) The semi-structured affective temperament interview (TEMPS-I). Reliability and psychometric properties in 1010 14–26-year old students. J Affect Disord 47:1–10

Pössl J, Zerssen D von (1990 a) A case history analysis of the „manic type" and the „melancholic type" of premorbid personality in affectively ill patients. Eur Arch Psychiatry Neurol Sci 239:347–355

Pössl J, Zerssen D von (1990 b) Die prämorbide Entwicklung von Patienten mit verschiedenen Psychoseformen. Nervenarzt 61:541–549

Pukrop R, Herpertz S, Saß H, Steinmeyer EM (1998) Personality and personality disorders. A facet theoretical analysis of the similarity relationships. J Pers Disord 12:226–246

Reich J, Noyes R Jr, Hirschfeld RM, Coryell W, O'Gorman TW (1987) State and personality in depressed and panic patients. Am J Psychiatry 144:181–187

Reichborn-Kjennerud T, Lingjærde O (1996) Response to light therapy in seasonal affective disorder: personality disorders and temperament as predictors of outcome. J Affect Disord 41:101–110

Richter P, Diebold K, Schützwohl M (1993) Zur Persönlichkeit unipolar depressiver und bipolar manisch-depressiver Patienten. Nervenarzt 64:572–577

Roy A (1990) Personality variables in depressed patients and normal controls. Neuropsychobiology 23:119–123

Sakado K, Sato T, Uehara T, Sato S, Sakado M, Kumagai K (1997) Evaluating the diagnostic specificity of the Munich Personality Test dimensions in major depression. J Affect Disord 43:187–194

Sato T, Sakado K, Uehara T, Sato S (1994) Age distribution of the melancholic type of personality (typus melancholicus) in outpatients with major depression: a comparison with a population without a history of depression. Psychopathology 27:43–47

Sauer H, Richter P, Sass H (1989) Zur prämorbiden Persönlichkeit von Patienten mit schizoaffektiven Psychosen. In: Marnerors A (Hrsg) Schizoaffektive Psychosen. Springer, Berlin Heidelberg New York Tokio, S 109–118

Sauer H, Richter P, Czernik A, Ludwig-Mayerhofer W, Schöchlin C, Greil W, Zerssen D von (1997) Personality differences between patients with major depression and bipolar disorder – the impact of minor symptoms on self-ratings of personality. J Affect Disord 42:169–177

Schäfer ML (1991) Migräne und Persönlichkeit. Enke, Stuttgart

Schäfer ML (1994) Typus melancholicus as a personality characteristic of migraine patients. Eur Arch Psychiatry Clin Neurosci 243:328–339

Schützwohl M, Diebold K, Richter P (1992) Zur Persönlichkeit schizophrener und schizoaffektiver Patienten. Schweiz Arch Neurol Psychiatr 143:541–551

Shea MT, Pilkonis PA, Beckham E, Collins JF, Elkin I, Sotsky SM, Docherty JP (1990) Personality disorders and treatment outcome in the NIMH Treatment of Depression Collaborative Research Program. Am J Psychiatry 147:711–718

Shea MT, Leon AC, Mueller TI, Solomon DA, Warshaw MG, Keller MB (1996) Does major depression result in lasting personality change? Am J Psychiatry 153:1404–1410

Söldner ML (1994) Depression aus der Kindheit. Vandenhoeck & Ruprecht, Göttingen Zürich

Solomon DA, Shea MT, Leon AC et al. (1996) Personality traits in subjects with bipolar I disorder in remission. J Affect Disord 40:41–48

Sone K, Ueki H (1984) Vergleichende Forschung über die manischen Zustände zwischen der monopolaren Manie und der manisch-depressiven Erkrankung. Z Klin Psychol Psychopathol Psychother 32:248–259

Steinmeyer EM, Pukrop R, Herpertz S, Saß H (1996) Facettentheoretische Konstruktvalidierung des NEO-Fünf-Faktoren-Inventars (NEO-FFI) und des Sechs-Faktoren-Tests (SFT). In: Möller HJ, Engel RR, Hoff P (Hrsg) Befunderhebung in der Psychiatrie: Lebensqualität, Negativsymptomatik und andere Entwicklungen. Springer, Wien New York, S 31–38

Straub R, Wolfersdorf M, Keller F, Hole G (1992) Persönlichkeit, Motivation und Affektivität als modulierende Faktoren suizidalen Verhaltens bei depressiven Frauen. Fortschr Neurol Psychiatr 60:45–53

Thau K, Lenz G, Rieder N, Kubinger K, Grisar E (1991) Persönlichkeitsprofile bei bipolar schizoaffektiven Psychosen. Ein Vergleich zu bipolar affektiven Psychosen. Nervenarzt 62:682–688

Tölle R (1987) Persönlichkeit und Melancholie. Nervenarzt 58:327–339

Tölle R (1988) Beziehung zwischen Persönlichkeit und Psychose. In: Janzarik W (Hrsg) Persönlichkeit und Psychose. Enke, Stuttgart, S 82–90

Tölle R, Peikert A, Rieke A (1987) Persönlichkeitsstörungen bei Melancholiekranken. Nervenarzt 58:227–236

Uluşahin A, Uluğ B (1997) Clinical and personality correlates of outcome in depressive disorders in a Turkish sample. J Affect Disord 42:1–8

Videbech T (1975) A study of genetic factors, childhood bereavement, and premorbid personality traits in patients with anancastic endogenous depression. Acta Psychiatr Scand 52:178–222

Virkkunen M, de Jong J, Bartko J, Linnoila M (1989) Psychobiological concomitants of history of suicide attempts among violent offenders and impulsive fire setters. Arch Gen Psychiatry 46:604–606

Waller NG, Kojetin BA, Bouchard TJJ, Lykken DT, Tellegen A (1990) Genetic and environmental influences on religious interests, attitudes, and values: A study of twins reared apart and together. Psychol Sci 1:138–142

Waters BGH (1979) Early symptoms of bipolar affective psychosis. Research and clinical implications. Can Psychiatr Assoc J 24:55–60

Wiggins JS (1997) In defense of traits. In: Hogan R, Johnson J, Briggs S (eds) Handbook of personality psychology. Academic Press, San Diego London Boston, pp 95–115

Wiggins JS, Trapnell PD (1997) Personality structure: The return of the big five. In: Hogan R, Johnson J, Briggs S (eds) Handbook of personality psychology. Academic Press, San Diego London Boston, pp 737–765

Wittchen HU, Lässle R, Bronisch T, Krieg JC, Cording-Tömmel C, Zerssen D von (1988) Zur Prognostik depressiver und Angstsyndrome. In: Wittchen HU, Zerssen D von (Hrsg) Verläufe behandelter und unbehandelter Depressionen und Angststörungen. Springer, Berlin Heidelberg New York Tokio, S 211–231

Young LT, Bagby RM, Cooke RG, Parker JD, Levitt AJ, Joffe RT (1995) A comparison of Tridimensional Personality Questionnaire dimensions in bipolar disorder and unipolar depression. Psychiatry Res 58:139–143

Zerssen D von (1988) Der „Typus manicus" als Gegenstück zum „Typus melancholicus" in der prämorbiden Persönlichkeitsstruktur affektpsychotischer Patienten. In: Janzarik W (Hrsg) Persönlichkeit und Psychose. Enke, Stuttgart, S 150–171

Zerssen D von (1991) Zur prämorbiden Persönlichkeit des Melancholikers. In: Mundt Ch, Fiedler P, Lang H, Kraus A (Hrsg) Depressionskonzepte heute: Psychopathologie oder Pathopsychologie? Springer, Berlin Heidelberg New York Tokio, S 76–94

Zerssen D von (1992) Der „Typus manicus" – eine Variante der Zyklothymie? In: Marneros A, Philipp M (Hrsg) Persönlichkeit und psychische Störung. Springer, Berlin Heidelberg New York Tokio, S 72–86

Zerssen D von (1994a) Diagnostik der prämorbiden Persönlichkeit. In: Stieglitz RD, Baumann U (Hrsg) Psychodiagnostik psychischer Störungen. Enke, Stuttgart, S 216–229

Zerssen D von (1994b) Persönlichkeitszüge als Vulnerabilitätsindikatoren: Probleme ihrer Erfassung. Fortschr Neurol Psychiatr 62:1–13

Zerssen D von (1996a) „Melancholic" and „manic" types of personality as premorbid structures in affective disorders. In: Mundt Ch, Goldstein MJ, Hahlweg K, Fiedler P (eds) Interpersonal factors in the origin and course of affective disorders. Gaskell, London, pp 65–85

Zerssen D von (1996b) Neuere Untersuchungen zur prämorbiden Persönlichkeit bei Patienten mit affektiven Erkrankungen. In: Möller HJ, Deister A (Hrsg) Vulnerabilität für affektive und schizophrene Erkrankungen. Springer, Wien New York, S 89–102

Zerssen D von (1996c) Forschungen zur prämorbiden Persönlichkeit in der Psychiatrie der deutschsprachigen Länder: Die letzten drei Jahrzehnte. Fortschr Neurol Psychiatr 64:168–183

Zerssen D von, Akiskal HS (1998) Personality factors in affective disorders: historical developments and current issues with special reference to the concepts of temperament and character. J Affct Disord 51:1–5

Zerssen D von, Pössl J (1990) The premorbid personality of patients with different subtypes of an affective illness. Statistical analysis of blind assignment of case history data to clinical diagnoses. J Affect Disord 18:39–50

Zerssen D von, Pfister H, Koeller DM (1988) The Munich Personality Test (MPT) – a short questionnaire for self-rating and relatives' rating of personality traits: formal properties and clinical potential. Eur Arch Psychiatr Neurol Sci 238:73–93

Zerssen D von, Pössl J, Gruben S, Tauscher R, Barthelmes H (1994a) An operationalized procedure for the recognition of premorbid personality types in biographical case notes on psychiatric patients. Eur Arch Psychiatry Clin Neurosci 243:256–272

Zerssen D von, Tauscher R, Pössl J (1994b) The relationship of premorbid personality to subtypes of an affective illness. A replication study by means of an operationalized procedure for the diagnosis of personality structures. J Affect Disord 32:61–72

Zerssen D von, Barthelmes H, Black C, Breu P, Garczynski E, Hecht H, Pössl J, Wesel E (1996) Das Biographische Persönlichkeits-Interview (BPI) – ein Forschungsinstrument zur Erfassung der prämorbiden Persönlichkeit. In: Möller HJ, Engel RR, Hoff P (Hrsg) Befunderhebung in der Psychiatrie: Lebensqualität, Negativsymptomatik und andere aktuelle Entwicklungen. Springer, Wien New York, S 303–307

Zerssen D von, Asukai N, Tsuda H, Ono Y, Kizaki Y, Cho Y (1997) Personality traits of Japanese patients in remission from an episode of primary unipolar depression. J Affect Disord 44:145–152

Zerssen D von, Pössl J, Hecht H, Black C, Garczynski E, Barthelmes H (1998a) The Biographical Personality Interview (BPI) – a new approach to the assessment of premorbid personality in psychiatric research. Part I: Development of the instrument. J Psychiatr Res 32:19–25

Zerssen D von, Barthelmes H, Pössl J, Black C, Garczynski E, Wesel E, Hecht H (1998b) The Biographical Personality Interview (BPI) – a new approach to the assessment of premorbid personality in psychiatric research. Part II: Psychometric properties. J Psychiatr Res 32:25–35

Zimmerman M, Coryell W, Pfohl B, Stangl D (1986) The validity of four definitions of endogenous depression. II. Clinical, demographic, familial, and psychosocial correlates. Arch Gen Psychiatry 43:234–244

Zuckerman M (1985) Sensation seeking, mania, and monoamines. Neuropsychobiology 13:121–128

Zuckerman M, Cloninger CR (1996) Relationship between Cloninger's, Zuckerman's, and Eysenck's dimensions of personality. Pers Individ Diff 21:283–285

KAPITEL 21

Die Rolle von Lebensereignissen als Ursache affektiver Störungen

G. W. BROWN

Übersetzung: A. Michel

1 Einführung

Bedeutung der Umgebung bei der Entstehung von Depressionen

Die Erforschung von Lebensereignissen („life events") hat sich möglicherweise als die effektivste Methode herausgestellt, Einsicht in die Art und Weise zu bekommen, wie die externe Umgebung zur Entstehung und Aufrechterhaltung von Depressionen beiträgt. Frühe Forschungsergebnisse haben deutlich gemacht, daß Konzepte, wie z. B. die bloße, durch ein Ereignis ausgelöste Veränderung der Aktivität einer Person, weitgehend irrelevant sind und es vielmehr darauf ankommt, sich direkt mit der Bedeutung der Ereignisse und ihrer emotionalen Auswirkung auseinanderzusetzen (Brown u. Harris 1978). Es hat sich außerdem als wichtig erwiesen, den andauernden Belastungen Beachtung zu schenken, die entweder durch ein Ereignis verursacht werden (den Tod eines Ehegatten, der zu finanziellen Problemen führt) oder zu einem Ereignis führen (Eheprobleme, die schließlich mit Trennung enden).

Problem der Feststellung der Bedeutung von Lebensereignissen

Bei der Beschäftigung mit Bedeutung haben sich 2 Perspektiven als produktiv herausgestellt. Die erste läßt sich in der Aussage zusammenfassen, daß wir die Bedeutung der meisten Lebensereignisse nicht voll ermessen können, solange sie nicht zu den für eine Person relevanten Lebensplänen und Sorgen in Beziehung gesetzt werden können. Während die beteiligten Mechanismen offensichtlich kognitiv sind, geht es dabei jedoch nicht unbedingt um Dinge, deren sich die Person bewußt ist oder über die sie berichten könnte oder wollte. Sorgen „sind weitgehend schlafende Dämonen. Es handelt sich dabei um Dispositionen, die sich still verhalten, solange die Umstände – innerhalb gewisser Grenzen – mit dem Standard übereinstimmen" (Frijda 1986, S. 336). Eine Möglich-

Berücksichtigung von Lebensplänen und -zielen

keit, sich diese Sorgen vorzustellen, ist im Sinne von Lebensplänen und -zielen, die typischerweise aus der Aktivität in einer Rolle erwachsen und somit klar sozialer Natur sind, wie z. B. der Wunsch einer Frau, aus einer engen und feuchten Wohnung auszuziehen, um ihren Kindern einen „besseren Start im Leben" zu ermöglichen.

Bedeutung evolutionär begründeter Reaktionsmuster

Die zweite, die Bedeutung betreffende Perspektive geht von der wahrscheinlichen Beteiligung evolutionär begründeter Reaktionsmuster aus, die uns dahingehend leiten, etwas zu wollen oder zu vermeiden. Die Frau, die aus ihrer feuchten Wohnung ausziehen möchte, wird deshalb wahrscheinlich Scham empfinden, wenn sie erfährt, daß ihre Pläne gescheitert sind, weil ein Freund ihr nicht zutraut, den vereinbarten Kredit zurückbezahlen zu können. Gleichzeitig könnte es zu einer wachsenden Angst darüber kommen, daß sich das Asthma ihres Kindes wahrscheinlich im Laufe des kommenden Winters verschlimmern wird. Es gibt also Verhaltenssysteme, die in einem bestimmten Stimulationsbereich angesprochen werden. Natürlich werden solche Reaktionen von kulturellen Verhaltensnormen und individuellen Unterschieden beeinflußt, es besteht jedoch kaum Zweifel daran, daß solche evolutionär begründeten Verhaltenssysteme in Betracht gezogen werden müssen, um zu verstehen, welche Rolle Lebensereignisse bei der Ätiologie von verbreiteten psychiatrischen Störungen, wie z. B. der Depression, spielen.

LEDS als Instrument zur Erfassung von Lebensereignissen

Das einzige Instrument zur Erfassung von Lebensereignissen, das beide Bedeutungsarten berücksichtigt, ist das in London entwickelte *Life*

Events and Difficulty Schedule (LEDS), und diese Übersicht beschränkt sich weitgehend auf die darauf basierenden Forschungsergebnisse. Es wurde sowohl zur Einschätzung *genereller* als auch zur Einschätzung verschiedener *spezifischer* Bedrohungen und Belastungen eingesetzt.

Dies geschieht unter Hinzuziehung kontextueller, vom Untersucher erstellter Ratings, die wahrscheinliche Pläne und Sorgen von möglicher Bedeutung für das Ereignis miteinbeziehen, insofern sie indirekt aus den gegenwärtigen Lebensumständen und der Lebensgeschichte der betreffenden Person hergeleitet werden können. Die Verwendung solcher Ratings ist auch methodologisch wichtig, da sie Verfälschungen weitgehend ausschließen, indem sie geschilderte Gefühle über das Ereignis oder das Problem bzw. die Tatsache, ob daraus eine Störung entstanden ist, außer acht lassen. Dies wird in Konsenstreffen erreicht, in denen der Interviewer einem Team von Ratern diese Informationen bei der Beschreibung des Ereignisses und seines unmittelbaren Kontexts vorenthält. Es ist möglich, durch dieses Vorgehen eine etwaige Voreingenommenheit wirklich auszuschließen, es kann dabei höchstens zu einer konservativen Einschätzung aller ätiologischer Auswirkungen kommen.

– Ratings zu spezifischen Bedrohungen und Belastungen

Allgemeine Richtlinien zur Beurteilung ernster Bedrohungen finden sich in einem umfangreichen Rating-Handbuch mit mehreren 1000 Beispielen, aufgelistet in über 100 Ereigniskategorien (z. B. eine Zurückstufung am Arbeitsplatz oder eine ungewollte Schwangerschaft). Dabei werden nur Ereignisse berücksichtigt, die eine Bedrohung über einen längeren Zeitraum darstellen, d.h. Ereignisse, die auch 10–14 Tage nach ihrem Eintreten noch präsent sind.

– allgemeine Richtlinien zur Beurteilung ernster Bedrohungen

Das *LEDS* wurde bei der Untersuchung vielfältiger psychiatrischer Erkrankungen eingesetzt und erwies sich auch bei unterschiedlichsten kulturellen Gegebenheiten als erfolgreiche Methode. Bisher hat die Verwendung anderer „Life-event"-Instrumente nichts erbracht, das Anlaß zu einer Überprüfung der auf *LEDS* basierenden Ergebnisse zur Folge hätte.

2 Drei frühe Schlüsselergebnisse

Das *LEDS* wurde zum ersten Mal in den frühen 70er Jahren bei der Untersuchung von Depressionen angewendet. Damals waren sowohl eine Reihe von Patienten des Maudsley Krankenhauses in Süd-London beteiligt als auch eine zufällig zusammengestellte Gruppe von Frauen aus der Bevölkerung von Camberwell (Brown u. Harris 1978, 1989). Das Alter der Frauen lag zwischen 18 und 65 Jahren. Zur Feststellung des psychiatrischen Befunds diente die *Present State Examination (PSE;* Wing et al. 1974). Die zunächst verwendeten Kriterien, ab denen ein Fall von Depression diagnostiziert wurde, legten zwei Psychiater (John Copeland und John Cooper) fest, die zuvor am *PSE* gearbeitet hatten. Sie verließen sich dabei auf ihre Erfahrung mit affektiven Störungen bei ambulanten Patienten (Brown u. Harris 1978). In späteren Arbeiten wurden diese Kriterien in Kernsymptomen von Depression operationalisiert (Finlay-Jones et al. 1980). Diese Schwelle der Falldefinition lag etwas höher als

Untersuchungen anhand LEDS

die des Computeralgorithmus (ID/CATEGO) der *PSE* (Wing u. Sturt 1978) und der Forschungskriterien der Diagnostik (Spitzer et al. 1978), die etwas später entwickelt wurden (Dean et al. 1983).

Dabei kam man zu 3 Schlüsselergebnissen:

Wesentliche Ergebnisse – Notwendigkeit eines auslösenden Ereignisses

1. Den meisten Manifestationen einer Depression ging ein „Auslöser" voraus (entweder ein schwerwiegendes bedrohliches Ereignis oder eine größere Schwierigkeit von mindestens 2 Jahren Dauer). Wie bereits erwähnt, erhöhten lediglich länger anhaltende Bedrohungen das Risiko einer depressiven Entwicklung, d.h. Bedrohungen, die auch 10–14 Tage nach dem Ereignis noch präsent waren. Dieses Zeitelement wird in die Definition eines schwerwiegenden bedrohenden Ereignisses mit einbezogen. Ereignisse mit kurzzeitigen Bedrohungen alleine erhöhten das Risiko nicht. Diese Resultate ergaben sich, obwohl man kontextuelle Ratings von Ereignissen verwendete, die annähernder und probabilistischer Natur waren und auf einer begrenzten Anzahl von Informationen basierten. Wieder versuchte der Untersucher bei der Einschätzung des Bedrohungsgrades von Lebensereignissen, die relevanten Lebenspläne und -ziele genau einzustufen, indem er alle relevant erscheinenden gegenwärtigen Lebensumstände und die Lebensgeschichte mit berücksichtigte. So würde z.B. eine Frau, die nach mehreren Versuchen, ihr erstes Kind zu bekommen, eine zweite Fehlgeburt erleidet, dieses Ereignis als schwerwiegend einschätzen, während ihre erste Fehlgeburt kurz nach der Hochzeit zwar als kontextuell belastend aber nicht als schwerwiegend eingeschätzt würde.

– Vorhandensein psychosozialer Vulnerabilitätsfaktoren

2. Obwohl Ereignisse und Probleme insofern eine erhebliche ätiologische Rolle spielen, als der Mehrheit der Manifestationen einer Depression in der Bevölkerung mindestens ein solcher schwerwiegender bedrohlicher Auslöser vorausging, war die Wahrscheinlichkeit einer depressiven Episode ohne das zusätzliche Vorhandensein eines oder mehrerer andauernder Vulnerabilitätsfaktoren psychosozialer Natur sehr gering. Ein entscheidender Vulnerabilitätsfaktor in der ursprünglichen Camberwell-Studie war das fehlende effektive Vertrauen in eine Kernbeziehung, besonders dort, wo ein Partner oder Freund beteiligt war. Dieses Ergebnis ist zwar vorsichtig zu bewerten, wenn man bedenkt, daß das Material, auf dem das Rating basiert, von der Frau selbst stammt, nachdem die Depression eingesetzt hat. Nachfolgende prospektive Untersuchungen haben jedoch die zentrale Bedeutung solcher psychosozialen Hintergrundfaktoren bestätigt (Brown et al. 1990c).

– kein Zusammenhang zwischen Auslöser und diagnostischem Typ der Depression

3. In der Camberwell-Patientenserie konnte zwischen dem Vorhandensein eines Auslösers und dem diagnostischen Typ der Depression keine klare Verbindung hergestellt werden. Auslöser waren bei diesen Patienten vor einer Depression im großen und ganzen etwas weniger häufig als bei Depressionen in der Bevölkerung ohne psychiatrische Behandlung. Und obwohl etwas weniger häufig vor endogenen Depressionen im klinischen Sinne, bestand lediglich ein geringer Unterschied zu den Erfahrungen derjenigen mit „neurotischen" Depressionen; ein Ergebnis, das bereits zuvor von Paykel et al. (1971) und später in verschiedenen Untersuchungen bestätigt wurde (z.B. Katschnig et al. 1986; Bebbington u. McGuffin 1989).

3 Spätere Ergebnisse

Im Folgenden geht es um Forschungsergebnisse, die sich aus späteren, dieser *LEDS*-Studie über Depressionen nachfolgenden Untersuchungen ergeben haben. Zu Detailfragen über Beurteilungskriterien und Untersuchungsdesign sollten die ursprünglichen, hier zitierten Forschungsberichte herangezogen werden.

3.1 Die Bedeutung schwerwiegender Ereignisse und die Entwicklung einer Depression

Tabelle 1 zeigt die Rolle von schwerwiegenden Ereignissen auf der Grundlage von prospektiven Untersuchungen, die im Innenstadtbereich von Islington im Norden Londons durchgeführt wurden. Es handelt sich dabei um typische Ergebnisse. Als Forschungsgrundlage dienten 400 Frauen mit mindestens einem zu Hause lebenden Kind. Sie gehörten größtenteils der Arbeiterklasse an, ein Fünftel von ihnen war alleinerziehend. Die Frauen wurden in Abständen von 12 Monaten befragt. Die Tabelle zeigt die 303 Frauen, bei denen zum Zeitpunkt des ersten Kontakts keine Depression diagnostiziert wurde und bei denen daher die Entwicklung einer solchen Episode im Laufe des folgenden Jahres möglich gewesen wäre. Bei 29 der 32 Fälle von Depression im ersten Folgejahr ging mindestens ein schwerwiegendes Ereignis mit einer langfristigen Bedrohung in den vorangegangenen 6 Monaten voraus, die meisten Ereignisse fanden innerhalb von ungefähr 8 Wochen vor Einsetzen der Depression statt.

Bedeutung eines auslösenden Ereignisses

Was die spezifischen gegenüber den generellen Bedrohungen betrifft, so hat die Forschung gezeigt, daß solche Ereignisse typischerweise einen Verlust beinhalteten, wobei man den Begriff Verlust so definiert, daß er nicht nur auf den Verlust einer Person, sondern auch auf den Verlust einer Rolle oder einer bedeutenden Vorstellung über die eigene oder eine nahestehende Person angewendet werden kann (Finlay-Jones u. Brown 1981).

Spezifische vs. generelle Bedrohungen

Die Relevanz der kontextuellen Ratings von Bedrohungen über einen längeren Zeitraum – basierend auf einer groben Einschätzung der relevanten Lebenspläne und -ziele – wurde bestätigt durch eine persönliche Einschätzung des emotionalen Engagements in verschiedenen Rollen, die man bei der ersten Befragung durchführte, also bevor ein Ereignis ein-

Bedeutung des emotionalen Engagements im bedrohten Bereich

Tabelle 1.
Depressionsrate bei den Frauen in Islington nach Auslöserstatus

Auslöserstatus	Depressionen (n)	Depressionsrate (%)
Kein Auslöser	2/153	1
Auslöser		
Bedeutendes Problem allein	1/20	5
Schwerwiegendes Ereignis	29/130	22
Gesamt	32/303	11

$\chi^2 = 36,60$; df $= 2$, p$<$0,001

Tabelle 2.
Entwicklung einer Depression bei 130 Frauen in Islington mit schwerwiegendem Ereignis in einem Bereich ausgeprägten Engagements

Mindestens ein schwerwiegendes Ereignis in einem Bereich ausgeprägten Engagements	Depression (%)
Ja	40 (16/40)
Nein	14 (13/90)
Gesamt	22 (29/130)

$\chi^2 = 9{,}01$; df = 1; p<0,01

Tabelle 3.
Depressionsrate für Demütigung, Ausweglosigkeit, Verlust bzw. Gefahr nach 377 Ereignisfolgen innerhalb von 2 Jahren bei den Frauen von Islington

Ereignisfolge	Ausgelöste Depressionen (%)
1. Demütigung/Ausweglosigkeit	31 (41/131)
i. Demütigung: Trennung	35 (12/34)
ii. Demütigung: Straffälligkeit Anderer	19 (7/36)
iii. Demütigung: abgewiesen werden	38 (12/32)
iv. Ausweglosigkeit	34 (10/29)
2. Verlust allein	9 (14/157)
v. Tod	29 (7/24)
vi. Trennung: auf Initiative der Frau	11 (2/18)
vii. Anderer zentraler Verlust	7 (4/58)
viii. Geringer Verlust	2 (1/57)
3. Gefahr allein	3 (3/89)
4. Gesamt	15 (58/377)

treten oder sich im folgenden Jahr eine Depression entwickeln konnte. Tabelle 2 zeigt, daß das Risiko, eine Depression zu entwickeln beträchtlich höher war, wenn ein schwerwiegendes Ereignis im darauffolgenden Jahr mit einem vorher festgelegten Bereich eines starken emotionalen Engagements „übereinstimmte" (z.B. wenn das Kind straffällig wurde bei gleichzeitigem starkem Engagement der Frau in der Mutterrolle).

Hierarchie schwerwiegender Ereignisse

Trotz der typischen Präsenz des Verlustes ist er möglicherweise kein Faktor von zentraler ätiologischer Bedeutung. Tabelle 3 veranschaulicht dies in einem hierarchischen Schema, das sich mit der wahrscheinlichen Bedeutung aller schwerwiegenden Ereignisse (oder einer damit in engem Zusammenhang stehenden Ereignisfolge) befaßt, die innerhalb von 2 Jahren auftreten, ausgenommen die Zeiträume, in denen eine Depression bestand (Brown et al. 1995). Dabei werden verschiedene Arten spezifischer Bedeutung berücksichtigt und Ereignisse nur dann auf der Skala niedriger angesetzt, wie z.B. in der Unterkategorie vii (andere zentrale Verluste), wenn sie nicht für eine höhere Kategorie, wie z.B. Unterkategorie iii (Demütigung: abgewiesen werden), in Frage kamen. Die Gestaltung dieses Ratingschemas wurde von einer evolutionären Sichtweise der Depression beeinflußt (Gilbert 1989).

– Demütigung

Die ersten 3 Unterkategorien (i–iii) befassen sich mit möglichen Arten von Demütigung. Die Ratings gehen davon aus, daß eine Konsequenz solcher Ereignisse wahrscheinlich entweder das Gefühl war, abgewiesen worden zu sein oder eine deutliche Abwertung des Ichs. Die erste Unterkategorie beinhaltet z.B. die Trennung von einem Partner oder Liebhaber, wobei die Initiative entweder von ihm ausging oder die Frau gezwungen war, die Beziehung zu beenden oder den Partner wegen Gewalttätigkeit oder Untreue zu verlassen.

Die Ereignisse in der Unterkategorie iv (Ausweglosigkeit) entsprachen nicht den Kriterien für die 3 Unterkategorien der Demütigung. Solche Ereignisse betonten die Tatsache der Ausweglosigkeit in einer belastenden Situation, die bereits über einen längeren Zeitraum bestand. Die Tabelle zeigt weiterhin 4 Arten des Verlusts (ohne Demütigung oder Ausweglosigkeit) und schließlich Gefahr, eine Restgruppe, der ein zukünftiger Verlust drohte (Finlay-Jones u. Brown 1981).

– Ausweglosigkeit

– Verlust

– Gefahr

Die Tabelle als Ganzes beschäftigt sich mit der Frage, ob auf ein bestimmtes schwerwiegendes Ereignis (oder eine Ereignisfolge) eine Depression folgte. Dabei hat sich gezeigt, daß große Risikounterschiede in den verschiedenen Ereigniskategorien bestanden, wenn man die für die Frauen von Islington relevanten Kategorien betrachtet. Werden die Kategorien, in denen die Demütigung eine Rolle spielt, kombiniert mit den Kategorien, in denen es um die Ausweglosigkeit geht, ist das Risiko einer Depression 3mal höher als für andere schwerwiegende Ereignisse (31% gegenüber 9%). Das relativ niedrige Risiko, das mit einem Verlust allein verbunden ist – ein als schwerwiegend eingeschätzter Todesfall ausgenommen –, läßt vermuten, daß gewöhnlich mehr als ein Verlust nötig ist, um eine Depression zu entwickeln.

Unterschiedliches Depressionsrisiko in verschiedenen Ereigniskategorien

Die wahrscheinliche Bedeutung einer Abwertung des Ichs und der Ausweglosigkeit zeigt sich auch in einem anderen Ergebnis. Trennungen, die Frauen in Islington zusammen mit einer Demütigung durchmachten (Unterkategorie i in Tabelle 3) wurden weiter dahingehend unterteilt, ob die Initiative für die Trennung von der Frau ausging, nachdem sie von der Untreue ihres Partners oder Liebhabers erfahren hatte oder ein Opfer von Gewaltanwendung wurde. Wird die weitere Unterkategorie einer Frau berücksichtigt, die bei der Trennung klar die Initiative ergriffen hatte (Unterkategorie vi in Tabelle 3), zeigt Tabelle 4 einen deutlichen Gradienten zwischen dem Ausmaß der von der Frau scheinbar ausgeübten Kontrolle und dem Risiko einer Depression.

Bedeutung der Kontrolle über das Ereignis

Tabelle 4.
Trennung oder Risiko in einer Kernbeziehung nach Grad der ausgeübten Kontrolle von Seiten der Frau (Islington-Patientengruppe)

Art der Trennung/Risiko	Depression (%)
Auf Initiative anderer	53 (9/17)
Zum Handeln „gezwungene" Frauen	25 (4/16)
Auf Initiative der Frau	11 (2/18)

$\chi^2 = 7{,}59$; df = 2; p < 0,05

3.2 Psychosoziale Vulnerabilität

Bedeutsame Hintergrundfaktoren

Das zweite Thema der Einführung befaßte sich mit Fragen der psychosozialen Vulnerabilität. Zwei Hintergrundfaktoren, ermittelt zum Zeitpunkt der ersten Befragung in Islington, erwiesen sich in hohem Maße aussagekräftig für die Entwicklung einer Depression im folgenden Jahr (Brown et al. 1990 a, b):

- negative psychosoziale Faktoren (niedriger Selbstwert oder chronische subklinische Bedingungen) und
- negative Umgebungsfaktoren (negative Interaktion zu Hause oder – bei alleinerziehenden Müttern – das Fehlen einer engen Bindung, von den Frauen bei der ersten Befragung als „sehr eng" bezeichnet und mit relativ häufigem Kontakt).

Wie aussagekräftig diese Faktoren für die Prognose sind, wird aus der Tatsache deutlich, daß drei Viertel aller Depressionen, die in den 12 darauffolgenden Monaten verzeichnet wurden, bei jenen nur 23% der 303 Frauen auftraten, die zum Zeitpunkt der Erstuntersuchung beide Risikofaktoren aufwiesen (Brown et al. 1990 c). Die Ergebnisse, die sich auf die Bedeutung von Demütigung und Ausweglosigkeit beziehen, passen ebenfalls gut zu diesen beiden Hintergrundrisikofaktoren.

Interaktion von Auslöser und Vulnerabilität

Abbildung 1 berücksichtigt beide Arten von Auslösern und Vulnerabilität. (Da die Selbstachtung nur bei der ersten Befragung ermittelt wurde, berücksichtigte man lediglich das erste Folgejahr.) Das Ausmaß des interaktiven Effekts ist beeindruckend. Ein schwerwiegendes Ereignis allein, wie bedrohlich es auch war, reichte in keinem Fall aus, um ohne einen Vulnerabilitätsfaktor eine Depression herbeizuführen, noch war dies der Fall für Vulnerabilität allein. Wo es einzig um den Verlust ging, konnte das Risiko einer Depression vernachlässigt werden, es sei denn, beide Risikofaktoren waren vorhanden. (Nachfolgende Untersuchungen haben erkennen lassen, daß sich eine Depression ohne eine solche Vulnerabilität entwickeln kann, als Folge eines schwerwiegenden Ereignisses; unter diesen Umständen ist das Risiko jedoch gering.)

Abb. 1 a–c.
Die Depressionsraten im Folgejahr nach Art des schwerwiegenden Ereignisses und Hintergrundrisiko bei 130 Frauen in Islington. Alle Depressionen und schwerwiegenden Ereignisse (oder Ereignisfolgen) zusammengenommen; lediglich das zeitlich am dichtesten an der Depression liegende Ereignis wurde als auslösend angesehen; a alle Ereignisse, die Demütigung/Ausweglosigkeit beinhalten; b Verlustereignis (und kein Ereignis von Demütigung/Ausweglosigkeit); c Gefahrereignis (und kein Ereignis von Demütigung/Ausweglosigkeit oder Verlust)

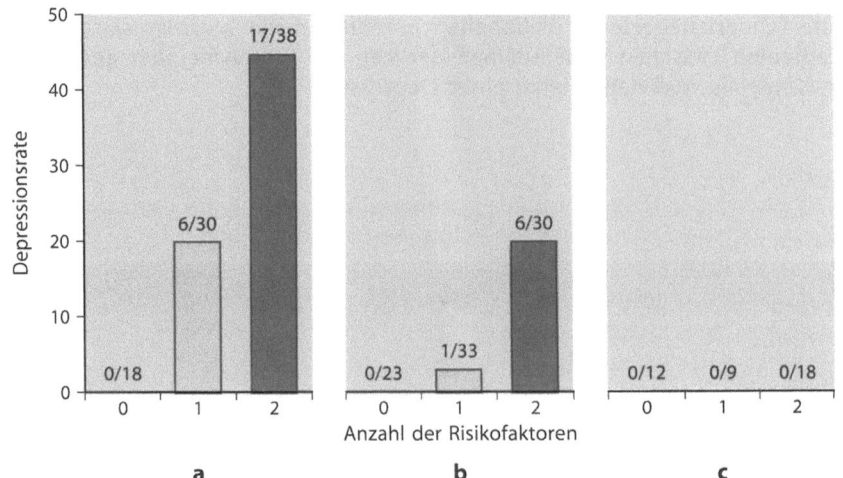

4 Endogene Depressionen

Bislang ging es lediglich um Depressionen in der Bevölkerung, die fast ausschließlich „neurotischer" Natur waren. Das dritte Einführungsthema beschäftigte sich mit der Frage, warum es seltsamerweise nicht gelingt, eine klare Differenzierung zwischen einem gravierenden auslösenden Ereignis und dem diagnostischen Typ zu erstellen. Gleichzeitig besteht kein Zweifel über das Vorhandensein echter „endogener" Erkrankungen. Eine kürzlich erstellte Studie über eine psychiatrische Patientengruppe in London, die sich mit stationären und ambulanten Patienten über einen bestimmten Zeitraum hinweg beschäftigt, hat möglicherweise dazu beigetragen, etwas Licht in diese rätselhaften Ergebnisse zu bringen.

Problem der Differenzierung zwischen Auslöser und diagnostischem Typ

Tabelle 5 zeigt, wie zu erwarten, daß Personen mit melancholisch-psychotischen Erkrankungen wesentlich seltener waren als Personen ohne diese Erkrankungen. Es zeigt sich jedoch auch, daß lediglich diejenigen mit einer melancholisch-psychotischen Diagnose und einer vorangegangenen Episode sich dadurch unterschieden, daß bei ihnen die Chance geringer war, ein schwerwiegendes Ereignis vor der Depression zu erleben. Dieser Unterschied zwischen der ersten und weiteren Episoden könnte ein großes Stück weiterhelfen, das generelle Fehlen einer Beziehung zu erklären. Ferner könnte es zur Klärung der Widersprüchlichkeiten bereits veröffentlichter Ergebnisse beitragen, da sich der Anteil von Patienten mit beiden charakteristischen Merkmalen je nach Behandlungseinrichtung sicherlich voneinander unterscheidet.

Traditionelle Patientenstudien, in denen von solchen Differenzen die Rede war, wurden oftmals in tertiären Einrichtungen durchgeführt, in denen die Wahrscheinlichkeit für einen höheren Anteil späterer Episoden größer ist. Zwar ist die Anzahl der Personen mit einer hohen melancholisch-psychotischen Bewertung gering, die Ergebnisse bestätigten sich jedoch noch für 2 andere Patientengruppen (Brown et al. 1994a) und eine Gruppe aus Pittsburgh erbrachte einige übereinstimmende Ergebnisse (Frank et al. 1994). Man hat festgestellt, daß solch ein Rückgang von Lebensereignissen mit dem Verlauf bipolarer Erkrankungen in Verbindung steht (Post et al. 1986), und „kindling" sowie das Phänomen der Sensibi-

Tabelle 5. Ordinalzahlen der Episoden von Depression bei erwachsenen Patienten in Nord London nach melancholisch-psychotischer Diagnose und Vorhandensein eines schwerwiegenden Ereignisses innerhalb von 6 Monaten nach Einsetzen der Depression

Melancholisch-psychotische Diagnose	Rate schwerwiegender Ereignisse (%)						
	Gesamt ohne 1. Episode	Gesamt	1. Episode	2. Episode	3. Episode	4. Episode	5. Episode oder weitere
Niedrig	71 (25/35)[a]	70 (21/30)	83 (10/12)	60 (3/5)	80 (8/10)	74 (42/57)[b]	73 (67/92)
Hoch	59 (10/17)[a]	15 (2/13)	33 (1/3)	100 (1/1)	0 (0/1)	22 (4/18)[b]	40 (14/35)
Gesamt	67 (35/52)	53 (23/43)	73 (11/15)	67 (4/6)	73 (8/11)	–	64 (81/127)

[a] ohne Bedeutung; [b] $\chi^2 = 13{,}18$; df = 1; p < 0,001

lisierung könnten, wie bei diesen Erkrankungen, auch bei melancholisch-psychotischen Erkrankungen, wie sie in den Untersuchungen von London und Pittsburgh definiert wurden, eine Rolle spielen. Es ist darüber hinaus interessant, daß dieselbe Londoner Studie darauf schließen läßt, daß trotz intensiver Befragungen immer noch bei 10% der Patienten mit einer „neurotischen" depressiven Störung kein Hinweis auf einen „Auslöser" vorliegt (Brown et al. 1995).

5 Schlußfolgerungen

Verbesserung der Symptomatik als Umkehrung des auslösenden psychosozialen Prozesses

Die *LEDS*-Life-event-Forschung hat neue Fragen aufgeworfen. Die vielleicht bedeutendste ist die Frage nach den Schlußfolgerungen. Dabei kristallisiert sich langsam heraus, daß eine Verbesserung oder eine Remission bei den Krankheitssymptomen oftmals die Umkehrung des psychosozialen Prozesses beinhaltet, der normalerweise zu einer Episode führt. So berücksichtigt z.B. Tabelle 6 positive Ereignisse innerhalb von 20 Wochen vor einer bedeutenden Verbesserung oder Remission. Solche Ereignisse gaben aus kontextuellen Gründen neue Hoffnung für die Zukunft. Wurden in der Islington-Patientenreihe Episoden berücksichtigt, die 20 Wochen oder länger andauerten, ging 57% dieser Veränderungen in der Symptomatologie solch ein Ereignis voraus, verglichen mit einem erwarteten Anteil von 15% (Brown 1993). Keine Auswirkung zeigte sich bei Episoden, die weniger als 20 Wochen andauerten. In der Patientenreihe lag der Gesamtanteil ungefähr gleich bei 51%. Die Patienten, deren Befinden sich unter der Behandlung mit Antidepressiva verbesserte, hatten jedoch lediglich ungefähr die Hälfte dieser positiven *LEDS*-Erfahrungen.

Indikatoren für Chronifizierung – interpersonelles Problem bei Einsetzen der Depression

Eines der verschiedenen „positiven" Ereignisse wurde dadurch definiert, daß es eine signifikante Verbesserung bei einer ausgeprägten andauernden Belastung versprach. Es ist daher interessant, daß das Vorhandensein eines solchen interpersonellen Problems (und keines anderen Typs) bei Einsetzen der Depression ein wichtiger Indikator für die Chronifizie-

Tabelle 6. Anteil von Patienten in Nord-London mit einem positiven Ereignis, bei denen eine Besserung einer Depression von mindestens 20 Wochen Dauer nach Medikation eintrat (mit allen Ergebnissen der Islington-Patienten zum Vergleich)

Patientengruppe	Positives Ereignis (%)
Nord-London-Patienten mit einer Besserung[a]	
Medikation mit Antidepressiva	26 (12/47)
Andere Medikation	62 (8/13)
Keine andere Medikation	48 (28/58)
Gesamt ohne Medikation mit Antidepressiva	51 (36/71)
Depressive Patienten aus Islington mit einer Besserung	57 (28/49)

[a] $\chi^2 = 8,20$; df = 2; p < 0,02

Risikofaktor	Chronischer Verlauf (%)		Odds Ratio
	Risikofaktor vorhanden	Risikofaktor nicht vorhanden	
Kindheitsbelastungen	44 (17/39)	16 (10/62)	4,02 [a]
Interpersonelle Probleme während des Verlaufs	44 (18/41)	15 (9/60)	4,43 [a]
Kindheitsbelastungen *oder* interpersonelle Probleme während des Verlaufs	44 (24/59)	7 (3/42)	8,91 [a]

Tabelle 7.
Prozentsatz mit chronischem Verlauf (>1 Jahr) von 101 Episoden von Depression bei Frauen in Islington nach den Risikofaktoren von interpersonellen Problemen und Kindheitsbelastungen

rung einer Episode war, sowohl in der Bevölkerung als auch bei der Patientenreihe. Die Erfahrung von Mißbrauch oder Vernachlässigung in der Kindheit war ungefähr genauso wirkungsvoll als ein Indikator von Chronifizierung wie das interpersonelle Problem. Tabelle 7 zeigt den Prozentsatz von 101 Episoden von Depression in der Islington-Frauengruppe, die über einen Zeitraum von mehreren Jahren auftraten, bezogen auf den Anteil ohne Besserung innerhalb von 12 Monaten, je nachdem, ob sie in ihrer Kindheit entweder Mißbrauch oder Vernachlässigung ausgesetzt waren oder ob eine interpersonelle Schwierigkeit während der Episode bestand (ungefähr das gleiche Ergebnis erhielt man, wenn man von dem Vorhandensein der Schwierigkeit bei Einsetzen der Depression ausging) (Brown u. Moran 1994; Brown et al. 1994b).

– Mißbrauch oder Vernachlässigung in der Kindheit

6 Fazit

Die besprochenen Ergebnisse können von zwei Seiten betrachtet werden. Zunächst einmal erleichtert die Untersuchung von Lebensereignissen die Forschung und eröffnet eine Reihe von Forschungsgebieten, die sich mit Depressionen beschäftigen. War die substantielle kausale Verbindung erst einmal hergestellt, wurde dadurch eine Plattform geschaffen für die Untersuchung der Rolle einer ganzen Reihe von aktuellen und biographischen Erfahrungen. Darüber hinaus beschäftigte sich die Forschung im Laufe der Zeit mehr mit der Vergangenheit: Die Rolle von frühen Erfahrungen mit Vernachlässigung und Mißbrauch, die ja oft ereignisähnliche Merkmale besitzen, wurde mit einbezogen.

Berücksichtigung von aktuellen und autobiographischen Erfahrungen der Betroffenen

Allgemein ausgedrückt hat die Untersuchung von Ereignissen zur Berücksichtigung von Vulnerabilität und Schutzfaktoren, Ereignisproduktion, Coping-Verhalten und anderen, die Chronifizierung und den Verlauf bestimmter Episoden betreffenden Fragen geführt. Bislang hat diese Ausdehnung noch weitgehend im psychosozialen Bereich selbst stattgefunden, die potentiellen Auswirkungen sind jedoch viel verzweigter. Was die Diagnostik betrifft, so wurden Fragen aufgeworfen, die sich mit der

Ausweitung von Forschungsgebieten

Rolle von Sensitivierung und „kindling" bei der Erklärung der abnehmenden Bedeutung von Streß für nachfolgende melancholisch-psychotische Depressionen beschäftigen. Diese Möglichkeit ergibt sich bei der Erforschung bipolarer Erkrankungen (Post et al. 1986).

Notwendigkeit der Berücksichtigung psychosozialer ätiologischer Modelle

Es war zudem möglich, eine kleine Gruppe von scheinbar endogenen „neurotischen" Depressionsepisoden zu isolieren. Solche Ergebnisse verlangen nach einer gemeinsamen Forschungsarbeit, sowohl auf biologischem als auch auf klinischem Gebiet. Es läßt außerdem vermuten, daß Forschungsgebiete möglicherweise mit einem Handicap behaftet sind, wenn sie die komplexen psychosozialen ätiologischen Modelle von heute außer acht lassen, die aus der Verbindung zwischen dem Ereignis und dem Beginn der Erkrankung heraus entstanden sind. Für die genetische Forschung sind z.B. die Ergebnisse von verschiedenen Kulturen besonders bedeutsam, die erhebliche Unterschiede beim Erleben von Depression als (Krankheits-)Fall zeigen, z.B. einerseits das Extrem von 2,5% unter Frauen zwischen 18 und 65 Jahren in einer baskisch sprechenden ländlichen Gemeinde in einem Zeitraum von 12 Monaten (Gaminde et al. 1993) und andererseits 30% unter Frauen in einem schwarzen Township in Zimbabwe (Broadhead u. Abas 1998). Da es in den verschiedenen untersuchten Populationen vergleichbare Unterschiede bei den Raten schwerwiegender Ereignisse gab, liegt die Interpretation nahe, daß die Unterschiede im Erleben „neurotischer" Depression von solchen psychosozialen Faktoren bestimmt werden. Dieses Argument gilt ungeachtet des Vorhandenseins substantieller Vererbungsindizes (h^2) innerhalb jeder Population (Brown 1996).

Verbindung zwischen Depression und vorangehendem Ereignis

Der zweite Beitrag dieser Forschung betrifft die Verbindung zwischen der Depression und dem vorangehenden Ereignis selbst. Dies ist ein höchst komplexes Thema, da depressogene Lebensereignisse mit einer ganzen Reihe von Faktoren in Beziehung stehen, die von genetischen und Persönlichkeitsfaktoren (Owens u. McGuffin 1997) bis zu Faktoren auf der Makroebene bzw. gesellschaftlichen Faktoren reichen (Brown 1996). Die Ergebnisse jedoch, die sich mit der Rolle von Ereignissen beschäftigen, die mit Demütigung oder Ausweglosigkeit zu tun haben, lassen darauf schließen, daß die Frage der Bedeutung nicht strikt von einer evolutionären Sichtweise getrennt werden kann.

Evolutionär begründetes Verhaltensmuster auf Niederlage und Ausschluß

Das heißt, auf die eine oder andere Art und Weise spielt ein evolutionär begründetes Reaktionsmuster bei in Gruppen lebenden Tieren oft eine Rolle, die eng verbunden ist mit den Bereichen Niederlage und Ausschluß (Gilbert 1989). Daraus folgt jedoch nicht, daß depressionsähnliche Zustände von klinischem Ausmaß je adaptiv waren. Ein künstlich herbeigeführtes Lebensereignis, wie es z.B. bei der Umsiedelung eines dominanten männlichen Flughörnchens in eine andere Gruppe der Fall wäre, kann, verbunden mit einem Statusverlust, eine scheinbar schwerwiegende depressionsähnliche Reaktion hervorrufen (Jones et al. 1995). Dies kann jedoch weitgehend an den Bedingungen der in Gefangenschaft lebenden Tiere liegen, unter denen diese Reaktionen verzeichnet wurden, und solche extremen Zustände könnten unter natürlichen Bedingungen weitgehend vermieden werden (M.J. Eales, unveröffentlichte Arbeit). Trotzdem ist diese Ansicht völlig kompatibel mit den klinisch relevanten Depressionen, die eine Komplikation von im Grunde nichtpa-thologischen, evolutionär begründeten Unterwerfungs- und Beschwichti-gungsreaktionen auf eine Niederlage in adaptiven, in Gruppenverbänden zusammenlebenden Säugetieren darstellen.

Die hohen Zahlen klinisch relevanter Depressionen, die in einigen Bevöl-kerungen möglich scheinen, könnten daher auf unsere höhere kognitive Entwicklung zurückzuführen sein, zusammen mit dem ereignisschaffen-den Potential vieler Gesellschaften, die aufgrund von Kriegen, Industria-lisation, Urbanisation und einer veränderten Sexualmoral und ähnlichen Faktoren Perioden von bedeutenden sozialen Veränderungen durchleben. Solche Überlegungen lassen darauf schließen, daß die Untersuchung von Lebensereignissen die ätiologische Erforschung von Depressionen fest im Bereich der Sozialwissenschaften, der Biologie und der klinischen Medizin verankert und eine interdisziplinäre Zusammenarbeit wahr-scheinlich von entscheidender Bedeutung sein wird.

Bedeutung der kognitiven und gesellschaftlichen Entwicklung

7 Literatur

Bebbington PE, McGuffin P (1989) Interactive models of depression. In: Paykel E, Herbst K (eds) Depression: an integrative approach. Heinemann, London, pp 65–80

Broadhead J, Abas M (1998) Life events and difficulties and the onset of depression amongst women in an urban setting in Zimbabwe. Psychol Med 28:29–38

Brown GW (1993) Life events and affective disorder: replications and limitations. Psychosom Med 55:248–259

Brown GW (1996) Genetics of depression: a social science perspective. Int Rev Psychiatry 8:387–401

Brown GW, Harris TO (1978) Social origins of depression. A study of psychiatric disorder in women. Tavistock, London and Free Press, New York

Brown GW, Harris TO (1989) Life events and illness. Guilford, New York

Brown GW, Moran P (1994) Clinical and psychosocial origins of chronic depressive episodes. 1. A community survey. Br J Psychiatry 165:447–456

Brown GW, Andrews B, Bifulco A, Veiel H (1990a) Self-esteem and depression. 1. Measurement issues and prediction of onset. Soc Psychiatry Psychiatr Epidemiol 25:200–209

Brown GW, Bifulco A, Veiel H, Andrews B (1990b) Self-esteem and depression. 2. Social correlates of self-esteem. Soc Psychiatry Psychiatr Epidemiol 25:225–234

Brown GW, Bifulco A, Andrews B (1990c) Self-esteem and depression. 3. Aetiological issues. Soc Psychiatry Psychiatr Epidemiol 25:235

Brown GW, Harris TO, Hepworth C (1994a) Life events and 'endogenous' depression: a puzzle reexamined. Arch Gen Psychiatry 51:525–534

Brown GW, Harris TO, Hepworth C, Robinson R (1994b) Clinical and psychosocial origins of chronic depressive episodes. II. A patient enquiry. Br J Psychiatry 165:457–465

Brown GW, Harris TO, Hepworth C (1995) Loss, humiliation and entrapment among women developing depression: a patient and non-patient comparison. Psychol Med 25:7–21

Dean C, Surtees PG, Sashidaran SP (1983) Comparison of research diagnostic systems in an Edinburgh community sample. Br J Psychiatry 142:247–256

Finlay-Jones R, Brown GW, Duncan-Jones P, Harris TO, Murphy E, Prudo R (1980) Depression and anxiety in the community. Psychol Med 10:445–454

Finlay-Jones R, Brown GW (1981) Types of stressful life event and the onset of anxiety and depressive disorders. Psychol Med 11:803–815

Frank E, Anderson B, Reynolds CF, Ritenour A, Kupfer DJ (1994) Life events and research diagnostic criteria endogenous subtype. Arch Gen Psychiatry 51:519–524

Frijda NH (1986) The emotions: studies in emotion and social interaction. Cambridge University Press, Cambridge

Gaminde I, Uria M, Padro D, Querejeta I, Ozamiz A (1993) Depression in three populations in the Basque country – a comparison with Britain. Soc Psychiatry Psychiatr Epidemiol 28:243–251

Gilbert P (1989) Human nature and suffering. Erlbaum, Hove

Jones IH, Stoddart DM, Mallick J(1995) Towards a sociobiological model of depression: a marsupial model (petaurus breviceps). Br J Psychiatry 166:475–479

Katschnig H, Pakesh G, Egger-Zeudener E (1986) Life stress and depressive sub-types: a review of present diagnostic criteria and recent research results. In Katschnig H (ed) Life events and psychiatric disorders: controversial issues. Cambridge University Press, Cambridge, pp 201–245

Owens MJ, McGuffin P (1997). Genetics and psychiatry. Br J Psychiatry 171:201–202

Paykel ES, Prusoff BA, Klerman GL (1971) The endogenous-neurotic continuum in depression, rater independence and factor distributions. J Psychiatr Res 8:73–90

Post RM, Rubinow DR, Ballenger JC (1986) Conditioning and sensitisation in the longitudinal course of affective illness. Br J Psychiatry 149:191–201

Spitzer RL, Endicoll J, Robins E (1978) Research diagnostic criteria: rationale and reliability. Arch Gen Psychiatry 35:773–782

Wing JK, Sturt E (1978) The PSE-ID-CATEGO system. Supplementary manual. MRC Social Psychiatry Unit, London

Wing JK, Cooper JE, Sartorious N (1974) The measurement and classification of psychiatric symptoms: an instruction for the Present State Examination and CATEGO Programme. Cambridge Univ Press, Cambridge

KAPITEL 22

Allgemeine Behandlungsprinzipien bei affektiven Störungen

M. BAUER und H. HELMCHEN

1 Einführung

Dieser Beitrag beschreibt allgemeine Behandlungsrichtlinien affektiver Störungen. Er ist damit spezifischer als Kap. 9 in Bd. 2 zu *Allgemeinen Behandlungsprinzipien in der Psychiatrie* und allgemeiner als die anschließende Darstellung spezifischer Behandlungsverfahren bei affektiven Erkrankungen in diesem Band (Kap. 23–25 und 31). Er arbeitet deren jeweiligen Stellenwert im Gesamtbehandlungsplan heraus und betont übergeordnete und gemeinsame Prinzipien.

Prävalenzraten depressiver Störungen

Depressive Störungen gehören zu den häufigsten psychischen Erkrankungen mit einer Punktprävalenz von 4–8% und einer Lebenszeitprävalenz von 10–20% (Kessler et al. 1994; Angst 1995). Sie sind nicht nur durch hohe Prävalenzzahlen, sondern auch durch eine hohe Rezidivneigung sowie einen chronischen Verlauf mit erheblicher Morbidität und Mortalität gekennzeichnet: Bei 40–80% der Patienten mit unipolarer Depression kommt es innerhalb von 2 Jahren zu einem Rezidiv; die Wahrscheinlichkeit eines Rezidivs steigt mit der Zahl der vorausgegangenen depressiven Episoden und dem Schweregrad der gegenwärtigen Episode; Patienten mit schwerer Depression haben ein etwa 15%iges Risiko, an einem Suizid zu versterben (Keller et. al. 1986; Frank et al. 1990; Klerman u. Weissman 1992; Prien u. Kocsis 1995) und weisen auch eine vorzugsweise kardiovaskulär bedingte Exzeßmortalität auf (Glassman u. Shapiro 1998; s. auch Kap. 14, Bd. 4). Neben der Akutbehandlung ist deshalb die Langzeitbehandlung mit entsprechender Rezidivprophylaxe und Suizidprävention von größter Bedeutung (Kupfer 1991; Kupfer et. al. 1992; APA 1993).

Bedeutung der Langzeitbehandlung

Erschwerend kommt hinzu, daß der weit überwiegende Teil der depressiv Kranken primär nicht beim Psychiater, sondern beim Allgemeinarzt oder Internisten erscheint und deshalb nur zum Teil richtig diagnostiziert und adäquat behandelt wird (Keller 1988; Linden et al. 1996; Hirschfeld et al. 1997). Depressive Störungen sind also häufig, neigen zur Wiederholung und sind mit erheblicher Mortalität belastet.

Ätiologie und Pathogenese depressiver Störungen

Wie bei anderen psychiatrischen Erkrankungen sind Ätiologie und Pathogenese von depressiven Störungen nicht aufgeklärt. Derzeit wird eine multifaktorielle Genese mit sowohl genetischen und biologischen als auch psychischen und sozialen Determinanten angenommen (Akiskal 1995). Entsprechend finden in der modernen Depressionsbehandlung sowohl biologische als auch psychologische und soziale Aspekte Berücksichtigung (APA 1993). Verschiedene Untersuchungen der letzten Jahre haben gezeigt, daß eine diagnostische Untergliederung in neurotische und endogene Depression weder hinsichtlich der Ätiopathogenese noch der Therapie sinnvoll ist. Entsprechend wurde in den beiden führenden Diagnoseklassifikationssystemen auf diese Dichotomisierung verzichtet und nur noch die depressive Episode (nach ICD-10; Dilling et al. 1992) bzw. Major-Depression (nach DSM-IV; APA 1994a) aufgeführt. Primär wird nun therapierelevanter nach Schweregrad (leicht, mittel, schwer), Verlauf (Einzelepisode, rezidivierend) und besonderer Symptomausprägung (z. B. psychotische Symptome, saisonales Muster) unterschieden (s. Kap. 14 und 15 in diesem Bd. sowie Kap. 2 und 3, Bd. 2)

Bipolare Störungen sind rezidivierende affektive Störungen mit sowohl depressiven als auch manischen Episoden. Die Bipolar-I-Störung zeichnet sich aus durch eine oder mehrere manische oder gemischte Episoden, die gewöhnlich mit Episoden einer Major-Depression einhergehen. Die Bipolar-II-Störung wird bestimmt durch eine oder mehrere Episoden einer Major-Depression und mindestens eine hypomane Episode (APA 1994a).

Bipolare Störungen

Manische Störungen sind wesentlich seltener als depressive Störungen. Epidemiologische Untersuchungen fanden 1-Jahres-Prävalenzraten von 0,6%. Die Lebenszeitprävalenz der Bipolar-I-Störung in der Allgemeinbevölkerung wurde mit 0,4–1,6% angegeben (Robins u. Regier 1991). Im Gegensatz zu depressiven Störungen (die bei Frauen häufiger sind) treten bipolare Störungen bei Männern und Frauen etwa gleich häufig auf. Bipolare Störungen sind durch ein erhebliches Wiederholungsrisiko und damit eine hohe Morbidität, ein hohes Suizidrisiko (bei der Bipolar-I-Störung kommt es bei 10–15% der Fälle zum Suizid; APA 1994a) und eine Vielzahl von sozialen und psychologischen Folgeproblemen gekennzeichnet (s. Kap. 15 in diesem Band).

Manische Störungen

2 Diagnostik und Indikationsstellung

Die erfolgreiche Behandlung einer depressiven oder einer manischen Episode setzt eine richtige Indikationsstellung auf der Basis einer zutreffenden Diagnose und damit auch Prognose voraus. Sie erfordert eine differenzierte Erfassung der Symptome des Patienten, der psychiatrischen und medizinischen Vorgeschichte sowie der psychosozialen Belastungsfaktoren. Die Erhebung einer spezifischen Familienanamnese bezüglich affektiver Erkrankungen ist ebenso relevant wie die Kenntnis des familiären und kulturellen Umfeldes des Patienten.

Mögliche organische Ursachen depressiver oder manischer Symptomatik müssen durch neurologisch-internistische Untersuchung und bei entsprechenden Hinweisen mit Hilfe apparativer (EEG) und laborchemischer sowie radiologischer und neuroradiologischer Zusatzdiagnostik (Computertomographie, Kernspintomographie des Schädels) ausgeschlossen werden. Unerläßlich ist eine Medikamentenanamnese sowie bei entsprechendem Verdacht ein Drogen- und Medikamentenscreening (z. B. Benzodiazepine, Amphetamine, Barbiturate, Cannabis) zum Ausschluß einer pharmakogen induzierten affektiven Störung (Müller-Oerlinghausen 1997) und auch im Hinblick auf mögliche Interaktionen mit einer antidepressiven oder antimanischen Medikation. Tritt insbesondere die erste manische Episode erst nach dem 40. Lebensjahr auf, sollte immer ein medizinischer Krankheitsfaktor oder eine Substanzeinnahme als Ursache ausgeschlossen werden.

Feststellung organischer Ursachen

Zur nosologisch-diagnostischen Einordnung affektiver Störungen stehen heute die beiden operationalisierten Klassifikationssysteme ICD-10 der Weltgesundheitsorganisation (WHO 1991) und DSM-IV der American Psychiatric Association (APA 1994a) zur Verfügung, wobei für den deut-

Klassifikationssysteme

schen Sprachraum die kategoriale Diagnostik nach ICD-10 für den klinischen Bereich verbindlich ist. Die Diagnose einer depressiven oder manischen Episode wird gestellt, wenn ein im Manual festgelegtes Symptommuster vorliegt (Dilling et al. 1992). Darüber hinaus sind die syndromal-diagnostische Erfassung der aktuellen Symptomatik und die Einschätzung des Schweregrades der Depression bzw. der Manie für spezielle therapeutische Entscheidungen besonders wichtig. Schließlich sind die aktuelle Suizidalität sowie somatische und soziale Komplikationen der Depression zu berücksichtigen. Bei der Manie ist v. a. auf das Ausmaß der Selbstschädigung (z. B. Existenzgefährdung durch hohe Geldausgaben oder ungezügelte berufliche Aktivitäten) und unkritischer Fremdgefährdung (z. B. im Straßenverkehr) zu achten.

Indikation zur Therapie

Eine Indikation zur Therapie ist bei jeder zuverlässig diagnostizierten depressiven oder manischen Störung gegeben. Nach Sicherung der Diagnose erfolgt die Erstellung eines umfassenden und mehrdimensionalen Behandlungsplanes, der neben der aktuellen Syndromcharakteristik (z. B. mit oder ohne psychotische Symptomatik, gehemmt oder agitiert bei der Depression, dysphorisch-gereizt oder gemischt-affektive Symptomatik bei der Manie), den Schweregrad der Erkrankung und Suizidalität auch die Vorstellungen und Präferenzen des Patienten für eine spezifische Behandlung mit einbeziehen sollte. Zu diesem Zeitpunkt stellt sich auch die Frage, ob eine stationäre Behandlung in einer Fachklinik erforderlich ist oder ob die Behandlung ambulant durchgeführt werden kann.

Indikationen für die stationäre Behandlung depressiver oder manischer Störungen sind in Tabelle 1 zusammengefaßt.

Lehnt der Patient eine Einweisung in die Klinik ab, dann kann er bei akut drohender Selbstgefährdung infolge einer Depression nach den geltenden Gesetzen (PsychKG in den deutschen Bundesländern oder BtG, s. Kap. 15, Bd. 2) auch gegen seinen Willen in einer psychiatrischen Klinik geschlossen untergebracht werden. Bei schweren Manien kann finanzielle oder soziale Selbstschädigung sowie unkritische Fremdgefährdung eine gerichtliche Unterbringung ebenfalls notwendig machen.

Tabelle 1.
Indikationen für die stationäre Behandlung

Depressive Episode	Manische Episode
• Suizidalität	• Vorhandensein wahnhaft-psychotischer Symptome
• Vorhandensein wahnhaft-psychotischer Symptome	• Finanzielle oder soziale Selbstschädigung
• Fehlen eines günstigen sozialen Umfeldes	• Unkritische Fremdgefährdung
• Depressionsunterhaltende familiäre Konfliktkonstellationen	• Therapieresistenz
• Unfähigkeit des Patienten, sich selbst zu versorgen	
• Therapieresistenz	

3 Behandlungsziele

Die Behandlung zielt zunächst auf das vollständige Abklingen der affektiven Symptomatik (Stadium der Vollremission) und dann auf die Verhinderung von Rezidiven und Chronifizierung. Da sich die therapeutischen Maßnahmen zur Erreichung dieser unterschiedlichen Ziele erheblich überlappen können, sind verlaufsspezifische Aspekte der Erkrankung bereits bei der Behandlung akuter Episoden zu beachten. Gleich-

*Abklingen
der Symptomatik
Verhinderung
von Rezidiven
und Chronifizierung*

Tabelle 2.
Therapieziele bei der depressiven oder manischen Episode und bei Rezidivneigung

	Depressive Episode	Manische Episode	Rezidivneigung
Kurzfristig (Stunden bis Tage)	• akute Linderung von Angst, Unruhe und Insomnie • Verhinderung suizidaler Handlungen	• Kontrolle von psychomotorischer Unruhe, Rededrang und Aggressivität • Verlängerung der Schlafdauer	
Mittelfristig (Tage bis Wochen)	• Besserung von Stimmung, Antrieb und Denkvermögen • Beseitigung psychosozialer Belastungsfaktoren	• Verminderung von Größenideen, übersteigertem Selbstwertgefühl • Verminderung gesteigerter Betriebsamkeit im sozialen, beruflichen und sexuellen Bereich	
Längerfristig (Wochen bis Monate)	• Verhinderung eines raschen Rückfalls in der vulnerablen Zeit nach Remission • Verhinderung von Chronifizierung und Therapieresistenz • Wiedererlangung von sozialer Kompetenz mit Reintegration in Familie, Beruf und Gesellschaft	• Verhinderung eines raschen Rückfalls in der vulnerablen Zeit nach Remission • Verhinderung von Therapieresistenz • Behebung unangenehmer Folgen der gesteigerten Betriebsamkeit und Reintegration in Familie, Beruf und Gesellschaft	
Langfristig (Jahre)			• Verhinderung von Wiedererkrankungen • Verhinderung von raschem Phasenwechsel (Rapid cycling) insbesondere bei bipolaren Störungen

wohl handelt es sich um 2 verschiedene Behandlungen, eine kurative und eine rezidivprophylaktische Behandlung, mit jeweils eigener Indikation.

Die Behandlung einer depressiven und manischen Episode umfaßt im einzelnen die in Tabelle 2 zusammengestellten kurz-, mittel-, und längerfristigen Therapieziele. Nach Abklingen der akuten affektiven Episode ist das weitere Behandlungsziel die Verminderung der Rezidivneigung (s. Tabelle 2).

4 Therapierelevante Verlaufsbesonderheiten

Behandlungsabschnitte

Der typische Verlauf und die entsprechenden Behandlungsabschnitte einer depressiven Erkrankung (Episode und Rezidivneigung) sind in einem von der Arbeitsgruppe von Kupfer, Pittsburgh, Anfang der 90er Jahre entwickelten Modell graphisch dargestellt (Kupfer 1991; Abb. 1). Entsprechend verschiedener Stadien der Erkrankung werden 3 verschiedene Behandlungsabschnitte unterschieden:
1. Akuttherapie,
2. Erhaltungstherapie,
3. rezidivprophylaktische Therapie.

– Akuttherapie

– Erhaltungstherapie

Wird während der Akuttherapie ein Zustand der vollständigen Wiederherstellung auf das prämorbide Niveau erreicht, spricht man von *Vollremission*. An die Phase der Akuttherapie schließt sich die Phase der Erhaltungstherapie an (etwa 6 Monate). Eine remissionsstabilisierende antidepressive Erhaltungsmedikation sollte grundsätzlich für 6 Monate mit dem gleichen Antidepressivum und der gleichen Dosis wie in der Akutbehandlung durchgeführt werden. Dies gilt auch für eine augmentativ erfolgreich gegebene „Lithium-add-on-Medikation", wie in einer kürzlich abgeschlossenen 6monatigen placebokontrollierten Studie gezeigt werden konnte (Bauer et al. 1999). Kommt es während der Phase der Erhaltungstherapie zu einem Wiederauftreten des depressiven Syndroms, spricht man von *Rückfall*. Bleibt ein Rückfall während der Erhaltungstherapie aus, dann empfiehlt sich ein langsames Ausschleichen (>3 Mo-

Abb. 1.
Langzeitverlauf einer depressiven Erkrankung. (Nach Kupfer 1991)

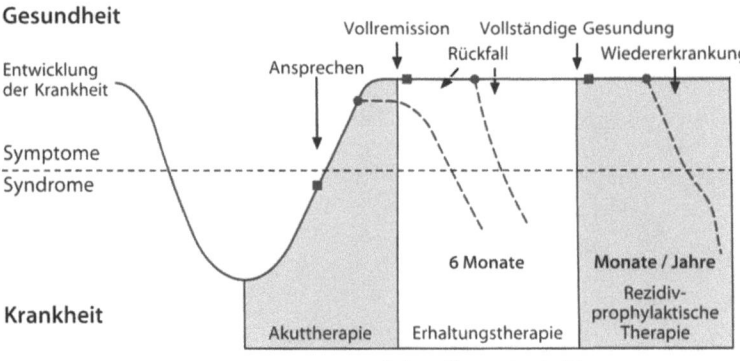

nate) der antidepressiven Medikation; jedoch im Falle einer dabei eintretenden Verschlechterung sollte für mindestens ein weiteres halbes Jahr wieder in der ursprünglichen Dosis behandelt werden, bevor ein erneuter vorsichtiger Absetzversuch unternommen wird.

Eine *vollständige Gesundung* wird nach einer etwa 6monatigen Symptomfreiheit angenommen. Diese Annahme bleibt allerdings solange nur Vermutung, bis sich die Symptomfreiheit bzw. Vollremission auch nach Absetzen der Medikation als stabil erweist. Sie bezieht sich überdies nur auf die Erkrankungsepisoden, nicht jedoch auf die Rezidivneigung. Von einer diesbezüglichen Genesung könnte erst dann gesprochen werden, wenn der Patient ohne rezidivprophylaktische Medikation rezidivfrei bleibt.

Eine rezidivprophylaktische Therapie bei sowohl unipolaren als auch bipolaren Störungen sollte abhängig vom bisherigen Krankheitsverlauf in Erwägung gezogen werden. Kommt es in der Zeit der rezidivprophylaktischen Therapie zu einem erneuten Auftreten einer affektiven Episode, also nachdem eine längere Zeit völliger Symptomfreiheit erreicht wurde, dann spricht man von *Wiedererkrankung* (Kupfer 1991). Auch wenn es bislang keine eindeutige Empfehlung gibt, wann eine prophylaktische Therapie begonnen werden sollte, so ist die Indikation für eine rezidivprophylaktische Behandlung bei einem hohen Risiko für das Wiederauftreten von Krankheitsepisoden doch gegeben.

– rezidivprophylaktische Therapie

Bei depressiven Störungen ist ein hohes Risiko bei Patienten anzunehmen, die 2 Episoden innerhalb von 5 Jahren erlitten haben und bei Patienten mit insgesamt mehr als 3 Episoden. Bipolare Störungen haben

Risiko für eine Wiedererkrankung

Tabelle 3.
Risikofaktoren
für Rezidive

Depressive Störungen	Manische Störungen
• 2 Episoden innerhalb von 5 Jahren	• Bipolarer Erkrankungsverlauf
• Mehr als 3 Episoden	• 2 Episoden innerhalb von 3–4 Jahren
• „Double depression" (gleichzeitig bestehende Dysthymie)	• Manische oder bipolare Störung bei Verwandten 1. Grades
• Residualsymptome in der Phase der Erhaltungstherapie	• Frühes Erkrankungsalter
• Gleichzeitig bestehender Substanzmißbrauch oder Angststörung	
• Depressive Episode bei Verwandten 1. Grades	
• Erste depressive Episode vor dem 30. Lebensjahr	
• Schwere depressive Episode mit Suizidalität	
• Depressive Episode geht unmittelbar in manische Episode über	

eine weit höhere Rezidivfrequenz als unipolare depressive Störungen. Darüber hinaus gibt es eine Reihe weiterer Risikofaktoren für das Wiederauftreten affektiver Episoden (Brunello et al. 1995; Greil u. Kleindienst 1997) (Tabelle 3).

Bei Vorliegen schon eines dieser Merkmale sollte im Anschluß an die Akuttherapie eine Rezidivprophylaxe empfohlen oder zumindest in Betracht gezogen werden, also bereits die Erhaltungstherapie im Hinblick auf die Rezidivprophylaxe gestaltet werden. Mittel der Wahl bei der Rezidivprophylaxe unipolarer Depressionen sind Lithium oder das Antidepressivum, unter dem die Remission in der Indexphase erzielt wurde (APA 1993). Bei bipolaren Verläufen oder bei unipolaren Manien ist eine rezidivprophylaktische Medikation ebenfalls mit Lithium indiziert, aber auch – besonders bei schizoaffektivem Einschlag – mit Carbamazepin und neuerdings mit Valproat (s. Kap. 23 in diesem Bd.).

5 Spektrum der kurativen Behandlungsmöglichkeiten

Die Therapie depressiver Erkrankungen ist entsprechend ihrer derzeit angenommenen multifaktoriellen Genese grundsätzlich mehrdimensional

Tabelle 4.
Etablierte Behandlungsmöglichkeiten depressiver und manischer Episoden

Depressive Episoden	Manische Episoden
• Pharmakotherapie mit Antidepressiva (s. Kap. 23 in diesem Bd.)	• Pharmakotherapie mit antimanisch wirksamen Substanzen (s. Kap. 23 in diesem Bd.)
• stützendes ärztliches Gespräch (supportive Psychotherapie) (s. Kap. 25 in diesem Bd.)	• Elektrokrampftherapie bei therapieresistenten Fällen
• Spezifische Psychotherapie, z.B. Verhaltenstherapie, kognitive Therapie und Interpersonelle Psychotherapie (s. Kap. 25 in diesem Bd.)	• Begleitendes ärztliches Gespräch (Information über Wesen und Verlauf der Erkrankung, Aufklärung über Behandlungsmöglichkeiten, Vermittlung von Krankheitsgefühl und -konzepten)
• Andere somatische Therapieverfahren, z.B. Schlafentzugsbehandlung, Lichttherapie, Elektrokrampftherapie (s. Kap. 24 und 31 in diesem Bd.)	• Soziotherapeutische Maßnahmen, z.B. Schutz vor negativen sozialen und finanziellen Folgen der Erkrankung
• Soziotherapeutische Maßnahmen, z.B. Vermittlung sozialer Aktivitäten, Schutz vor negativen sozialen oder finanziellen Folgen der Erkrankung	• Miteinbeziehung nächster Angehöriger
• Miteinbeziehung nächster Angehöriger	• Behandlungsvereinbarung bei Rezidivneigung

ausgerichtet. Die verschiedenen Behandlungsformen können in unterschiedlicher Weise miteinander kombiniert werden, was insbesondere für die Pharmakotherapie mit supportiver oder spezifischer Psychotherapie gilt. Tabelle 4 enthält die etablierten Behandlungsmöglichkeiten depressiver und manischer Erkrankungen.

Die Gewichtung der einzelnen Therapieverfahren variiert im Zeitverlauf der Erkrankung, wobei in der Akutphase die biologischen und stützenden Therapieverfahren im Vordergrund stehen. Für die Auswahl der jeweiligen Therapie ist zudem der Schweregrad der Erkrankung mit entscheidend. Leichte depressive Episoden, insbesondere wenn sie reaktiv auftreten oder im Rahmen einer Anpassungsstörung zu sehen sind, können in der Regel durch das stützende Arztgespräch oder durch konfliktzentrierte Kurzzeitpsychotherapie ausreichend behandelt werden. Die Behandlung mittelschwerer und schwerer depressiver Erkrankungen besteht hingegen primär in der medikamentösen Therapie mit Antidepressiva.

Zeitliche Trends

Nach neueren Erkenntnissen spielen allerdings sog. störungsspezifische Psychotherapieformen, wie die kognitive Therapie nach Beck (1967) sowie die interpersonelle Psychotherapie (IPT) nach Klerman u. Weissman (1984), bei der Behandlung auch mittelschwerer Depressionen eine zunehmend bedeutsame Rolle, und zwar sowohl in der Akut- als auch in der Langzeittherapie (s. Kap. 25 in diesem Bd.).

Psychotherapieformen

Im Vordergrund der Maniebehandlung steht die Pharmakotherapie mit antimanisch wirksamen Substanzen. Hierzu zählen insbesonder Neuroleptika, Rezidivprophylaktika und Benzodiazepine. Die Rezidivprophylaktika Lithium, Carbamazepin und Valproat sind insbesondere bei leichten bis mittelschweren Formen der Erkrankung indiziert, da sie ein günstigeres Nebenwirkungsprofil als Neuroleptika besitzen (s. Kap. 23 und 15 in diesem Bd.). Das begleitende ärztliche Gespräch soll über die Erkrankung, ihren Verlauf und deren Behandlung aufklären. Spezifisch psychotherapeutische Maßnahmen besitzen bei der Behandlung der akuten Manie keinen Wert. Die Umgebung manischer Patienten soll möglichst reizarm gehalten werden. Tabelle 4 zeigt die etablierten Behandlungsmöglichkeiten bei manischen Erkrankungen.

Pharmakotherapie manischer Erkrankungen

6 Ärztlich-psychotherapeutische Führung depressiver Patienten

Grundlage jeder Depressionsbehandlung ist das ärztliche Gespräch, das vom Arzt ein therapeutisches Basisverhalten verlangt (Empathie, Akzeptanz, Verständnis). Zuverlässigkeit und personale Kontinuität des Therapeuten sind besonders wichtig, da depressiv Kranke nicht selten sehr veränderungs- bzw. verlustempfindlich sind. Des weiteren kann der Arzt unterstützend wirken, indem er vermittelt, daß es sich um eine Erkrankung handelt und diese erfolgreich behandelbar ist. Vor Beginn der Behandlung steht die Aufklärung des Patienten über das Krankheitsbild und die Durchführung der geplanten Therapie. Dabei ist der Patient insbesondere auf die Wirklatenz von Antidepressiva und deren typische Nebenwirkungen hinzuweisen. Durch Darlegung oder besser durch Vereinbarung eines Behandlungsplanes kann die Kooperation des Patienten und die Behandlungstreue gegenüber der Einnahme von Antidepressiva verbessert werden.

Grundprinzipien des ärztlich-psychotherapeutischen Gesprächs mit depressiv Erkrankten

Es hat sich bewährt, am Beginn einer medikamentösen Behandlung den ambulanten Patienten engmaschig einzubestellen und im Verlauf der Behandlung gemeinsam, evtl. unter Einbeziehung nächster Angehöriger, eine Bewertung des Therapieergebnisses vorzunehmen. Dabei lassen sich die Grundprinzipien des ärztlich-psychotherapeutischen Gesprächs mit depressiv Erkrankten wie folgt kennzeichnen:

- therapeutisches Basisverhalten (Vermittlung von Empathie, Akzeptanz, Verständnis für den Erkrankten),
- ausführliche Information des Patienten über die Art, Verlauf und Prognose der Erkrankung,
- Vermittlung eines mehrdimensionalen Modells zur möglichen Genese der Depression,
- Information des Patienten über Ziele und zeitlichen Ablauf der Behandlung,
- Erstellung eines Behandlungsplanes,
- Aufklärung über Wirklatenz und Nebenwirkungen von Antidepressiva,
- Miteinbeziehung nächster Angehöriger,
- gemeinsame Bewertung des Behandlungsergebnisses.

7 Pharmakotherapie mit Antidepressiva

Merkmale neuerer Antidepressiva

Seit der Einführung des ersten trizyklischen Antidepressivums Imipramin im Jahr 1957 wurden wiederholt neue antidepressiv wirkende Substanzklassen entwickelt. Bis heute wurden in Deutschland annähernd 30 verschiedene Antidepressiva klinisch eingesetzt. Ziel dieser Entwicklungen war es, antidepressiv wirksame Substanzen zu finden, die genauso effektiv wie die relativ nebenwirkungsreichen Trizyklika, jedoch nebenwirkungsärmer und schneller wirksam als diese sind sowie eine geringere Toxizität aufweisen (Rudorfer u. Potter 1989; Leonard 1995). Im Hinblick auf die depressionslösende Wirkung unterscheiden sich die derzeit erhältlichen Substanzklassen jedoch nicht wesentlich. Ein überzeugender Nachweis der Überlegenheit hinsichtlich der schnelleren und besseren Wirksamkeit konnte bislang für keine Antidepressivagruppe erbracht werden. Wichtige Unterschiede bestehen jedoch in ihrem neurochemischen Wirkprofil und folglich auch in ihrem Nebenwirkungsprofil. So zeichnen sich die neueren Antidepressiva der 80er und 90er Jahre durch ein insgesamt günstigeres Nebenwirkungsprofil als die „klassischen" Substanzgruppen der Trizyklika und der irreversiblen Monoaminoxidase-(MAO-)Hemmer aus (s. Kap. 23 in diesem Bd.).

Auswahl des Antidepressivums

Differentialtherapeutische Überlegungen zur initialen Auswahl des Antidepressivums orientieren sich im wesentlichen an unterschiedlichen Aspekten des klinischen Zustandsbildes und nach spezifischen Vorerfah-

rungen beim einzelnen Patienten. Dabei sollte die Auswahl des Antidepressivums nach folgenden Kriterien erfolgen (Bauer u. Berghöfer 1997):
- das im Vordergrund stehende klinische Bild der Depression (z. B. sedierendes Antidepressivum bei ängstlich-agitiertem depressiven Syndrom, aktivierendes und wenig sedierendes Antidepressivum bei gehemmt-antriebsarmem depressiven Syndrom),
- psychiatrische Komorbidität (z. B. serotonerge Substanzen und MAO-Hemmer bei Zwangs- und Panikstörungen),
- spezifische Vorerfahrungen (z. B. Non-Response bzw. Response/Unverträglichkeit/allergische Reaktionen) mit einzelnen antidepressiven Substanzen oder Substanzgruppen,
- das Nebenwirkungsprofil des Antidepressivums,
- internistisch-neurologische Begleiterkrankungen,
- weitere besondere Umstände des Patienten [z. B. Alter, insbesondere mit somatischer Komorbidität (Lebowitz et al. 1997), Schwangerschaft (s. Kap. 13, Bd. 3)].

Differentialindikation und Nebenwirkungen

Die Auswahl des Antidepressivums setzt die Kenntnis des typischen Nebenwirkungsprofils der einzelnen Substanzen voraus, das durch das jeweilige pharmakologische Wirkprofil bestimmt wird. Die neurochemischen Effekte werden für die klinische antidepressive Wirksamkeit und für einen Teil der unerwünschten Wirkungen der Substanzen verantwortlich gemacht (Leonard 1993; Richelson 1994). Bei Vorliegen internistisch-neurologischer Begleiterkrankungen erfordert die Auswahl des Antidepressivums eine Substanz, die sich bezüglich ihres pharmakologischen Profils günstig oder zumindest nicht schädigend auf die Begleiterkrankung auswirkt. Ein Beispiel hierfür ist die Verordnung von Substanzen wie Mianserin oder Serotoninwiederaufnahmehemmer (SSRI) bei kardialer Vorschädigung, da sie viel schwächer als z. B. Trizyklika auf das Reizleitungssystem des Herzens wirken (EKG-Kontrolle!).

Behandlung älterer Patienten

Bei Patienten, die älter als 70 Jahre alt sind, sollte die Verordnung von Substanzen, die starke anticholinerge Eigenschaften besitzen, besonders sorgfältig überlegt werden. Ältere Patienten reagieren besonders empfindlich auf zentral-anticholinerge Wirkungen, was zu Desorientiertheit und Verwirrtheit bis zum Delir führen kann. Gerade beim älteren Patienten bieten die neueren, nebenwirkungsärmeren Antidepressiva (z. B. SSRI, Nefazodon, Venlafaxin) Vorteile gegenüber den trizyklischen Substanzen. Die mit höherem Alter in der Regel verbundenen Organveränderungen an Herz, Gefäßen und Nieren führen zu stärkeren Nebenwirkungen als bei jungen Menschen (Lebowitz et al. 1997). Antidepressiva sollten deshalb bei älteren Patienten langsam einschleichend und insgesamt niedriger dosiert werden (Bezchlibnyk-Butler u. Jeffries 1996).

Kontraindikationen einer antidepressiven Behandlung

Als absolute Kontraindikationen gelten für alle Antidepressiva Intoxikationen und delirante Syndrome. Relative Kontraindikationen für den Einsatz tri- und tetrazyklischer Antidepressiva sind das Engwinkelglaukom, Herzrhythmusstörungen, Harnentleerungsstörungen, schwere Leber- und Nierenschädigungen, Epilepsie und Blutbildstörungen. Für die Monotherapie mit Antidepressiva aus der Gruppe der SSRI und reversiblen Monoaminoxidasehemmer (RIMA) gelten keine relativen Kontraindikationen. Bei der Anwendung der SSRI-Antidepressiva in Kombination mit anderen serotonerg wirksamen Substanzen wie Lithium, Clomipramin und insbesondere MAO-Hemmern muß jedoch auf das Auftreten eines Serotoninsyndroms geachtet werden. Für den Einsatz von Antidepressiva in Schwangerschaft und Stillzeit gilt vor dem Hintergrund möglicher Organschädigungen des Föten bzw. Säuglings die besonders sorgfältige Abwägung der Risiko-Nutzen-Relation (Altshuler et al. 1996).

Aufdosierung
von Antidepressiva

Tri- und Tetrazyklika sollten einschleichend verordnet werden, um v. a. die anticholinergen Effekte und orthostatische Hypotension so gering wie möglich zu halten. Die gewöhnlich wirksame Tagesdosis (150 mg eines tri- oder tetrazyklischen Antidepressivums) sollte innerhalb von 4–7 Tagen erreicht werden, wobei in der Aufdosierungsphase die Kontrolle des Serumspiegels von Antidepressiva in der Regel keine Rolle spielt. Bei den SSRI-Antidepressiva ist in der Regel bereits die Startdosis ausreichend antidepressiv wirksam (Tagesdosis 20 mg). Falls dies zu keinem befriedigenden Behandlungsergebnis führt, sollte bei gegebener Verträglichkeit der Versuch einer Höherdosierung unternommen werden, bevor ein Umsetzen auf ein anderes Wirkprinzip oder eine Kombinationstherapie versucht wird. Zu niedrige Dosierungen sind ein häufiger Grund für ein unzureichendes Ansprechen auf Antidepressiva und Grund für eine sog. „Pseudo-Therapieresistenz" (Keller 1988). Unter stationären Bedingungen kann auch schon nach 2 Wochen ein Versuch einer Höherdosierung unternommen werden (s. Tabelle 6).

Notwendigkeit von
Kontrolluntersuchungen

Vor und während der Pharmakotherapie mit Antidepressiva müssen regelmäßige Kontrolluntersuchungen durchgeführt werden, da es in seltenen Fällen unter der Behandlung zu Veränderungen an verschiedenen Organsystemen kommen kann. Es wird vor Behandlungsbeginn eine Blutuntersuchung (Blutbild mit Differentialblutbild, Leberenzyme, Kreatinin, Elektrolyte, Schilddrüsenhormone) empfohlen, um ggf. Veränderungen mit einen Ausgangswert vergleichen zu können. Elektrokardiogramm und EEG, v. a. bei Patienten mit bekannter Epilepsie, sowie Blutdruckmessungen sollten ebenso vor Beginn der antidepressiven Medikation erfolgen. Die Häufigkeit der Kontrollen im Verlauf der Behandlung ist dem Patienten (Alter, Begleiterkrankung) und der Therapie (Antidepressivatyp, Höhe der Dosis) individuell anzupassen. Zu Beginn der Behandlung sollten Blutbild und Leberwerte 14täglich, später monatlich kontrolliert werden; das EKG sollte nach 14 Tagen ebenfalls wiederholt werden.

8 Therapieresistenz und Therapieoptimierung

Behandlungsdauer

Aus klinischen Studien und Beobachtungen in der Praxis ist bekannt, daß etwa 30–40% der stationären aber auch ambulanten depressiven Patienten auf eine erste 4- bis 6wöchige Behandlung mit einem Antidepressivum nicht ausreichend ansprechen (Möller 1997). Bis zu 10–15% der Patienten erfahren auch nach mehreren Behandlungsversuchen keine ausreichende Besserung (Nierenberg u. Amsterdam 1990). Eine Literaturübersicht zeigt, daß 12–15% der depressiven Patienten 2 Jahre nach

Tabelle 5.
Möglichkeiten der Therapieoptimierung

Allgemeine Optimierungs-möglichkeiten	Behandlungsoptimierung der depressiven Episode	Behandlungsoptimierung der manischen Episode
• gesicherte Compliance (Blutspiegelkontrollen) • Neuroleptische Zusatzmedikation bei psychotischer (wahnhafter) Symptomatik • Behandlung psychiatrischer Komorbidität (z.B. von Alkohol- und Substanzmittelmißbrauch, auch von Nikotin- und Koffeinabusus) • Diagnostik und Behandlung somatischer Komorbidität (z.B. von interkurrierenden somatischen Erkrankungen) • Eruierung negativer Arzneimittelinteraktionen (z.B. mit internistischer Komedikation) • Ausschluß krankheitsauslösender oder krankheitsunterhaltender internistischer Medikamente	• Ausreichende Dauer der antidepressiven Medikation (4–6 Wochen) • Ausreichende Dosis (Trizyklika >150 mg/Tag, SSRI >20 mg/Tag) • serotonerge Antidepressiva (Clomipramin, SSRI) bei Depression mit ausgeprägter Zwangssymptomatik • Versuch einer Hochdosierung des Antidepressivums (Trizyklika 200–300 mg/Tag, SSRI 30–60 mg/Tag) • Suche nach depressionsunterhaltenden psychosozialen Belastungsfaktoren	• Ausreichende Dauer der antimanischen Medikation (in der Regel >4 Wochen) • Serumspiegel der Phasenprophylaktika (Lithium, Carbamazepin, Valproat) anheben • Kombinationsbehandlungen

Erkrankungsbeginn noch nicht symptomfrei sind und die Erkrankung einen chronischen Verlauf nimmt (Scott 1988).

Der ausbleibende Behandlungserfolg einer antidepressiven oder antimanischen Therapie liegt häufig nicht an der Erkrankung selbst, sondern an einer suboptimalen Durchführung der Therapie. Daher sollten verschiedene Möglichkeiten der Therapieoptimierung bedacht werden, bevor eine Änderung der Behandlung vorgenommen wird (Tabelle 5).

9 Experimentelle Verfahren und simultane Kombinationsbehandlungen

Kann mittels dieser Therapieoptimierungsverfahren die Therapieresistenz nicht beseitigt werden, dann ist der Einsatz verschiedener Augmentations- bzw. Kombinationsverfahren sowie von noch experimentellen Therapieverfahren in Betracht zu ziehen. Hierzu gehören für depressive Störungen die Behandlung mit Lithium, hochdosiertem Thyroxin (Bauer et al. 1998a,b), Pindolol, Psychostimulanzien, Östrogenen, hochdosierten MAO-Inhibitoren, Kortisolsynthesehemmstoffen, Carbamazepin, Valproat und Reserpin (Nolen et al. 1994; Heinz 1997; Nelson 1997).

Augmentationsverfahren

Unter den Augmentationsverfahren hat sich insbesondere die Augmentation konventioneller Antidepressiva mit Lithium bewährt (Bauer u. Döpfmer 1999; Bauer et al. 1999). Die Kombination verschiedener Antidepressiva wurde mit unterschiedlichem Erfolg erprobt; dies gilt ebenso für die sog. Pindolol-Augmentation, einer Kombination des Betarezeptorenblockers und Serotoninantagonisten Pindolol und eines selektiven Serotoninwiederaufnahmehemmers (Nelson 1997). Bewährt hat sich hingegen die Addition eines Neuroleptikums zum Antidepressivum bei wahnhafter Depression (sog. Zwei-Zügel-Therapie).

Kombination von Pharmako- und Psychotherapie

Inwieweit eine Kombination aus Pharmakotherapie und Psychotherapie eine sinnvolle Kombination in der Behandlung depressiver Störungen darstellt, ist bislang nicht eindeutig geklärt, da die Studienergebnisse widersprüchlich sind (Schramm u. Berger 1998). Die Wirksamkeit einer Kombinationsbehandlung aus Pharmako- und Psychotherapie zeigte sich in den meisten Studien den Einzelbedingungen gegenüber nur mäßig überlegen, wobei hervorzuheben ist, daß bei der Kombinationstherapie die Zahl der Behandlungsabbrüche geringer und die Akzeptanz der Behandlung größer war (Weissman u. Klerman 1990).

Experimentelle Therapieansätze bei refraktärer Manie

Unter den als experimentell zu bezeichnenden Therapieansätzen bei refraktärer Manie sind insbesondere zu nennen: die Behandlung mit einer Zwei- oder Dreifachkombination verschiedener Phasenprophylaktika, mit atypischen Neuroleptika (z.B. Clozapin, Olanzapin, Risperidon), mit neueren Antikonvulsiva (z.B. Lamotrigin, Gapapentin, Topiramat), die Augmentation mit Kalziumkanalblockern sowie die Elektrokrampftherapie (Post et al. 1997).

10 Sequentielle Behandlungsstrategien (Stufenpläne)

Fehlende Behandlungserfolge sind häufig auf wahllos aneinandergereihte und unkontrolliert vorgenommene antidepressive Therapien zurückzuführen. Zu den dringlichen Themen im Bereich medizinischer Forschung gehört heute die Frage therapeutischer Entscheidungsfindung, determinieren doch die Anwendungsmodalitäten einer Therapie einen wesentlichen Anteil der Varianz ihrer klinischen Wirkung. Die Behandlung von Depressionen ist ein eindrückliches Beispiel für die negativen Konsequenzen mangelnder Strategiesicherheit, gerade auch bei pharmakotherapeutischer Herangehensweise.

Problem der therapeutischen Entscheidungsfindung

Qualitätssicherung

Daher erscheint es sinnvoll, prozedurale Elemente einer Qualitätssicherung der Behandlungsdurchführung zu beachten und konsequent anzuwenden. Solche Elemente sind die standardisierte Befunderfassung nach vorab festgelegten regelmäßigen Intervallen, weiterhin die Beurteilung des Behandlungserfolges zu diesen Kontrollzeitpunkten anhand definierter Kriterien und danach schließlich die Entscheidung über die unveränderte Fortführung einer erfolgreichen oder den Wechsel einer erfolglosen Behandlung (Helmchen 1990). In diesem formalen Rahmen sollte die Fülle antidepressiver Behandlungsverfahren in einer sinnvollen sowie miteinander verträglichen Sequenz zur Anwendung gebracht werden.

Dabei sind folgende formale Merkmale für die Durchführung der Behandlung nach einem Stufenplan von Bedeutung:

- festgelegte und inhaltlich begründete Abfolge von verschiedenen Therapieschritten;
- regelmäßige Therapiekontrollen
  - zu vorgegebenen Zeitpunkten (14tägig)
  - in Form standardisierter Befundbeurteilung mit Hilfe etablierter Fremdbeurteilungsskalen;
- nach Therapieerfolgsbeurteilung anhand definierter Kriterien Entscheidung über
  - Beibehaltung der antidepressiven Therapie (bei Ansprechen oder teilweisem Ansprechen) oder
  - Wechsel der antidepressiven Therapie (bei Erfolglosigkeit);
- Drugmonitoring (Antidepressiva- und Lithium-Serumspiegel, Compliance-Kontrolle);
- konsequente Durchführung der einzelnen Therapieschritte.

Formale Merkmale für die Durchführung der Behandlung nach einem Stufenplan

Für eine solche begründete Folge von Behandlungsschritten gibt es verschiedene sog. sequentieller Behandlungsstrategien (Stufenpläne oder Stufenschemata), d.h. mehrdimensionale Entscheidungsbäume, die die Lösung eines Problems in sequentieller Abfolge vorgeben und eine Vielzahl ärztlicher Therapieentscheidungen enthalten. Sie stellen einen Spezialfall therapeutischer Entscheidungs- und Handlungsheuristiken dar und reduzieren die Komplexität der Entscheidungssituation für den Behandler (Linden 1994). Allerdings kann im Hinblick auf die Besonderheiten des einzelnen Patienten von einem solchen Stufenplan mit entsprechender Begründung abgewichen werden, um die individuellen Gegebenheiten des einzelnen Patienten berücksichtigen zu können.

Behandlungsschritte

Eine operationalisierte, konsequent und kontrolliert durchgeführte gestufte antidepressive Therapie wird als ein wesentlicher Aspekt in der Verhütung bzw. Überwindung von Therapieresistenz angesehen (Helmchen 1974, 1990). Ob ein Vorgehen nach einem solchen Stufenplan jedoch tatsächlich zur Überwindung und Vermeidung von Therapieresistenz führt, ist bislang nicht belegt. Dies ist nur in einer kontrollierten Studie möglich und unverzichtbar für die Qualitätssicherung antidepressiver Somatotherapie.

Bedeutung einer konsequenten und kontrollierten antidepressiven Therapie

In den vergangenen Jahren wurden verschiedene Stufenpläne zur Behandlung depressiver Störungen publiziert (Helmchen 1990; Nierenberg u. Amsterdam 1990; Linden et al. 1994; Kasper 1997; Nelson 1997). Tabelle 6 zeigt ein seit 10 Jahren praktiziertes Beispiel (Linden et al. 1994; Berghöfer et al. 1997; Crismon et al. 1999).

Stufenpläne zur Behandlung depressiver Störungen

Vergleichbare Erfahrungen bei der Behandlung manischer Störungen und in der Rezidivprophylaxe affektiver Störungen existieren bislang nicht. Allerdings wurden jüngst für beide Indikationen Behandlungsalgorithmen bei Nichtansprechen auf einen ersten monotherapeutischen Therapieversuch publiziert (Post et al. 1997; Goodwin 1997; Bauer u. Ströhle 1999).

Tabelle 6.
Stufenplan zur Somato-
therapie depressiver Stö-
rungen[a]

Behandlungs- und Diagnostikstufen[b]	Hinweise	Dauer
1. Absetzstufe	Ausschleichen erfolgloser Vormedikation und unerwünschter (Multi-)Medikation	0–3 Tage
2. Basisdiagnostik, therapeutische Schlafentzüge	Diagnostische Klassifizierung, Ausschluß organischer Ursachen, pharmakologisches „wash out"	4–7 Tage
3. Antidepressive Monotherapie	Trizyklikum oder SSRI (zur Auswahl des initialen Antidepressivums s. Text)	2 Wochen
4. Antidepressive Monotherapie – Hochdosisstufe	Dosissteigerung nach individueller Verträglichkeit	2 Wochen
5. Antidepressivum und Lithium (Lithium-Augmentation)	Addition von Lithium, Reduktion angestrebter Lithium-Serumspiegel 0,5–0,8 mmol/l	4 Wochen
6. Lithium-Monotherapie, erweiterte Diagnostik	Absetzen des Antidepressivums aus Stufe 5; Überprüfung der Diagnose („reassessment"), erweitertes Labor, bildgebende Verfahren, neuropsychologische Testung	1–2 Wochen
7. Lithium und MAO-Hemmer	Addition eines MAO-Hemmers (Tranylcypromin)	2 Wochen
8. Lithium und MAO-Hemmer – Hochdosisstufe	Dosissteigerung nach individueller Verträglichkeit	2 Wochen
9. Medikationsfreie Stufe	Absetzen aller psychotropen Medikamente; Vorbereitung zur Elektrokrampftherapie (anästhesiologisches Konsil)	1 Woche
10. Elektrokrampftherapie	3 Elektrokrampftherapiebehandlungen pro Woche	2–4 Wochen
Sonderfall bei wahnhafter (psychotischer) Depression: Zwei-Zügel-Therapie	zusätzliche Gabe eines Neuroleptikums (Haloperidol oder Olanzapin, 5–15 mg/Tag)	

[a] an der Psychiatrischen Klinik und Poliklinik der FU Berlin (1997)
[b] Eintritt in die nächste Stufe bei Nichtansprechen

11 Therapieresistente Rezidivneigung und Rapid cycling

Lithium ist in der Prophylaxe bipolarer Störungen Mittel der ersten Wahl, auch wenn etwa ein Drittel der Patienten trotz adäquater Lithiumtherapie eine Rezidivneigung zeigt. Die beiden Antikonvulsiva Carbamazepin und Valproat erlauben heute zwar eine differentiellere Verlaufsform- und syndromorientierte Phasenprophylaxe, ein Teil der Patienten – etwa 10–20% – bleibt jedoch refraktär in Hinblick auf die Rezidivprophylaxe (Bauer u. Ströhle 1999).

Phasenprophylaxe

Eine spezielle Form einer Resistenz auf die Phasenprophylaxe findet sich bei Patienten mit „rapid cycling", einer malignen Verlaufsform mit mehr als 4 affektiven Episoden in den vergangenen 12 Monaten, die in der Regel auf Lithium, aber auch auf andere Phasenprophylaktika unzureichend anspricht. Die affektiven Episoden können in beliebiger Kombination und Reihenfolge auftreten und die Kriterien für eine manische, gemischte oder hypomane Episode oder eine Episode einer Major-Depression erfüllen; sie sind entweder durch eine 2monatige Remission voneinander abgegrenzt oder durch einen Wechsel zu einer Episode mit entgegengesetzter Polarität charakterisiert (APA 1994a).

Rapid cycling

Bei ungefähr 10–20% der Patienten mit bipolaren Störungen tritt Rapid cycling auf, 70–90% darunter sind Frauen. Neben dem weiblichen Geschlecht sind v. a. wiederholt der Gebrauch von trizyklischen Antidepressiva und (sub)klinische Hypothyreosen (in bis zu 50% der Fälle) als weitere Risikofaktoren für die Induktion von Rapid cycling genannt worden (Bauer u. Whybrow 1991). Die Behandlungsanamnese der Patienten mit Rapid cycling ist häufig durch vielfältige, polypharmazeutische und überwiegend erfolglose Therapieversuche gekennzeichnet. Standardtherapiekonzepte konnten für diese Untergruppe affektiver Störungen, die nicht selten bis zu 10 und mehr (sog. „ultra-rapid cycling") Phasen pro Jahr erleben, bislang nicht entwickelt werden (APA 1994b).

– Risikofaktoren

Die Behandlung des Rapid cycling unterscheidet sich jedoch nicht grundlegend von der bei Nichtansprechen auf Phasenprophylaktika. Lediglich Antidepressiva sollten aus den genannten Gründen bei Patienten mit Rapid cycling vermieden werden. Verschiedene Autoren konnten zeigen, daß ein beträchtlicher Teil (72–82%) der Patienten mit Rapid cycling auf eine Lithiumbehandlung nicht anspricht. Zunehmend wird aufgrund positiver Fallbeobachtungen diskutiert, ob ein Patient mit bipolarem Rapid cycling initial nicht besser mit Valproat oder Carbamazepin behandelt werden sollte.

– Behandlung

Unter den experimentellen Verfahren hat sich bei bipolaren Patienten mit prophylaxeresistenter Rezidivneigung die adjuvante hochdosierte Thyroxinbehandlung bewährt, sowohl bei Patienten mit als auch ohne Rapid cycling (Bauer u. Whybrow 1990; Baumgartner et al. 1994; Bauer et al. 1998a; s. auch Kap. 15 und 23 in diesem Bd.).

12 Literatur

Akiskal HS (1995) Mood disorders: introduction and overview. In: Kaplan HI, Sadock BJ (eds) Comprehensive textbook of psychiatry/VI, vol 1. Williams & Wilkins, Baltimore Philadelphia Hong Kong London Munich Sydney Tokyo, pp 1067–1079

Altshuler LL, Cohen L, Szuba MP, Burt VK, Gitlin M, Mintz J (1996) Pharmacologic management of psychiatric illness during pregnancy: dilemmas and guidelines. Am J Psychiatry 153:592–606

**APA (1993) Practice guideline for major depressive disorder in adults. Am J Psychiatry 150 (Suppl 4):1–26

APA (1994a) Diagnostic and statistical manual of mental disorders, 4th revision (DSM-IV). American Psychiatric Press, Washington DC

**APA (1994b) Practice guideline for the treatment of patients with bipolar disorder. Am J Psychiatry 151(Suppl 12):1–36

Angst J (1995) The epidemiology of depressive disorders. Eur Neuropsychopharmacol Suppl:95–98

Bauer M, Berghöfer A (1997) Leitlinien und praktische Durchführung der Pharmakotherapie mit Antidepressiva. In: Bauer M, Berghöfer A (Hrsg) Therapieresistente Depressionen. Springer, Berlin Heidelberg New York Tokio, S 170–184

**Bauer M, Döpfmer S (1999) Lithium augmentation in treatment-resistant depression – A meta-analysis of placebo-controlled studies. J Clin Psychopharmacol 19:427–434

Bauer M, Ströhle A (1999) Neue Behandlungsstrategien bei prophylaxeresistenten Bipolaren Störungen. Nervenarzt 70:587–599

Bauer M, Hellweg R, Baumgartner A (1998a) Hochdosierte Thyroxinbehandlung bei therapie- und prophylaxeresistenten Patienten mit affektiven Psychosen. Nervenarzt 69:1019–1022

*Bauer M, Hellweg R, Gräf KJ, Baumgartner A (1998b) Treatment of refractory depression with high-dose thyroxine. Neuropsychopharmacology 18:444–455

Bauer M, Bschor T, Kunz D, Berghöfer A, Ströhle A, Müller-Oerlinghausen B (1999) Lithium augmentation for continuation treatment of major depression: a placebo-controlled study. American College of Neuropsychopharmacology (ACNP), 38th Annual Meeting, Acapulco, Mexico, December 12–16, 1999

*Bauer MS, Whybrow PC (1990) Rapid cycling bipolar affective disorders. II. Treatment of refractory rapid cycling with high-dose levothyroxine: a preliminary study. Arch Gen Psychiatry 47:435–440

*Bauer MS, Whybrow PC (1991) Rapid cycling bipolar disorder: Clinical features, treatment, and etiology. In: Amsterdam JD (ed) Advances in neuropsychiatry and psychopharmacology, vol 2: Refractory depression. Raven, New York, pp 191–208

Baumgartner A, Bauer M, Hellweg R (1994): Treatment of intractable non-rapid cycling bipolar affective disorder with high-dose thyroxine: an open clinical trial. Neuropsychopharmacology 10:183–189

*Beck AT (1967) Depression: clinical, experimental and theoretical aspects. Harper & Row, New York

Berghöfer A, Müller EB, Bauer M, Linden M, Mackert A, Müller-Oerlinghausen B, Helmchen H (1997) Sequentielle Behandlungsstrategien zur Vermeidung und Überwindung von Therapieresistenz bei depressiven Erkrankungen. In: Bauer M, Berghöfer A (Hrsg) Therapieresistente Depressionen. Springer, Berlin Heidelberg New York Tokio, S 235–243

Bezchlibnyk-Butler KZ, Jeffries JJ (1996) Clinical handbook of psychotropic drugs, 6th edn. Hogrefe & Huber, Seattle

*Brunello N, Burrows GD, Jönsson CPB et al. (1995) Critical issues in the treatment of affective disorders. Depression 3:187–198

Crismon ML, Trivedi M, Pigott TA et al. (1999) The Texas Medication Algorithm Project: report of the Texas Consensus Conference Panel on medication treatment of major depressive disorder. J Clin Psychiatry 60:142–156

Dilling H, Mombour W, Schmidt MH (1992) Internationale Klassifikation psychischer Störungen. ICD-10. Kapitel V (F). Klinisch-diagnostische Leitlinien. Huber, Bern

**Frank E, Kupfer DJ, Perel JM et al. (1990) Three-year outcomes for maintenance therapies in recurrent depression. Arch Gen Psychiatry 47:1093–1099

Glassman AH, Shapiro PA (1998) Depression and the course of coronary artery disease. Am J Psychiatry 155:4–11

Goodwin GM (1997) Treatment of bipolar depressive mood disorders: algorithms for pharmacotherapy. Int J Psychiatry Clin Pract 1:S9–S12

Greil W, Kleindienst N (1997) Rezidivprophylaxe affektiver Störungen mit Lithium. In: Müller-Oerlinghausen B, Greil W, Berghöfer A (Hrsg) Die Lithiumtherapie – Nutzen, Risiken, Alternativen. Springer, Berlin Heidelberg New York Tokio, S 190–218

Helmchen H (1974) Symptomatology of therapy-resistant depressions. Pharmakopsychiatry 7:145–155

*Helmchen H (1990) Gestuftes Vorgehen bei Resistenz gegen Antidepressiva-Therapie. In: Möller HJ (Hrsg) Therapieresistenz unter Antidepressiva-Behandlung. Springer, Berlin Heidelberg New York Tokio, S 237–250

Heinz A (1997) Experimentelle Behandlungsansätze und Zukunftsperspektiven bei therapieresistenten Depressionen. In: Bauer M, Berghöfer A (Hrsg) Therapieresistente Depressionen. Springer, Berlin Heidelberg New York Tokio, S 235–243

*Hirschfeld RMA, Keller MB, Panico S et al. (1997) The national depressive and manic-depressive association consensus statement on the undertreatment of depression. JAMA 277:333–340

Kasper S (1997) Treatment of unipolar major depression: Algorithms for pharmacotherapy. Int J Psychiatry Clin Pract 1:S5–S7

*Keller MB (1988) Undertreatment of major depression. Psychopharmacol Bull 24:75–80

*Keller MB, Lavori PW, Rice J, Coryell W, Hirschfeld RMA (1986) The persistent risk of chronicity in recurrent episodes of nonbipolar major depressive disorder: a prospective follow-up. Am J Psychiatry 143:24–28

**Kessler RC, McGonagle KA, Zhao S et al. (1994) Lifetime and 12-month prevalence of DSM-III-R psychiatric disorders in the United States. Arch Gen Psychiatry 51:8–19

*Klerman GL, Weissman MM (1992) The course, morbidity, and costs of depression. Arch Gen Psychiatry 49:831–834

Klerman GL, Weissman MM, Rounsaville BJ, Chevron ES (1984) Interpersonal psychotherapy of depression. Basic Books, New York

**Kupfer DJ (1991) Long-term treatment of depression. J Clin Psychiatry 52(Suppl 5):28–34

*Kupfer DJ, Frank E, Perel JM et al. (1992) Five-year outcome for maintenance therapies in recurrent depression. Arch Gen Psychiatry 49:769–773

Lebowitz BD, Pearson JL, Schneider LS et al. (1997) Diagnosis and Treatment of Depression in Late Life. Consensus Statement Update. JAMA 278:1186–1190

Leonard BE (1993) The comparative pharmacology of new antidepressants. J Clin Psychiatry 54(Suppl 8):3–15

Leonard BE (1995) Mechanisms of action of antidepressants. CNS Drugs 4(Suppl 1):1–12

Linden M (1994) Therapeutic standards in psychopharmacology and medical decision making. Pharmacopsychiatry 27:41–45

Linden M, Helmchen H, Mackert A, Müller-Oerlinghausen B (1994) Structure and feasibility of a standardized stepwise drug treatment regimen (SSTR) for depressed patients. Pharmacopsychiatry 27:51–53

Linden M, Maier W, Achberger M, Herr R, Helmchen H, Benkert O (1996) Psychische Erkrankungen und ihre Behandlung in Allgemeinarztpraxen in Deutschland. Nervenarzt 67:205–215

*Möller HJ. (1997) Therapieresistenz unter Antidepressiva: Definition, Epidemiologie und Risikofaktoren. In: Bauer M, Berghöfer A (Hrsg) Therapieresistente Depressionen. Springer, Berlin Heidelberg New York Tokio, S 3–15

Müller-Oerlinghausen B (1997) Depression als unerwünschte Arzneimittelwirkung. In: Bauer M, Berghöfer A (Hrsg) Therapieresistente Depressionen. Springer, Berlin Heidelberg New York Tokio, S 57–64

Nelson JC (1997) Augmentation strategies for treatment of unipolar major depression. In: Rush AJ (ed) Mood disorders. Systematic medication managment. Mod Probl Pharmacopsychiatry 25:34–55

**Nierenberg AA, Amsterdam JD (1990) Treatment-resistant depression: definition and treatment approaches. J Clin Psychiatry 51(Suppl 6):39–47

*Nolen WA, Zohar J, Roose SP, Amsterdam J D (eds) (1994) Refractory depression: current strategies and future directions, Wiley, Chichester

Post RM, Denicoff KD, Frye MA, Leverich GS (1997) Algorithms for bipolar mania. In: Rush AJ (ed) Mood disorders. Systematic medication managment. Mod Probl Pharmacopsychiatry 25:114–145

Prien RF, Kocsis JH (1995) Long-term treatment of mood disorders. In: Floyd EB, Kupfer DJ (eds) Psychopharmacology: the fourth generation of progress. Raven, New York, pp 1067–1079

Richelson E (1994) The pharmacology of antidepressants at the synapse: Focus on newer compounds. J Clin Psychiatry 55(Suppl 9):34–39

**Robins LN, Regier DA (1991) Psychiatric disorders in America: the epidemiological catchment area study. MacMillan, New York

Rudorfer MV, Potter WZ (1989) The new generation of antidepressants. In: Extein IL (ed) Treatment of tricyclic-resistant depression. American Psychiatric Press, Washington, pp 83–134

Schramm E, Berger M (1998) Störungsspezifische Psychotherapie bei Depression. Münch med Wochenschr 140:306–313

Scott J (1988) Chronic depression. Br J Psychiatry 153:287–297

Weissman MM, Klerman GL (1990) Interpersonal psychotherapy and its derivates in the treatment of depression. In: Manning DW, Frances AJ (eds) Combined pharmacotherapy and psychotherapy for depression. American Psychiatric Press, Washington DC

WHO (1991) Tenth revision of the International Classification of Diseases, Chapter V (F): Mental and behavioural disorders. WHO, Geneva

Kapitel 23

Pharmakotherapie affektiver Störungen

S. S. Shergill und C. L. E. Katona

Übersetzung: M. Haug

1 Einleitung

Die Pharmakotherapie affektiver Störungen hat zu umwälzenden Veränderungen im Krankheitsverlauf dieser Störungsbilder geführt und hat ganz entscheidende Verbesserungen hinsichtlich der sozialen Rolle betroffener Patienten wie auch der gesundheitsökonomischen Belastung der Gesellschaft mit sich gebracht. Der Einsatz einer medikamentösen Behandlung erhöht signifikant die Chance, daß sich ein depressiver Patient innerhalb von 3–6 Wochen wieder erholen wird. Die Pharmakotherapie kann aber nicht unabhängig von einer tragfähigen Arzt-Patient-Beziehung und dem gemeinsamen Verstehen der Erkrankung gesehen werden. Eine therapeutische Allianz dient nicht nur der Veminderung einer unzureichenden Compliance von Patienten, sondern erleichtert es auch, die möglicherweise auftretenden medikamentösen Nebenwirkungen und die zu erwartende Latenzzeit bis zum Ansprechen auf die Behandlung ausführlich zu besprechen sowie den Stellenwert der medikamentösen Behandlung und ihre voraussichtliche Dauer im Kontext eines Gesamtbehandlungsplanes klarzumachen.

Obwohl es wirksame Behandlungsformen depressiver Störungen schon seit mehr als 40 Jahren gibt, steht erst in letzter Zeit eine breite und stetig wachsende Palette antidepressiv wirksamer Substanzen zur Verfügung, die ihre Wirkung mit unterschiedlicher Spezifität an verschiedenen Rezeptorsubtypen entfalten. Es wird noch einige Zeit brauchen, bis es durch den Erfahrungszuwachs auf dem Boden einer breiten Anwendung möglich sein wird, für jede dieser Substanzen eine differentielle Therapieindikation zu formulieren. Bis dahin läßt sich ganz allgemein sagen, daß die neueren Substanzen in der Anwendung generell sicherer sind und sich im Vergleich zu den älteren Antidepressiva durch ein besseres Nebenwirkungsprofil auszeichnen. So gab es noch vor etwa einem Jahrzehnt kein Antidepressivum, dessen Überdosierung nicht außerordentlich gefährliche Komplikationen mit sich gebracht hätte. Daneben ist ebenfalls bemerkenswert, wie sich das Spektrum der Indikationen für viele dieser neueren Substanzen zunehmend ausweitet. So haben sich einige von ihnen als wirksam bei der Behandlung von Zwangsstörungen, Eß- oder Angststörungen erwiesen.

Im Vergleich zu der Behandlung depressiver Störungen hat sich die Auswahl von Medikamenten für die Behandlung bipolarer affektiver Störungen, besonders im Hinblick auf die Behandlung und Prophylaxe der Manie, nicht annähernd so stark erweitert. Es haben sich jedoch zunehmende Hinweise dafür gefunden, daß Antiepileptika wie z. B. Carbamazepin oder Natrium-Valproat sowohl bei der Behandlung akuter manischer Zustände wie auch als stimmungsstabilisierende Stoffe in der Rezidivprophylaxe bipolarer Störungen wirksam sind. Hier sind auch Stoffe wie der Kalziumkanalblocker Verapamil, das auch in der Epilepsietherapie verwendete Benzodiazepin Clonazepam oder die atypischen Neuroleptika Clozapin, Olanzapin und Risperidon von zunehmendem Interesse für die Forschung.

Vor bzw. während der Behandlung mit entsprechenden Medikamenten ist es empfehlenswert, die folgenden allgemeinen bzw. speziellen Routineuntersuchungen durchzuführen:

- körperliche Untersuchung,
- Schilddrüsenfunktionstests,
- Blutbild und Differentialblutbild,
- Harnstoff, Elektrolyte und allgemeines Laborscreening,
- toxikologische Urinuntersuchungen zur Frage des Substanzmißbrauchs,
- EKG bei Patienten, die älter als 40 Jahre sind,
- ggf. Schwangerschaftstest,
- zusammen mit der Bestimmung der Serumkonzentration von Lithium regelmäßige Kontrollen der Schilddrüsenfunktion, Urinanalyse, Harnstoff, Elektrolyte,
- zusammen mit der Bestimmung der Serumkonzentration von Valproat regelmäßige Kontrollen von Harnstoff und Elektrolyten, Blutbild und Differentialblutbild sowie Leberwerten,
- zusammen mit der Bestimmung der Serumkonzentration von Carbamazepin regelmäßige Kontrollen von Blutbild und Differentialblutbild sowie Leberwerten,
- Serumkonzentrationen folgender trizyklischer Substanzen: Amitriptylin, Imipramin, Desipramin und Nortriptylin.

Routineuntersuchungen vor bzw. während der Behandlung

2 Depressive Störungen

2.1 Wirkstoffgruppen

Die zufällige Entdeckung der antidepressiven Wirksamkeit von Imipramin 1958 (Kuhn 1958) stimulierte intensive Forschungen zu der als Trizyklika bezeichneten Gruppe von Substanzen bei der Behandlung depressiver Störungen. Die nahezu gleichzeitige und ebenfalls zufällige Beobachtung, daß die Behandlung mit Iproniazid bei tuberkulösen Patienten eine Verbesserung der Stimmung bewirkt (Bloch et al. 1954), war Ausgangspunkt der Entwicklung der Monoaminoxidasehemmer (MAOH) als eigenständiger Gruppe antidepressiver Substanzen. Dies hatte ebenfalls zur Folge, daß sich die Forschung auf die Veränderungen in der Aktivität der biogenen Neurotransmitter Noradrenalin und 5-Hydroxytryptamin (5-HT, Serotonin) als Mediatoren bei der Behandlung der Depression konzentrierte. Nachdem zunächst umstritten war, welche Bedeutung diesen beiden Rezeptorsystemen jeweils zukommt, ist inzwischen allgemein anerkannt, daß es zwischen ihnen wie auch dem dopaminergen System (Möller u. Volz 1996) komplexe Interaktionen gibt. Hieraus folgt, daß es höchst unwahrscheinlich ist, in das eine System einzugreifen ohne gleichzeitig kompensatorische Veränderungen in den anderen Systemen hervorzurufen. Modelle, die allein auf der Verfügbarkeit eines Neurotransmitters beruhen, werden der tatsächlichen Komplexität ganz offensichtlich nicht gerecht.

Trizyklika

MAOH

Die intensive Beforschung aminerger Neurotransmitter führte zur Entwicklung der eng verwandten tetrazyklischen Substanzen, die zusammen

Tetrazyklische Substanzen

SSRI

mit den trizyklischen Antidepressiva und den MAOH die Gruppe der klassischen Antidepressiva darstellen. Spätere Erfolge wurden durch die Entwicklung der Serotoninwiederaufnahmehemmer (SSRI), anderer atypischer Antidepressiva wie etwa Bupropion (welches besonders in den USA eingesetzt wird), Trazodon und Nefazodon, des spezifischen und reversiblen MAO-B-Wiederaufnahmehemmers Moclobemid und der erst in letzter Zeit eingeführten Wirkstoffe Mirtazapin, Reboxetin und Venlafaxin erzielt.

Unterschiede neuerer Antidepressiva

Diese neueren antidepressiven Wirkstoffe unterscheiden sich in ihrer spezifischen Affinität für die verschiedenen Neurorezeptoren, was in Tabelle 1 dargestellt ist. Dies drückt sich auch in unterschiedlichen Nebenwirkungsprofilen aus. Trotz ihrer unterschiedlichen Wirkungsweise haben derzeit alle diese Antidepressiva eine vergleichbare Wirklatenz von 2–3 Wochen und zeigen in bezug auf ihre globale Wirksamkeit keine Überlegenheit im Vergleich mit den klassischen Antidepressiva (Cohen 1997). Sie bieten jedoch hinsichtlich des Auftretens unerwünschter Arzneimittelwirkungen (sowohl was die Sicherheit der Einnahme wie das Nebenwirkungsprofil angeht) eindeutige Vorteile und zeichnen sich offensichtlich besonders durch eine geringere Kardiotoxizität und Sedierung aus.

2.1.1 Trizyklische und tetrazyklische Antidepressiva

Indikation

Die Gruppe der tri- und tetrazyklischen Antidepressiva schließt die Substanzen Amitriptylin, Clomipramin, Desipramin, Imipramin, Lofepramin, Nortriptylin und Trimipramin ein. Ihre Indikation erstreckt sich auf die Behandlung und Prophylaxe der Major-Depression, die Therapie begleitender depressiver Störungen im Rahmen einer anderen Erkrankung wie etwa einem Demenzsyndrom oder der Parkinson-Krankheit und die Behandlung der depressiven Phase einer bipolaren affektiven Störung. Daneben sind einige von ihnen für weitere Indikationsgebiete zugelassen, so etwa Clomipramin zur Behandlung von Zwangsstörungen und Imipramin für die Enuresis im Kindesalter.

Wirkungsmechanismus

Die unmittelbare Wirkung dieser Substanzen beruht auf der Hemmung der Wiederaufnahme von Noradrenalin und Serotonin. Dies stellt einen der Grundpfeiler der Monoaminhypothese affektiver Störungen dar. Daneben blockieren sie ebenfalls den muskarinergen Subtyp des Azetylcholinrezeptors sowie Histaminrezeptoren. Im weiteren Verlauf – etwa parallel mit dem Einsetzen der stimmungsaufhellenden Wirkung – findet sich eine „Downregulation" β-adrenerger Rezeptoren und möglicherweise auch ein entsprechender Effekt an Serotoninrezeptoren.

Pharmakokinetik

Die Substanzen weisen nach der üblichen oralen Einnahme einen ausgeprägten „First-pass"-Effekt auf. Ihre Plasmaproteinbindung ist sehr hoch, was Interaktionen mit anderen, gleichfalls stark an Plasmaeiweiße gebundenen Stoffen erklärt, und sie werden vornehmlich hepatisch metabolisiert. Bei linearer Pharmakokinetik bewirken Dosissteigerungen eine äquivalente Erhöhung der Plasmakonzentration. Die Halbwertszeit ist mit Werten zwischen 10 und 70 h bei all diesen Substanzen lang, wo-

Tabelle 1.
Wirkungen von Antidepressiva auf Neurotransmitter bzw. Rezeptoren (Dissoziationskonstanten). (Mod. nach Richelson 1996)

	Amitrip-tylin	Clomi-pramin	Imipra-min	Nortrip-tylin	Trazo-don	Nefazo-don	Bupro-pion	Venlafa-xin	Fluoxe-tin	Sertralin	Paroxe-tin	Mirtaza-pin	Reboxe-tin
Noradrenalin-wiederaufnahmehemmung	10–100	10–100	10–100	1–10	1000–10 000	100–1000	1000–10 000	100–1000	100–1000	100–1000	10–100		1–10
5-HT-Wiederaufnahmehemmung	10–100	1–10	10–100	100–1000	100–1000	100–1000		10–100	10–100	1–10	0,1–1		
Dopaminwiederaufnahmehemmung	1000–10 000	1000–10 000	1000–10 000	1000–10 000		1000–10 000	100–1000	1000–10 000	1000–10 000	100–1000	1000–10 000		
5-HT$_1$-Rezeptorantagonismusblockade	100–1000	1000–10 000	1000–10 000	100–1000	10–100	10–100							
5-HT$_2$-Rezeptorantagonismusblockade	10–100	10–100	10–100	10–100	1–10	10–100		10 000	100–1000	10 000	10 000		1–10
ACh-Blockade	10–100	10–100	10–100	10–100	100–1000		1000–10 000		1000–10 000	1000–10 000	100–1000	1000–10 000	1000–10 000
H$_1$-Blockade	1–10	10–100	10–100	10–100	100–1000		1000–10 000		1000–10 000	1000–10 000	1000–10 000	0,1–1	1000–10 000
α_1-Adrenozeptorblockade	10–100	10–100	10–100	10–100	10–100	100–1000			1000–10 000	100–1000	1000–10 000	100–1000	1000–10 000
α_2-Adrenozeptorblockade	100–1000	1000–10 000	1000–10 000	1000–10 000	100–1000	1000–10 000			1000–10 000	1000–10 000	1000–10 000	10–100	1000–10 000
D$_2$-Blockade	1000–10 000	100–1000	1000–10 000	1000–10 000	1000–10 000	100–1000			1000–10 000	1000–10 000	1000–10 000	1000–10 000	1000–10 000

5-HT Hydroxytryptamin; *ACh* Azetylcholin; *H$_1$* histaminerg; *D$_2$* Dopamin-D$_2$-Rezeptor

durch die einmal tägliche Gabe ausreicht, sobald ein „steady state" erreicht worden ist (was gewöhnlich nach etwa 5 Tagen der Fall ist).

Nebenwirkungen des Antagonismus muskarinerger Azetylcholinrezeptoren

Die Nebenwirkungsprofile der verschiedenen Stoffe dieser Gruppe unterscheiden sich und sind abhängig von der Affinität zu den unterschiedlichen Neurorezeptoren (s. Tabelle 1). Wie sich die jeweiligen Rezeptorwirkungen klinisch manifestieren, ist nachfolgend aufgeführt. Der Antagonismus muskarinerger Azetylcholinrezeptoren verursacht folgende Nebenwirkungen:
- trockene Schleimhäute von Mund, Augen etc.,
- verschwommenes Sehen,
- Obstipation,
- Harnverhalt,
- vermehrtes Schwitzen,
- Verwirrtheitszustände, Desorientiertheit, delirante oder wahnhafte Zustände, Halluzinationen.

Nebenwirkungen des Antagonismus an Histamin-H₁- und α₁-Adrenorezeptoren
– kognitive Symptome

Die Nebenwirkungen des Antagonismus an Histamin-H_1- und a_1-Adrenorezeptoren schließen folgende Effekte ein:
1. Kognitive Symptome:
   - Benommenheit,
   - Müdigkeit, allgemeine Schwäche,
   - Albträume, Unruhe, Rastlosigkeit und Schlafstörungen,
   - Verwirrtheitszustände, Desorientiertheit.

– neurologische Symptome

2. Neurologische Symptome:
   - feinschlägiger Tremor,
   - Akathisie,
   - Spätdyskinesie,
   - zerebrale Anfälle,
   - Parästhesien,
   - Parkinsonoid, Dystonie und Gangstörungen.

– kardiovaskuläre Symptome

3. Kardiovaskuläre Symptome (besonders bei muskarinergen und 5-HT_2-Antagonisten):
   - Tachykardie,
   - orthostatische Hypotension,
   - verlängerte Überleitungszeit,
   - Arrhythmien, Synkopen.

– gastrointestinale Symptome

4. Gastrointestinale Nebenwirkungen (besonders bei Muskarinantagonismus und bei der Serotoninwiederaufnahmehemmung):
   - Anorexie, Übelkeit, Erbrechen, Diarrhoe,
   - Glossitis, Geschmacksstörungen.

– Sexualfunktionsstörungen

5. Sexualfunktionsstörungen (besonders bei gesteigerter Dopamin-D2-Aktivität und 5-HT_2-Antagonismus):
   - Verminderung der Libido, Potenzstörungen,
   - Größenzunahme der Testes und retrograde Ejakulation,
   - Spannungsgefühl und Vergrößerung der Brustdrüse,
   - Anorgasmie,
   - Amenorrhoe,
   - Galaktorrhoe.

– andere Nebenwirkungen

6. Andere Nebenwirkungen:
   - Gewichtszunahme (häufig),
   - Blutbildveränderungen (selten),

- Ikterus, Hepatitis, Urtikaria (selten),
- Fotosensibilität und Hyperpigmentierung (selten).

Toxizität

Die therapeutische Breite der tri- und tetrazyklischen Antidepressiva ist gering und die toxischen Effekte – etwa im Falle einer akzidentellen Überdosierung – spiegeln im wesentlichen die anticholinergen und antihistaminergen Nebenwirkungen wider mit einer Dämpfung des zentralen Nervensystems, Bewußtseinstrübung, Verlangsamung der Atmung sowie dem Auftreten cerebraler Krampfanfälle. Unter den Nebenwirkungen sind die kardialen besonders gefährlich. Das Ausmaß einer Intoxikation läßt sich im EKG an der Verbreiterung des QRS-Komplexes verfolgen.

Kontraindikationen

Eine Teratogenität wurde für die tri- und tetrazyklischen Antidepressiva nicht nachgewiesen, weshalb ihre Einnahme während der Schwangerschaft nicht kontraindiziert ist. Wie bei allen anderen Medikamenten sollte aber auch ihre Einnahme während der Schwangerschaft wenn möglich vermieden werden, insbesondere während des ersten Trimenons. In geringem Ausmaß erfolgt ein Übertritt in die Muttermilch (1%), was aber nach allgemeiner Ansicht kaum eine wesentliche Gefährdung für das Kind darstellt. Bei Patienten mit einer Leber- oder Nierenerkrankung sollten sie nur zurückhaltend eingesetzt werden.

Auswahl des spezifischen Medikaments

Alle tri- und tetrazyklischen Antidepressiva haben eine vergleichbar gute Wirksamkeit bei der Behandlung depressiver Störungen. Die Auswahl des Medikamentes und seiner Dosierung müssen aber im Einzelfall jeweils individuell erfolgen, wobei z. B. die Frage der Sedierung, Neigung zu hypotonen Kreislaufreaktionen oder das Risiko einer Überdosierung zu berücksichtigen sind. Die stärker sedierenden Antidepressiva (Amitriptylin oder Trimipramin) kommen besonders für agitierte Patienten und bei Schlafstörungen in Frage. Umgekehrt werden die weniger stark sedierenden Antidepressiva wie Lofepramin, Imipramin oder Nortriptylin für stärker gehemmte Patienten bevorzugt. Bei der Behandlung älterer Menschen und in Fällen, in denen das Risiko der Einnahme einer Überdosis besteht, sollten Substanzen mit einer geringeren Kardiotoxizität, z. B. Lofepramin, eingesetzt werden. Clomipramin ist das Mittel der ersten Wahl bei Patienten, die neben einer depressiven Störung Zwangssymptome aufweisen.

Dosierung

Vor dem Beginn der Behandlung sollte neben einer allgemeinen körperlichen Untersuchung eine Untersuchung von Blutbild, Serumelektrolyten und Leberwerten erfolgen, bei über 40jährigen Patienten sollte ebenfalls ein aktuelles EKG vorliegen. Eine einschleichende Therapie mit zunächst niedriger Dosis, die dann im Abstand von jeweils einigen Tagen schrittweise bis zur therapeutischen Zieldosis gesteigert wird, ist empfehlenswert. Im Falle von Amitriptylin sollte eine Tagesdosis von 150 mg erreicht und diese dann für 2–3 Wochen beibehalten werden. Bleibt eine klinische Besserung aus, dann sollte die Dosis bis auf 300 mg gesteigert werden, soweit der Patient dies hinsichtlich der Nebenwirkungen toleriert. Da die Wirkung im Niedrigdosisbereich zweifelhaft ist (Quitkin 1985), liegen die üblicherweise empfohlenen Tagesdosierungen zwischen 150 und 250 mg. Werden die Medikamente in ausreichender Dosis gegeben, dann sprechen etwa 70% der Patienten auf die Therapie an. Häufige Nebenwirkungen wie

Sedierung, orthostatische Hypotension, Mundtrockenheit, verschwommenes Sehen, Obstipation und Harnverhalt können dadurch abgemildert werden, daß die Dosis zunächst über den Tag verteilt wird; eine einmal tägliche Gabe kann dann aber zur Vereinfachung der Einnahme erfolgen, sobald die therapeutische Zieldosis erreicht ist.

2.1.2 Monoaminoxidasehemmer

Entwicklung

Der MAOH Iproniazid wurde in den frühen 50er Jahren entwickelt, nachdem beobachtet worden war, daß Patienten, die wegen einer Tuberkulose mit der eng verwandten Substanz Isoniazid behandelt worden waren, eine deutliche Stimmungsaufhellung zeigten. Diese Gruppe von Substanzen (zu denen Phenelzin, Isocarboxazid und Tranylcypromin gehören) hemmt irreversibel beide Subtypen der Monoaminoxidase: die MAO-A, welche den Abbau von Noradrenalin und Serotonin bewirkt, sowie die MAO-B, die für Phenylethylamin spezifisch ist. Tranylcypromin besitzt einen zusätzlichen direkten Effekt auf die Hemmung der Wiederaufnahme von Noradrenalin und Serotonin.

Wirkungsmechanismus

Sowohl MAO-A- wie MAO-B-Hemmer sind am Metabolismus von Dopamin beteiligt. Ihre klinische Wirksamkeit gab der Monoaminhypothese der Depression in den 60er Jahren zusätzliches Gewicht und führte zum Einsatz weiterer, ebenfalls die Monoaminoxidase hemmende Substanzen, die sich in der Folge als ebenso effektiv bei der Behandlung der Depression herausstellten.

Die Monoaminoxidase findet sich in vielen Körpergeweben wie etwa dem zentralen Nervensystem, sympathischen Ganglien, der Leber, in Thrombozyten und im Gastrointestinaltrakt, wo sie den Abbau des mit der Nahrung zugeführten Tyramins bewirkt. Die Hemmung der Monoaminoxidase führt zur direkten Aufnahme von Tyramin in den Blutkreislauf und verursacht damit hypertensive Krisen. Phenelzin, Isocarboxazid und Tranylcypromin werden irreversibel gebunden und entfalten ihre Wirkung unspezifisch an beiden MAO-Rezeptortypen. Berichte über Patienten, die unter der Einnahme von MAOH aufgrund der Interaktion mit tyraminreichen Nahrungsmitteln (z.B. manche Käsesorten) potentiell letale Komplikationen erlitten, führten zu einem Rückgang in ihrer Verordnung bzw. zur Beachtung einer strikt tyraminfreien Diät in den Fällen, in denen sie weiterhin angewendet wurden.

Indikation

Die Anwendungsgebiete für MAOH sind denen für die tri- und tetrazyklischen Antidepressiva vergleichbar. Bei der Behandlung „atypischer" Depressionen, die durch Hypersomnie, Hyperphagie, Angst und das Fehlen wesentlicher somatischer Symptome gekennzeichnet sind (Cohen 1997), scheinen sie den trizyklischen Substanzen überlegen zu sein. Sie finden ebenfalls bei der Behandlung der Agoraphobie und Panikstörungen, bei posttraumatischen Belastungsstörungen und bei der sozialen Phobie Anwendung.

Dosierung

Monoaminoxidasehemmer werden nach oraler Aufnahme gut resorbiert. Phenelzin und Isocarboxazid werden durch Azetylierung metabolisiert, deren Geschwindigkeit vom individuellen Azetylierungsvermögen abhängig ist. Etwa die Hälfte der europäischen und ein höherer Anteil der asiatischen Bevölkerung sind sog. langsame Azetylierer, was zu unvorhergesehen hohen Serumkonzentrationen und zu einer Zunahme von Nebenwirkungen schon im mittleren Dosisbereich führen kann. Die Halbwertszeit dieser Substanzen liegt zwischen 2 und 6 h, weshalb eine Einnahme in mehreren Tagesdosen erforderlich ist.

Über die besonders wichtige Interaktion mit Tyramin müssen Patienten dahingehend aufgeklärt werden, daß der Verzehr von Nahrungsmitteln, die einen hohen Tyraminanteil haben, vermieden werden muß. Dies schließt die folgenden Nahrungsmittel ein:
- Alkohol (besonders Chianti und Bier),
- Saubohnen,
- Käse (besonders reife Käsesorten; Rahmkäse ist diesbezüglich ungefährlich),
- Leber (besonders Rinder- oder Hühnerleber),
- geräucherter oder gepökelter Fisch oder Geflügel,
- kommerziell zubereitete Suppen oder Pasteten,
- Backhefe und Fleischextrakte,
- Schalen grüner Bananen.

Interaktion mit Tyramin und Vorsichtsmaßnahmen

– Vermeidung bestimmter Nahrungsmittel

Folgende Nahrungsmittel sollten nur in moderaten Mengen verzehrt werden:
- Avokados,
- Auberginen,
- Rosinen,
- Soyasauce,
- Sauerrahm,
- Spinat,
- Joghurt.

– Reduktion bestimmter Nahrungsmittel

Zudem ist auf mögliche Wechselwirkungen mit anderen Medikamenten hinzuweisen. Die gleichzeitige Verabreichung folgender Medikamente ist kontraindiziert:
- Anästhetika (insbesondere zusammen mit Adrenalin),
- Bronchodilatatoren,
- adrenerge Antihypertensiva (Methyldopa, Guanethidin),
- L-Dopa oder Tryptophan,
- Opiate,
- Grippe- und Erkältungsmittel, die Sympathomimetika enthalten (insbesondere Dextrometorphan),
- Sympathomimetika (einschließlich illegale Drogen, die Kokain oder Amphetamine enthalten),
- SSRI (einschließlich Clomipramin, Trazodon und trizyklische Antidepressiva).

Wechselwirkungen mit anderen Medikamenten

Die folgenden Medikamente sollten nur vorsichtig angewendet werden:
- Antihistaminika,
- Kodein,
- Hydralazin,
- Propranolol,

- tri- und tetrazyklische Substanzen.

Wechsel von einer kontraindizierten Substanz auf einen MAOH

Will man von einer kontraindizierten Substanz auf einen MAOH wechseln, dann ist besonders deren Halbswertszeit zu berücksichtigen und vor Therapiebeginn mit dem MAOH eine ausreichend lange Auswaschphase voranzustellen. Bei der gleichzeitigen Behandlung mit mehr als einer antidepressiven Substanz werden am häufigsten Phenelzin und Amytriptylin oder Imipramin kombiniert. Das Trizyklikum wird entweder schon vor der Gabe von Phenelzin begonnen, oder es werden beide in niedriger Dosis von Beginn an zusammen verabreicht. Die älteren MAOH bewirken eine irreversible Blockade des Enzyms. Ihre Wirkung wird deshalb noch etwa 2 Wochen über den Zeitpunkt ihrer letzten Einnahme hinaus solange anhalten, bis sich wieder ausreichende Mengen neuer Monoaminoxidase gebildet haben. Dies ist der Grund, warum vor der Gabe einer kontraindizierten Substanz eine Auswaschphase eingehalten werden muß.

Nebenwirkungen

Zu den häufigsten Nebenwirkungen zählen orthostatische Hypotension, Gewichtszunahme, sexuelle Funktionsstörungen und Schlafstörungen. Selten treten bei Patienten Parästhesien infolge eines Pyridoxinmangels auf. Phenelzin und Isocarboxazid sind potentiell hepatotoxisch, weshalb während der Behandlung regelmäßige Kontrollen der Leberwerte durchzuführen sind. Im Vergleich mit den trizyklischen Substanzen sind MAOH weniger kardiotoxisch und weisen ein geringeres Risiko auf, die Krampfschwelle von Patienten zu senken. Sie sind in der Schwangerschaft kontraindiziert und treten in die Muttermilch über. Bei Patienten mit Nieren- oder Leberfunktionsstörungen oder mit einem Anfallsleiden ist erhöhte Vorsicht geboten.

RIMA

Moclobemid ist eine neuere Substanz, die eine relativ hohe Spezifität gegenüber der MAO-A aufweist und reversibel gebunden wird. Sie ist damit ein Vertreter einer neuen Gruppe von Medikamenten, die als reversible Inhibitoren der MAO-A (RIMA) bezeichnet werden. Hierdurch kann Moclobemid durch Tyramin aus der Bindung verdrängt und dieses gebunden werden, was das Risiko einer hypertensiven Krise erheblich verringert. Selegilin kommt als MAO-B-spezifischer Hemmstoff vorwiegend bei der Behandlung der Parkinson-Krankheit zur Anwendung, könnte aber in hoher und nicht-MAO-B-spezifischer Dosis auch bei der therapierefraktären Depression wirksam sein (Sunderland et al. 1994).

Auswahl des spezifischen Medikaments

Unter den MAOH gibt es keine Substanz, die sich gegenüber den anderen durch eine nachgewiesen bessere Wirksamkeit auszeichnete. Hier wird die Therapieentscheidung ganz vom Nebenwirkungsprofil bestimmt. Bei Moclobemid ist das Risiko einer Tyraminreaktion am geringsten. Andererseits existieren für diesen jüngsten MAOH nur wenige Daten aus Langzeituntersuchungen hinsichtlich seiner Effektivität in der Erhaltungstherapie bzw. Prophylaxe depressiver Störungen. Tranylcypromin ist ein stärker „aktivierendes" Antidepressivum und besitzt eine vergleichsweise geringe Hepatotoxizität. Phenelzin wird als sicherster der 3 ursprünglichen MAOH propagiert, ist aber – wie Isocarboxazid – potentiell hepatotoxisch. Bei allen MAOH ist eine einschleichende Aufdosierung und die 2- bis 3mal tägliche Gabe erforderlich.

2.1.3 Serotoninwiederaufnahmehemmer

Die Serotoninwiederaufnahmehemmer („serotonin specific re-uptake inhibitors"; SSRI) sind das Produkt eines wiederentdeckten Interesses an der Rolle des Serotoninsystems bei depressiven Störungen zu Anfang der 70er Jahre. Inzwischen zählen zu dieser Wirkstoffgruppe die Substanzen Fluoxetin, Paroxetin, Fluvoxamin, Sertralin und Citalopram.

Indikation

Die Hauptindikation für ihre Anwendung stellt die Major-Depression dar. Hierbei weisen sie sowohl für die Akutbehandlung wie für die Prophylaxe eine den trizyklischen Substanzen vergleichbare Wirksamkeit auf. Sie sind ebenfalls einsetzbar bei der Behandlung von Zwangsstörungen, der Panikstörung und der Bulimie (Fluoxetin). Außerhalb ihrer zugelassenen Indikationsbereiche haben sie sich als wirksam bei der Dysthymie, Agoraphobie und bei Impulskontrollstörungen erwiesen.

Wirkungsmechanismus

Der exakte Wirkungsmechanismus der SSRI ist noch unklar. Sie hemmen die Wiederaufnahme von Serotonin, ohne dabei die präsynaptische Wiederaufnahme von Noradrenalin oder Dopamin direkt zu beeinflussen. Hieraus folgt eine reduzierte Dichte („down regulation") von Serotoninrezeptoren. Die sich daraus ergebenden indirekten Auswirkungen auf andere Neurotransmittersysteme sind bisher noch wenig bekannt. Hinsichtlich der spezifischen In-vitro-Affinität für Serotonin und der relativen Stärke der Wiederaufnahmehemmung gibt es gewisse Unterschiede zwischen den verschiedenen SSRI, was aber klinisch kaum von Bedeutung ist.

Nebenwirkungen

Das Fehlen wesentlicher anticholinerger, antihistaminerger und antiadrenerger Wirkungen ist der Grund für ihr vergleichsweise günstiges Nebenwirkungsprofil. Die häufigsten unerwünschten Wirkungen bei der Einnahme von SSRI stellen in bezug auf das zentrale Nervensystem Kopfschmerzen, vermehrte Unruhe, Schlafstörungen und eine Gewichtsreduktion dar. An gastrointestinalen Nebenwirkungen treten recht häufig Übelkeit, Diarrhoe und Anorexie auf, gelegentlich wird auch über vermehrtes Schwitzen geklagt. Anfängliche Berichte, daß sich unter der Einnahme von Fluoxetin eine erhöhte Suizidrate fände, sind nicht bestätigt worden. An selteneren Nebenwirkungen können Sexualfunktionsstörungen (Anorgasmie, verzögerte Ejakulation, Potenzstörungen) und Hautausschläge auftreten. Bei einer Überdosierung besitzen SSRI eine nur sehr geringe Toxizität.

Pharmakokinetik

Serotoninwiederaufnahmehemmer werden nach oraler Einnahme rasch resorbiert und weisen einen nur geringen First-pass-Effekt auf. Sie sind zum großen Teil an Plasmaproteine gebunden und führen zu einer Erhöhung der Serumkonzentration anderer plasmaproteingebundener Stoffe, indem sie diese kompetitiv aus der Eiweißbindung verdrängen. Fluvoxamin weist hierbei die geringste Affinität zu Plasmaproteinen auf. Alle SSRI werden hepatisch metabolisiert und interferieren mehr oder weniger stark mit dem Zytochrom-P450-System. Dies kann zu einem Anstieg der Serumkonzentration von Substanzen wie z. B. Neuroleptika führen, die gleichzeitig eingenommen und ebenfalls über diesen Stoffwechselweg metabolisiert werden. In der klinischen Praxis ist dies jedoch von untergeordneter Bedeutung.

Wechselwirkungen mit anderen Medikamenten

Serotoninwiederaufnahmehemmer weisen eine Vielzahl klinisch relevanter Wechselwirkungen mit anderen Arzneimitteln auf, so etwa potentiell letale Interaktionen bei der gleichzeitigen Einnahme von L-Tryptophan oder MAOH. Die zusätzliche Verabreichung von Benzodiazepinen, Neuroleptika, anderen Antidepressiva oder Lithium sollte sorgfältig abgewogen werden. Unter Cimetidin ist bei einigen SSRI ein Anstieg der Serumkonzentrationen beobachtet worden.

Dosierung

Der Behandlungsbeginn mit SSRI erfordert in der Regel kein Einschleichen und kann gleich mit der Erhaltungsdosis erfolgen. Einige SSRI, z. B. Fluvoxamin, Paroxetin und Sertralin, erfordern allerdings eine Auftitrierung für den Fall, daß ein therapeutischer Effekt auch nach 4wöchiger Therapie noch nicht zu verzeichnen ist (diesbezüglich sei auf die speziellen Arzneimittelinformationen der jeweiligen Herstellerfirma verwiesen). Aufgrund der relativ langen Halbwertzeit reicht eine einmal tägliche Gabe aus. Dies gilt insbesondere für Fluoxetin und seinen aktiven Metaboliten Norfluoxetin (mit einer Halbwertszeit von 70 bzw. 330 h). Die lange Eliminationshalbwertszeit kann dann problematisch werden, wenn eine medikamentöse Umstellung erforderlich wird, da Wechselwirkungen noch 5 Wochen nach der letzten Gabe von Fluoxetin auftreten können. Die Gabe höherer SSRI-Dosen ist zur Behandlung einer begleitenden oder eigenständigen Zwangsstörung (Paroxetin) oder Bulimie (Fluoxetin) vorgeschlagen worden.

Nebenwirkungen

Die niedrige Nebenwirkungsrate machen SSRI besonders geeignet für die Behandlung alter Menschen. Besonders für Paroxetin, aber auch für andere Substanzen, ist über Entzugserscheinungen nach Beendigung einer Therapie berichtet worden. Diese schließen vermehrte Unruhe, allgemeines Unwohlsein, Akathisie und Dyskinesien ein. Bei ungenügender Compliance müssen diese Symptome von einem depressiven Rückfall unterschieden werden. Treten sie nach dem geplanten Absetzen einer Substanz auf, dann ist zunächst die weitere Einnahme des Medikaments und ein schrittweises Ausschleichen zu empfehlen.

Verbreitung

Die einfache Anwendung der SSRI (feste Einmaldosis) und das Fehlen schwerer Nebenwirkungen hat zu ihrer zunehmend weiten Verbreitung geführt und möglicherweise sogar dazu beigetragen, daß mehr depressive Patienten ambulant behandelbar sind und nicht stationär aufgenommen werden müssen. Fluoxetin hat enorme Auswirkungen auf die öffentliche Wahrnehmung der Möglichkeiten antidepressiver Pharmakotherapie gehabt und ist in diesem Zusammenhang sicherlich auch für Beschwerden nachgefragt und verordnet worden, die – wie etwa verminderte Kritikfähigkeit oder Minderwertigkeitsgefühle – nichts mit depressiven Phasen im eigentlichen Sinn zu tun haben (Barondes 1994). Daneben hat der vergleichsweise hohe Preis einer Behandlung mit SSRI im Vergleich zu den im Grunde gleich gut wirksamen trizyklischen Antidepressiva erhebliche Diskussionen über die generellen finanziellen Auswirkungen der Verordnung antidepressiver Pharmaka ausgelöst. Auf diese ökonomischen Aspekte wird später in diesem Kapitel noch eingegangen werden.

2.1.4 Trazodon und Nefazodon

Merkmale

Trazodon und Nefazodon haben zwar keine strukturelle Ähnlichkeit mit den tri- oder tetrazyklischen Substanzen, SSRI oder MAOH, sie besitzen aber eine vergleichbar gute Wirksamkeit bei der Behandlung depressiver Störungen. Nefazodon ist eine erst kürzlich in die Behandlung eingeführte Substanz, die strukturelle Verwandschaft mit Trazodon besitzt, sich in den pharmakologischen Eigenschaften aber von diesem unterscheidet. Anticholinerg bedingte Nebenwirkungen sind bei beiden nur sehr gering ausgeprägt, sie unterscheiden sich jedoch im Hinblick auf die sedierende Wirkung, die bei Trazodon stark, bei Nefazodon dagegen schwächer ausgeprägt ist.

Wirkungsmechanismus

Beide Substanzen sind für die Behandlung der Major-Depression bestimmt. Trazodon hemmt spezifisch die Serotoninwiederaufnahme und wirkt daneben als postsynaptischer Antagonist an 5-HT-Rezeptoren. Aus der Aufstellung in Tabelle 1 sind seine zusätzlichen antiadrenergen und antihistaminergen Wirkungen zu entnehmen. Auch Nefazodon ist ein spezifischer Serotoninwiederaufnahmehemmer und ein Antagonist an postsynaptischen 5-HT-Rezeptoren. Im Vergleich zu Trazodon weist es eine geringere Blockade histaminerger und α-adrenerger Rezeptoren auf.

Pharmakokinetik

Nebenwirkungen

Sowohl Trazodon wie Nefazodon werden nach oraler Aufnahme gastrointestinal rasch resorbiert und in der Leber metabolisiert. Trazodon weist mit 6–11 h gegenüber Nefazodon (2–4 h) eine längere Halbwertszeit auf. Bei Einnahme von Trazodon treten als häufigste Nebenwirkungen Sedierung, orthostatische Hypotension, Benommenheit und Übelkeit auf. Als seltene Nebenwirkung kann es zu einem Priapismus kommen. Die Gefahren bei einer Überdosierung sind gering. Unter Nefazodon können Übelkeit, Kopfschmerzen, Benommenheit und unsystematischer Schwindel auftreten. Das Risiko von Störungen sexueller Funktionen ist vergleichsweise gering und kardiotoxische Effekte oder eine orthostatische Hypotension finden sich ebenfalls nur selten. Beide Substanzen sind in der Schwangerschaft oder Stillzeit kontraindiziert.

Indikation

Nefazodon hat sich als wirkungsvoll in der Reduktion depressionsbegleitender Angstzustände und der Verbesserung des Nachtschlafes gezeigt. Es könnte sich als besonders hilfreich bei solchen Patienten erweisen, die unter anderen Antidepressiva intolerable Störungen der Sexualfunktion entwickeln. Im Vergleich mit Trazodon hat es allerdings den gewissen Nachteil, daß eine 2mal tägliche Einnahme erforderlich ist. Trazodon besitzt ein vergleichbares Indikationsspektrum, wirkt aber noch stärker sedierend, was bei Patienten mit einer zusätzlichen Insomnie von Vorteil ist.

2.1.5 Andere Antidepressiva

Bupropion

Bei Bupropion handelt es sich um eine unizyklische antidepressive Substanz, die nach ihrer Entwicklung 1966 erst im Jahre 1985 in der Depressionsbehandlung angewandt wurde. Nachdem Bupropion mit einer erhöhten Rate zerebraler Krampfanfälle in Verbindung gebracht worden war, wurde es in den Vereinigten Staaten zunächst vom Markt genommen. Erst in der Folge wurde deutlich, daß diese unerwünschte Wirkung nicht häufiger als bei anderen Antidepressiva auftrat, woraufhin 1989 die Wiederzulassung erfolgte.

Indikation und Wirkungsweise

Bupropion ist zur Behandlung depressiver Störungen indiziert. Seine genaue Wirkungsweise ist noch nicht bekannt, es wirkt als schwacher Wiederaufnahmehemmer an noradrenergen Rezeptoren und möglicherweise auch an Dopaminrezeptoren. Es wird nach der oralen Aufnahme gut resorbiert, hepatisch metabolisiert und hat eine Halbwertszeit von etwa 12 h.

Nebenwirkungen

Bupropion besitzt den seltenen Vorteil, daß es außerhalb des zentralen Nervensystems keinerlei nennenswerte pharmakologische Wirkung entfaltet. Es ist praktisch frei von Nebenwirkungen wie orthostatischer Hypotension, Gewichtszunahme oder Beeinträchtigungen der Sexualfunktionen. Zu den häufigsten unerwünschten Wirkungen zählen Kopfschmerzen, Schlafstörungen und Übelkeit. Das Risiko zerebraler Krampfanfälle ist dosisabhängig und dem der trizyklischen Antidepressiva in therapeutischen Dosen vergleichbar. Im Bereich höherer Bupropiondosen steigt dieses Risiko allerdings erheblich. Die Substanz soll bei Patienten mit einer traumatischen Hirnerkrankung, einer Vorgeschichte von epileptischen Anfällen oder einer anderen neurologischen Erkrankung nicht angewendet werden. Sie ist ebenfalls nicht indiziert während der Schwangerschaft oder Stillzeit.

Kontraindikationen

Mirtazapin

Wirkungsmechanismus

Mirtazapin ist ein erst kürzlich auf den Markt gebrachtes Antidepressivum mit einem neuartigen Wirkprinzip und wird als noradrenalin- und serotoninspezifisches Antidepressivum (NaSSA) vertrieben. Es antagonisiert präsynaptische α_2-Adrenozeptoren und erhöht hierdurch die synaptische Konzentration von Serotonin und Noradrenalin. Es antagonisiert ebenfalls postsynaptische 5-HT- und 5-HT_3-Rezeptoren. Dies führt zu einer vermehrten Ausschüttung von Serotonin, welches an 5-HT_1-Rezeptoren bindet, was möglicherweise für seine schlaffördernde und angstlösende Wirkung bedeutsam ist. Die Affinität zu Histamin-H_1-Rezeptoren ist hoch, diejenige zu cholinergen oder α_1-Adrenozeptoren dagegen gering. Mirtazapin ist für die Behandlung der Depression zugelassen. Es wird zum großen Teil in der Leber metabolisiert und besitzt eine Halbwertszeit von 20–40 h, was eine einmal tägliche Gabe erlaubt.

Nebenwirkungen

Unter den Nebenwirkungen sind insbesondere Sedierung, Gewichtszunahme und Mundtrockenheit zu nennen. Im Vergleich zu den SSRI bietet es den Vorteil, weniger Übelkeit und Beeinträchtigungen von Sexualfunktionen zu verursachen; es führt dagegen häufiger zu Müdigkeit und Gewichtszunahme, was bei manchen Patienten allerdings therapeutisch erwünscht sein könnte.

Reboxetin

Wirkungsmechanismus

Reboxetin ist ebenfalls erst kürzlich als selektiver Noradrenalinwiederaufnahmehemmer (SNRI) in den Arzneimittelmarkt eingeführt worden.

Es bindet nur sehr gering an Serotonin- oder Dopaminrezeptoren und zeigt keine wesentliche Wirkung an muskarinergen, histaminergen oder adrenergen Rezeptoren. Indikationsgebiet sind depressive Störungen. Reboxetin wird hepatisch metabolisiert und muß 2mal täglich eingenommen werden. Es weist eine ausgeprägte Proteinbindung auf, weshalb es zu potentiellen Interaktionen mit Imipramin, Chlorpromazin, Propranolol, Methadon oder anderen gleichfalls stark plasmaeiweißgebundenen Substanzen kommen kann. Die häufigsten Nebenwirkungen stellen Mundtrockenheit, Obstipation, Schlafstörungen und vermehrtes Schwitzen dar; seltener treten Tachykardie, Schwindel, Harnverhalt und Potenzstörungen auf.

Indikation

Nebenwirkungen

Reboxetin könnte sich als hilfreich für diejenigen Patienten erweisen, die SSRI oder trizyklische Antidepressiva nicht vertragen. Es bietet möglicherweise auch Vorteile in der antidepressiven Behandlung von Parkinsonpatienten, die unter der Einnahme von SSRI besonders empfindlich auf deren extrapyramidale Nebenwirkungen reagieren.

Anwendungsgebiete

Venlafaxin
Venlafaxin ist ein bizyklischer Stoff, der als Serotonin- und Noradrenalinwiederaufnahmehemmer vertrieben wird. Es ähnelt in der Wirkung anderen Substanzen wie etwa Milnacipran, die kurz vor ihrer Zulassung stehen. Venlafaxin hemmt stark die Wiederaufnahme von Serotonin und in geringerem Maße auch die von Noradrenalin. Ähnliches gilt, wenn auch schwächer ausgeprägt, für die Wiederaufnahme von Dopamin. An muskarinergen, α-adrenergen oder histaminergen Rezeptoren entfaltet es keine nennenswerte Wirkung.

Wirkungsweise

Auch für Venlafaxin gilt das Indikationsgebiet depressiver Störungen, wobei auch über eine Wirksamkeit bei therapieresistenten Depressionen berichtet wurde. Es wird in der Leber in den aktiven Metaboliten *O*-Desmethylvenlafaxin umgewandelt. Venlafaxin und *O*-Desmethylvenlafaxin besitzen jeweils eine Halbswertszeit von 5–11 h. Neben der normalen Zubereitung, die eine 2mal tägliche Einnahme erfordert, existiert inzwischen eine retardierte Form, die eine tägliche Einzeldosis gestattet. Der Wirkstoff wie sein Metabolit werden überwiegend renal ausgeschieden, so daß bei Patienten mit begleitender Nieren- oder Leberfunktionsstörung eine Dosisanpassung erforderlich ist.

Indikation

Die häufigste Nebenwirkung stellt Übelkeit dar, die aber bei Einnahme der retardierten Form seltener auftritt. Daneben können an weiteren Nebenwirkungen Kopfschmerzen, vermehrtes Schwitzen, Unruhe und Sexualfunktionsstörungen auftreten. Venlafaxin sollte bei Patienten mit Bluthochdruck mit besonderer Vorsicht angewendet und nicht während der Schwangerschaft oder Stillzeit gegeben werden. Bei einem abrupten Absetzen wurden Schlafstörungen, Übelkeit, Benommenheit und Nervosität beobachtet, weshalb empfohlen wird, die Dosis vor dem Absetzen des Medikaments auszuschleichen. Bei alten Menschen ist keine spezielle Dosisanpassung erforderlich.

Nebenwirkungen

Venlafaxin scheint eine vielversprechende Substanz mit guter antidepressiver Wirksamkeit zu sein. Die Einführung der retardierten Form hat zu

Allgemeine Bedeutung

einer Verminderung der sehr unangenehmen Übelkeit geführt, welche bei Einnahme der unretardierten Form bei 25–37% aller Patienten zu Beginn der Behandlung auftrat. Es bleibt abzuwarten, ob sich ein schnellerer Wirkeintritt und eine Wirksamkeit auch bei ansonsten therapierefraktärer Depression bestätigen läßt.

2.2 Auswahl des geeigneten Medikaments

Wirkungsvergleiche zwischen verschiedenen Substanzen

Da sich die verschiedenen Wirkstoffe hinsichtlich ihrer antidepressiven Wirksamkeit offenbar kaum voneinander unterscheiden, sind es andere Kriterien, die zwischen ihnen differenzieren lassen. Während unbestritten ist, daß sich die neueren Substanzen durch ein günstigeres Nebenwirkungsprofil auszeichnen, gibt es unterschiedliche Meinungen zu der Frage, ob sie auch bei schweren depressiven Zuständen eine den älteren Substanzen vergleichbare Wirksamkeit aufweisen. In seiner Analyse von kontrollierten Studien stellt Perry (1996) im Vergleich der jeweiligen Veränderungen auf der *Hamilton Depression Rating Scale* fest, daß die trizyklischen Substanzen bei schweren Depressionen wirksamer seien. Andererseits kommt Nierenberg (1994) in seiner Literaturübersicht von Studien, die die Effektivität von SSRI mit der von trizyklischen Antidepressiva bei der Behandlung schwerer depressiver Erkrankungen verglichen, zu dem Schluß, daß beide Substanzgruppen hier eine vergleichbare Wirksamkeit aufweisen. Dies spiegelt wohl auch die derzeit vorherrschende Meinung wider.

Bedeutung der Schwere der Depression

Die frühere Unterscheidung in neurotische und endogene Formen der Depression hat sich hinsichtlich differentieller Therapieentscheidungen als wenig hilfreich erwiesen; vielmehr geht man derzeit davon aus, daß die schwere „endogene" Form der Depression lediglich den maximalen Ausprägungsgrad eines kontinuierlich verteilten Spektrums depressiver Zustandsbilder darstellt. Bei schwergradig depressiven Zuständen, die mit psychotischen Symptomen einhergehen, ist häufig eine zusätzliche neuroleptische Medikation erforderlich. Sobald die psychotische Symptomatik remittiert, kann das Neuroleptikum dann unter Fortführung der antidepressiven Pharmakotherapie wieder abgesetzt werden.

Auswahl anhand des Nebenwirkungsprofils

Eine der Leitlinien bei der Auswahl des geeigneten Antidepressivums stellt die jeweilige Rezeptoraffinität einer Substanz und damit ihr Nebenwirkungsprofil dar. Bei älteren Menschen sollten Substanzen vermieden werden, die mit einer ausgeprägteren Blockade a_1-adrenerger Rezeptoren einhergehen, um das Auftreten einer orthostatischen Hypotension und hierdurch bedingter Stürze zu verhindern. Entsprechend sollten aufgrund der erhöhten Empfindlichkeit für Mundtrockenheit, Harnverhalt und Obstipation auch Antidepressiva mit einer stärkeren antimuskarinergen Aktivität vermieden werden. Die Toxizität im Falle einer Überdosierung stellt einen wichtigen Gesichtspunkt in der ambulanten Behandlung von Patienten mit hartnäckigen Suizidgedanken dar. Hier sollte man den geringer kardiotoxischen Substanzen den Vorzug geben. Zunehmend wird auch den somatischen Begleitsymptomen depressiver Syndrome Beachtung geschenkt, weil diese durchaus günstig auf das jeweilige Nebenwirkungsprofil einer Substanz ansprechen können. Bei Patienten, bei denen Schlafstörungen und Unruhe im Vordergrund stehen, sind dementsprechend stärker sedierende Substanzen angezeigt.

Besondere Beachtung kommt Interaktionen mit anderen Medikamenten zu, die von Patienten zusätzlich zu einem Antidepressivum eingenommen werden. So ist davon abzuraten, einem mit Selegilin behandelten Parkinsonpatienten ein Antidepressivum zu verordnen, das sich durch eine starke Hemmung der Serotoninwiederaufnahme auszeichnet, da durch die gesteigerte serotonerge Aktivität ein Serotoninsyndrom ausgelöst werden könnte. Das Serotoninsyndrom manifestiert sich in wenigstens 3 der folgenden Symptome: Verwirrtheit, Hypomanie, Agitiertheit, Myoklonien, Hyperreflexie, Hyperhidrose, Schüttelfrost, Tremor, Diarrhoe, Koordinationsstörungen und Hyperpyrexie (Sternbach 1991).

Interaktionen mit anderen Medikamenten

– Serotoninsyndrom

Wechselwirkungen der neueren Antidepressiva mit der Metabolisierung anderer Medikamente, insbesondere in bezug auf das Zytochrom-P450-System, sind von Nemeroff et al. (1996) untersucht worden. Hierbei zeigte sich, daß jede der neueren antidepressiven Substanzen eine jeweils andere Untergruppe von Zytochrom-P450-Enzymen hemmt. So hemmt Fluvoxamin das Zytochrom P450 $1A_2$ und weist u. a. Wechselwirkungen mit Theophyllin und Clozapin auf. Fluoxetin, Sertralin und Paroxetin inhibieren das Zytochrom-P450-$2D_6$-Enzym und führen zu erhöhten Plasmakonzentrationen von Desipramin und Nortriptylin. Fluoxetin, Sertralin und Fluvoxamin hemmen das Zytochrom-P450-2C-Enzym und erhöhen u. a. die Plasmaspiegel von Phenytoin und Diazepam. Zusammen mit Nefazodon hemmen sie daneben auch das P450-$3A_4$-Enzym, was bei einer gleichzeitigen Gabe von Carbamazepin, Terfenadin, Alprazolam und anderen Benzodiazepinen deren Plasmakonzentrationen anhebt.

– Zytochrom-P450-System

Zusammengefaßt verdeutlichen diese Befunde die Notwendigkeit, die Möglichkeit von Interaktionen bei der Metabolisierung von Medikamenten im Einzelfall zu prüfen und Patienten zu identifizieren, die eine erhöhte Empfindlichkeit gegenüber bestimmten Substanzen aufweisen.

2.3 Wirtschaftlichkeitsaspekte der Verordnung von Antidepressiva

Es wird zunehmend deutlicher, wie wichtig es ist, auch die Kostenaspekte ärztlicher Behandlungsmaßnahmen zu berücksichtigen. Die Pharmakotherapie stellt hier keine Ausnahme dar. Vergleicht man dabei die reinen Medikamentenkosten, die durch die Behandlung depressiver Störungen entstehen, dann sind unter diesem ökonomischen Aspekt die älteren (also etwa die trizyklischen) Substanzen den neueren bei weitem überlegen. Diese sehr vereinfachte Sichtweise, die z. Z. von vielen Seiten vertreten wird, ist heftig dafür kritisiert worden, andere grundlegende Behandlungsaspekte außer acht zu lassen. Diese lassen sich nach Burke et al. (1994) wie folgt zusammenfassen:
1. Reine Behandlungskosten
   a) Medikamentenpreis
   b) Personalkosten
   c) Kosten erforderlicher Kontrolluntersuchungen

Bedeutung der Behandlungskosten

Für die Kostenermittlung relevante Behandlungsaspekte

d) Art und Häufigkeit der Einnahme
2. Wahrscheinlichkeit eines Behandlungserfolgs
    a) Wirksamkeit (Kann es überhaupt wirken?) versus Effizienz (Wie hoch sind die Aussichten, daß sich ein therapeutischer Erfolg einstellen wird?)
    b) Einfache oder schwierige Dosierung
    c) Verträglichkeit und Compliance
3. Toxizität
    a) Therapeutischer Index (Nutzen-Risiko-Verhältnis eines Medikaments)
    b) Kosten für die Therapie auftretender Nebenwirkungen
    c) Letalität bei Überdosierung
4. Mögliche Arzneimittelinteraktionen
5. Unterschiede zwischen Patienten hinsichtlich des Therapieeffekts und der Verträglichkeit
6. Erhaltungstherapie und Prophylaxe

Einflußfaktoren auf die Entscheidung für ein bestimmtes Medikament – Latenzzeit bis zum Wirkeintritt und Probleme der Dosierung

– Notwendigkeit von Kontrolluntersuchungen

Verschiedene Faktoren haben wesentlichen Einfluß darauf, wie häufig und auf welche Weise medizinische Dienste in Anspruch genommen werden. So spielt offensichtlich die Latenz bis zum Wirkeintritt einer Substanz eine Rolle und läßt sich möglicherweise durch Substanzen wie Venlafaxin verkürzen (Guelfi et al. 1995). Daneben kann – wie etwa bei den trizyklischen Antidepressiva – das Austitrieren der optimalen Dosis aufwendig sein und zur Verzögerung des Wirkeintritts führen. Bei einigen Antidepressiva sind Kontrolluntersuchungen sowohl vor wie auch während der Therapie erforderlich. EKG-Kontrollen bei über 40jährigen im Falle trizyklischer Antidepressiva sind hierfür ein Beispiel. Die Ansprechrate eines Medikaments kann sich von der aus der Literatur bekannten unterscheiden, was durch unterschiedliche Patientenkollektive (Studienpopulation in Arzneimittelstudien einerseits, Patienten im „klinischen Alltag" andererseits) und die Schwierigkeit bedingt sein kann, die Einnahme eines Medikaments in der therapeutisch erforderlichen Dosis zu gewährleisten, ohne hierbei auf die intensive Unterstützung zurückgreifen zu können, wie sie während einer klinischen Arzneimittelstudie zur Verfügung steht.

– Toxizität

Die Toxizität einer Substanz ist von besonderer Bedeutung. Die wirtschaftlichen Aspekte umfassen hierbei nicht nur die direkten Kosten zur Behandlung unerwünschter Nebenwirkungen, sondern auch die indirekten Gesundheitskosten. Hierzu zählen etwa die medizinischen Behandlungskosten, die infolge eines Sturzes aufgrund orthostatischer Hypotension bei Einnahme eines Antidepressivums mit ausgeprägter Blockade adrenerger Rezeptoren entstehen. Ähnliches gilt für die Behandlung nach einer Überdosierung, wobei die Zahl der erforderlichen stationären Behandlungstage bei den stärker toxisch wirksamen Substanzen größer ist.

Motivation des Patienten und Nebenwirkungen

Inwieweit ein Patient zur Fortführung der medikamentösen Therapie motiviert ist und ein Ansprechen auf diese Behandlung zeigen wird, ist sicherlich zum großen Teil vom Nebenwirkungsprofil des verwendeten Medikaments abhängig. Die wirtschaftlichen Faktoren sind nicht bei allen Behandlungsgruppen identisch. Faktoren wie Alter und Geschlecht

können Einfluß auf die Empfindlichkeit gegenüber bestimmten Nebenwirkungen haben und müssen deshalb bei der Auswahl des optimalen
antidepressiven Wirkstoffes berücksichtigt werden.

Wirtschaftlichkeitsanalysen versuchen auf der Basis unterschiedlich
komplexer ökonomischer Modelle (Stoddart u. Drummond 1984) die
Frage zu beantworten, welches die kostengünstigste Behandlungsform
der Depression darstellt. Es gibt hierbei 2 wesentliche Zugangswege: die
Teilanalyse und die vollständige Wirtschaftlichkeitsanalyse. Bei der ersteren werden entweder nur die Kosten oder der Erfolg einer Therapieform
betrachtet, während die vollständige ökonomische Analyse beide Faktoren gemeinsam untersucht. Da bei der Behandlung der Depression sowohl die Kosten wie auch der Behandlungserfolg von Belang sind, erfordert ihre Betrachtung eine umfassende ökonomische Analyse. Für eine
ausführliche Diskussion der unterschiedlichen Formen einer solchen
Analyse und weiterer pharmakoökonomischer Aspekte sei jedoch auf
Kap. 16 in Bd. 1 verwiesen. Trotz der Einschränkungen einzelner Methoden der Wirtschaftlichkeitsanalyse liefern diese wertvolle Erkenntnisse
über die ökonomischen Auswirkungen schwerergradiger depressiver Störungen. Im Folgenden sollen einige Beispiele solcher Wirtschaftlichkeitsanalysen, die sich auf die Behandlung der Depression beziehen, näher
erläutert werden.

Gesundheitsdiensten (Health Maintenance Organisations) fällt es in den
USA relativ leicht, Daten für eine ökonomische Teilanalyse zu liefern, da
ihnen die direkten Kosten sowohl der Medikamente wie auch die klinischen Behandlungs- und Aufenthaltskosten vorliegen. Ein Vergleich verschiedener SSRI (Sclar et al. 1995) verdeutlicht, wie bedeutsam eine Ti-
tration der optimalen Erhaltungsdosis selbst für diese Medikamenten-
gruppe ist. Die Autoren kommen zu dem Schluß, daß die einschleichende Aufdosierung von SSRI mit den Pro-Kopf-Ausgaben für die Depressionsbehandlung korreliert. So erwiesen sich Patienten, denen Paroxetin
oder Sertralin verschrieben worden war (Substanzen, bei denen bei 28
bzw. 40% der Patienten eine schrittweise Aufdosierung erforderlich
war), für die Gesundheitsdienste als teurer als Patienten, die Fluoxetin
erhalten hatten (bei dem nur in 16% eine schrittweise Aufdosierung erfolgen mußte). Die Autoren dieser Studie weisen allerdings darauf hin,
daß es sich hierbei nicht um eine Untersuchung der Kosteneffizienz,
sondern lediglich um ein Maß der direkten Ausgaben für diese unterschiedlichen Behandlungsformen handelt.

Die Debatte über die wirtschaftlichen Vorteile einer Behandlung mit trizyklischen Antidepressiva gegenüber einer Therapie mit SSRI hält weiterhin an und wird dabei durch Forschungsergebnisse belebt, die sowohl
für den einen wie den anderen Standpunkt Unterstützung liefern (Jonsson u. Bebbington 1993; Hotopf et al. 1996; Sclar et al. 1994). Die Kom-
mentare und Erwiderungen, die auf die Veröffentlichungen dieser Studien folgten, verdeutlichen die Schwierigkeiten, die mit einer Wirtschaftlichkeitsanalyse einhergehen. In seiner Untersuchung der Kosteneffizienz
von Venlafaxin weist Priest (1996) auf die Tatsache hin, daß die reinen
Medikamentenkosten antidepressiver Pharmaka nur etwa 10% der gesamten Wirtschaftskosten ausmachen. Unter Berücksichtigung der oben

*Zugangswege
von Wirtschaftlichkeits-
analysen*

*Beispiele
für Wirtschaftlichkeits-
analysen*

*Schwierigkeiten
von Wirtschaftlichkeits-
analysen*

aufgeführten unterschiedlichen Faktoren, die Einfluß auf die klinische Behandlung und den Behandlungserfolg haben, zieht er den Schluß, daß eine Behandlung mit Venlafaxin gegenüber der Therapie mit trizyklischen Antidepressiva oder mit SSRI finanzielle Vorteile bietet.

2.4 Allgemeine klinische Therapieleitlinien

Bei der Behandlung der Depression lassen sich vereinfacht 3 Phasen unterscheiden: Akutbehandlung, Erhaltungstherapie und Rezidivprophylaxe. Das Ziel der Akutbehandlung ist es, eine schnellstmögliche Remission der depressiven Symptomatik zu erreichen. Die Erhaltungstherapie dient dazu, eine zunehmende Besserung bis hin zur vollständigen Restitution (etwa nach 3–6 Monaten) zu gewährleisten, d. h., eine erneute Verschlechterung von Symptomen zu verhindern. Die Prophylaxe schließlich hat zum Ziel, einem späteren depressiven Rezidiv vorzubeugen.

2.4.1 Akutbehandlung

Dosierung

Es gibt mehr als genug Belege dafür, daß der Behandlungserfolg zum großen Teil davon abhängig ist, ob ein Antidepressivum in optimaler Dosierung über einen ausreichend langen Zeitraum gegeben wird. Im Falle der tri- und tetrazyklischen Substanzen wird dies durch die Notwendigkeit erschwert, ihre Nebenwirkungen möglichst gering zu halten. Eine ausreichende Dosis läßt sich mit ihnen am besten durch eine einschleichende Behandlung mit schrittweiser Aufdosierung erreichen. Patienten, die die angestrebte Zieldosis hierbei nicht tolerieren, können auch unter einer suboptimalen Dosierung dennoch eine gewisse Besserung aufweisen. Ziel sollte es sein, die höchste Dosis des Medikaments zu erreichen, die vom Patienten noch toleriert wird. Falls diese nicht zu einer klinischen Besserung führt, ist ein Wechsel auf ein Medikament aus einer anderen Wirkstoffgruppe angezeigt. Ist auch bei einer niedrigen Dosis ein zufriedenstellendes Ansprechen des Patienten zu verzeichnen, dann sollte diese Dosis beibehalten werden, falls es nicht im weiteren Verlauf zu einem Sistieren der klinischen Besserung kommt. Bleibt auch nach 4 Wochen ein Ansprechen auf ein Antidepressivum aus, dann kann eine Kontrolle des Plasmaspiegels zur Frage der ausreichenden Compliance des Patienten bzw. atypischer pharmakokinetischer Verhältnisse nützlich sein und zu einer Dosisanpassung oder einem Wechsel auf eine andere Substanz Anlaß geben.

Korrelation von Medikamentendosis, Plasmaspiegel und antidepressiver Wirksamkeit

Die Ergebnisse von Studien, die versucht haben, Medikamentendosis, Plasmaspiegel und antidepressive Wirksamkeit miteinander zu korrelieren, sind widersprüchlich. Dies ist nicht weiter überraschend angesichts der Tatsache, daß die individuellen Plasmakonzentrationen von Personen, die identische Dosen eines trizyklischen Antidepressivums erhielten, um den Faktor 10 differieren können (Asberg 1976). Nach dem Bericht einer Untersuchungsgruppe der American Psychiatric Association (Task Force on the Use of Laboratory Tests in Psychiatry 1985) spricht vieles für eine lineare Beziehung zwischen der Plasmakonzentration von

Imipramin und dessen klinischer Effektivität. Hiernach erhöht sich die Ansprechrate sukzessive mit einer Zunahme der Plasmakonzentration bis zu einer Höhe von 250 ng/ml. Während es einige Patienten gibt, die auch bei niedrigeren Plasmaspiegeln positiv ansprechen, weisen höhere Dosen keinen sicheren Nutzen auf. Der Bericht kommt ferner zu dem Schluß, daß Nortriptylin eine unterschiedliche Dosis-Wirkungs-Beziehung aufweist und eine gute antidepressive Wirksamkeit bei Plasmakonzentrationen zwischen 50 und 150 ng/ml zeigt, was bei der Mehrzahl von Patienten mit einer Tagesdosis von 150 mg zu erreichen ist (Kragh-Sorensen et al. 1973). Überraschenderweise fand die Kommission widersprüchliche Befunde für ein solches therapeutisches Fenster im Falle von Amitriptylin, obwohl es sich bei Nortriptylin ja um dessen Hauptmetaboliten handelt. Bei den neueren Antidepressiva wird die Behandlung für gewöhnlich von Beginn an mit der optimalen Wirkdosis durchgeführt. Auch hier können aber Dosissteigerungen angezeigt sein, wenn nach einer Therapiedauer von 3–4 Wochen noch kein Ansprechen zu verzeichnen ist.

Die intravenöse Applikation von Antidepressiva wird unter der Vorstellung, hiermit einen rascheren Wirkeintritt gegenüber der üblichen oralen Einnahme erreichen zu können, zunehmend angewandt (Laux 1993). Andere Vorteile stellen die gesicherte Compliance und die Möglichkeit dar, aufgrund des fehlenden First-pass-Effektes mit niedrigeren Medikamentendosen auszukommen. Es gibt zur Hypothese des rascheren Wirkeintritts relativ wenige kontrollierte Untersuchungen, manches spricht aber dafür, daß sie zumindest für die intravenöse Gabe von Maprotilin (Gastpar et al. 1986), Doxepin (Laux et al. 1989), Clomipramin (Pollock et al. 1989) und Citalopram (Bouchard et al. 1997) zutrifft. Ein Wirkverlust beim Wechsel von der intravenösen auf die orale Applikationsform trat dann nicht auf, wenn von Beginn an ausreichend hohe orale Dosen gegeben wurden (Adler et al. 1997). Insgesamt fehlen derzeit aber nicht nur ausreichend Studien, die zwischen den psychologischen und somatischen Vorteilen der intravenösen Applikation unterscheiden, sondern auch solche, die bei der Entscheidung helfen, welche Patienten am ehesten eine intravenöse Gabe akzeptieren und auf diese gut ansprechen werden.

Intravenöse Applikation

2.4.2 Erhaltungstherapie

Die Erhaltungstherapie geht von der Annahme aus, daß antidepressiv (und antimanisch) wirksame Medikamente die Manifestation von Symptomen unterdrücken können, ohne dabei den zugrundeliegenden psychopathologischen Prozeß in seiner eigengesetzlichen biologischen Rhythmik zu beeinflussen (Prien u. Kupfer 1986). Das Absetzen eines Medikaments noch vor dem Abklingen eines solchen „endogenen" Krankheitszyklus wird danach zu einem erneuten Rezidiv führen. Die Notwendigkeit einer Erhaltungstherapie ist durch mehrere placebokontrollierte Absetzstudien belegt. Eine entsprechende Übersicht hierzu findet sich bei Prien (1992). Während dieser Erhaltungsphase scheint die Wirksamkeit von SSRI der von tri- und tetrazyklischen Antidepressiva vergleichbar zu sein.

Bedeutung
der Erhaltungstherapie

Dauer

Prien u. Kupfer (1986) haben empfohlen, daß die Erhaltungstherapie mindestens 4 Monate über den Zeitpunkt der Remission von Symptomen hinaus fortgeführt werden sollte. Nach den Ergebnissen der Untersuchungen von Montgomery u. Dunbar (1993) sowie Doogan u. Caillard (1992) sollten Medikamente auch nach dem Abklingen der Symptome noch für weitere 6 Monate eingenommen werden, ohne in dieser Phase eine Dosisreduktion vorzunehmen.

Dosierung

Zur Frage der Medikamentendosierung während der Erhaltungsphase gibt es unterschiedliche Ansichten. Es scheint allerdings ratsam, bei Patienten mit vorangegangenen schweren depressiven Phasen die medikamentöse Behandlung in unverändert hoher Dosierung fortzusetzen, während Patienten mit weniger schwer ausgeprägten depressiven Episoden durchaus eine niedrigere Erhaltungsdosis einnehmen können, die jedoch unter regelmäßiger Verlaufsbeobachtung sofort wieder zu erhöhen ist, sobald Zeichen eines Rezidivs auftreten.

2.4.3 Rezidivprophylaxe

Indikation

Die chronisch-rezidivierende Verlaufsform depressiver Störungen ist seit langem bekannt. Die Indikation zu einer prophylaktischen Behandlung stellt sich bei Patienten mit 3 oder mehr Episoden einer Major-Depression, 2 oder mehr rasch aufeinanderfolgenden Episoden, Patienten mit einer Dysthymie, und bei Patienten mit dem Risiko einer lebensbedrohlichen depressiven Episode bzw. einem depressiven Rezidiv, das eine gravierende Beeinträchtigung ihrer Alltagskompetenz bedeuten würde (Hirschfield u. Schatzberg 1994).

Dosierung

Patienten sollten in der Rezidivprophylaxe dieselbe Medikamentendosis erhalten, die sie auch schon zuvor zur Behandlung der akuten Episode erhielten (Kupfer et al. 1992; Hierschfield u. Schatzberg 1994). In dieser Höhe sollte die Behandlung für 4–5 Jahre bzw. für eine Zeit fortgeführt werden, die der Dauer zweier Krankheitsepisoden entspricht. Bei Patienten mit 3 oder mehr depressiven Phasen kommt eine lebenslängliche Erhaltungstherapie in Betracht.

Neben Lithium (Baldessarini u. Tohen 1988) sind sowohl SSRI (Hirschfield u. Schatzberg 1994) wie auch Tri- und Tetrazyklika (Prien 1992) wirksame Substanzen zur Phasenprophylaxe.

2.5 Therapieresistenz

Feststellung
der Therapieresistenz

Bis zu 30% der Patienten mit einer Major-Depression sprechen nicht auf das verordnete Antidepressivum an und bei mindestens 60% besteht die Gefahr, daß sie keine vollständige Remission erreichen (Roose et al. 1986). Nierenberg und White (1990) haben vorgeschlagen, den Begriff der „therapieresistenten Depression" auf solche Patienten anzuwenden, die über mindestens 6 Wochen mit einem trizyklischen oder neueren Antidepressivum in ausreichend hoher Dosierung (vergleichbar einer Imipramindosis von 300 mg/Tag) unter Kontrolle der Plasmakonzentration zur Gewährleistung einer ausreichenden Pharmakonexposition behandelt worden sind. Ist dies der Fall, dann stehen als Therapieoptionen der Wechsel auf ein Antidepressivum einer anderen Wirkstoffgruppe oder die Kombination mit Lithium oder Schilddrüsenhormonen zur Verfügung.

Am besten durch placebokontrollierte Untersuchungen belegt sind die zusätzliche Behandlung mit Lithium (z. B. Katona et al. 1995) bzw. mit Trijodthyronin (Joffe et al. 1993). Untersuchungen über die psychiatrischen Behandlungsgewohnheiten in den USA (Nierenberg 1991), Kanada (Chaimowitz et al. 1991) und Großbritannien (Shergill u. Katona 1997) im Falle therapieresistenter Depressionen zeigen, daß die zusätzliche Gabe von Lithium zu den verbreitetsten Therapieoptionen zählt. Sie wird aber nur von etwa einem Drittel der Psychiater gewählt, und viele ziehen zunächst einen Wechsel des Antidepressivums vor. Die Kombination mit Lithium oder Trijodthyronin hat den Vorteil, daß sich ein Therapieerfolg unter Beibehaltung des von Beginn an verwendeten Antidepressivums selbst dann noch einstellen kann, wenn dieses alleine bisher noch nicht zu einem befriedigenden Ansprechen geführt hat. Interessanterweise konnte Joffe (1998) zeigen, daß Non-Responder genauso häufig wie partielle Responder auf die zusätzliche Gabe von Lithium oder Trijodthyronin ansprechen.

Zusätzliche Behandlung mit Lithium

L-Tryptophan ist ebenfalls als Zusatzmedikation zu Antidepressiva eingesetzt worden. Nachdem aufgrund von Kontaminationen lebensbedrohliche immunologische Nebenwirkungen aufgetreten waren und L-Tryptophan daraufhin in vielen Ländern vom Markt genommen wurde, ist es jetzt unter strengeren Sicherheitsvorschriften wieder zugelassen.

Zusätzliche Behandlung mit L-Tryptophan

Als nächster Schritt kommt der Wechsel zu einem Antidepressivum einer anderen Wirkstoffgruppe (insbesondere MAOH) in Frage, welches wiederum in einer ausreichend hohen Dosis und über eine genügend lange Zeit gegeben werden sollte. Auch hier kann analog zu dem oben Gesagten ggf. eine Kombination mit Lithium oder einem trizyklischen Antidepressivum erfolgen, wobei zur Verminderung unerwünschter Nebenwirkungen mit einer niedrigen Dosis begonnen wird (Amsterdam u. Hornig Rohan 1996).

Wechsel zu einer anderen Wirkstoffgruppe

Serotoninwiederaufnahmehemmer werden zunehmend häufiger zur Erstbehandlung depressiver Störungen eingesetzt. Ist nach einer 6wöchigen hochdosierten Behandlung kein Therapieerfolg erkennbar, bieten sich als Therapieoptionen ein Wechsel auf eine tri- oder tetrazyklische Substanz (wiederum in ausreichend hoher Dosierung über eine ausreichend lange Zeit) oder die Kombinationsbehandlung mit einer weiteren Substanz an. Hierbei ist nach Amsterdam u. Hornig Rohan (1996), die unterschiedliche Behandlungsstrategien miteinander verglichen, die Kombination eines SSRI mit Lithium oder mit einem trizyklischen Antidepressivum empfehlenswert.

Der Stellenwert der neueren Antidepressiva bei der Behandlung therapierefraktärer depressiver Erkrankungen ist derzeit noch nicht eindeutig beurteilbar. Aus einer unkontrollierten Studie (Nierenberg et al. 1994) gibt es jedoch Hinweise dafür, daß Venlafaxin in diesen Fällen erfolgreich eingesetzt werden kann.

3 Bipolare affektive Störungen

3.1 Wirkstoffe

Keine wesentlichen Fortschritte

Im Kontrast zu der eindrucksvollen Entwicklung neuer antidepressiv wirksamer Substanzen haben sich hinsichtlich der Behandlung manischer Phasen bei bipolaren affektiven Störungen keine vergleichbaren Neuerungen ergeben. Den jüngsten Fortschritt stellt der Nachweis dar, daß die beiden antikonvulsiv wirksamen Substanzen Carbamazepin und Valproat sowohl bei der Behandlung akuter manischer Phasen wie auch in der Prophylaxe manischer und depressiver Phasen effektiv sind. Einer näheren Betrachtung bedürfen

- die Behandlung der bipolaren Depression,
- die Therapie bei sehr hoher Rezidivhäufigkeit („rapid cycling"),
- Alternativen zu einer Lithiumbehandlung in der Langzeit-Erhaltungstherapie (Prien u. Rush 1996).

Aktuelle Therapieempfehlungen hierzu sollen im folgenden gegeben werden.

Akutbehandlung der Manie

Die Akutbehandlung der Manie erfordert nach wie vor die Kombination mit sedierenden Medikamenten wie Neuroleptika (z. B. Haloperidol) oder relativ kurzwirksamen Benzodiazepinen (z. B. Lorazepam oder Clonazepam). Medikamente 2. Wahl bei der Behandlung akuter manischer Zustände stellen u. a. die Antiepileptika Clonazepam und Lamotrigin, Kalziumkanalblocker wie Verapamil sowie atypische Neuroleptika wie Clozapin oder Risperidon dar.

3.1.1 Lithium

Indikation

Schon mehr als 100 Jahre vor der Entdeckung ihres antimanischen Effektes durch Cade 1949 sind Lithiumsalze in der Medizin zur Therapie der Gicht eingesetzt worden. Zwischen 1960 und 1970 durchgeführte Arbeiten legten dann nahe, daß Lithium auch zur Prophylaxe bipolarer affektiver Störungen eingesetzt werden kann (Gelenberg et al. 1989). Innerhalb der Gruppe bipolarer affektiver Störungen ist Lithium zur Therapie akuter manischer Phasen, zur Prophylaxe sowohl manischer wie depressiver Phasen und zur Behandlung depressiver Episoden indiziert.

Wirkungsweise

Lithium wird aus dem Gastrointestinaltrakt vollständig resorbiert und erreicht maximale Serumkonzentrationen in unretardierter Form nach 90 min, in der Retardform nach 4 h. Es wird nicht an Plasmaeiweiße gebunden und wird ohne weitere Zwischenschritte direkt renal ausgeschieden. Es überwindet nicht die Blut-Hirn-Schranke und besitzt eine Halbwertszeit von etwa 20 h. Ein Steady state wird ungefähr 5 Tage nach Behandlungsbeginn erreicht. Der Wirkungsmechanismus von Lithium ist noch nicht vollständig aufgeklärt, mutmaßlich spielt aber die Hemmung des Enzyms Inositol-1-Phosphatase eine Rolle, wodurch zelluläre Antworten vermindert werden, die mit dem Phosphatidyl-Inositol-Secondmessenger-System zu tun haben. Lithium stimuliert daneben sowohl natrium- wie magnesiumabhängiges Adenosintriphosphat in Zellmembranen und verändert die Verteilung von Kalzium und Magnesium in den Zellmembranen, wodurch diese in ihrer Erregbarkeit gehemmt werden. Zudem steigt der Umsatz und Metabolismus von Noradrenalin und Serotonin unter einer Behandlung mit Lithium kurzfristig an, fällt längerfristig dann allerdings wieder ab. Lithium erhöht ebenfalls die Aktivität der thrombozytären Wiederaufnahme von Serotonin.

Nebenwirkungen

Die häufigsten unerwünschten Wirkungen unter der Einnahme von Lithium manifestieren sich an der Schilddrüse, dem Herzen und den Nieren. Durst, Polyurie und Magenbeschwerden treten relativ häufig auf. Daneben können feinschlägiger Tremor, Diabetes insipidus, kardiale Arrhythmien, Gewichtszunahme und eine Hypothyreose induziert werden. Als Vorsichtsmaßnahmen vor Beginn einer Lithiumtherapie sind Untersuchungen der Nierenfunktion, der Schilddrüse und ein EKG zu empfehlen, und die Nieren- und Schilddrüsenfunktion sollten innerhalb der ersten 6–12 Monate alle 3 Monate, danach halbjährlich kontrolliert werden.

Kontraindikationen

Da Lithium mit der Funktion des Sinusknotens interferiert, ist es bei einem Syndrom des kranken Sinusknotens kontraindiziert. Seine Anwendung bei Schwangeren und stillenden Müttern ist nicht zu empfehlen, da kongenitale Mißbildungen nach einer Lithiumexposition innerhalb des 1. Trimenons beobachtet worden sind, auch wenn angezweifelt worden ist, daß hierfür tatsächlich ein signifikant erhöhtes Risiko besteht (Schou 1990). Lithium tritt in klinisch bedeutsamer Menge in die Muttermilch über, weshalb seine Anwendung bei stillenden Müttern kontraindiziert ist. Es existieren Fallberichte über Nierenversagen in Zusammenhang mit der Einnahme von Lithium. Schou (1997) konnte jedoch bei Prüfung der hierzu vorliegenden Daten keine eindeutigen Belege dafür finden, daß tatsächlich ein kausaler Zusammenhang besteht.

Dosierung

Zu Behandlungsbeginn muß Lithium niedrigdosiert eingeschlichen und unter regelmäßig alle 5 Tage durchgeführten Plasmaspiegelkontrollen aufdosiert werden, bis der therapeutische Bereich erreicht ist. Danach sollten Spiegelkontrollen alle 3 Monate erfolgen. Für Lithium-Plasmakonzentrationen existiert ein gut belegtes enges therapeutisches Fenster (0,6–1,0 mM/l bei Blutentnahme 12 h nach der letzten Einnahme), innerhalb dessen ein optimales Gleichgewicht zwischen guter Wirksamkeit und toxischer Wirkung besteht. Bei niedrigeren Konzentrationen besteht keine ausreichende therapeutische Wirksamkeit, bei Werten über 1,2 mM/l können toxische Effekte auftreten (Gelenberg et al. 1989; Schou 1997).

Intoxikationen

Häufige Symptome, die auf eine Lithiumintoxikation hinweisen, sind grobschlägiger Tremor, Dysarthrie und Ataxie. Eine Lithiumintoxikation sollte als medizinischer Notfall verstanden werden, der eine Rehydratation, ggf. sogar eine Hämodialyse erfordert. Neuroleptika verstärken die neurotoxischen Wirkungen des Lithiums, weshalb ihre Dosierung sorgfältig überwacht werden sollte. Die meisten nichtsteroidalen entzündungshemmenden Substanzen, Diuretika und Angiotensin-converting-Enzymhemmer können die Plasmakonzentration von Lithium erhöhen, weshalb bei deren regelmäßiger Einnahme besonders engmaschige Bestimmungen des Lithiumspiegels erforderlich sind.

3.1.2 Carbamazepin

Indikation

Carbamazepin hat strukturelle Ähnlichkeit mit dem trizyklischen Antidepressivum Imipramin. Obwohl es überwiegend für neurologische Erkrankungen eingesetzt wird (insbesondere bei der Behandlung der Temporallappenepilepsie und der Trigeminusneuralgie), kommt es auch zunehmend in der Therapie bipolarer affektiver Störungen zum Einsatz. Es dient hierbei der Phasenprophylaxe und scheint besonders in der Rezidivprophylaxe des Rapid cycling effektiv zu sein. Seine Wirksamkeit bei der Behandlung akuter manischer Zustände ist ebenfalls belegt (Post et al. 1987).

Wirkungsweise

Auf welche Weise Carbamazepin bei der Manie wirkt, ist noch nicht vollständig aufgeklärt. Sein Effekt bei bipolaren affektiven Störungen (wie auch der des weiter unten besprochenen Valproats) ist allerdings sehr gut mit der Theorie des sog. „kindling" vereinbar. Unter Kindling wird das elektrophysiologisch zu beobachtende Phänomen verstanden, daß wiederholte unterschwellige Reize eines Neurons dieses zur Auslösung eines Aktionspotentials veranlassen können. Im Falle der bipolaren affektiven Störungen bezieht sich dieses Modell auf die Beobachtung, daß die Häufigkeit und der Schweregrad wiederkehrender Krankheitsepisoden im Verlauf der Erkrankungen häufig ansteigen. Das Modell faßt hierbei bipolare affektive Störungen als eine Art von limbischer Epilepsie auf, die durch Antiepileptika beeinflußbar ist. Patienten, die an einer bipolaren affektiven Störung erkrankt sind und auf Carbamazepin ansprechen, weisen allerdings keine typischen Gemeinsamkeiten hinsichtlich pathologischer EEG-Abläufe auf.

Es ist auch möglich, daß Carbamazepin seine Wirkung als Agonist an peripheren Benzodiazepinrezeptoren entfaltet, die sich auf dem γ-Aminobuttersäure-A-(GABA-A-)Rezeptorkomplex finden. Dies könnte zu einer Verstärkung der hemmenden Wirkung von GABA in vielen Hirnregionen führen. Daneben regulieren periphere Benzodiazepinrezeptoren die Aktivität von Kalziumkanälen, was für die Erklärung der Wirksamkeit von Kalziumkanalblockern wie Verapamil bei der Behandlung der bipolaren affektiven Störung von Bedeutung sein könnte.

Carbamazepin weist eine inkonstante gastrointestinale Resorption auf, welche sich verbessern läßt, wenn es mit den Mahlzeiten eingenommen wird. Maximale Plasmakonzentrationen finden sich nach 4–8 h, die Halbwertszeit beträgt 12–17 h und ist abhängig von der hepatischen Enzyminduktion. Nach 2–4 Tagen ist ein Steady state erreicht. Carbamazepin wird in der Leber metabolisiert und über die Nieren ausgeschieden.

Nebenwirkungen

In 10% der Fälle findet sich innerhalb der ersten beiden Monate nach Therapiebeginn eine durch Carbamazepin induzierte Leukopenie, wobei die Leukozytenzahlen aber in der Regel nicht unter 3000/mm³ fallen. In seltenen Fällen können eine Agranulozytose und aplastische Anämie auftreten. Patienten müssen deshalb über Warnsymptome wie Fieber, Hämatome oder Blutungsneigung aufgeklärt werden. Bei 10–15% der Patienten können innerhalb der ersten Behandlungswochen juckende Exantheme auftreten, die gelegentlich in schwerere dermatologische Krankheitsbilder übergehen können.

Das Risiko von Übelkeit und Erbrechen als häufigsten Nebenwirkungen des Carbamazepins läßt sich durch ein schrittweises Aufdosieren minimieren. Hierdurch werden auch zentralnervöse Nebenwirkungen wie Benommenheit, Ataxie und Sedierung gemindert. Carbamazepin sollte nicht bei schwangeren oder stillenden Müttern eingesetzt werden. Es führt zu einer Induktion hepatischer kataboler Enzyme und kann hierüber den Metabolismus anderer Wirkstoffe beeinflussen.

Dosierung

Für gewöhnlich beginnt man mit einer Tagesdosis von 200 mg Carbamazepin. Es sollte mit dem Essen eingenommen und schrittweise auf eine Gesamtdosis von 600–1000 mg pro Tag gesteigert werden. Wenn möglich sollte die Dosis alle 2–4 Tage um etwa 200 mg erhöht werden, um Nebenwirkungen gering zu halten. Es kann als Monotherapie oder in Kombination mit einem Neuroleptikum zur Behandlung manischer Episoden eingesetzt werden. Ein Behandlungszeitraum von 3 Wochen in therapeutischer Dosis (Serumspiegel zwischen 8–12 mg/l) sollte ausreichen, um seine Wirksamkeit bei der Behandlung der Manie beurteilen zu können. Bei Therapieversagen sollte Carbamazepin nicht sofort abgesetzt, sondern zunächst mit Lithium oder Valproat kombiniert werden.

3.1.3 Natrium-Valproat

Indikation

Valproat ist ursprünglich zunächst in Frankreich als Antiepileptikum eingesetzt worden und ist für die Behandlung bipolarer affektiver Störungen dann indiziert, wenn Carbamazepin oder Lithium entweder kontraindiziert sind oder sich als wirkungslos erwiesen haben. Es kommt sowohl bei der akuten Manie (Bowden et al. 1994), besonders bei gemischten affektiven Zuständen, wie auch in der Prophylaxe bipolarer affektiver Störungen zur Anwendung. Es wird vermutet, daß es seine Wirkung über eine Hemmung des Abbaus des inhibitorisch wirkenden Neurotransmitters GABA entfaltet.

Wirkungsweise und Nebenwirkungen

Natrium-Valproat wird im Magen zu Valproinsäure umgewandelt und vollständig resorbiert. Seine Halbwertszeit liegt zwischen 8 und 16 h und es wird in der Leber metabolisiert. Gastrointestinale Nebenwirkungen finden sich häufig; hierzu gehören Übelkeit (25%), Erbrechen (5%) und Durchfall. Daneben kann es zu einer Sedierung und in seltenen Fällen zu Ataxie und Tremor kommen. Häufig ist eine Gewichtszunahme zu beobachten und bei 5–10% der Patienten tritt eine Alopezie auf. Die Leberwerte können erhöht sein, fallen aber nach Beendigung der Medikamenteneinnahme rasch wieder auf Normalwerte ab. In einigen wenigen

Fällen ist über eine schwere Hepatotoxizität berichtet worden. Natrium-Valproat sollte nicht in der Schwangerschaft oder während der Stillzeit eingenommen werden. Neben Wechselwirkungen mit anderen Antiepileptika können bei gleichzeitiger Einnahme von trizyklischen Antidepressiva oder Warfarin deren Serumspiegel ansteigen.

Dosierung

Natrium-Valproat wird in einer Initialdosis von 200 mg 3mal täglich verabreicht; diese Dosis sollte schrittweise erhöht werden, um Plasmaspiegel zwischen 50 und 100 mg/l zu erreichen. Blutbild und Leberwerte sollten vor Beginn der Behandlung und im Verlauf in regelmäßigen Abständen kontrolliert werden.

3.1.4 Clonazepam

Indikation

Das Benzodiazepin Clonazepam stellt ein Reservemedikament bei der Behandlung bipolarer affektiver Störungen für die Fälle dar, in denen Lithium und/oder andere Antiepileptika unwirksam bleiben. Es hat sich sowohl bei akuten manischen Phasen (Chouinard et al. 1983) wie auch (in Kombination mit Lithium) in der Prophylaxe bipolarer affektiver Störungen als wirksam erwiesen. Wie Carbamazepin so wirkt auch Clonazepam an GABA-A-Rezeptoren fördernd auf die GABA-induzierte Verminderung neuronaler Erregbarkeit.

Wirkungsweise und Dosierung

Clonazepam wird nach oraler Aufnahme rasch resorbiert, hat keine wesentlichen Metaboliten und besitzt eine Halbwertszeit von 34 h. Es sollte in einer initialen Einmaldosis von 0,5–1 mg für gewöhnlich abends eingenommen und langsam über mehrere Wochen bis auf eine Dosis von 4–8 mg/Tag aufdosiert werden. Da es zu einer Erhöhung der Leberwerte kommen kann, sind deren routinemäßige Kontrollen erforderlich. An Nebenwirkungen finden sich häufig Benommenheit, Müdigkeit und Schwindel, selten treten vermehrte Reizbarkeit oder Aggressivität auf.

3.1.5 Andere Substanzen

Verapamil

Indikation

Verapamil ist ein Kalziumkanalblocker und wird hauptsächlich zur Behandlung der Hypertonie, Angina pectoris und bestimmter Herzrhythmusstörungen eingesetzt. Es ist aber auch als Mittel der 2. Wahl bei der Behandlung akuter manischer Exazerbationen, der Prophylaxe bipolarer affektiver Störungen in Fällen, in denen Lithium und andere Antiepileptika keine Wirkung gezeigt haben, sowie bei der Behandlung der Manie nützlich (Garza-Trevino et al. 1992). Es wird angenommen, daß seine Wirkung durch die Hemmung kalziumabhängiger intrazellulärer Proteinkinasen zustande kommt.

Wirkungsweise und Nebenwirkungen

Verapamil wird gut resorbiert, weist einen ausgeprägten First-pass-Effekt auf und hat eine Halbwertszeit zwischen 5 und 12 h. Wie zu vermuten liegen seine hauptsächlichen Nebenwirkungen in einer Bradykardie, Blutdrucksenkung und atrioventrikulären Blockierung. Daneben sind auch gastrointestinale Beschwerden häufig. Verapamil kann die Neurotoxizität von Lithium und Carbamazepin verstärken. Es kann fatale Folgen haben, wenn es zusammen mit Betablockern verordnet wird. Während der Schwangerschaft oder Stillzeit sollte es nicht eingenommen werden.

Dosierung

Die Anfangsdosis von 40 mg 3mal täglich sollte über einen Zeitraum von einigen Wochen auf 360 mg, verteilt auf 3 Tagesdosen, erhöht werden. Hierbei sind Blutdruck, Puls und das EKG in regelmäßigen Abständen zu kontrollieren.

Clozapin

Indikation

Clozapin, ein Vertreter aus der Gruppe der atypischen Neuroleptika, wird ebenfalls bei der Behandlung von Patienten mit schweren bipolaren Erkrankungen angewendet. Hierbei ist es als Mittel der 3. Wahl bei der Behandlung von akut manischen Patienten anzusehen, die sich gegenüber Lithium, Neuroleptika und Mitteln der 2. Wahl therapieresistent zeigen (Calabrese et al. 1996).

Wirkungsweise und Nebenwirkungen

Neben seinem antimanischen Effekt wird ihm eine stimmungsstabilisierende Wirkung zugeschrieben (eine diesbezügliche Bewertung findet sich bei McElroy et al. 1996). Clozapin weist Interaktionen mit verschiedenen Rezeptoren auf, wobei noch unklar ist, welche von diesen Bedeutung für seine antimanische Wirkung hat. Bei nur schwacher D_2-antagonistischer Wirkung ist es ein stärkerer Antagonist an D_1-, D_4-, $5HT_2$- und a_1-adrenergen Rezeptoren. Clozapin weist zwar keine extrapyramidalmotorischen Nebenwirkungen auf, ist allerdings mit dem Risiko von Krampfanfällen bzw. einer Agranulozytose verbunden, weshalb es derzeit allein zur Behandlung therapieresistenter schizophrener Erkrankungen zugelassen ist.

Lamotrigin

Indikation

Lamotrigin ist ein Antiepileptikum, das zur Monotherapie bestimmter epileptischer Anfallsformen zugelassen ist. Es entfaltet seine Wirkung über eine Blockade der Ausschüttung der exzitatorischen Neurotransmitter Glutamat und Aspartat, indem es Natriumkanäle blockiert und präsynaptische Nervenzellmembranen stabilisiert. Zu Lamotrigin liegen Fallberichte und Ergebnisse offener Studien vor, die auf eine positive Wirkung bei der Behandlung bipolarer affektiver Störungen bei Patienten hinweisen, die in der Regel zuvor therapieresistent waren bzw. in Fällen, wo es zusätzlich zu einem der gebräuchlichen Medikamente in Form einer Kombinationstherapie verabreicht wurde (Sporn u. Sachs 1997). An Nebenwirkungen können Kopfschmerzen, Übelkeit und Erbrechen und Doppelbilder auftreten. Daneben ist auch über Verwirrtheitszustände und Exantheme berichtet worden.

Nebenwirkungen

Gabapentin

Bei Gabapentin handelt es sich ebenfalls um ein Antiepileptikum, das vermutlich die Konzentration intrazellulärer GABA erhöht. Daneben gibt es Hinweise, die für eine Wirksamkeit bei bipolaren Störungen sprechen (Schaffer u. Schaffer 1997).

Risperidon

Das atypische Neuroleptikum Risperidon hat positive Effekte bei der Behandlung sowohl akuter manischer wie auch wahnhafter depressiver Zustände gezeigt (McElroy 1996). Risperidon ist allerdings nicht in dem Ausmaße wie Clozapin untersucht worden, und es liegen Berichte vor, die Risperidon sogar mit der Auslösung manischer Episoden insbesondere in solchen Fällen in Verbindung bringen, in denen keine stimmungsstabilisierende medikamentöse Behandlung bestand. Es wirkt überwiegend durch eine Blockade von $5\text{-}HT_2$- und D_2-Rezeptoren.

Olanzapin

Olanzapin stellt ein weiteres atypisches Neuroleptikum dar und hat sich im Vergleich mit einer Placebobehandlung als deutlich überlegen bei der Behandlung akuter manischer Symptome erwiesen (Sanger et al. 1998).

3.2 Auswahl des geeigneten Medikaments

3.2.1 Akutbehandlung

Manische Episoden

Neuroleptika in Kombination mit Lithium

Häufig werden für eine möglichst rasche Wirkung auf die manische Symptomatik Neuroleptika in Kombination mit Lithium oder einer anderen antimanisch wirksamen Substanz eingesetzt. In vergleichenden Untersuchungen über die Effektivität von Lithium bzw. Neuroleptika bei der Behandlung der Manie (für eine Übersicht s. Gelenberg u. Hopkins 1996) erwies sich Lithium als die bessere Substanz für die Stabilisierung von Stimmung und Denken, während sich Neuroleptika als überlegen zeigten, wenn es darum geht, die Latenz bis zum Beginn des klinischen Ansprechens und insbesondere die akute motorische Unruhe zu reduzieren.

Lithium

Etwa 80% der Patienten mit einer akuten Manie sprechen auf eine Lithiumtherapie an, was allerdings bis zu 2 Wochen dauern kann (Bowden 1996). Zu Behandlungsbeginn akuter manischer Phasen stellt Lithium in Monotherapie oder in Kombination mit anderen Medikamenten das Mittel der ersten Wahl dar. Bei einer Monotherapie können die ersten Behandlungstage dadurch kompliziert sein, daß Lithium im Gegensatz zu den Neuroleptika oder Benzodiazepinen keine sedierenden Effekte in bezug auf aggressives oder ungehemmtes Verhalten aufweist. Zusätzliche Medikamente können je nach klinischer Situation indiziert sein: hoch- oder mittelpotente Neuroleptika um einen antipsychotischen oder sedierenden bzw. schlafinduzierenden Effekt zu erreichen, Benzodiazepine, falls lediglich sedierende Effekte erwünscht sind.

Lithium oder Valproat als Mittel der ersten Wahl

Zusammengefaßt stellen Lithium oder Valproat die Mittel der ersten Wahl bei der Behandlung manischer Patienten dar, sieht man von massiv erregten Patienten ab, bei denen eine raschere Kontrolle erreicht werden muß. Bei solchen Patienten empfiehlt sich die Kombination mit einem Neuroleptikum – üblicherweise mit einem hochpotenten wie Haloperidol in niedriger Dosierung (5–15 mg/Tag) – oder die zusätzliche Gabe eines Benzodiazepins wie Clonazepam oder Lorazepam, um eine rasche Sedierung zu erreichen. Neuroleptika können in solchen Fällen alleine gegeben werden, in denen bei Patients Kontraindikationen für eine Lithiumtherapie bestehen (etwa aufgrund einer möglichen Schwangerschaft) oder diese das Medikament ablehnen. In den Vereinigten Staaten ist Valproat für die Behandlung der akuten Manie zugelassen (Bowden et al. 1994). Auch Wirkstoffe wie Carbamazepin (Post et al. 1987), Clonazepam (Chouinard et al. 1983) oder Verapamil (Garza-Trevino et al. 1992) sind in der Therapie der Manie eingesetzt worden.

Depressive Episoden im Rahmen bipolarer affektiver Störungen

Lithium läßt sich auch in der Akutbehandlung von depressiven Phasen, die im Rahmen einer bipolaren affektiven Störung auftreten, anwenden, wobei jedoch für diese Indikation immer häufiger Antidepressiva eingesetzt werden (s. oben). Antidepressiva bergen allerdings nach Wehr u. Goodwin (1987) die Gefahr, ein Rapid cycling oder eine manische Phase auszulösen. Die Befunde sprechen dafür, daß eine solche Gefahr insbesondere für trizyklische Substanzen – v. a. beim Vorliegen einer Hypothyreose – besteht (Bauer u. Whybrow 1990). Die Frage, wie groß dieses Risiko für die neueren Antidepressiva ist, läßt sich derzeit anhand der vorliegenden Daten noch nicht endgültig beantworten. Nach einer Metaanalyse, die trizyklische Antidepressiva mit SSRI verglich, geht mit letzteren bei nachgewiesener Wirksamkeit ein geringeres Risiko einher, daß sich während ihrer Einnahme eine Manie entwickelt (Peet 1994). Die Nachbeobachtungszeit der untersuchten Studien war allerdings relativ kurz und bei den meisten handelte es sich um Therapieeffektstudien, die keine standardisierten Kriterien zur Erfassung manischer Symptome aufwiesen. Für Bupropion liegen noch vorläufige Daten vor, die eine Wirksamkeit bei der Behandlung depressiver Episoden bipolar affektiver Störungen auch für diese Substanz nahelegen (Wright et al. 1985).

Lithium

Antidepressiva

Insgesamt sind nach den Expert Consensus Guidelines (1996) stimmungsstabilisierende Substanzen wie Lithium den eigentlichen Antidepressiva bei der Behandlung leichterer depressiver Episoden einer bipolaren affektiven Störung vorzuziehen. Bei mittelschweren bis schweren

Medikamentenwahl
nach Störungsmerkmalen

+ Stimmungsstabilisierend	Carbamazepin Valproat Clonazepam Lamotrigin	
+ Antidepressiv	Bupropion... MAOH SSRI	Falls notwendig erhöhen
+ Antipsychotisch	Hochpotent Niedrigpotent Neu Atypisch	Haloperidol Chlorpromazin Risperidon Clozapin
+ EKT	Bilateral	

Abb. 1.
Algorithmus zur Lithiumtherapie der bipolaren Depression.
Die auf der linken Seite aufgeführten Therapieoptionen dienen der Behandlung der akuten Symptomatik, die jeweils rechts aufgelistete Alternative ist zur Ergänzung bzw. als Ersatz für den Fall vorgesehen, daß es unverändert zu 3 weiteren Phasen der Erkrankung kommt. *MAOH* Monoaminoxidasehemmer; *SSRI* Serotoninwiederaufnahmehemmer; *EKT* Elektrokrampftherapie

depressiven Episoden ohne psychotische Symptome wird man diese mit einem Antidepressivum kombiniert einsetzen, während das Auftreten psychotischer Symptome die Hinzunahme eines Neuroleptikums erfordern kann (Expert Consensus Guidelines 1996). Eine modifizierte Form des von Sachs (1996) vorgeschlagenen Therapiealgorithmus bei therapieresistenten bipolaren Depressionen ist in Abb. 1 dargestellt.

3.2.2 Rezidivprophylaxe

Entscheidungskriterien für eine prophylaktische Behandlung

Die Entscheidung darüber, ob mit einer prophylaktischen Behandlung begonnen werden soll, hängt von mehreren Faktoren ab:
- dem Schweregrad früherer depressiver Episoden,
- dem Risiko unerwünschter Arzneimittelnebenwirkungen,
- dem Risiko eines baldigen Rezidivs und nicht zuletzt
- von der Bereitschaft des Patienten, eine solche Therapie mitzumachen.

Lithium

Wird eine Lithiumtherapie sofort nach dem Abklingen einer akuten manischen Phase begonnen, dann kann hierdurch das Risiko eines erneuten Rezidivs der bipolaren affektiven Störung von etwa 80% (unter einer Placebobehandlung) auf 35% gesenkt werden (Prien 1992). Nach den Expert Consensus Guidelines (1996) kann derzeit für den klinischen Alltag die Therapieempfehlung gegeben werden, eine prophylaktische Behandlung mit Lithium nach der 2. Episode (also dem 1. Rezidiv) einer bipolaren affektiven Störung zu beginnen. Da es Hinweise dafür gibt, daß Rezidive dem Absetzen von Lithium folgen können und eine erneute Lithiumtherapie dann eine verminderte Wirksamkeit aufweist, sollte diese für mindestens 2 Jahre beibehalten werden. Für den Fall eines erneuten Rezidivs unter laufender Lithiumtherapie wird empfohlen, die Lithiumbehandlung fortzusetzen und zusätzlich mit Carbamazepin oder Valproat zu kombinieren.

Neuroleptika

Obwohl sie häufig in Kombination mit Lithium eingesetzt werden, können Neuroleptika nicht für eine prophylaktische Behandlung der bipolaren affektiven Störung empfohlen werden (Gelenberg u. Hopkins 1996). Die chronische Einnahme von Neuroleptika ist mit multiplen Nebenwirkungen verbunden (insbesondere auch der Spätdyskinesie), wobei allerdings eingeschränkt werden muß, daß über die möglichen Nebenwirkungen einer längerdauernden Einnahme der neueren neuroleptischen Substanzen bisher wenig bekannt ist. Deren günstigeres Nebenwirkungsprofil könnte dazu führen, daß sie für diese Indikation in zunehmendem Maße eingesetzt werden. Auch hier gilt jedoch der allgemeine Grundsatz, daß Neuroleptika nur für möglichst kurze Zeit und nur so lange angewendet werden sollten, bis die Wirkung der stimmungsstabilisierenden Medikamente eintritt. Neuroleptika sollten Patienten vorbehalten bleiben, die Kontraindikationen für eine Behandlung mit stimmungsstabilisierenden Substanzen aufweisen oder die eine solche Behandlung ablehnen (McElroy et al. 1996).

Lithiumtherapie für bestimmte Patienten

Bei den meisten Patienten stellt Lithium die Behandlungsmethode der Wahl in der Prophylaxe bipolarer affektiver Störungen dar. Eine Lithiumtherapie ist besonders bei Patienten erfolgversprechend,

- die bereits in früheren Phasen auf Lithium gut angesprochen haben,
- die sich zwischen den Krankheitsepisoden in einem sehr guten Allgemeinzustand befunden haben oder
- die eine positive Familienanamnese hinsichtlich bipolarer Erkrankungen aufweisen.

Es besteht allgemeine Übereinstimmung in der Empfehlung, eine Lithiumtherapie möglichst 5 Jahre, mindestens aber 2 Jahre lang durchzuführen, bevor ein Absetzversuch erwogen wird. Beim Vorliegen eines Rapid cycling mit mehr als 4 Krankheitsepisoden pro Jahr hat sich gezeigt, daß Lithium weniger effektiv ist, weshalb in diesen Fällen möglicherweise Carbamazepin vorgezogen werden sollte (Post et al. 1987). Angesichts des Mangels an hochrangigen kontrollierten Studien, wie er in der Metaanalyse von Dardeness et al. (1995) zum Ausdruck kommt, ist diese Einschätzung allerdings nicht durch die Datenlage belegt. Eine neuere Übersicht (Post et al. 1997) kommt zu dem Ergebnis, daß die Befunde für eine längerfristige prophylaktische Einnahme von Carbamazepin sprechen.

Dauer der Lithiumtherapie

Carbamazepin

Ähnliche Argumente lassen sich für die Anwendung von Natrium-Valproat zur prophylaktischen Behandlung bipolarer affektiver Störungen ins Feld führen. Auch für diese Substanz liegen eine Reihe von klinischen Untersuchungen vor, die darauf hinweisen, daß eine Wirksamkeit für diese Indikation besteht, allerdings mangelt es auch hier an qualifizierten kontrollierten Studien (McElroy et al. 1992). Bei einigen Patienten, die auf Lithium oder Carbamazepin nicht ausreichend angesprochen haben, hat sich Valproat sowohl in Monotherapie, in Kombination mit Lithium, oder als Dreifachtherapie zusammen mit Lithium und Carbamazepin als wirksam erwiesen (Denicoff et al. 1997). In dieser prospektiven, randomisierten Studie fanden sich folgende Ansprechraten: 33% bei einer Lithium-Monotherapie, 43% bei einer Carbamazepin-Monotherapie, 50% bei einer Kombinationsbehandlung mit Carbamazepin und Lithium, 60% bei der Kombination von Valproat und Lithium, und 62% bei der Kombination aller 3 Substanzen.

Natrium-Valproat

4 Andere affektive Störungen

4.1 Atypische Depression

Mit dem Begriff der atypischen Depression wird nach DSM-IV das gemeinsame Auftreten einer Dysthymie mit Episoden einer Major-Depression bezeichnet. In der ICD-10 wird diese Kategorie als „andere depressive Episode" klassifiziert. In ihrer Untersuchung zur atypischen Depression kommen Lam u. Stewart (1996) zu dem Schluß, daß es sich sowohl hinsichtlich des klinischen Syndroms wie der Besonderheiten beim Ansprechen auf eine medikamentöse Behandlung um eine valide und eigenständige Diagnosekategorie handelt. Hiernach spricht die atypische Depression besser auf eine Therapie mit MAOH als auf trizyklische Antidepressiva an. Moclobemid scheint hierbei nicht nur wirksam, sondern einer Behandlung mit Fluoxetin sogar überlegen zu sein (Lonnqvist et al. 1994).

Merkmale

Medikamentenwahl

4.2 Dysthymie und doppelte Depression

Therapiewahl

Die klinische Bedeutung der als Dysthymie bezeichneten leichter ausgeprägten, aber chronifizierten Form der Depression wird inzwischen allgemein anerkannt, nachdem diese bis vor kurzem noch als besondere Persönlichkeitsausprägung angesehen wurde. Dies würde nahelegen, daß sie eher einer Psychotherapie denn einer Pharmakotherapie zugänglich sei. In seiner Bewertung der Literatur zur medikamentösen Behandlung der Dysthymie kommt Howland (1990) aber nicht nur zu dem Schluß, daß eine Pharmakotherapie wirksam ist, sondern auch, daß hierbei MAOH den trizyklischen Antidepressiva überlegen scheinen. Nachfolgende Studien, die von der World Psychiatric Association Dysthymia Working Group (1995) kritisch untersucht wurden, haben die Wirksamkeit so unterschiedlicher Antidepressiva wie Fluoxetin, Imipramin, Phenelzin oder Moclobemid bei der Behandlung der Dysthymie bestätigt. Wahrscheinlich ist hierbei eine prophylaktische Langzeittherapie notwendig. Sansone u. Sansone (1996) haben empfohlen, für die Prophylaxe SSRI zu verwenden und vorgeschlagen, eine entsprechende Behandlung für mindestens 2–3 Jahre fortzuführen.

Medikamentenwahl

Doppelte Depression

Bei Patienten, die eine doppelte Depression („double depression") aufweisen, d. h. eine durch abgrenzbare Episoden einer Major-Depression komplizierte Dysthymie, führt die Behandlung der schwereren depressiven Episoden ebenfalls zu einer Verbesserung der Dysthymie (Akiskal 1994). Die medikamentöse Behandlung sollte für mindestens 2 Jahre fortgeführt werden. Spricht der Patient auf diese Behandlung nicht an, dann sollten die Therapieoptionen für therapierefraktäre Depressionen in Betracht gezogen werden (s. oben).

4.3 Zyklothymie

Merkmale

Die Zyklothymie, die durch das Auftreten leichterer depressiver und hypomaner Episoden gekennzeichnet ist, beginnt in der Jugend- oder frühen Erwachsenenzeit und weist einen fluktuierenden Verlauf auf. Bei einer Behandlung mit trizyklischen Antidepressiva besteht bei ihr eine erhöhte Gefahr, ein Rapid cycling auszulösen (Howland u. Thase 1993). Mittel der Wahl zur Behandlung der Zyklothymie sind Lithium oder andere stimmungsstabilisierende Substanzen wie Carbamazepin oder Valproat. Akiskal (1994) hat in seiner vergleichenden Bewertung der Daten zur Therapie depressiver Epsioden, die im Rahmen einer Zyklothymie auftreten, eine Behandlung mit Bupropion, MAOH oder niedrigdosierten SSRI in Kombination mit stimmungsstabilisierenden Substanzen vorgeschlagen.

Medikamentenwahl

4.4 Rezidivierende kurze depressive Störungen

Merkmale

Das Störungsbild der rezidivierenden kurzen depressiven Phasen ist durch wiederkehrende kurze depressive Phasen von weniger als 2 Wochen Dauer gekennzeichnet, die ansonsten in bezug auf die Ausprägung und den Schweregrad den Episoden einer Major-Depression ähneln.

Es gibt nur wenige Daten zur spezifischen Behandlung dieser Art von Störung, weshalb empfehlenswert ist, sich an den allgemeinen Leitlinien antidepressiver Therapie zu orientieren. Auch der Wert einer prophylaktischen Erhaltungstherapie mittels stimmungsstabilisierender Substanzen ist bisher noch nicht einzuschätzen.

Behandlung

4.5 Saisonal abhängige Depression

Die saisonal abhängige Depression ist durch Dysphorie und eine depressive Symptomatik gekennzeichnet, die in den Wintermonaten beginnt. Hierbei handelt es sich in der Regel um „atypische" Symptome, die speziell eine Hypersomnie, gesteigerten Appetit und einen Antriebs- und Interessenmangel umfassen. Für diese Störung ist eine positive Wirkung der Lichttherapie nachgewiesen worden. Daneben haben medikamentöse Behandlungen mit tri- und tetrazyklischen Antidepressiva, MAOH, SSRI oder Lithium in den üblichen Dosierungen eine gute therapeutische Wirksamkeit gezeigt (Oren u. Rosenthal 1992).

Merkmale

Medikamentenwahl

5 Literatur

Adler L, Hajak G, Lehmann K et al. (1997) On the problems of switching from intravenous to oral administration in drug treatment of endogenous depression Pharmacopsychiatry 30:62–69

Akiskal HS (1994) Dysthymic and cyclothymic depressions: therapeutic considerations. J Clin Psychiatry 55(Suppl 4):46–52

*Amsterdam JD, Hornig Rohan M (1996) Treatment algorithms in treatment-resistant depression Psychiatr Clin North Am 19:371–386

Asberg M (1976) Treatment of depression with tricyclic drugs – pharmacokinetic and pharmacodynamic aspects. Pharmacopsychiatry Neuropsychopharmacol 9:18–26

Baldessarini RJ, Tohen M (1988) Is there a long-term protective effect of mood-altering agents in unipolar depressive disorder? Psychopharmacol Ser 5:130–139

Barondes SH (1994) Thinking about Prozac. Science 263(5150):1102–1103

Bauer M, Whybrow P (1990) Rapid cycling bipolar affective disorder: treatment of refractory rapid cycling with high dose levothyroxine: a preliminary study. Arch Gen Psychiatry 47:435–440

Bloch RG, Dooneief AS, Buchberg AS et al. (1954) The clinical effects of isoniazid and iproniazid in the treatment of pulmonary tuberculosis. Ann Intern Med 40:881–900

Bouchard JM, Strub N, Nil R (1997) Citalopram and viloxazine in the treatment of depression by slow drop infusion. A double-blind comparative trial. J Affect Disord 46/1:51–58

*Bowden CL (1996) Dosing strategies and time course of response to antimanic drugs. J Clin Psychiatry 57(Suppl 13):4–12

Bowden CL, Brugger AM, Swann AC et al. (1994) Efficacy of divalproex versus lithium and placebo in the treatment of mania. JAMA 271:918–924

Burke MJ, Silkey B, Preskorn SH (1994) Pharmacoeconomic considerations when evaluating treatment options for major depressive disorder. J Clin Psychiatry 55(Suppl A):42–52

Calabrese JR, Kimmel SE, Woyshville MJ et al. (1996) Clozapine for treatment-refractory mania. Am J Psychiatry 153/6:759–764

Chaimowitz GA, Links PS, Padgett RW, Carr AC (1991) Treatment-resistant depression: a survey of practice habits of Canadian psychiatrists. Can J Psychiatry 36:353–356

Chouinard G, Young SN, Annable L (1983) Antimanic effects of clonazepam. Biol Psychiatry 18:451–466

Cohen LJ (1997) Rational drug use in the treatment of depression. Pharmacotherapy 17:45–61

Dardennes R, Even C, Bange F et al. (1995) Comparison of carbamazepine and lithium in the prophylaxis of bipolar disorders. A meta-analysis. Br J Psychiatry 166:378–381

Denicoff KD, Earlian E, Smith-Jackson RN et al. (1997) Valproate prophylaxis in a prospective clinical trial of refractory bipolar disorder. Am J Psychiatry 154:1456–1458

Doogan DP, Caillard V (1992) Sertraline in the prevention of depression. Br J Psychiatry 160:217–222

*Expert Consensus Guidelines (1996) Guidelines for the treatment of bipolar affective disorder. J Clin Psychiatry 57(Suppl 12A):7–42

Garza-Trevino ES, Overall JE, Hollister LE (1992) Verapamil versus lithium in acute mania. Am J Psychiatry 149:121–127

Gastpar M, Gilsdorf U, Baumann P (1986) Comparison of oral and intravenous treatment of depressive states: preliminary results of a WHO collaborative study. Clin Neuropharmacol 9:434–436

*Gelenberg AJ, Hopkins HS (1996) Antipsychotics in bipolar disorder. J Clin Psychiatry 57(Suppl 9):49–52

Gelenberg AJ, Carroll JA, Baudhuin MG et al. (1989) The meaning of serum lithium levels in maintenance therapy of mood disorders: a review of the literature. J Clin Psychiatry 50(Suppl 12):17–22

Guelfi JD, White C, Hackett D et al. (1995) Effectiveness of venlafaxine in patients hospitalised for major depression and melancholia. J Clin Psychiatry 56:450–458

Hirschfeld RM, Schatzberg AF (1994) Long-term management of depression. Am J Med 97:33s–38s

Hotopf M, Lewis G, Normand C et al. (1996) Are SSRIs a cost-effective alternative to tricyclics? Br J Psychiatry 168:404–409

Howland RH (1990) Pharmacotherapy of dysthymia: a review. J Clin Psychopharmacol 11:83–92

Howland RH, Thase ME (1993) A comprehensive review of cyclothymic disorder. J Nerv Ment Dis 181:485–493

Joffe (1998) The use of thyroid supplements to augment antidepressant medication. J Clin Psychiatry 59(Suppl 5):26–29

Joffe RT, Singer W, Levitt AJ et al. (1993) A placebo-controlled comparison of lithium and triiodothyronine augmentation of tricyclic antidepressants in unipolar refractory depression. Arch Gen Psychiatry 50/5:387–393

Jonsson B, Bebbington PE (1993) What price depression? The cost of depression and the cost-effectiveness of pharmacological treatment. Br J Psychiatry 164:665–673

Katona CLE, Abou-Saleh MT, Harrison DA et al. (1995) Placebo-controlled trial of lithium augmentation of fluoxetine and lofepramine. Br J Psychiatry 166/1:80–86

Kragh-Sorensen P, Asberg M, Eggert-Hansen C (1973) Plasma-nortryptiline levels in endogenous depression. Lancet 1:113–115

Kuhn R (1958) The treatment of depressive states with G22355 (imipramine hydrochloride). Am J Psychiatry 115:459–464

*Kupfer DJ, Frank E, Perel JM et al. (1992) Five year outcome for maintenance therapies in recurrent depression Arch Gen Psychiatry 49:769–773

Lam RW, Stewart JN (1996) The validity of atypical depression in DSM-IV. Compr Psychiatry 37:375–383

Laux G (1993) Antidepressive Infusionstherapie. In: Riederer P, Law G (Hrsg) Neuropsychopharmaka, vol 3. Springer, Berlin Heidelberg New York Tokio, S 257–268

Laux G, Konig W, Lesch K et al. (1989) Intravenose versus orale Behandlung endogen depressiver Patienten mit Doxepin – eine Doppelblindstudie mit Plasmaspiegelbestimmungen. Wien Med Wochenschr 22:525–529

Lonnqvist J, Sivho S, Syvalahti E et al. (1994) Moclobemide and flouxetine in atypical depression: a double blind trial. J Affect Disord 32/3:169–177

*McElroy SL, Keck PE, Pope HG et al. (1992) Valproate in the treatment of bipolar disorder: literature review and clinical guide-

lines. J Clin Psychopharmacol 12(Suppl 1):425–525

McElroy SL, Keck PE, Strakowski SM (1996) Mania, psychosis and antipsychotics. J Clin Psychiatry 57(Suppl 3):14–26

Moller HJ, Volz HP (1996) Drug treatment of depression in the 1990s. An overview of achievements and future possibilities. Drugs 52:625–638

Montgomery SA, Dunbar G (1993) Paroxetine is better than placebo in relapse prevention and the prophylaxis of recurrent depression. Int Clin Psychopharmacol 8:189–195

*Nemeroff CB, DeVane CL, Pollock BG (1996) Newer antidepressants and the cytochrome P450 system. Am J Psychiatry 153:311–320

Nierenberg AA (1991) Treatment choice after one antidepressant fails: a survey of Northeastern psychiatrists. J Clin Psychiatry 52:383–385

Nierenberg AA (1994) The treatment of severe depression: is there an efficacy gap between SSRI and TCA antidepressant generations? J Clin Psychiatry 55(Suppl A):55–59

Nierenberg AA, White K (1990) What next? A review of pharmacologic strategies for treatment resistant depression. Psychopharmacol Bull 26:429–460

Nierenberg AA, Feighner JP, Rudolph R et al. (1994) Venlafaxine for treatment resistant unipolar depression. J Clin Psychopharmacol 14:419–423

Oren DA, Rosenthal NE (1992) Seasonal affective disorders. In: Paykel ES (ed) Handbook of affective disorders. Churchill Livingstone, Edinburgh

*Peet M (1994) Induction of mania with selective serotonin reuptake inhibitors and tricyclic antidepressants. Br J Psychiatry 164:549–550

Perry PJ (1996) Pharmacotherapy for major depression with melancholic features: relative efficacy of tricyclic versus selective serotonin reuptake inhibitor antidepressants. J Affect Disord 39:1–6

Pollock B, Perel JM, Nathan R et al. (1989) Acute antidepressant effect following pulse loading with intravenous and oral clomipramine. Arch Gen Psychiatry 46:29–35

Post RM, Uhde TW, Roy-Byrne PP et al. (1987) Correlates of antimanic response to carbamazepine. Psychiatry Res 21:71–83

Post RM, Denicoff KD, Frye MA et al. (1997) Re-evaluating carbamazepine prophylaxis in bipolar disorder. Br J Psychiatry 170:202–204

*Prien RF (1992) Maintenance treatment. In: Paykel ES (ed) Handbook of affective disorders. Churchill Livingstone, Edinburgh, pp 419–435

Prien RF, Kupfer DJ (1986) Continuation drug therapy for major depressive disorder: how long should it be maintained? Am J Psychiatry 143:18–23

Prien RF, Rush AJ (1996) National Institute of Mental Health Workshop Report on the treatment of bipolar disorder. Biol Psychiatry 40:215–220

Priest RG (1996) Cost-effectiveness of venlafaxine for the treatment of major depression in hospitalized patients. Clin Ther 18:347–358

Quitkin FM (1985) The importance of dosage in prescribing antidepressants. Br J Psychiatry 147:593–597

*Richelson E (1996) Synaptic effects of antidepressants. J Clin Psychopharmacol 16:1s–7s

Roose SP, Glassman AH, Walsh BT et al. (1986) Tricyclic non-responders: phenomenology and treatment. Am J Psychiatry 143:345–348

*Sachs GS (1996) Treatment-resistant bipolar depression. Psychiatr Clin North Am 19:215–236

Sanger T, Tohen M, Tollefson G et al. (1998) Olanzapine vs placebo in the treatment of acute mania. Schizophr Res 29/1,2:152

Sansone RA, Sansone LA (1996) Dysthymic disorder: the depression that never quits. Postgrad Med 99:233–234

Schaffer C, Schaffer L (1997) Gabapentin in the treatment of bipolar disorder. Am J Psychiatry 154:291–292

Schou M (1990) Lithium treatment during pregnancy, delivery and lactation: an update. J Clin Psychiatry 51:410–413

*Schou M (1997) Forty years of lithium treatment. Arch Gen Psychiatry 54:9–13

Sclar DA, Robison LM, Skaer TL et al. (1994) Antidepressant pharmacotherapy: economic outcomes in a health maintenance organization. Clin Ther 16:715–730

Sclar DA, Robison LM, Skaer TL et al. (1995) Antidepressant pharmacotherapy: economic evaluation of fluoxetine, paroxetine and sertraline in a health maintenance organization. J Int Med Res 23:395–412

Shergill SS, Katona CLE (1997) Pharmacological choices after one antidepressant fails. J Affect Disord 43:19–25

Sporn J, Sachs G (1997) The anticonvulsant lamotrigine in treatment-resistant manic-depressive illness. J Clin Psychopharmacol 17:185–189

Sternbach H (1991) The serotonin syndrome. Am J Psychiatry 148:705–713

*Stoddart G, Drummond M (1984) How to read clinical journals. VII. To understand an economic evaluation. Can Med Assoc J 130:1428–1433

Sunderland T, Cohen RM, Molchan SE et al. (1994) High-dose selegiline in treatment-resistant older depressive patients. Arch Gen Psychiatry 51:607–615

Task Force on the Use of Laboratory Tests in Psychiatry (1985) Tricyclic antidepressants – blood level measurements and clinical outcome: an APA Task Force report. Am J Psychiatry 142:155–162

Wehr TA, Goodwin FK (1987) Can antidepressants cause mania and worsen the course of affective illness? Am J Psychiatry 144:1403–1411

World Psychiatric Association Dysthymia Working Group (1995) Dysthymia in clinical practice. Br J Psychiatry 166:174–183

Wright G, Galloway L, Kim J et al. (1985) Bupropion in the long-term treatment of cyclic mood disorders: mood stabilising effects. J Clin Psychiatry 46:22–25

KAPITEL 24

Weitere somatische Behandlungsverfahren bei Depressionen

U. VODERHOLZER und M. BERGER

1 Einleitung

Kombination somatischer Verfahren mit Antidepressiva

Neben den antidepressiven Pharmakotherapien können verschiedene weitere somatische Therapieverfahren, wie Schlafentzug, Elektrokonvulsionstherapie, Lichttherapie, sowie neuerdings die repetitive transkranielle Magnetstimulation zur Behandlung depressiver Erkrankungen eingesetzt werden. Diese Therapien werden meist in Kombination mit Antidepressiva angewandt, entweder um deren mehrwöchige Wirklatenz bis zum Eintreten ihres antidepressiven Effekts zu überbrücken, ihre Wirkung zu verstärken oder um bei Therapieresistenz auf Antidepressiva auf diesem Wege eine Stimmungsaufhellung zu bewirken.

2 Schlafentzugstherapie

Kasuistische Beobachtungen

Die systematische Einführung des Schlafentzugs zur Behandlung depressiver Erkrankungen basierte nicht auf theoretischen Überlegungen, sondern ging auf kasuistische Beobachtungen aus den 60er Jahren zurück. Der Tübinger Psychiater Schulte (1969, S. 415) berichtete: „So gibt es doch melancholisch Kranke, die, wenn sie sich absichtlich am Nachtschlaf gehindert haben ... am nächsten Morgen frischer und leistungsfähiger waren, als wenn sie ungehindert geschlafen hätten". Entgegen der allgemeinen Annahme, die bis dahin nicht nur von Laien, sondern auch von Ärzten geteilt wurde, daß Schlaf nicht nur bei Gesunden, sondern auch bei Depressiven eine Erholungsfunktion ausübt, war die beobachtete eindrückliche Verbesserung depressiver Symptome nach einer durchwachten Nacht ein unerwartetes Phänomen.

2.1 Kompletter Schlafentzug in einer Nacht

In einer ersten Studie von Pflug u. Tölle (1971) konnten die Beobachtungen von Schulte bestätigt werden. Totaler Schlafentzug für eine Nacht wirkt bei der Mehrzahl der so Behandelten eindrucksvoll antidepressiv. Die Stimmungsbesserung durch den Schlafentzug wird häufig bereits in der 2. Hälfte der durchwachten Nacht von den Patienten bemerkt, kann sich aber auch erst im Laufe des nächsten Tages einstellen.

Stimmungsverbesserung

Seither wurden die Effekte der Schlafentzugstherapie (von einigen Autoren auch als Wachtherapie bezeichnet) in zahlreichen Studien überprüft. Eine Metaanalyse von Wu u. Bunney (1990), die ca. 60 Studien mit einer Gesamtzahl von mehr als 1700 Patienten auswerteten, ergab, daß kompletter Schlafentzug während einer Nacht bei 59% der depressiven Patienten am darauf folgenden Tag zu einer deutlichen Stimmungsverbesserung führt. Bei depressiven Patienten mit melancholischem Subtyp lag die Responder-Rate sogar bei 75%, während bei nicht melancholisch-depressiven Patienten nur 48% der Fälle als Responder klassifiziert wurden. Die Metaanalyse von Wu u. Bunney erbrachte aber auch, daß 83% der Patienten, die allein mit Schlafentzug behandelt wurden, nach der nächsten durchschlafenen Nacht wieder einen Rückfall in die depressive

Stimmung erlitten, während sich nur 59% der gleichzeitig medizierten Patienten nach der nächsten durchschlafenen Nacht in ihrer Stimmung verschlechterten.

Seit langem ist bekannt, daß bei bipolaren Patienten durch Schlafentzug eine hypomane Stimmungslage bzw. eine manische Episode ausgelöst werden kann. In einer in diesem Jahr publizierten Auswertung von über 200 bipolaren Patienten zeigte sich, daß jedoch nur bei 5% der bipolaren Patienten durch Schlafentzug ein Umschlag von einer depressiven in eine hypomane oder manische Stimmungslage erfolgt (Colombo et al. 1999).

Hypomane Stimmungslage bei bipolaren Patienten

Prädiktoren für die Wirksamkeit von komplettem Schlafentzug in einer Nacht

Prädiktoren für ein günstiges Ansprechen auf Schlafentzug und Faktoren, die keinen Einfluß auf die Schlafentzugsresponse nehmen, sind in Übersicht 1 dargestellt.

Wie bereits erwähnt, sprechen nach der Metaanalyse von Wu u. Bunney (1990) 75% der Patienten mit einem melancholischen oder endogenen Subtyp auf Schlafentzug an, während nur 48% der Depressiven, die diese Kriterien nicht erfüllen, („non-endogenous") von der Therapie profitieren. Zwischen bipolar und unipolar depressiven Patienten konnte in früheren Studien kein Unterschied bezüglich der Wirksamkeit von Schlafentzug gefunden werden (Elsenga u. Van den Hoofdakker 1987), während einige neuere Studien ein günstigeres Ansprechen bei bipolaren im Vergleich mit unipolaren Patienten berichteten (Szuba et al. 1991; Barbini et al. 1998). Ob es sich um eine erste Episode oder um eine rezidivierende depressive Störung handelt, scheint keinen Einfluß auf die Ansprechrate zu haben.

Unterschiedliches Ansprechen bei bipolarer vs. unipolarer Depression

Alter und Geschlecht der Patienten, Dauer und Schweregrad der gegenwärtigen Episode sowie die Art der Vorbehandlungen besitzen ebenfalls keinen prädiktiven Wert im Hinblick auf den Effekt einer Schlafentzugsbehandlung (Kuhs u. Tölle 1991). Auch kann aufgrund des Ergebnisses einer früheren Schlafentzugsbehandlung wenig über den Effekt einer erneuten Behandlung ausgesagt werden (Gordijn et al. 1995), denn ein Viertel der Schlafentzugsbehandlungen sind erfolgreich, obwohl eine vorausgegangene durchwachte Nacht nicht zu einer Stimmungsaufhel-

Faktoren ohne prädiktiven Wert

Prädiktoren	Faktoren ohne Einfluß
• „Melancholischer" Subtyp	• Alter
• Bipolare Störung	• Geschlecht
• Hyperarousal vor Schlafentzug	• Anzahl depressiver Episoden
• Tagesschwankung mit Morgentief	• Dauer der Episode
• Hohe Variabilität der Stimmungsveränderungen	• Anzahl stationärer Behandlungen
• Erhöhter Metabolismus im limbischen System	• Schweregrad der Depression
	• Vorbehandlungen
	• Erwartungshaltung des Patienten

Übersicht 1.
Prädiktoren für ein günstiges Ansprechen auf Schlafentzug und Faktoren, die keinen Einfluß nehmen

lung geführt hat. Wenn man 3 Schlafentzüge durchführt, bleiben lediglich 9% Non-Responder, die auf keinen der Schlafentzüge mit einer Stimmungsaufhellung reagieren.

Bedeutung
des Vorhandenseins
typischer
Tagesschwankungen

Ein hoher positiver prädiktiver Wert kommt dem Vorhandensein typischer Tagesschwankungen mit Morgentief und abendlicher Stimmungsaufhellung zu. Dagegen sprechen Patienten mit negativen Tagesschwankungen (Stimmungstief am Abend) bzw. Patienten ohne Tagesschwankungen schlechter auf Schlafentzug an (Reinink et al. 1990; Haug 1992). Detaillierte Untersuchungen ergaben, daß nicht die Art der Tagesschwankung unmittelbar vor dem Schlafentzug, sondern die Variabilität der Stimmungsfluktuationen in den vorausgegangenen Tagen, sowohl im Tagesverlauf als auch von Tag zu Tag, einen guten Prädiktor für die Wirksamkeit von Schlafentzug darstellt (Gordijn et al. 1995, 1998).

Inkonsistente Befunde
bei biologischen
Prädiktoren

Untersuchungen zu möglichen neurobiologischen Prädiktoren ergaben größtenteils inkonsistente Befunde (Übersicht bei Kasper u. Möller 1996). Ein positiver Zusammenhang fand sich zwischen dem Ansprechen auf Schlafentzug und „Hyperarousal" bzw. hohem Vigilanzniveau (Bouhuys et al. 1989, 1995). Untersuchungen mit Single-Photon-Emissions-Computertomographie (SPECT) und Positronenemissionstomographie (PET) ergaben, daß Patienten mit erhöhtem Metabolismus im limbischen System besser auf Schlafentzug und auch auf eine sich anschließende Pharmakotherapie ansprachen (Ebert et al. 1991; Wu et al. 1992).

Einfluß der Medikation auf den Schlafentzugseffekt

Senkung
des Rückfallrisikos
durch zusätzliche Gabe
von Antidepressiva

Da Schlafentzug aufgrund des meist nur transienten Effektes als alleinige Therapie nicht ausreicht, stellt sich die Frage nach der Interaktion mit Antidepressiva. Letztere scheinen zwar die Responder-Raten auf Schlafentzug nicht zu erhöhen, vermindern jedoch das Risiko eines Rückfalls nach der Erholungsnacht. Wie erwähnt, kommt es nach der Metaanalyse von Wu u. Bunney (1990) an über 1700 mit Schlafentzug behandelten Patienten bei 83% der unmedizierten, dagegen nur bei 59% der mit Antidepressiva behandelten Patienten zu einem Rückfall in die depressive Stimmungslage nach der nächsten durchschlafenen Nacht. Diese Daten widersprechen der verbreiteten Annahme, daß nach erfolgreichem Schlafentzug regelhaft ein Rückfall auftritt. Auch eine gleichzeitig durchgeführte Lithiumtherapie senkt das Risiko, nach erfolgreichem Schlafentzug einen Rückfall zu erleiden (Grube u. Hartwich 1990; Szuba et al. 1994; Benedetti et al. 1999).

Senkung
der Rückfallhäufigkeit
durch Kombination
von Schlafentzug
und Lichttherapie

Ähnliche Ergebnisse wurden auch für die Kombination aus Schlafentzug und Lichttherapie berichtet. Während die Applikation von hellem Licht während des Schlafentzugs den Effekt nicht steigern konnte (Wehr et al. 1985; Van den Burg et al. 1990) konnte mittels einer Lichttherapie nach Schlafentzug die Rückfallhäufigkeit gesenkt werden (Neumeister et al. 1996).

Verbesserung
der Wirkung
von Antidepressiva
durch Schlafentzug

Von großem klinischem Interesse ist die Frage, ob wiederholte Schlafentzugstherapie in Kombination mit Antidepressiva einer alleinigen Gabe von Antidepressiva in einem 4wöchigen Behandlungszeitraum überlegen ist. Eine Reihe offener, nicht kontrollierter Studien bei therapieresistenten Patienten ergab Hinweise, daß Schlafentzug die Wirkung von Antidepressiva verbessern oder beschleunigen könnte (Leibenluft u. Wehr 1992; Van den Hoofdakker et al. 1994; Benedetti et al. 1997). In einer kontrollierten Studie behandelten Kuhs und Mitarbeiter (1996) depressive Patienten randomisiert entweder nur mit Amitriptylin oder in Kombination mit 6 Schlafentzügen (partielle Schlafentzüge) über 4 Wochen. Die Kombination aus Schlafentzug und Antidepressivum führte zu einer signifikant stärkeren Reduktion der Hamilton-Depressionswerte als die antidepressive Monotherapie.

2.2 Partieller Schlafentzug in der 2. Nachthälfte

Als Alternative zum kompletten Schlafentzug bietet sich eine Begrenzung des Schlafentzugs auf die 2. Nachthälfte an, ein Verfahren, das vergleichbar gut antidepressiv wirksam ist (Schilgen u. Tölle 1980). In diesem Falle werden die Patienten nach einer mehrstündigen Schlafdauer um 1 oder 2 Uhr morgens geweckt und bleiben für den Rest der Nacht und am darauffolgenden Tag wach. Diese Form der Schlafentzugsbehandlung kommt Patienten entgegen, die sich einen vollständigen Schlafentzug nicht zutrauen oder es gewohnt sind, früh schlafen zu gehen. Das Verfahren kann auch mehrere Nächte, evtl. unterbrochen von sog. Erholungsnächten, wiederholt werden, um einen Rückfall zu verhindern. Schlafentzug in der 1. Nachthälfte dagegen scheint deutlich weniger wirksam zu sein (Goetze u. Tölle 1981). In einer Crossover-Studie der Arbeitsgruppe von Sack et al. (1988) konnte die Überlegenheit von partiellem Schlafentzug in der 2. im Vergleich mit der 1. Nachthälfte bestätigt werden.

Vorgehensweise

Allgemeine Empfehlungen zur Anwendung von Schlafentzug bei Depression finden sich in Übersicht 2.

Übersicht 2.
Praktische Anwendung
der Schlafentzugstherapie

1. Schlafentzug (komplett oder partiell in der 2. Nachthälfte ab 1–2 Uhr) sollte in der Regel *adjuvant* eingesetzt werden:
   a) im Zusammenhang mit einer beginnenden antidepressiven Medikation, um die Wirklatenz der Pharmakotherapie zu überbrücken;
   b) bei Therapieresistenz auf Antidepressiva;
   c) als differentialdiagnostisches Instrument zur Unterscheidung pseudodementer Altersdepressionen und beginnenden dementiellen Erkrankungen. Pseudodement Depressive zeigen häufig nach Schlafentzug eine vorübergehende deutliche Besserung, die eine beginnende dementielle Erkrankung, auch in der Selbstwahrnehmung des Betroffenen, sehr unwahrscheinlich macht.
2. Nach erfolgreichem Schlafentzug empfiehlt sich zur Aufrechterhaltung des Effektes je nach Präferenz des Patienten eine Serie von Schlafentzügen oder eine Schlafphasenvorverlagerung.

2.3 Theorien zum Wirkmechanismus des kompletten Schlafentzugs

Keine Erklärbarkeit als psychologischer Effekt

Zunächst muß angemerkt werden, daß sich die Schlafentzugswirkung bei Depressiven wohl kaum durch einen psychologischen, bzw. Placeboeffekt erklären läßt. Die schlafentzugsbedingte Besserung der Stimmung sowie der Rückfall durch die nächste durchschlafene Nacht widerspricht der allgemeinen Erwartung depressiver Patienten. Dies konnte auch in Studien von Buddeberg u. Dittrich (1978) bestätigt werden, die keine Korrelation zwischen der Erwartungshaltung der Patienten und dem objektiv meßbaren Effekt fanden. Daher ist ein neurobiologischer Wirkmechanismus des Schlafentzugs anzunehmen. Es gibt jedoch bisher kein allgemein anerkanntes Erklärungsmodell. Übersichten finden sich bei Van den Hoofdakker (1997) und bei Kasper u. Möller (1996).

Annahme eines neurobiologischen Wirkmechanismus

Erklärungen auf der Basis von Modellen zur Schlafregulation

Verschiedene Hypothesen basieren auf Modellen der normalen und gestörten Schlafregulation. Das Zweiprozeßmodell der Schlaf-Wach-Regulation beschreibt einen homöostatischen Prozeß S und einen zirkadianen Prozeß C als Hauptfaktoren für die Steuerung des Schlaf-Wach-Rhythmus. Borbély u. Wirtz-Justice (1982) postulierten, daß bei Depression ein Mangel an Prozeß S, der sowohl den Schlafdruck erhöht als auch stimmungsaufhellend wirkt, bestehen könnte. Die therapeutische Wirkung des Schlafentzugs wird durch eine transiente Erhöhung des Faktors S erklärt. Eine weitere Hypothese stellt die Desinhibition des REM-Schlafs bei depressiven Patienten in den Vordergrund. Die Schlafentzugswirkung wird v. a. durch ein Vermeiden von REM-Schlaf erklärt. Gut vereinbar mit dieser Hypothese ist eine Studie von Vogel et al. (1980), die bei depressiven Patienten durch selektive Unterdrückung des REM-Schlafs ebenfalls eine antidepressive Wirkung erzielen konnten. REM-Schlaf ist mit einer Inhibition der katecholaminergen und Stimulation der cholinergen Transmittersysteme verbunden, d. h., er intensiviert eine bei Depressiven vermutete Imbalance dieser Transmittersysteme (Berger u. Riemann 1993).

Neurochemische Erklärungsmodelle

Andere Theorien favorisieren neurochemische Erklärungsmodelle ähnlich wie bei den Antidepressiva. So wurde beispielsweise ein serotonerger Wirkmechanismus postuliert. Hierfür sprechen Studien, in denen die Gabe serotonerger Antidepressiva wie Clomipramin oder Fluoxetin sowie Lithium und Lichttherapie, bei deren Wirkung ebenfalls das Serotoninsystem eine wichtige Rolle zu spielen scheint, den Schlafentzugseffekt stabilisieren können. Benedetti und Mitarbeiter (persönliche Mitteilung) berichteten kürzlich, daß Patienten mit einem funktionellen Polymorphismus des Serotonintransportergens und einem damit verbundenen besseren Ansprechen auf selektive Serotoninwiederaufnahmehemmer (Smeraldi et al. 1998) auch eine bessere Schlafentzugsresponse zeigen.

Analogie zur Wirkung von Amphetaminen

Eine Reihe tierexperimenteller und neurochemischer Befunde spricht dafür, daß die Wirkung des Schlafentzugs mit den Effekten von Amphetaminen vergleichbar ist (Ebert u. Berger 1998). Hierfür sprechen u. a. bildgebende Studien, in denen eine Reduktion des limbischen Metabolismus nach akuter Gabe von Stimulanzien gefunden wurde (Volkow et al. 1997). Da von verschiedenen Autoren ein Zusammenhang zwischen gutem Ansprechen auf Schlafentzug und einer Reduktion des limbischen Metabolismus berichtet wurde (Ebert et al. 1991; Wu et al. 1992), könnte die Schlafentzugswirkung durch eine Neurotransmitterfreisetzung, ähnlich wie nach Gabe von Psychostimulantien, erklärt werden.

2.4 Schlafentzug und Schlafphasenvorverlagerung

Bereits in den 70er und 80er Jahren wurde in Einzelfallbeobachtungen beschrieben, daß nach erfolgreichem Schlafentzug kurze Schlafphasen während des Tages („naps") den Effekt wieder zunichte machen können. Deswegen wurde im klinischen Alltag darauf geachtet, daß die Patienten nach dem Schlafentzug nicht einschliefen.

Dieses Phänomen depressiver Rückfälle nach Kurzschlafepisoden wurde von unserer Arbeitsgruppe systematisch untersucht, wobei sich kein Zusammenhang mit der Länge der „naps" oder dem Auftreten eines bestimmten Schlafstadiums, hingegen ein Einfluß der Tageszeit ermitteln ließ. Kurzschlafepisoden in den Morgenstunden führten häufiger zu einem Rückfall als in den Nachmittagsstunden (Wiegand et al. 1993; Riemann et al. 1993). Diese Beobachtung sowie die Erfahrung, daß Schlafentzug in der 2. Nachthälfte wirksamer ist als in der 1. Nachthälfte, führte zu der Hypothese, daß es eine kritische Phase, beginnend in den frühen Morgenstunden bis zum frühen Nachmittag, gibt, in der Schlaf bei Depressiven einen stimmungsverschlechternden Effekt aufweist. Ein Vermeiden von Schlaf während dieser kritischen Zeitzone scheint dagegen antidepressiv zu wirken.

Depressive Rückfälle nach Kurzschlafepisoden

Kritische Schlafphase mit stimmungsverschlechterndem Effekt

Im Rahmen eines aus dieser Hypothese entwickelten neuen Therapieverfahrens wird eine Vorverlagerung des Schlafes auf die unkritischen Zeiten am späten Nachmittag und die 1. Nachthälfte empfohlen.

Vorverlagerung des Schlafes auf unkritische Zeiten

Die Therapie beginnt mit einem vollständigen oder partiellen Schlafentzug. Am darauf folgenden Tag gehen die Patienten um 17 Uhr zu Bett und werden nach 7 h, d.h. um Mitternacht, geweckt. Am nächsten Tag wird die Schlafenszeit um 1 h zurückverschoben, d.h. die Patienten gehen um 18 Uhr zu Bett und stehen um 1 Uhr morgens auf. Nach einer täglichen Rückverlagerung der Schlafenszeit um 1 h befinden sich die Patienten nach einer Woche wieder im normalen Schlafrhythmus von 23 Uhr abends bis 6 Uhr morgens. Mit diesem Verfahren wird für einige Tage der Schlaf in der 2. Nachthälfte und in den Morgenstunden vermieden und im weiteren Verlauf reduziert.

In bisherigen Studien zeigte sich, daß bei zwei Drittel der Patienten, die auf einen Schlafentzug angesprochen hatten, die Besserung anhielt (Vollmann u. Berger 1993; Riemann et al. 1996; Berger et al. 1997; Albert et al. 1998). Ein Vergleich unmedizierter und medizierter Patienten ergab Hinweise, daß der Therapieeffekt von einer begleitenden Antidepressivabehandlung unabhängig ist (Berger et al. 1997).

In einer ersten randomisierten, kontrollierten Studie bei 40 depressiven Patienten wurde der Effekt von Schlafentzug und anschließender Schlaf-

Studienergebnisse

phasenvorverlagerung (n=20) mit einer Kontrollbedingung verglichen, bei der nach Schlafentzug eine Rückverlagerung der Schlafphasen auf spätere Uhrzeiten (in der 1. Nacht von 2–9 Uhr morgens) vorgenommen wurde. In der vorverlagerten Gruppe zeigten 75% der Patienten, dagegen in der rückverlagerten Gruppe nur 40% eine mindestens 30%ige Reduktion der Hamilton-Depressionswerte am Ende der Therapie (Riemann et al. 1999).

Bedeutung von Schlafentzug und Schlafphasenvorverlagerung

Schlafentzug und Schlafphasenvorverlagerung können in der Anfangsphase einer stationären Depressionsbehandlung die Latenz bis zum Wirkungseintritt von Antidepressiva überbrücken, d. h. die Stimmungsaufhellung bei zwei Drittel der Patienten um mehrere Wochen vorverlagern. Da ein über längere Zeit anhaltender Effekt einer alleinigen Schlafentzugs- und Schlafphasenvorverlagerungstherapie nicht zu erwarten ist, ergibt sich gleichzeitig die Notwendigkeit einer medikamentösen Erhaltungstherapie für 6 Monate bzw. – wenn indiziert – einer Phasenprophylaxe.

3 Lichttherapie

Vorgehensweise

Die Lichttherapie als ein weiteres somatisches Therapieverfahren wird seit den 80er Jahren vorwiegend bei Patienten mit saisonal gebundener Depression durchgeführt. Dabei sitzen die Patienten morgens oder abends, meist für 1–2 h mit offenen Augen vor einer Lampe, über die helles weißes Licht mit einer Intensität von 2500–10000 Lux (kein UV-Licht) direkt in die Netzhaut fallen soll. Die Behandlung wird in der Regel 14 Tage angewandt.

Einzelfallbeobachtung als Ausgangspunkt

Die Entwicklung der Lichttherapie zur Behandlung depressiver Erkrankungen wurde ursprünglich durch einen Patienten mit einer bipolaren Erkrankung angeregt, der durch Eigenbeobachtung eine saisonale Abhängigkeit seiner depressiven und manischen Episoden registrierte. Während einer depressiven Phase, die in den Wintermonaten 1980/1981 auftrat, wurde bei dem Patienten erstmalig eine Therapie mit hellem weißen Licht durchgeführt, die zu einer Remission seiner depressiven Symptomatik führte (Lewy et al. 1982). Ausgehend von dieser positiven Einzelfallbeobachtung wurden in darauffolgenden Jahren zahlreiche Studien mit unterschiedlichen Lichtintensitäten durchgeführt. Die Exposition erfolgte entweder in den Morgen- oder in den Abendstunden, bzw. sowohl morgens und abends.

Anwendung vorwiegend bei saisonaler affektiver Störung

Von der gleichen Arbeitsgruppe, die zum erstenmal die Lichttherapie bei depressiven Patienten einsetzte, wurden zu Beginn der 80er Jahre die Kriterien für einen neuen Subtyp depressiver Erkrankungen definiert, der saisonalen affektiven Störung („seasonal affective disorder"; SAD; Rosenthal et al. 1984): Depressive Episoden, die in mindestens 2 aufeinanderfolgenden Jahren im Herbst oder Winter auftreten und im darauffolgenden Frühjahr oder Sommer spontan remittieren. Zusätzlich wurde gefordert, daß keine relevanten psychosozialen Faktoren vorhanden sind, die eine saisonale Variation aufweisen und somit das saisonale Muster der affektiven Erkrankung erklären können. Die Symptomatik der SAD-Patienten unterschied sich vom üblichen Erscheinungsbild der Depression durch das gehäufte Auftreten atypischer Symptome wie ausgeprägter Energielosigkeit, vermehrtem Schlafbedürfnis sowie Kohlehydratheißhunger und Gewichtszunahme.

Nach der DSM-IV-Klassifikation kann eine saisonale Depression als Zusatzkodierung für die Verlaufsbeschreibung rezidivierender Episoden einer affektiven Störung verwendet werden. Hierfür wird gefordert, daß sich ein Muster von jahreszeitlichem Episodenbeginn in den letzten 2 Jahren gezeigt hat und die Gesamtzahl saisonaler depressiver Episoden deutlich über die Gesamtzahl nichtsaisonaler Episoden im Langzeitverlauf hinausgeht.

Klassifikation der saisonalen Depression

Die Mehrzahl der Lichttherapiestudien wurde bei SAD-Patienten durchgeführt. Dabei wurden Lichtintensitäten von 2500 oder 10 000 Lux verwendet. Die Erfolgsraten der einzelnen Studien variierten zwischen 30 und 70%. Tabelle 1 zeigt eine Übersicht der prozentualen Besserungen, die in den verschiedenen Studien erreicht werden konnten. Die Dauer der Therapie lag im Gegensatz zu Antidepressivastudien bei 14 Tagen. Positive Effekte treten in der Regel bereits innerhalb von wenigen Tagen auf.

Vorgehen und Ergebnisse der Lichttherapiestudien

Die Studienergebnisse zeigen, daß es entgegen ursprünglicher chronobiologischer Hypothesen keine Rolle zu spielen scheint, zu welcher Tageszeit die Lichtexposition erfolgt.

– kein Einfluß der Tageszeit

Lichtexposition	N	HAMD Baseline	HAMD nach Therapie	Besserung im HAMD in %
Nur Morgens [a]	172	17,8	8,1	54
Nur Morgens [b]	16	18,1	8,9	51
Nur Morgens [c]	14	16,9	4,7	72
Nur Mittags [a]	34	21,2	12,4	42
Nur Mittags [c]	15	15,9	8,4	49
Nur Abends [a]	143	18,0	10,1	44
Nur Abends [b]	11	15,8	7,1	50
Nur Abends [c]	12	17,5	5,5	68
Morgens u. Abends [a]	136	21,1	9,2	56
Abends/Morgens [c]	14	16,2	8,2	49
Morgens/Abends [c]	13	19,0	6,5	67
Dämmerlicht (Kontrollbedingung)	77	23,4	20,0	15

Tabelle 1. Behandlungserfolg verschiedener Lichttherapiestudien. (Nach Terman et al. 1989 und den Groningen-Studien von Meesters et al. 1995, Van den Hoofdakker u. Gordijn 1997)

HAMD Hamilton-Depressionswert
[a] nach Terman et al. 1989
[b] Groningen: Daten aus den Jahren 1989/1990;
[c] Groningen: Daten aus den Jahren 1990/1991, 1991/1992, 1992/1993;
Behandlung mit 10 000 Lux. Die anderen Studien verwendeten 2500 Lux.

*– kein Ansprechen
von Patienten
mit nichtsaisonaler
Depression*

Im Gegensatz zu saisonal Depressiven scheinen Patienten mit typischer, nichtsaisonal gebundener Depression nicht oder kaum auf Lichttherapie anzusprechen, die Responder-Raten liegen deutlich niedriger als bei den SAD-Patienten. Bei nichtsaisonal Depressiven kann somit die Lichttherapie nicht als Standardbehandlung empfohlen werden. Allerdings ist auch die Anzahl publizierter Studien zur Lichttherapie bei nichtsaisonaler Depression geringer, darüber hinaus genügen viele Studien keinen strengen methodischen Kriterien (Übersicht bei Van den Hoofdakker u. Gordijn 1997).

Kritische Anmerkungen zur Lichttherapie

*Möglichkeit
eines Placeboeffektes*

Von zahlreichen Autoren wurde zu Recht angemerkt, daß die positiven Effekte der Lichttherapie bei saisonal Depressiven auf einem Placeboeffekt beruhen könnten (Eastman 1990), der bei ambulanten Therapiestudien mit leichten bis mäßig schwer Depressiven bekanntermaßen eine große Rolle spielt. In vielen kontrollierten Studien zur Lichttherapie wurde als Kontrollbedingung Dämmerlicht („dim light") mit Lichtintensitäten von 50–500 Lux angewandt, ein Bereich, in den in etwa auch die künstliche Raumbeleuchtung fällt. Da Dämmerlicht und helles weißes Licht für Patienten klar unterscheidbar sind, könnten die unterschiedlichen Erfolgsquoten auch auf eine unterschiedliche Erwartungshaltung der Patienten zurückzuführen sein.

*Spaziergang im Freien
als Alternative*

Darüber hinaus muß angemerkt werden, daß die natürliche Tagesbeleuchtung im Freien in unseren Breitengraden selbst an veregneten und bewölkten Tagen über 1000 Lux liegt und bis zu 100 000 Lux betragen kann, während in der Mehrzahl der Lichttherapiestudien eine Intensität von 2500 Lux meist für 2 h angewandt wurde. Da die Tageszeit für den Lichttherapieeffekt keine Rolle zu spielen scheint, könnte anstatt einer Sitzung vor einer Lampe auch ein entsprechend langer Spaziergang im Freien durchgeführt werden. Wirz-Justice et al. (1996) untersuchten bei saisonal Depressiven die Effekte einer derartigen „natürlichen Lichttherapie" im Vergleich mit einer Kontrollbedingung, bei der die Patienten eine niedrige Dosis künstlichen Lichtes erhielten, von der kein Effekt zu erwarten war. Die natürliche Lichttherapie führte im Gegensatz zur Kontrollbedingung nach einer Woche zu einer signifikanten Stimmungsverbesserung.

Wirkmechanismus der Lichttherapie

*Bislang keine anerkannte
Hypothese*

Eine allgemeine anerkannte Hypothese zum möglichen Wirkmechanismus der Lichttherapie existiert bislang nicht (Leonhardt u. Wirz-Justice 1995). Aufgrund der bekannten Effekte von Licht auf das zirkadiane System, die über die Netzhaut und den Tractus retinohypothalamicus an den Nucleus suprachiasmaticus, das anatomische Substrat der inneren Uhr, vermittelt werden, wurde früher vermutet, daß die Lichttherapie eine Normalisierung gestörter zirkadianer Rhythmik bewirken könnte. Eine Störung zirkadianer Rhythmen konnte jedoch bei SAD-Patienten nicht nachgewiesen werden. Zudem ist bekannt, daß die Effekte der Lichttherapie bei Störungen des Schlaf-Wach-Rhythmus vom Zeitpunkt der Anwendung abhängen, während bei SAD-Patienten der Effekt von der Tageszeit unabhägig ist (Wirz-Justice et al. 1993). Dies spricht gegen

Übersicht 3.
Empfehlungen
für die Durchführung
der Lichttherapie

- mit offenen Augen in helles Licht schauen
- 2500 Lux für 2 h oder 10 000 Lux für 40 min
- täglich für 2 Wochen morgens oder abends (je nach Praktikabilität für den Patienten)
- Einhalten des richtigen Abstands (Angaben jeweils beim Hersteller des Gerätes), um Überdosierung zu vermeiden

Nebenwirkungen:
gelegentlich Augenreizung, Kopfschmerzen

Vorsicht bei:
Augenkrankheiten (Retinopathien, Glaukom, Katarakt) oder bei Einnahme von Medikamenten, die die Lichtempfindlichkeit des Auges steigern (z.B. Lithium, Fluoxetin, Propranolol)

die Hypothese, daß die antidepressive Wirkung des Lichtes auf einer Beeinflussung des zirkadianen Systems beruht.

Andere Theorien favorisieren Effekte auf Neurotransmittersysteme, z.B. auf das serotonerge System (Neumeister et al. 1997), womit die Dosisabhängigkeit des Lichttherapieeffektes sowie dessen Unabhängigkeit von der Tageszeit eher vereinbar wären.

Praktische Anwendung der Lichttherapie

Zum gegenwärtigen Zeitpunkt kann die Lichttherapie als alleiniges antidepressives Verfahren nur für leichtere Episoden einer saisonalen Depression empfohlen werden. Als Zusatztherapie kann sie auch bei anderen Formen der Depression eingesetzt werden. Darüberhinaus ist eine Anwendung zur Stabilisierung des Schlafentzugseffektes sowie zur Behandlung von Schlafstörungen bei Altersdepressionen sinnvoll. Ein Wirkungseintritt ist nach 3–4 Tagen zu erwarten. Empfehlungen für die Anwendung finden sich in Übersicht 3.

Anwendung bei leichteren Episoden einer saisonalen Depression Einsatz als Zusatztherapie

4 Repetitive transkranielle Magnetstimulation

Bei der repetitiven transkraniellen Magnetstimulation (rTMS) handelt es sich um ein neuartiges Therapieverfahren, bei dem mit Hilfe eines starken Magnetfeldes eine elektrische Reizung von Hirnarealen hervorgerufen werden kann. Der mögliche antidepressive Effekt des Verfahrens ist z.Z. Gegenstand zahlreicher Studien, die noch keine klare Schlußfolgerung hinsichtlich des klinischen Nutzens zulassen. Sollte sich die antidepressive Wirksamkeit bestätigen, wäre hier insbesondere eine Alternative zur Elektrokonvulsionstherapie (EKT) gegeben, da im Gegensatz zur EKT bei der transkraniellen Magnetstimulation (TMS) keine Narkose erforderlich ist.

Elektrische Reizung von Hirnarealen

Die Methode der TMS wurde ursprünglich zu diagnostischen Zwecken in der Neurologie entwickelt. Im Gegensatz zur transkraniellen elektri-

Vorgehensweise

schen Stimulation (TES) ist die TMS schmerzfrei und nichtinvasiv. Hierbei wird von außen ein starkes Magnetfeld (1,5–2 Tesla) an den Kopf angelegt, welches Kalotte und Liquorraum durchdringt und in tieferen Hirnstrukturen einen Stromfluß erzeugt. Auf diese Weise kann man z. B. den motorischen Kortex stimulieren und bei ausreichend starkem Stromfluß eine Depolarisation der Neuronen bewirken, die bei Intaktheit der Bahnen eine motorische Antwort und meßbare EMG-Aktivität im entsprechenden Muskel zur Folge hat. In Gegensatz zur TMS mit Einzelreizen werden bei der rTMS („repetitive" oder „rapid-rate transcranial magnetic stimulation") hochfrequente Reizserien generiert (Frequenz > 1 Hz, mehr als 2 konsekutive Reize, konstantes Reizintervall).

Studien

Nach ersten kasuistischen Berichten von Höflich et al. (1993) wurden in den darauffolgenden Jahren von verschiedenen Arbeitsgruppen Studien mit allerdings relativ geringen Fallzahlen durchgeführt (Übersicht bei Haag et al. 1997), in denen sich Hinweise auf eine mögliche antidepressive Wirksamkeit ergaben. In einer Untersuchung von Pascual-Leone et al. (1996) führte besonders die hochfrequente Stimulation links präfrontal zu einem therapeutischen Effekt.

Ergebnisse kontrollierter Studien

In einer kontrollierten Crossover-Studie an 12 depressiven Patienten (George et al. 1997) wurde als Placebokontrolle eine Scheinbehandlung durchgeführt. Während die mit rTMS behandelten Patienten mit einer signifikanten Stimmungsverbesserung reagierten, kam es nach Scheinbehandlung zu einer Verschlechterung der Hamilton-Depressionswerte. Figiel et al. (1998) behandelten 50 Patienten mit einer therapierefraktären Depression mit rTMS und fanden eine Responder-Rate von 42%. In einer Studie bei Patienten mit Manien (Grisaru et al. 1998) ergaben sich Hinweise, daß bei dieser Erkrankung eine Stimulation des rechten präfrontalen Kortex therapeutisch wirksam ist. Dies kontrastiert zu den erwähnten Ergebnissen bei Depressiven, die positiv auf eine Reizung des linken präfrontalen Kortex ansprachen. In einer neueren kontrollierten Untersuchung (Zwanzger et al. 1999) wurden rTMS mit einer 90%, bzw. 100%-Intensität (bezogen auf die motorische Schwelle) mit einer Placebobedingung verglichen. In dieser Studie zeigte sich eine stärkere Wirksamkeit der 100%igen Intensität verglichen mit den beiden anderen Bedingungen. Eine kontrollierte randomisierte Studie, die die Wirksamkeit von TMS und EKT vergleicht, wurde bislang nicht publiziert.

Möglicher Wirkmechanismus der rTMS

Ähnlichkeit von rTMS und EKT

Tierexperimentelle Studien ergaben Hinweise, daß die TMS verglichen mit der EKT zu ähnlichen Effekten auf Verhaltensebene und zu vergleichbaren biochemischen Veränderungen im ZNS führt (Belmaker u. Grisaru 1998). So konnte beispielsweise von verschiedenen Autoren gezeigt werden, daß die rTMS zu einer signifikanten Reduktion der Immobilität im *Porsolt's Forced Swimming Test* führt (Zyss et al. 1997, 1999; Belmaker et al. 1998) und somit auch in Tiermodellen Hinweise für eine antidepressive Wirksamkeit der rTMS vorliegen.

Unterschiede von rTMS und EKT

Im Gegensatz zur EKT ist es nicht Ziel der rTMS, einen epileptischen Anfall zu induzieren. Dies wäre bei der rTMS eine unerwünschte Nebenwirkung, die in seltenen Fällen auftreten kann. Da jedoch bei EKT-Behandlungen die Induktion eines epileptischen Anfalls zwar nicht als der eigentliche Wirkmechanismus, aber offensichtlich als Vorbedingung für den therapeutischen Effekt erforderlich ist, scheint noch Skepsis gegenüber der Effektivität der rTMS im Vergleich zur EKT angebracht.

Hinweise für die Durchführung der rTMS, Nebenwirkungen und Sicherheitsaspekte

Wegen des geringen Risikos epileptischer Anfälle sollte vor der erstmaligen Anwendung ein EEG durchgeführt werden, um Patienten mit Hinweisen auf eine erhöhte zerebrale Erregbarkeit auszuschließen (Brandt et al. 1997; Wassermann 1998). Schlafentzug sollte vor dem Einsatz der rTMS vermieden werden. Vorsicht ist bei Einnahme von Medikamenten geboten, die die Krampfschwelle stark erniedrigen. Im Gegensatz zur EKT gibt es bislang keine Hinweise für Gedächtnisstörungen, auch entfällt das Risiko der Narkose, die bei EKT erforderlich ist. Übersicht 4 zeigt eine Auflistung potentieller Nebenwirkungen und wichtiger Sicherheitsaspekte bei der Durchführung von rTMS.

Vorsichtsmaßnahmen

Zusammenfassend kann zum gegenwärtigen Zeitpunkt keine routinemäßige Empfehlung für die rTMS als antidepressives Behandlungsverfahren gegeben werden. Es bestehen jedoch berechtigte Hinweise, daß rTMS in Zukunft das Spektrum antidepressiver Therapieverfahren erweitern könnte und insbesondere eine nebenwirkungsärmere und einfachere Alternative zur EKT bei therapierefraktärer Depression werden könnte.

Bislang keine Empfehlung
für den Einsatz
der rTMS bei Depression

Nebenwirkungen	Sicherheitsmaßnahmen
• fokale und sekundär generalisierte epileptische Anfälle • Hörschwellenveränderung (akustisches Artefakt bis zu 120 dB laut) • kurzzeitige Mißempfindung unter der Reizspule • Kopfschmerzen • Migräneanfall bei bekannter Migräne (selten) • transienter Tinnitus	• EEG vor erster Anwendung • Vermeiden von Schlafentzug • Vorsicht bei Medikamenten, die die Krampfschwelle erniedrigen • Gehörschutz während der TMS • keine Patienten mit Metall im Gehirn oder Herzschrittmacher wegen des starken Magnetfeldes • keine Tinnituspatienten

Übersicht 4.
Nebenwirkungen und Sicherheitsaspekte bei repetitiver transkranieller Magnetstimulation (rTMS)

5 Literatur

Albert R, Merz A, Schubert J, Ebert D (1998) Schlafentzug und anschließende Schlafphasenvorverlagerung stabilisiert den positiven Schlafentzugseffekt bei depressiven Episoden. Nervenarzt 69:66–69

Barbini B, Colombo C, Benedetti F, Campori E, Bellodi L, Smeraldi E (1998) The unipolar-bipolar dichotomy and the response to sleep deprivation. Psychiatry Res 79:43–50

Belmaker RH, Grisaru N (1998) Magnetic stimulation of the brain in animal depression models responsive to ECS. J ECT 14:194–205

Benedetti F, Barbini B, Lucca A, Campori E, Colombo C, Smeraldi E (1997) Sleep deprivation hastens the antidepressant action of fluoxetine. Eur Arch Psychiatry Clin Neurosci 247:100–103

Benedetti F, Colombo C, Barbini B, Campori E, Smeraldi E (1999) Ongoing lithium treatment prevents relapse after total sleep deprivation. J Clin Psychopharmacol 19: 240–245

*Berger M, Riemann D (1993) REM sleep in depression – an overview. J Sleep Res 2:211–223

Berger M, Vollmann J, Hohagen F, König A, Lohner H, Voderholzer U, Riemann D (1997) Sleep Deprivation combined with consecutive sleep phase advance as a fast-acting therapy in depression: an open pilot trial in medicated and unmedicated patients. Am J Psychiatry 154:870–872

Bouhuys AL, Beersma DGM, Van den Hoofdakker RH (1989) Observed behavior as a predictor of the response to sleep deprivation in depressed patients. Psychiatry Res 28:47–61

Bouhuys AL, Van den Burg W, Van den Hoofdakker RH (1995) The relationship between tiredness prior to sleep deprivation and the antidepressant response to sleep deprivation in depression. Biol Psychiatry 37:457–161

Borbély AA, Wirz-Justice A (1982) Sleep, sleep deprivation and depression. Hum Neurobiol 1:205–210

Brandt SA, Ploner CJ, Meyer BU (1997) Repetitive transkranielle Magnetstimulation. Möglichkeiten, Grenzen und Sicherheitsaspekte. Nervenarzt 68:778–784

Broocks A, Bandelow B, Pekrun G et al. (1998) A comparison of aerobic exercise, clomipramine and plazebo in the treatment of panic disorder. Am J Psychiatry 155:603–609

Buddeberg C, Dittrich A (1978) Psychologische Aspekte des Schlafentzugs. Arch Psychiatr Nervenkr 225:249–261

Colombo C, Benedetti F, Barbini B, Campori E, Smeraldi E (1999) Rate of switch from depression into mania after therapeutic sleep deprivation in bipolar depression. Psychiatry Res 86:267–270

Eastman CI (1990) What the placebo literature can tell us about light therapy for SAD. Psychopharmacol Bull 4:495–504

Ebert D, Berger M (1998) Neurobiological similarities in antidepressant sleep deprivation and psychostimulant use: a psychostimulant theory of antidepressant sleep deprivation. Psychopharmacology 140:1–10

Ebert D, Feistel H, Barocka A (1991) Effects of sleep deprivation on the limbic system and the frontal lobes in affective disorders: a study with Tcggm HMPAO SPECT. Psychiatry Res: Neuroimaging 40:247–251

Elsenga S, Van den Hoofdakker RH (1987) Response to total sleep deprivation and clomipramine in endogenous depression. J Psychiatr Res 21:151–161

Elsenga S, Van den Hoofdakker RH, Dols LCW (1990) Early and late partial sleep deprivation in depression. In: Stefanis C, Soldatos C, Rabavilas A (eds) Psychiatry: a world perspective, vol 2. Excerpta Medica, Amsterdam, pp 374–379

Figiel GS, Epstein C, McDonald WM, Amazon-Leece J, Figiel L, Saldivia A, Glover S (1998) The use of rapid-rate transcranial magnetic stimulation (rTMS) in refractory depressed patients. J Neuropsychiatry Clin Neurosci 10:20–25

George MS, Wassermann EM, Kimbrell TA et al. (1997) Mood improvement following daily left prefrontal repetitive transcranial magnetic stimulation in patients with depression: a placebo-controlled crossover trial. Am J Psychiatry 154:1752–1756

Goetze U, Tölle R (1981) Antidepressive Wirkung des partiellen Schlafentzuges während der 1. Hälfte der Nacht. Psychiatr Clin 14:129–149

*Gordijn MCM, Beersma DGM, Bouhuys AL, Korte HJ, Van den Hoofdakker RH (1995) A longitudinal study of sleep deprivation responses in depression: the variability is highly related to diurnal mood variability. Acta Neuropsychiatr 7:58–60

Gordijn MCM, Beersma DGM, Bouhuys AL, Van den Hoofdakker RH (1998) Mood variability and sleep deprivation effect as predictors of therapeutic response in depression. In: Beersma DGM, Van Bemmel AL, Folgering H, Hofman WF, Ruigt GSF (eds) Sleep-wake research in the Netherlands, vol 9, pp 41–44

Grisaru N, Chudakov B, Yaroslavsky Y, Belmaker RH (1998) Transcranial magnetic stimulation in mania: a controlled study. Am J Psychiatry 155:1608–1610

Grube M, Hartwich P (1990) Maintenance of antidepressant effect of sleep deprivation with the help of lithium. Eur Arch Psychiatr Neurol Sci 240:60–61

Haag C, Padberg F, Möller HJ (1997) Transkranielle Magnetstimulation (TMS). Ein Diagnostikum aus der Neurologie als Therapeutikum in der Psychiatrie? Nervenarzt 68:274–278

Haug HJ (1992) Prediction of sleep deprivation outcome by diurnal variation of mood. Biol Psychiatry 31:271–278

Höflich G, Kaspers S, Hufnagel A, Ruhrmann S, Möller HJ (1993) Application of transcranial magnetic stimulation in treatment of drug-resistant depression – a report of two cases. Hum Psychopharmacol 8:361–365

Kasper S, Möller HJ (Hrsg) (1996) Therapeutischer Schlafentzug: Klinik und Wirkmechanismen. Springer, Wien

*Kuhs H, Färber D, Borgstädt S, Mrosek S, Tölle R (1996) Amitriptyline in combination with repeated late sleep deprivation versus amitriptyline alone in major depression. A randomised study. J Affect Disord 37:31–41

Kuhs H, Tölle R (1991) Sleep deprivation therapy. Biol Psychiatry 29:1129–1148

Leibenluft E, Wehr TA (1992) Is sleep deprivation useful in the treatment of depression? Am J Psychiatry 149:159–168

Leonhardt G, Wirz-Justice A (1995) Bisherige Erfahrungen und praktische Anwendung mit Lichttherapie. In: Zulley J, Wirz-Justice A (1995) Lichttherapie. Roderer, Regensburg, S 53–62

Lewy AJ, Kern HE, Rosenthal NE et al. (1982) Bright artifical light treatment of a manic-depressive patient with a seasonal mood cycle. Am J Psychiatry 139:1496–1498

Meesters Y, Jansen JHC, Beersma DGM et al. (1995) Light therapy for seasonal affective disorder. The effects of timing. Br J Psychiatry 166:607–612

Neumeister A, Goessler R, Lucht M, Kapitany T, Bamas C, Kasper S (1996) Bright light stabilizes the antidepressant effect of sleep deprivation. Biol Psychiatry 39:16–21

Neumeister A, Praschak-Rieder N, Heßelmann B, Rao ML, Glück J, Kasper S (1997) Effects of tryptophan depletion on drug-free patients with seasonal affective disorder during a stable response to bright light therapy. Arch Gen Psychiatry 54:133–138

Pascual-Leone A, Catala MD, Pascual AP (1996) Lateralized effect of rapid-rate transcranial magnetic stimulation of the prefrontal cortex in mood. Neurology 46:499–502

Pascual-Leone A, Rubio B, Pallardo F, Catala MD (1996) Rapid-rate transcranial magnetic stimulation of left dorsolateral prefrontal cortex in drug-resistant depression. Lancet 348:233–237

Pflug G, Tölle R (1971) Therapie endogener Depressionen durch Schlafentzug. Nervenarzt 42:117–124

Reinink E, Bouhuys A, Wirz-Justice A, Van den Hoofdakker RH (1990) Prediction of the antidepressant response to total sleep deprivation by diurnal variation of mood. Psychiatry Res 32:113–124

Riemann D, Wiegand M, Lauer CH, Berger M (1993) Naps after total sleep deprivation in depressed patients. Are they depressogenic? Psychiatry Res 94:109–120

Riemann D, Hohagen F, König A, Schwarz B, Gomille J, Voderholzer U, Berger M (1996) Advanced vs. normal sleep timing: effects of depressed mood after response to sleep deprivation in patients with a major depressive disorder. J Affect Disord 37:121–128

Riemann D, König A, Hohagen F et al. (1999) How to preserve the antidepressant effect of sleep deprivation: a comparison of sleep phase advance and sleep phase delay. Eur Arch Psychiatr Clin Neurosci 249:231–237

Rosenthal NE, Sack DA, Gillin JC et al. (1984) Seasonal affective disorder: a description of the syndrome and preliminary findings with light therapy. Arch Gen Psychiatry 41:72–80

Sack DA, Duncan W, Rosenthal NE, Mendelson WE, Wehr TA (1988) The timing and duration of sleep in partial sleep deprivation therapy of depression. Acta Psychiatr Scand 77:219–224

Schilgen B, Tölle R (1980) Partial sleep deprivation as therapy for depression. Arch Gen Psychiatry 37:267–271

Schulte W (1969) Klinische Erfahrungen über das Herausgeraten aus der melancholischen Phase. In: Hippius H, Sehlbach H (Hrsg) Das depressive Syndrom. Urban new findings and a theory. Arch Gen Psychiatry 37:247–253

Volkow N, Wang G, Fowler J, Logan J, Lieberman J, Pappas N (1997) Effects of methylphenidate on regional brain glucose metabolism in humans. Am J Psychiatry 154:50–55

Vollmann J, Berger M (1993) Sleep deprivation with consecutive sleep phase advance therapy in patients with major depression: a pilot study. Biol Psychiatry 33:54–57

Wassermann E (1998) Risk and safety of repetitive transcranial magnetic stimulation: report and suggested guidelines from the International Workshop on the Safety of Repetitive Transcranial Magnetic Stimulation. Electroencephalogr Clin Neurophysiol 108:1–16

Wehr TA, Goodwin FK (1981) Biological rhythms and psychiatry. In: Arieti S, Brodie HKH (eds) American handbook of psychiatry, vol 7, 2nd edn. Basic, New York, pp 46–74

Wehr TA, Rosenthal NE, Sach DA, Gillin JC (1985) Antidepressant effects of sleep deprivation in bright and dim light. Acta Psychiatr Scand 72:161–165

Wiegand M, Riemann D, Schreiber W, Lauer ChJ, Berger M (1993) Effect of morning and afternoon naps on mood after total sleep deprivation in patients with major depression. Biol Psychiatry 33:467–476

Wirz-Justice A, Graw P, Kräuchi K et al. (1993) Light therapy in seasonal affective disorder is independent of time of day or circadian phase. Arch Gen Psychiatry 50:929–937

Wirz-Justice A, Graw P, Kräuchi K, Sarrafzadeh A, English J, Arendt J, Sand L (1995) Natural light treatment of seasonal affective disorder. J Affect Disord 37:109–120

Wu JC, Bunney WE (1990) The biological basis of an antidepressant response to sleep deprivation and relapse: review and hypothesis. Am J Psychiatry 147:14–21

Wu JC, Gillin JC, Buchsbaum MS, Hershey T, Johnson JC, Bunney WE Jr (1992) Effects of sleep deprivation on brain metabolism of depressed patients. Am J Psychiatry 194:538–543

Zwanzger P, Thoma H, Mikhaiel P, Kathmann N, Hampel H, Möller HJ, Padberg F (1999) Transcranial magnetic stimulation in major depression. (Abstract World Congress of Psychiatry, Hamburg 06.–11.08.99)

Zyss T, Gorka Z, Kowalska M, Vetulani J (1997) Preliminary comparison of behavioral and biochemical effects of chronic transcranial magnetic stimulation and electroconvulsive shock in the rat. Biol Psychiatry 42:920–924

Zyss T, Mamczarz J, Vetulani J (1999) The influence of rapid-rate transcranial magnetic stimulation (rTMS) parameters on rTMS effects in Porsolt's forced swimming test. Int J Neuropsychopharmacol 2:31–34

KAPITEL 25

Psychotherapie affektiver Störungen

E. FRANK, M.E. THASE, C. SPANIER, J.M. CYRANOWSKI und L. SIEGEL

Übersetzung: M. Basten
Die Arbeit an diesem Kapitel wurde durch die folgenden Stipendien des National Institute of Mental Health gefördert: MH49115, MH29618, MH30915 und MH41884. Teile dieses Kapitels sind bereits in Frank u. Spanier (1995), Thase (1995) und Thase u. Beck (1993) erschienen.

1 Einleitung

Entwicklung depressionsspezifischer Psychotherapien

Es ist kein reiner Zufall, daß in den Vereinigten Staaten etwa zeitgleich mit der Entwicklung der Research Diagnostic Criteria (RDC; Spitzer et al. 1978) eine Reihe von psychotherapeutischen Ansätzen zur zeitlich befristeten Therapie der Major-Depression vorgestellt wurde. Die Hinwendung zu einer genaueren Kategorisierung der nichtpsychotischen Störungen erleichterte zweifellos die theoretischen Vorarbeiten, die für die Entwicklung der Therapiemethoden erforderlich waren, die man heute mit der Bezeichnung depressionsspezifische Psychotherapien verbindet. Gleichzeitig entstand eine allgemeine Atmosphäre, die der Umsetzung dieser theoretischen Überlegungen in praktische Interventionen und deren anschließender empirischer Evaluation förderlich war.

Dieses Kapitel ist zwar mit „Psychotherapie bei affektiven Störungen" überschrieben, doch wird unser Hauptaugenmerk auf der Psychotherapie der unipolaren Depression liegen, und zwar insbesondere auf der Behandlung von akuten Episoden der Major-Depression bei Erwachsenen. Der Grund, warum wir diesen Bereich herausstellen, ist ganz einfach der, daß für dieses Gebiet die aussagekräftigsten theoretischen und empirischen Arbeiten vorliegen.

Einzeltherapeutische Ansätze

- interpersonelle Psychotherapie

- kognitive Therapie
- Verhaltenstherapie

Unser Fokus wird weiterhin auf einzeltherapeutischen Ansätzen (gegenüber paar-, familien- und gruppentherapeutischen Interventionsmethoden) liegen, da auch hier der Großteil der zur Verfügung stehenden Daten sich auf diese Therapieform bezieht. Die bekanntesten und empirisch am besten gestützten individualtherapeutischen Interventionen sind die auf Klerman et al. (1984) zurückgehende interpersonelle Psychotherapie, die von Beck et al. (1979) begründete kognitive Therapie und eine Reihe von verhaltenstherapeutischen Ansätzen, die in den 70er und frühen 80er Jahren des 20. Jh. untersucht wurden und unter dem wachsenden Druck, immer kürzere Interventionsmethoden zu entwickeln, neuerdings wieder in das Zentrum des Interesses gerückt sind.

- psychodynamische interpersonelle Psychotherapie

In den letzten Jahren sind von Shapiro et al. (1991, 1994, 1995) und anderen britischen Forschern auch Untersuchungen zur Effektivität der psychodynamischen interpersonellen Psychotherapie (Shapiro et al. 1994, 1995; Guthrie et al. 1998, 1999) vorgelegt worden. Traditionellere psychodynamische Therapieformen kommen zwar in der klinischen Praxis bei depressiven Patienten häufig zum Einsatz, doch konnten diese therapeutischen Ansätze in Anbetracht ihrer unterschiedlichen Anwendungsweise (häufig liegen keine manualisierten Richtlinien vor) und angesichts eines Mangels an kontrollierten Studien mit aussagekräftigen Therapieerfolgsmaßen zu ihrer spezifischen Anwendung bei depressiven Patienten für das vorliegende Kapitel nicht weiter berücksichtigt werden.

Gemeinsamkeiten depressionsspezifischer Psychotherapieverfahren

- Fokus auf Depression

Wie im weiteren Verlauf des Kapitels deutlich werden wird, gibt es eine Reihe wichtiger Gemeinsamkeiten der depressionsspezifischen Psychotherapieverfahren. Alle diese Ansätze waren ursprünglich als zeitlich begrenzte Interventionsmethoden konzipiert worden. Sie zeichnen sich alle durch einen klaren Fokus auf die Depression und die Probleme aus, von denen angenommen wird, daß sie für die Auslösung und die Aufrechterhaltung der depressiven Episode relevant sind. Sie sind allesamt gegenwartsorientiert und in ihrer Herangehensweise sehr pragmatisch. Für einige dieser Verfahren existieren sehr viel explizitere Richtlinien für das Therapeutenverhalten vom Beginn bis zum Ende der Behandlung bzw. sogar für den Verlauf jeder Sitzung als für andere, doch ist allen dieser Therapieansätze ein Bemühen um eine mehr oder weniger klare Strukturierung der Therapie gemeinsam. Für den depressiven Patienten dürfte im übrigen jedes dieser Therapieverfahren insgesamt stimmig und relevant erscheinen. Und nicht zuletzt vermittelt jedes dieser depressionsspezifischen Therapieverfahren dem depressiven Patienten ein eindeutiges Signal der Hoffnung.

– gegenwartsorientiert

– klare Strukturierung

2 Interpersonelle Psychotherapie

2.1 Überblick und Beschreibung

Die interpersonelle Psychotherapie beschäftigt sich mit dem Zusammenhang zwischen Depression und Problemen im interpersonellen Bereich, wobei keine Festlegung erfolgt, ob die im Kontext der Depression erkennbaren interpersonellen Probleme Ursache oder Folge der depressiven Episode sind. Sie war ursprünglich zur Anwendung als wöchentliche, gegenwartsorientierte, von Angesicht zu Angesicht und über einen relativ kurzen Zeitraum stattfindende Therapie vorgesehen, „die die Rolle genetischer, biochemischer, entwicklungs- und persönlichkeitsbezogener Faktoren bei der Entstehung von (und Vulnerabilität gegenüber) Depressionen anerkennt, aber besonders die Rolle der gegenwärtigen interpersonellen Beziehungen des depressiven Patienten heraushebt" (Klerman et al. 1984, S. 5).

Allgemeine Konzeption

Die Techniken der interpersonellen Psychotherapie stammen sowohl aus dem Fundus der psychodynamisch ausgerichteten Therapieformen (z.B. Exploration, Affektklärung) als auch aus dem Bereich der kognitiv-behavioralen Therapiemethoden (z.B. Techniken zur Verhaltensänderung und Realitätsüberprüfung) und wurden zur Behandlung der 4 grundlegenden Problembereiche entwickelt, durch die sich die interpersonelle Psychotherapie auszeichnet:
1. nicht verarbeitete Trauerreaktionen,
2. Rollenwechsel,
3. interpersonelle Rollenkonflikte (häufig Beziehungskonflikte) und
4. interpersonelle Defizite.

Verwendete Techniken

Vier Hauptproblembereiche

Die interpersonelle Psychotherapie zeichnet sich also nicht so sehr durch die eingesetzten Techniken als vielmehr durch die verwendeten Strategien (z.B. das Herstellen eines Zusammenhangs zwischen dem Auftreten von Symptomen und offenen oder verdeckten Konflikten mit wichtigen Bezugspersonen, mit denen der Patient gegenwärtig in Beziehung steht) aus (Klerman et al. 1984).

Ihre Hauptziele werden erreicht, indem zunächst gemeinsam von Therapeut und Patient erarbeitet wird, welcher der 4 oben skizzierten Problemtypen mit dem Beginn der gegenwärtigen depressiven Episode in Zusammenhang stand, und anschließend mit dem Patienten die interpersonellen Schwierigkeiten, die mit dem wichtigsten Problembereich in Verbindung stehen, bearbeitet werden.

Wurzeln der interpersonellen Psychotherapie

Die interpersonelle Psychotherapie stützt sich auf die von Meyer (1957) begründete und von Sullivan (1953) ausgearbeitete Schule der interpersonellen Psychoanalyse und ist von Bowlbys Bindungstheorie (Bowlby 1982) beeinflußt worden. Sie anerkennt den profunden Einfluß früher entwicklungsmäßiger Erfahrungen und unbewußter mentaler Prozesse (d.h. intrapsychischer Wünsche und Konflikte) auf später deutlich werdende Muster interpersoneller Beziehungen, doch konzentriert sich der Therapeut im Rahmen ihrer Anwendung darauf, die gegenwärtigen sozialen Rollen und interpersonellen Beziehungen des Patienten zu verbessern (Klerman et al. 1984).

Betonung gegenwärtiger Beziehungsprobleme

Diese Betonung *gegenwärtiger* Beziehungsprobleme stützt sich auf die Annahme, daß frühe Kindheitserfahrungen sich in gegenwärtigen interpersonellen Beziehungsmustern und in den gegenwärtigen sozialen Rollen des Patienten widerspiegeln. Bei der ursprünglichen Konzeption der interpersonellen Psychotherapie wurde davon ausgegangen, daß Interventionen, die sich auf den gegenwärtigen interpersonellen Kontext eines Patienten konzentrieren, sowohl die Genesung von einer akuten Episode erleichtern als auch einen Schutz gegenüber einem Wiederauftreten der Symptomatik bieten würden – zumindest für die Dauer der Behandlung und möglicherweise sogar noch nach ihrem Abschluß (Klerman u. Weissman 1993; Klerman et al. 1984). Wie wir weiter unten näher erläutern werden, hat sich die erste dieser Annahmen empirisch bestätigt. Die zweite Annahme, daß selbst nach dem Ende der Behandlung noch eine prophylaktische Wirkung zu beobachten sein wird, hat keine durchgängige empirische Bestätigung gefunden; und wenn doch, dann auch nur in bezug auf eine verbesserte soziale Funktionsfähigkeit, nicht in bezug auf eine Verhinderung von Rezidiven.

Therapeutische Grundhaltung

Die therapeutische Grundhaltung bei der interpersonellen Psychotherapie ist durch Wärme, Unterstützung und Empathie gekennzeichnet. Mit anderen Worten, die Rolle des Therapeuten ist hier die eines aktiven Fürsprechers des Patienten, im Gegensatz zu der Rolle des neutralen Kommentators bei der Psychoanalyse oder auch zu der Aufgabe des Therapeuten bei der klientenzentrierten Gesprächstherapie nach Rogers, bedingungslose positive Anerkennung zu vermitteln. Dementsprechend sollte die therapeutische Beziehung selbst realitätsorientiert sein – Übertragungseffekte werden nicht angestrebt –, und es wird davon ausgegangen, daß die Wahrnehmungen des Patienten in bezug auf interpersonelle Probleme außerhalb der Therapie ebenfalls realitätsbezogen sind.

2.2 Interpersonelle Psychotherapie als Rezidivprophylaxe

Bei der Modifizierung der interpersonellen Psychotherapie zum Zwecke ihrer Anwendung als Rezidivprophylaxe wurden die wesentlichen Bestandteile der von Klerman et al. (1984) entwickelten Vorgehensweise beibehalten. So finden sich auch bei der zur Rezidivprophylaxe eingesetzten interpersonellen Psychotherapie („maintenance interpersonal therapy"; Frank 1991) die 4 charakteristischen Problembereiche der interpersonellen Psychotherapie, und es werden dieselben Strategien (z. B. Exploration der mit dem Verlust einer Rolle assoziierten Gefühle) und Techniken (z. B. Wachrufen von Gefühlen, wertungsfreie Exploration der affektiven Qualität von Beziehungen, Förderung der Entwicklung befriedigender und positiver interpersoneller Verhaltensweisen) verwendet.

Gemeinsamkeiten mit der Akutbehandlung

Die Unterschiede zur interpersonellen Psychotherapie in der Akutbehandlung liegen in den therapeutischen Zielen und dem Zeitplan der Behandlung. Das primäre Ziel der interpersonellen Psychotherapie als Rezidivprophylaxe besteht darin, ein erneutes Auftreten einer depressiven Episode zu verhindern, d. h. bei Patienten, bei welchen die Depression remittiert ist, den Zustand der Gesundheit aufrechtzuerhalten; das Ziel der interpersonellen Psychotherapie in der Akutbehandlung besteht demgegenüber darin, die Remission einer akuten Episode einer Depression zu erreichen. Sie ist im übrigen daraufhin ausgelegt, die Patienten im Sinne einer Rezidivprophylaxe über mehrere Jahre hinweg zu behandeln. Im Rahmen der Maintenance-Therapies-in-Recurrent-Depression-(MTRD-)-Untersuchung, für die die interpersonelle Psychotherapie als Rezidivprophylaxe ursprünglich entwickelt wurde (Frank et al. 1990), wurden Patienten beispielsweise bis zu 3 Jahre entsprechend behandelt. Die Anzahl an Problembereichen, die typischerweise im Mittelpunkt dieser Therapie stehen, ist folglich im Vergleich zu der für die Akutbehandlung von Depressionen eingesetzten interpersonellen Psychotherapie größer.

Unterschiede zur Akutbehandlung

– mehrjährige Behandlung

Da das Ziel dieser Therapie die Prävention ist, achtet der Therapeut besonders auf frühe Anzeichen für die Entwicklung interpersoneller Probleme, die denen ähnlich sind, die mit der Auslösung der jüngsten depressiven Episode bzw. früherer depressiver Episoden des Patienten verbunden waren (Frank 1991). Bei der interpersonellen Psychotherapie als Rezidivprophylaxe liegt das Hauptaugenmerk darauf, die Stärken des Patienten zu fördern und dem Patienten zu helfen, einen Großteil der Verantwortung für die Vermeidung zukünftiger Episoden selbst zu übernehmen. Der Patient wird daher ermuntert, auf frühe Anzeichen somatischer oder kognitiver Symptome zu achten, die für frühere depressive Episoden typisch waren. Wenn solche Symptome auftreten, werden von Therapeut und Patient gemeinsam präventive Strategien geplant und eingesetzt, damit der Beginn einer neuen Episode verhindert wird.

– Prävention als Therapieziel

Dem interpersonellen Ansatz zur Depressionsbehandlung entsprechend, betonen diese Strategien in erster Linie interpersonelle Aspekte und zielen auf eine Verbesserung der Stimmung und der Funktionsfähigkeit des Patienten (z. B. über einen Ausbau supportiver sozialer Kontakte außerhalb einer chronisch konfliktbelasteten Partnerschaft; oder über eine verbesserte Aufmerksamkeit für die eigenen emotionalen oder praktischen Bedürfnisse, verbunden mit einer geringeren Konzentration auf die Bedürfnisse anderer). Im Gegensatz zu wöchentlich stattfindenden Sitzungen bei der Akutbehandlung fand die interpersonelle Psychotherapie zur Rezidivprophylaxe laut MTRD-Behandlungsplan einmal pro Mo-

– geringere Sitzungsfrequenz

nat statt (Frank et al. 1990). Diese Modifizierung der Frequenz der Therapiesitzungen erschien mit Blick auf die untersuchte Population, die aus asymptomatischen Patienten mit rezidivierenden depressiven Episoden in der Vorgeschichte bestand, gerechtfertigt.

Auswahl
der zu behandelnden
Problembereiche

Bei den Problembereichen, die im Zentrum der Behandlung stehen, handelt es sich meist um eine Kombination aus Rollenwechseln, Rollenkonflikten und interpersonellen Defiziten; trauerbezogene Themen spielen in der Regel eine untergeordnete Rolle – es sei denn, während der Rezidivprophylaxe tritt ein bedeutsames Verlusterlebnis ein (Frank et al. 1993). Die Identifizierung des Problembereichs beginnt schon im Laufe der Akutbehandlung, während derer eine Reihe von interpersonellen Themen zwar angeschnitten, aber nicht weiterverfolgt werden. Diese Themen, insbesondere eingeschliffene interpersonelle Verhaltensmuster, die im Verlauf oder infolge der Remission für den Patienten weiterhin problembehaftet sind, werden vom Therapeuten notiert und im Zuge der Therapie weiter exploriert. Die bei der interpersonellen Psychotherapie als Rezidivprophylaxe eingesetzten Techniken sind den in der Akutphase verwendeten ähnlich, doch bekommt hier allein schon aufgrund des anvisierten Zeithorizontes die Zukunft einen größeren Stellenwert (z. B. könnten als Vorbereitung auf ein bevorstehendes und potentiell belastendes interpersonelles Ereignis funktionale Bewältigungsstrategien entwickelt werden).

2.3 Belege für die Wirksamkeit

Evaluationsstudien zur interpersonellen Psychotherapie als Kurzzeit-(DiMascio et al. 1979; Elkin et al. 1989; Schulberg et al. 1996; Weissman et al. 1979) und Langzeitbehandlung (Frank et al. 1990, 1991a; Klerman et al. 1974; Reynolds et al. 1999a; Weissman et al. 1974) bei Depression liegen nur von einer relativ kleinen Zahl von Arbeitsgruppen vor. Auch wenn die Zahl der Studien insgesamt gering ist, zeigen sie doch übereinstimmend, daß die interpersonelle Psychotherapie effektiv ist, und zwar nicht nur im Hinblick auf eine Verringerung depressiver Symptome, sondern auch im Hinblick auf eine Verlängerung des erkrankungsfreien Intervalls bei Patienten mit einer rezidivierenden Störung.

2.3.1 Interpersonelle Psychotherapie als Akutbehandlung der Depression

New Haven-Boston-Studie

Die Wirksamkeit der interpersonellen Psychotherapie als Akutbehandlung der Depression ist durch 3 bisher abgeschlossene kontrollierte Studien gestützt worden. Bei der ersten dieser Untersuchungen, der New Haven-Boston Collaborative Study of the Treatment of Acute Depression, die 1973 begonnen wurde, wurden 81 depressive Patienten per Zufall einer von 4 Bedingungen zugewiesen: einer über einen Zeitraum von 16 Wochen einmal wöchentlich stattfindenden interpersonellen Psychotherapie, einer über den gleichen Zeitraum durchgeführten Behandlung mit Amitriptylin, einer Kombination dieser beiden Behandlungen oder – als Kontrollbedingung – einer unspezifischen Psychotherapie.

Am Ende des Behandlungszeitraums zeigten sich in bezug auf das Ausmaß der erzielten Symptomverringerung keine Unterschiede zwischen interpersoneller Psychotherapie und Pharmakotherapie. Beide Behandlungsmethoden erwiesen sich als effektiver als die Kontrollbedingung, und die Kombinationstherapie war wirksamer als jede der beiden Therapieformen allein (DiMascio et al. 1979; Weissman et al. 1979). Bei einer nochmaligen Prüfung dieser Daten ergab sich, daß der Wirksamkeitsvorsprung der Kombinationsbehandlung mit interpersoneller Psychotherapie und Amitriptylin nur die Subgruppe von Patienten mit schwerwiegenderen endogenen Depressionen betraf (vgl. Thase, im Druck).

– keine Unterschiede zwischen interpersoneller Psychotherapie und Pharmakotherapie
– Kombinationstherapie wirksamer als Monotherapie

In dieser Untersuchung zeigte sich außerdem, daß Patienten, die mit interpersoneller Psychotherapie behandelt worden waren (entweder allein oder in Verbindung mit einer Pharmakotherapie), bei der Einjahresnachuntersuchung eine signifikant bessere psychosoziale Funktionsfähigkeit aufwiesen als die Patienten aus der Kontrollbedingung bzw. als Patienten, die nur die Pharmakotherapie erhalten hatten (Weissman et al. 1981). Gleichwohl wiesen die Autoren darauf hin, daß bei der Einjahresnachuntersuchung in allen 4 Behandlungsbedingungen eine ganze Reihe von Rückfällen zu verzeichnen waren, was darauf hindeutete, daß eine bessere soziale Funktionsfähigkeit offenbar keinen bedeutsamen prophylaktischen Nutzen mit sich brachte und daß eine sich über 16 Wochen erstreckende Behandlung möglicherweise nicht ausreicht, um eine dauerhafte Genesung von einer akuten depressiven Episode zu gewährleisten.

– dauerhafte Genesung nicht gewährleistet

Die zweite Akutbehandlungsstudie, das vielbeachtete National Institute of Mental Health (NIMH) Treatment of Depression Collaborative Research Program (NIMH-TDCRP; Elkin et al. 1989), erbrachte ebenfalls deutliche Belege für die Wirksamkeit der interpersonellen Psychotherapie als ambulante Akutbehandlung für depressive Patienten. In 3 Behandlungszentren wurden insgesamt 250 ambulante Patienten mit unipolarer, nichtpsychotischer Depression untersucht. Sie wurden per Zufall einer von 4 Behandlungsbedingungen zugewiesen (die Behandlung erstreckte sich über jeweils 16 Wochen): Imipramin plus Beratung (eine „minimal stützende Therapie": regelmäßige Termine bei einem Psychiater, der dem Patienten Zuspruch, Unterstützung und mitunter konkrete Ratschläge anbot), interpersonelle Psychotherapie, kognitive Verhaltenstherapie (Beck et al. 1979) oder Placebo (d.h. Placebomedikament plus Beratung). Im Unterschied zur New Haven-Boston-Studie wurde hier keine kombinierte Behandlungsform aus medikamentöser Therapie und Psychotherapie angeboten.

NIMH-Studie

Bei der Auswertung zeigte sich, daß am Ende des 16wöchigen Behandlungszeitraums bei Patienten in allen Behandlungsbedingungen – einschließlich Placebo – eine signifikante Verringerung depressiver Symptome und eine verbesserte Funktionsfähigkeit festzustellen waren. Nach einer Aggregierung der zahlreichen Erfolgsmaße schnitten die Patienten in den 3 eigentlichen Interventionsbedingungen insgesamt besser ab als die Patienten der Bedingung Placebo plus Beratung; allerdings erreichten diese Unterschiede nach Berücksichtigung der aufgrund der mehrfachen Einzelvergleiche durchgeführten Korrektur nicht das übliche statistische Signifikanzniveau. Darüber hinaus ergaben sich bei dieser ersten Auswertung keine Hinweise dafür, daß sich die psychotherapeutischen

– signifikante Verringerung depressiver Symptome in allen Behandlungsbedingungen

Interventionen hinsichtlich ihrer Wirksamkeit von der Pharmakotherapie mit Trizyklika signifikant unterschieden.

Bei einer weitergehenden Auswertung der Daten, für die die Patienten entsprechend des vor der Therapie erhobenen Schweregrades ihrer Depression in 2 Gruppen aufgeteilt wurden, zeigten sich für die Gruppe der weniger depressiven Patienten ebenfalls keine signifikanten Unterschiede für die 4 getesteten Behandlungsverfahren. Ein anderes Bild ergab sich für die Gruppe der schwerer depressiven Patienten: Hier waren durchgängig signifikante Unterschiede zu erkennen. Die weniger depressiven Patienten (Baselinewert auf der *Hamilton Rating Scale for Depression: HRSD* <20) profitierten von allen 4 Behandlungsalternativen – einschließlich Placebo –, während die schwerer depressiven Patienten (*HRSD* ⩾20) unter der Placebobedingung kaum Fortschritte machten. Für die Gruppe der schwerer beeinträchtigten Patienten wiesen die interpersonelle Psychotherapie und Imipramin eine vergleichbare Wirksamkeit auf; beide Behandlungsformen waren der Placebobedingung überlegen. Bei dieser schwerer depressiven Gruppe von Patienten war die interpersonelle Psychotherapie zwar nicht signifikant effektiver als die kognitive Verhaltenstherapie, doch waren einige Trends in diese Richtung zu erkennen. Eine nochmalige Reanalyse der Daten, bei der die Patienten hinsichtlich des Vorliegens einer typischen bzw. atypischen Depression unterschieden wurden, zeigte, daß die interpersonelle Psychotherapie bei beiden Gruppen von Patienten gleich wirksam war (Stewart et al. 1998).

Bei einer Follow-up-Untersuchung der Patienten aus dieser Studie zur Beobachtung des weiteren Verlaufs depressiver Symptome (die Follow-up-Daten wurden 6, 12 und 18 Monate nach Therapieende erhoben) stellten Shea et al. (1992) fest, daß sich der Prozentsatz von Patienten, die erstens während der Akutbehandlung die festgelegten Kriterien für eine Genesung erreichten und zweitens im Verlauf des 18monatigen Follow-up-Zeitraums keinen Rückfall erlitten, in den 4 Behandlungsbedingungen nicht signifikant unterschied; dieser Anteil von Patienten war insgesamt gering und variierte zwischen 19 und 30%. Überdies war die Rückfallrate (nach erreichter Genesung) über alle 4 Behandlungsgruppen hinweg durchgängig hoch; sie reichte von 30–50%.

Ähnlich wie die von Weissman et al. (1981) erhobenen Daten weisen auch diese Ergebnisse darauf hin, daß die Wiedererkrankungsrate bei Major-Depression trotz effektiver Akutbehandlung hoch ist und daß eine 16wöchige Behandlung in vielen Fällen zu kurz ist, um eine dauerhafte Remission sicherstellen zu können. Es hat demnach den Anschein, daß einer Kurzzeitpsychotherapie in vielen Fällen kein dauerhafter Erfolg beschieden ist; sie kann daher nicht als langfristig wirksam angesehen werden. Wichtig in diesem Zusammenhang ist, daß zum Zeitpunkt des Beginns der multizentrischen Studie die Daten aus der MTRD-Studie (Frank et al. 1990), die die Wirksamkeit der interpersonellen Psychotherapie als Rezidivprophylaxe belegen, noch nicht verfügbar waren.

Im Zuge einer Kontroverse um die Art der Auswertung der NIMH-TDCRP-Daten sind 2 Reanalysen der Therapieerfolgsdaten aus dieser Studie publiziert worden (Gibbons et al. 1993; Klein u. Ross 1993). Die berichteten Ergebnisse stimmen mit den ursprünglich veröffentlichten Resultaten (Elkin et al. 1989) im wesentlichen überein, doch deutet die Reanalyse von Klein u. Ross (1993) auf deutlichere Effektivitätsunterschiede zwischen den einzelnen Behandlungsformen hin, insbesondere im Falle der schwerer depressiven Patienten. Diese Autoren kamen zu dem Schluß, daß die Pharmakotherapie der Psychotherapie überlegen war und daß interpersonelle Psychotherapie und kognitive Verhaltenstherapie wirksamer waren als Placebo; bei den schwerer beeinträchtigten Patienten waren diese Unterschiede noch deutlicher ausgeprägt. Auch hier zeigten sich Trends in die Richtung, daß bei Patienten mit höherem Schweregrad der Depression die interpersonelle Psychotherapie im Vergleich zur kognitiven Verhaltenstherapie besser abschnitt.

Der Forschergruppe um Gibbons (Gibbons et al. 1993) war insbesondere daran gelegen, häufig im Zusammenhang mit der Erhebung von psychiatrischen Längsschnittdaten auftretende Probleme, wie Autokorrelationen, fehlende Daten und personenspezifische Effekte, statistisch zu kontrollieren. Aus diesem Grunde verwendeten sie für ihre Reanalyse der *HRSD*-Daten aus der NIMH-TDCRP-Studie sog. „Random-regression"-Modelle. Durch die Berücksichtigung solcher zufälligen Effekte wurde ihrer Auffassung nach „eine eindeutige, kompromißlose Überprüfung der Haupthypothesen der TDCRP-Studie" ermöglicht (ebd., S. 749). Auch wenn ihre Ergebnisse mit den früher publizierten Daten übereinstimmten, gestattet der Rückgriff auf „Random-regression"-Modelle eindeutigere Schlußfolgerungen und ein größeres Maß an Sicherheit, daß die Hauptergebnisse der TDCRP-Studie zutreffend sind.

– Kontrolle fehlender Daten und spezifischer Effekte

Die Ergebnisse der „Random-regression"-Analysen belegten eine signifikante Verbesserung aller untersuchten Probanden ($p \leq 0,001$) sowie eine signifikant schnellere Verbesserungsrate für Imipramin relativ zu Placebo ($p \leq 0,03$), wobei dieser letztgenannte Unterschied – bezogen auf den Zeitpunkt zum Ende der 16wöchigen Behandlung – bei dieser Art der Analyse deutlicher wurde als bei der ursprünglichen Analyse. Im Gegensatz zu den anderen publizierten Analysen wurden zum Zeitpunkt 16 Wochen nach Beginn der Behandlung keine weiteren Unterschiede zwischen den Interventionsmethoden festgestellt. Mit anderen Worten, keiner der durchgeführten Vergleiche erbrachte Belege für signifikante Wirksamkeitsunterschiede zwischen den beiden psychotherapeutischen Interventionsmethoden (interpersonelle Psychotherapie versus kognitive Verhaltenstherapie), zwischen diesen beiden Behandlungen und der Placebobehandlung oder zwischen den beiden psychotherapeutischen Therapiemethoden (einzeln oder zusammengefaßt) und Imipramin plus Beratung. Bei einer Analyse der Trendlinien ergab sich hingegen eine gewisse Reihenfolge der Behandlungsmethoden: Imipramin war der Psychotherapie überlegen, und die interpersonelle Psychotherapie und kognitive Verhaltenstherapie waren gegenüber Placebo im Vorteil.

– signifikante Verbesserung bei allen Probanden

Zusammenfassend läßt sich festhalten, daß sowohl die ursprüngliche Auswertung als auch die nachfolgenden Reanalysen des NIMH-TDCRP-Datensatzes darauf schließen lassen, daß die interpersonelle Psychotherapie eine wirksame Akutbehandlung der Depression darstellt, und zwar auch bei schwerer depressiven Patienten. Darüber hinaus gibt es einige

Hinweise – insbesondere bei Heranziehen des Kriteriumswertes für eine Genesung gemäß *HRSD* (d.h. ≤6) – auf die spezifische Wirksamkeit der interpersonellen Psychotherapie im Vergleich zur Placebobedingung, v. a. mit Hinblick auf die Genesungsquote bei den schwerer depressiven Patienten.

Interpersonelle Psychotherapie vs. Nortriptylin vs. übliche Primärversorgung

Im Rahmen der dritten der genannten großen Studien (Schulberg et al. 1996) wurde die interpersonelle Psychotherapie (n=93) mit medikamentöser Therapie (n=91; Nortriptylin, Plasmaspiegel 190–270 nM) und einer Kontrollgruppe verglichen, die die „übliche Behandlung" erhielt (n=92). Bei dieser Studie, die in 4 Primärversorgungszentren in der Gegend von Pittsburgh durchgeführt wurde, schloß sich eine 4monatige Erhaltungstherapie an eine 16wöchige Akutbehandlung an. Im Vergleich zur Gruppe mit der üblichen Behandlung schnitten beide spezifischen Therapieformen eindeutig besser ab. Die Remissionsrate lag nach 4 Monaten für die interpersonelle Psychotherapie bei 46%, für Nortriptylin bei 48% und für die übliche Behandlung bei 18%. Nach 8 Monaten Behandlung befanden sich 72% der mit interpersoneller Psychotherapie und 67% der mit Nortriptylin behandelten Patienten in Remission, verglichen mit nur 20% der Patienten, die auf die übliche Weise behandelt wurden. In nachfolgenden Analysen konnte erneut gezeigt werden, daß die interpersonelle Psychotherapie für schwerer depressive Patienten ebenso wirksam ist wie für weniger depressive Patienten (Schulberg et al. 1998).

Wirksamkeit der interpersonellen Psychotherapie in der Akutbehandlung

Die kurzfristige Effektivität der Akutbehandlung mit interpersoneller Psychotherapie ist somit wiederholt nachgewiesen worden. Es existiert allerdings auch eine Studie (Reynolds et al. 1999b), in der kein signifikanter Vorteil einer entsprechenden Monotherapie im Vergleich zu einer Kontrollgruppe, die keine Therapie, wohl aber ein entsprechendes Maß an Aufmerksamkeit erhalten hatte, feststellbar war. An dieser Untersuchung nahmen ältere (über 49 Jahre alte) Probanden teil, die kurz zuvor eine wichtige Bezugsperson verloren hatten; sie erhielten entweder eine interpersonelle Psychotherapie plus Nortriptylin (n=16), interpersonelle Psychotherapie plus Placebo (n=17), Ambulanztermine („medication clinic") plus Nortriptylin (n=25) oder Ambulanztermine plus Placebo (n=22).

Nach 16wöchiger Behandlung ergaben sich folgende Remissionsraten: interpersonelle Psychotherapie plus Nortriptylin 69%, Nortriptylin allein 56%, interpersonelle Psychotherapie allein 29% und Kontrollgruppe 45%. Nortriptylin (allein oder in Verbindung mit interpersoneller Psychotherapie) war also sowohl gegenüber Placebo als auch gegenüber der interpersonellen Psychotherapie im Vorteil. Interessanterweise wies allerdings die Gruppe, die mit Medikamenten und interpersoneller Psychotherapie behandelt wurde, im Vergleich aller Behandlungsbedingungen die niedrigste Abbrecherquote und damit die höchste Therapieabschlußrate auf.

2.3.2 Interpersonelle Psychotherapie als Erhaltungstherapie und Rezidivprophylaxe bei Depression

Belege für die Wirksamkeit der interpersonellen Psychotherapie als prophylaktische Behandlung der Major-Depression stammen aus 3 randomisierten, kontrollierten Studien. Im Rahmen der ersten Studie zur interpersonellen Psychotherapie, der New Haven-Boston Collaborative Study of the Treatment of Acute Depression, untersuchten Klerman et al. (1974) die Wirksamkeit der interpersonellen Psychotherapie mit Hilfe eines Designs, bei dem 150 depressive weibliche Patienten 8 Monate lang mit einer von 6 ambulanten Therapiemethoden behandelt wurden. Bedingung zur Aufnahme in die Studie war, daß die Patientinnen auf eine vorhergehende 4- bis 6wöchige Amitriptylinbehandlung angesprochen hatten.

Bezogen auf die heute gebräuchliche Terminologie würde man diese Studie wohl eher als Erhaltungstherapie denn als Rezidivprophylaxe bezeichnen. Mit Erhaltungstherapie („continuation treatment") meinen wir eine Behandlung, die in den ersten 4–6 Monaten nach der Remission einer depressiven Episode stattfindet. Eine Wiederkehr der depressiven Symptome in dieser Therapiephase wird üblicherweise als Rückfall („relapse") in die vorhergehende depressive Episode angesehen.

Erhaltungstherapie

Im Gegensatz hierzu bezeichnet der Begriff Rezidivprophylaxe („maintenance treatment") eine Behandlung, die erfolgt, nachdem ein Patient von einer depressiven Episode vollkommen wiederhergestellt ist, d.h. nachdem eine Remission für eine adäquate Zeit (etwa 4–6 Monate) Bestand gehabt hat. Depressive Symptome, die während einer solchen Behandlung auftreten, werden normalerweise als Zeichen einer neuen depressiven Episode oder als Rezidiv („recurrence") angesehen (für eine umfassende Definition dieser und verwandter Begriffe s. Frank et al. 1991b). Das Ziel der Erhaltungstherapie besteht also in der Verhinderung eines Rückfalls in die vorhergehende depressive Episode, während das Ziel der Rezidivprophylaxe die Vermeidung eines Auftretens neuer depressiver Episoden bzw. die Ausdehnung der Zeitspanne zwischen 2 depressiven Episoden ist.

Rezidivprophylaxe

In der New Haven-Boston Collaborative Study wurden die Patienten per Zufall einer der folgenden, sich jeweils über 8 Monate erstreckenden Interventionsbedingungen zugewiesen: wöchentliche interpersonelle Psychotherapie, Pharmakotherapie, interpersonelle Psychotherapie plus Pharmakotherapie, interpersonelle Psychotherapie plus Placebo, Placebo, keine Behandlung. Am Ende der Behandlung war die Rückfallquote in der Gruppe, die keine Behandlung erhalten hatte, am höchsten (36%); für die Gruppe mit interpersoneller Psychotherapie betrug die Rückfallquote 16,7%, für die Gruppe, die medikamentös behandelt worden war, 12% und für die Gruppe mit der Kombinationsbehandlung aus interpersoneller Psychotherapie und Pharmakotherapie 12,5%. Patienten, die mit interpersoneller Psychotherapie behandelt worden waren, wiesen eine verbesserte soziale Funktionsfähigkeit auf – was allerdings erst nach Ablauf von 6–8 Monaten feststellbar war (Weissman et al. 1974).

New Haven-Boston-Studie

- Kombination
aus interpersoneller
Psychotherapie
und Pharmakotherapie
am wirksamsten

Die Autoren zogen das Fazit, daß die Kombination aus interpersoneller Psychotherapie und Pharmakotherapie zu den besten Erfolgen führte. Allerdings erlaubt das Design der Studie, das eine anfängliche Monotherapie mit Psychopharmaka vorsah, hinsichtlich der Wirksamkeit der interpersonellen Psychotherapie lediglich eine Verallgemeinerung auf Patienten, die bereits auf eine Amitriptylinbehandlung angesprochen haben.

MTRD-Studie

Die zweite Studie, die MTRD (Frank et al. 1990; Kupfer et al. 1992), stellt die bislang längste randomisierte Studie zur Effektivität einer Rezidivprophylaxe dar. Im Rahmen dieser auf 3 Jahre angelegten Studie untersuchten wir (Frank et al. 1990) depressive Patienten, bei denen zweifelsfrei wiederholte depressive Episoden vorlagen. Wir wollten überprüfen, ob eine interpersonelle Maintenance-Therapie, entweder allein oder in Verbindung mit einer medikamentösen Therapie, zur Verhinderung von Rezidiven beitragen kann und verglichen zu diesem Zweck die interpersonelle Psychotherapie als Rezidivprophylaxe mit einer rezidivprophylaktischen Pharmakotherapie (Imipramin), mit einer Kombination aus Pharmakotherapie und Psychotherapie und mit einer Kontrollgruppe.

- Annahmen
zur Wirkung

Ziel bei der Konzeption der interpersonellen Psychotherapie zur Rezidivprophylaxe war es insbesondere, durch die Verbesserung der sozialen Anpassung die psychische Gesundheit zu erhalten und die Vulnerabilität gegenüber zukünftigen Episoden zu verringern; das Hauptaugenmerk lag also auf dem interpersonellen und psychosozialen Kontext des *gesunden* Zustandes. Dementsprechend nahmen wir an, daß bei der zur Rezidivprophylaxe eingesetzten interpersonellen Psychotherapie das Risiko eines Rezidivs auf dem Wege über eine Verbesserung der sozialen Anpassung verringert würde. Dem Patienten sollte geholfen werden, interpersonelle und soziale Probleme, die im Gesundzustand auftraten, besser bewältigen zu können, um auf diesem Wege die Zahl und den Schweregrad auftretender belastender Lebensereignisse zu reduzieren, was seinerseits wiederum das Rezidivrisiko vermindern würde.

- vorgeschaltete
Akutbehandlung

- experimentelle
Bedingungen

Alle Probanden erhielten bei dieser Studie als Akutbehandlung zunächst eine Kombinationstherapie aus interpersoneller Psychotherapie und Imipramin, und zwar so lange, bis die Symptomatik über einen Zeitraum von 20 Wochen hinweg eindeutig remittiert (HRSD ≤7) blieb. Im Anschluß daran wurden sie per Zufall einer von 5 Rezidivprophylaxebehandlungen zugewiesen: interpersonelle Psychotherapie als Rezidivprophylaxe allein, interpersonelle Psychotherapie als Rezidivprophylaxe plus Placebo, interpersonelle Psychotherapie als Rezidivprophylaxe plus Imipramin, Ambulanztermine plus Imipramin oder Ambulanztermine plus Placebo. Im Gegensatz zu früheren Studien wurde die verabreichte Dosis von Imipramin nach Ende der Akutbehandlung nicht schrittweise verringert, sondern gleichbleibend weiter gegeben (mittlere Dosis: >200 mg/Tag – die höchste jemals im Rahmen einer Studie zur Rezidivprophylaxe verabreichte Dosis). Therapiesitzungen hingegen fanden nur einmal im Monat und somit mit der im Vergleich zu anderen klinischen Studien niedrigsten überhaupt eingesetzten Frequenz statt (Klerman et al. 1994).

Es stellte sich heraus, daß der prophylaktische Effekt der Imipramingabe (bei einer durchschnittlichen Dosis von 208 mg) im Vergleich zu allen vorherigen Studien zur Rezidivprophylaxe bei wiederkehrender Depression bei einem höheren Anteil an Patienten zutage trat und über eine längere Zeitspanne hin anhielt (Frank et al. 1990). Survival-Analysen zeigten, daß Patienten, die Imipramin erhielten – entweder allein oder in Verbindung mit interpersoneller Psychotherapie –, im Schnitt die längste erkrankungsfreie Zeitspanne aufwiesen (124 bzw. 131 Wochen; der Unterschied zwischen diesen beiden Gruppen war nicht signifikant).

– bester prophylaktischer Effekt bei Gabe von Imipramin

Diese Studie erbrachte darüber hinaus den Nachweis, daß Patienten, die nach einer Akutbehandlung ihrer depressiven Episode mittels einer Kombination aus Pharmakotherapie und interpersoneller Psychotherapie (die Medikation wurde anschließend abgesetzt) einmal pro Monat mit interpersoneller Psychotherapie behandelt wurden, signifikant länger gesund blieben als Patienten, die diese Behandlung nicht erhielten. Die erkrankungsfreie Zeitspanne betrug für die Gruppen mit interpersoneller Psychotherapie als Rezidivprophylaxe allein und jene plus Placebo 82 bzw. 74 Wochen, während Patienten ohne wirksame Behandlung nur 45 Wochen lang gesund blieben – ein nicht nur statistisch signifikanter, sondern auch klinisch bedeutsamer Unterschied.

Mit Hilfe dieser langfristig angelegten Evaluationsstudie konnte also der Nutzen einer rezidivprophylaktischen Behandlung der Major-Depression eindeutig nachgewiesen werden. Gleichzeitig konnte belegt werden, daß sich mit der zur Rezidivprophylaxe eingesetzten interpersonellen Psychotherapie ein signifikanter prophylaktischer Effekt erzielen läßt, und zwar sogar dann, wenn Patienten mit hohem Rezidivrisiko mit sehr geringer Sitzungsfrequenz behandelt wurden.

– Nachweis des Nutzens einer rezidivprophylaktischen Behandlung der Major-Depression

Um den gefundenen Zusammenhang zwischen einer einmal pro Monat stattfindenden Psychotherapie und einem längeren erkrankungsfreien Intervall näher zu analysieren, betrachteten wir in einer Folgeuntersuchung (Frank et al. 1991a) den Einfluß von Faktoren wie Therapiequalität und verschiedenen demographischen und klinischen Variablen auf die Länge des erkrankungsfreien Zeitintervalls bei Patienten, die mit interpersoneller Psychotherapie als Rezidivprophylaxe plus Placebo oder einer entsprechenden Monotherapie behandelt worden waren. Die Therapiequalität wurde definiert als das Maß, in dem die Therapeuten sich an die Prinzipien, Ziele und Techniken der interpersonellen Psychotherapie hielten, also die „Therapiespezifität".

Demographische oder klinische Variablen, so zeigte sich bei dieser Auswertung, hatten keinen Einfluß auf die Länge des erkrankungsfreien Intervalls bei den mit interpersoneller Psychotherapie als Rezidivprophylaxe behandelten Patienten. Dagegen stand eine höhere (d.h. oberhalb des Medians liegende) Spezifität der Therapie mit einer verlängerten erkrankungsfreien Zeitspanne in Zusammenhang; der Median des erkrankungsfreien Intervalls lag für diese Gruppe bei fast 2 Jahren (102 Wochen; SE 8 Wochen; $p < 0{,}001$). Patienten, bei denen die durchgeführte Therapie als wenig spezifisch eingeschätzt wurde – d.h. in den Therapiesitzungen konnte ein interpersoneller Fokus nicht durchgängig aufrechterhalten werden –, wiesen im Vergleich dazu im Median nur eine erkrankungsfreie Zeitspanne von weniger als 5 Monaten auf (18 Wochen;

Bessere Wirkung bei höherer Therapiespezifität

SE 4,6 Wochen); diese Patienten profitierten von der Behandlung nicht mehr als Patienten aus der Bedingung Ambulanztermine plus Placebo (Median des erkrankungsfreien Intervalls: 21 Wochen). Wir kamen daher zu dem Schluß, daß, wenn ein durchgängiger Fokus auf interpersonelle Themen aufrechterhalten werden kann, monatlich stattfindende Therapiesitzungen einen wirkungsvollen Schutz gegen das Wiederauftreten einer Depression bieten.

MTLD-Studie

Die dritte Studie, die Pittsburgh Study of Maintenance Therapies in Late-Life Depression (MTLD; Reynolds et al. 1999a), erweiterte die Erkenntnisse von Frank et al. (1990) über den Nutzen der interpersonellen Psychotherapie als Rezidivprophylaxe im Hinblick auf ihren Einsatz bei depressiven Patienten im höheren Lebensalter. Im Rahmen dieser auf einen Therapiezeitraum von 3 Jahren angelegten Evaluationsstudie – der ersten randomisierten, placebokontrollierten Studie zur psychotherapeutischen Rezidivprophylaxe bei Depression im höheren Lebensalter – wurden Patienten im höheren Lebensalter (d.h. 60 Jahre oder älter), bei denen eine rezidivierende unipolare Depression eindeutig diagnostiziert worden war, zunächst mit Nortriptylin und interpersoneller Psychotherapie behandelt, und zwar so lange, bis die Depression vollständig remittiert war. Anschließend wurden die genesenen Probanden (n = 107) per Zufall einer von 4 Rezidivprophylaxebedingungen zugewiesen: monatlich stattfindende interpersonelle Psychotherapie (mit Placebo), Nortriptylin (in Verbindung mit monatlichen Ambulanzterminen), interpersonelle Psychotherapie und Nortriptylin kombiniert oder eine Kontrollbedingung ohne aktive Behandlung (Placebo und Ambulanztermine).

– Akutbehandlung mit Nortriptylin und interpersoneller Psychotherapie

– experimentelle Bedingungen

– Kombinations- behandlung bei älteren Patienten am wirksamsten

Die Ergebnisse zeigten, daß alle 3 aktiven Behandlungsbedingungen einem depressiven Rezidiv wirksamer vorbeugten als Placebo. Für die Schutzwirkung von medikamentöser Therapie allein und interpersoneller Psychotherapie allein war kein signifikanter Unterschied festzustellen, während die Kombinationsbehandlung aus interpersoneller Psychotherapie und Pharmakotherapie, verglichen mit jeder der beiden Therapieformen allein, einen Trend in Richtung auf einen höheren Nutzen aufwies, und zwar insbesondere bei Patienten im Alter von 70 Jahren oder älter (Reynolds et al. 1999a).

Wirksamkeit der interpersonellen Psychotherapie als Akutbehandlung und Rezidivprophylaxe

Zusammengenommen bilden die Ergebnisse der MTRD-Studie, der MTLD-Studie, der Studie von Schulberg und Mitarbeitern, der multizentrischen NIMH-Studie und der Studien von Klerman, Weissman und Mitarbeitern eindeutige Belege für die Wirksamkeit der interpersonellen Psychotherapie bei der Behandlung der Major-Depression. Bei all diesen klinischen Studien wurden mit Hilfe der interpersonellen Psychotherapie im Hinblick auf Akutbehandlung wie auch auf Rezidivprophylaxe bei ambulanten depressiven Patienten im mittleren oder höheren Lebensalter durchgängig bessere Ergebnisse erzielt als bei entsprechenden Patienten, die zur Kontrolle eine Placebo- oder eine Minimalbehandlung erhalten hatten. Die jüngst veröffentlichte Studie von Reynolds et al. (1999b), in der sich diese Behandlung nicht als wirksam erwies, hat im Hinblick auf den Nutzen einer interpersonellen Monotherapie bei der Behandlung von Depressionen im höheren Lebensalter, die mit Verlusterlebnissen in Zusammenhang stehen, einige Zweifel geweckt.

3 Psychodynamische interpersonelle Psychotherapie

3.1 Überblick und Beschreibung

Eine Interventionsmethode, die psychodynamische Elemente enthält, in manualisierter Form vorliegt und für die zunehmend empirische Daten verfügbar werden, die ihre Wirksamkeit bei der spezifischen Behandlung von Depressionen im Erwachsenenalter belegen, ist die psychodynamische interpersonelle Psychotherapie. Diese Therapieform war früher unter dem Namen explorative Therapie bekannt und beruht auf Hobsons konversationalem Therapiemodell (Hobson 1985; Goldberg et al. 1984). Von Shapiro u. Firth (1985) stammt die Ausarbeitung zu einer manualisierten Therapieform, wobei in der psychodynamischen interpersonellen Psychotherapie psychodynamische, interpersonelle und erlebnisorientierte Elemente miteinander verbunden sind.

Psychodynamische Wurzeln

Ähnlich wie die interpersonelle Psychotherapie schreibt auch psychodynamische interpersonelle Psychotherapie interpersonellen Problemen eine Hauptrolle bei der Entstehung von Depressionen zu. Entsprechend einem psychodynamischen oder erlebnisorientierten Therapieverständnis schreibt allerdings die psychodynamische interpersonelle Psychotherapie der Patient-Therapeut-Beziehung als Mittel zur Aufdeckung und Auflösung relevanter interpersoneller Probleme eine größere Bedeutung zu. Im Gegensatz zu den meisten eher klassisch orientierten psychodynamischen Therapieverfahren spielen Übertragungsinterpretationen allerdings eine geringere Rolle.

Bedeutung der Patient-Therapeut-Beziehung

Der Ansatz der psychodynamischen interpersonellen Psychotherapie geht davon aus, daß die Depression des Patienten von Problemen in seinen interpersonellen Beziehungen herrührt oder von ihnen verschlimmert wird. Durch die Exploration der Gefühle des Patienten und gegenseitigen Austausch – wobei die Sichtweise des Therapeuten in hypothesenhaft formulierten Aussagen zum Ausdruck kommt, die offen für Korrekturen, Erweiterungen und Rückmeldungen seitens des Patienten sind – geht es dem Therapeuten bei der psychodynamischen interpersonellen Psychotherapie darum, gemeinsam mit dem Patienten die Gründe seiner interpersonellen Probleme zu verstehen. Die Haltung des Therapeuten ist vorsichtig probend, ermutigend und unterstützend; dem Patienten soll dadurch geholfen werden, seine Symptomatik mit spezifischen interpersonellen Problemen in Zusammenhang zu bringen. Nicht zuletzt wird auch die therapeutische Beziehung selbst dazu genutzt, interpersonelle Schwierigkeiten anzugehen und mögliche Lösungen im „Hier und Jetzt" auszuprobieren (Guthrie et al. 1998, 1999; Shapiro et al. 1994).

Therapeutisches Vorgehen

3.1 Belege für die Wirksamkeit

Wie bereits erwähnt, haben Shapiro u. Firth (1985) ein Manual für die psychodynamische interpersonelle Psychotherapie sowie Ratingskalen zur Einschätzung des Therapeutenverhaltens entwickelt (Shapiro u. Startup 1990, 1993). Im Rahmen des Sheffield Psychotherapy Projects (s.

Studien aus Großbritannien

Shapiro et al. 1991) haben Shapiro und Mitarbeiter eine Serie von programmatischen Untersuchungen zur Wirksamkeit der psychodynamischen interpersonellen Psychotherapie als Behandlung der Depression bei Erwachsenen durchgeführt. Bei der ersten dieser Projektstudien wurde die Effektivität der psychodynamischen interpersonellen Psychotherapie (damals unter der Bezeichnung exploratorische Therapie) und der kognitiven Verhaltenstherapie (unter der Bezeichnung präskriptive Therapie) bei der Behandlung depressiver und/oder ängstlicher Patienten mit Hilfe eines Crossover-Designs verglichen. Es ergaben sich Hinweise für eine leichte Überlegenheit der kognitiven Verhaltenstherapie gegenüber der psychodynamischen interpersonellen Psychotherapie (Shapiro u. Firth 1987).

In einer späteren Studie verglichen Shapiro et al. (1994) die Wirksamkeit beider Therapien bei der Behandlung 117 depressiver Patienten, die mit Hilfe des *Diagnostic Interview Schedule* (*DIS*; Eaton u. Kessler 1985) diagnostiziert und anhand des *Beck-Depressionsinventars* (*BDI*; Beck et al. 1961) in Kategorien unterschiedlicher Schweregrade eingeteilt worden waren. Diese Probanden wurden per Zufall einer von 4 Behandlungsbedingungen zugewiesen: 8 oder 16 Wochen psychodynamische interpersonelle Psychotherapie sowie 8 oder 16 Wochen kognitive Verhaltenstherapie.

Kaum Unterschiede zwischen psychodynamischer interpersoneller Psychotherapie und kognitiver Verhaltenstherapie

Am Ende der Behandlung fanden sich der Mehrzahl der verwendeten Therapieerfolgsmaße zufolge keine signifikanten Unterschiede zwischen kognitiver Verhaltenstherapie und psychodynamischer interpersoneller Psychotherapie. Die *BDI*-Daten ließen allerdings auf einen gewissen Wirksamkeitsvorteil der kognitiven Verhaltenstherapie gegenüber der psychodynamischen interpersonellen Psychotherapie (mittlere Effektstärke) zum Zeitpunkt am Ende der Therapie schließen (Shapiro et al. 1994). Insgesamt zeigte sich am Ende der Psychotherapie kein Vorteil der 16stündigen Behandlung gegenüber der 8stündigen Behandlung; der Gruppe der schwerer depressiven Patienten ging es jedoch nach 16 Wochen Behandlung besser als nach 8 Wochen Behandlung (Shapiro et al. 1994).

Interessanterweise zeigten jedoch die zum Zeitpunkt der Einjahresnachuntersuchung erhobenen Daten (die von 89% der ursprünglich untersuchten Patienten stammten) deutliche Abweichungen von den Ergebnissen zum Zeitpunkt des Therapieendes. Beinahe alle verwendeten Erfolgsmaße deuteten darauf hin, daß nach einem Jahr die 8 Sitzungen umfassende psychodynamische interpersonelle Psychotherapie signifikant weniger effektiv war als die übrigen 3 Behandlungsbedingungen. Darüber hinaus war selbst bei den ursprünglich schwer depressiven Patienten kein meßbarer Vorteil der 16wöchigen im Vergleich zur 8wöchigen kognitiven Verhaltenstherapie mehr festzustellen (Shapiro et al. 1995).

Einbeziehung weiterer Erfolgsindikatoren

Vor kurzem haben Guthrie et al. (1999) psychologische, soziale und ökonomische Erfolgsindikatoren bei nichtpsychotischen psychiatrischen Patienten (75,5% davon litten an einer Depression) untersucht, die auf 6 Monate einer psychiatrischen Routinebehandlung nicht angesprochen hatten und danach entweder einer Bedingung mit 8 Wochen psychodynamischer interpersoneller Psychotherapie oder einer Bedingung, die die übliche psychiatrische Versorgung umfaßte, zugewiesen worden waren. Patienten, die die Therapie erhalten hatten, ließen signifikant größere Verbesserungen in bezug auf ihre psychische Befindlichkeit und ihre soziale Funktionsfähigkeit sowie eine signifikant geringere Inanspruchnahme des Gesundheitssystems während der auf die Therapie folgenden 6 Monate erkennen als die auf die übliche Weise behandelten Kontrollpersonen (Guthrie et al. 1999).

4 Kognitive Therapie

4.1 Überblick und Beschreibung

Die theoretische Grundlage der kognitiven Therapie entstammt im wesentlichen 3 hauptsächlichen Quellen:

Wurzeln der kognitiven Therapie

1. der phänomenologischen Perspektive,
2. dem strukturalistischen Persönlichkeits- und Psychotherapiemodell und
3. aktuellen Arbeiten aus dem Bereich der kognitiven und behavioralen Psychologie (Beck 1976; Beck et al. 1979).

Mit der phänomenologischen Sichtweise hat die kognitive Therapie eine Betonung der Konzepte des Selbst und der persönlichen Welt als hauptsächliche Einflußfaktoren für das Verhalten gemein (Frankl 1985). Diese Betrachtungsweise läßt sich bis zur Antike und der griechischen Schule der Stoiker zurückverfolgen (Beck 1976). Entsprechende Vorstellungen zur Persönlichkeit und zur Psychopathologie finden sich auch in den Arbeiten der Post-Freudianer, wie Adler (1936), Horney (1950) und Sullivan (1953).

– phänomenologische Perspektive

Ein zweiter bedeutender theoretischer Einfluß war Freuds strukturalistische Theorie, die Kognition (Gedanken) in primäre und sekundäre Prozesse unterteilte und die Rolle bewußter, vorbewußter und unbewußter mentaler Prozesse voneinander abgrenzte. Das psychoanalytische Modell postulierte überdies die Existenz von Persönlichkeitskonstrukten und Abwehrmechanismen, die in Zeiten von Konflikt oder psychischer Belastung bei der Ätiologie psychopathologischer Reaktionen eine zentrale Rolle einnehmen.

– Freuds Strukturtheorie

Zur Entwicklung des kognitiven Ansatzes in der Psychotherapie trugen weiterhin George Kellys (1955) Begriff der personalen Konstrukte und Jean Piagets (1954) Studien zur Rolle von Schemata (internalisierte und hierarchisch organisierte Regeln, die zum Problemlösen herangezogen werden) bei der kognitiven Entwicklung von Kindern und Jugendlichen bei.

– kognitive Psychologie

Die grundlegenden Prinzipien der kognitiven Therapie wurden von Beck in einer Serie von in den frühen 60er Jahren erschienenen Aufsätzen formuliert (Beck 1961, 1963, 1964). In der Folgezeit wurde die große Be-

Grundlegende Prinzipien

deutung kognitiver Verzerrungen bei verschiedenen psychopathologischen Zuständen durch eine ganze Reihe von Forschungsstudien untermauert (z.B. Beck 1967, 1976; Braff u. Beck 1974; Weissman 1979; Nelson u. Craighead 1977; Rizley 1978; Hollon u. Kendall 1980). Einen bedeutsamen Einfluß bildete auch die Einführung von Albert Ellis' (1962) System der rational-emotiven Therapie. Ellis, der ebenso wie Beck eine Ausbildung zum Analytiker durchlaufen hatte, stellte ebenfalls die große Rolle von irrationalen oder verzerrten Annahmen bei der Entstehung und Aufrechterhaltung „neurotischer" Formen der Psychopathologie heraus und trat in ähnlicher Weise wie Beck für aktive und direkte Interventionen bei der Psychotherapie depressiver Patienten ein.

Im Laufe der 60er und 70er Jahre wurde Becks kognitiver Therapieansatz kontinuierlich weiterentwickelt (Beck 1967, 1970). Eine erste umfassende Darstellung dieses Ansatzes in seiner vollständig ausgearbeiteten Form bildete die Monographie *Cognitive Therapy and the Emotional Disorders* (Beck 1976), die überdies eine Beschreibung behavioraler Methoden wie Aktivitätsplanung (Lewinsohn et al. 1982), Selbstbeobachtung und Selbstverstärkung (McLean 1982) und Training sozialer Kompetenzen (Hersen et al. 1984) enthielt.

Drei Arten kognitiver Verzerrungen

Die kognitive Therapie der Depression geht von der Grundannahme aus, daß 3 Arten von dysfunktionalen Kognitionen an der Genese und Aufrechterhaltung von Depressionen beteiligt sind. Die erste Art kognitiver Verzerrungen wird aus dem Umstand abgeleitet, daß depressive Personen einen unverhältnismäßig großen Teil ihrer Zeit mit unangenehmen oder düsteren Gedanken in bezug auf sich selbst, die Welt und die Zukunft beschäftigt sind. Beck (1976) hat die sich auf diese 3 Domänen – das Selbst, die Welt und die Zukunft – beziehenden Gedankeninhalte als kognitive Triade bezeichnet.

– automatische negative Gedanken

Von besonderer Relevanz für den depressiven Patienten sind insbesondere Kognitionen, die fast zeitgleich mit einer Verschlimmerung dysphorischer Zustände auftreten: Diese Kognitionen werden als automatische negative Gedanken bezeichnet. Für den kognitiven Therapeuten liefern diese Gedanken den Zugang zum Verständnis der phänomenologischen Weltsicht des depressiven Patienten.

– logische Fehler

Die zweite Art kognitiver Verzerrungen bei der Depression besteht aus logischen Fehlern und Defiziten bei der Informationsverarbeitung (Beck 1976; Burns 1980). Bei den meisten Patienten sind Fehler bei der Informationsverarbeitung v. a. zustandsabhängig, d. h. sie treten nur dann auf, wenn sich die Person in einem depressiven oder dysphorischen Gemütszustand befindet (Coyne u. Gotlib 1983; Haaga et al. 1991; Robins u. Hayes 1993). Zu den im Zusammenhang mit Depressionen auftretenden Informationsverarbeitungsfehlern gehören unangebrachte Verallgemeinerung, übermäßige Personalisierung, selektive Verallgemeinerung, emotionales Denken und Schwarzweißdenken (bzgl. einer ausführlichen Beschreibung s. Burns 1980).

– depressogenes Schema

Die dritte Art kognitiver Verzerrungen bei der Depression betrifft hypothetisch angenommene, „tiefere" kognitive Strukturen, wie dysfunktionale Einstellungen und ein depressogenes Schema (Beck 1976; Segal 1988; Young u. Lindemann 1992). Es wird angenommen, daß sowohl Einstellungen wie Schema im Rahmen einer kognitiven Therapie durch bestimmte Fragetechniken, wie den sokratischen Dialog oder geleitetes Entdecken, letzten Endes zugänglich gemacht werden können (Beck et al. 1979).

Im Vergleich zur Verhaltenstherapie läßt die kognitive Therapie eine eher traditionelle Orientierung erkennen: Pathologische Schemata werden als „unbewußte", nicht beobachtbare Konstrukte angesehen. Diese depressogenen Strukturen, so nimmt man an, rühren aus ungünstigen frühen Erfahrungen her (Beck 1976; Segal 1988). Bei Individuen, die eine Prädisposition zur Depression aufweisen, bleiben pathologische Schemata, wie etwa eine übermäßige interpersonelle Abhängigkeit oder perfektionistische Erfolgserwartungen, in Zeiten, in denen beispielsweise eine stabile Liebesbeziehung besteht oder berufliche Erfolge erzielt werden, gewissermaßen „inaktiv" (Persons u. Miranda 1992). Treten jedoch spezifische, zu diesen Schemata passende negative Ereignisse ein, werden sie „aktiviert" (z.B. Hammen et al. 1989; Segal et al. 1992).

In der Anfangsphase einer Therapie machen kognitive Therapeuten regen Gebrauch von behavioralen Techniken, insbesondere bei schwerer depressiven Patienten. Beispielsweise werden Tagesprotokolle zur Erfassung von Stimmungen und Aktivitäten eingesetzt, um eine Teilnahme an belohnenden Aktivitäten zu fördern oder auch funktionale Zusammenhänge zwischen Stimmungsveränderungen und mit ihnen einhergehenden typischen automatischen Gedanken aufzuzeigen. In ähnlicher Weise verwendet man nach Schwierigkeit gestufte Hausaufgaben, um Patienten dabei zu helfen, Probleme, die diese anfangs als überwältigend erleben, schrittweise anzugehen und zu bewältigen.

Einsatz behavioraler Techniken

Nach und nach – und entsprechend der Fähigkeiten des jeweiligen Patienten, abstraktere kognitive Interventionen für sich zu nutzen – wird dann in der Therapie das Schwergewicht auf die Evozierung und Realitätsüberprüfung automatischer Gedanken, die Entwicklung rationaler Alternativen und die Identifizierung und Modifizierung ungünstiger Schemata verlagert. Dabei werden therapeutische Interventionen wie die schriftliche Formulierung von alternativen Gedanken zu automatischen negativen Gedanken („coping cards") oder die Erfassung ungünstiger Gedanken mittels eines 5spaltigen Schemas (dem sog. „Daily Record of Dysfunctional Thoughts") eingesetzt. Ziel ist es jeweils, die Patienten dazu zu ermuntern, ihre negativen Kognitionen in Frage zu stellen. Den Patienten wird geraten, ihre Gedankenprotokolle in Form eines Tagebuchs zu sammeln, so daß jederzeit eine vollständige Übersicht über den Therapieverlauf verfügbar ist; einzelne Details können so bei Bedarf schnell nachgeschlagen werden. Bei vorschriftsgemäßer Durchführung endet jede Therapiesitzung mit einer neuen Hausaufgabe, die logisch auf den während der jeweiligen Sitzung besprochenen Inhalten aufbaut.

Kognitive Interventionen

Hervorzuheben ist in diesem Zusammenhang, daß simplifizierende Vorstellungen von kognitiven Interventionen, wie etwa die Idee, daß ein Überreden des Patienten stattfindet oder negative Gedanken durch posi-

Sokratische Fragetechnik

tivere Gedanken „ersetzt" werden, mit dem tatsächlichen Vorgehen bei der kognitiven Therapie nach Beck wenig gemein haben. Im Gegensatz zur Überredung, bei der der „Experte" eine „korrekte Sichtweise" vermittelt, betont die kognitive Therapie den Einsatz sokratischer Fragetechniken, die den depressiven Patienten zu der Entdeckung geleiten sollen, daß seine Einschätzungen und Interpretationen von logischen Fehlern oder verzerrtem Denken beeinflußt werden. Solche als Hypothese formulierten Schlußfolgerungen werden dann in vivo überprüft. Die Überzeugung, daß im Regelfall alternative, positivere Schlußfolgerungen formuliert und empirisch erhärtet werden können, stellt eine der zentralen Annahmen der kognitiven Therapie dar.

4.2 Belege für die Wirksamkeit

Die kognitive Therapie nach Beck ist die am besten untersuchte psychotherapeutische Behandlungsmethode der Major-Depression (Depression Guideline Panel 1993; Thase 1995). Zur Effektivität von kognitiver Therapie im Vergleich zu Wartelisten-Kontrollgruppen sowie im Vergleich zu anderen psychotherapeutischen Interventionen und zu Pharmakotherapie liegen zahlreiche Studien vor. Trotz dieser vielfältigen Forschungsbemühungen existieren allerdings nur 2 Studien, in denen kognitive Therapie mit einer Behandlungsbedingung aus Placebo plus ärztlicher Beratung („clinical management") verglichen wurde (Elkin et al. 1989; Jarrett et al. 1999).

Höhere Effektivität als Wartelisten-Kontrollgruppen

Es können kaum Zweifel daran bestehen, daß die kognitive Therapie als Akutbehandlung im Vergleich zu Kontrollbedingungen, in denen die Patienten lediglich auf einer Warteliste geführt wurden, effektiver ist (Beach u. O'Leary 1992; Neimeyer et al. 1989; Propst et al. 1992; Ross u. Scott 1985; Rude 1986; Scott u. Stradling 1990; Selmi et al. 1990; Thompson et al. 1987). In der Metaanalyse, die von dem der Agency for Health Care Policy and Research (AHCPR) zugehörigen Depression Guideline Panel (1993) vorgelegt wurde, erzielte die kognitive Therapie eine Wirksamkeitsquote von insgesamt 46,6% (±6,9%), was im Vergleich zu Wartelisten-Kontrollgruppen einen Vorteil von 30% (±22%) bedeutete.

Gleiche Effektivität wie Pharmakotherapie

Was die Wirksamkeit der kognitiven Therapie im Vergleich zur Pharmakotherapie betrifft, weisen die Ergebnisse von 4 Studien darauf hin, daß die kognitive Therapie gegenüber einer mit niederfrequenten Arztterminen verbundenen medikamentösen Therapie oder einer „üblichen Behandlung" den Vorzug verdient, und zwar sowohl als Monotherapie (Blackburn et al. 1981) als auch in Kombination mit der „üblichen Behandlung" (Ross u. Scott 1985; Scott u. Stradling 1990; Teasdale et al. 1984). Bei allen diesen Studien wurden die Antidepressiva von einem Primär- oder Hausarzt verschrieben. In Studien, in denen die Psychopharmakabehandlung einen höheren Standard aufwies – wie beispielsweise in Fällen, in denen die Behandlung in psychiatrischen Ambulanzen erfolgte (so wie bei Blackburn et al. 1981; Elkin et al. 1989; Hollon et al. 1992; Jarrett et al. 1999; McKnight et al. 1992; Murphy et al. 1984) –, haben sich ziemlich durchgängig Belege für eine gleich gute Wirksamkeit der beiden Therapieformen ergeben. Interessanterweise gibt es kaum Hinweise dafür, daß die Kombination aus kognitiver Therapie und Pharmakotherapie größeren Nutzen erbringt als die kognitive Therapie allein (z. B. Blackburn et al. 1981; Hollon et al. 1992; Murphy et al. 1984), auch wenn die Entdeckung additiver Effekte bei diesen Studien mit kleinen, ambulant behandelten Stichproben durch methodische Mängel erschwert wird (vgl. Thase, im Druck).

Bei einer Reanalyse der Daten aus der TDCRP-Studie kamen Stewart et al. (1998) zu dem Ergebnis, daß die kognitive Therapie bei Patienten mit atypischer Depression ziemlich erfolgreich war und bei Patienten mit „typischeren" Symptomprofilen relativ wenig Wirkung zeigte. Der Nutzen kognitiver Therapie für Patienten mit atypischer Depression bestätigte sich auch in einer kürzlich von Jarrett et al. (1999) vorgelegten placebokontrollierten Studie.

Nach den vorliegenden Untersuchungen entspricht die Wirksamkeit der kognitiven Therapie in etwa der Wirksamkeit anderer psychotherapeutischer Interventionsformen, wie der behavioralen Paartherapie (Beach u. O'Leary 1992; Jacobson et al. 1991), der Verhaltenstherapie als Einzel- oder Gruppentherapie (Gallagher u. Thompson 1982; Rude 1986; Shaw 1977; Thompson et al. 1987), der interpersonellen Psychotherapie (Elkin et al. 1989), der kurzen dynamischen Therapie (Gallagher u. Thompson 1982; Thompson et al. 1987), der seelsorgerischen Beratung (Propst et al. 1992) und der non-direktiven Gruppentherapie (Hogg u. Deffenbacher 1988). In der Studie von Jacobson et al. (1991) ergaben sich Hinweise darauf, daß die kognitive Individualtherapie bei der Subgruppe von Patienten, die über eine zufriedenstellende Qualität ihrer Partnerschaft berichteten, wirksamer war als die behaviorale Paartherapie; die letztgenannte Therapieform führte hingegen bei Paaren, deren Partnerschaft konfliktbelastet war, zu deutlicheren Verbesserungen bei Maßen der Zufriedenheit mit der Partnerschaft. Interessanterweise erwies sich die Kombination aus kognitiver Individualtherapie und behavioraler Paartherapie nicht als effektiver als die beiden Verfahren allein (Jacobson et al. 1991).

Gleiche Wirksamkeit wie andere Psychotherapieverfahren

4.3 Kognitive Therapie als Erhaltungsbehandlung bzw. Rezidivprophylaxe

Bei im Zeitraum von 1–2 Jahren nach Therapieende durchgeführten Nachuntersuchungen haben Patienten, die vorher mit kognitiver Therapie behandelt worden waren, in der Regel besser abgeschnitten als Patienten, denen eine übliche Behandlung zuteil geworden war (Ross u. Scott 1985; Scott u. Stradling 1990) oder bei denen ein vorher verabreichtes Antidepressivum in der Zwischenzeit wieder abgesetzt worden war (Blackburn et al. 1986; Evans et al. 1992; Kovacs et al. 1981; Simons et al. 1986). Bei der TDCRP-Studie waren allerdings keine bedeutsamen Unterschiede in bezug auf die Rückfallraten von Patienten festzustellen, die auf kognitive Therapie, interpersonelle Psychotherapie, Imipramin oder Placebo angesprochen hatten (Shea et al. 1992). Zu bedenken ist allerdings, daß die kognitive Therapie in dieser Studie nicht signifikant wirksamer war als Placebo plus Beratung (Elkin et al. 1989) und daß

Uneinheitliche Ergebnisse

sich die Annahme eines prophylaktischen Effekts bei nicht nachgewiesener Wirksamkeit der kognitiven Therapie als Akutbehandlung wohl nicht aufrechterhalten läßt. Zwei andere Follow-up-Studien erbrachten vergleichbar lange erkrankungsfreie Intervalle für verschiedene psychotherapeutische Interventionsmethoden (Gallagher-Thompson et al. 1990; Jacobson et al. 1993).

Ähnlicher Schutz wie medikamentöse Erhaltungstherapie

Die kognitive Therapie wird inzwischen immer häufiger als Form einer Erhaltungstherapie oder Rezidivprophylaxe untersucht. In einer relativ frühen kontrollierten Studie aus diesem Bereich stellte man fest, daß eine über 6 Monate einmal monatlich stattfindende kognitive Therapie dieselbe Schutzwirkung entfaltete wie eine Erhaltungstherapie mit Psychopharmaka (Blackburn et al. 1986). Blackburn u. Moore (1997) konnten dieses Ergebnis im Rahmen einer größeren Studie, bei der die Effektivität einer kognitiven Therapie als Erhaltungsbehandlung mit derjenigen einer Erhaltungstherapie mit Psychopharmaka verglichen wurde, bestätigen.

In zwei anderen frühen Studien, bei denen allerdings nur relativ kleine Stichproben untersucht wurden und eine Form der kognitiven Verhaltenstherapie eingesetzt wurde, die mit Becks Therapieansatz nicht vollständig übereinstimmt, konnten keine Belege für einen prophylaktischen Nutzen von fortgesetzten „Booster"-Sitzungen nach Ende der Akutbehandlung gefunden werden (Baker u. Wilson 1985; Kavanaugh u. Wilson 1989). Dies könnte darauf zurückzuführen sein, daß nach Abschluß einer Akutbehandlung mit kognitiver Therapie nur Patienten mit unvollständiger Remission ein erhöhtes Rückfallrisiko aufweisen (Thase et al. 1992). In jüngerer Zeit haben Fava und Mitarbeiter (1994, 1996, 1998) festgestellt, daß eine im Anschluß an eine Akutbehandlung mit Psychopharmaka durchgeführte kurze kognitive Therapie, bei der das Hauptaugenmerk auf vorliegenden Restsymptomen lag, das Rückfallrisiko der Patienten signifikant reduzierte, und zwar selbst nach Absetzen der Medikation.

Die Ergebnisse der NIMH-TDCRP-Studie haben Zweifel daran laut werden lassen, ob die kognitive Therapie für den Einsatz bei schwerer depressiven Patienten geeignet ist (vgl. z.B. APA 1993). Persons et al. (1996) haben dieser Schlußfolgerung widersprochen und darauf hingewiesen, daß die TDCRP-Ergebnisse mit der großen Mehrheit der vorliegenden Daten zum Vergleich zwischen kognitiver Therapie und Pharmakotherapie nicht übereinstimmen (s. hierzu auch Thase 1995).

Schlechterer Therapieerfolg bei abnormen neurobiologischen Profilen

Eine Reihe von Studien, die an der Universität von Pittsburgh durchgeführt wurde, weist jedoch darauf hin, daß Patienten mit abnormen elektroenzephalographischen Schlafprofilen (Thase et al. 1996a) oder mit übermäßiger Kortisolausschüttung (Thase et al. 1996b) auf eine kognitive Therapie schlechter ansprechen als Patienten mit normalen neurobiologischen Profilen. Ein ähnlicher Zusammenhang zwischen dem Ansprechen auf eine interpersonelle Psychotherapie und abnormen Schlafparametern ist in zwei anderen Studien gefunden worden (Buysse et al. 1999; Thase et al. 1997a). Wir nehmen an, daß diese neurobiologischen Abweichungen mit Affektdysregulation, verminderten hedonischen Fähigkeiten und/oder einer beeinträchtigten Informationsverarbeitung (die ihrerseits wiederum einer effektiven Psychotherapie im Wege stünde) verbunden sind. Möglicherweise profitieren diese Patienten eher von einer Behandlung mit Antidepressiva, entweder als Monotherapie (Thase et al. 1997a) oder in Kombination mit Psychotherapie (Thase et al. 1997b).

5 Verhaltenstherapie

5.1 Überblick und Beschreibung

Die Entwicklung einer konzeptionellen Grundlage für verhaltenstherapeutische Interventionsmethoden läßt sich auf 2 hauptsächliche Einflußfaktoren zurückführen:

1. verstärkte Anstrengungen, menschliches Verhalten mit Hilfe der experimentellen Lerntheorie zu verstehen – erkennbar beispielsweise in den frühen Arbeiten von Thorndike (1931) und Skinner (1953) –, und
2. eine allgemeine Unzufriedenheit mit intrapsychischen Psychopathologietheorien, die sich nur schwer empirisch überprüfen ließen (s. Hoberman 1990).

Wurzeln der Verhaltenstherapie

Als Reaktion auf diese letztgenannte, wissenschaftsphilosophische Kritik wird Verhaltenstherapie häufig weniger als ein einzelnes theoretisches Modell oder ein Bündel therapeutischer Techniken aufgefaßt als vielmehr als eine allgemeine wissenschaftliche Herangehensweise an die Untersuchung menschlicher Verhaltensänderungen. Wie von Kazdin (1982) erläutert, kennzeichnet diese durch die Art des methodischen Vorgehens geprägte Vorstellung von der Verhaltenstherapie eine Konzentration auf die problematischen Verhaltensweisen, wegen derer sich ein Patient in Behandlung begeben hat, ein Rückgriff auf empirische Erkenntnisse aus der allgemeinen Psychologie (insbesondere aus der Lernpsychologie) sowie ein Fokus auf gegenwärtige (und nicht so sehr auf in der Vergangenheit wirksame) Bestimmungsfaktoren des Verhaltens.

Verhaltenstherapie als wissenschaftliche Herangehensweise

Des weiteren legen verhaltenstherapeutische Ansätze viel Wert auf verhaltensdiagnostische Techniken, wie detaillierte funktionale Analysen situational wirksamer Einflußfaktoren und Verhaltenskonsequenzen, und auf eine laufende Erfassung problematischer und erwünschter Verhaltensweisen; zur Therapieplanung werden die im Laufe der Verhaltensdiagnostik erhobenen Daten herangezogen (Kazdin 1982).

Bedeutung der Verhaltensdiagnostik

Die meisten behavioralen Depressionstheorien greifen auf einen oder mehrere der grundlegenden Lehrsätze der sozialen Lerntheorie zurück. Die soziale Lerntheorie postuliert, daß sich Erleben und Verhalten am besten als das Resultat ständig ablaufender, reziproker Interaktionsprozesse zwischen persönlichen Faktoren (z.B. kognitive Einstellungen oder Erwartungen), behavioralen Faktoren und Umweltfaktoren verstehen läßt (Bandura 1977). Dementsprechend werden Menschen und ihre Umwelt im Rahmen behavioraler Depressionsmodelle meist als einander gegenseitig bedingende Einflußfaktoren angesehen.

Einfluß der sozialen Lerntheorie

Skinner (1953) und Ferster (1966) gehörten zu den ersten, die Depression als ein behaviorales, mit Löschungsbedingungen in Zusammenhang

Verstärkerverlusttheorie

stehendes Phänomen ansahen. Nach ihrer Auffassung resultiert die Depression aus einer Abnahme oder einem Ausbleiben von bestimmten Verhaltensweisen, verursacht durch eine Verminderung positiver Verstärkungen aus der sozialen Umwelt. Lewinsohn und Mitarbeiter (z. B. Lewinsohn u. Shaw 1969; Lewinsohn 1974; Lewinsohn et al. 1979) arbeiteten dieses Modell weiter aus, wobei sie Depression als Folge eines Fehlens aus der sozialen Umwelt empfangener verhaltenskontingenter positiver Verstärkung ansahen. Lewinsohn zufolge kann eine niedrige Rate an verhaltenskontingenter positiver Verstärkung auf eine Reihe von Ursachen zurückzuführen sein, wie etwa eine durch Defizite in sozialen Kompetenzen begründete Unfähigkeit, positive soziale Verstärkungen zu erhalten, ein Fehlen verfügbarer positiver Verstärker in der Umwelt (oder ein Übermaß an aversiven oder belastenden Erlebnissen) und/ oder eine verminderte Fähigkeit, positive Erlebnisse zu genießen (Lewinsohn et al. 1973; Lewinsohn u. Gotlib 1995).

Selbstkontrollmodell

Rehm (1977) postuliert als Vertreter eines kognitiv-behavioralen Ansatzes im Rahmen seines Selbstkontrollmodells, daß Depressionen aus Defiziten bei der Selbstbeobachtung (z. B. eine Tendenz, bevorzugt negative Rückmeldungen wahrzunehmen und den kurzfristigen Konsequenzen von Verhalten gegenüber den längerfristigen Konsequenzen größere Aufmerksamkeit zuzuwenden), bei der Selbsteinschätzung (z. B. das Anlegen unrealistischer oder perfektionistischer Erwartungen an das eigene Verhalten) und bei der Selbstverstärkung (gekennzeichnet durch eine geringe Rate kontingenter Selbstbelohnung und eine hohe Rate von Selbstbestrafung) herrühren. Im Unterschied hierzu haben Nezu und Mitarbeiter (Nezu 1987; Nezu et al. 1989) besonders die Rolle von ineffektiven Problemlösestrategien bei der Entstehung und Aufrechterhaltung depressiver Episoden betont.

Verhaltenstherapeutische Strategien

Im Zentrum verhaltenstherapeutischer Ansätze zur Behandlung der Depression steht der Versuch, die dysfunktionalen Interaktionen zwischen dem Patienten und seiner sozialen Umwelt zu modifizieren und die Häufigkeit und Wirksamkeit kontingenter positiver Verstärkungen, die eine depressive Person als Reaktion auf angemessenes, nichtdepressives Verhalten empfängt, zu erhöhen. Zur Verfolgung dieses allgemeinen Ziels können spezifische Interventionen eingesetzt werden, die beispielsweise darauf abzielen, bestimmte Umweltgegebenheiten zu verändern, soziale Kompetenzen auszubauen, auf die der Patient zur Erlangung positiver Verstärkung aus der Umgebung angewiesen ist (wie etwa positive soziale Interaktionsfertigkeiten, Kommunikations- oder Problemlösekompetenzen), aversive Aspekte von Interaktionen zwischen Patient und Umwelt zu reduzieren und positive Aspekte zu fördern oder die Selbstverstärkungsrate zu erhöhen (Foa et al. 1989; Hoberman 1990).

Vorgehensweise verhaltenstherapeutischer Programme

Verhaltenstherapeutische Programme zur Depressionsbehandlung weisen eine Reihe gemeinsamer Vorgehensweisen auf (vgl. Hoberman u. Lewinsohn 1985; Lewinsohn u. Gotlib 1995). Dazu gehören typischerweise die Protokollierung von Aktivitätsniveau, Stimmung und/oder Gedanken des Patienten sowie der Einsatz von funktionalen Verhaltensanalysen zur Identifizierung von spezifischen Umweltfaktoren, die depressive (im Gegensatz zu nichtdepressive) Reaktionen *eines bestimmten Patienten* prädisponieren, auslösen, verstärken oder aufrechterhalten. Patienten werden dabei unterstützt, angenehme oder verstärkende Erlebnisse oder Aktivitäten zu identifizieren und die Häufigkeit solcher Ereignisse zu erhöhen, und in ähnlicher Weise wird ihnen geholfen, aversive oder belastende Ereignisse oder Aktivitäten zu identifizieren und zu reduzieren. Schon zu Beginn der Therapie werden die Patienten in der Regel dazu ermuntert, sich kleine und erreichbare Ziele zu stecken und sich für dabei erzielte Erfolge selbst zu verstärken. Ziel dieses Vorgehens ist es, den Patienten dazu zu bringen, sich selbst häufiger zu verstärken, sowie eine rasche Reduzierung der dysphorischen Gestimmtheit zu erreichen und dem Patienten auf diesem Wege ein Gefühl von Hoffnung zu vermitteln und seine Selbstwirksamkeitsüberzeugung zu stärken.

– Aufbau positiver Aktivitäten

– Reduzierung unangenehmer Aktivitäten

Eine weitere gemeinsame Komponente verhaltenstherapeutischer Behandlungsansätze ist das Training sozialer Kompetenzen. Hierzu gehören Interventionen zur Verbesserung interpersoneller Fertigkeiten und ein Training von Kompetenzen in den Bereichen soziale Interaktionen, Kommunikationsverhalten, selbstsicheres Auftreten, Entscheidungen treffen bzw. Problemlösen. Verhaltenstherapeutische Interventionsansätze sind im übrigen in der Regel zeitlich befristet angelegt; die vorgesehene Behandlungsdauer liegt meist zwischen 4 und 12 Wochen (Lewinsohn u. Gotlib 1995).

– Training sozialer Kompetenzen

5.2 Belege für die Wirksamkeit

Lewinsohn und Mitarbeiter (z.B. Lewinsohn et al. 1980) gehörten zu den ersten Forschern, die eine überwiegend verhaltenstherapeutische Interventionsmethode zur Behandlung unipolarer Depression entwickelten und empirisch überprüften. Dieses aus 12 Sitzungen bestehende, strukturierte Therapieprogramm war besonders darauf ausgerichtet, die Teilnahme des Patienten an angenehmen Aktivitäten zu steigern und die Häufigkeit und Intensität aversiver Aktivitäten zu vermindern. Es umfaßte eine Reihe behavioraler und kognitiver Interventionstechniken wie Bausteine zum Training von Selbstsicherheit, Entspannung, Selbstkontrolle, Entscheidungsfindung, Problemlösen, Kommunikation und Zeitmanagement. Im Rahmen einer randomisierten klinischen Studie konnten Lewinsohn und seine Arbeitsgruppe nachweisen, daß Verhaltenstherapie im Vergleich zu verschiedenen Kontrollgruppen zu vermehrten positiven Erlebnissen und verringerten aversiven Erfahrungen führte, was im weiteren Verlauf eine Abnahme des Schweregrades der Depression bedingte (bzgl. einer umfassenden Darstellung dieser Studie s. Lewinsohn u. Gotlib 1995).

Therapieprogramm von Lewinsohn

Ausgehend von der Annahme, daß es depressiven Menschen an den Fähigkeiten fehlt, um positive Verstärkungen aus der sozialen Umwelt hervorzurufen, haben eine Reihe von Forschern verhaltenstherapeutische Interventionsmethoden eingesetzt, die explizit auf ein Training sozialer Kompetenzen ausgerichtet sind. Bellack et al. (1980) beschreiben ein solches Verhaltenstherapieprogramm, das aus 4 Hauptbestandteilen besteht:
1. Training sozialer Kompetenzen,
2. Training der sozialen Wahrnehmung,

Training sozialer Kompetenzen

3. praktische Übungen (inklusive Hausaufgaben) und
4. Selbsteinschätzung und Selbstverstärkung (vgl. auch Becker u. Heimberg 1985; Becker et al. 1987).

Bellack et al. (1981, 1983) und Hersen et al. (1984) konnten nachweisen, daß das Training sozialer Kompetenzen als Akutbehandlung im Rahmen einer 12wöchigen klinischen Studie genauso wirksam war wie Amitriptylin. Des weiteren konnte gezeigt werden, daß der Therapieerfolg über einen Zeitraum von 6 Monaten stabil blieb, wenn in dieser Zeit 6–8 „Booster"-Sitzungen stattfanden. In ähnlicher Weise konnten McLean u. Hakstian (1979) nachweisen, daß ihr 10wöchiges Verhaltenstherapieprogramm, das darauf ausgerichtet war, soziale Kompetenzen sowie Problemlöse- und Selbstkontrollfähigkeiten zu stärken, genauso effektiv oder wirksamer war als eine tiefenpsychologisch orientierte Psychotherapie, Entspannungstraining oder eine Behandlung mit Amitriptylin. Bei einer Nachuntersuchung nach 27 Monaten zeigte sich zudem, daß Probanden, die verhaltenstherapeutisch behandelt worden waren, im Vergleich zu den Patienten in den anderen Therapiebedingungen (insbesondere zu den mit Entspannungstraining behandelten Patienten) weniger depressiv und in bezug auf soziale Aktivitäten unternehmungslustiger und einfallsreicher waren (McLean u. Hakstian 1990). Es läßt sich also festhalten, daß die Wirksamkeit des Trainings sozialer Kompetenzen bei der Depressionsbehandlung von mehreren unabhängigen Arbeitsgruppen empirisch belegt worden ist.

Selbstkontrolltherapie von Rehm

Die Selbstkontrolltherapie von Rehm wird gewöhnlich als 6- bis 12wöchige Gruppentherapie durchgeführt und enthält eine Reihe von strukturierten Interventionen zum Abbau von Defiziten in den Bereichen Selbstaufmerksamkeit, Selbsteinschätzung und Selbstverstärkung. Es liegen Nachweise dafür vor, daß diese Intervention im Vergleich zu Kontrollgruppen, die entweder keine Behandlung oder eine unspezifische psychosoziale Behandlung erhalten, besser abschneidet; der wichtigste Baustein des Programms scheint dabei die Selbstaufmerksamkeitskomponente zu sein (vgl. Rehm 1990; Craighead et al. 1998).

Problemlösetraining

Schließlich haben Nezu u. Perri (1989) erste Belege für die Wirksamkeit eines 12wöchigen Problemlösetrainings im Hinblick auf die Reduzierung depressiver Symptome zum Zeitpunkt am Ende der Behandlung und 6 Monate nach der Therapie vorgelegt; Arean et al. (1993) haben überdies gezeigt, daß sich bei der Behandlung älterer Menschen mit Depression mit einer Problemlösetherapie gegenüber einer Wartelisten-Kontrollgruppe und einer Reminiszenztherapie bessere Erfolge erzielen lassen.

Bedeutung der Aktivierungskomponente

Eine Bestätigung der Wirksamkeit verhaltenstherapeutischer Interventionen ergibt sich auch aus den kürzlich veröffentlichten Arbeiten von Jacobson und Mitarbeitern. Im Rahmen einer Einzelkomponentenanalyse von Becks kognitiver Therapie für Depression stellten Jacobson et al. (1996) fest, daß die behaviorale Aktivierungskomponente der kognitiven Therapie genauso wirksam war wie ein partielles oder ein vollständiges kognitives Therapieprogramm. Als Interventionen zur Verhaltensaktivierung wurden dabei nur Techniken gewertet, die spezifisch darauf ausgerichtet waren, das Aktivitätsniveau von Patienten im Alltag zu steigern.

Hierzu zählten die tägliche Protokollierung von Aktivitäten, die Einschätzung von mit der Ausführung verschiedener Aktivitäten verbundenem Wohlbefinden und Kompetenzerleben, die Auswahl zunehmend komplexerer Aktivitäten (zur Steigerung von Wohlbefinden und Kompetenzerleben), die Identifizierung spezifischer Probleme und die Auswahl verhaltensorientierter Problemlösungsschritte sowie das Training sozialer Kompetenzen (Jacobson et al. 1996, S. 297). Diese Maßnahmen zur Steigerung des Aktivitätsniveaus, so stellten Jacobson et al. (1996) fest, waren ebenso wirksam wie das gesamte kognitive Therapiepaket, und zwar sowohl in bezug auf den Therapieerfolg am Ende der Behandlung (nach 12–20 Wochen) als auch im Hinblick auf Rückfallquoten, die Länge des depressionsfreien Intervalls und die Anzahl der als störungsfrei erlebten Wochen im Zeitraum bis zu den Nachbefragungen nach 6, 12, 18 bzw. 24 Monaten (Gortner et al. 1998).

Diese vorläufigen Daten unterstreichen also, daß – obwohl in den letzten 15 Jahren rein behaviorale Interventionen zur Depressionsbehandlung weit weniger Aufmerksamkeit gefunden haben als kognitive (oder kognitiv-behaviorale) und interpersonelle Therapiemethoden – klassisch verhaltenstherapeutische Maßnahmen bei unipolarer Depression gute Therapieerfolge bei anhaltender Wirksamkeit erwarten lassen.

6 Fazit

Zweifellos wird die Zahl der verfügbaren qualitativ hochwertigen Forschungsstudien zu psychotherapeutischen Interventionen bei unipolarer Depression von der Zahl der durchgeführten klinischen Studien zu antidepressiv wirksamen pharmakologischen Substanzen weit übertroffen. Dennoch weisen die Ergebnisse ausgewählter, gut kontrollierter Evaluationsstudien darauf hin, daß interpersonelle Psychotherapie, kognitive Therapie und Verhaltenstherapie wirksame Methoden zur Behandlung von unipolarer Depression bei Erwachsenen darstellen. Wie neuere, programmatisch angelegte Forschungsstudien zeigen, erscheinen darüber hinaus auch bestimmte manualisierte Formen der kurzfristigen psychodynamischen Psychotherapie, wie der psychodynamischen interpersonellen Psychotherapie, erfolgversprechend; weitere Forschungsanstrengungen in diesem Bereich sind jedenfalls gerechtfertigt.

Wirksamkeit von interpersoneller Psychotherapie, kognitiver Therapie und Verhaltenstherapie

Die Psychotherapie kann bei der Behandlung der Major-Depression verschiedene Aufgaben erfüllen: Sie kann im Rahmen von sequentiellen Therapiealgorithmen eine Behandlung erster Wahl darstellen (die beispielsweise bei Patienten, die nicht auf die Therapie ansprechen, durch Antidepressiva ergänzt oder ersetzt wird), sie kann eine wirksame Alternative zur medikamentösen Therapie bedeuten oder sie kann eine wichtige Begleitintervention bei Patienten darstellen, die medikamentös behandelt werden (z.B. ältere Patienten mit rezidivierender Depression). Für bestimmte Patientengruppen, wie beispielsweise Patienten, bei denen aufgrund bestimmter körperlicher Erkrankungen oder Gegebenheiten eine medikamentöse Therapie kontraindiziert ist, oder junge Patienten, bei denen man als verantwortungsvoller Kliniker keine medikamen-

Psychotherapie als Behandlung erster Wahl

töse Behandlung beginnen möchte, die möglicherweise das ganze Leben über fortgeführt würde, empfehlen wir die Psychotherapie als primäre Behandlungsoption.

Gemeinsamkeiten der vorgestellten Therapieinterventionen

Kognitive und verhaltenstherapeutische Therapieansätze sowie interpersonelle Psychotherapie und psychodynamische interpersonelle Psychotherapie weisen trotz aller vorhandenen Unterschiede in ihrer theoretischen Herangehensweise an das Problem (und die Behandlung) der Depression bei Erwachsenen bestimmte Gemeinsamkeiten auf, und zwar sowohl im Hinblick auf ihre allgemeine Strategie als auch in bezug auf spezifische Techniken, die im Verlauf der Therapie eingesetzt werden. Jede dieser Interventionsmethoden möchte beispielsweise dem Patienten dabei helfen, seine Depression zu erkennen und zu verstehen und wichtige Aspekte seines kognitiven, behavioralen und/oder interpersonellen Funktionsniveaus zu kontrollieren bzw. zu modifizieren. Jede dieser Methoden enthält psychoedukative Anteile, jede vermittelt dem Patienten interpersonelle Unterstützung und ein klares Signal der Hoffnung.

Ausblick

Zukünftige Forschungsanstrengungen, insbesondere in Richtung auf die wesentlichen Komponenten psychotherapeutischer Behandlungsprogramme, auf die für die Induzierung von Veränderungen entscheidenden Prozeßmechanismen und auf das Auffinden von interindividuellen Besonderheiten, die mit einem positiven Therapieerfolg in Zusammenhang stehen, werden bei der Aufgabe, unser Wissen über Wesen und Anwendungsmöglichkeiten effektiver psychotherapeutischer Methoden für die Behandlung der Depression zu erweitern, eine wichtige Rolle spielen.

7 Literatur

Adler A (1936) The neurotic's picture of the world. Abnorm Psychol 89:49–74

APA (1993) Practice guideline for major depressive disorder in adults. Am J Psychiatry 150(Suppl 4):1–26

Arean PA, Perri MG, Nezu AM, Schein RL, Christopher F, Joseph TX (1993) Comparative effectiveness of social problem-solving therapy and reminiscence therapy as treatments for depression in older adults. J Consult Clin Psychol 61:1003–1010

Baker AL, Wilson PH (1985) Cognitive-behavior therapy for depression: the effects of booster sessions on relapse. Behav Ther 16:335–344

Bandura A (1977) Social learning theory. Prentice-Hall, Englewood Cliffs

Beach SR, O'Leary KD (1992) Treating depression in the context of marital discord: outcome and predictors of response of marital therapy versus cognitive therapy. Behav Ther 16:335–344

Beck AT (1961) A systematic investigation of depression. Compr Psychiatry 2:163

Beck AT (1963) Thinking and depression. Arch Gen Psychiatry 9:324–333

Beck AT (1964) Thinking and depression. 2. Theory and therapy. Arch Gen Psychiatry 10:561–571

Beck AT (1967) Depression: clinical, experimental, and theoretical aspects. Harper and Row, New York (1972 neu aufgelegt unter dem Titel: Depression: causes and treatment. University of Pennsylvania Press, Philadelphia)

Beck AT (1970) Cognitive therapy: nature and relation to behavior therapy. Behav Ther 1:184–200

Beck AT (1976) Cognitive therapy and the emotional disorders. International Universities Press, New York

Beck AT, Ward CH, Mendelson M, Mock J, Erbaugh J (1961) An inventory for measuring depression. Arch Gen Psychiatry 4:561–571

Beck AT, Rush AJ, Shaw B, Emery G (1979) Cognitive therapy of depression. Guilford, New York

Becker RE, Heimberg RG (1985) Social skills training approaches. In: Hersen M, Bellack AS (eds) Handbook of clinical behavior therapy with adults. Plenum, New York, pp 201–226

Becker RE, Heimberg RG, Bellack AS (1987) Social skills training treatment for depression. Pergamon, Elmsford

Bellack AS, Hersen M, Himmelhoch JM (1980) Social skills training for depression: a treatment manual. JSAS Catalog Selected Documents Psychol 10:92

Bellack AS, Hersen M, Himmelhoch JM (1981) Social skills training compared with pharmacotherapy and psychotherapy in the treatment of unipolar depression. Am J Psychiatry 138:1562–1567

Bellack AS, Hersen M, Himmelhoch JM (1983) A comparison of social skills training, pharmacotherapy, and psychotherapy for depression. Behav Res Ther 21:101–107

*Blackburn IM, Moore RG (1997) Controlled acute and follow-up trial of cognitive therapy and pharmacotherapy in out-patients with recurrent depression. Br J Psychiatry 171:328–334

Blackburn IM, Bishop S, Glen AIM, Whalley LJ, Christie JE (1981) The efficacy of cognitive therapy in depression: a treatment trial using cognitive therapy and pharmacotherapy, each alone and in combination. Br J Psychiatry 139:181–189

Blackburn IM, Eunson KM, Bishop S (1986) A two-year naturalistic follow-up of depressed patients treated with cognitive therapy, pharmacotherapy and a combination of both. J Affect Disord 10:67–75

Bowlby J (1982) Attachment and loss, 2nd edn. 1. Attachment. Basic Books, New York

Braff DI, Beck AT (1974) Thinking disorder in depression. Arch Gen Psychiatry 31:456–459

Burns D (1980) Feeling good: the new mood therapy. Morrow, New York

Buysse DJ, Tu XM, Cherry CR, Begley AE, Kowalski J, Kupfer DJ, Frank E (1999) Pretreatment REM sleep and subjective sleep quality distinguish depressed psychotherapy remitters and nonremitters. Biol Psychiatry 45/2:205–213

Coyne JC, Gotlib IH (1983) The role of cognition in depression: a critical appraisal. Psychol Bull 94:472–505

Craighead WE, Craighead LW, Ilardi SS (1998) Psychosocial treatments for major depressive disorder. In: Nathan PE, Gorman JM (eds) A guide to treatments that work.

Oxford Univ Press, New York, pp 226–239

Depression Guideline Panel (1993) Depression in primary care, vol 5: Treatment of major depression. US Department of Health and Human Services, Public Health Service, Agency for Health Care Policy and Research, Rockville (Clinical Practice Guideline no 5; AHCPR publ no 93-0551)

DiMascio A, Weissman MM, Prusoff BA, Neu C, Zwilling M, Klerman GL (1979) Differential symptom reduction by drugs and psychotherapy in acute depression. Arch Gen Psychiatry 46:971–982

Eaton WW, Kessler LG (eds) (1985) Epidemiologic field methods in psychiatry: the NIMH epidemiologic catchment area program. Academic Press, San Diego

*Elkin I, Shea MT, Watkins JT, Imber SD, Sotsky SM, Colins JF, Glass DR, Pilkonis PA, Leber WR, Docherty JP, Fiester SJ, Parloff MB (1989) NIMH Treatment of Depression Collaborative Research Program: 1. General effectiveness of treatments. Arch Gen Psychiatry 46:971–982

Ellis A (1962) Reason and emotion in psychotherapy. Stuart, New York

Evans MK, Hollon DS, DeRubeis RJ, Piasecki JM, Grove WM, Garvey MJ, Tuason VB (1992) Differential relapse following cognitive therapy and pharmacotherapy for depression. Arch Gen Psychiatry 49:802–808

*Fava GA, Grandi S, Zielezny M, Canestrari R, Morphy MA (1994) Cognitive behavioral treatment of residual symptoms in primary major depressive disorder. Am J Psychiatry 151/9:1295–1299

Fava GA, Grandi S, Zielezny M, Rafanelli C, Canestrari R (1996) Four-year outcome for cognitive behavioral treatment of residual symptoms in major depression. Am J Psychiatry 153/7:945–947

Fava GA, Rafanelli C, Grandi S, Canestrari R, Morphy MA (1998) Six-year outcome for cognitive behavioral treatment of residual symptoms in major depression. Am J Psychiatry 155/10:1443–1445

Ferster CB (1966) Animal behavior and mental illness. Psychol Rec 6:345–356

Foa EB, Rothbaum BO, Kozak MJ (1989) Behavioral treatments for anxiety and depression. In: Kendall PC, Watson D (eds) Anxiety and depression: distinctive and overlapping features. Personality, psychopathology, and psychotherapy. Academic Press, San Diego, pp 413-454

Frank E (1991) Interpersonal psychotherapy as a maintenance treatment for patients with recurrent depression. Psychotherapy 28:259-26

Frank E, Spanier C (1995) Interpersonal psychotherapy for depression: overview, clinical efficacy and future directions. Clin Psychol Sci Pract 2:349-369

*Frank E, Kupfer DJ, Perel JM et al. (1990) Three-year outcomes for maintenance therapies in recurrent depression. Arch Gen Psychiatry 47:1093-1099

**Frank E, Kupfer DJ, Wagner EF, McEachran AB, Cornes C (1991a) Efficacy of interpersonal psychotherapy as a maintenance treatment of recurrent depression: contributing factors. Arch Gen Psychiatry 48:1053-1059

Frank E, Prien RF, Jarrett RB et al. (1991b) Conceptualization and rationale for consensus definitions of terms in major depressive disorder: remission, recovery, relapse, and recurrence. Arch Gen Psychiatry 48:851-855

Frank E, Kupfer DJ, Cornes C, Morris SM (1993) Maintenance interpersonal psychotherapy for recurrent depression. In: Klerman GL, Weissman MM (eds) New applications of interpersonal psychotherapy. American Psychiatric Press, Washington DC, pp 75-102

Frankl VE (1985) Logos, paradox, and the search for meaning. In: Mahoney MJ, Freeman A (eds) Cognition and psychotherapy. Plenum, New York, pp 3-49

Gallagher DE, Thompson LW (1982) Treatment of major depressive disorder in older adult outpatients with brief psychotherapies. Psychother Theory Res Pract 19:482-490

Gallagher-Thompson D, Hanley-Peterson P, Thompson LW (1990) Maintenance of gains versus relapse following brief psychotherapy for depression. J Consult Clin Psychol 58:371-374

*Gibbons RD, Hedeker D, Elkin I et al. (1993) Some conceptual and statistical issues in analysis of longitudinal psychiatric data: application to the NIMH Treatment of Depression Collaborative Research Program dataset. Arch Gen Psychiatry 50:739-750

Goldberg DP, Hobson RF, Maguire GP, Margison FR, O'Dowd T, Osborn MS, Moss S (1984) The clar-

ification and assessment of a method of psychotherapy. Br J Psychiatry 114:567-575

Gortner ET, Gollan JK, Dobson KS, Jacobson NS (1998) Cognitive-behavioral treatment for depression: Relapse prevention. J Cons Clin Psychol 66:377-384

Guthrie E, Moorey J, Barker H, Margison F, McGrath G (1998) Psychodynamic-interpersonal psychotherapy in patients with treatment resistant psychiatric symptoms. Br J Psychother 15:155-166

Guthrie E, Moorey J, Margison F, Barker H, Palmer S, McGrath G, Tomenson B, Creed F (1999) Cost-effectiveness of brief psychodynamic-interpersonal therapy in high utilizers of psychiatric services. Arch Gen Psychiatry 56:519-526

Haaga DAF, Dyck MJ, Ernst D (1991) Empirical status of cognitive theory of depression. Psychol Bull 110:215-236

Hammen C, Ellicott A, Gitlin M, Jamison KR (1989) Sociotropy/autonomy and vulnerability to specific life events in patients with unipolar depression and bipolar disorders. J Abnorm Psychol 98:154-160

Hersen M, Bellack AS, Himmelhoch JM, Thase ME (1984) Effects of social skill training, amitriptyline, and psychotherapy in unipolar depressed women. Behav Ther 15:21-40

Hoberman HM (1990) Behavioral treatments for unipolar depression. In: Wolman BB, Stricker G (eds) Depressive disorders: facts, theories, and treatment methods. Wiley, New York, pp 310-342

Hoberman HM, Lewinsohn PM (1985) The behavioral treatment of depression. In: Beckham EE, Leber WR (eds) Handbook of depression: treatment, assessment, and research. Dorsey, Homewood, pp 39-81

Hobson RF (1985) Forms of feeling: the heart of psychotherapy. Basic Books, New York

Hogg JA, Deffenbacher JL (1988) A comparison of cognitive and interpersonal-process group therapies in the treatment of depression among college students. J Counsel Psychol 35:304-310

Hollon SD, Kendall PC (1980) Cognitive self-statements in depression: clinical validation of an automatic thoughts questionnaire. Cogn Ther Res 4:383-395

*Hollon SD, DeRubeis RJ, Evans MD, Wiemer MJ, Garvey MJ, Grove WM, Tuason VB (1992) Cognitive

therapy and pharmacotherapy for depression singly and in combination. Arch Gen Psychiatry 49:774-781

Horney K (1950) Neurosis and human growth: the struggle toward self-realization. Norton, New York

*Jacobson NS, Dobson K, Fruzzetti AE, Schmaling KB, Salusky S (1991) Marital therapy as a treatment for depression. J Consult Clin Psychol 59:547-557

Jacobson NS, Fruzzetti AE, Dobson K, Whisman M, Hops H (1993) Couple therapy as a treatment for depression. II. The effects of relationship quality and therapy on depressive relapse. J Consult Clin Psychol 61:516-519

Jacobson NS, Dobson KS, Truax PA, Addis ME, Koerner K, Gollan JK, Gortner E, Prince SE (1996) A component analysis of cognitive-behavioral treatment for depression. J Consult Clin Psychol 64:295-304

Jarrett RB, Schaffer M, McIntire D, Witt-Browder A, Kraft D, Risser RC (1999) Treatment of atypical depression with cognitive therapy or phenelzine. A double-blind, placebo-controlled trial. Arch Gen Psychiatry 56:431-437

Kavanaugh DJ, Wilson PH (1989) Prediction of outcome with group cognitive therapy for depression. Behav Res Ther 27:333-343

Kazdin AE (1982) History of behavior modification. In: Bellack AS, Hersen M, Kazdin AE (eds) International handbook of behavior modification and therapy. Plenum, New York pp 3-32

Kelly G (1955) The psychology of personal constructs. Norton, New York

Klein DF, Ross DC (1993) Reanalysis of the National Institute of Mental Health Treatment of Depression Collaborative Research Program general effectiveness report. Neuropsychopharmacology 8:241-251

Klerman GL, Weissman MM (1993) Interpersonal psychotherapy for depression: background and concepts. In: Klerman GL, Weissman MM (eds) New applications of interpersonal psychotherapy. American Psychiatric Press, Washington DC, pp 3-50

Klerman GL, DiMascio A, Weissman M, Prusoff B, Paykel E (1974) Treatment of depression by drugs and psychotherapy. Am J Psychiatry 131:186-191

Klerman GL, Weissman MM, Rounsaville BJ, Chevron ES (1984) Interpersonal psychotherapy of depression. Basic Books, New York

Klerman GL, Weissman MM, Markowitz J (1994) Medication and psychotherapy. In: Garfield SL, Bergin AE (eds) Handbook of psychotherapy and behavior change: an empirical analysis, 4th edn. Wiley, New York, pp 734–782

Kovacs M, Rush AJ, Beck AT, Hollon SD (1981) Depressed outpatients treated with cognitive therapy or pharmacotherapy. Arch Gen Psychiatry 38:33–41

Kupfer DJ, Frank E, Perel JM et al. (1992) Five-year outcome for maintenance therapies in recurrent depression. Arch Gen Psychiatry 49:769–773

Lewinsohn PM (1974) A behavioral approach to depression. In: Friedman RJ, Katz MM (eds) The psychology of depression: contemporary theory and research. Wiley, New York, pp 157–185

Lewinsohn PM, Gotlib IH (1995) Behavioral therapy and treatment of depression. In: Beckham EE, Leber WR (eds) Handbook of depression, 2nd edn. Guilford, New York

Lewinsohn PM, Shaw DA (1969) Feedback about interpersonal behavior as an agent of behavior change: a case study in the treatment of depression. Psychother Psychosom 17:82–88

Lewinsohn PM, Lobitz WC, Wilson S (1973) „Sensitivity" of depressed individuals to aversive stimuli. J Abnorm Psychol 81:259–263

Lewinsohn PM, Youngren MA, Grosscup SJ (1979) Reinforcement and depression. In: Depue RA (ed) The psychobiology of the depressive disorders: implications for the effects of stress. Academic Press, New York, pp 291–315

Lewinsohn PM, Sullivan JM, Grosscup SJ (1980) Changing reinforcing events: an approach to the treatment of depression. Psychother Theory Res Pract 47:322–334

Lewinsohn PM, Sullivan JM, Grosscup SJ (1982) Behavioral therapy: clinical applications. In: Rush AJ (ed) Short-term psychotherapies for depression. Guilford, New York, pp 50–87

McKnight DL, Nelson-Gray RO, Barnhill J (1992) Dexamethasone suppression test and response to cognitive therapy and antidepressant medication. Behav Ther 23:99–111

McLean PD (1982) Behavior theory and research. In: Rush AJ (ed) Short-term psychotherapies for depression. Guilford, New York, pp 19–49

McLean PD, Hakstian AR (1979) Clinical depression: comparative efficacy of outpatients treatments. J Consult Clin Psychol 47:818–836

McLean PD, Hakstian AR (1990) Relative endurance of unipolar depression treatment effects: longitudinal follow-up. J Consult Clin Psychol 58:482–488

Meyer A (1957) Psychobiology: a science of man. Thomas, Springfield

Murphy GE, Simons AD, Wetzel RD, Lustman PJ (1984) Cognitive therapy and pharmacotherapy. Singly and together in the treatment of depression. Arch Gen Psychiatry 41:33–41

Neimeyer RA, Robinson LA, Berman JS, Haykel RF (1989) Clinical outcome of group therapies for depression. Group Analysis 22:73–86

Nelson RE, Craighead WE (1977) Selective recall of positive and negative feedback, self-control behaviors, and depression. J Abnorm Psychol 86:378–388

Nezu AM (1987) A problem-solving formulation of depression: a literature review and proposal of a pluralistic model. Clin Psychol Rev 7:121–144

Nezu AM, Perri MG (1989) Social problem-solving therapy for unipolar depression: an initial dismantling investigation. J Consult Clin Psychol 57:408–413

Nezu AM, Nezu CM, Perri MG (1989) Problem-solving therapy for depression: theory, research, and clinical guidelines. Wiley, New York

Persons JB, Miranda J (1992) Cognitive theories of vulnerability to depression: reconciling negative evidence. Cogn Ther Res 16:484–502

**Persons JB, Thase ME, Crits-Christoph P (1996) The role of psychotherapy in the treatment of depression. Review of two practice guidelines. Arch Gen Psychiatry 53:283–290

Piaget J (1954) The construction of reality in the child. Basic Books, New York

Propst LR, Ostrom R, Watkins P, Dean T, Mashburn D (1992) Comparative efficacy of religious and nonreligious cognitive-behavioral therapy for the treatment of clinical depression in religious individuals. J Consult Clin Psychol 60:94–103

Rehm LP (1977) A self-control model of depression. Behav Ther 8:787–804

Rehm LP (1990) Cognitive and behavioral theories. In: Wolman BB, Stricker G (eds) Depressive disorders: fact, theories, and treatment methods. Wiley, New York, pp 64–91

*Reynolds CF III, Frank E, Perel JM et al. (1999a) Nortriptyline and interpersonal psychotherapy as maintenance therapies for recurrent major depression: a randomized clinical trial in patients older than 59 years. JAMA 281:39–45

Reynolds CF III, Miller MD, Pasternak RE et al. (1999b) Treatment of bereavement-related major depressive episodes in later life: a controlled study of acute and continuation treatment with nortriptyline and interpersonal psychotherapy. Am J Psychiatry 156:202–208

Rizley R (1978) Depression and distortion in the attribution of causality. J Abnorm Psychol 87:32–48

Robins CJ, Hayes AM (1993) An appraisal of cognitive therapy. J Consult Clin Psychol 61:205–214

Ross M, Scott M (1985) An evaluation of the effectiveness of individual and group cognitive therapy in the treatment of depressed patients in an inner city health centre. J R Coll Gen Pract 35:239–242

Rude SS (1986) Relative benefits of assertion or cognitive self-control treatment for depression as a function of proficiency in each domain. J Consult Clin Psychol 54:390–394

*Schulberg HC, Block MR, Madonia MJ et al. (1996) Treating major depression in primary care practice. Eight-month clinical outcomes. Arch Gen Psychiatry 53:913–919

Schulberg HC, Pilkonis PA, Houck P (1998) The severity of major depression and choice of treatment in primary care practice. J Consult Clin Psychol 66:932–938

Scott MJ, Stradling SG (1990) Group cognitive therapy for depression produces clinically significant reliable change in community-based settings. Behav Psychother 18:1–19

Selmi PM, Klein MH, Greist JH, Sorrell SP, Erdman HP (1990) Computer-administered cognitive-behavioral therapy for depression. Am J Psychiatry 147:51–56

Segal ZV (1988) Appraisal of the self schema construct in cognitive models of depression. Psychol Bull 102:147–162

Segal ZV, Shaw BF, Vella DD, Katz R (1992) Cognitive and life stress predictors of relapse in remitted unipolar depressed patients: test of the congruency hypothesis. J Abnorm Psychol 101:26–36

Shapiro DA, Firth JA (1985) Exploratory therapy manual for the Sheffield Psychotherapy Project. [Psychological Therapies Research Centre, University of Leeds, Leeds, England (memo 733)]

Shapiro DA, Firth J (1987) Prescriptive v. exploratory psychotherapy. Br J Psychiatry 151:790–799

Shapiro DA, Startup MJ (1990) Raters' manual for the Sheffield Psychotherapy Rating Scale. [Psychological Therapies Research Centre, University of Leeds, Leeds, England (memo 1154)]

Shapiro DA, Startup MJ (1993) Measuring therapist adherence in exploratory therapy. Psychother Res 2:193–203

Shapiro DA, Barkham M, Hardy GE, Morrison LA, Reynolds S, Startup M, Harper H (1991) University of Sheffield Psychotherapy Research Program: Medical Research Council/Economic and Social Research Council Social and Applied Psychology Unit. In: Beutler LE, Crago M (eds) Psychotherapy research: an international review of programmatic studies. APA, Washington DC, pp 234–242

*Shapiro DA, Barkham M, Rees A, Hardy GE, Reynolds S, Startup M (1994) Effects of treatment duration and severity of depression on the effectiveness of cognitive-behavioral and psychodynamic-interpersonal psychotherapy. J Consult Clin Psychol 62:522–534

*Shapiro DA, Rees A, Barkham M, Hardy G, Reynolds S, Startup M (1995) Effects of treatment duration and severity of depression on the maintenance of gains after cognitive-behavioral and psychodynamic-interpersonal psychotherapy. J Consult Clin Psychol 63:378–387

Shaw BF (1977) Comparison of cognitive and behavior therapy in the treatment of depression. J Consult Clin Psychol 45:543–551

Shea MT, Elkin I, Imber SD et al. (1992) Course of depressive symptoms over follow-up: findings from the National Institute of Mental Health Treatment for Depression Collaborative Research Program. Arch Gen Psychiatry 49:782–794

Simons AD, Murphy GE, Levine JE, Wetzel RD (1986) Cognitive therapy and pharmacotherapy for depression: sustained improvement over one year. Arch Gen Psychiatry 43:43–49

Skinner BF (1953) Science and human behavior. Free Press, New York

Spitzer RL, Endicott J, Robins E (1978) Research and diagnostic criteria: rationale and reliability. Arch Gen Psychiatry 35:773–782

Stewart JW, Garfinkel R, Nunes EV, Donovan S, Klein DF (1998) Atypical features and treatment response in the National Institute of Mental Health Treatment of Depression Collaborative Research Program. J Clin Psychopharmacol 18/6:429–434

Sullivan HS (1953) The interpersonal theory of psychiatry. Norton, New York

Teasdale JD, Fennell MJV, Hibbert GA, Amies PL (1984) Cognitive therapy for major depressive disorder in primary care. Br J Psychiatry 144:400–406

Thase ME (1995) Reeducative psychotherapies. In: Gabbard GO (ed) Treatment of psychiatric disorders. American Psychiatric Press, Washington DC, pp 1169–1204

Thase ME (in press) Psychopharmacology in conjunction with psychotherapy. In: Ingram R, Snyder RC (eds) Handbook of psychological change. Wiley, New York

Thase ME, Beck AT (1993) An overview of cognitive therapy. In: Wright JH, Thase ME, Beck AT (eds) Cognitive therapy with inpatients. Guilford, New York, pp 3–34

Thase ME, Simons AD, McGeary J, Cahalane JF, Hughes C, Harden T, Friedman E (1992) Relapse after cognitive behavior therapy of depression: potential implications for longer courses of treatment? Am J Psychiatry 149:1046–1052

Thase ME, Simons AD, Reynolds CF III (1996a) Abnormal electroencephalographic sleep profiles in major depression. Association with response to cognitive behavior therapy. Arch Gen Psychiatry 53:99–108

Thase ME, Dube S, Bowler K, Howland RH, Myers JE, Friedman E, Jarrett DB (1996b) Hypothalamic–pituitary–adrenocortical activity and response to cognitive behavior therapy in unmedicated, hospitalized depressed patients. Am J Psychiatry 153/7:886–891

Thase ME, Buysse DJ, Frank E, Cherry CR, Cornes CL, Mallinger AG, Kupfer DJ (1997a) Which depressed patients will respond to interpersonal psychotherapy? The role of abnormal electroencephalographic sleep profiles. Am J Psychiatry 154/4:502–509

*Thase ME, Greenhouse JB, Frank E et al. (1997b) Treatment of major depression with psychotherapy or psychotherapy-pharmacotherapy combinations. Arch Gen Psychiatry 54:1009–1015

Thompson LW, Gallagher DE, Breckenridge JS (1987) Comparative effectiveness of psychotherapies for depressed elders. J Consult Clin Psychol 55:385–390

Thorndike EL (1931) Human learning. Appleton, New York

Weissman AN (1979) The Dysfunctional Attitude Scale: a validation study. Doctoral dissertation, University of Pennsylvania, Philadelphia

Weissman MM, Klerman GL, Paykel ES, Prusoff B, Hanson B (1974) Treatment effects on the social adjustment of depressed patients. Arch Gen Psychiatry 30:771–778

Weissman MM, Prusoff BA, DiMascio A, Neu C, Gohlaney M, Klerman GL (1979) The efficacy of drugs and psychotherapy in the treatment of acute depressive episodes. Am J Psychiatry 136:555–558

Weissman MM, Klerman GL, Prusoff BA, Sholomskas D, Padian N (1981) Depressed outpatients one year after treatment with drugs and/or interpersonal psychotherapy (IPT). Arch Gen Psychiatry 38:51–55

Young JE, Lindemann MD (1992) An integrative schema-focused model for personality disorders. J Cogn Psychother 6:11–23

Weitere Hinweise auf deutschsprachige Literatur

Beck AT, Rush AJ, Shaw BF, Emery G (1999) Kognitive Therapie der Depression. Beltz, Weinheim

Hautzinger M (1994) Verhaltenstherapie bei Depressionen. Röttger Schneider, München

Hautzinger M (1997) Kognitive Verhaltenstherapie bei Depressionen, 4. Aufl. Psychologie Verlags Union, Weinheim

Hautzinger M (1998) Depression. Hogrefe, Göttingen Bern Toronto Seattle

Schramm E (1996) Interpersonelle Psychotherapie. Schattauer, Stuttgart

Angrenzende psychische Störungen

KAPITEL 26

Katatones Syndrom

A. FRANCIS

Der Patient sitzt schweigsam, oder völlig stumm und regungslos da, mit starren Mienen, unbeweglichem, in die Weite fixirtem Blick, bewegungs- und scheinbar völlig willenlos, ohne Reaction auf Sensibilitätseindrücke, zuweilen mit dem vollständig entwickelten Symptom der Flexibilitas cerea, wie bei der Katalepsie, zuweilen nur mit einem sehr geringen, aber deutlich erkennbaren Grade dieser auffälligen Erscheinung. Der Gesammtzustand eines solchen Kranken macht den Eindruck einer im tiefsten Seelen-Schmerz, oder im höchsten Schreck erfolgten Erstarrung ...

Karl Ludwig Kahlbaum (1874, S. 5)

Übersetzung: I. Steymann

1 Überblick

Die Katatonie wird seit ihrer Erstbeschreibung durch Kahlbaum (1874) mit neurologischen, somatischen und psychischen Störungen in Verbindung gebracht. In seiner 1874 veröffentlichten Monographie beschrieb Kahlbaum die Katatonie als eigenständige Krankheitseinheit, indem er die am häufigsten auftretenden und meist koinzidierenden Symptome rein empirisch klassifizierend zusammenfaßte. Moderne Autoren fassen die Katatonie als ein aus Bewegungsstörungen mit Stimmungs-, Verhaltens- oder Denkstörungen bestehendes Syndrom auf. Das Symptomatik kann sehr subtil sein und vom ungeübten Beobachter nicht erkannt werden, was erklären könnte, daß gelegentlich von einem Rückgang der Katatonie berichtet wird, obwohl systematische Screeningstudien von Akuteinweisungen in psychiatrische Krankenhäuser eine Inzidenz von 4–9% belegen (Francis et al. 1997).

2 Nosologie

Historische Entwicklung des Konzepts

Kahlbaum glaubte ein eigenständiges klinisches Syndrom mit spezifischen klinischen Charakteristika erkannt zu haben, das sich in zyklischem Krankheitsverlauf mit einer affektiven Komponente bis hin zur progressiven Demenz entwickelt. Später assoziierte Kraepelin (1896) katatones Verhalten mit Dementia praecox, und Bleuler (1911) führte diese Auffassung in seinem Schizophreniekonzept fort. Dieser Zusammenhang wurde im Klassifikationssystem der DSM-III-R akzeptiert, das die Katatonie nur als Subtypus der Schizophrenie (295.2x) oder als unspezifisches Kriterium für eine kurze reaktive Psychose (298.80) bzw. nicht weiter spezifizierte psychotische Störung anführte. Dieses Klassifikationsprinzip wurde übernommen, obwohl Abrams u. Taylor (1976) ebenso wie Barnes et al. (1986) festgestellt hatten, daß die Katatonie sehr häufig in Verbindung mit affektiven Störungen vorkommt, und andere Autoren wie Gelenberg (1976) und Wilcox u. Nasrallah (1986) sie in Verbindung mit verschiedenen systemischen Störungen beschrieben hatten.

Klassifikation gemäß DSM-IV

Im DSM-IV (APA 1994) wurde die Katatonie aufgrund eines medizinischen Krankheitsfaktors (298.80) und als Sekundärmerkmal bei Manie oder Major-Depression anerkannt, obwohl die beiden letzteren Krankheitsbilder keine spezifischen Diagnosekodes besitzen. Die Anzahl motorischer Symptome, die vorliegen müssen, um die Diagnosekriterien zu erfüllen, variiert zwischen diesen Kategorien. Im Falle der Katatonie auf der Basis eines somatischen Befunds wird nur ein motorisches Symptom gefordert; bei den anderen Diagnosen ist das Vorliegen von 2 Symptomen erforderlich. Die formalen Kriterien motorischer Störungen für eine Diagnose von Katatonie nach DSM-IV sind in Übersicht 26.1 aufgeführt.

Klassifikation gemäß ICD-10

Die Diagnosekriterien in der ICD-10 (WHO 1992) sind jenen des DSM-IV ähnlich und anerkennen nun eine organische Katatonie ebenso wie eine katatone Schizophrenie. Die formalen motorischen Kriterien für die

Das klinische Bild wird beherrscht von mindestens 2 der folgenden Symptome:
1. Motorische Unbeweglichkeit in Form von Katalepsie (einschließlich wächserner Biegsamkeit) oder Stupor
2. Exzessive motorische Aktivität (die offensichtlich ziellos und nicht durch äußere Reize beeinflußt ist)
3. Extremer Negativismus (anscheinend unmotivierter Widerstand gegenüber allen Aufforderungen oder Einnahme einer rigiden Körperhaltung mit Widerstand gegen äußere Bewegungsversuche) oder Mutismus
4. Eigentümliche Willkürbewegungen (in Form von unangemessenen oder bizarren Körperhaltungen, stereotypen Bewegungen, ausgeprägten Manierismen oder auffälligem Grimassieren)
5. Echolalie oder Echopraxie

Übersicht 26.1.
DSM-IV-Kriterien der Katatonie

Die allgemeinen Kriterien für die Annahme einer organischen Ätiologie, wie in der Einleitung zu F06 beschrieben, müssen erfüllt sein. Zusätzlich soll eines der folgenden Merkmale vorhanden sein:
a) Stupor (Verminderung oder vollständiges Fehlen spontaner Bewegung mit teilweisem oder vollständigem Mutismus, Negativismus und Haltungsstereotypien)
b) Erregung (starke Hypermotilität mit oder ohne Tendenz zur Fremdgefährlichkeit)
c) Beides (ein rascher und unvorhersehbarer Wechsel von Hypo- zu Hyperaktivität)

Andere katatone Phänomene, die die Wahrscheinlichkeit der Diagnose erhöhen, sind Stereotypien, Flexibilitas cerea, Impulshandlungen.

Übersicht 26.2.
ICD-10-Kriterien für die organische katatone Störung (F06.1)

ICD-10-Diagnose der organischen Katatonie sind in Übersicht 26.2 aufgelistet, die der katatonen Schizophrenie in Übersicht 26.3. Anders als im DSM-IV unterscheidet sich die Liste notwendiger katatoner Symptome bei organischen und nichtorganischen Diagnosen, und der Nachweis eines motorischen Syndroms reicht für eine Diagnose aus. Für die organische Katatonie genügt es, wenn das Symptom nur vorhanden ist, wohingegen das motorische Symptom bei einer katatonen Schizophrenie das klinische Bild dominieren sollte. Obwohl in der ICD-10 angemerkt wird, daß katatone Symptome bei affektiven Störungen auftreten können, folgt dieses Diagnosesystem dem DSM-IV und gibt keine spezifische Kodierung für diese Formen der Katatonie an.

Ein nosologisches Problem stellt das Klassifikationssystem von Leonhard (Ungvari 1933) dar, das verschiedene Formen katatoner Störungen, darunter episodische und chronische Formen, mit einer detaillierten psychopathologischen Beschreibung nennt. Einige dieser klinischen Syndrome werden unter Schizophrenie subsumiert, andere werden nach dem spezifischen klinischen Erscheinungsbild und ihrem klinischen Ver-

Klassifikation nach Leonhard

Übersicht 26.3.
ICD-10-Kriterien für katatone Schizophrenie (F20.2)

Die allgemeinen diagnostischen Kriterien der Schizophrenie (s. Einleitung zu F20 oben) müssen erfüllt sein. Isolierte katatone Symptome können vorübergehend bei jeder anderen Schizophrenieunterform auftreten. Für die Diagnose einer katatonen Schizophrenie sollen eine oder mehrere der folgenden Verhaltensweisen in beliebiger Abfolge das klinische Bild beherrschen:

a) Stupor (eindeutige Verminderung der Reaktionen auf die Umgebung sowie Verminderung spontaner Bewegungen und Aktivität) oder Mutismus
b) Erregung (anscheinend sinnlose motorische Aktivität, die nicht durch äußere Reize beeinflußt ist)
c) Haltungsstereotypien (freiwilliges Einnehmen und Beibehalten unsinniger und bizarrer Haltungen)
d) Negativismus (anscheinend unmotivierter Widerstand gegenüber allen Aufforderungen oder Versuchen, bewegt zu werden; oder stattdessen Bewegung in die entgegengesetzte Richtung)
e) Katalepsie (Beibehaltung einer starren Haltung bei Versuchen, bewegt zu werden)
f) Wächserne Biegsamkeit (Verharren der Glieder oder des Körpers in Haltungen, die von außen aufgezwungen sind).
g) Andere Symptome wie Befehlsautomatismus (automatische Befolgung von Anweisungen) und verbale Perseveration.

lauf definiert. Diese Subtypen der Katatonie werden in der angelsächsiche Literatur und in den meisten zeitgenössischen Kasuistiken zu Diagnose und Behandlung nicht verwendet. Einige neuere Arbeiten, die auf der Klassifikation Leonhards beruhen, weisen darauf hin, daß sich diese klinischen Syndrome für die psychiatrische Genetik als nützlich erweisen könnten. So wird beispielsweise von einer auffälligen familiären Häufung im Falle der periodischen Katatonie im Gegensatz zur systematischen Katatonie berichtet (Beckmann et al. 1996).

Kahlbaums Auffassung der Katatonie

Ein anderes Thema in einigen aktuellen Arbeiten ist das Wiederaufgreifen von Kahlbaums Auffassung der Katatonie als einem eigenständigen klinischen Krankheitsbild, das von affektiven oder schizophrenen Störungen abgegrenzt werden muß. Zwei kürzlich veröffentlichte Studien stützen diese Bestrebungen auf der Basis unterschiedlicher Methoden. Peralta et al. (1997) verwendeten klinische Kriterien anhand von Kahlbaums Fallbeschreibungen und fanden eine Gruppe neu aufgenommener psychotischer Patienten, die sich nach einer Vielzahl demographischer und klinischer Variablen von der Schizophrenie und von affektiven Störung nach DSM unterschieden. Van Os et al. (1996) benutzten faktorenanalytische Methoden bei Patienten mit neu aufgetretenen psychischen Störungen und fanden Hinweise auf ein Symptomcluster einschließlich einer Katatonie mit prognostischer Bedeutung hinsichtlich Krankheitsverlauf und Therapieresponse.

3 Diagnostik

Eine Katatonie wird diagnostiziert, wenn bestimmte motorische Phänomene vorliegen, von denen einige zwar klassisch sind, aber relativ selten
auftreten. Andere wiederum kommen bei psychiatrischen Patienten ganz
allgemein häufig vor (z. B. Erregungszustand, Entzugssymptomatik),
werden aber aufgrund ihrer Dauer und ihres Schweregrads signifikant.
In der Literatur ist die Anzahl der für eine Diagnose der Katatonie notwendigen und ausreichenden Symptome umstritten, wobei einige Forschergruppen eine Anzahl von 1–4 Symptomen empfehlen (Bush et al.
1996 a). Hinzu kommt, daß operationalisierte Definitionen für katatone
Bewegungsstörungen nicht besonders gut beschrieben worden sind.

*Nachweis bestimmter
motorischer Phänomene*

Die Diagnose Katatonie kann in der alltäglichen Praxis schwierig sein,
da das DSM-IV eine Liste von lediglich 12 motorischen Symptomen als
Kriterien für katatone Schizophrenie aufführt. Diese Symptome sind
nicht gut definiert, es gibt keine Vorgaben zum erforderlichen Schweregrad für eine Diagnose, und die Liste der Symptome ist vermutlich unvollständig.

*Problem
der Diagnosestellung
in der alltäglichen Praxis*

Unsere Forschergruppe entwickelte unlängst eine 23-Punkte-Skala (*Bush-
Francis Catatonia Rating Scale*; im Anhang), die operationalisierte Kriterien für jedes katatone Symptom enthält, seinen Schweregrad beurteilt
und ein standardisiertes Schema für die klinische Untersuchung zur Verfügung stellt. Das Vorhandensein oder Fehlen der ersten 14 Punkte auf
dieser Skala dient als Screeninginstrument, wobei die Diagnose eines katatonen Syndroms bei Vorhandensein von mindestens 2 dieser 14 Anzeichen als gesichert gilt. Die Schwere des katatonen Zustandsbilds wird
durch Bewertung jedes der 23 Symptome auf einer 3-Punkte-Skala festgestellt, wobei ein Summenscore ermittelt wird.

*Bush-Francis Catatonia
Rating Scale*

Durch systematische Anwendung dieser Skala auf stationäre psychiatrische Patienten konnte gezeigt werden, daß klassische Zeichen wie Flexibilitas cerea bei der Katatonie nicht generell anzutreffen sind (Anteil unter 25%). Das Vorhandensein von mindestens 2 Symptomen (Mutismus
und Stupor) identifizierte eine bestimmte Gruppe katatoner Patienten
mit durchschnittlich 8,6 der 23 motorischen Symptome auf der Skala.
Dieses neue Instrument kann also dazu beitragen, die Katatonie zu erkennen und die Patienten einer geeigneten und raschen Therapie zuzu-
führen. Diese Beurteilungsskala ist an verschiedenen Patientenpopulationen mit einer Vielzahl von Komorbiditätsdiagnosen angewandt worden.

Die Reliabilität der *Bush-Francis Catatonia Rating Scale* wurde durch die
Verwendung eines standardisierten Untersuchungsplans erhöht (Tabelle
26.1). Dieses Protokoll ermöglicht eine systematische Untersuchung innerhalb weniger Minuten und erleichtert Nachuntersuchungen zur Katamnese von Krankheitsverlauf und Therapieresponse.

Tabelle 26.1.
Standardisierte Untersuchung auf Katatonie.
(Nach Bush et al. 1996 a)

Vorgehensweise	Untersuchung auf
Versuchen, mit dem Patienten ein Gespräch zu führen, und ihn dabei beobachten	Umfang der Aktivität Abnorme Bewegungen Abnorme Sprache
Untersuchender kratzt sich in übertriebener Art und Weise am Kopf	Echopraxie
Den Arm auf „Zahnradphänomen" untersuchen. Versuchen, den Arm wieder in normale Haltung zu bringen, den Patienten auffordern, den Arm locker zu lassen – und dabei den Arm abwechselnd mit wenig oder viel Kraft bewegen	Rigidität Negativismus Flexibilitas cerea Gegenhalten
Patient auffordern, den rechten Arm auszustrecken; einen Finger unter die Hand halten und versuchen, sie langsam anzuheben nach der Aufforderung „Lassen Sie mich Ihren Arm NICHT heben"	Mitgehen
Hand ausstrecken mit der festen Aussage „Schütteln Sie mir NICHT die Hand"	Ambitendenz
In die Tasche greifen mit den Worten „Strecken Sie Ihre Zunge heraus, ich will mit der Nadel hineinstechen"	Befehlsautomatismus
Greifreflex prüfen	Greifreflex
Überprüfen der Aufzeichnungen der letzten 24 h bezüglich Nahrungs- und Flüssigkeitsaufnahme und lebensnotwendigen Anzeichen	Autonome Anzeichen
Versuch, den Patienten indirekt zu beobachten, täglich zumindest für kurze Zeit	

4 Differentialdiagnostik und diagnostische Untersuchungsverfahren

Differentialdiagnostische Abgrenzung

Eine Vielzahl von systemischen, neurologischen und toxischen Störungen kann ein katatones Syndrom hervorrufen (Taylor 1990), und der Kliniker sollte eine psychiatrische Grunderkrankung als Ausschlußdiagnose betrachten, insbesondere bei unbekannten Patienten oder bei Erstmanifestation der Symptome. Systematische Untersuchungen aus jüngerer Zeit belegen ein ähnliches Muster und vergleichbaren Schweregrad der katatonen Symptome sowohl für Katatonie aufgrund einer psychiatrischen Erkrankung als auch aufgrund eines somatischen Befunds (Carroll et al. 1996). In einer kürzlich veröffentlichten Übersichtsarbeit wurden 261 publizierte Fälle von Katatonie je nach Art der internistischen oder neurologischen Befunde zusammengefaßt. Die Ergebnisse sind in Tabelle 26.2 dargestellt.

Befund	Fälle (n)
Medikamenteninduzierter/toxischer Befund	45
Enzephalitis	40
Zerebrovaskulärer Befund	31
Krampfleiden	25
Stoffwechselstörung	24
Neoplasie	13
Typhusdelir	13
Wernicke-Enzephalopathie	12
Posttraumatisch	11
Andere neurologische Störungen	11
Verschiedene Infektionen des ZNS	9
Systemischer Lupus erythematodes	8
Degenerativ	8
Neurolues	5
Multiple Sklerose	5

Tabelle 26.2.
Somatische und neurologische Befunde, die einer Katatonie in 261 publizierten Fällen zugrunde lagen. (Nach Carroll et al. 1996)

Toxische Katatonie

Einige Autoren werten das maligne neuroleptische Syndrom und das Serotoninsyndrom als Erscheinungsformen einer toxischen Katatonie. Diese Syndrome haben viele motorische Phänomene mit der Katatonie gemeinsam, wie z. B. Starre und Mutismus; darüber hinaus wird in neueren Berichten darauf hingewiesen, daß autonome Störungen bei prospektiv diagnostizierten Patienten mit Katatonie allgemein verbreitet sind, was zusätzlich die klinische Überlappung unterstreicht. In einer neuen klinischen Studie zum malignen neuroleptischen Syndrom wurde unter Verwendung operationalisierter Kriterien bei 15 von 16 Fällen eine Katatonie festgestellt; dabei variierte der Schweregrad des Syndroms mit der Anzahl katatoner Symptome (Koch et al., im Druck).

Abgrenzung von der Parkinson-Erkrankung

Die Differenzierung der Katatonie von anderen motorischen Störungen ist insbesondere im Hinblick auf die Parkinson-Erkrankung untersucht worden. In zwei Studien wurde festgestellt, daß die Katatonie von extrapyramidalen Bewegungsstörungen bei älteren Patienten mit Schizophrenie (Bush et al. 1997) oder Depression (Starkstein et al. 1996) unterschieden werden kann. Bemerkenswert an letzterer Studie ist, daß Apomorphin die Parkinson-Symptome besserte, ohne jedoch katatone Symptome zu beeinflussen.

Untersuchungsempfehlungen

Die Empfehlungen für Routineuntersuchungen bei katatonen Patienten beinhalten allgemeine Verfahren und Tests zum Ausschluß von internistischen und neurologischen Grunderkrankungen, wie sie in Tabelle 26.2 angeführt sind. Dazu gehören die allgemeine körperliche und neurologische Untersuchung, bildgebende Verfahren, Serum- und Blutuntersuchungen, EEG, Toxikologie und evtl. Lumbalpunktionen. Welche dieser Vielzahl möglicher klinischer Untersuchungen in Frage kommen, kann von der psychiatrischen Vorgeschichte und dem Alter des Patienten, der Schwere und Dauer des katatonen Zustandes sowie der Therapieresponse abhängig gemacht werden.

5 Neurobiologie

Bisher konnten für die Katatonie keine gesicherten genetischen, pathologischen oder neurochemischen Mechanismen festgestellt werden, obwohl vielversprechende Forschungsergebnisse zunehmend verfügbar werden.

Hinweise
auf familiäre Häufung

Es gibt Hinweise auf eine familiäre Häufung der Katatonie, was auf eine genetische Komponente hindeutet, der allerdings der klassische Mendelsche Erbgang fehlt. So berichteten z. B. Barnes et al. (1986) über 25 Fälle von Katatonie mit familiärer Häufung sowohl bei Probanden mit deutlichen psychischen Störungen als auch bei Patienten, die an organischer oder idiopathischer Katatonie zu leiden schienen. In einer neueren Veröffentlichung, die das familiäre Risiko bei periodischer Katatonie nach Leonhard untersuchte, ergab sich bei Verwandten 1. Grades ein Risiko von 27% und ein Krankheitsbeginn, der von Generation zu Generation dem Muster der genetischen Antizipation zu folgen schien (Beckmann et al. 1996).

Dopamin

Neurochemische Untersuchungen auf dem Gebiet der Katatonie konzentrieren sich in erster Linie auf Dopamin und GABA. Die Aufmerksamkeit richtet sich dabei insbesondere deshalb auf diese Substanzen, weil einerseits eine gewisse Analogie zwischen den motorischen Phänomenen der Katatonie und Basalganglienstörungen, bei denen diese Neurotransmittersysteme vorwiegend beteiligt sind, besteht, und andererseits auch weil die bekannten direkten oder indirekten Wirkmechanismen effektiver biologischer Behandlungen, wie z. B. Benzodiazepingabe und Elektrokrampftherapie auf die Aktivität dieser Neurotransmitter Einfluß nehmen (Fricchione 1989). Northoff et al. (1995) nahmen an einer Reihe von Patienten mit Katatonie bei stationärer Aufnahme Messungen der Plasmawerte des Dopaminmetaboliten HVA vor. Die Werte waren generell erhöht, und höhere Werte bedeuteten eine günstige initiale Response auf Lorazepam in den ersten 24 h der Behandlung. Berichte über eine positive Response auf Zolpidem, das ebenso wie Lorazepam einen starken GABA-A-Agonismus aufweist, veranlaßten Carroll (1999) zu der Hypothese, daß eine Funktionsstörung von GABA-A-Rezeptoren bei der Katatonie eine Rolle spielt.

GABA-A-Rezeptorbindung

In einer neueren Studie wurde mittels Single-Photon-Emissions-Computertomographie (SPECT) die kortikale GABA-A-Rezeptorbindung bei katatonen Patienten im Vergleich zu einer psychiatrischen Kontrollgruppe mit ähnlichen Begleiterkrankungen unter Verwendung radioaktiven Iomazenils untersucht. Die Ergebnisse zeigten eine verminderte Rezeptorbindung im linken sensomotorischen Kortex, während gleichzeitig der zerebrale Blutfluß im rechten Frontallappen und Parietallappen reduziert war (Northoff et al. 1999). Diese erste bildgebende neurochemische Studie stellt eine Verbindung her zwischen der Hypothese eines Einflusses von Lorazepam auf den GABA-Rezeptor und der abnormen Verteilung des GABA-Rezeptors im Gehirn katatoner Patienten. Der Nachweis eines reduzierten Blutflusses im rechten Kortex bestätigt andere Arbeiten (Satoh et al. 1993; Galynker et al. 1997), die eine Asymmetrie der metabolischen Aktivität zeigen. Zum jetzigen Zeitpunkt ist die Bedeutung dessen jedoch noch nicht erwiesen.

Ein anderer biochemischer Forschungsansatz bezieht sich auf die Ähnlichkeiten zwischen malignem neuroleptischem Syndrom und Katatonie, die beide mit reduzierten Eisenwerten im Serum einhergehen. Katatone Patienten mit niedrigen Eisenwerten im Serum zeigten mit hoher Wahrscheinlichkeit einen katatonen Erregungszustand, eine schlechte Therapieresponse auf Benzodiazepine und eine erhöhte Wahrscheinlichkeit, ein malignes neuroleptisches Syndrom zu entwickeln (Lee 1998).

6 Behandlung

Zur Behandlung der Katatonie werden gegenwärtig sowohl Benzodiazepine als auch die Elektrokrampftherapie als wirksame Therapieformen angewandt. Amobarbital hat eine lange Tradition in der klinischen Anwendung, die bis in die frühen 30er Jahre des 20. Jh. zurückreicht. Amobarbital wurde in einer placebokontrollierten Studie getestet, wobei keiner von 10 Katatoniefällen auf Kochsalzlösung ansprach, während 6 von 10 Fällen unmittelbar auf intravenöse Gaben von Amobarbital reagierten (McCall et al. 1992). Amobarbital wurde bei der initialen Therapie der Katatonie keinem direkten Vergleich mit Benzodiazepinen unterzogen, obwohl die Argumente für Benzodiazepin die geringe therapeutische Breite von Barbituraten und die Verfügbarkeit von Flumazenil, einem spezifischen Benzo-Antidot, beinhalten. Von Interesse ist hier auch die Tatsache, daß der positive Effekt von Lorazepam durch die Gabe von Flumazenil in einem Fall von katatonem Stupor und Mutismus umgekehrt wurde (Wetzel et al. 1987).

Amobarbital

In der modernen Psychiatrie sind Benzodiazepine mittlerweile sehr viel gebräuchlicher als Barbiturate, was häufig auch die parenterale Gabe von Wirkstoffen wie Lorazepam einschließt. Eine hochdosierte parenterale Benzodiazepingabe ist als initiale Therapie der Katatonie vorgeschlagen worden (Bush et al. 1996 b). Seit den frühen 80er Jahren häufen sich die Berichte über die guten Behandlungsergebnisse bei der Katatonie mit Benzodiazepinen. Diese Substanzen scheinen wirksam zu sein bei Katatonien aufgrund psychischer Krankheit, neuroleptischer Toxizität und einer Reihe anderer Formen. Alter, Geschlecht, psychiatrische Komorbidität und Schweregrad der Katatonie scheinen keine Prädiktoren für den Therapieerfolg zu sein (Bush et al. 1996 b). Zusätzlich bestehende psychotische und affektive Störungen sprechen typischerweise nicht oder kaum auf Benzodiazepine an. Diese Erkrankungen können üblicherweise bei mutistischen, katatonen Patienten nicht festgestellt werden; spezifische Behandlungsmaßnahmen können aber nach Abklingen des katatonen Zustands eingeleitet werden. Ein Vorteil der Elektrokrampftherapie bei der initialen Behandlung der Katatonie besteht darin, daß diese Behandlungsform mit hoher Wahrscheinlichkeit sowohl gegen das katatone Syndrom als auch die häufig begleitenden affektiven oder psychotischen Störungen wirkt.

Benzodiazepine

Prospektive Untersuchungen haben in der jüngeren Vergangenheit gezeigt, daß eine deutliche Besserung oder ein völliges Abklingen der Katatonie in 60–75% der Fälle innerhalb von Stunden oder wenigen Tagen

Behandlungserfolge

nach der Gabe von Lorazepam oder verwandter Benzodiazepine eintritt. Die meisten Untersuchungen zur Benzodiazepinwirkung bei Katatonie schlossen allerdings lediglich bzw. überwiegend die stuporösen und weniger die erregten Formen ein. Die Behandlungserfolge bei katatonen Erregungszuständen sind bislang nicht gut untersucht. In jedem Fall werden langfristige Therapieversuche mit Benzodiazepinen nicht empfohlen bei schweren Katatonien mit im Vordergrund stehenden Komplikationen wie Dehydrierung, Blutdruckkrisen, Embolien usw.

Elektrokrampftherapie

Die Elektrokrampftherapie hat in der Behandlung von Katatonien eine lange Geschichte und wird auch in unserer Zeit als Behandlungsmethode befürwortet. Der erste Patient mit Dementia praecox, der von Meduna im Jahr 1934 mit durch Kampfer induzierten Anfällen behandelt wurde, litt an Katatonie mit Mutismus und Entzug und benötigte über einen Zeitraum von 4 Jahren eine Ernährung über eine Magensonde. Cerletti u. Bini benutzten erstmals 1938 die Elektrokrampftherapie, um einen katatonen Patienten zu behandeln. Seither haben retrospektive Fallstudien den Erfolg der Elektrokrampftherapie bei der Remission von katatonen Zuständen belegt. In zwei kürzlich publizierten Studien erwies sich die Elektrokrampftherapie als wirkungsvolle Therapie von Katatonien mit Therapieresistenz gegen Lorazepam. Dies war zuvor auch schon bei Therapieresistenz gegen Amobarbital festgestellt worden (Francis et al. 1997). Darüber hinaus gibt es kasuistische klinische Hinweise darauf, daß Elektrokrampftherapie und Lorazepam einen synergistischen Effekt in der Behandlung der Katatonie besitzen (Petrides et al. 1997).

Aus den genannten Gründen bleibt es gute und gängige Praxis, eine initiale Behandlung mit Lorazepam durchzuführen und den Einsatz der Elektrokrampftherapie bei Versagen der medikamentösen Behandlung bzw. in schweren Fällen je nach klinischem Zustand in Erwägung zu ziehen.

Anhang. Bush-Francis Catatonia Rating Scale. (Nach Bush et al. 1996a)

Bewertung nach Vorhandensein oder Nichtvorhandensein der Items 1–14 für das Screening.

Bewertung mit Hilfe einer Skala von 0–3 zur Bestimmung des Schweregrads bei Items 1–23.
1. Erregung:
   extreme Hyperaktivität, ständige, anscheinend sinnlose motorische Ruhelosigkeit; keine Akathisie oder zielgerichtete Agitation
   0 nicht vorhanden
   1 exzessive Bewegungen mit Unterbrechungen
   2 ständige Bewegungen, hyperkinetisch ohne Ruheperioden
   3 voll ausgeprägte katatone Erregung, weniger exzessive motorische Aktivität
2. Unbeweglichkeit/Stupor:
   extreme Hypoaktivität, bewegungslos, minimal auf Reize reagierend
   0 nicht vorhanden

    1 ungewöhnlich ruhiges Dasitzen, evtl. kurze Interaktion mit Umwelt

    2 praktisch keine Interaktion mit der Umwelt

    3 stuporös, keine Reaktion auf Schmerzreize

3. Mutismus:
keine verbalen Äußerungen bzw. minimale Äußerungen

    0 nicht vorhanden

    1 keine verbalen Antworten auf Mehrzahl der Fragen; unverständliches Flüstern

    2 spricht weniger als 20 Wörter/5 min

    3 keine sprachlichen Äußerungen

4. Starren:
fixierter Blick, keine oder nur geringe Beobachtung der Umwelt, reduziertes Blinzeln

    0 nicht vorhanden

    1 wenig Blickkontakt, starrt wiederholt für weniger als 20 s vor Wechsel der Aufmerkamkeit; reduziertes Blinzeln

    2 unverwanter Blick über mehr als 20 s, gelegentlich Wechsel der Aufmerksamkeit

    3 fixierter, starrer Blick, ohne Reaktion

5. Bizarre Körperhaltung/Katalepsie:
spontanes Haltungsverharren, einschließlich normaler Haltung (z. B. Sitzen/Stehen über lange Zeitintervalle ohne Reaktion)

    0 nicht vorhanden

    1 weniger als 1 min.

    2 mehr als 1 min, weniger als 15 min

    3 bizarre Haltung, oder normale Haltung über mehr als 15 min

6. Grimassieren:
Beibehalten von auffälligem Gesichtsausdruck

    0 nicht vorhanden

    1 weniger als 10 s

    2 weniger als 1 min

    3 bizarrer oder mehr als 1 min beibehaltener Gesichtsausdruck

7. Echopraxie/Echolalie:
Imitation von Bewegungen/Sprache des/der Untersuchenden

    0 nicht vorhanden

    1 gelegentlich

    2 häufig

    3 ständig

8. Stereotypien:
repetitive, nicht zielgerichtete motorische Aktivitäten (z. B. Fingerspiel; sich selbst wiederholt berühren, reiben); die Abnormität liegt nicht in der Handlung selbst, sondern in ihrer Häufigkeit

    0 nicht vorhanden

    1 gelegentlich

    3 ständig

9. Manierismen:
seltsame, zielgerichtete Bewegungen (hüpfen oder auf Zehenspitzen gehen, salutieren vor Vorübergehenden oder übertriebene Karikatur alltäglicher Bewegungen); die Abnormität liegt in der Handlung selbst

    0 nicht vorhanden

1 gelegentlich

2 häufig

3 ständig

10. Verbigeration:

Wiederholen von Phrasen oder Sätzen (wie eine beschädigte Schallplatte).

0 nicht vorhanden

1 gelegentlich

2 häufig, schwer zu unterbrechen

3 ständig

11. Rigidität:

Beibehalten rigider Körperhaltung mit Widerstand gegen äußere Bewegungsversuche; auszuschließen falls „Zahnradbewegung" oder Tremor vorhanden

0 nicht vorhanden

2 mäßig

3 schwer, läßt sich nicht beeinflussen

12. Negativismus:

anscheinend unmotivierter Widerstand gegenüber allen Aufforderungen oder Versuchen bewegt/untersucht zu werden; oder statt dessen Bewegung in die entgegengesetzte Richtung.

0 nicht vorhanden

1 leichter Widerstand und/oder gelegentlich konträr

2 mäßiger Widerstand und/oder häufig konträr

3 schwerer Widerstand und/oder ständig konträr

13. Flexibilitas cerea (wächserne Biegsamkeit):

bei Versuch, dem Patienten eine andere Körperhaltung zu geben, kommt es zu einem initialen Widerstand, bevor eine andere Körperhaltung eingenommen wird, ähnlich dem Biegen einer Kerze.

0 nicht vorhanden

3 vorhanden

14. Rückzug:

Verweigerung zu essen, trinken und/oder Blickkontakt aufzunehmen.

0 vorhanden

1 minimale perorale Nahrungs- bzw. Flüssigkeitsaufnahme/Interaktion für weniger als 1 Tag

2 minimale perorale Nahrungs- bzw. Flüssigkeitsaufnahme/Interaktion für mehr als 1 Tag

3 keine perorale Nahrungs- bzw. Flüssigkeitsaufnahme/Interaktion für 1 Tag oder mehr

15. Impulshandlungen:

der Patient zeigt plötzlich inadäquates Verhalten (läuft z. B. den Gang entlang, beginnt zu schreien oder sich zu entkleiden) ohne Veranlassung; kann danach keine oder nur eine oberflächliche Erklärung geben

0 nicht vorhanden

1 gelegentlich

2 häufig

3 ständig oder nicht umkehrbar

16. Befehlsautomatismus:

übertriebene Kooperation mit dem Untersuchenden hinsichtlich dessen Aufforderungen bzw. spontanes Fortführen einer Bewegung, zu der er aufgefordert wurde

0 vorhanden
1 gelegentlich
2 häufig
3 ständig

17. Mitgehen:
„anglepoise lamp arm"; Arm heben in Reaktion auf leichten Fingerdruck trotz Aufforderung zum Gegenteil
0 nicht vorhanden
3 vorhanden

18. Gegenhalten:
Widerstand gegen passive Bewegung, der proportional zur Stärke des Stimulus ist, erscheint eher automatisch als dem Willen unterworfen
0 nicht vorhanden
3 vorhanden

19. Ambitendenz:
der Patient erscheint motorisch „festgefahren" in unentschiedenen, zögernden Bewegungen
0 nicht vorhanden
3 vorhanden

20. Greifreflex:
durch neurologische Untersuchung
0 nicht vorhanden
3 vorhanden

21. Perseveration:
kommt wiederholt auf gleiche Gesprächsthematik zurück oder verharrt in Bewegung
0 nicht vorhanden
3 vorhanden

22. Kampflust:
meistens ungezielt, ohne oder mit oberflächlicher Erklärung danach
0 nicht vorhanden
1 schlägt gelegentlich zu, Schadenspotential gering
2 schlägt häufig zu, Schadenspotential mäßig
3 ernste Gefahr für andere

23. Autonome Abnormalität:
Kreislauf: Temperatur, Blutdruck, Puls, Atemfrequenz, Diaphorese
0 nicht vorhanden
1 Abweichung eines Parameters (vorexistente Hypertension ausschließen)
2 Abweichung von der Norm von 2 Parametern
3 Abweichung von 3 oder mehr Parametern

7 Literatur

Abrams R, Taylor MA (1976) Catatonia: a prospective clinical study. Arch Gen Psych 33:579–581

APA (1987) Diagnostic and statistical manual of mental disorders, 3rd edn, rev. American Psychiatric Press, Washington DC

APA (1994) Diagnostic and statistical manual of mental disorders, 4th edn. American Psychiatric Press, Washington DC

Barnes MP, Saunders M, Walls TJ, Saunders I, Kirk CA (1986) The syndrome of Karl Ludwig Kahlbaum. J Neurol Neurosurg Psychiatr 49:991–996

Beckmann H, Franzek E, Stober G (1996) Genetic heterogeneity in catatonic schizophrenia: a family study. Am J Med Genet 67:289–300

Bleuler E (1911) Dementia praecox oder Gruppe der Schizophrenien. In: Aschaffenburg G (Hrsg) Handbuch der Psychiatrie. Deuticke, Leipzig Wien

**Bush G, Fink M, Petrides G, Dowling F, Francis A (1996a) Catatonia I. Rating scale and standardized examination. Acta Psychiatr Scand 93:129–136

**Bush G, Fink M, Petrides G, Dowling F, Francis A (1996b) Catatonia II. Treatment with lorazepam and electroconvulsive therapy. Acta Psychiatr Scand 93:137–143

Bush G, Petrides G, Francis A (1997) Catatonia and other motor disorders in a chronic hospital population. Schizophr Res 27:83–92

Carroll BT (1999) GABA-A versus GABA-B hypothesis of catatonia. Mov Disord 14:702–703

*Carroll BT, Kennedy JC, Goforth HW (1996) Approach to the differential diagnosis of catatonia. Medscape Mental Health 1:11

*Francis A, Divadeenam K, Petrides G (1996) Advances in the diagnosis and treatment of catatonia. Convuls Ther 12:259–261

Fricchione G (1989) Catatonia: a new indication for benzodiazepines? Biol Psychiatry 26:761–765

Galynker I, Weiss J, Ongseng F et al (1997) ECT treatment and cerebral perfusion in catatonia J Nucl Med 38:251–254

Gelenberg AJ (1976) The catatonic syndrome. Lancet 2:1339–1341

Kahlbaum KL (1874) Katatonie oder das Spannungsirresein. Eine klinische Form psychischer Krankheit. Hirschwald, Berlin

Koch M, Chandragiri S, Rizvi S, Petrides G, Francis A (in press) Catatonic signs in neuroleptic malignant syndrome. Compr Psychiatry

Kraepelin E (1896) Psychiatrie. Ein Lehrbuch für Studierende und Aerzte. Barth, Leipzig

Lee JW (1998) Serum iron in catatonia and neuroleptic malignant syndrome. Biol Psychiatry 44:499–507

McCall WV, Shelp FE, McDonald WM (1992) Controlled investigation of the amobarbital interview for catatonic mutism. Am J Psychiatry 149:202–206

Northoff G, Wenke J, Demisch L, Eckert J, Gille B, Pflug B (1995) Catatonia: short-term response to lorazepam and dopaminergic metabolism. Psychopharmacology 122:182–186

*Northoff G, Steinke R, Czcervenka C, Krause R, Ulrich S, Danos P, Kropf D, Otto H, Bogerts B (1999) Decreased density of GABA-A receptors in the left sensorimotor cortex in akinetic catatonia: investigation of in vivo benzodiazepine receptor binding. J Neurol Neurosurg Psychiatry 67:445–450

Peralta V, Ciesta M, Serrano J, Mata I (1997) The Kahlbaum syndrome: a study of its clinical validity, nosological status, and relationship with schizophrenia and mood disorder. Compr Psychiatry 38:61–67

Petrides G, Divadeenam K, Bush G, Francis A (1997) Synergism of lorazepam and ECT in the treatment of catatonia. Biol Psychiatry 42:375–381

Satoh K, Suzuki T, Narita M et al (1993) Regional cerebral blood flow in catatonic schizophrenia. Psychiatry Res 50:203–216

Starkstein SE, Petracca G, Teson A, Chemerinski E, Merello M, Migliorelli R, Leiguarda R (1996) Catatonia in depression: prevalence, clinical correlates, and validation of a scale. J Neurol Neurosurg Psychiatry 60:326–332

Taylor MA (1990) Catatonia: a review of a behavioral neurologic syndrome. Neuropsychiatr Neuropsychol Behav Neurol 3:48–72

Ungvari GS (1993) The Wernicke-Kleist-Leonhard school of psychiatry. Biol Psychiatry 34:749–752

Van Os J, Fahy TA, Jones P et al. (1996) Psychopathological syndromes in the functional psychoses: associations with course and outcome. Psychol Med 26:161–176

Wetzel H, Heuser I, Benkert O (1987) Stupor and affective state: alleviation of psychomotor disturbances by lorazepam and recurrence of symptoms after Ro-15-1788. J Nerv Ment Dis 175:240–242

Wilcox J, Nasrallah HA (1986) Organic factors in catatonia. Br J Psychiatry149:782–784

WHO (1992) The ICD-10 classification of mental and behavioural disorders: clinical descriptions and diagnostic guidelines. WHO, Geneva

1 Einleitung

Frühe Studien
zur Paranoia

Seit Esquirols Studie über die „Monomanien" (1838) haben monosymptomatische Wahnerkrankungen die Psychiatrie mit besonderen diagnostischen und therapeutischen Problemen konfrontiert. Die Paranoia, der „reine Wahn", ist zwar von besonderer psychopathologischer Bedeutung, vermochte allerdings ihre Sonderstellung gegenüber den großen Klassen der affektiven und schizophrenen Erkrankungen nicht immer zu behaupten. Nachdem die Eigenständigkeit der Paranoia lange bestritten wurde, ist mit dem Begriff der Wahnstörungen eine eher noch ausgeweitete, ätiologisch unspezifische nosologische Kategorie in die neueren Diagnosesysteme aufgenommen worden, deren Validität aber durch zahlreiche Verlaufs- und Familienuntersuchungen auch empirisch abgesichert werden konnte. – Der folgende Überblick knüpft an die Darstellung der paranoiden Entwicklungen durch Retterstøl (1987) in der 3. Auflage dieses Handbuchs an und ergänzt sie durch neuere Ergebnisse der Wahnforschung.

2 Nosologie

Neuerungen in DSM-IV
und ICD-10

Gegenüber den früheren diagnostischen Einteilungen haben sich im DSM-IV (Saß et al. 1996; Kendler et al. 1989) und in der ICD-10 folgende Veränderungen ergeben:

– Änderung des Begrifffs

- Der von Kraepelin ätiologisch konzipierte Begriff der Paranoia wurde durch die deskriptive Bezeichnung anhaltende wahnhafte Störung ersetzt (ICD-10: F22.0). Dies geschah nicht zuletzt aufgrund des uneindeutigen Gebrauchs des Terminus paranoid, der gleichermaßen das Vorhandensein von Wahn überhaupt, einen bestimmten Wahninhalt (d.h. Verfolgung), einen Schizophrenietypus oder schließlich eine Persönlichkeitsstörung bezeichnete. Damit ist freilich auch der Begriff der Paranoia zur Bezeichnung einer bestimmten, eng mit der individuellen Entwicklung verflochtenen Wahnstruktur verlorengegangen, ebenso wie die entsprechende Unterscheidung von paranoisch und paranoid (Schmidt-Degenhard 1998).

– Ausdehnung
der Kategorie

- Zentrales Merkmal der Störung ist das Bestehen eines überwiegend systematisierten, in der Regel auf ein Thema beschränkten Wahns, der weder mit einer schizophrenen, affektiven oder organischen Grunderkrankung noch einer wesentlichen Beeinträchtigung der Persönlichkeit verbunden ist. Es handelt sich also um eine *monothematische* ebenso wie *monosymptomatische* Wahnpsychose. Gegenüber der ursprünglichen Beschränkung auf Verfolgungs- und Eifersuchtswahn im DSM-III wurde die Kategorie nunmehr auf andere nichtbizarre Wahninhalte (Größen-, Liebeswahn, körperbezogener Wahn) ausgedehnt; dazu trugen wesentlich die großangelegten skandinavischen Langzeitstudien bei, in denen sich keine prädiktive Spezifität bestimmter Wahninhalte für den Ausgang in eine Paranoia bzw. eine Schizophrenie nachweisen ließ (Opjordsmoen u. Retterstøl 1987, Retterstøl 1991 a, b). Zu den möglichen Wahnthemen gehören nunmehr auch der hypochondrische, der körperdysmorphe, der Dermatozoen- und der Eigengeruchswahn (Übersicht 1).

- Beeinträchtigungs-, Verfolgungswahn
- Eifersuchtswahn (Othello-Syndrom)
- Liebeswahn (Clérambault-Syndrom)
- Größenwahn (z. B. Erfinderwahn)
- Querulantenwahn
- Hypochondrischer Wahn
- Dermatozoenwahn
- Eigengeruchswahn
- Körperdysmorpher Wahn (wahnhafte Dysmorphophobie)
- Induzierter Wahn („folie à deux")

- Die Diagnosekriterien schließen nunmehr auch deutlich hervortretende Halluzinationen ein, sofern sie nicht die visuelle oder akustische Modalität betreffen; gerade taktile, olfaktorische oder andere leibnahe Halluzinationen sind in bestimmten Wahnstörungen durchaus häufig (z. B. Dermatozoen-, Eigengeruchswahn etc.).

*– Einschluß
von Halluzinationen*

- Die geforderte minimale Persistenz des Wahns beträgt 1 Monat im DSM-IV, 3 Monate in der ICD-10; bei einem kürzeren Verlauf ist die Erkrankung als akute vorwiegend wahnhafte psychotische Störung (F23.3) zu klassifizieren. – Die Ergebnisse der Katamnesen von Opjordsmoen u. Retterstøl (1991) und Opjordsmoen (1993) deuten darauf hin, daß es eine bedeutsame Untergruppe von akuten wahnhaften Störungen häufig reaktiver Genese gibt, die innerhalb von 6 Monaten remittieren und nicht rezidivieren, während Patienten mit mehr als 6 Monate anhaltendem Wahn einen deutlich schlechteren Verlauf zu erwarten haben. Die Autoren plädieren daher für eine Unterteilung nach dem 6-Monatskriterium, in Analogie zur Unterscheidung schizophreniformer und schizophrener Erkrankungen.

– Persistenz

- Als eine Restkategorie wird in der ICD-10 schließlich die andere bzw. nicht näher bezeichnete anhaltende wahnhafte Störung aufgeführt (F22.8, F22.9), ebenso wie die induzierte wahnhafte Störung, also die „folie à deux" (F24).

–Restkategorie

Bereits in den grundlegenden Untersuchungen Winokurs (1977) und Retterstøls (1966, 1970) an Patienten mit Wahnstörungen lag die Häufigkeit paranoider Erkrankungen bei Verwandten 1. Grades nur wenig über der der Allgemeinbevölkerung. Inzwischen wurde die nosologische Unabhängigkeit der wahnhaften Störungen durch weitere Familienstudien bestätigt (Kendler u. Hays 1981; Kendler et al. 1985; Watt 1985), die bei den Angehörigen zwar eine erhöhte Inzidenz paranoider Persönlichkeitsstörungen, jedoch keine Häufung von schizophrenen oder schizotypischen Störungen feststellten, wie sie in den Familien Schizophrener nachzuweisen sind. Auch bei den paranoiden Alterspsychosen liegen nunmehr Familienstudien vor, die gegen eine genetische Verknüpfung mit den Schizophrenien sprechen (Howard et al. 1997). Die Hypothese eines kontinuierlichen „paranoiden Spektrums" von nichtparanoiden über paranoide Schizophrenien bis zur Paranoia und paranoiden Persönlichkeitsstörung (Magaro 1981; Munro 1982) hat sich demnach nicht bestätigt: „Die meisten wahnhaften Störungen haben wahrscheinlich keine Verbindung mit der Schizophrenie" (Dilling et al. 1993, S. 103). Trotz des häufigen Auf-

*Nosologische
Unabhängigkeit
der wahnhaften
Störungen*

tretens sekundärer depressiver Verstimmungen im Verlauf der Wahnstörungen sprechen die genannten Untersuchungen auch gegen ihre Zugehörigkeit zur Gruppe der affektiven Erkrankungen.

3 Ätiologie

3.1 Allgemeines

Geringe Rolle genetischer oder neuropathologischer Faktoren

Wie bereits erwähnt, geben die bislang vorliegenden Untersuchungen keinen Anhalt für eine wesentliche Rolle erblicher Faktoren bei der Entstehung wahnhafter Störungen. Auch neuropathologische Ursachen lassen sich – abgesehen vom Altersparanoid (s. unten) – in der Regel nicht nachweisen. Nach derzeitigem Kenntnisstand ist in der Mehrzahl der Fälle ein Zusammenwirken von abnormer Persönlichkeitsentwicklung, ungünstigen Umgebungsbedingungen und konflikthafter Auslösung anzunehmen, wobei der Wahn oft in einem verstehbaren Zusammenhang mit diesen Vorbedingungen steht. So findet man auch häufig ein kontinuierliches Wachsen des biographisch geprägten Wahnthemas über das Zwischenstadium der überwertigen Idee und der wahnähnlichen Reaktion zum unkorrigierbaren, chronischen Wahn.

Zusammmenwirken verschiedener biographischer Faktoren

Vertrauens- und Selbstwertprobleme

In den Untersuchungen oder Beschreibungen der Primärpersönlichkeit von Wahnpatienten kehren v. a. zwei Grundthemen regelmäßig wieder: eine Vertrauens- und eine Selbstwertproblematik. Dementsprechend finden sich bei der Mehrzahl der Patienten Persönlichkeitsstörungen meist vom paranoiden und sensitiv-narzißtischen Typus (vgl. etwa Enoch u. Trethowan 1979; Opjordsmoen 1988b). Dabei ist der sensitive Charakter nach Kretschmer (1966) durch hohe Selbstansprüche mit entsprechender Kränkbarkeit gekennzeichnet, bei gleichzeitiger Neigung zu Introversion und Affektretention. Diese Struktur wird heute meist unter dem weiteren Begriff der narzißtischen Störung gefaßt, in die dann auch Wahnpatienten mit eher expansiven Zügen einbezogen werden können. Als weitere Merkmale bestehen bei vielen Patienten Zwanghaftigkeit und Rigidität, also Eigenschaften, die die Fähigkeit zur Selbstdistanz beeinträchtigen und die Entwicklung eines überwertigen Lebensthemas fördern können.

Störung der Selbstwertregulation

Unsicherheit in sozialen Beziehungen

Bei der Mehrzahl der Patienten ist also von einer grundlegenden Störung der Selbstwertregulation und einer Unsicherheit in den sozialen Beziehungen auszugehen, sei es aufgrund genetischer Persönlichkeitsdispositionen oder frühkindlicher Entwicklungsbeeinträchtigungen (Retterstøl 1987). Oft zeigen sich bereits in der Jugend Kontaktstörungen, Gehemmtheit, Affektretention, Tendenzen zu Mißtrauen und Rückzug. Vermeintliche oder tatsächliche Benachteiligungen werden übersensibel wahrgenommen, und es bilden sich tiefsitzende Insuffizienzgefühle einerseits, Ressentiments gegenüber der Umwelt andererseits. Kränkende oder stigmatisierende Lebensereignisse und -bedingungen wie Behinderung, Vertreibung, soziale Deklassierung und Minderheitenstatus können auch in späteren Lebensabschnitten solche Tendenzen weiter verstärken (Tölle 1987; Fuchs 1994 a, b, 1998 a).

So treten Wahnstörungen im Vergleich zu schizophrenen oder affektiven Störungen gehäuft in den Unterklassen, bei niedrigem Bildungsstand und bei Immigranten auf (Kendler 1982). In der Studie Winokurs (1977) an 29 Wahnpatienten wiesen zudem mehr als die Hälfte nur einen Intelligenzquotienten unter 90 auf. Weitere Faktoren, die eine Wahnentwicklung begünstigen können, sind soziale Isolation (z. B. bei Haftpsychosen), sprachfremde Umgebung, sensorische Beeinträchtigungen mit der Folge gestörter Kommunikation (Fuchs 1993b), hirnorganisch bedingte Einschränkungen der Kritikfähigkeit und Affektverarbeitung sowie anhaltender Substanzmißbrauch (Retterstøl 1966; Munro 1988).

Begünstigende Faktoren für eine Wahnentwicklung

Aus diesen Bedingungen heraus kann das Wahnthema allmählich in den Vordergrund rücken oder auch plötzlich in Erscheinung treten. Als Kernerlebnis wirkt meist das drohende oder tatsächliche Scheitern eines zentralen persönlichen Anliegens, ein erotischer oder Ehekonflikt, eine schwere narzißtische Kränkung, Beschämung oder Deklassierung, die nicht mehr kompensiert werden kann. In dieser Situation kommt es zur Entlastung durch paranoide Außenprojektion („die anderen stellen sich gegen mich") oder aber durch Anschuldigung des eigenen Körpers, der eigenen Natur oder Anlage („mein Körper stellt sich gegen mich"). Der Wahn stellt somit oft eine erkennbare, projektive und verleugnende Abwehr dar gegen Gefühle von Minderwertigkeit und Unzulänglichkeit, gegen Nähe- und Abhängigkeitsbedürfnisse, deren Verletzung gefürchtet wird, aber auch gegen eigene Aggressionen, die sich aus Ressentiment- und Rachegefühlen speisen. Die projektive Identifizierung kann somit als Umkehrung beschämender und herabsetzender Erfahrungen angesehen werden: Die vermeintliche Böswilligkeit der anderen verdeckt gleichsam die eigene Minderwertigkeit („blame" anstelle von „shame"; Morrison 1987).

Kernerlebnisse bei der Wahngenese

Abwehrfunktion des Wahns

Paradigmatische Bedeutung für diese psychodynamische Deutung der Wahngenese hat nach wie vor Kretschmers Konzept des sensitiven Beziehungswahns, auch wenn es v. a. auf moralische und sexualethische Konflikte als entscheidende Krankheitsauslöser abhebt. In den liberalen, wertepluralistischen Gesellschaften scheint diese Problematik an Bedeutung verloren zu haben; der sensitive Beziehungswahn ist zwar in Japan noch heute stark präsent, im Westen dagegen eher in den Hintergrund getreten, in den USA sogar gänzlich unbekannt (Rasmussen 1978). Allerdings ist zu vermuten, daß sich die zentrale narzißtische Problematik des Beziehungswahns entsprechend dem Wandel der Wertvorstellungen auf das Thema der körperlichen Erscheinung und Ausstrahlung verlagert hat, so daß sie sich heute eher etwa in der Dysmorphophobie oder im Eigengeruchswahn manifestiert. Nach wie vor erscheint daher der Kampf um den eigenen Wert als das eigentliche Thema der meisten Wahnpatienten, die durch Verlagerung dieses Kampfes auf den Nebenkriegsschauplatz des Wahns „den unbewußten Vorwand gewinnen, ihre mögliche oder vermeintliche Niederlage im Leben zu verdecken, zu rechtfertigen oder endlos hinauszuschieben" (Adler 1927, S. 191).

Kretschmers Konzept des sensitiven Beziehungswahns

Die Funktionalität des Wahns besteht vor diesem Hintergrund in der Kompensation von Gefühlen der Insuffizienz oder des Zurückgewiesenseins (etwa beim Liebeswahn), in der Überzeugung von eigener Gran-

Funktionalität des Wahns

diosität oder in der Selbststeigerung im Kampf gegen den imaginären Gegner, mit dem der Wahnkranke eine „Pseudogemeinschaft" herstellt (Cameron 1959). Chronischer Wahn impliziert insofern auch eine selbststabilisierende Abwehr gegen eine realistische Konfrontation mit der eigenen Lebenssituation. So verglich Roberts (1991) 17 Patienten mit systematisiertem Wahn mit einer entsprechenden Gruppe remittierter Wahnkranker; die wahnhaften Patienten gaben einen deutlich höheren Grad an Bedeutsamkeit ihres Lebens und weniger Depressivität an, was v. a. auf ihre Wahnthematik zurückzuführen war.

3.2 Phänomenologisch-anthropologische Beiträge

Wahn als Abwandlung der Grundstrukturen des menschlichen Weltverhältnisses

Einen wesentlichen Beitrag zum Verständnis der paranoiden Störungen leistet auch die phänomenologisch-anthropologische Forschung, indem sie den Wahn als Abwandlung der Grundstrukturen des menschlichen Weltverhältnisses zu begreifen sucht (Matussek 1963; Glatzel 1981; Blankenburg 1991, 1992). Sie geht davon aus, daß es sich beim Wahn meist nicht um Aussagen über neutral-objektivierbare Sachverhalte handelt, sondern um Bedeutungen und Bewertungen, die der Kranke einer Situation in Beziehung auf sich selbst beimißt. Inhalt des Wahns sind also vorwiegend „Realitäten 2. Ordnung" (Watzlawick 1988), die sich einer objektivierenden Überprüfung entziehen; sie setzen eher ein grundlegendes „Vertrautsein" und „Vertrauenkönnen" im Sinne einer lebensweltlichen Selbstverständlichkeit (Blankenburg 1971) voraus, sei es in der Beziehung zum anderen oder zur eigenen Leiblichkeit. Gerade dort, wo die sichere Orientierung in der Umwelt nicht auf rationalem Wissen und Überprüfbarkeit, sondern auf solcher Vertrautheit und emotionalen Stimmigkeit beruht, können sich Wahnstörungen entwickeln. Denn diese grundlegende Sicherheit ist dem paranoid veranlagten Menschen versagt; an ihre Stelle setzt er Mißtrauen und Kontrolle.

Verzerrte soziale Wahrnehmung

Der Paranoide ist grundsätzlich auf eine mögliche Verletzung oder Feindseligkeit gefaßt und sucht in seiner Umgebung wachsam nach Zeichen von Bedrohung, Betrug oder Verrat. Seine soziale Wahrnehmung ist also auf die verborgenen Bedeutungen, auf den möglichen Schein oder die Kehrseite des Verhaltens der anderen gerichtet. In mehrdeutigen oder eingeschränkten Kommunikationsstrukturen (man denke etwa an das „Gerede" in der Nachbarschaft, an Schwerhörigkeit oder sprachfremde Umgebung) steigt die Unsicherheit der sozialen Wahrnehmung und gibt Raum für eigenbezügliche Deutungen, in denen gerade das Unauffällige zum Auffälligen wird, also die flüchtige Geste, das Unausgesprochene, die Untertöne. Sieht der Paranoide nun noch ein zentrales persönliches Anliegen bedroht, so steigert sich die Spannung ängstlichen Mißtrauens ins Unerträgliche, bis sich schließlich eine neue Konsistenz, eine wahnhafte Sinndeutung der Situation einstellt: die Gewißheit der Verachtung, des Betrugs oder der Bedrohung durch die anderen, subjektiv erlebt als Durchschauen oder als Enthüllung.

Reduktion von Komplexität

Aus dieser wahnhaften „Einsicht" resultiert eine Reduktion der zuvor überwältigenden kognitiv-emotionalen Komplexität der Situation (Luhmann 1973); an die Stelle der quälenden Ambiguität der sozialen Wahr-

nehmung tritt ein Gefühl von Stimmigkeit, trotz der negativen Deutung
verbunden mit Erleichterung und nicht zuletzt mit der Möglichkeit zu
Vorsichts- oder Gegenmaßnahmen. Das einmal angenommene Wahnpa-
radigma verfestigt sich in der Folge zunehmend, zum einen durch die
sich selbst bestätigende, verzerrte Selektion von Informationen und die
Vermeidung von gegenteiliger Evidenz, zum anderen durch sich selbst
erfüllendes Verhalten („self-fulfilling prophecy") des Kranken, der etwa
durch Feindseligkeiten gegenüber anderen deren reale Ablehnung provo-
ziert.

Aus der prinzipiell mehrdeutigen Natur der oben erwähnten Realitäten   *Korrekturverlust*
2. Ordnung folgt, daß ihre subjektive Beurteilung immer nur eine
aspektgebundene und vorläufige sein kann. Soziale Beziehungen basieren daher auf einem ständigen, wechselseitigen Relativieren, Abgleichen
und Aushandeln der Verhaltensinterpretationen; sie setzen voraus, daß
die eigene Einschätzung der gemeinsamen Situation grundsätzlich durch
die Perspektive des anderen korrigierbar bleibt. Für den Wahnkranken
ist nun charakteristisch, daß er sich schon der Möglichkeit einer Korrektur nicht mehr aussetzt, sondern seine Interpretationen ohne intersubjektive Abgleichung mit unmittelbarer apodiktischer Gewißheit ver-
tritt, so als wären es Aussagen über seine subjektiven inneren Zustände
(Spitzer 1989).

In der anthropologischen Literatur wurde dies als Verfehlung der Per-   *Verfehlung der*
spektivenübernahme beschrieben (Glatzel 1981; Blankenburg 1991; von   *Perspektivenübernahme*
Baeyer 1991). Wahn läßt sich von daher als mißglückte und surrogat-
hafte Begegnung mit dem anderen auffassen, die sich gegen die Möglichkeit einer Infragestellung konsequent abschirmt: Durch Verweigerung
des Perspektiventauschs schützt sich der Wahnkranke vor einer Rück-
nahme der auf die anderen projizierten inneren Konflikte. Zugleich
bringt ihn die verfehlte Perspektivenübernahme in eine egozentristische
Mittelpunktsstellung: Die vermeintliche Beobachtung oder Bedrohung
durch die anderen entsteht mit dem Unvermögen, den Standpunkt eines
unbeteiligten, neutralen Dritten einzunehmen und so die eigenbezügliche Perspektive des Wahns wieder aufzuheben (Fuchs 1994b).

Auf linguistisch-semantischer Ebene entspricht diesen Modellen die   *Symbolisierungsdefizit*
Konkretismustheorie, wonach der Wahn nicht als eine symbolische Aus-
sage über einen intersubjektiv konstituierten Sachverhalt, sondern als
eine vorprädikative, gewissermaßen „exklamative" Aussage des Kranken
über seinen mentalen Zustand zu verstehen ist, etwa analog einem Aus-
ruf wie „Hilfe!" oder „Au!" (Holm-Hadulla 1982; Spitzer 1989; Mundt
1996). Das den Patienten bedrängende Thema wird dabei nicht als solches, sondern in konkretistischer Maskierung zum Ausdruck gebracht
(z.B. Selbstwertmangel als körperliche Entstellung im körperdysmorphen
Wahn, Schuld als Geschlechtskrankheit im hypochondrischen Wahn). Da
eine Umformulierung des Themas in symbolische Sprache nicht mehr
möglich ist, bleibt die Wahnaussage auch argumentativen Korrekturen
prinzipiell unzugänglich.

3.3 Kognitive Wahnforschung

Eine weitere Ergänzung erfahren diese Überlegungen durch neuere Ergebnisse der kognitiv-experimentellen Wahnforschung: Danach zeichnen sich Patienten mit Wahnstörungen durch abnorme Attributions- und Denkstile aus, die sich in spezifischen Aufgaben nachweisen lassen. Sie sind charakterisiert durch voreilige Schlußfolgerungen aus beschränkten, mehrdeutigen bzw. selektiv wahrgenommenen Informationen; durch zu hohe Sicherheit über das eigene Urteil bei Einschätzung von Wahrscheinlichkeiten; durch die Tendenz, zufälligen Koinzidenzen eine besondere Bedeutung beizumessen, und schließlich durch die eher externale Attribution unerfreulicher Ereignisse (Huq et al. 1988; Bentall u. Kaney 1989; Bentall et al. 1991; Garety et al. 1991). Dies würde dafür sprechen, daß Wahnpatienten nicht über ausreichende Fähigkeit zur Selbstrelativierung bzw. über eine „gesunde Skepsis" gegenüber ihrem eigenen Urteil verfügen, und daher sie betreffende Ereignisse nicht in einen übergeordneten, neutralen Zusammenhang zu stellen vermögen – entsprechend dem Prinzip vom „Ausschluß des Zufalls" im Wahn (Minkowski 1947; Berner 1978).

Obgleich die Aufgaben im Rahmen dieser Untersuchungen sich nicht mit den Wahnthemen berührten, ist zu berücksichtigen, daß dabei möglicherweise nicht eine vorbestehende Vulnerabilität, sondern ein Verlaufsmerkmal erfaßt wurde. Dennoch helfen die Befunde die kumulative Entstehung unkorrigierbarer Überzeugungen zu erklären: Ohne die Bereitschaft zur Selbst-Infragestellung und intersubjektiven Korrektur gerät die Wahrnehmung in einen Zirkel, der die Realität zunehmend verzerrt wiedergibt. – Die genannten Ergebnisse wurden inzwischen auch für kognitive Therapieverfahren bei Wahnkranken genutzt (s. unten).

4 Einzelformen

Die in Übersicht 1 aufgeführten Wahnformen lassen sich nach ihrer vorherrschenden Sinnrichtung folgendermaßen einteilen:
1. primär auf das Verhältnis zu anderen bezogener Wahn:
   a) Beeinträchtigung, Aggression (Verfolgungs-, Eifersuchts-, Querulantenwahn),
   b) Selbstüberhöhung, Grandiosität (Größen-, Liebeswahn),
   c) Scham und Zurückweisung (Eigengeruchs-, körperdysmorpher Wahn);
2. primär auf den Eigenleib bezogener Wahn:
   a) Dermatozoenwahn,
   b) hypochondrischer Wahn.

Den unter Punkt 1 genannten Wahnformen ist gemeinsam, daß ihr Kernerlebnis häufig wie beschrieben in Scham, Insuffizienz oder Minderwertigkeit besteht; es wird jedoch nur in Gruppe (c) deutlich sichtbar, in den beiden ersten Gruppen hingegen durch aggressiv getönte Projektionen („blame" statt „shame") oder aber durch Selbstüberhöhung bis zur Unerkennbarkeit abgewehrt. Der primär intersubjektive Bezug dieser

Wahnformen kommt in den häufigen eigenbezüglichen Wahrnehmungen bzw. Wahnideen zum Ausdruck.

Davon abzuheben sind die auf den Eigenleib bezogenen, ängstlich-hypochondrisch gefärbten Wahnformen unter Punkt 2, bei denen nur höchst selten Eigenbeziehungen auftreten. Den Kranken mangelt weniger das Vertrauen in die anderen als das zum eigenen Leib und seinen Funktionen. Freilich liegt der Überwertigkeit dieses Themas ihrerseits meist eine Störung der mitmenschlichen Beziehungsfähigkeit zugrunde (Küchenhoff 1985).

– auf den Eigenleib bezogener Wahn

Aus dieser Gegenüberstellung ergibt sich, daß keineswegs alle körperbezogenen Wahnformen als hypochondrisch bezeichnet werden sollten, wie dies etwa in der angloamerikanischen Literatur üblich ist. Die hypochondrische Krankheitsüberzeugung ist keineswegs die einzige Form gestörter und entfremdeter Leiblichkeit; gerade im biographischen Verlauf können sich über den eigenen Körper sehr unterschiedliche Lebensthemen wie Scham, Schuld, Minderwertigkeit oder Angst vor dem Tod artikulieren (Fuchs 1992). So hat die Dysmorphophobie als Pathologie des sozialen oder „Außenleibs" mit dem eigentlichen hypochondrischen Wahn kaum etwas gemein. Zudem beginnt der körperdysmorphe Wahn meist in der Adoleszenz, die auf den Eigenleib bezogenen Wahnformen hingegen im mittleren bis späteren Erwachsenenalter (Musalek et al. 1989).

Eingrenzung des hypochondrischen Wahns

Die folgende Beschreibung einzelner, ausgewählter Wahnformen ist als Weiterführung und Ergänzung früherer Darstellungen zu verstehen (vgl. v. a. Retterstøl 1987).

4.1 Eifersuchtswahn

Der Eifersuchtswahn gehört neben dem Verfolgungswahn zu den häufigsten Wahnstörungen (ca. 40% der Fälle nach Winokur 1977; Crowe et al. 1988). Betroffen sind überwiegend Männer im späteren Erwachsenenalter (Musalek et al. 1989). Nur eine Minderheit von ihnen zählt zu den Alkoholikern, so daß die früher angenommene enge Verknüpfung beider Störungen heute nicht mehr aufrechtzuerhalten ist (Enoch u. Trethowan 1979; Soyka et al. 1991). Alkoholischer Eifersuchtswahn wird in der ICD-10 auch nicht mehr den Wahnstörungen, sondern den durch psychotrope Substanzen hervorgerufenen Störungen zugerechnet (F10.5). Differentialdiagnostisch sind ferner schizophrene oder organische (z. B. dementielle) Grunderkrankungen auszuschließen.

Prävalenz

Das Wahnthema der Eifersucht ist ausschließlich auf den Partner bezogen. Der Kranke ist unkorrigierbar von dessen Untreue überzeugt und sucht sich durch ständige Befragungen, Kontrollen, Bespitzelungen und Durchforschung des Intimbereichs Beweise dafür zu verschaffen, was in der Regel schwere eheliche Konflikte zur Folge hat. Charakteristischerweise bleibt der vermeintliche Rivale eher im Dunkeln, ein mögliches „Ertappen auf frischer Tat" wird eher umgangen (Enoch u. Trethowan 1979), was auf die dem Wahn inhärente Vermeidung der Realitätskon-

Merkmale

frontation hinweist. Stattdessen richten sich die aggressiven Impulse ganz auf die Partnerin; krankhafte oder wahnhafte Eifersucht stellt daher auch ein besonders hohes Risiko für Gewalttätigkeiten bis hin zu Tötungsdelikten dar (Soyka 1992).

Bedingungen der Wahnentwicklung

Als Bedingungen der Wahnentwicklung werden zum einen narzißtische, latent selbstunsichere und zwanghaft-kontrollierende Persönlichkeitszüge genannt (Enoch u. Trethowan 1979). Auslöser sind häufig anhaltende Partnerschaftskonflikte oder auch kränkende Mißerfolge des Kranken etwa auf beruflichem Feld, die auf die Beziehung verlagert werden. Minderwertigkeits- und Insuffizienzgefühle sowie Verlustängste (evt. wegen sexueller Impotenz), nicht selten aber auch verdrängte eigene Ausbruchtendenzen werden nun auf den Partner projiziert und führen meist schrittweise von der überwertigen zur wahnhaften Eifersucht. Dabei weist die krankhafte Eifersucht eine typische Zirkelstruktur von intrusiven Gedanken, verzerrter Wahrnehmung und intensiven Angst- oder Wutgefühlen auf, die sich neuerdings auch kognitiv-verhaltenstherapeutischen Interventionen als zugänglich gezeigt hat (Tarrier et al. 1990; Dolan u. Bishay 1996).

Prognose

Nach verschiedenen Katamnesen zu urteilen, hat der Eifersuchtswahn im Vergleich zu anderen Wahnstörungen eine eher günstige Prognose und geht nur selten in andere psychotische Erkrankungen über (Crowe et al. 1988).

4.2 Liebeswahn

Merkmale

Beim Liebeswahn (Erotomanie, Clérambault-Syndrom) handelt es sich um die Überzeugung, von einer meist sozial höherstehenden, öffentlich bekannten oder angesehenen Person geliebt zu werden, die ihre Leidenschaft aber nur durch geheime Signale oder Botschaften zu erkennen gebe. Die Patienten sind überwiegend Frauen aus bescheidenen Verhältnissen im 4.–6. Lebensjahrzehnt, die nicht zu einer dauerhaften Partnerschaft gefunden haben. Oft verfolgen sie die verehrte, aber meist verheiratete Person durch zahllose Briefe, Anrufe oder auch öffentliche Szenen, wobei auch unüberwindliche Hindernisse die Patientinnen in ihren Aktivitäten nicht entmutigen – zumal solche Hindernisse ja Teil der wahnimmanenten Vermeidung der Realitätskonfrontation sind (s. Abschn. 3.1). So gelingt es den Kranken auch, jede noch so energische Abwehr seitens ihres vermeintlichen Liebhabers als Ausdruck seiner Liebe (z.B. als „Test" ihrer Hingabe etc.) umzudeuten. Juristische Gegenmaßnahmen der von Zudringlichkeiten Betroffenen führen schließlich nicht selten zu einer Zwangseinweisung.

Entstehungsursachen

Der Kontrast der meist wenig erfolgreichen, erotisch unbefriedigten und vereinsamten Existenz der Kranken zu dem Glanz ihres vermeintlichen Liebhabers legt eine narzißtische Wunscherfüllung als wesentlichen Faktor in der Entstehung des Liebeswahns nahe (Segal 1989). Dem entspricht eine meist gehemmt-sensitive oder paranoide Primärpersönlichkeit ebenso wie das oft auffallend unattraktive Äußere der Patienten (Hollender u. Callahan 1975). Allerdings ist zu beachten, daß die Symptomatik auch im Rahmen von Schizophrenien oder organischen Wahnsyndromen auftreten kann (Signer u. Cummings 1987; El Gaddal 1989). Die Prognose der reinen Erotomanie wird als eher ungünstig beurteilt; auf den chronischen Verlauf haben Neuroleptikagaben meist nur mitigierenden Einfluß (Opjordsmoen u. Retterstøl 1987). Eine gezielte Realitätskonfrontation oder die dauerhafte Entfernung von der geliebten Person kann sich günstig auswirken (Segal 1989), nicht selten kommt es dann allerdings zu einem Wechsel des „Wahnobjekts".

Prognose

4.3 Körperdysmorpher Wahn

Dysmorphophobie bezeichnet das Leiden unter einem subjektiv als häßlich oder mißgestalt empfundenen Aussehen des eigenen Körpers, wobei der Patient der Überzeugung ist, von anderen in gleicher Weise wahrgenommen zu werden. Der vermeintliche Mangel bezieht sich in der Regel auf einen bestimmten, meist exponierten Körperteil wie Gesicht, Ohren, Nase, Kiefer, Zähne, Haare etc., aber auch auf Gliedmaßen oder Genitalien. Die Patienten entwickeln Beziehungsideen, wähnen sich von anderen diskriminiert oder verspottet und ziehen sich zunehmend aus der Öffentlichkeit zurück. Sie konsultieren plastische Chirurgen, HNO- oder Zahnärzte, um mit großem Nachdruck auf eine operative Veränderung ihres Aussehens zu drängen.

Merkmale

Die Bezeichnung Phobie weist auf die Nähe des Syndroms zu den Soziophobien hin; angesichts der umweltabhängigen Ängste und des gestörten Kontaktverhaltens der Patienten erscheint die Ablehnung des bisherigen Phobiebegriffs in DSM-IV und ICD-10 nicht unbedingt plausibel. Auch die Aufteilung in verschiedene Kategorien (F45.2: körperdysmorphe Störung; F22.0: somatoforme Wahnstörung) entspricht nicht der klinischen Erfahrung eines Kontinuums, das von übermäßiger Beschäftigung mit dem eigenen Aussehen über die neurotisch bedingte überwertige Idee bis zur wahnhaften Gewißheit der Mißgestalt reicht (Phillips 1991). Die früher häufig vorgenommene Zuordnung der wahnhaften Formen zu den Schizophrenien (Zaidens 1950; Connolly u. Gipson 1978) wird heute nicht mehr vertreten, wenngleich das dysmorphophobe Syndrom ähnlich wie Zwangssymptome mitunter als Abwehr gegen eine weitere psychotische Desintegration aufgefaßt werden kann. Bizarre Wahnvorstellungen über Körperveränderungen oder leibliche Beeinflussungserlebnisse sprechen für eine schizophrene Grunderkrankung; ferner können auch im Rahmen affektiver Störungen dysmorphophobe Überzeugungen auftreten. Gerade die Einordnung der milderen Formen der Dysmorphophobie bleibt aber in den gegenwärtigen Klassifikationssystemen uneindeutig.

Klassifikation

Psychodynamisch ist der Zusammenhang mit der Thematik von Scham und Selbstwert deutlich; es geht um das Sich-Zeigen und Gesehenwerden von anderen. Übermäßige Selbstbeobachtung und ein idealisierter Schönheitsbegriff bei gleichzeitigem Minderwertigkeitserleben und Kontaktängsten charakterisieren die Patienten (Küchenhoff 1984). Dementsprechend sind sensitiv-narzißtische, selbstunsichere und zwanghafte Persönlichkeitsstörungen auch hier häufig anzutreffen. Die Erstmanife-

Merkmale

station fällt nicht zufällig meist in die Zeit der Adoleszenz, wenn das bisherige Körperbild, aber auch das Selbstkonzept und die interpersonalen Beziehungen in eine Krise geraten. Dabei kann die Verlagerung tieferreichender Insuffizienzgefühle, insbesondere sexueller Hemmungen, auf ein biologisch-körperliches Defizit einen autoprotektiven Sinn erfüllen (Fuchs 1993a): Sie befreit von der Notwendigkeit der Bewährung etwa in der Konkurrenz um das andere Geschlecht und ermöglicht die Konkretisierung und Externalisierung negativer Selbstaspekte in einen Körperteil als „pars pro toto", der nun kosmetisch-chirurgischer Reparatur zugänglich ist.

Verlauf

Der körperdysmorphe Wahn verläuft überwiegend chronisch über mehrere Jahre oder Jahrzehnte und ist mit erhöhter Suizidgefahr verbunden (Phillips 1991). Von operativen Eingriffen ist allenfalls bei leichteren Störungen eine Besserung zu erwarten, während bei schwereren Verläufen dringend davon abzuraten ist: Oft wird die vermeintliche Mißgestalt aufgrund unrealistischer Erwartungen weiter beklagt, oder die Symptomatik wechselt auf andere Körperbereiche, da der zugrundeliegende Selbstwertkonflikt ungelöst bleibt (Hay 1970; Andreasen u. Bardach 1977; Strian 1984). Eine deutliche affektive oder zwanghafte Komponente rechtfertigt hingegen den Einsatz serotoninantagonistischer Antidepressiva, von denen wiederholt Erfolge berichtet wurden (Hollander et al. 1989; Phillips 1991), während eine neuroleptische Therapie meist unbefriedigend bleibt.

4.4 Eigengeruchswahn

Merkmale

Der Eigengeruchswahn ist durch die Überzeugung charakterisiert, einen unangenehmen (z.B. Schweiß-, Mund-, Flatus-)Geruch auszustrahlen, der auf andere abstoßend wirkt. Das Primärerlebnis liegt überwiegend im Bereich der Wahrnehmung, d.h. es bestehen abnorme Geruchsempfindungen, die allerdings „mitweltabhängig" meist nur in Gegenwart anderer erlebt werden. Dementsprechend kommt es auch zu Beziehungsideen, in denen an sich unbedeutende Gesten oder Worte anderer als Ausdruck von Ekel und Abwendung interpretiert werden. Die Patienten bekämpfen den vermeintlichen Geruch vergeblich durch Waschungen oder Parfüms; meist bleibt ihnen nur der mehr oder minder vollständige soziale Rückzug. Nicht selten entwickeln sie hypochondrische Erklärungswahnideen bezüglich einer ursächlichen Haut-, Magen- oder Darmerkrankung (Gattaz u. Haas 1982).

„Taijin-Kyofu"-Syndrom

Die Eigengeruchsphobie und der Eigengeruchswahn haben besonders in der japanischen Psychopathologie Beachtung gefunden, wo sie von Morita (1947) zusammen mit der Dysmorphophobie, Erythrophobie und Blickphobie als „Taijin-Kyofu"-Syndrom („Menschenfurcht" oder Anthropophobie) zusammengefaßt wurden. Gemeinsam ist diesen Störungen das zugrundeliegende Scham- und Minderwertigkeitsgefühl, die Symptomatik von Beziehungsideen und Kontaktangst sowie der soziale Rückzug (Yamashita 1993; Kimura 1995). Morita sah die Grundlage des Syndroms in der sogenannten „Shinkeishitsu"-Persönlichkeit, die v.a. durch Introversion, Hyperreflexion, Neurasthenie und Selbstwertstörungen gekennzeichnet sei, und entwickelte eine spezifische Behandlungsform, die Morita-Therapie (Kora 1999).

Da Geruchshalluzinationen auch im Rahmen von Depressionen und Schizophrenen häufig auftreten, sind diese Differentialdiagnosen zu prüfen (Malasi et al. 1990). Für die reine Wahnstörung spricht die Entwicklung des Wahns auf der Grundlage einer sensitiv-narzißtischen Persönlichkeit und eines aktuellen Beziehungskonflikts mit Insuffizienz-, Kränkungs- oder Ausgrenzungserfahrungen. Die empfundene Minderwertigkeit und Selbstverachtung wird im Wahn konkretistisch auf die physische Sphäre projiziert, begünstigt nicht zuletzt durch die besondere Beziehung des Geruchssinnes zum emotional-atmosphärischen Erleben, zu Sympathie und Antipathie. Dabei bestehen fließende Übergänge zu neurotischen Entwicklungen mit wahnähnlichen Reaktionen, die dann auch eher einer psychotherapeutischen Intervention zugänglich sind (Moesler 1992).

Differentialdiagnostische Abgrenzung

4.5 Dermatozoenwahn

Der nach der Erstbeschreibung durch Ekbom (1938) bezeichnete Dermatozoenwahn beinhaltet die unkorrigierbare Gewißheit, in oder unter der Haut von meist juckenden Parasiten befallen zu sein. Häufig unterziehen sich die Patienten ausgedehnten Reinigungsritualen und suchen dermatologische Kliniken oder Gesundheitsämter auf, um in Schachteln gesammelte Hautpartikel auf vermeintliche Schädlinge untersuchen zu lassen („match-box sign"). Die Betroffenen, v. a. Frauen in der 5.–7. Dekade, fühlen sich durch den vermeintlichen Befall erheblich gequält und sozial stigmatisiert. Das wesentliche Merkmal des Wahns bilden taktile Sensationen (Jucken, Kribbeln), weshalb auch die Bezeichnung chronische taktile Halluzinose vorgeschlagen wurde (Bers u. Conrad 1954); diese Erlebnisgrundlage ist jedoch nicht immer gegeben. In einer Vergleichsuntersuchung mit Patienten ohne Wahn, aber mit taktilen Parästhesien anderer Genese waren die Wahnpatienten häufiger sozial isoliert, seltener verheiratet, stellten höhere Hygieneansprüche und wiesen mehr Hauterkrankungen ebenso wie psychische Störungen in der Vorgeschichte auf (Musalek 1991).

Merkmale

Die nosologische Einordnung des Wahns erwies sich seit jeher als besonders schwierig; wie sich gezeigt hat, kann das Syndrom mit nahezu allen Grunderkrankungen assoziiert sein. Nach einer diagnostischen Studie von Musalek et al. (1990) waren etwa 40–50% der gesamten Fälle organischen, meist arteriosklerotisch bedingten Wahnerkrankungen zuzuordnen, nach Marneros et al. (1988) sogar 70%. Differentialdiagnostisch kommen selten einmal Kokain- oder Amphetamin-Psychosen („Kokainwanzen"), Vitamin-B_{12}-Mangel, Diabetes mellitus, Lymphome oder Urämie mit begleitendem Pruritus in Betracht (Morris 1991). Der Ungezieferbefall kann aber auch Ausdruck eines Schuld- oder Strafwahns im Rahmen einer Melancholie sein; schließlich deutet eine paranoide Fremdattribution als Verseuchungswahn auf eine Schizophrenie hin. Nur eine Minderzahl der Fälle kann daher dem reinen Dermatozoenwahn zugeordnet werden, meist auf der Grundlage einer zwanghaften Persön-

Klassifikation und Abgrenzung

lichkeitsstruktur und sozialer Isolation; relativ häufig entwickelt sich ein induzierter Wahn („folie à deux") des Partners (10–20%; Musalek u. Kutzer 1990).

Prognose

Die Prognose des Dermatozoenwahns ist relativ günstig: Durch konsequente pharmakologische, psychotherapeutische und soziotherapeutische Maßnahmen ist bei zwei Drittel der Patienten eine Verbesserung oder sogar Remission zu erwarten (Musalek 1991; Trabert 1993).

4.6 Hypochondrischer Wahn

Definitorische Abgrenzung

Der Begriff der monosymptomatischen hypochondrischen Psychose (Munro 1988) faßt verschiedenartige Störungen wie Eigengeruchs-, Dermatozoen- und körperdysmorphen Wahn zusammen, die in unserer Übersicht voneinander unterschieden wurden. Wie bereits erwähnt sollte der Begriff für die eigentlich hypochondrischen Wahnstörungen, entsprechend der früheren Paranoia hypochondriaca (Serieux u. Capgras 1909) reserviert bleiben, bei der die Patienten an einer unheilbaren oder tödlichen Krankheit zu leiden glauben. Andererseits ist der hypochondrische Wahn von den neurotischen Hypochondrien abzugrenzen, die sich eher als diffuse Mißbefindlichkeiten oder neurasthenische Erschöpfung präsentieren, und bei denen die Befürchtung, an einer körperlichen Krankheit zu leiden, keinen unkorrigierbaren Charakter hat (Dilling et al. 1993). Wahnähnlichen Charakter können allerdings die sog. „circumscripten Hypochondrien" (Hallen 1970) annehmen; sie sind charakterisiert durch hartnäckige Mißempfindungen und Fremdkörpergefühle in bestimmten Körperregionen, etwa im Mundbereich, mit denen dann v. a. Zahn- oder HNO-Ärzte konfrontiert sind.

Merkmale

Die Betroffenen zeichnen sich durch die Unnachgiebigkeit aus, mit der sie in meist multiplen Arztkontakten auf radikale diagnostische und operative Eingriffe drängen. Häufig bestehen quälende Dysästhesien in verschiedenen Organbereichen, in der Haut oder in Sinnesorganen; bei besonderer Abnormität stellt sich die Differentialdiagnose einer coenästhetischen Schizophrenie. Die auf den eigenen Körperzustand und nicht eigenbezüglich auf die Umgebung gerichteten Überzeugungen legen andererseits die Möglichkeit einer depressiven Störung nahe, zumal hypochondrische Wahnideen nicht selten in schwächerer Dynamik über die eigentlichen depressiven Phasen hinaus persistieren können. Auch Ausschlußuntersuchungen zu Grunderkrankungen wie perniziöse Anämie, Urämie, Bleivergiftung, endokrine Störungen oder vaskuläre cerebrale Insulte können notwendig sein, allerdings auch die Fixierung des Kranken auf eine somatische Ursache verstärken.

Ursachen

Wie allgemein bei hypochondrischen Syndromen manifestiert sich auch im Krankheitswahn ein Verlust des Vertrauens in die leibliche Basis der Existenz und ein auf Körperbeschwerden eingeengter mitweltlicher Bezug. Oft finden sich schon primärpersönlich anankastische Züge und Somatisierungstendenzen (Munro 1988). In der Überthematisierung des Leibes kommt ein Verlust an Beziehungsfähigkeit zum Ausdruck, vor dessen Hintergrund das fordernde, feindselige und depotenzierende Verhalten gegenüber den Ärzten auch als Beziehungssurrogat zu sehen ist (Fuchs 1992; Küchenhoff 1985). Nicht selten stehen die Wahninhalte auch in einem sexuellen Kontext (Lues- oder Aids-Wahn; Mahorney u. Cavenar 1988) und verweisen dann auf eine mögliche sensitive oder erotisch-konflikthafte Erlebnisreaktion zu Beginn der Erkrankung. Bei meist chronischem Verlauf sind die häufig larvierten depressiven Verstimmungen zu beachten, die ein besonderes Suizidrisiko darstellen (Bebbington 1976; Opjordsmoen 1988 a).

4.7 Wahn bei somatischen Beeinträchtigungen

Von den hypochondrischen und körperdysmorphen Wahnthemen ist der Wahn in der Folge tatsächlicher körperlicher Behinderung zu unterscheiden. Eine Erstbeschreibung gab Gaupp (1942) mit dem *Fall des Volksschullehrers Hager*, der sich nach einer Amputation im Krieg insbesondere von Frauen nicht mehr ernstgenommen fühlte, einen zunehmenden Verfolgungswahn entwickelte und schließlich eine junge Frau tötete. Nach Tölle (1987, 1993) sind es v. a. Amputationen und andere eingreifende Operationen, Mißbildungen oder auch Anfallsleiden, die zu sozialer Benachteiligung und Diskriminierung führen und in der Folge als beschämender Mangel sensitiv verarbeitet werden. Der resultierende Beziehungs- und Beeinträchtigungswahn, der nicht selten über lange Zeit im Verborgenen bleibt, trägt deutlich eine projektive, Ich-entlastende Funktion und entspricht insofern den in Abschn. 3.1 dargestellten ätiologischen Überlegungen. Offenbar spielt eine psychoorganisch bedingte Störung der Informationsverarbeitung und Kritikfähigkeit in manchen Fällen eine zusätzliche Rolle.

Ursachen

4.8 Wahnstörungen im Alter

Paranoide Ersterkrankungen nach dem 60. Lebensjahr weisen eine Prävalenz von ca. 1–2% auf (Christenson u. Blazer 1984). Typische Wahninhalte bestehen v. a. in der Beeinträchtigung, Bedrohung oder Verfolgung durch Menschen in der Umgebung der eigenen Wohnung, wobei allerdings auch fantastisch-konfabulatorische Wahninhalte nicht selten sind. Die nosologische Einordnung der von Kay u. Roth (1961) erstmals als Spätparaphrenien beschriebenen Wahnsyndrome ist bislang umstritten; fließende Übergänge von reinen Wahnstörungen ohne oder mit Halluzinationen bis hin zu eindeutig schizophrenen Erscheinungsformen lassen eine sichere Abgrenzung von den Spätschizophrenien des 40. und 60. Lebensjahrs ebensowenig zu wie eine Aufteilung in schizophrene und wahnhafte Störungen (Howard et al. 1994; Riecher-Rössler et al. 1995). In der ICD-10 wird das Altersparanoid den Wahnstörungen zugeordnet (F22.0); persistierende akustische Halluzinationen erfordern die Klassifikation als sonstige anhaltende wahnhafte Störung (F22.8), sofern nicht die Kriterien einer Schizophrenie erfüllt sind (Dilling et al. 1993).

Merkmale

Unabhängig von diesen Klassifikationsproblemen haben sich bestimmte Risikofaktoren und auslösende Bedingungen für die Wahnentstehung im Alter wiederholt bestätigt. Dazu gehören v. a.

Risikofaktoren und auslösende Bedingungen

- weibliches Geschlecht (Verhältnis Frauen zu Männern meist um 7 zu 1; Almeida et al. 1995);
- paranoide bzw. schizoide Züge der prämorbiden Persönlichkeit (Kay et al. 1976; Fuchs 1998 b);
- soziale Isolation (Naguib u. Levy 1987; Almeida et al. 1995), entsprechend dem Begriff des Kontaktmangelparanoids von Janzarik (1973);
- sensorische Beeinträchtigungen, insbesondere (in bis zu 40% der Fälle) Schwerhörigkeit, die eine paranoide Fehlwahrnehmung sozialer Situationen begünstigen können (Cooper et al. 1974; Fuchs 1993 a);
- diskriminierende, kränkende oder bedrohliche Lebensereignisse in der Biographie, v.a. Vertreibung aus der Heimat (in bis zu 50% der Fälle), uneheliche Geburt, körperliche Behinderungen etc. (Fuchs 1994 a, 1998 a);
- leichte, vielfach nur neuropsychologisch nachweisbare kognitive Störungen, wobei Patienten mit reiner Wahnstörung gegenüber den als schizophren diagnostizierten tendenziell größere kognitive Einbußen aufweisen (Naguib u. Levy 1987; Howard et al. 1994).

Neurodegenerative Mitverursachung

Nach neueren computer- und magnetresonanztomographischen Untersuchungen weist ein Großteil der Patienten auch hirnorganische Veränderungen auf; dabei ist diese Gruppe eher den Wahnstörungen ohne schizophrene Symptomen ersten Ranges zuzuordnen (Förstl et al. 1991; Howard et al. 1992). Darauf gründet sich die Annahme einer neurodegenerativen Mitverursachung zumindest eines Großteils der spätparanoiden Erkrankungen. Dies entspräche den temporal und präfrontal betonten Hirnanomalien, wie sie als vermutliche ZNS-Reifungsstörungen bei jüngeren Schizophrenen gefunden wurden (Häfner 1997).

Verlauf

Der Verlauf der Altersparaphrenien ist überwiegend chronisch, wobei eine Hospitalisierung meist nicht erforderlich ist. In einer Untersuchung von Howard u. Levy (1992) an 64 Patienten war bei etwa einem Drittel ein teilweises, bei einem Viertel ein gutes Ansprechen auf eine längere neuroleptische Therapie festzustellen. Am vorteilhaftesten erschien eine Depotmedikation in eher niedriger Dosierung (z.B. 2wöchentlich 14 mg Flupenthixol oder 9 mg Fluphenazindekanoat). Auch bei Wirksamkeit einer neuroleptischen Therapie wird jedoch eine Krankheitseinsicht in den meisten Fällen nicht zu erreichen sein. Die Mehrzahl der Patienten benötigt eine Erhaltungsdosis auf Dauer (Überblick bei Eastham u. Jeste 1997).

5 Therapie der Wahnstörungen

Daß die Herstellung eines Vertrauensverhältnisses unabhängig von weiteren Maßnahmen die Grundlage einer erfolgreichen Behandlung darstellt, gilt für Wahnkrankheiten in besonderem Maße. Der Arzt wird daher eine unmittelbare Konfrontation mit der Realität zumindest zu Beginn vermeiden, sollte sich aber andererseits davor hüten, dem Wahnsystem des Patienten durch allzu wohlmeinendes Verständnis oder gar Zustimmung zusätzlich Nahrung zu geben.

5.1 Somatotherapie

Bezüglich der Pharmakotherapie herrscht ein deutlicher Mangel an empirischen, insbesondere kontrollierten Untersuchungen, was angesichts der mangelnden Krankheitseinsicht und Compliance der Patienten nicht verwundert. Es gibt jedoch eine Reihe von relativ häufig bestätigten Beobachtungen, die im Einzelfall richtungsweisend sein können. Die neuroleptische Therapie ist zwar häufig nur von mäßigem Erfolg; besteht jedoch ein vertrauensvolles therapeutisches Verhältnis, dann sollte in jedem Fall ein Therapieversuch unternommen werden, der mit genügender Dosierung über einen längeren Zeitraum durchzuführen ist. Als Begründung bietet sich an, dem Patienten eine innere Stabilisierung und einen medikamentösen Schutz gegenüber der Belastung durch vermeintliche Bedrohungen oder Beeinträchtigungen in Aussicht zu stellen. Nicht selten kommt es dennoch zu einer paranoiden Verarbeitung der Medikation oder auftretender Nebenwirkungen.

Neuroleptika

In einigen Studien mit allerdings geringen Fallzahlen erwies sich Pimozid in der Dosierung von 2–6 mg als wirksames Mittel (Munro 1984, 1988; Pollock 1982; Kaschka et al. 1991); bei depressiv gefärbten Wahnsyndromen kann auch eine Kombination von Clomipramin und Pimozid erfolgreich sein (Chiu et al. 1990). Eine grundsätzliche Überlegenheit gegenüber anderen hoch- oder mittelpotenten Neuroleptika ist jedoch nicht gesichert. Auch treten bei Pimozid in therapeutischen Dosierungen mitunter kardiotoxische Effekte auf, die die Indikation insbesondere für ältere Patienten limitieren können.

Pimozid

Die häufige Assoziation von Wahnstörungen mit latenten oder manifesten depressiven Verstimmungen (64% bei Munro 1988; 51% bei Marino et al. 1993) läßt in vielen Fällen einen Versuch mit Antidepressiva angezeigt erscheinen; so haben sich bei der wahnhaften ebenso wie bei der nicht wahnhaften Dysmorphophobie insbesondere Serotoninwiederaufnahmehemmer in bis zu drei Viertel der Fälle als wirksam erwiesen (Philips 1996).

Antidepressiva

5.2 Psychotherapie

Psychotherapeutische Ansätze zur Wahnbehandlung haben erst in den letzten Jahren vermehrtes Interesse gefunden (Torch u. Bishop 1981; Teusch et al. 1987; Nelki 1988; Mundt 1996). Grundlegend für jede psychotherapeutische Arbeit mit Wahnkranken ist eine tragfähige, längerfristige und vertrauensvolle Beziehung. Nach Mundt (1996) ist dabei eine direkte Fokussierung auf den Wahn ebenso wie ein häufiges Nachexplorieren nach Möglichkeit zu vermeiden. Statt dessen empfiehlt sich die Entaktualisierung durch Umgehen des Wahnthemas ähnlich dem verhaltenstherapeutischen Löschen. Legt man der Therapie die Konzeption zugrunde, wonach sich im Wahn ein zentrales, jedoch mißglücktes Lebensanliegen in einer konkretistischen Weise aktualisiert (s. Abschn. 3.2), so geht es für den Therapeuten darum, dieses im Wahn verborgene Anliegen zu beachten, ohne es jedoch als solches zu benennen. Eine für den Patienten inakzeptable Deutung des Wahns soll also vermieden werden. Statt dessen

Vorgehen

kann die Förderung neuer Erfahrungen auf neutralen Erlebnisfeldern ebenso wie die Akzeptanz seitens des Therapeuten den eigentlichen existentiellen Anliegen des Patienten (z. B. dem Bedürfnis nach Kontakt und Wertschätzung) auf implizite, verdeckte Weise entgegenkommen.

Beachtung der kompensatorischen Funktion des Wahns

Sowohl bei der pharmakologischen als auch bei der psychotherapeutischen Behandlung des Wahns ist es wichtig, dessen kompensatorische Funktion zu beachten, etwa die Distanzierung unverarbeitbarer Themen durch Projektion oder Grandiosität. Strukturelle Defizite zeigen sich gerade bei Erfolg der neuroleptischen Therapie oft in depressiven Syndromen, die durch Entleerung und Sinnverlust nach Wahnremission hervorgerufen werden. Die Therapie wird sich demnach v. a. auf lebenspraktische Themen, auf die Mobilisierung von Ressourcen und erhaltenen Arbeitsvermögen sowie auf die Anerkennung von Bewältigungsfähigkeiten des Patienten richten, um durch allmähliche Ich-Stärkung die stabilisierende Funktion des Wahns zu ersetzen. Dann kann allmählich eine Realitätskonfrontation beginnen.

Kognitive Therapiestrategien

In diesem Stadium bzw. bei leichteren Fällen mit überwertigen Überzeugungen können auch kognitive Therapiestrategien mit geleiteten Wahrnehmungs- und Verhaltensexperimenten Erfolge zeitigen, wie sie in Anknüpfung an kognitive Theorien der Wahngenese (s. Abschn. 3.2) derzeit entwickelt und getestet werden. Obwohl der kognitive Ansatz zunächst dem Prinzip zu widersprechen scheint, daß man mit dem Patienten nicht diskutieren sollte, gelingt es durch behutsame Umwegstrategien offenbar doch in bis zu 50% der Fälle, den Verlauf günstig zu beeinflussen (Chadwick u. Lowe 1990; Kuipers et al. 1997).

6 Verlauf

Wahnstörungen galten seit Kraepelin als chronische, nahezu irreversible Erkrankungen: „Kein Fall echter Paranoia kommt je zur Heilung" (Kraepelin 1899). Demgegenüber haben Retterstøl und Opjordsmoen in ihren teils prospektiv, teils retrospektiv angelegten Langzeitstudien an insgesamt 334 Patienten eine wesentlich günstigere Prognose paranoider Psychosen konstatiert, die sich auch auf die reinen Wahnstörungen erstreckt. In Opjordsmoens (1988) Katamnese nach durchschnittlich 3 Jahrzehnten waren 15 (37%) von 41 Patienten mit Wahnstörungen (nach DSM-III-R) remittiert. Dabei unterschieden sich die Patienten mit Wahnstörungen auch in der Lebensbewältigung deutlich von den Schizophrenen: Sie waren öfter verheiratet (76 versus 47%), hatten häufiger Kinder (73 versus 37%) und gingen öfter einer Beschäftigung nach (46 versus 26%). Auch bei den 26 Patienten mit klassischer Paranoia im engeren Sinn fand Retterstøl mehr als ein Drittel der Fälle remittiert (Retterstøl 1991a,b); dies stimmt mit dem Ergebnis von Winokur (1977) überein, der nach mehrjährigen Katamnesen bei einem Drittel der Patienten eine soziale Heilung feststellte; 60% arbeiteten in ihrem Beruf, und 53% lebten in einer stabilen Ehe. Es ist zu hoffen, daß sich die Prognose der Wahnstörungen durch neuere und konsequente Behandlungsverfahren in Zukunft noch weiter verbessern wird.

Günstige Prognose

7 Literatur

Adler A (1927) Praxis und Theorie der Individualpsychologie; 3. Aufl. Bergmann, München

Almeida OP, Howard RJ, Levy R, David AS (1995) Psychotic states arising in late life (late paraphrenia). The role of risk factors. Br J Psychiatry 166:215–228

Andreasen NC, Bardach J (1977) Dysmorphophobia: symptom or disease? Am J Psychiatry 134:673–676

Baeyer W von (1991) Begegnung als humaner Lebensvollzug und seine Störung im Wahn – Zur Psychopathologie der Perspektivenübernahme. In: Blankenburg W (Hrsg) Wahn und Perspektivität. Enke, Stuttgart, S 29–38

Bebbington PE (1976) Monosymptomatic hypochondriasis, abnormal illness behaviour and suicide. Br J Psychiatry 128:475–478

Bentall RP, Kaney S (1989) Content-specific information processing and persecutory delusions: an investigation using the emotional Stroop test. Br J Med Psychol 62:355–364

Bentall RP, Kaney S, Dewey ME (1991) Paranoia and social reasoning: an attribution theory analysis. Br J Clin Psychol 30:13–23

Berner P (1978) Psychopathologische Wahnforschung und psychiatrische Hypothesenbildung. Nervenarzt 49:147–152

Bers N, Conrad K (1954) Die chronische taktile Halluzinose. Fortschr Neurol Psychiatr 22:254–270

Blankenburg W (1971) Der Verlust der natürlichen Selbstverständlichkeit. Enke, Stuttgart

Blankenburg W (1991) Perspektivität und Wahn. In: Blankenburg W (Hrsg) Wahn und Perspektivität. Enke, Stuttgart, S 4–28

Blankenburg W (1992) Analysen der Verselbständigung eines Themas zum Wahn. In: Kaschka WP, Lungershausen E (Hrsg) Paranoide Störungen. Springer, Berlin Heidelberg New York Tokio, S 17–32

Cameron N (1959) The paranoid pseudo-community revisited. Am J Sociol 65:52–58

Chadwick P, Lowe C (1990) The measuremet and modification of delusional beliefs. J Consult Clin Psychol 58:225–232

Chiu S, McFarlane AH, Dobson N (1990) The treatment of monodelusional psychosis associated with depression. Br J Psychiatry 156:112–115

Christenson R, Blazer D (1984) Epidemiology of persecutory ideation in an elderly population in the community. Am J Psychiatry 141:1088–1091

Connolly FH, Gipson M (1978) Dysmorphophobia – a long term study. Br J Psychiatry 132:568–570

Cooper AF, Kay DWK, Curry AR et al. (1974) Hearing loss in paranoid and affective psychoses of the elderly. Lancet ii:851–854

Crowe RR, Clarkson C, Tsai M, Wilson R (1988) Delusional disorder: jealous and nonjealous types. Eur Arch Psychiatry Neurol Sci 237:179–183

Dilling H, Mombour W, Schmidt MH (1993) Internationale Klassifikation psychischer Störungen (ICD-10). Huber, Bern Göttingen Toronto

Dolan M, Bishay N (1996) The effectiveness of cognitive therapy in the treatment of non-psychotic morbid jealousy. Br J Psychiatry 168:588–93

Ekbom KA (1938) Der präsenile Dermatozoenwahn. Acta Psychiatr Neurol Scand 13:227–259

Eastham JH, Jeste DV (1997) Treatment of schizophrenia and delusional disorder in the elderly. Eur Arch Psychiatry Clin Neurosci 147:209–218

El Gaddal YY (1989) De Clerambault's syndrome (erotomania) in organic delusional syndrome. Br J Psychiatry 154:714–716

Enoch MD, Trethowan WH (1979) Uncommon psychiatric syndromes. Wright, Bristol

Esquirol E (1838) Des maladies mentales – considerées sous le rapports medical, hygienique et médico-légal. Baillière, Paris

Förstl H, Howard R, Almeida O (1991) Altersparaphrenie. Psychopathologische und computertomographische Hinweise auf zwei Subtypen. Nervenarzt 62:274–276

Fuchs T (1992) Der hypochondrische Wahn. Z Klin Psychol Psychopath Psychother 40:396–410

Fuchs T (1993a) Über einen Fall von „Wachstumswahn". Zur Genese und nosologischen Klassifikation der körperdysmorphen Störung. Nervenarzt 64:199–203

Fuchs T (1993b) Wahnsyndrome bei sensorischer Beeinträchtigung – Überblick und Modellvorstellungen. Fortschr Neurol Psychiatr 61:257–266

Fuchs T (1994a) Uprooting and late life psychosis. Eur Arch Psychiatry Clin Neurosci 244:126–130

Fuchs T (1994b) Die Welt als Innenraum. Kafkas „Bau" als Paradigma paranoider Räumlichkeit. Nervenarzt 65:470–477

Fuchs T (1998a) Life events in late paraphrenia and depression. Psychopathol 32:60–69

Fuchs T (1998b) Patterns of relation and premorbid personality in late paraphrenia and depression. Psychopathology 32:70–80

Garety PA, Hemsley DR, Wessely S (1991) Reasoning in deluded schizophrenic and paranoid subjects: biases on performance of a probalistic reasoning task. J Nerv Ment Dis 179:194–201

Gattaz WF, Haas S (1982) Eigengeruchshalluzinose und die Geruchstrugwahrnehmungen bei endogenen Psychosen. Fortschr Neurol Psychiatr 50:67–72

Gaupp R (1942) Zur Lehre von der Paranoia. Der Fall des Volksschullehrers Hager. Z Ges Neurol Psychiatry 174:762–810

Glatzel J (1981) Die paranoide Eigenbeziehung aus der Perspektive einer interaktionalen Psychopathologie. Nervenarzt 52:147–152

Häfner H (1997) Late-onset schizophrenia and the delusional disorders in old age. Eur Arch Psychiatry Neurosci 247:173–175

Hallen O (1970) Über circumscripte Hypochondrien. Nervenarzt 41:215–220

Hay GG (1970) Dysmorphophobia. Br J Psychiatry 116:399–406

Hollander E, Liebowitz MR, Winchel R, Klumker A, Klein DF (1989) Treatment of body-dysmorphic disorder with serotonin reuptake blockers. Am J Psychiatry 146:768–770

Hollender MH, Callahan AS (1975) Erotomania or De Clèrambault syndrome. Arch Gen Psychiatry 35:1265–1267

Holm-Hadulla R (1982) Der Konkretismus. Nervenarzt 53:524–530

Howard R, Levy R (1992) Which factors affect treatment response in late paraphrenia? Int J Geriatr Psychiatry 7:667–672

Howard R, Almeida O, Levy R (1994) Phenomenology, demography and diagnosis in late paraphrenia. Psychol Med 24:397–410

Howard RJ, Graham C, Sham P, et al. (1997) A controlled family study of late-onset non-affective psy-

chosis (late paraphrenia). Br J
Psychiatry 170:511–514

Huq SF, Garety PA, Hemsley DR
(1988) Probabilistic judgements
in deluded and non-deluded subjects. Quart J Exp Psychol 40
A:801–812

Janzarik W (1973) Über das Kontakt-
mangelparanoid des höheren Alters und den Syndromcharakter
schizophrenen Krankseins. Nervenarzt 44:515–526

Kaschka WP, Negele-Anetsberger J,
Joraschky P (1991) Treatment outcome in patients with delusional
(paranoid) disorder. Eur J Psychiatry 5:240–253

Kaschka WP, Negele-Anetsberger J,
Joraschky P (1992) Behandlungsergebnisse bei Patienten mit
paranoiden Störungen. In: Kaschka WP, Lungershausen E (Hrsg)
Paranoide Störungen. Springer,
Berlin Heidelberg New York Tokio, S 131–144

Kay DWK, Roth M (1961) Environmental and Hereditary Factors in
the Schizophrenias of old Age
(„Late Paraphrenia") and their
Bearing on the General Problem
of Causation in Schizophrenia.
J Ment Sci 107:49–686

Kay DWK, Cooper AF, Garside RF,
Roth M (1976) The differentiation
of paranoid from affective psychoses by patients' premorbid
characteristics. Br J Psychiatry
129:207–215

Kendler KS (1982) Demography of
paranoid psychosis (delusional
disorder) Arch Gen Psychiatry
39:890–902

Kendler KS, Hays P (1981) Paranoid
psychosis (delusional disorder)
and schizophrenia. A family
study. Arch Gen Psychiatry
38:547–551

Kendler KS, Masterson CC, Davis KL
(1985) Psychiatric illness in first-
degree relatives of patients with
paranoid psychosis, schizoprenia
and medical illness. Br J Psychiatry 147:524–531

Kendler KS, Spitzer RL, Williams
JBW (1989) Psychotic disorders
in DSM-III-R. Am J Psychiatry
146:953–962

Kimura B (1995) Zwischen Mensch
und Mensch. Strukturen japa-
nischer Subjektivität. Wissenschaftliche Buchgesellschaft,
Darmstadt

Kora T (1999) Die Schinkeischitsu-
Neurose. In: Katz L, Watanabe N
(Hrsg) Die Morita-Therapie im
Gespräch. Psychosozial, Gießen,
S 46–100

Kraepelin E (1899) Psychiatrie,
6. Aufl. Barth, Leipzig

Kretschmer E (1966) Der sensitive
Beziehungswahn, 4. Aufl. Springer, Berlin Heidelberg New York

Küchenhoff J (1984) Dysmorphophobie. Nervenarzt 55:122–126

Küchenhoff J (1985) Das hypochondrische Syndrom. Nervenarzt
56:225–236

Kuipers E, Garety PA, Fowler D, et al.
(1997) London-East Anglia
randomized controlled trial of
cognitive-behavioural therapy for
psychosis. I: Effects of the treatment phase. Br J Psychiatry
171:319–327

Luhmann N (1973) Vertrauen. Ein
Mechanismus zur Reduktion so-
zialer Komplexität, 2. Aufl. Enke,
Stuttgart

Magaro PA (1981) The paranoid and
the schizophrenic: the case for
distinct cognitive style. Schizophr
Bull 7:632–661

Mahorney SL, Cavenar JO (1988) A
new and timely Delusion: the
complaint of having AIDS. Am J
Psychiatry 145:1130–1132

Malasi TH, El-Hilu SR Mirza IA, El-
Islam M Fakhr (1990) Olfactory
delusional syndrome with various
aetiologies. Br J Psychiatry
156:256–260

Marino C, Nobile M, Bellodi L, Smeraldi E (1993) Delusional disorder
and mood disorder: can they co-
exist? Psychopathol 26:5–61

Marneros A, Deister A, Rohde, A
(1988) Delusional parasitosis. A
comparative study to late-onset
schizophrenia and organic mental
disorders due to cerebral arterio-
sclerosis. Psychopathology 12:167–
174

Matussek P (1963) Wahrnehmung,
Halluzination und Wahn. In:
Gruhle HW, Jung R, Mayer-Gross
W, Müller M (Hrsg) Psychiatrie
der Gegenwart, Bd I/2. Springer,
Berlin Göttingen Heidelberg, S
23–76

Minkowski E (1947) Phénoménologie
et analyse existentielle en psychopathologie. Évol Psychiatr 4:137–
185

Moesler TA (1992) Eigengeruchswahn. In: Kaschka WP, Lungershausen E (Hrsg) Paranoide Störungen. Springer, Berlin Heidelberg New York Tokio, S 99–109

Morita S (1947) Shinkeishitsu no
hontai oyobi ryoho (Das Wesen
der Schinkeischitsu und ihre
Therapie). Tokyo 1928. In: Morita
SZ, Werke, Bd II. Tokyo

Morris M (1991) Delusional infesta-
tion. Br J Psychiatry 159:83–87

Morrison NK (1987) The role of
shame in schizophrenia. In: Lewis
HB (Hrsg) The role of shame in

symptom formation. Lawrence
Erlbaum, London, pp 51–87

Mundt C (1996) Zur Psychotherapie
des Wahns. Nervenarzt 67:515–523

Munro A (1982) Paranoia revisited.
Br J Psychiatry 141:344–349

Munro A (1984) Excellent response of
pathologic jealousy to pimozide.
Canad Med Ass J 131:852–853

Munro A (1988) Monosymptomatic
hypochondriacal psychosis. Br J
Psychiatry 153(Suppl 2):37–40

Musalek M (1991) Der Dermatozoenwahn. Thieme, Stuttgart New
York

Musalek M, Kutzer K (1990) The frequency of shared delusions of in-
lusions of infestations. Eur Arch
Psychiatry Neurol Sci 239:263–266

Musalek M, Berner P, Katschnig H
(1989) Delusional theme, sex and
age. Psychopathology 22:260–267

Musalek M, Bach M, Passweg V, Jae-
ger S (1990) The position of delusional parasitosis in psychiatric
nosology and classification. Psychopathology 23:115–124

Naguib M, Levy R (1987) Late paraphrenia: neuropsychological impairment and stuctural brain abnormalities on computed tomography: Int J Geriatr Psychiatry
2:83–90

Nelki J (1988) Making sense of a delusion of smell. A psychotherapeutic approach. Br J Med Psychol 61:267–275

Opjordsmoen S (1988 a) Hypochondriacal psychoses: a long-term
follow-up. Acta Psychiatr Scand
77:587–597

Opjordsmoen S (1988 b) Long-term
course and outcome in delusional
disorder. Acta Psychiatr Scand
78:576–586

Opjordsmoen S (1993) The duration
criteria of delusional disorder in
modern classification. Psychopathology 26:85–89

Opjordsmoen S, Retterstøl N (1987)
Hypochondriacal delusions in
paranoid psychoses: course and
outcome compared with other
types of delusions. Psychopathology 20:272–284

Opjordsmoen S, Retterstøl N (1991)
Delusional disorder: the predic-
tive validity of the concept. Acta
Psychiatr Scand 84:250–254

Phillips KA (1991) Body dysmorphic
disorder: the distress of imagined
ugliness. Am J Psychiatry
148:1138–1149

Phillips KA (1996) Pharmacological
treatment of body dysmorphic
disorder. Psychopharmacol Bull
32:597–605

Pollock BG (1982) Successful treatment of pathological jealousy

with pimozide. Can J Psychiatry 27:86–87

Rasmussen S (1978) Sensitive delusion of reference. „Sensitiver Beziehungswahn", some reflections on diagnostic practice. Acta Psychiatr Scand 58:442–448

Retterstøl N (1966) Paranoid and paranoiac psychoses. Thomas, Springfield/IL

Retterstøl N (1970) Prognosis in paranoid psychosis. Thomas, Springfield/IL

Retterstøl N (1987) Nicht-schizophrene paranoide Entwicklungen und Paranoia. In: Kisker KP, Lauter H, Meyer JE, Müller C, Strömgren E (Hrsg) Psychiatrie der Gegenwart, Bd 4. Springer, Berlin Heidelberg New York Tokio, S 211–235

Retterstøl N (1991a) Course and outcome in paranoid disorders. Psychopathology 24:277–286

Retterstøl N (1991b) Erotomania – erotic self-reference psychosis in old maids. A long term follow-up. Psychopathology 24:388–397

Riecher-Rössler A, Rössler W, Förstl H (1995) Late onset schizophrenia and late paraphrenia – a history of confusion about terms and concepts. Schizophr Bull 21:345–354

Roberts GA (1991) Delusional belief and meaning in life: a preferred reality? Br J Psychiatry 159(Suppl 14):20–29

Saß H, Wittchen HU, Zaudig M (1996) Diagnostisches und statistisches Manual psychischer Störungen DSM-IV. Hogrefe, Göttingen Bern Toronto

Schmidt-Degenhard M (1998) Zur Problemgeschichte und Psychopathologie der Paranoia. Fortschr Neurol Psychiatr 66:313–325

Segal JH (1989) Erotomania revisited: from Kraepelin to DSM-III-R. Am J Psychiatry 146:1261–1266

Sérieux P, Capgras J (1909) Les folies raisonnantes. Baillarger, Paris

Signer SF, Cummings JL (1987) De Clerambault's syndrome in organic affective disorder. Two cases. Br J Psychiatry 151:404–407

Soyka M (1992) Zur Klinik des Eifersuchtswahns. In: Kaschka WP, Lungershausen E (Hrsg) Paranoide Störungen. Springer, Berlin Heidelberg New York Tokio, S 53–63

Soyka M, Naber G, Völcker A (1991) Prevalence of delusional jealousy in different psychiatric disorders. Br J Psychiatry 158:549–553

Spitzer M (1989) Ein Beitrag zum Wahnproblem. Nervenarzt 60:95–101

Strian F (1984) Die Dysmorphophobie als Kontraindikation kosmetischer Operationen. Handchir Mikrochir Plast Chir 16:243–245

Tarrier N, Beckett R, Harwood S, Bishay N (1990) Morbid jealousy: a review and cognitive-behavioral formulation. Br J Psychiatry 157:319–326

Teusch L, Köhler KH, Finke J (1987) Die Bearbeitung von Wahnphänomenen in der klientenzentrierten Gesprächspsychotherapie. In: Olbrich HM (Hrsg) Halluzination und Wahn. Springer, Berlin Heidelberg New York, S 168–173

Tölle R (1987) Wahnentwicklung bei körperlich Behinderten. Nervenarzt 58:759–763

Tölle R (1993) Somatopsychic aspects of paranoia. Psychopathology 26:127–137

Torch EM, Bishop ER (1981) Delusions of parasitosis: psychotherapeutic engagement. Am J Psychother 35:101–106

Trabert W (1993) Epidemiologische Aspekte des Dermatozoenwahns. In: Möller HJ, Rohde A (Hrsg) Psychische Krankheiten im Alter. Springer, Berlin Heidelberg New York Tokio, S 180–187

Watt JAG (1985) The Relationship of Paranoid States to Schizophrenia. Am J Psychiatry 142:1456–1458

Watzlawick P (1988) Münchhausens Zopf oder Psychotherapie und „Wirklichkeit". Huber, Bern Stuttgart, Toronto

Winokur G (1977) Delusional disorder (paranoia). Compr Psychiatry 18:511–521

Yamashita I (1993) Taijin-Kyofu or Delusional social phobia. Hokaido Univ Press, Hokaido

Zaidens SH (1950) Dermatologic hypochondriasis: a form of schizophrenia. Psychosom Med 12:250–253

Kapitel 28

Zykloide Psychosen im Sinne von K. Leonhard

H. BECKMANN und E. FRANZEK

1 Einleitung

*Geringer
Erkenntniszuwachs
bei schizophrenen
Psychosen*

Seit Jahrzehnten werden sowohl psychologisch-geisteswissenschaftliche als auch biologisch-naturwissenschaftliche Forschungsstrategien eingesetzt, um in der Ursachenerkennung, Vorbeugung, Behandlung und Rehabilitation der endogenen Psychosen Fortschritte zu erzielen. Trotzdem blieben die Erkenntnisse angesichts der immensen Fortschritte in den Grundlagenwissenschaften eher bescheiden. Als Erklärung für das nur äußerst zähe Voranschreiten der Forschung wird immer wieder die genetische Heterogenität der Krankheiten genannt und das Modell der multifaktoriellen Verursachung herangezogen. Man hat jedoch auch nie aufgehört nach validen Untergruppen innerhalb der endogenen Psychosen zu suchen.

Das Konzept der zykloiden Psychosen nach Leonhard (1995), das bis in die Anfänge der klinisch-wissenschaftlichen Psychiatrie zurückverfolgt werden kann, stellt eine klinisch gut charakterisierte, eng umschriebene und reliable Krankheitsgruppe dar. In den folgenden Ausführungen wird die heuristische Bedeutung der zykloiden Psychosen auf der Basis früherer und neuerer Forschungen dargestellt.

2 Die Sonderstellung der zykloiden Psychosen in der psychiatrischen Nosologie

Einteilung nach Kraepelin

Mit der Zweiteilung der endogenen Psychosen in den manisch-depressiven Formenkreis und die Dementia praecox schien Kraepelin (1898, 1923) zunächst eine gewisse Ordnung in das bis dahin herrschende klassifikatorische Chaos der Geisteskrankheiten gebracht zu haben. Psychosen mit günstiger Langzeitprognose fielen in den manisch-depressiven Formenkreis, eine ungünstige Langzeitprognose ging einher mit der Diagnose Dementia praecox. Die prognostische Einschätzung aus dem Querschnittsbild einer Psychose gelang jedoch in einer Vielzahl der Fälle nicht, und klinisch im Anfangsstadium ähnliche Psychosen heilten zum Teil aus oder endeten in mehr oder weniger schweren „Defektzuständen".

*Schizophreniebegriff
Bleulers*

Deswegen wurde Kraepelins Begriff der Dementia praecox bald durch den Begriff der Schizophrenie (Spaltungsirresein) verdrängt. Bleuler führte die Bezeichnung „Gruppe der Schizophrenien" mit folgender Begründung ein: „Bald zeigte sich aber, daß viele Krankheiten, die sich im psychopathologischen Bild von den zu „Verblödung" führenden Psychosen nicht unterscheiden ließen, eine gute Prognose haben, ähnlich wie das manisch-depressive Irresein. Es mußte ein Begriff geschaffen werden, der die Krankheitsbilder mit gleichartiger Symptomatologie zusammenschloß, auch wenn sie zum Teil in Heilung, zum Teil in Defekt, zum Teil in „Verblödung" ausgingen" (Bleuler 1911, S. 47).

*Schneiders Sichtweise
der Schizophrenien*

Bleulers Schizophreniebegriff hat bis in die heutige Zeit bestand, obwohl er von Anfang an auf Kritik stieß (Gruhle 1932) und sich sowohl für die praktisch-klinische Tätigkeit als auch für die Forschung als nur bedingt tauglich erwies. Resignativ hört sich in diesem Zusammenhang auch Schneiders berühmte Aussage zur Diagnose Schizophrenie an: „Unter den zahlreichen bei der Schizophrenie vorkommenden Erlebnisweisen gibt es einige, die wir Symptome 1. Ranges heißen, nicht, weil wir sie für Grundstörungen hielten, sondern, weil sie für die Diagnose sowohl gegenüber nichtpsychotisch seelisch Abnormen, wie gegenüber der Zyklothymie ein besonderes Gewicht haben. Diese Wertung bezieht sich also nur auf die Diagnose. Nicht aber ist damit etwas zur Theorie der Schizophrenie gesagt ... Wo derartige Erlebnisweisen einwandfrei vorliegen und keine körperlichen Grundkrankheiten zu finden sind, sprechen wir in aller Bescheidenheit von Schizophrenie" (Schneider 1967, S. 135).

Auf Kurt Schneiders „atheoretische" Sichtweise gehen auch die heute gebräuchlichen operationalisierten Klassifikationsschemata zurück, die in regelmäßigen Abständen durch Abstimmung und Konsens von Experten erarbeitet werden, und mit denen hohe Interraterreliabilitäten erreicht werden sollen und durchaus auch erreicht werden, nicht selten jedoch unter Preisgabe der klinischen Validität.

Abseits von dieser Entwicklung führte Leonhard (1995) die von Kahlbaum (1863) und Kraepelin begonnene klinisch-empirisch orientierte Forschungsrichtung weiter. Aufbauend auf den Arbeiten von Wernicke (1900) und Kleist (1926), schuf Leonhard eine differenzierte Nosologie der endogenen Psychosen, die weit über die prognostische Dichotomie Kraepelins hinausging. Leonhard unterteilte die 2 großen Formenkreise auf der Basis von zum Teil lebenslangen Längsschnittuntersuchungen in weitere nosologisch eigenständige Krankheiten (Abb. 1).

Leonhards Nosologie der endogenen Psychosen

Aus der Abbildung ist gut zu erkennen, daß es v. a. die zykloiden Psychosen waren, die E. Bleuler zur Aufgabe der prognostischen Diagnostik veranlaßt haben müssen. Diese „atypischen Psychosen" gingen nach Kraepelin im manisch-depressiven Formenkreis auf, gehören dagegen nach Bleuler, Schneider und den modernen operationalisierten Klassifikationsschemata (APA 1994; WHO 1991) zum schizophrenen Formenkreis, da im Querschnitt schizophrenietypische Symptome auftreten.

Tabelle 1 zeigt die differenzierte Aufteilung nach Leonhard des manisch-depressiven Formenkreises Kraepelins, Tabelle 2 enthält die Differenzierung nach Leonhard von Bleulers „Gruppe der Schizophrenien".

	günstige Prognose		ungünstige Prognose	
Kraeplin	manisch-depressive Krankheit		Dementia praecox	
Bleuler	manisch-depressive Krankheit	Gruppe der Schizophrenien		
Leonhard	affektive Psychosen	zykloide Psychosen	unsystematische Schizophrenien	systematische Schizophrenien
	affektive Psychosen	schizoaffektive Psychosen	Schizophrenien	

Abb. 1.
Die prognostische Dichotomie der endogenen Psychosen

Tabelle 1.
Kraepelins manisch-depressiver Formenkreis differenziert nach Leonhard (1995)

Phasisch monopolar affektive Psychosen		Bipolar phasische	Zykloide Psychosen
Reine Manie	Reine Melancholie	Manisch-depressive Krankheit	Angst-Glücks-Psychose
Monopolare Euphorien	Monopolare Depressionen	–	Motilitätspsychose
–	–	–	Verwirrtheitspsychose

Tabelle 2.
Bleulers schizophrener Formenkreis differenziert nach Leonhard (1995)

Zykloide Psychosen	Unsystematische Schizophrenien	Systematische Schizophrenien
Angst-Glücks-Psychose	Affektvolle Paraphrenie	Systematische Paraphrenien
Motilitätspsychose	Periodische Katatonie	Systematische Katatonien
Verwirrtheitspsychose	Kataphasie	Hebephrenien

3 Klinik zykloider Psychosen

Klinische Formen zykloider Psychosen

Die bipolaren zykloiden Psychosen wurden bereits von Kleist (1926) und Fünfgeld (1936) von der manisch-depressiven Krankheit und den Schizophrenien als nosologisch eigenständige Krankheitsgruppe abgetrennt, aber erst Leonhard hat die genauen symptomatologischen Kriterien für eine exakte Diagnose minutiös herausgearbeitet und 3 klinische Formen unterschieden:
- die Angst-Glücks-Psychose,
- die erregt-gehemmte Verwirrtheitspsychose und
- die hyperkinetisch-akinetische Motilitätspsychose.

Die charakteristische Symptomatik der einzelnen Unterformen ist in den Tabellen 3–5 zusammengestellt. Dazu seien 3 Kurzkasuistiken exemplarisch aufgeführt.

Fallbeispiel: Angst-Glücks-Psychose

Die Patientin erkrankte erstmals mit 27 Jahren und wurde mit der Diagnose „paranoid-halluzinatorische Psychose" in die Klinik eingewiesen. Bei der stationären Aufnahme war sie gespannt, sehr mißtrauisch und ohne Krankheitseinsicht. Sie klagte über Tagesmüdigkeit und Derealisationsphänomene. Sie gab an, sich vor 4 Wochen zeitweise glücklich gefühlt, zwischendurch aber immer wieder auch große Angst empfunden zu haben. Nach 1 Monat Klinikaufenthalt wurde sie beschwerdefrei entlassen. Ein Jahr später erfolgte die 2. stationäre Aufnahme. Sie lief plötzlich nackt herum, befürchtete vergiftet zu werden und sagte zu ihrem Mann, er solle ihr in die Augen schauen, sie sei Gott. Bei der Aufnahmeexploration war sie sehr lebhaft und zugewandt. Sie gab an, die Kraft Gottes in sich zu spüren und glaubte, daß sich die Menschen jetzt alle lieben würden und es keine Kriege mehr geben würde. Auch diesmal

Angstpol	Glückspol
• Schwere Angst mit Beziehungs-ideen und Wahnwahrnehmungen	• Ekstatische Stimmung mit Berufungs-, Glücks- und Erlösungs-ideen
• Ängstlich, paranoide Ideen der Bedrohung, Verfolgung und Vernichtung	• Affekt-kongruente Illusionen und Halluzinationen (oft als Visonen)
• Affekt-kongruente Illusionen und Halluzinationen	• Ekstatischer Gesichtsausdruck, pathetische Gesten und Gebärden
• Angstgetönte körperliche Mißempfindungen	
• Ideen der Selbstopferung für das Heil anderer	
• Rasche Fluktuationen zwischen Angst und Glück	

Tabelle 3.
Symptomatik der Angst-Glücks-Psychose

Erregter Pol	Gehemmter Pol
• Inkohärenz im Denken mit Rededrang	• Denkhemmung mit Ratlosigkeit
• Inkohärenz der Themenwahl (abschweifende Themenwahl)	• Ratlose Bedeutungsideen (Wahnwahrnehmungen)
• Flüchtige Personenverkennungen	• Beziehungsideen mit Ratlosigkeit
• Beziehungsideen	• Illusionen und Halluzinationen
• Flüchtige Halluzinationen	
• Ängstliche und ekstatische Gefühlsschwankungen mit weit geringerer Intensität als bei der Angst-Glücks-Psychose	

Tabelle 4.
Symptomatik der erregt-gehemmten Verwirrt-heitspsychose

Hyperkinetischer Pol	Akinetischer Pol
• Vermehrung von Ausdrucks- und Reaktivbewegungen	• Verlust von Ausdrucks- und Reaktivbewegungen
• Sinnloser, ungerichteter Bewegungsdrang	• Schlaffe oder starre Akinese –
• Schwere Ablenkbarkeit durch Umgebungsreize (hyperreaktive Ablenkbarkeit, Hypermetamorphose nach Wernicke)	• Langsame, träge oder aufgehobene Willkürmotorik
• Manchmal inkohärente Sprachäußerungen	• Verlust der Spontansprache bis Mutismus
• Illusionen, Halluzinationen und Beziehungsideen	
• Rasch wechselnder Affekt (gehoben-ängstlich-gereizt-depressiv)	

Tabelle 5.
Symptomatik der akinetisch-hyperkinetischen Motilitätspsychose

wurde sie wieder gesund entlassen, mußte aber kurze Zeit später erneut stationär aufgenommen werden, weil sie wähnte, Gott und der Erzengel zu sein, und, um dies zu beweisen, ihre Hand auf die heiße Herdplatte gelegt hatte. Im Krankenhaus war sie im Wechsel gehobener oder ängstlicher Stimmung und äußerte Beziehungs- und Verarmungsideen. Sie wurde erneut vollständig gesund. Mit 36 Jahren trat wieder eine Krankheitsphase auf. Diesmal gab sie viele religiöse Ideen an, behauptete u. a., der Papst sei ihr erschienen. Dann wieder klagte sie über starke Angst, befürchtete, daß ein Weltkrieg und der Weltuntergang bevorstehen würden. Nach der Entlassung war sie 6 Jahre gesund und versorgte ihren Haushalt. Mit 42 Jahren wurde sie wieder krank, war sehr ängstlich und fühlte sich von einem Mann in der Nachbarschaft bedroht und verfolgt. Sie hörte auch bedrohliche Stimmen. Auch diesmal konnte sie wieder gesund und einsichtsfähig entlassen werden.

Fallbeispiel:
Verwirrtheitspsychose

Der Patient wurde erstmals mit 17 Jahren wegen einer depressiven Verstimmung stationär behandelt. Nach der Entlassung bestand er eine Kaufmannsgehilfenprüfung. 3 Jahre später war er zeitweise sehr niedergeschlagen und sprach nur noch sehr wenig. Zur 2. stationären Behandlung kam es im Alter von 23 Jahren. Er war ängstlich und schwer denkgehemmt. Bei der Entlassung war er wieder gesund. Ein Jahr danach mußte er wegen eines völlig „zerfahrenen" Gedankenganges bei „läppisch-heiterer" Stimmungslage erneut im Krankenhaus aufgenommen werden. Dort wechselten sich Zustände von erregten Zeiten, in denen er ununterbrochen „sinnloses Zeug" redete, mit Zuständen ratloser Hemmung ab. Die Entlassung erfolgte in ausgeglichenem Zustand. In den folgenden Jahren mußte er immer wieder stationär behandelt werden. Im Zentrum der Psychopathologie stand stets eine schwere formale Denkstörung. Häufig fand sich ein Rededrang mit unverständlichen, inkohärenten Inhalten. Auf der anderen Seite kam es immer wieder zu schwer gehemmten, ratlosen, mutistischen Zustandsbildern. Die Stimmung war entweder euphorisch gehoben oder depressiv ängstlich. In unterschiedlicher Ausprägung traten bedrohliche, angsteinflößende Stimmen und flüchtige Personenverkennungen auf. Zwischen den einzelnen Krankheitsphasen war er gesund und half seinem älteren Bruder in der Landwirtschaft.

Fallbeispiel:
Motilitätspsychose

Die Patientin wurde erstmals mit 19 Jahren krank, machte „skurrile, faxenhafte" Bewegungen, stand mit „still verzücktem" Gesichtsausdruck da und hielt die Hände, Arme und den Rumpf in „eigentümlich bizarr anmutenden Stellungen". Sie litt unter akustischen Halluzinationen und verwechselte zeitweise Personen. In der Krankengeschichte hieß es, daß sie im Bett lag, mit den Armen dauernd in Bewegung war und den Oberkörper und Kopf „mit einer gewissen Grazie" hin und her wog. Dabei sprach sie unaufhörlich Worte nach, die sie aus der Umgebung aufschnappte. Später war sie „läppisch aufgedreht", voller Bewegungsdrang, warf Pantoffel und Kissen durch die Gegend, schüttete Kaffee auf den Boden. Nach 4 Monaten trat eine Beruhigung ein und sie wurde wieder gesund entlassen. 3 Jahre später wurde sie erneut krank. In der Krankengeschichte stand jetzt, daß sie sich im Bett hin und her warf und Laute ausstieß, die ein Wohlgefühl ausdrückten. Daneben fanden sich akustische und optische Halluzinationen. Bei der Entlassung 3 Monate später war sie wieder gesund. Bis zum 61. Lebensjahr kam es zu 6 weiteren stationären Behandlungen. Im Vordergrund standen immer psychomotorische Auffälligkeiten. Es fanden sich u. a. folgende Krankenblatteinträge: Sie schnaufe in manierierter Weise, zucke bei jeder Berührung kasperlhaft und faxenhaft zusammen. Sie sei psychomotorisch erheblich unruhig, singe mit hohem Sopran. Sie zeige einen verworrenen Rededrang und psychomotorischen Erregungszustand, knalle Türen, ihr Gesicht sei maskenhaft starr, die gesamten Bewegungen verlangsamt. Zwischen den einzelnen Krankheitsphasen war die Patientin immer gesund. Bei einer ambulanten Untersuchung im Alter von 64 Jahren wurde sie als ausgeglichen, freundlich und affektiv gut schwingungsfähig bezeichnet. Sie war zu diesem Zeitpunkt seit kurzem verwitwet und bewohnte allein ein gepflegtes Einfamilienhaus.

Grundsätzlich gelten für alle 3 zykloiden Unterformen Bipolarität, phasisch remittierender Verlauf und das Fehlen von psychischen Residualsymptomen als generelle Kriterien. Leonhard räumte zwar ein, daß nach wiederholten Phasen und Hospitalisierungen eine gewisse Einbuße der inneren Spannkraft auftreten könne, wertete dies aber als reaktiv. Neuere Untersuchungen konnten die gute Verlaufsprognose inzwischen mehrfach bestätigen (Beckmann et al. 1990; Maj 1990; Perris 1974).

Merkmale der 3 zykloiden Unterformen

Die Diagnosen sind nach klinisch-hierarchischen Gesichtspunkten zu stellen und haben immer charakteristische Symptome, die das Krankheitsbild prägen. Fehlen diese Symptome, dann ist auch die Diagnose fragwürdig. In diesem Sinne ist die Leonhard-Diagnose einer zykloiden Psychose (natürlich auch aller anderen Leonhard-Diagnosen) streng operationalisiert. Nach ausreichend langer und entsprechend genauer Beobachtung ist die exakte Diagnose einer Unterform in den allermeisten Fällen möglich. Leonhard wies immer wieder darauf hin, daß die Zugehörigkeit zur Gesamtgruppe der zykloiden Psychosen nur durch die genaue Zuordnung zu einer der genannten Unterformen gesichert ist und daß man sich nicht damit begnügen sollte, nur allgemein eine zykloide Psychose zu diagnostizieren. Fehldiagnosen sind besonders immer dann vorprogrammiert, wenn man versucht, aus nur unvollständigen Syndromen heraus eine Diagnose zu konstruieren oder nur allein aufgrund eines günstigen Verlaufes auf die Diagnose einer zykloiden Psychose zu schließen.

Diagnosestellung nach Leonhard

Auch die Vermengung diagnostischer Kriterien zu einem Gesamtkomplex zykloide Psychose, wie es von Brockington et al. (1982) vorgeschlagen wurde und als Synonym in der Kategorie der akuten polymorphen psychotischen Störungen der ICD-10 geführt wird, bedeutet wieder einen Validitätsverlust. In ihrer ursprünglichen Beschreibung nach Leonhard finden sich die zykloiden Psychosen je nach Symptomausprägung innerhalb der operationalisierten Klassifikationen in allen diagnostischen Kategorien des schizophrenen Spektrums wieder (Franzek et al. 1996; Franzek u. Beckmann 1998 a, b) und sind nicht mit bestimmten Kategorien, z.B. mit den schizophreniformen Psychosen des DSM-III bis DSM-IV oder den akut vorübergehenden psychotischen Störungen der ICD-10, identisch, auch wenn es Überschneidungen geben mag (Franzek et al. 1994; Pfuhlmann 1998).

Diagnosen anhand operationalisierter Klassifikationen

4 Bedeutung für die klinische Praxis

Neuroleptikaprophylaxe

Die prognostische Unsicherheit, die sich seit Bleuler mit der Diagnose einer Schizophrenie verbindet, hat dazu geführt, daß heute bei nahezu jeder Psychose mit schizophrenen Symptomen auch außerhalb akut psychotischer Episoden eine sog. Neuroleptikaprophylaxe empfohlen wird (DGPPN 1998). Aus der eigenen Praxis wissen wir aber, daß bei den zykloiden Psychosen in vielen Fällen die Phasenprophylaxe mit Neuroleptika nicht hilft, Rückfälle zu verhindern. Perris (1978, 1986) betont bei den zykloiden Psychosen zwar die gute Wirksamkeit von Neuroleptika in der Akuttherapie, fand aber auch, daß Neuroleptika in der Langzeitbehandlung zur Phasenprophylaxe deutlich weniger effektiv waren als

Lithium

Lithium. Gerade die Wirksamkeit der Rezidivprophylaxe mit Lithium bei affektiv getönten und intermittierend auftretenden Psychosen mit schizophrener Symptomatik hat ja zu deren Ausgliederung aus der weiten Bleulerschen Schizophreniegruppe geführt und gleichzeitig zum Anwachsen der verwaschenen und klinisch wenig brauchbaren Diagnose schizoaffektiver Psychosen beigetragen.

Atypische Neuroleptika

Es ist in zukünftigen Untersuchungen die Frage zu prüfen, ob die heutige wesentlich nebenwirkungsärmere „atypische" Neuroleptikageneration in niedriger Dosierung den klassischen Neuroleptika in der Phasen- oder Rückfallprophylaxe bei den zykloiden Psychosen überlegen ist, wobei Vergleichsstudien mit Lithium, Carbamazepin oder auch Valproat wünschenswert wären.

Neuroleptisches Syndrom und katatones Syndrom

Franzek et al. (1994) berichteten, daß das maligne neuroleptische Syndrom sowie das akut lebensbedrohlich katatone Syndrom ganz vorzugsweise im Verlauf von zykloiden Psychosen, insbesondere von Motilitätspsychosen, auftreten. Die genaue Analyse der Daten und der umfangreichen Literatur veranlaßte die Autoren zu dem Postulat, daß das maligne neuroleptische und das akut lebensbedrohliche katatone Syndrom mit großer Wahrscheinlichkeit identische Komplikationen im Verlauf von akuten zykloiden Psychosen darstellen. Sie empfehlen daher, keine Zeit zur nutzlosen diagnostischen Differenzierung zu verschwenden, sondern in jedem Fall als allererste Maßnahme die Neuroleptika abzusetzen und dann sofort alle weiteren notwendigen Therapieschritte einzuleiten. Dabei warnen die Autoren davor, unter der Annahme einer perniziösen Katatonie weiter hochpotente Neuroleptika zu verabreichen, da diese das Syndrom nicht nur nicht bessern, sondern es im Gegenteil sogar weiter verschlimmern würden.

Postpartale psychotische Erkrankungen

Es soll schließlich nicht unerwähnt bleiben, wie erleichternd es ist, wenn eine günstige Prognose angenommen werden kann. Bei postpartalen psychotischen Erkrankungen, die ganz überwiegend zykloide Psychosen sind (Pfuhlmann et al. 1998), kann dieser psychologische Rückhalt, der dadurch der ganzen Familie der Erkrankten zugute kommt, nicht hoch genug eingeschätzt werden.

5 Forschungsergebnisse

Bereits Leonhard hat immer wieder betont, daß die erbliche Disposition bei den zykloiden Psychosen nur eine untergeordnete Rolle spielt. In seinen Familienuntersuchungen fand er eine familiäre Belastung bei Verwandten 1. Grades zwischen 4 und 5%, die damit erheblich niedriger lag als die familiäre Belastung der manisch-depressiven Krankheit (zwischen 20 und 21%) und den ebenfalls deutlicher heriditären unsystematischen Schizophrenien (zwischen 13 und 22%). Nur die familiäre Belastung der systematischen Schizophrenien lag mit 2–4% noch niedriger (Leonhard 1995).

Keine erbliche Disposition für zykloide Psychosen

Neue Familienstudien mit hohem methodischen Standard haben eine Reihe von Leonhards Befunden inzwischen bestätigen können. Patienten mit zykloiden Psychosen wiesen eine familiäre Belastung mit affektiven Psychosen von 6,6% auf, eine Belastung mit schizophrenen Psychosen fehlte in diesen Familien vollständig (Franzek u. Beckmann 1998 b). Die familiäre Belastung in den Familien mit periodischer Katatonie (klinische Untergruppe der unsystematischen Schizophrenien) lag bei über 20%, das Erkrankungsrisiko von Angehörigen systematisch katatoner Patienten dagegen unter 5% (Beckmann et al. 1996; Stöber et al. 1995, 1997).

Ein Schwerpunkt neuerer Untersuchungen war auch die Frage nach der ätiologischen Gewichtung und Bedeutung von Anlage- gegenüber Umweltfaktoren in der Genese der zykloiden Psychosen. Zur Klärung dieser Fragestellung sind Zwillingsuntersuchungen in besonderem Maße geeignet. Wegen der hohen methodischen Anforderungen sind Zwillingstudien mit systematischer Rekrutierung der Zwillinge heute jedoch selten geworden.

Bedeutung von Anlage- gegenüber Umweltfaktoren

Die klassische Zwillingsmethode beruht auf dem Vergleich von eineiigen und zweieiigen Zwillingspaaren und setzt dabei für beide Zwillingstypen gleiche Umweltfaktoren voraus. Nach der immer noch gültigen Galtonschen Regel spricht für Erblichkeit, wenn eineiige Zwillinge in einem bestimmten Merkmal häufiger übereinstimmen als zweieiige. Bei Nichterblichkeit unterscheiden sich eineiige und zweieiige Paare in der Häufigkeit von Übereinstimmung (Konkordanz) oder Nichtübereinstimmung (Diskordanz) für das Merkmal (z.B. die Krankheit) nicht wesentlich. Alle phänomenologischen Unterschiede bei eineiigen, d.h. genetisch identischen Zwillingen, werden auf die Einwirkung von Umwelteinflüssen zurückgeführt. Da besonders bei eineiigen Zwillingen die „Umwelt" schon pränatal recht verschieden sein kann - zu nennen sei hier nur das bekannte Zwillingstransfusionssyndrom - sollten bei Zwillingsstudien auch Schwangerschafts- und Geburtskomplikationen immer berücksichtigt werden.

Vorgehensweise bei Zwillingsstudien

Franzek u. Beckmann (1998 a, b) untersuchten im Rahmen einer all diesen methodischen Anforderungen entsprechenden systematischen Zwillingsstudie inzwischen 12 eineiige und 11 zweieiige Zwillingspaare, in denen mindestens ein Partner an einer zykloiden Psychose litt. Der Vergleich zwischen den probandenweisen Konkordanzraten von eineiigen

Ergebnisse von Zwillingsstudien

- keine wesentliche primär genetische Disposition bei zykloiden Psychosen

und zweieiigen Zwillingen brachte ein Ergebnis, das eindeutig gegen eine wesentliche primär genetische Disposition bei den zykloiden Psychosen spricht. Eineiige Zwillinge hatten in 36% und zweieiige Zwillinge in 31% einen ebenfalls kranken Partner, also fand sich kein signifikanter Unterschied zwischen eineiigen und zweieiigen Paaren. Der aus den Daten errechnete niedrige Heritabilitätsindex von nur 0,14 (maximal wäre 1) und der schwache Quotient eineiig/zweieiig von 1,16 (minimal wäre 1) geben das Ergebnis deutlich wieder.

- hohe primär genetische Disposition bei unsystematischen Schizophrenien

Ganz anders war der Befund bei den unsystematischen Schizophrenien. Hier zeigten sich signifikante Unterschiede zwischen den eineiigen und zweieiigen Paaren. Die probandenweise Konkordanzrate lag hier bei den eineiigen Zwillingen bei 89%, bei den zweieiigen Zwillingen bei 25%. Entsprechend hohe Werte errechneten sich für den Heritabilitätsindex (0,72) und den Quotienten eineiig/zweieiig (3,56). Nach der Galtonschen Regel liegt demnach bei den unsystematischen Schizophrenien eine sehr hohe primär genetische Disposition vor, während bei den zykloiden Psychosen das Gegenteil der Fall ist. Ein weiterer höchst bemerkenswerter Befund dieser Zwillingsstudie war das Fehlen von eineiigen Zwillingen mit systematischer Schizophrenie trotz der systematischen Rekrutierung. Hierfür gibt es bisher nur spekulative Erklärungsversuche, auf die in diesem Rahmen nicht weiter eingegangen werden kann (Leonhard 1995; Franzek u. Beckmann 1998b).

Disponierende Umweltfaktoren

Da bei den zykloiden Psychosen genetische Ursachen offensichtlich in den Hintergrund treten, stellt sich die Frage nach disponierenden Umweltfaktoren. In Zwillingsuntersuchungen kommt es hierbei besonders auf den Vergleich zwischen kranken und gesunden Zwillingen eineiiger Paare an, da hier die genetische Ausstattung die Konstante, die Umwelt dagegen die Variable darstellt. Von den 12 eineiigen Paaren mit zykloid psychotischen Indexzwillingen der bereits mehrfach erwähnten Studie waren 3 Paare konkordant und 9 Paare diskordant, d.h. in 9 Paaren war der Kozwilling jeweils gesund. Der Vergleich von Anzahl und Schwere an Geburtskomplikationen bei den diskordanten Paaren ergab, daß die kranken Indexzwillinge statistisch signifikant (p<0,01) mehr und schwerere Komplikationen während und kurz nach der Geburt erlitten hatten als die gesunden Kozwillinge. Dieser Befund bestätigt frühere Zwillingsuntersuchungen, die ausschließlich diskordante Zwillingspaare untersucht und gefunden hatten, daß die an Schizophrenie erkrankten eineiigen Zwillinge generell schwerere Geburtskomplikationen aufwiesen als ihre gesunden Partner.

- Geburtskomplikationen

- pränatale Entwicklungsstörungen

Die mitgeteilten Krankengeschichten zeigen, daß die meisten „schizophren" erkrankten Probanden dieser Studien mit großer Wahrscheinlichkeit an zykloiden Psychosen im Sinne Leonhards litten (Pollin et al. 1965, 1966). Man weiß heute auch, daß Geburtskomplikationen wahrscheinlich nur das letzte Stadium von bereits während der Schwangerschaft aufgetretenen Schädigungen sind (Nelson u. Ellenberg 1986; Kuban u. Leviton 1994) und daß pränatale Noxen, die auf Zwillingsschwangerschaften einwirken, auch bei eineiigen Zwillingen nicht notwendigerweise immer beide Zwillinge betreffen (Davis et al. 1995). Geburtskomplikationen könnten folglich in vielen Fällen Ausdruck vorausgegangener pränataler Entwicklungsstörungen sein.

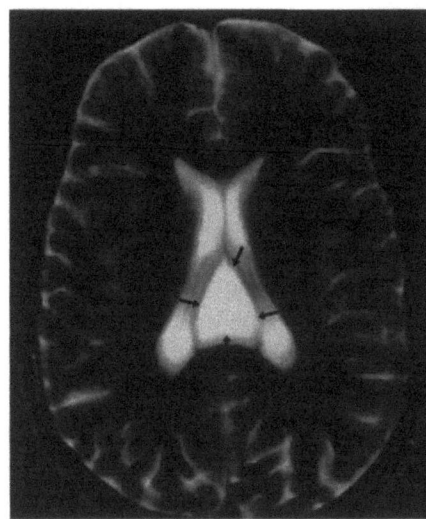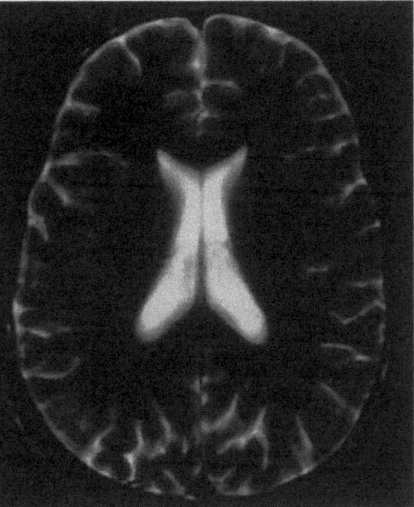

Abb. 2.
MRT-Bilder mit Schichtfüh-
rung in Höhe der Seitenventrikel bei zwei 26jährigen eineiigen Zwillingen

Andererseits besteht natürlich auch die Möglichkeit, daß Entwicklungsstörungen im Bereich des ZNS auftreten, ohne daß dies mit schweren
Geburtskomplikationen vergesellschaftet sein muß. Abb. 2 zeigt die magnetresonanztomographischen (MRT-) Bilder eines 26jährigen männlichen Zwillingspaares, das erst kürzlich in unsere Beobachtung kam.
Zwilling A war akut an einer zykloiden Psychose (Verwirrtheitspsychose) erkrankt, die unter Behandlung mit Perazin innerhalb weniger Wochen wieder völlig abklang. Der Bruder, Zwilling B, war psychopathologisch unauffällig und bisher immer gesund gewesen. Nach den persönlichen Angaben der Mutter erfolgte die Geburt (Geburtsgewicht A=3000
g, B=3100 g) per Sektio. Sonstige Komplikationen waren nicht aufgetreten, auch nicht postnatal und ebenfalls nicht in der frühkindlichen Ent-
wicklungsphase. Beide Zwillinge absolvierten später das Abitur und
waren zum Zeitpunkt der Hospitalisierung von Zwilling A Studenten an
einer allgemeinen Hochschule.

*Entwicklungsstörungen
des ZNS*

Bei dem an einer akuten Verwirrtheitspsychose erkrankten Zwilling A
findet sich eine Septumanomalie im Sinne eines Cavum velum interposi-
tum (*kleine Pfeile*). Diese Anomalie weist am ehesten auf eine Entwicklungsstörung in der Gehirnreifung hin. Das MRT-Bild des gesunden
Zwillingsbruders B zeigt einen gänzlich unauffälligen Befund. Die Septumanomalie hatte weder bei der Geburt noch für die spätere Entwicklung des Betroffenen nachteilige Folgen gehabt.

In den neueren Studien mit diskordanten Zwillingen werden leider keine
Kasuistiken mehr mitgeteilt, sondern man spricht nur noch global von
der „DSM-III(-R)-Schizophrenie". Wir wissen jedoch jetzt aus eigener Erfahrung, daß die Indexfälle bei für DSM-III(-R)-Schizophrenie diskordanten eineiigen Zwillingspaaren überwiegend an zykloiden Psychosen leiden,
deshalb sollten die Ergebnisse dieser Studien hier unbedingt erwähnt werden. So fanden Reveley et al. (1982) bei für „Schizophrenie" diskordanten
eineiigen Paaren eine erhebliche Intrapaardifferenz in der Ventrikelweite,
wobei die „schizophrenen" Probanden signifikant weitere Ventrikel auf-

*Studien mit diskordanten
Zwillingen*

*– unterschiedliche
Ventrikelweite*

wiesen als ihre gesunden Partner und als gesunde eineiige Kontrollpaare. Dies ist umso bemerkenswerter, weil bekannt ist, daß die Ventrikelweite eine hohe genetische Determiniertheit aufweist (Bartley et al. 1997).

– CCT-Auffälligkeiten

Ähnliche Befunde, d.h. weitere Ventrikel der erkrankten gegenüber den gesunden Zwillingsprobanden, berichteten Casanova et al. (1990) und Suddath et al. (1990). Letztere Studie ist besonders auch deshalb interessant, da hier der für die psychiatrische Diagnose blinde Neuroradiologe den erkrankten Zwilling in 12 von 15 Fällen allein durch die visuelle Betrachtung der MRT-Bilder anhand der weiteren Liquorräume identifizieren konnte. Korrespondierend zu diesen Befunden fanden Franzek et al. (1996) in einer Vergleichsuntersuchung von psychiatrisch erkrankten Patienten mit unspezifischen Veränderungen im kranialen Computertomogramm (CCT) und einer parallelisierten Kontrollgruppe ohne CCT-Veränderungen überproportional (statistisch signifikant) viele Patienten mit zykloiden Psychosen in der Gruppe mit den CCT-Auffälligkeiten, die zumeist Ventrikelasymmetrien und/oder Ventrikelerweiterungen betrafen und von einem Neuroradiologen am ehesten auf prä- oder perinatale schädigende Einflüsse zurückgeführt wurden.

Geburtensaisonalität für Winter- bzw. Frühjahrsmonate

Damit stellt sich natürlich die Frage nach der Art der pränatal schädigenden Einflüsse. Hier ist ein Befund interessant, der so häufig wie kein anderer in der Schizophrenieforschung von verschiedenen Arbeitsgruppen repliziert werden konnte und zu viel Spekulationen Anlaß gab: ein statistisch signifikanter Geburtenüberschuß in Winter- bzw. Frühjahresmonaten von an schizophrenen Psychosen erkrankten Individuen im Vergleich zur Gesamtbevölkerung (Bradbury u. Miller 1985). Es würde zu weit führen, alle Hypothesen, die um dieses Phänomen aufgestellt wurden, im einzelnen zu erläutern. Die derzeit führende Annahme ist, daß Schädlichkeiten, die in der kalten Jahreszeit gehäuft auftreten, die fötale Gehirnentwicklung in einer bestimmten vulnerablen Phase derart stören können, daß das betreffende Individuum für die Entwicklung einer schizophrenen Psychose im Erwachsenenalter eine Prädisposition aufweist (Torrey 1987).

– Geburtenüberschuß bei zykloiden Psychosen und systematischen Schizophrenien

In den letzten Jahren wurde immer wieder berichtet, daß der Geburtenüberschuß insbesondere bei schizophrenen Individuen ohne familiäre Belastung zu finden ist (D'Amato et al. 1991; O'Callaghan et al. 1991). Franzek u. Beckmann (1992) untersuchten das Phänomen der Geburtensaisonalität in einem großen von Leonhard diagnostizierten Patientenkollektiv bestehend aus zykloiden Psychosen, unsystematischen und systematischen Schizophrenien. Im Gesamtkollektiv fand sich tatsächlich ein signifikanter Geburtenüberschuß im Vergleich zur Gesamtbevölkerung. Die Aufteilung in die einzelnen diagnostischen Gruppen brachte jedoch das überraschende Ergebnis, daß nur die zykloiden Psychosen und systematischen Schizophrenien (beides Psychosen mit geringer familiärer Belastung) den Geburtenüberschuß aufwiesen, während sich bei den familiär hochbelasteten unsystematischen Schizophrenien sogar ein deutliches Geburtendefizit in den entsprechenden Monaten zeigte (Abb. 3).

– Geburtendefizit bei unsystematischen Schizophrenien

Das Geburtendefizit der unsystematischen Schizophrenien wurde so interpretiert, daß Individuen, deren Hirnentwicklung bereits durch einen

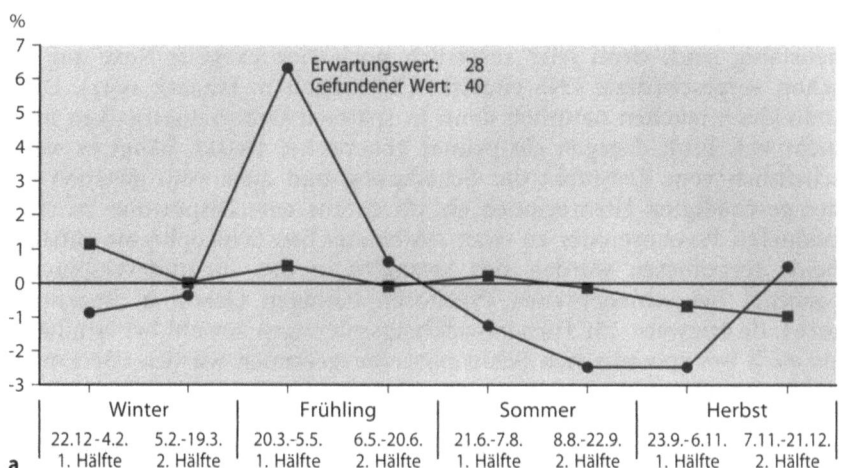

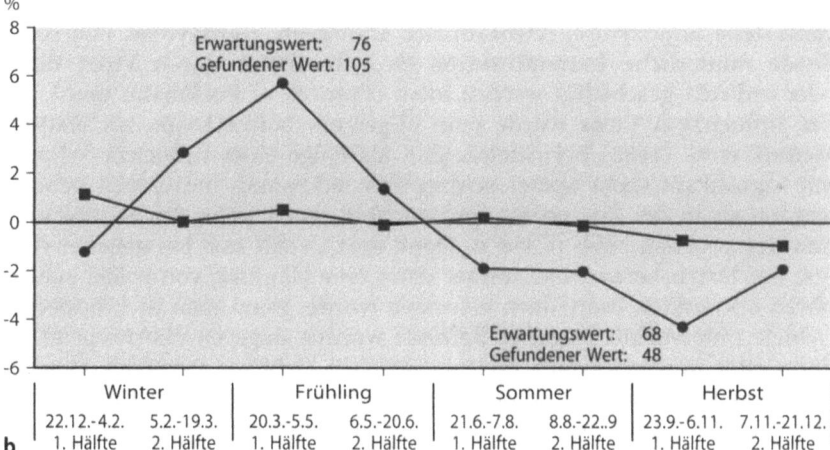

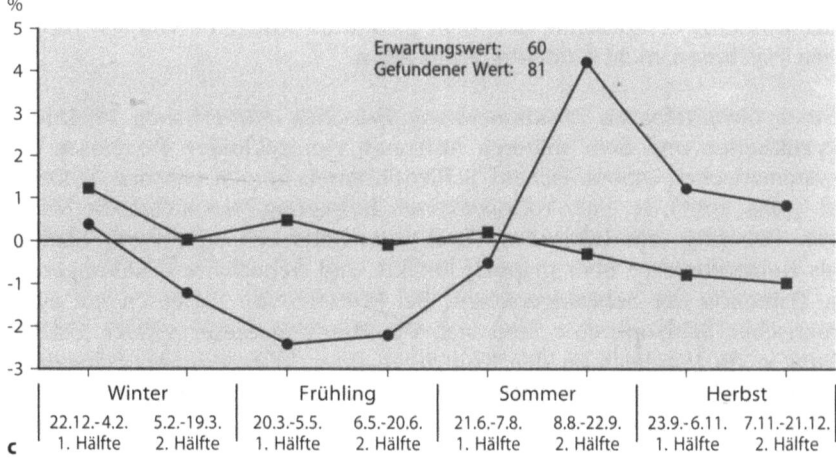

Abb. 3.
Geburtenüberschuß im Frühjahr von Patienten mit
zykloiden Psychosen im
Vergleich zur Allgemein-
bevölkerung. ■—■ Geburten-
verteilung der Normalbe-
völkerung; ●—● Geburtenver-
teilung der Patienten

genetischen Defekt gestört ist, in vielen Fällen vielleicht nicht mehr lebensfähig sind, wenn jetzt zusätzlich noch eine exogene Noxe auf das schon vorgeschädigte ZNS einwirkt (Beckmann u. Franzek 1992). Diese Individuen tauchen natürlich dann in späteren Geburtenstatistiken nicht mehr auf. Fehlt dagegen ein primär genetischer Defekt, hängt es wahrscheinlich vom Zeitpunkt der Schädigung und auch vom genauen Ort der geschädigten Hirnregionen ab, ob daraus eine Disposition zu einer zykloiden Psychose oder zu einer systematischen Schizophrenie entsteht. Beide Hypothesen würden sich zwanglos in das „neurodevelopmental concept" bei schizophrenen Psychosen einfügen (Jakob u. Beckmann 1986), da Hinweise für Hirnentwicklungsstörungen sowohl bei familiären als auch bei sporadischen Schizophrenien gefunden wurden (Beckmann u. Jakob 1991).

Ursachen exogener
Schädigungen

Als Ursache der exogenen Schädigungen sind insbesondere Viruserkrankungen (z. B. Influenza A) der Mutter in der Diskussion, da man heute weiß, daß durch eine Reihe unterschiedlicher Mechanismen (rezeptorvermittelte Endozytose, retroaxonaler Transport, Transzytose, überschießende mütterliche Immunreaktion etc.) der Fötus durch Viren direkt oder indirekt geschädigt werden kann (Franzek u. Beckmann 1996). Auf

– Influenza-A-Virus

das Influenza-A-Virus wurde man allgemein aufmerksam, als erstmals Mednik et al. (1988) berichteten, daß als Folge einer Influenza-A-Epidemie signifikant mehr später schizophren erkrankte Individuen geboren wurden als in der Zeit vorher und nachher. Auch wenn der Befund nicht unwidersprochen blieb (Crow u. Done 1992), stellt sich bei genauer Analyse der Daten heraus, daß immer dann eine Häufung von später schizophren erkrankten Individuen gefunden wurde, wenn man dichtbesiedelte Gebiete untersuchte. Negative Befunde wurden dagegen überwiegend aus dünn oder unterschiedlich dicht besiedelten Gebieten berichtet. Die Folgen einer Epidemie für die Bevölkerung sind aber um so schlimmer und ausgeprägter, je dichter Menschen zusammenleben, und um so weniger dramatisch, je mehr Raum zwischen befallenen Regionen ist. Die negativen Berichte können somit sicherlich einen kausalen Zusammenhang der Influenza-A-Epidemie und dem gehäuften Auftreten von schizophrenen Psychosen nicht eindeutig widerlegen.

– Infektionskrankheiten

Einen unmittelbaren Zusammenhang zwischen mütterlichen Infektionskrankheiten und dem späteren Auftreten von zykloiden Psychosen und systematischen (sporadischen) Schizophrenien fanden erstmals Stöber et al. (1992, 1997). In einer retrospektiven Befragung berichteten die Mütter von Patienten mit zykloiden Psychosen statistisch signifikant häufiger als Kontrollmütter über grippale Infekte und fieberhafte Erkältungen im 1. Trimenon der Schwangerschaft. Bei Müttern von Patienten mit systematischer Schizophrenie fand sich die Häufung dieser viralen Erkrankungen im Vergleich zu den Kontrollen im 2. Trimenon der Schwangerschaft. Bei Müttern von Patienten mit manisch-depressiver Erkrankung oder einer Form von unsystematischer Schizophrenie fanden sich dagegen keine Unterschiede zu den Kontrollen. Die Überprüfung dieser Befunde durch prospektive Untersuchungen stehen noch aus, weshalb ihre Interpretation vorläufig und hypothetisch ist. Die Hypothese lautet, daß in der Entstehung zykloider Psychosen und auch systematischer Schizophrenien virale (oder andere exogene) Noxen in der pränatalen Entwicklung von bestimmten Hirnstrukturen involviert sind. Der Zeitpunkt, das Ausmaß und die Lokalisation der Schädigung von Hirnstrukturen bestimmen dann offenbar die Vulnerabilität für die unterschiedlichen psychotischen Manifestationen.

Am Schluß sei schließlich noch erwähnt, daß auch funktionelle Untersuchungsverfahren wie die Messung der P300 signifikante Unterschiede zwischen Patienten mit zykloider Psychose und sowohl Patienten mit manisch-depressiver Erkrankung als auch Patienten mit schizophrenen Psychosen erbrachten (Strik et al. 1996). Die Topographie der P300 von zykloiden Psychosen unterschied sich nicht von Kontrollen, während bei schizophren erkrankten Individuen (systematisch und unsystematisch) eine Rechtsverlagerung zu beobachten war. Die Amplitude der P300 war im Vergleich zu den Kontrollen bei den schizophren Erkrankten erniedrigt, bei den manisch-depressiven Patienten nicht verändert, bei den zykloid psychotisch Kranken dagegen erhöht. Diese erhöhte Amplitude ist wahrscheinlich Zeichen einer gesteigerten zentralnervösen Erregung. Hierauf deuten auch die Befunde von Warkentin et al. (1992) hin, die einen signifikant erhöhten mittleren hemisphärischen Blutfluß in der akut psychotischen Phase von zykloid psychotischen Patienten fanden. Schizophrene Psychosen weisen dagegen bekanntermaßen eine regionale Verminderung der Durchblutungsaktivität im Sinne einer Hypofrontalität auf.

Ergebnisse funktionelle Untersuchungsverfahren

6 Zusammenfassung

Die Zweiteilung der endogenen Psychosen in ein affektives und schizophrenes Spektrum hat bis zum heutigen Tag weder in der klinischen Praxis noch in der Wissenschaft den entscheidenden Durchbruch gebracht. Dabei werden Psychosen, die phänomenologisch weder eindeutig in den affektiven Formenkreis noch in den schizophrenen Formenkreis passen, als atypische, schizophreniforme, schizoaffektive oder neuerdings auch als vorübergehend akut polymorph psychotische Störungen bezeichnet und entsprechend der Kraepelinschen oder der Bleulerschen Grundorientierung entweder dem affektiven oder dem schizophrenen Formenkreis angenähert.

Zweiteilung der endogenen Psychosen

Die Aufteilung der endogenen Psychosen nach Leonhard, deren Wurzeln bis in die Anfänge der Psychiatrie als medizinische Fachdisziplin zurückreichen, bietet eine vielversprechende Alternative zur Lösung dieses Dilemmas. Besonders das Konzept der zykloiden Psychosen, die von Leonhard als nosologisch eigenständige Krankheitsgruppe sowohl von der manisch-depressiven Krankheit als auch von den Schizophrenien abgegrenzt wurden, hat sich in den letzten Jahren als überaus fruchtbar erwiesen. Die neuere Forschung hat bestätigt, daß die Abgrenzung der zykloiden Psychosen sowohl auf der klinischen Ebene als auch auf der genetisch-biologischen Ebene valide ist.

Aufteilung nach Leonhard

Zykloide Psychosen sind phasisch-remittierend verlaufende Krankheiten mit charakteristischer Symptomatik und niedriger Heritabilität. Es fin-

Merkmale zykloider Psychosen

den sich viele Hinweise für eine überwiegend somatische Verursachung. Dabei weisen v. a. schwangerschaftsanamnestische und neuroradiologische Befunde auf eine Störung der pränatalen Entwicklung hin. Überblickt man alle bisher erhobenen Forschungsergebnisse, liegt die Hypothese nahe, daß zykloide Psychosen Entwicklungsstörungen sind, die durch pränatale Schädigungen in umschriebenen Perioden der Gehirnreifung prädisponiert werden.

7 Schlußfolgerung und Ausblick

Leonhards ursprüngliches Konzept der zykloiden Psychosen ließ sich durch die aktuelle Forschung weitgehend bestätigen. Es zeigte sich auch, daß Modifikationen des Konzeptes, insbesondere solche, die der Vereinfachung dienen, erneut an heuristischem Wert verlieren. Die Wiederbesinnung auf die minutiöse Erfassung einzelner Symptome und Syndrome, wie es Wernicke, Kraepelin, Kleist und Leonhard getan haben, bietet sich als vielversprechender Ansatz an, den Fortgang der Erforschung von Ätiologie, Genetik, Prognose und differentieller Therapie bei den endogenen Psychosen neu zu beleben.

8 Literatur

APA (1994) Diagnostic and statistic manual of mental disorders. 4th edn. APA, Washington DC

Bartley AJ, Jones DW, Weinberger DR (1997) Genetic variability of human brain size and cortical gyral patterns. Brain 120:257–269

Beckmann H, Franzek E (1992) Deficit of birthrates in winter and spring months in distinct subgroups of mainly genetically determined schizophrenia. Psychopathology 25:57–64

Beckmann H, Jakob H (1991) Prenatal disturbances of nerve cell migration in the entorhinal region: a common vulnerability factor of functional psychoses? J Neural Transm (Gen Sect) 84:155–164

Beckmann H, Fritze J, Lanczik M (1990) Prognostic validity of the cycloid psychoses. A prospective follow-up study. Psychopathology 23:205–211

**Beckmann H, Franzek E, Stöber G (1996) Genetic heterogeneity in catatonic schizophrenia. A family study. Am J Med Genet 67:289–300

Bleuler E (1911) Dementia praecox oder die Gruppe der Schizophrenien. In: Aschaffenburg G (Hrsg) Handbuch der Psychiatrie. Deuticke, Leipzig, S 47

Bradbury TN, Miller GA (1985) Season of birth in schizophrenia: A review of evidence, methodology and etiology. Psychol Bull 98:569–594

Brockington IF, Perris C, Kendell RE, Hillier VE, Wainwright (1982) The course and outcome of cycloid psychosis. Psychol Med 12:97–105

Casanova MF, Sanders RD, Goldberg TE, Bigelow LB, Christison G, Torrey EF, Weinberger DR (1990) Morphometry of the corpus callosum in monozygotic twins discordant for schizophrenia: a magnetic resonance imaging study. J Neurol Neurosurg Psychiatry 53:416–421

Crow TJ, Done DJ (1992) Prenatal exposure to influenza does not cause schizophrenia. Br J Psychiatry 161:390–393

D'Amato D, Dalery J, Rochet T, Terra JL, Marie-Cardine M (1991) Saisons de naissannce et psychiatrie. Etude rétrospective d'une population hospitière. Encéphale 17:67–71

Davis J, Phelps A, Bracha HS (1995) Prenatal development of monozygotic twins and concordance for schizophrenia. Schizophr Bull 21:13–18

DGPPN (Deutsche Gesellschaft für Psychiatrie, Psychotherapie und Nervenheilkunde) (1998) Praxisleitlinien in Psychiatrie und Psychotherapie. In: Gaebel W, Falkai P (Hrsg) Behandlungsleitlinie Schizophrenie, Bd 1. Steinkopf, Darmstadt, S 1–59

Fünfgeld E (1936) Die Motilitätspsychosen und Verwirrtheiten. Karger, Berlin

Franzek E, Beckmann H (1992) Season-of-birth effect reveals the existence of etiologically different groups of schizophrenia. Biol Psychiatry 32:375–378

**Franzek E, Beckmann H (1996) Gene-environment interaction in schizophrenia: season-of-birth effect reveals etiologically different subgroups. Psychopathology 29:14–26

Franzek E, Beckmann H (1998a) Different genetic background of schizophrenia spectrum psychoses: a twin study. Am J Psychiatry 155:76–83

Franzek E, Beckmann H (1998b) Psychosen des schizophrenen Spektrums bei Zwillingen. Springer, Heidelberg Berlin New York Tokio

Franzek E, Stöber G, Beckmann H (1994) Malignes neuroleptisches und akut lebensbedrohlich katatones Syndrom. Eine identische Komplikation im Verlauf von funktionellen Psychosen. Neuropsychiatrie 8:151–158

Franzek E, Becker T, Hofmann E, Flöhl W, Stöber G, Beckmann H (1996) Is computerized tomography ventricular abnormality related to cycloid psychosis? Biol Psychiatry 40:1255–1266

Gruhle HW (1932) Theorie der Schizophrenie. In: Bumke O (Hrsg) Handbuch der Geisteskrankheiten, Bd 9, Teil 5. Springer, Berlin, S 705–714

Jakob H, Beckmann H (1986) Prenatal developmental disturbances in the limbic allocortex in schizophrenia. J Neural Transm 65:303–326

Kahlbaum K (1863) Die Gruppierung der psychischen Krankheiten und die Einteilung der Seelenstörungen. Kofemann, Danzig

Kleist K (1926) Über zykloide Degenerationspsychosen, besonders Verwirrtheiten und Motilitätspsychosen. Zentralbl Ges Neurol Psychiatr 44:265–267

Kraepelin E (1898) Psychiatrie, 5. Aufl. Barth, Leipzig

Kraepelin E, Lange J (1923) Psychiatrie, Bd 3: Klinische Psychiatrie, 8. Aufl. Barth, Leipzig

Kuban KCK, Leviton A (1994) Cerebral palsy. N Engl J Med 330:188–195

**Leonhard K (1995) Aufteilung der endogenen Psychosen und ihre differenzierte Ätiologie, 7. neubearb erg Aufl. Thieme, Stuttgart New York

Maj M (1990) Cycloid psychotic disorder: validation of the concept by means of a follow-up and a family study. Psychopathology 23:196–204

Mednick SA, Machon RA, Huttunen MO, Bonett D (1988) Adult schizophrenia following prenatal exposure to an influenza epidemic. Arch Gen Psychiatry 45:189–192

Nelson KB, Ellenberg JH (1986) Antecedents of cerebral palsy: multivariate analysis of risk. N Engl J Med 315:81–86

O'Callaghan E, Gibson T, Colohan HA, Walshe D, Buckley P, Larkin C, Waddington JL (1991) Season of birth in schizophrenia. Evidence for confinement of an excess of winter births to patients without a family history of mental disorder. Br J Psychiatry 158:764–769

Perris C (1974) A study of cycloid psychoses. Acta Psychiatr Scand (Suppl) 253:7–64

Perris C (1978) Morbidity suppressive effect of lithium carbonate in cycloid psychosis. Arch Gen Psychiatry 35:328–331

Perris C (1986) The case for the independence of cycloid psychotic disorder. In: Marneros A, Tsunag MT (eds) Schizoaffective psychoses. Springer, Berlin Heidelberg New York Tokio, pp 272–308

Pfuhlmann B (1998) Nosologie der zykloiden Psychosen. Psycho 24:338–345

**Pfuhlmann B, Stöber G, Franzek E, Beckmann H (1998) Cycloid psychoses predominate in severe postpartum psychiatric disorders. J Affect Disord 50:125–134

Pollin W, Stabenau JR, Tupin J (1965) Family studies with identical twins discordant for schizophrenia. Psychiatry 28:60–78

Pollin W, Stabenau JR, Mosher L, Tupin J (1966) Life history differences in identical twins discordant for schizophrenia. Am J Orthopsychiatry 36:492–509

Reveley AM, Reveley MA, Clifford CA, Murray RM (1982) Cerebral ventricular size in twins discordant for schizophrenia. Lancet i:540–541

Schneider K (1967) Klinische Psychopathologie. 8. erg Aufl. Thieme, Stuttgart

Stöber G, Franzek E, Beckmann H (1992) The role of maternal infectious diseases during pregnancy in the etiology of schizophrenia in the offspring. Eur Psychiatry 7:147–152

Stöber G, Franzek E, Lesch KP, Beckmann H (1995) Periodic catatonia: a schizophrenic subtype with dominant inheritance and anticipation. Eur Arch Psychiatry Clin Neurosci 245:135–141

**Stöber G, Kocher I, Franzek E, Beckmann H (1997) First trimester maternal gestational infections and cycloid psychosis. Acta Psychiatr Scand 96:319–324

Strik WK, Fallgatter AJ, Stöber G, Franzek E, Beckmann H (1996) Specific P300 features in patients with cycloid psychosis. Acta Psychiatr Scand 94:471–476

Suddath RL, Christison GW, Torrey EF, Casanova MF, Weinberger DR (1990) Anatomical abnormalities in the brains of monozygotic twins discordant for schizophrenia. N Engl J Med 322:789–794

Torrey EF (1987) Hypotheses on the seasonality of schizophrenic births. In: Cazullo L, Invernizzi G, Sacchetti E (eds) Etiopathoge-

netic hypotheses of schizophrenia: the impact of epidemiological, biochemical and neuromorphological studies. MTP, Lancaster, pp 41–48

Warkentin S, Nilsson A, Karlson S, Risberg J, Franzen G, Gustafson L (1992) Cycloid psychosis: regional cerebral blood flow correlates of a psychotic episode. Acta Psychiatr Scand 85:23–29

Wernicke C (1900) Grundriß der Psychiatrie in klinischen Vorlesungen. Thieme, Leipzig

WHO (1991) Internationale Klassifikation psychischer Störungen: ICD 10, Kapitel V. Huber, Bern Göttingen Toronto

KAPITEL 29
Schizoaffektive Erkrankungen

M. T. TSUANG, J. C. SIMPSON und J. A. FLEMING

Übersetzung: M. Kraft
Die Vorbereitung dieses Kapitels wurde teilweise gefördert durch R37-MH43518, U01-MH46318 und R01-DA04604 der National Institutes of Mental Health and Drug Abuse und Veterans Affairs Research Merit Review Grant für Dr. Tsuang.

1 Einleitung

Bei der Diagnose einer schizoaffektiven Störung denken wir an eine Störung, die eine Mischung aus schizophrenen und affektiven (depressiven oder manischen) Symptomen darstellt. Bemühungen, die Grenze zwischen Schizophrenie und affektiver Störung festzulegen, führten zu einer Reihe von Begriffen, um diese Patienten einordnen zu können. Bisher jedoch ist keine der vorgeschlagenen Definitionen auf allgemeine Akzeptanz gestoßen. Die Aufnahme des Begriffs der schizoaffektiven Störung in das DSM-IV (APA 1994) hat zu einer erheblichen Verbesserung der Situation geführt und gestattet es nun Klinikern und Forschern, einheitliche Definitionen zu verwenden. Doch trotz dieser schriftlich festgelegten Kriterien gibt es weiterhin widersprüchliche Meinungen darüber, wo genau die schizoaffektiven Störungen zwischen den Hauptkategorien Schizophrenie und affektive Störung einzuordnen sind.

In diesem Kapitel werden wir die weit auseinander gehenden Auffassungen über Diagnose und Behandlung der schizoaffektiven Störung im Licht der neuesten empirischen Forschung betrachten und interessante Ergebnisse aus phänomenologischen, genetischen, epidemiologischen und Follow-up-Studien besprechen. Wir beginnen mit einem selektiven historischen Überblick über das Konzept der schizoaffektiven Störung.

2 Historischer Überblick

Mindestens seit der Zeit von Kraepelin herrscht Verwirrung bei der Klassifikation derjenigen Patienten, die sowohl schizophrene als auch affektive Symptome aufweisen. 1919 schrieb Kraepelin, daß er eine Differentialdiagnose für überaus schwer zu treffen halte, wenn er sich einer Mischung aus pathologischen Symptomen beider Psychosen gegenüber sehe.

Der zuerst von Kasanin (1933) benutzte Ausdruck der „akuten schizoaffektiven Psychose" beschreibt die Problematik treffend. Kasanin wandte diesen Begriff auf eine Gruppe von Patienten an, deren Störung folgende Merkmale aufwies: Ein plötzlicher Beginn in einem Zustand deutlich emotionaler Aufgewühltheit, eine verzerrte Wahrnehmung der Außenwelt (bei einigen Patienten mit falschen Wahrnehmungen verbunden) und einer Genesung, die nach einer kurzlebigen, einige Wochen oder Monate andauernden Psychose, erfolgt.

Diese Patienten, die – wenn sie nicht im Verlauf, sondern in einer Querschnittserhebung beurteilt wurden – schizophren zu sein schienen, sich jedoch vollständig wieder erholten, zogen in den 60er Jahren des 20. Jh. zunehmend die Aufmerksamkeit auf sich. Vaillant (1964), der sich stark auf die Arbeiten von Langfeldt und Kant stützte (Kant 1937; Langfeldt 1939, 1956), entwickelte eine Reihe von prognostischen Merkmalen, die er anwandte, um eine mögliche Remission bei schizophrenen Patienten vorherzusagen. Stephens et al. (1966) schufen eine längere, aber ähnliche

Liste mit prognostischen Merkmalen, ebenfalls um bei solchen Patienten eine Genesung im voraus einschätzen zu können. Beide Forscher waren imstande, bei ungefähr 80% ihrer Patienten eine Remission vorauszusagen, indem sie als Prädiktoren für eine Remission verschiedene prognostische Merkmale kombinierten, einschließlich affektiver Symptome und affektiver Heredität (oder fehlender schizophrener Heredität). Dadurch, daß diese beiden Forscher die Störung ihrer Patienten als remittierende Schizophrenie bezeichneten, brachten sie jedoch ihre Überzeugung zum Ausdruck, daß es sich auch bei den gemischten Fällen um Schizophrenien handelt.

Andere Forscher waren der Ansicht, daß gemischte Fälle eher als Varianten einer affektiven Störung anzusehen seien. Hinweise zur Stützung dieses Standpunktes stammten in erster Linie aus Studien über schizoaffektive Patienten mit überwiegend manisch-affektivem Erscheinungsbild (z. B. Abrams u. Taylor 1976; Pope et al. 1980; Rosenthal et al. 1980).

Es gibt 3 wesentliche Betrachtungsweisen für das Verständnis der schizoaffektiven Störung: Es handelt sich um
1. eine heterogene Mischung von Störungen,
2. eine eigenständige Störung neben Schizophrenie und affektiver Störung,
3. eine künstliche Einordnung klinischer Symptome auf einem Kontinuum zwischen Schizophrenie und affektiver Störung.

Betrachtungsweisen für das Verständnis schizoaffektiver Störungen

Im Mittelpunkt der Bemühungen, diese unterschiedlichen Positionen bewerten zu können, standen Familien- und Verlaufsstudien (die später diskutiert werden). An dieser Stelle soll lediglich angemerkt werden, daß der Kontinuumshypothese eine dimensionale im Gegensatz zu einer kategorialen Sichtweise zugrunde liegt. Obwohl dimensionale nosologische Ansätze auch gewisse Vorteile aufweisen (siehe z. B. Widiger u. Frances 1985), kann bei der Anwendung auf Psychosen konzeptionelle (und klinische) Verwirrung entstehen, wenn die Kontinuumshypothese als Anregung dafür dient, Psychosen für Prognose- und Behandlungszwecke in eine Unzahl von Kategorien zu unterteilen. Wird andererseits die heterogene Ansicht für schizoaffektive Störungen übernommen (siehe z. B. Levitt u. Tsuang 1988), dann wäre es sinnvoll, eine Unterteilung in wenige größere, homogene Unterarten vorzunehmen.

Dimensionale vs. kategoriale Sichtweise

Der letztgenannte Ansatz wirft die Frage auf, wie schizoaffektive Störungen am besten zu unterteilen sind. Ist es beispielsweise am vorteilhaftesten, schizoaffektive Störungen wie im DSM-IV (APA 1994) in depressive und bipolare Arten zu unterteilen? Oder sollten sie zunächst in schizodominante und affektiv-dominante Typen eingeteilt werden, wie dies Tsuang et al. (1986) vorschlugen? Oder sollten beide Ansätze benutzt werden, wie dies bei den diagnostischen Forschungskriterien (Research Diagnostic Criteria; RDC) von Spitzer et al. (1978) geschieht? Empirische Hinweise aus Langzeitkatamnesen scheinen eine Unterscheidung mit Hilfe der Polarität zu unterstützen, ohne jedoch andere Unterteilungsschemen auszuschließen. Eine Unterteilung in unipolar und bipolar hat sich für klinische Zwecke ebenfalls als nützlich erwiesen, beispielsweise als Leitlinie für die medikamentöse Behandlung im Querschnitt; jedoch sind

Subtypisierung

die Belege aus den Familienstudien nicht eindeutig. Es wurde ebenfalls darauf hingewiesen, daß der Verlauf der schizoaffektiven Störung oft als vielgestaltig beschrieben werden kann (Marneros et al. 1986), was aus jeder Zweiteilung eine zu grobe Vereinfachung machen würde. Aufgrund dieser komplexen Verhältnisse bleibt dies weiterhin ein sehr interessantes Gebiet für die schizoaffektive Forschung.

Negative und positive Symptome

Das Interesse an den schizoaffektiven Störungen wurde zusätzlich durch die neueste Entwicklung angeregt, die Schizophrenie durch die Begriffe negative und positive Symptome zu konzeptualisieren (Crow 1980; Andreasen et al. 1991). Cuesta u. Peralta (1995) beispielsweise zeigten, daß, obwohl positive und negative Symptome beide für die Differentialdiagnose zwischen Schizophrenie und anderen psychotischen Störungen von Relevanz sind, sich die negativen Symptome gegenüber den positiven Symptomen als höher signifikant für die Unterscheidung zwischen den diagnostischen Gruppen (einschließlich der schizoaffektiven Störung) erwiesen. Derartige Ergebnisse deuten auf die Notwendigkeit hin, zwischen dem depressiven Anteil einer schizoaffektiven Störung und dem Negativsyndrom einer Schizophrenie zu unterscheiden. Diese Unterscheidung kann aufgrund der Ähnlichkeit der beiden Syndrome im Querschnitt schwer zu treffen sein. Eine Möglichkeit, diese beiden sich überschneidenden Symptomgruppen zu entwirren, bestünde darin, die Patienten im Verlauf zu verfolgen, da negative Symptome über einen langen Zeitraum bestehen bleiben (Pfohl u. Winokur 1983; Andreasen et al. 1991), während die depressiven Symptome dazu neigen zu remittieren.

Heterogenität negativer Symptome

Eine zusätzliche Schwierigkeit ergibt sich daraus, daß die Gruppe der negativen Symptome in sich nicht homogen ist. Eine Negativsymptomatik kann sehr verschiedene Ursachen haben: eine arzneimittelinduzierte Akinese, Hospitalismus, positive Symptome, eine Depression (Andreasen et al. 1991) oder eine emotionale Reaktion auf die Psychose selbst, z.B. eine postpsychotische Depression oder Demoralisierung.

Ätiologie

Abschließend stellt sich die Frage, ob die schizoaffektive Störung ihre unbekannte Ätiologie mit der Schizophrenie oder der affektiven Störung oder keiner von beiden gemeinsam hat oder ob die schizoaffektive Störung eine genotypisch gemischte Gruppe bezeichnet, die zum Teil aus Patienten mit einer affektiven Störung und zum Teil aus Patienten mit einer Schizophrenie besteht (Coryell 1986).

3 Diagnostische Kriterien

Große Unterschiede in Bedeutung und Anwendung des Begriffs

Die Benutzung des Begriffs schizoaffektive Störung ist weit verbreitet, jedoch gibt es beträchtliche Unterschiede bei Bedeutung und Anwendung (Brockington u. Leff 1979). Die meisten Definitionen für die schizoaffektive Störung haben aber gemeinsam, daß Patienten beschrieben werden, die gleichzeitig charakteristische und ausgeprägte schizophrene und affektive Merkmale aufweisen und daher nicht die Kriterien für die typische Diagnose einer Schizophrenie oder affektiven Störung erfüllen (Levitt u. Tsuang 1990). Insbesondere zeigen solche Patienten ausreichend affektive Symptome, um die unkomplizierte Diagnose einer Schizophrenie auszuschließen, oder aber ausreichend schizophrene Merkmale, um die unkomplizierte Diagnose einer affektiven Störung auszuschließen. Außerdem wird das Konzept der schizoaffektiven Störung direkt davon beeinflußt, wie weit oder eng die Definitionen von Schizophrenie und affektiver Störung gefaßt werden (Kendell 1986).

Anders als Kasanin, der die schizoaffektive Störung in seiner ursprünglichen Beschreibung durch einen sehr plötzlichen Beginn gefolgt von einer Genesung nach einigen Wochen oder Monaten charakterisiert sah, legten nicht alle nachfolgenden Definitionen den Schwerpunkt auf den Verlauf der Erkrankung. So handelt es sich z. B. bei den Kriterien von Welner et al. (1974), Brockington et al. (1980 a, b), Abrams u. Taylor (1976) und den von Tsuang et al. (1986) vorgeschlagenen klinischen Kriterien in erster Linie oder ausschließlich um Querschnittsbeurteilungen. Jedoch angesichts der Komplexität der schizoaffektiven Syndrome, die im Laufe der Zeit verschiedene Kombinationen schizophrener und affektiver Merkmale aufweisen, sollte es nicht überraschen, daß für die Definition der schizoaffektiven Störung zunehmend die Verlaufsmerkmale herangezogen werden.

Bedeutung des Verlaufs für die Definition

Die am meisten verwendeten Kriterien für Studien über schizoaffektive Störungen waren die diagnostischen Forschungskriterien (RDC) von Spitzer et al. (1978). Diese Kriterien sehen Zeitspannen vor (ohne daß diese jedoch erforderlich sind), wenn schizophrenieähnliche Symptome das klinische Erscheinungsbild deutlich beherrschen. Dieses Konzept – das Andauern der psychotischen Symptome, während affektive Symptome fehlen – ist bei den RDC ebenfalls wichtig für die Unterscheidung zwischen einem vorwiegend schizophrenen und einem vorwiegend affektiven Subtyp der schizoaffektiven Störung. Mehrere umfangreiche Studien haben die prognostische Validität dieses klinischen Merkmals nachgewiesen (Brockington et al. 1980 a; Himmelhoch et al. 1981; Coryell et al. 1990 a, b).

RDC-Definition

Zeitgleich mit der Einführung der RDC vertraten Pope u. Lipinsky (1978) in einem einflußreichen Übersichtsartikel vehement den Standpunkt, daß „schizophrene" Symptome mit einiger Regelmäßigkeit bei affektiven Störungen vorkämen und diese für sich (beispielsweise bei einer Querschnittsbeurteilung) nicht die Grundlage für eine Differentialdiagnose darstellen sollten. Als Folge dieser unterschiedlichen Entwicklungen scheint es zu einem Wandel im Kernkonzept der schizoaffektiven Störung gekommen zu sein: Von dem gleichzeitigen Auftreten psychotischer (und insbesondere stimmungsinkongruenter) Symptome und affektiver Symptome hin zu einem Konzept, in dem „Patienten, deren psychotische Symptome nicht deutlich mit ihren affektiven Episoden verbunden sind" (Blacker u. Tsuang 1992, S. 1476) beschrieben werden. 1985 legten Maj u. Perris eine Gruppe diagnostischer Kriterien vor, deren Unterschied darin bestand, daß sie bei der Unterteilung der schizoaffektiven Störung den Schwerpunkt auf den Verlauf legten.

Wandel im Kernkonzept der schizoaffektiven Störung

Wenig später forderten die Kriterien des DSM-III-R ein Fortdauern des Wahns oder der Halluzinationen bei einem Fehlen ausgeprägter affekti-

DSM-Definition

ver Symptome für die Dauer von mindestens 2 Wochen. Dabei handelt es sich im wesentlichen um eine modifizierte Version der RDC-Kriterien für schizoaffektive Störungen, in erster Linie des schizophrenen Typs. Dieses Verlaufskriterium wurde in das DSM-IV (APA 1994) mit der zusätzlich einschränkenden Anforderung übernommen, daß diese 2wöchige (oder längere) Periode in dem Zeitraum der Erkrankung zu erfolgen habe, in dem es zum gleichzeitigen Auftreten affektiver und schizophrener Syndrome kommt. In der Definition des DSM-IV handelt es sich bei dem wesentlichen Merkmal für eine schizoaffektive Störung ausdrücklich um eine ununterbrochene Krankheitsperiode, während der es zu irgendeinem Zeitpunkt zu einer schweren depressiven, manischen oder gemischten Episode kommt, zeitgleich mit typischen Symptomen, die das Symptomkriterium für Schizophrenie erfüllen. Zusätzlich haben für die Dauer von mindestens 2 Wochen Wahnphänomene oder Halluzinationen bei gleichzeitigem Fehlen von ausgeprägten affektiven Symptomen vorzuliegen. Außerdem sollten die affektiven Symptome während eines erheblichen Teils der Gesamtdauer der Erkrankung vorhanden sein. Schließlich dürfen die Symptome ihre Ursache nicht in der direkten physiologischen Wirkung einer Substanz (z.B. Kokain) oder einer somatischen Erkrankung haben. Um die DSM-IV-Kriterien für eine schizoaffektive Störung zu erfüllen, haben die Hauptmerkmale in einer einzigen ununterbrochenen Krankheitsperiode vorzuliegen.

Bedeutung des Querschnittsbildes bei der Diagnose

Eine Folge dieser Anforderungen könnte es sein, das Querschnittsbild bei der Diagnose wieder etwas mehr zu betonen. So erhielte beispielsweise ein hypothetischer Patient, der ein gemischtes klinisches Bild in einer Episode gefolgt von einer getrennten Episode von 2wöchiger Dauer mit überwiegend schizophrenen Symptomen zeigt, nicht die Diagnose einer schizoaffektiven Störung. Es scheint, daß die prognostische und nosologische Bedeutung der Verlaufsmerkmale in der Zukunft ein wichtiges Forschungsgebiet darstellen wird.

Gegenwärtig sind die RDC- sowie die ihnen ähnelnden DSM-IV-Kriterien in den am meisten verwendeten Kriterien für die Definition der schizoaffektiven Störung zu Forschungszwecken enthalten. Außerdem haben Forscher diese Kriterien häufig modifiziert (z.B. Marneros et al. 1992) oder eigene Kriterien vorgeschlagen (z.B. Tsuang et al. 1986), um Verlauf, Familiendaten und andere potentiell wichtige Definitionsmerkmale dieser Patienten untersuchen zu können.

Keine voreilige Festlegung auf bestimmte Kriterien

Zweifelsohne wird es weiterhin eine Vielfalt von Definitionsmöglichkeiten für die schizoaffektive Störung geben, doch aufgrund der umstrittenen Stellung dieser Erkrankung ist dies einer voreiligen Festlegung irgendeiner Gruppe von Kriterien vorzuziehen. Im Grunde wäre es vielleicht am besten, alle derzeitigen diagnostischen Kriterien für eine schizoaffektive Störung als vorläufig zu kennzeichnen. Um diesen Punkt hervorzuheben (der sonst bei wiederholter Verwendung des Begriffs der schizoaffektiven Störung leicht übersehen werden kann), könnte es sich als nützlich erweisen, in den entsprechenden Zusammenhängen alternative Begriffe zu benutzen wie schizoaffektives Syndrom, schizoaffektive Störung gemäß RDC oder schizoaffektive Störung gemäß DSM-IV.

4 Epidemiologie

Im Gegensatz zur Schizophrenie, die Gegenstand unzähliger epidemiologischer Untersuchungen war, ist über die Epidemiologie der schizoaffektiven Störung relativ wenig bekannt, beispielsweise über Inzidenz, Prävalenz, demographische Faktoren, Mortalität und die Zusammenhänge mit sozioökonomischen Variablen und anderen potentiellen Risikofaktoren. Die Mehrzahl der epidemiologischen Erhebungen haben keine Raten für schizoaffektive Störungen angegeben. Dies liegt wahrscheinlich zum großen Teil an der unsicheren nosologischen Stellung der schizoaffektiven Störung sowie der sich daraus ergebenden Schwierigkeit, Ergebnisse aus verschiedenen Studien, die stark von der jeweiligen Definition der Störung beeinflußt werden, miteinander in Einklang zu bringen. Um dieses Problem auf ein Minimum zu beschränken, haben wir in dieser Übersicht die Studien in den Vordergrund gerückt, die objektive diagnostische Kriterien angewendet haben.

Wenige Daten zu epidemiologischen Raten

4.1 Inzidenz

Lediglich einige Studien haben die Inzidenz schizoaffektiver Störungen untersucht. Brockington u. Leff (1979) berichteten, daß diejenigen Patienten, die 3 oder mehr Definitionen (von 8 untersuchten) für eine schizoaffektive Störung erfüllten, 1973–1974 einen Anteil von 4,5% an den psychiatrischen Erstaufnahmepatienten im Londoner Versorgungsgebiet von Camberwell ausmachten. Schizomanische Patienten (manische Patienten mit schizophrenen oder paranoiden Symptomen) zeigten eine Inzidenzrate von 1,7 pro 100 000 pro Jahr, was deutlich geringer war als die Rate von 4 pro 100 000 pro Jahr für schizodepressive Patienten. Die Anzahl der in dieser Stichprobe festgestellten schizoaffektiven Patienten überstieg die Anzahl der manischen Patienten und betrug ungefähr die Hälfte der Inzidenzfälle für Schizophrenie. Das zeigt, daß es sich bei den schizoaffektiven Patienten um eine klinisch bedeutsame Population handelt.

Differentielle Inzidenzraten

Zusätzliche Belege für diesen Punkt können einer Analyse der Daten einer epidemiologischen Studie über ein Versorgungsgebiet (Epidemiologic Catchment Area Study) entnommen werden. Diese Daten wurden mit Hilfe diagnostischer Interviews (*Diagnostic Interview Schedule; DIS*) mit randomisierten Fällen in 5 US-amerikanischen Gemeinden erhoben (Tien u. Eaton 1992). Die Autoren verglichen die Inzidenzraten in 3 sich nicht überschneidenden Gruppen von Patienten, die Wahnvorstellungen und Halluzinationen hatten: Personen mit der Diagnose einer Schizophrenie, Patienten, die nur Wahnvorstellungen und Halluzinationen aufwiesen, und eine Gruppe von Patienten mit einem psychotisch-affektiven Syndrom, die auch manische oder depressive Episoden erlebten. Die letztgenannte Gruppe kommt den meisten Definitionen für schizoaffektive Störungen sehr nah, ohne diese jedoch vollständig zu erfüllen: 59% der Patienten dieser Gruppe erlebten Wahnvorstellungen und Halluzinationen nur in dem Zeitraum, in dem sie eine affektive Störung hatten.

Daten der Epidemiologic Catchment Area Study

Trotz dieser Einschränkung ist die Studie wichtig, weil sie gezeigt hat, daß die Einjahresinzidenzrate für die psychotisch-affektive Gruppe annähernd die gleiche ist wie die für Schizophrenie, nämlich 1,7 pro 1000 pro Jahr gegenüber 2,0 pro 1000 pro Jahr für Schizophrenie. Auch wenn lediglich 40% der psychotisch-affektiven Gruppe die Kriterien für eine schizoaffektive Störung erfüllten, übersteigt dieses Ergebnis immer noch frühere Schätzungen von Brockington und Leff (1979) um wenigstens eine Größenordnung. Zum Teil läßt sich diese Differenz auf den Unterschied zwischen einer epidemiologischen und einer klinischen Stichprobe zurückführen. Der Unterschied zwischen den Inzidenzraten für Schizophrenie ist jedoch genauso groß und läßt sich nicht kurzerhand erklären.

4.2 Prävalenz

*Untersuchung
an klinischen Stichproben*

Der Großteil der Informationen über die Prävalenz schizoaffektiver Störungen stammt aus klinischen Stichproben. Eine Ausnahme bildet die Prävalenzstudie von Torrey (1987) über Schizophrenie in einer ländlichen Region in Westirland. Unter Einbeziehung von Bezugspersonen schätzte Torrey die Halbjahresprävalenzrate für die breit definierte Schizophrenie auf 12,6 pro 1000. Es handelte sich um 21 Patienten mit einer DSM-III-Schizophrenie und 11 mit einer schizoaffektiven Störung; ähnlich wie bei der Inzidenzstudie von Brockington u. Leff (1979) beträgt das Verhältnis zwischen Schizophrenie und schizoaffektiver Störung ungefähr 2 zu 1.

*Große Varianz
der Prävalenzschätzungen*

Prävalenzschätzungen für die schizoaffektive Störung in klinischen Populationen wiesen aufgrund der verschiedenen Faktoren, welche die Auswahl für die Behandlung und die Behandlungsdauer beeinflussen, wie nicht anders zu erwarten eine große Varianzbreite auf. Rosenthal et al. (1980) berichteten beispielsweise, daß 35% der manischen Patienten einer Lithiumambulanz nach den RDC-Kriterien schizoaffektiv-manisch waren. Müller-Oerlinghausen et al. (1992) kamen zu dem Ergebnis, daß die Prävalenz für schizoaffektive Störungen in den Lithiumambulanzen je nach Stadt stark schwankte: 7% in Aarhus, 15% in Berlin, 23% in Wien und 32% in Hamilton. Junginger et al. (1992) fanden heraus, daß 14% der wahnhaften Patienten einer chronischen hoch selektiven Population von stationären und ambulanten Patienten die DSM-III-Kriterien für eine schizoaffektive Störung erfüllten im Vergleich zu 60% für Schizophrenie, 17% für eine bipolare Störung und 4% für eine Major-Depression.

*Schizoaffektive Patienten
als klnisch bedeutsame
Population*

In der Kölner Studie über Langzeitkatamnesen wandten Marneros et al. (1991) Verlaufskriterien, die sie aus dem DSM-III-R übernahmen, auf eine große Stichprobe von Patienten mit einer schweren Psychose an. Sie fanden heraus, daß die Anzahl der Patienten mit einer schizoaffektiven Störung (28,5%) der Anzahl derjenigen mit einer affektiven Störung (30%) glich und geringer war als die derjenigen mit einer Schizophrenie (42%). Zusammen betrachtet, validieren diese Studien das jüngste Interesse an der schizoaffektiven Störung, da diese eine klinisch bedeutsame Population von psychiatrischen Patienten umfaßt.

Eine Reihe von Forschern hat die Prävalenz des manischen und des depressiven Subtyps der schizoaffektiven Störung miteinander verglichen. Clayton kommt in einem einflußreichen Review zu dem Schluß, daß der manische Typ häufiger vorkommt (Clayton 1982). Eine nachfolgende Studie über Ersterkrankte von Berner u. Lenz (1986) stützt dieses Ergebnis im Rahmen eines Vergleichs der Subtypen einer schizoaffektiven Störung gemäß RDC (12% schizoaffektiv Manische gegenüber 8% schizoaffektiv Depressiven). In einer größeren Stichprobe von Erstaufnahmepatienten fanden sich jedoch in der Studie von Brockington u. Leff (1979) wesentlich mehr schizodepressive Patienten (3,7%) als schizomanische Patienten (1,5%). Zwei neuere Studien mit einer Stichprobe von konsekutiv in die Studie aufgenommenen stationären Patienten zeigen ebenfalls, daß die Prävalenz des depressiven Subtyps höher ist: Kitamura u. Suga (1991), die RDC-Kriterien anwendeten und Marneros et al. (1991), die modifizierte DSM-III-Kriterien benutzten. Angesichts dieser widersprüchlichen Ergebnisse ist anzunehmen, daß Auswahlfaktoren die relative Anzahl der behandelten schizoaffektiv manischen und schizoaffektiv depressiven Patienten stark beeinflussen. Eindeutigere Ergebnisse wird es erst geben, wenn die Daten aus zukünftigen epidemiologischen Studien über schizoaffektive Störungen vorliegen.

Prävalenz
des manischen
und depressiven Subtyps

4.3 Demographische Faktoren

Aufgrund der Vielzahl unterschiedlicher Definitionen der schizoaffektiven Störung sowie des offensichtlichen Einflusses eines Auswahl-Bias bei Prävalenzstudien überrascht es nicht, daß Untersuchungen über demographische Faktoren wie Geschlecht und Alter bei Krankheitsbeginn sehr unterschiedliche Ergebnisse brachten. Dessen ungeachtet sind einige allgemeine Schlußfolgerungen durchaus möglich.

Im Hinblick auf das Geschlecht scheinen ebenso viel oder mehr Frauen als Männer betroffen zu sein: z.B. 71% in der Stichprobe von Tsuang et al. (1986) und 63% in der von Marneros et al. (1990a). Berner u. Lenz (1986) berichteten, daß das Verhältnis von Mann zu Frau zwischen 0,3:1 und 1:1 lag, je nachdem, welche Definition für die schizoaffektive Störung angewandt wurde. In ihrer allgemeinen Populationsstudie berichteten Tien u. Eaton (1992) über höhere Einjahresinzidenzraten für alle untersuchten Altersgruppen bei Frauen mit einem psychotisch-affektiven Syndrom nach *DIS* (eine heterogene Gruppe, in der die schizoaffektive Störung enthalten sein dürfte). Sie errechneten ein für Frauen im Vergleich zu Männern 6,8fach erhöhtes relatives Risiko, dieses Syndrom zu entwickeln. Clayton (1982) nahm an, die Ergebnisse wären auch von der Polarität abhängig: Es fanden sich eine annähernd gleiche Anzahl von Männern und Frauen mit manischem Subtyp verglichen mit nahezu zwei Dritteln weiblichen Patienten beim depressivem Subtyp. Kitamura und Suga (1991) hingegen fanden annähernd die gleiche Anzahl von Männern und Frauen sowohl beim schizoaffektiv-manischen als auch beim schizoaffektiv-depressiven Subtyp.

Geschlecht

Das Alter bei Krankheitsbeginn ist eines der wesentlichen Merkmale zur zuverlässigen Unterscheidung von größeren Untergruppen – beispiels-

Alter

weise männliche verglichen mit weiblichen schizophrenen Patienten (Goldstein et al. 1989) und bipolare verglichen mit unipolaren affektiven Störungen (Smeraldi et al. 1983) – und ist aus diesem Grund auch für die schizoaffektive Störung von Interesse. Das Alter bei Krankheitsbeginn scheint ein Unterscheidungsfaktor beim Vergleich mit anderen Störungen zu sein. Clayton kommt beispielsweise 1982 in ihrem Übersichtsartikel zu dem Ergebnis, daß die meisten Studien das durchschnittliche Alter bei Krankheitsbeginn für schizoaffektive Störungen am niedrigsten angeben im Vergleich mit unipolaren oder bipolaren Störungen. Ähnliches berichteten Tsuang et al. (1986): Das durchschnittliche Alter bei Krankheitsbeginn war bei der schizoaffektiven Störung (29 Jahre) deutlich niedriger als bei manischen (34 Jahre) und depressiven (44 Jahre) Patienten (angewendet wurden die Washington-University-Kriterien); es fand sich jedoch kein Unterschied zwischen schizoaffektiver Störung und Schizophrenie.

Marneros et al. (1990 a) berichteten, daß das durchschnittliche Alter bei Krankheitsbeginn bei der schizoaffektiven Störung (29 Jahre) niedriger lag als das durchschnittliche Alter bei affektiven Störungen (35 Jahre) und höher als das bei Schizophrenie (24 Jahre). Berner u. Lenz (1986) zeigten, daß das Alter bei Krankheitsbeginn weitgehend von den benutzten diagnostischen Kriterien abhängig war. So wies z. B. eine DSM-III-diagnostizierte schizoaffektive Patientenpopulation ein höheres Alter auf als der RDC-diagnostizierte schizoaffektiv-depressive Subtyp und ein erheblich höheres Alter als der RDC-diagnostizierte schizoaffektiv-manische Subtyp der schizoaffektiven Störung.

Einluß des Geschlechts auf das Alter bei Krankheitsbeginn

Bei der schizoaffektiven Störung gibt es möglicherweise auch einen deutlichen Einfluß des Geschlechts auf das Alter bei Krankheitsbeginn, nämlich daß Frauen beim Beginn der Störung tendenziell älter sind (Angst 1986). Betrachtet man die schizoaffektive Störung als Bestandteil des bei diesen Frauen durch *DIS* diagnostizierten psychotisch-affektiven Syndroms, dann unterstützen die von Tien u. Eaton (1992) dargelegten Ergebnisse die oben genannte Verallgemeinerung: Die Einjahresinzidenzraten für Frauen in den Altersgruppen über 34 Jahre waren erheblich, während die Inzidenzraten für Männer über 34 Jahre deutlich abfielen.

Familienstand

Einige wenige Studien liefern Daten über den Familienstand (z. B. Clayton 1982; Marneros et al. 1990 b), doch die fehlende Unterscheidung nach Geschlechtern macht es schwierig, die verfügbaren Ergebnisse zu deuten oder die Studien miteinander zu vergleichen.

4.4 Mortalität

Erhöhtes Sterblichkeitsrisiko

Aufgrund der Kombination verschiedener Faktoren kommt dem vorzeitigen Tod bei schizoaffektiven Störungen ein besonderes Gewicht zu. Schizoaffektive Patienten teilen einige der Symptome sowie weitere Merkmale mit schizophrenen und affektiv gestörten Patienten, für die wiederholt ein erhöhtes Sterblichkeitsrisiko, vornehmlich (jedoch nicht ausschließlich) durch Suizid und Unfälle, nachgewiesen wurde (Simpson 1988). Buda et al. (1988) verglichen direkt die Sterblichkeitsraten von gemäß DSM-III diagnostizierten Schizophrenen mit einer heterogenen Gruppe von Patienten mit schizoaffektiver Störung, schizophreniformer Störung und atypischer psychotischer Störung. Dabei wurden Follow-up-Daten ausgehend von den Indexkrankenhausaufenthalten zwischen 1934 und 1945 verwendet. Bei der atypischen Gruppe dieser historischen Stichprobe wurde eine erhöhte Mortalität für bestimmte Todesursachen wie Infektionen, Tumore, Herz-Kreislauf-Erkrankungen und Suizide festgestellt. Außerdem fanden sich vermehrt Suizide bei den anderen psychotischen Gruppen im Vergleich mit Schizophrenen und mit der allgemeinen Bevölkerung.

Erhöhte Mortalität für bestimmte Todesarten

Angst et al. (1990) verglichen die Suizidrate von Patienten mit affektiver Störung und schizoaffektiver Störung unter Verwendung von Daten aus Zürich, Bonn und New York. Dabei zeigte sich, daß das Suizidrisiko für schizoaffektive Patienten ähnlich groß war wie für Patienten mit einer affektiven Störung. Insbesondere das Lebenszeit-Suizidrisiko blieb konstant: Weder stieg das Risiko an noch fiel es mit zunehmendem Alter ab. Marneros et al. (1989a) führten eine Langzeitkatamnese bei schizoaffektiven Patienten durch und berichteten von Suizidversuchen (meist durch eine Überdosis Medikamente) über die Lebenszeit betrachtet bei 43% der unipolaren Untergruppe und von 29% bei der bipolaren Untergruppe. Es ist eindeutig, daß das Suizidrisiko bei diesen Patienten beträchtlich und von Dauer ist.

Hohes Suizidrisiko

Glücklicherweise gibt es Hinweise dafür, daß Suizide bei psychiatrischen Patienten bis zu einem gewissen Grad vorhergesehen und vermieden werden können, was von den jeweiligen psychiatrischen Behandlungsstandards abhängt (Tsuang et al. 1992). Weitere Belege für diese Ansicht fand Müller-Oerlinghausen (1992) in einer Studie über den Langzeiteinfluß einer Lithiumbehandlung (die durchschnittliche Behandlungsdauer betrug 7 Jahre) auf die Sterblichkeit bei Patienten mit schizoaffektiven und affektiven Störungen. Diese Studie, in die klinische Stichproben aus Kanada und 3 europäischen Ländern einbezogen wurden, kam zu dem Ergebnis, daß die Mortalität bei mit Lithium behandelten Patienten im Vergleich zur Allgemeinbevölkerung nicht deutlich erhöht war, wenn auch das Mortalitätsrisiko in den bipolaren und unipolaren Vergleichsgruppen etwas niedriger war als für schizoaffektive Störungen.

Geringere Mortalität bei Lithiumbehandlung

5 Klinisches Bild

Die meisten Definitionen für die schizoaffektive Störung beziehen sich vollständig auf das klinische Bild. Da sich diese Definitionen so stark voneinander unterscheiden, variiert auch das damit verbundene klinische Bild in Abhängigkeit von der jeweiligen Einordnung (Coryell 1986). Aufgrund der psychotischen Störung, an der diese Patienten leiden, der damit verbundenen fehlenden Krankheitseinsicht und den häufig schweren psychomotorischen Störungen haben viele von ihnen Probleme, sich an Ereignisse aus ihrer Lebensgeschichte zu erinnern. Zum Zeitpunkt der Aufnahme können die affektiven Symptome von der Wahnstimmung, den Halluzinationen oder dem bizarren Verhalten des Patienten

Varianz des klinischen Bildes je nach verwendeter Definition

überdeckt sein. Tatsächlich ist es so, daß diese Patienten zu diesem Zeitpunkt oft verneinen, affektive Symptome zu haben, diese später jedoch erinnern. Die Unterscheidung zwischen einer affektiven, schizoaffektiven und schizophrenen Psychose darf daher nicht nur von dem Interview mit dem Patienten abhängen. Der Kliniker sollte Bezugspersonen des Patienten darüber befragen, ob affektive Symptome den psychotischen vorausgegangen sind.

Problematik der Unterscheidung von Psychosen anhand ihrer klassischen Symptome

In einer neueren Studie (Taylor u. Amier 1994) wurde versucht, Psychosen anhand ihrer klassischen Symptome zu unterscheiden. Es wurden 3 Gruppen – chronische Schizophrenie, schizoaffektive Störung und affektive Störung – statistisch miteinander verglichen. Die chronische Schizophrenie konnte auf diese Weise von der affektiven Störung unterschieden werden, die schizoaffektive Störung überschnitt sich jedoch mit beiden Gruppen. Außerdem ähnelte der unipolare Subtyp der schizoaffektiven Störung der chronischen Schizophrenie und der bipolare Subtyp glich der affektiven Störung. Jedoch kam es auch bei diesen Unterscheidungen zu deutlichen Überlappungen. Unter den nichtaffektiven positiven Merkmalen waren formale Denkstörungen am besten für eine Unterscheidung geeignet. Die Ergebnisse dieser Studie bestätigten das Klassifikationssystem nicht vollständig und deuteten darauf hin, daß die Bedeutung der Halluzinationen und Wahnphänomene überbewertet wird.

Schizoaffektive Störung als eigenständiges Syndrom

In einer späteren Studie versuchten Kendler et al. (1995) festzustellen, ob die DSM-III-R-Kategorie für die schizoaffektive Störung sich bezüglich der klinischen Merkmale und anderer Validitätsfaktoren von der Schizophrenie und der affektiven Störung deutlich unterscheidet. Auf der Grundlage dieser verschiedenen Validitätsfaktoren kamen sie zu dem Ergebnis, daß die schizoaffektive Störung ein Syndrom darstellt, das sich sowohl von der Schizophrenie als auch der affektiven Störung unterscheidet. Die Unterteilung der schizoaffektiven Störung in bipolare und depressive Subtypen konnte jedoch nicht validiert werden.

Symptomunterschiede zwischen Schizophrenie, schizoaffektiver und bipolarer Störung

Um die wesentlichen Symptomunterschiede zwischen der Schizophrenie, der schizoaffektiven Störung und der bipolaren Störung beurteilen zu können, wurden konsekutiv 72 ambulante Patienten für eine weitere Studie (Ricca et al. 1997) herangezogen. 28 von ihnen hatte die Diagnose einer Schizophrenie, 29 die einer bipolaren Störung und 15 die einer schizoaffektiven Störung. Die gewonnenen Daten deuteten darauf hin, daß Wahrnehmungs- und Denkstörungen die für schizophrene Patienten typischsten Merkmale im Vergleich mit bipolaren Patienten sind. Beim Vergleich der bipolaren affektiven Störung und der Schizophrenie mit der schizoaffektiven Störung ergab sich für letztere bei der Auswertung kein charakteristisches Profil für die wesentlichen Symptome. Manschreck et al. (1997) verglichen kognitive Merkmale bei Patienten mit Schizophrenie, schizoaffektiver Störung, Major-Depression und gesunden Vergleichspersonen. Die Ergebnisse zeigten, daß schizophrene Patienten schlechtere Werte für das Worterinnerungsvermögen erzielten, wenn der Kontext erhöht wird, als depressive Patienten oder gesunde Vergleichspersonen. Schizophrene und schizoaffektive Patienten unterschieden sich bei dieser Aufgabe jedoch nicht bei den Erinnerungswerten. Die Autoren folgerten daraus, daß eine Unterscheidung der schizoaffektiven Patienten von den schizophrenen Patienten mit Hilfe dieses kognitiven Merkmals (Worterinnerungsvermögen bei erhöhtem Kontext) nicht vorgenommen werden kann.

Blehar et al. (1996) entdeckten klinische Variablen, welche die diagnostische Unterscheidung zwischen 3 Gruppen verbesserten: schizoaffektive bipolare Störung, bipolare Störung und Schizophrenie. Die Gruppe mit schizoaffektiver bipolarer Störung konnte mit Hilfe des klinischen diagnostischen Interviews von der Gruppe mit bipolarer Störung deutlicher unterschieden werden als von der Gruppe der Schizophrenen. Der Hauptunterschied zwischen der Gruppe mit schizoaffektiver bipolarer Störung und der Gruppe mit bipolarer Störung ergab sich bei den Maßen für eine Psychose, einschließlich spezifischer Halluzinationen und Wahnvorstellungen, einer Einschätzung des Bizarren und der Fragmentierung der Psychose, Katatonie, Denkstörungen und komorbider Phobien. Die Gruppe mit schizoaffektiver bipolarer Störung hatte bei all diesen Variablen höhere Werte als die Gruppe mit bipolarer Störung. Außerdem zeigten die Patienten in der Gruppe mit schizoaffektiver bipolarer Störung eine höhere Anzahl manischer Episoden und im Durchschnitt eine längere Dauer der Manie als die Patienten in der Gruppe der Schizophrenen.

Klinische Variablen zur besseren diagnostischen Abgrenzung

Nach dem ursprünglichen Konzept für die schizoaffektive Störung von Kasanin (1933) war eines der Definitionsmerkmale das Vorhandensein von auslösenden Faktoren wie Stressoren oder aktuellen schwerwiegenden Lebensereignissen („life events"). Bis zu einem gewissen Grad wurde diese Vorstellung empirisch validiert. Brockington et al. (1980 b) berichteten, daß 10 von 32 schizomanischen Patienten offensichtlich kurz zuvor Belastungssituationen erlebt hatten wie Geburt, Operation, Schädel-Hirn-Trauma oder den Bruch einer wichtigen persönlichen Beziehung. Tsuang et al. (1986) fanden signifikant mehr auslösende Faktoren jeglicher Art bei der schizoaffektiven Störung (60%) verglichen mit Schizophrenie (11%), Manie (27%) oder Depression (39%). Außerdem gab es bei den schizoaffektiven Patienten signifikant mehr psychosoziale, physische und postpartale Auslösefaktoren bei den meisten Vergleichen mit den anderen diagnostischen Gruppen. Im Gegensatz dazu fanden Marneros et al. (1990 b) ähnliche Prozentzahlen für Patienten mit schizoaffektiver und affektiver Störung mit aktuellen schwerwiegenden Lebensereignissen vor Krankheitsbeginn (51%) im Vergleich mit nur 24% bei schizophrenen Patienten. Tien u. Eaton (1992) kamen zu dem Ergebnis, daß frühere Alkoholprobleme, nicht jedoch der tägliche Genuß von Marihuana, das relative Risiko für ein nach *DIS* diagnostiziertes psychotisch-affektives Syndrom um das 5,7fache erhöhten.

Auslösende Faktoren

Prämorbide oder prädisponierende Faktoren können wertvolle Hinweise für die Ätiologie und den frühen Verlauf der Störung geben, doch unglücklicherweise ist bei der schizoaffektiven Störung nur wenig über solche Faktoren bekannt. Marneros et al. (1990 b) berichteten von einem signifikant höheren Bildungsgrad bei schizoaffektiven Patienten im Vergleich zu schizophrenen Patienten, aber von keinem Unterschied zwischen schizoaffektiv und affektiv gestörten Patienten. Das gleiche Muster zeigte sich für Arbeit bzw. Berufsausbildung. Verglichen mit schizoaffek-

Prämorbide Faktoren

tiven Patienten entstammten Patienten mit einer Schizophrenie häufiger einer niedrigeren sozialen Schicht. Dies wurde zum Teil auf die soziale Schicht der Eltern und zum Teil auf den sozialen Abstieg des schizophrenen Patienten bei Krankheitsbeginn zurückgeführt. Im Gegensatz dazu gab es keine signifikanten Unterschiede zwischen der Gruppe mit schizoaffektiver und der mit affektiver Störung. Alle 3 Diagnosegruppen hatten ähnliche Prozentzahlen von Patienten aus zerrütteten Familienverhältnissen.

6 Genetische Studien und Familienstudien

Familienstudien über die schizoaffektive Störung haben zu widersprüchlichen Ergebnissen geführt, die teilweise auf die inhärente Heterogenität dieser Patientengruppe und auf den Mangel an diagnostischer Einheitlichkeit zurückgeführt werden können. Es ist daher interessant, 3 Studien zu finden, die zwar verschiedene Definitionen für die schizoaffektive Störung benutzen, aber zu ähnlichen Ergebnissen gelangen.

Genetische Heterogenität

Zuerst faßt ein Übersichtsartikel von Fowler (1978) verschiedene Studien zusammen und zeigt, daß schizophrene Patienten mit guter Prognose ein familiäres Risiko für affektive Störungen (20%) aufweisen, das zwischen dem von unipolar depressiven Patienten (16%) und dem von manischen Patienten (35%) liegt. Außerdem ist bei schizophrenen Patienten mit guter Prognose das familiäre Risiko für Schizophrenie signifikant höher (6%) als bei manischen (unter 1%) oder unipolar depressiven Patienten (unter 1%). Dies wurde als vereinbar mit der Folgerung interpretiert, daß Schizophrenie mit einer guten Prognose verbunden ist mit einem erhöhten Risiko für Verwandte, an einer affektiven Störung oder Schizophrenie zu erkranken. Dies spricht daher weitestgehend für eine Heterogenität.

Erhöhte Raten für Schizophrenie und affektive Störungen bei Verwandten von schizoaffektiven Patienten

Im Gegensatz dazu untersuchten Gershon et al. (1988) die schizoaffektive Störung unter weitestgehender Verwendung der RDC-Kriterien, bei denen der Schwerpunkt mehr auf einer Mischung affektiver und schizophrener Merkmale liegt als auf einer guten Prognose. In dieser Studie fand sich für den schizoaffektiven chronischen Subtyp ein erhöhtes Risiko (im Vergleich zu Kontrollpersonen) für nichtaffektive Psychosen und affektive Störungen (ohne Trennung der unipolaren und bipolaren Fälle). Ein drittes Beispiel ist die Studie von Tsuang (1991) mit einer anderen Definition für die schizoaffektive Störung. Es handelt sich dabei um Patienten mit atypischer Psychose, die aus verschiedenen Gründen die diagnostischen Kriterien für eine Schizophrenie oder affektive Störung nicht erfüllten. Wieder fanden sich erhöhte Raten für Schizophrenie und affektive Störungen bei Verwandten von schizoaffektiven Probanden. Familienstudien haben somit gezeigt, daß es erhöhte Raten von schizophrenen und affektiven Störungen bei Verwandten von schizoaffektiven Patienten gibt, unabhängig davon, ob der Schwerpunkt bei der Definition der schizoaffektiven Störung auf guter Prognose, der Mischung affektiver und schizophrener Merkmale oder dem Atypischen liegt. Das ist vereinbar mit einer genetischen Heterogenität.

Eine weitere Möglichkeit ist, daß es sich bei der schizoaffektiven Störung um eine eigene Entität handelt. Im allgemeinen haben Familienstudien jedoch kein erhöhtes Risiko für schizoaffektive oder andere Störungen bei Verwandten von schizoaffektiven Patienten nachgewiesen, was am ehesten als Muster für das Bestehen der schizoaffektiven Störung als eigener Entität oder „dritter Psychose" sprechen würde (Zerbin-Rudin 1986).

Es wurde ebenfalls die Auswirkung des Geschlechts auf das familiäre Risiko für Schizophrenie und affektive Störungen bei Probanden mit schizoaffektiver Störung untersucht (Goldstein et al. 1993). Die Stichprobe bestand aus 42 gemäß DSM-III schizoaffektiven Patienten und 149 Verwandten 1. Grades. Die Ergebnisse zeigten, daß die Verwandten von Frauen signifikant höhere Raten für Schizophrenie und unipolare Störungen als Verwandte von Männern aufwiesen. Außerdem hatten die Männer unter den Verwandten ein signifikant höheres Risiko als Frauen für eine Störung aus dem schizophrenen Formenkreis. Bei einer Unterteilung der Patienten in schizoaffektiv-depressive und schizoaffektiv-manische waren die Resultate ähnlich. Die Bedeutung für die Taxonomie der schizoaffektiven Störung besteht in der Andeutung einer engeren Beziehung mit der Schizophrenie, wenn auch die Beziehung zur affektiven Störung weiterhin unklar bleibt.

Auswirkungen des Geschlechts auf das familiäre Risiko

Obwohl über schizoaffektive Störungen keine molekulargenetischen Studien durchgeführt wurden, haben Untersuchungen über Schizophrenie und bipolare Störungen die Existenz von Genorten angedeutet, die an beiden Störungen beteiligt sein könnten. Wäre das der Fall, so würde es darauf hinweisen, daß einige anfällige Gene eine ganze Reihe von Psychosen, einschließlich der schizoaffektiven Störung, beeinflussen würden. Maziade et al. (1997) gelang es beispielsweise nicht, eine Kopplung auf Chromosom 6p24–22 bei 18 umfangreichen, mehrere Generationen umfassenden Stammbäumen aus Ost-Quebec zu entdecken, unabhängig davon, ob die Definition für Schizophrenie weit oder eng gefaßt wurde. In einem großen Stammbaum fanden sich jedoch Hinweise, daß der Genort verbunden ist mit Vulnerabilität sowohl für Schizophrenie als auch für bipolare Störungen, wenn eine weit gefaßte phänotypische Definition verwendet wird, die Schizophrenie, schizoaffektive Störung, bipolare Störungen (I und II) sowie Major-Depression (periodisch) umfaßt.

Beteiligte Genorte

– Chromosom 6p24–22

Andere Forscher haben außerdem angedeutet, daß zumindest eine Störung aus dem schizophrenen Formenkreis – die schizoaffektive Störung – auch der Gruppe der affektiven Störungen angehören könnte (Bertelsen u. Gottesman 1995). Im Einklang mit dieser Möglichkeit stehen Hinweise auf eine Kopplung auf dem Genort für die bipolare Störung bei Old-Order-Amish-Stammbäumen (Ginns et al. 1996). Ebenso zeigte sich bei den Stammbäumen der NIMH Genetics Initiative eine Beteiligung des Chromosomenbereichs 10p sowohl an Schizophrenie als auch an bipolaren Störungen (Rice et al. 1997; Faraone et al. 1998; Foroud et al. 1998).

Wildenauer et al. (1996) berichteten in ihrer Studie, in der sie Blutsverwandte untersuchten, von Hinweisen auf eine Kopplung mit einem Be-

– Chromosom 18p

reich auf dem Chromosom 18p. Ihre Ergebnisse waren u. a. deswegen interessant, weil sie den höchsten LOD-Wert („logarithm of differences") erhielten, wenn sie eine breit gefaßte phänotypische Definition benutzten, die Angehörige von schizophrenen Patienten umfaßte, wobei die Angehörigen neben Schizophrenie und schizoaffektiver Störung auch bipolare Störungen und Major-Depression aufwiesen. Diese Forschungsgruppe berichtete kürzlich von einem LOD-Wert von 3,1 bei Anwendung dieses Ansatzes und bestätigten grundsätzlich die Beobachtungen von Maziade et al. (1997) bezüglich Chromosom 6p24–22. Außerdem ist der Chromosomenbereich 18p auch an den bipolaren Störungen beteiligt (Berrettini et al. 1994; Stine et al. 1995).

Subtypisierung der schizoaffektiven Störung

Wenn die schizoaffektive Störung genetisch heterogen sein sollte, dann wäre die nächste logische Frage, ob es möglich ist, diese erfolgreich zu unterteilen. Tsuang (1991) hat eine Methode für diese Unterteilung bzw. Subtypisierung aufgezeigt, indem er atypische psychotische Patienten in 2 Gruppen eingeteilt hat: Patienten mit einer erhöhten Wahrscheinlichkeit, eine Schizophrenie oder affektive Störung zu entwickeln und eine nicht differenzierte Gruppe mit den übrigen Patienten. Marneros et al. (1989 b) haben sich diesem Problem über den Verlauf angenähert, indem sie zeigten, daß die schizoaffektive Störung anhand des Langzeitverlaufs in bipolare und unipolare Typen eingeteilt werden kann. Andere Forscher, unter ihnen Angst et al. (1979) und Gershon et al. (1988), hatten bei der Verwendung von Familienstudien zur Validierung Schwierigkeiten, die schizoaffektive Störung zu unterteilen.

7 Langzeitverlauf und Prognose

Ein Grund für die Untersuchung des Langzeitverlaufs der schizoaffektiven Störung beruht auf dem Verständnis der Bedeutsamkeit der Prognose als Grundlage für das klinische Management und den Vergleich der Effektivität von Behandlungen. Weitere Gründe sind die Möglichkeit, prognostische Faktoren zu erkennen, und die Verwendung von Daten über den Krankheitsverlauf, um so diagnostische Konzepte validieren und die diagnostische Heterogenität erforschen zu können (z. B. durch das Erkennen homogener Untergruppen).

Große Varianz der Verlaufsangaben

Als grundlegende Beschreibung für den Verlauf dieser Krankheit verwenden wir die folgende anschauliche von Samson et al. (1988) übernommene und bearbeitete Zusammenfassung. Auch sie ist den an anderer Stelle in diesem Kapitel erwähnten Einschränkungen aufgrund der großen Vielfalt der Definitionen für die schizoaffektive Störung unterworfen. Die berichteten Raten für die Genesung nach einer schizoaffektiven Episode reichten von 83% in einer Kurzzeitkatamnese (Clayton et al. 1968) bis 29%, die zu irgendeinem Zeitpunkt während einer 6monatigen Nachbetreuungsperiode wieder gesund wurden (Coryell et al. 1984). Ungefähr 20–30% der schizoaffektiven Patienten zeigen im Verlauf eine Verschlechterung, beispielsweise gekennzeichnet durch eine andauernde Psychose (Holmboe u. Astrup 1957; Brockington et al. 1980 a,b; Gross et al. 1986; Coryell et al. 1990 a,b; Tsuang 1990; Grossman et al. 1991). Annähernd 10% der Patienten zeigten im Laufe der Zeit diagnostische Schwankungen und wiesen entweder mehr affektive oder mehr psychotische Symptome auf (Angst 1986). Schizoaffektive Patienten verbringen etwa 20% ihres Lebens in einem Krankenhaus oder befinden sich in einer Episode (Angst 1986). Angst (1986) berichtete ebenfalls, daß die durchschnittliche Anzahl der Krankenhausaufenthalte während eines Fünfundzwanzigjahreszeitraums zwischen 6 und 7 lag. Obwohl viele der Definitionen für die schizoaffektive Störung das Aufeinanderfolgen von psychotischen und affektiven Symptomen erlauben, zeigt doch die Mehrzahl der Patienten gleichzeitig psychotische und affektive Symptome (Marneros et al. 1986).

Um die Ergebnisse der Verlaufsstudien über die schizoaffektive Störung im Zusammenhang betrachten zu können, ist es sinnvoll, sich daran zu erinnern, daß die Langzeitprognose für schizoaffektive Störungen i. allg. besser ist als die für Schizophrenie, jedoch schlechter als die für affektive Störungen (für eine ausführlichere Übersicht zu diesem Thema s. Harrow u. Grossman 1984; Angst 1986; Samson et al. 1988). Es gibt ebenfalls einige Hinweise dafür, daß die Langzeitprognose für den manischen Subtyp der schizoaffektiven Störung der Langzeitprognose der Manie oder der bipolaren Störung ähnlich ist, während hingegen die prognostischen Vergleiche mit dem depressiven Subtyp und der Major-Depression erhebliche Unterschiede aufweisen (Brockington et al. 1980 a,b; Clayton 1982). Es wurden auch die unterschiedlichen Prognosen in den anderen Untergruppen der schizoaffektiven Störung untersucht, wobei der Schwerpunkt auf der überwiegend affektiven gegenüber der überwiegend schizophrenen Unterscheidung nach RDC-Kriterien lag. Frühere Ergebnisse zeigten schlechtere Prognosen für den überwiegend schizophrenen Subtyp (Levinson u. Levitt 1987). Einige neuere Berichte haben dieses Muster jedoch nicht bestätigt (Coryell et al. 1990 a,b; Grossman et al. 1991). Coryell et al. (1990 a,b) kamen beispielsweise zu dem Schluß, daß Chronizität sowohl für den depressiven als auch für den manischen Subtyp der RDC-diagnostizierten schizoaffektiven Störung ein besserer Prädiktor ist.

Unterschiedliche Ergebnisse zur Langzeitprognose je nach Subtyp

Eine andere Studie (Tsuang u. Coryell 1993) untersuchte die Achtjahreskatamnese von Patienten mit DSM-III-R-diagnostizierter psychotischer Depression, schizoaffektiver Störung und Schizophrenie. Der Zweck dieser Studie bestand in der Untersuchung der Langzeitprognose von Patienten mit funktioneller Psychose. Es wurde der funktionelle Status von Patienten mit stimmungskongruenter und stimmungsinkongruenter psychotischer Depression, schizoaffektiver Störung und Schizophrenie untersucht. Patienten mit psychotischer Depression hatten eine deutlich bessere Prognose als die Patienten mit einer schizoaffektiven Störung oder Schizophrenie. 44% der Patienten mit einer psychotischen Depression waren im Untersuchungszeitraum psychosefrei im deutlichen Gegensatz zu denjenigen mit schizoaffektiver Störung oder Schizophrenie, von denen keiner genesen war. Hinsichtlich der Langzeitprognose können Patienten mit einer schizoaffektiven Störung nicht von denen mit einer Schizophrenie unterschieden werden.

Langzeitprognose bei funktioneller Psychose

In einer deutschen multizentrischen Behandlungsstudie (Doering et al. 1998) wurden 354 Patienten mit einer Schizophrenie oder einer schizoaffektiven Störung über 2 Jahre nachuntersucht, um die determinierenden

Determinierende Prädiktoren für einen Rückfall

Prädiktoren für einen Rückfall und eine Wiederaufnahme ins Krankenhaus festzustellen. Die statistische Analyse der Gesamtstichprobe zeigte, daß die Diagnose einer schizoaffektiven Störung eine schlechtere Prognose bedeutete, im Gegensatz zu der allgemein akzeptierten Ansicht, daß affektive Symptome bei einer Schizophrenie mit einer günstigeren Prognose verbunden seien. Zum einen mag dieses Ergebnis durch den Schwerpunkt auf Rückfall und erneuter Aufnahme ins Krankenhaus als prognostische Kriterien begründet sein, zum anderen durch den episodischen Verlauf mit im Vergleich zur Schizophrenie häufigeren aber kürzeren und besser abgegrenzten Phasen und geringerer Chronizität und Behinderung. Aufgrund ihrer wechselnden Psychopathologie erfüllen Patienten mit der Diagnose einer schizoaffektiven Störung eher die Kriterien für einen Rückfall und benötigen wiederholte Krankenhausaufenthalte. Trotzdem dürften die Folgeerscheinungen in Bereichen wie soziale Anpassungsfähigkeit oder Arbeitsfähigkeit für schizoaffektive Patienten günstiger als für schizophrene Patienten sein.

Risikofaktoren für eine schlechte Prognose

Ein wesentliches Ziel der Verlaufsstudien ist das Erkennen prognostischer Faktoren, insbesondere der Variablen, die eine besonders gute oder schlechte Prognose anzeigen können. Die eine Variable, die sich als relativ beständig erwiesen hat, ist das Andauern psychotischer Symptome bei Fehlen affektiver Symptome, was das Risiko für eine schlechte Prognose – beispielsweise eine weiterhin bestehende Psychose – beträchtlich erhöht (Brockington et al. 1980a; Himmelhoch et al. 1981; Maj et al. 1987; Coryell et al. 1990a,b). Weitere Risikofaktoren für eine schlechte Prognose sind eine schwache prämorbide Persönlichkeit (Coryell et al. 1990a,b; del Rio Vega u. Ayuso-Gutierrez 1990), prämorbide instrumentelle Fähigkeiten (McGlashan u. Williams 1990), Chronizität bei Indexuntersuchungen (Maj et al. 1987; Coryell et al. 1990a,b), Rückfallhäufigkeit (del Rio Vega u. Ayuso-Gutierrez 1990) und die Anzahl typisch schizophrener Symptome (McGlashan u. Williams 1990).

Einflußfaktoren auf die Langzeitprognose

Marneros et al. (1993) untersuchten bei 101 Patienten mit einer durchschnittlichen Krankheitsdauer von 25,5 Jahren die Faktoren, welche die Langzeitprognose bei der schizoaffektiven Störung beeinflussen. Als wichtigste Faktoren, welche die Entwicklung persistierender psychologischer Veränderungen beeinflussen, erwiesen sich das Fehlen rein melancholischer Episoden im Verlauf, schwerwiegende Lebensereignisse bei Krankheitsausbruch, das Vorhandensein schizophrener Symptome ersten Ranges, schizomanisch-depressiv gemischte Episoden und eine höhere jährliche Häufigkeit der Episoden. Der wichtigste Faktor, der die Entwicklung negativer sozialer Folgen aufgrund der Erkrankung beeinflußt, ist jedoch eine asthenische/mit geringem Selbstvertrauen ausgestattete prämorbide Persönlichkeit sowie eine erhöhte Anzahl von Episoden und Zyklen. Es bestehen nur partielle Ähnlichkeiten mit Schizophrenien oder affektiven Störungen.

Merkmale eines Prototyps mit schlechter Prognose

Als Anleitung für den Kliniker zur Erkennung von Patienten mit einer erhöhten Wahrscheinlichkeit, der Schizophrenie in Verlauf und Prognose zu ähneln, entwickelten Coryell et al. (1990a,b) den folgenden „Prototyp mit schlechter Prognose": Ein Patient mit schlechter prämorbider oder jugendlicher sozialer Anpassung und inadäquater sozialer Anpassung als

Erwachsener, einem chronischen Verlauf und persistierenden psychotischen Merkmalen zu irgendeinem Zeitpunkt, die das klinische Erscheinungsbild beherrschen. Dieser Prototyp erwies sich als valide für den depressiven und den manischen Typ der RDC-diagnostizierten schizoaffektiven Störung (Coryell et al. 1990 a, b). Ein Schwerpunkt für zukünftige Forschung wird es sein, solche Prädiktoren für andere Patientenpopulationen zu validieren und das Konzept des Prototypen mit schlechter Prognose durch die Entwicklung homogener, nosologisch bedeutsamer Untergruppen zu verbessern.

8 Behandlungsstrategien

Studien über die psychopharmakologische Behandlung der schizoaffektiven Störung können aufgrund der nicht einheitlichen Definitionen dieser Störung in der Literatur nur bedingt verallgemeinert werden. Da wir der Auffassung sind, daß es sich bei der schizoaffektiven Störung um eine genetisch heterogene Erkrankung handelt, ist eine Unterteilung der nächste sich ergebende Schritt. Für die psychopharmakologische Behandlung erachten wir es als sinnvoll, die schizoaffektive Störung anhand der Polarität zu unterteilen (z. B. bipolare gegenüber unipolarer schizoaffektiver Störung) und der psychotischen Symptomatik zwischen den Episoden besonders große Aufmerksamkeit zu widmen (d. h. den psychotischen Symptomen, die auch beim Fehlen eines ausgeprägten affektiven Syndroms weiter bestehen).

Notwendigkeit der Unterteilung nach Polarität

Bei einer Beurteilung im Querschnitt stellt die schizoaffektive Störung vom bipolaren Typ (oder Schizomanie) wahrscheinlich in erster Linie eine Mischung der Patienten dar, die eine bipolare affektive Störung haben und denjenigen, die eine Schizophrenie mit Erregungszustand aufweisen (Clayton 1982). Es ist ebenfalls wichtig, sehr aufmerksam gegenüber organisch bzw. toxisch bedingten Zuständen zu sein. Leidet ein bestimmter Teil dieser Patienten tatsächlich an einer Form der bipolaren Störung, so ist es sicher sinnvoll, antimanische Mittel einzusetzen wie Neuroleptika, Lithium und Antikonvulsiva (z. B. Carbamazepin und Valproat). Es wurde eine alleinige Gabe dieser Wirkstoffe untersucht (Prien et al. 1972; Abrams u. Taylor 1976; Brockington et al. 1978; Pope et al. 1980) und eine Kombinationsgabe (Biederman et al. 1979; Okuma et al. 1989 a, b). Laut Biederman et al. (1979) ergab sich bei der Kombination von Lithium und Haloperidol ein geringer Vorteil, der jedoch gegen das zusätzliche Risiko größerer Toxizität abgewogen werden muß. Dauern psychotische Symptome an, nachdem Episoden mit gemischten Symptomen abklingen, ist unserer Erfahrung nach eine dauerhafte Behandlung mit Neuroleptika eher geeignet.

Schizomanie

– Neuroleptika, Lithium und Antikonvulsiva

Okuma et al. (1989 b) berichteten, daß Carbamazepin in Kombination mit Neuroleptika bei der Behandlung von Erregungszuständen bei einer gemischten Gruppe von schizophrenen und schizoaffektiven Patienten leichte Vorteile brachte. Mögliche Nebenwirkungen bestanden in vermehrten Halluzinationen und verschlechterter psychomotorischer Aktivität. Möglicherweise hängt das mit dem berichteten Umstand zusammen,

– Carbamazepin in Kombination mit Neuroleptika

daß Carbamazepin seinen eigenen Stoffwechsel und den der gleichzeitig gegebenen Neuroleptika induziert und somit den Blutspiegel der Neuroleptika senkt. Valproat, das keine trizyklische Struktur besitzt und den Stoffwechsel hepatisch abgebauter Wirkstoffe nicht induziert (McElroy et al. 1992), wäre eine mögliche Alternative. In jüngster Zeit wurde auch Clozapin als eine zusätzliche Alternative für Patienten mit einer schizoaffektiven Störung vom bipolaren oder depressiven Typ vorgeschlagen (McElroy et al. 1991).

Schizodepression

Querschnittsdiagnosen von schizoaffektiven Störungen vom unipolaren Typ (oder Schizodepression) umfassen wahrscheinlich in erster Linie eine Mischung derjenigen Patienten, die eine psychotisch-affektive Störung (z. B. wahnhafte Depression) haben sowie schizophrene Patienten mit depressiven Symptomen (Brockington et al. 1980 a) und einige Patienten mit bipolarer Störung und diversen anderen Erkrankungen (Clayton 1982). Wieder bietet sich eine Kombinationsbehandlung an. Die Gabe von Antidepressiva jeglichen Typs in Kombination mit Neuroleptika ist angebracht, wobei trizyklische Antidepressiva und Monoaminoxidasehemmer (MAOH) bisher am genauesten untersucht worden sind (Siris et al. 1978, 1987). Es wurde darauf hingewiesen, daß ein Grund für die bei diesen Patienten vorgefundene Varianz im Ansprechen auf die zusätzliche Gabe von Antidepressiva darin liegen könnte, daß Patienten mit aktuellen floriden psychotischen Symptomen ausgeschlossen wurden (Kramer et al. 1989).

- Antidepressiva und Neuroleptika

Aufgrund der möglichen Nebenwirkung einer Gewichtszunahme bei der kombinierten Gabe von Phenothiazinen und trizyklischen Antidepressiva (Prusoff et al. 1979) könnten selektive Serotoninwiederaufnahmehemmer (die keine Gewichtszunahme verursachen) eine vielversprechende Alternative darstellen, wenngleich diese Möglichkeit nach unserem Kenntnisstand bisher nicht systematisch untersucht worden ist. Für die Behandlung refraktärer psychotischer Depressionen, insbesondere der mit bipolarem Verlauf verbundenen, wurde eine Dosissteigerung des Lithium vorgeschlagen (Nelson u. Mazure 1986), ähnlich wie bei der Behandlung therapieresistenter Depressionen (de Montigny et al. 1983). Tsuang et al. (1979) deuteten zusätzlich darauf hin, daß eine elektrokonvulsive Therapie die Mortalität bei schizoaffektiven Patienten reduzieren könnte.

- Serotoninwiederaufnahmehemmer

Antipsychotika und Lithium in der Akutbehandlung

In einem neueren Review über kontrollierte Behandlungsstudien kamen Keck et al. (1996) zu dem Ergebnis, daß bei der akuten Behandlung der schizoaffektiven Störung vom bipolaren Typ typische Antipsychotika und Lithium in der Wirksamkeit vergleichbar sind, außer bei agitierten Patienten, die besser auf Antipsychotika ansprachen. Die Kombination von Lithium und Antipsychotika schien der alleinigen Gabe von Antipsychotika bei dieser Patientengruppe überlegen zu sein. Erste Daten aus offenen Studien deuten darauf hin, daß die Phasenprophylaktika Valproat und Carbamazepin sowie die neuartigen Antipsychotika Clozapin und Risperidon eine vielversprechende Behandlungsmöglichkeit für die schizoaffektive Störung sein könnten. In einer nichtkontrollierten Fünfjahresstudie über die Pharmakotherapie bei der schizoaffektiven Störung stellten Fenn et al. (1996) fest, daß der Anteil der Monotherapien mit Valproat an der Gesamtmenge der Pharmakotherapien zugenommen hat, während die Lithiummonotherapien abgenommen haben.

9 Schluß

Wir haben die schizoaffektive Störung, die vielleicht häufigste der atypischen Psychosen, aus verschiedenen Perspektiven betrachtet. Unserer notwendigerweise vorläufigen Ansicht nach, handelt es sich bei der schizoaffektiven Störung um eine genetisch heterogene Krankheit, die sich in erster Linie zusammensetzt aus Schizophrenie und affektiver Störung und möglicherweise einer übrigen, nicht differenzierten Störung. Für Forschungszwecke kann die schizoaffektive Störung folglich in schizophrene, affektive und nicht differenzierte Kategorien unterteilt werden. Andere Schemata zur Unterteilung (z. B. chronisch gegenüber nichtchronisch und manisch gegenüber depressiv) sind ebenfalls potentiell nützlich und sollten in diesem Forschungsstadium nicht voreilig ausgeschlossen werden. Die Unterteilung in bipolare und unipolare Kategorien hat sich für die psychopharmakologische Behandlung als klinisch wertvoll erwiesen. Es bedarf weiterer Forschung, um die weiterhin bestehende Unsicherheit bezüglich Diagnose, Behandlung und Prognose für diese heterogene aber wichtige Gruppe von Psychosen klären zu können.

Genetische Heterogenität

Notwendigkeit der Unterteilung

10 Literatur

Abrams R, Taylor MA (1976) Mania and schizo-affective disorder manic type: a comparison. Am J Psychiatry 133:1145–1147

Andreasen NC, Flaum M, Arndt S et al. (1991) Positive and negative symptoms: assessment and validity. In: Marneros A, Andreasen NC, Tsuang MT (ed) Negative versus positive schizophrenia. Springer, Berlin Heidelberg New York Tokio, pp 28–51

**Angst J (1986) The course of schizoaffective disorders. In: Marneros A, Tsuang MT (ed) Schizoaffective psychoses. Springer, Berlin Heidelberg New York Tokio, pp 63–93

Angst J, Felder W, Lohmeyer B (1979) Are schizoaffective psychoses heterogeneous? II. Results of a genetic investigation. J Affect Disord 1:155–165

Angst J, Stassen HH, Gross G et al. (1990) Suicide in affective and schizoaffective disorders. In: Marneros A, Tsuang MT (ed) Affective and schizoaffective disorders. Springer, Berlin Heidelberg New York Tokio, pp 168–185

APA (1994) Diagnostic and statistical manual of mental disorders, 4th edn. APA, Washington DC

Berner P, Lenz G (1986) Definitions of schizoaffective psychosis: mutual concordance and relationship to schizophrenia and affective disorder. In: Marneros A, Tsuang MT (ed) Schizoaffective psychoses. Springer, Berlin Heidelberg New York Tokio, pp 31–49

Berrettini WH, Ferraro TN, Goldin LR et al. (1994) Chromosome 18 DNA markers and manic-depressive illness: evidence for a susceptibility gene. Proc Nat Acad Sci 91:5918–5921

*Bertelsen A, Gottesman II (1995) Schizoaffective psychoses: genetical clues to classification. Am J Med Genet Neuropsychiatr Genet 60:7–11

Biederman J, Lerner Y, Belmaker RH (1979) Combination of lithium carbonate and haloperidol in schizo-affective disorder. A controlled study. Arch Gen Psychiatry 36:327–333

Blacker D, Tsuang MT (1992) Contested boundaries of bipolar disorder and the limits of categorical diagnosis in psychiatry. Am J Psychiatry 149:1473–1483

*Blehar MC, Faraone SV, Zeller PJ et al. (1996) Differentiation of schizoaffective bipolar disorder from bipolar disorder and schizophrenia. Depression 3:309–315

Brockington IF, Leff JP (1979) Schizoaffective psychosis: definitions and incidence. Psychol Med 9:91–99

Brockington IF, Kendell RE, Kellet JM et al. (1978) Trials of lithium, chlorpromazine and amitriptyline in schizoaffective patients. Br J Psychiatry 133:162–168

Brockington IF, Kendell RE, Wainwright S (1980a) Depressed patients with schizophrenic or paranoid symptoms. Psychol Med 10:665–675

Brockington IF, Wainwright S, Kendell RE (1980b) Manic patients with schizophrenic or paranoid symptoms. Psychol Med 10:73–83

Buda M, Tsuang MT, Fleming JA (1988) Causes of death in DSM-III schizophrenics and other psychotics (atypical group) a comparison with the general population. Arch Gen Psychiatry 45:283–285

*Clayton PJ (1982) Schizoaffective disorders. J Nerv Ment Dis 170:646–650

Clayton P, Rodin L, Winokur G (1968) Family history studies. III. Schizoaffective disorder, clinical and genetic factors including a one to two year follow-up. Compr Psychiatry 9:31–49

*Coryell W (1986) Schizoaffective and schizophreniform disorders. In: Winokur G, Clayton P (ed) The medical basis of psychiatry. Saunders, Philadelphia, pp 102–114

Coryell W, Lavori P, Endicott J (1984) Outcome in schizoaffective, psychotic, and nonpsychotic depression. Arch Gen Psychiatry 41:787–791

Coryell W, Keller M, Lavori P, Endicott J (1990a) Affective syndromes, psychotic features, and prognosis. I. Depression. Arch Gen Psychiatry 47:651–657

Coryell W, Keller M, Lavori P, Endicott J (1990b) Affective syndromes, psychotic features, and prognosis. II. Mania. Arch Gen Psychiatry 47:658–662

Crow TJ (1980) Molecular pathology of schizophrenia: more than one disease process? Br Med J 280:66–68

Cuesta MJ, Peralta V (1995) Are positive and negative symptoms relevant to cross-sectional diagnosis of schizophrenic and schizoaffec-tive patients? Compr Psychiatry 36:353–361

Doering S, Muller E, Kopcke W et al. (1998) Predictors of relapse and rehospitalization in schizophrenia and schizoaffective disorder. Schizophr Bull 24:87–98

Faraone SV, Matise T, Svrakic D et al. (1998) A genome scan of the European-American schizophrenia pedigrees: results from the NIMH genetics initiative & millennium consortium. Am J Med Genet Neuropsychiatr Genet 81:290–295

Fenn HH, Robinson D, Luby V et al. (1996) Trends in pharmacotherapy of schizoaffective and bipolar affective disorders: a 5-year naturalistic study. Am J Psychiatry 153:711–713

Foroud T, Castellucio PF, Koller DL et al. (1998) Genomewide scan of affected relative pairs using the NIMH Genetics Initiative bipolar affective disorder pedigrees. Am J Med Genet Neuropsychiatr Genet 81:462

Fowler RC (1978) Remitting schizophrenia as a variant of affective disorder. Schizophr Bull 4:68–77

Gershon ES, DeLisi LE, Hamovit J et al. (1988) A controlled family study of chronic psychoses schizophrenia and schizoaffective disorder. Arch Gen Psychiatry 45:328–336

Ginns EI, Ott J, Egeland JA et al. (1996) A genome-wide search for chromosomal loci linked to bipolar affective disorder in the old order Amish. Nature Genet 12:431–435

Goldstein JM, Tsuang MT, Faraone SV (1989) Gender and schizophrenia: implications for understanding the heterogeneity of the illness. Psychiatry Res 28:243–253

Goldstein JM, Faraone SV, Chen WJ, Tsuang MT (1993) The role of gender in understanding the familial transmission of schizoaffective disorder. Br J Psychiatry 163:763–768

Gross G, Huber G, Armbruster B (1986) Schizoaffective psychoses – long-term prognosis and symptomatology. In: Marneros A Tsuang MT (eds Schizoaffective psychoses. Springer, Berlin Heidelberg New York Tokio, pp 188–203

Grossman LS, Harrow M, Goldberg JF, Fichtner CG (1991) Outcome of schizoaffective disorder at two long-term follow-ups: comparisons with outcome of schizophrenia and affective disorders. Am J Psychiatry 148:1359–1365

Harrow M, Grossman L (1984) Outcome in schizoaffective disorders: a critical review and reevaluation of the literature. Schizophr Bull 10:87–108

Himmelhoch JM, Fuchs CZ, May SJ et al. (1981) When a schizo-affective diagnosis has meaning. J Nerv Ment Dis 169:277–282

Holmboe R, Astrup C (1957) A follow-up study of 255 patients with acute schizophrenia and schizophreniform psychoses. Acta Psychiatr Scand Suppl 115:9–61

Junginger J, Barker S, Coe D (1992) Mood theme and bizarreness of delusions in schizophrenia and modd psychosis. J Abnorm Psychol 101:287–292

Kant O (1937) Study of a group of recovered schizophrenic patients. Psychiatr Q 15:262–283

Kasanin J (1933) The acute schizoaffective psychoses. Am J Psychiatry 90:97–126

Keck PE, McElroy SL, Strakowski SM (1996) New developments in the pharmacologic treatment of schizoaffective disorder. J Clin Psychiatry 57:41–48

Kendell RE (1986) The relationship of schizoaffective illnesses to schizophrenic and affective disorders. In: Marneros A, Tsuang MT (eds) Schizoaffective psychoses. Springer, Berlin Heidelberg New York Tokio, pp 18–30

**Kendler KS, McGuire M, Gruenberg AM, Walsh D (1995) Examining the validity of DSM-III-R schizoaffective disorder and its putative subtypes in the Roscommon family study. Am J Psychiatry 152:755–764

Kitamura T, Suga R (1991) Depressive and negative symptoms in major psychiatric disorders. Compr Psychiatry 32:88–94

Kramer MS, Vogel WH, DiJohnson C et al. (1989) Antidepressants in 'depressed' schizophrenic inpatients. A controlled trial. Arch Gen Psychiatry 46:922–928

Langfeldt G (1939) The schizophreniform states. Munksgaard, Copenhagen

Langfeldt G (1956) The prognosis in schizophrenia. Acta Psychiatr Scand Suppl 110:7–66

Levinson DF, Levitt MEM (1987) Schizoaffective mania reconsidered. Am J Psychiatry 144:415–425

Levitt JJ, Tsuang MT (1988) The heterogeneity of schizoaffective disorder: implications for treatment. Am J Psychiatry 145:926–936

*Levitt JJ, Tsuang MT (1990) Atypical psychoses. In: Hyman S, Jennike M (eds) Manual of clinical problems in psychiatry. Little Brown, Boston, pp 45–52

Maj M, Perris C (1985) An approach to the diagnosis and classification of schizoaffective disorders for research purposes. Acta Psychiatr Scand 72:405–413

Maj M, Starace F, Kemali D (1987) Prediction of outcome by historical, clinical and biological variables in schizoaffective disorder, depressed type. J Psychiatry Res 21:289–295

Manschreck TC, Maher BA, Beaudette SM, Redmond DA (1997) Context memory in schizoaffective and schizophrenic disorder. Schizophr Res 26:153–161

Marneros A, Rohde A, Deister A, Risse A (1986) Schizoaffective disorders: the prognostic value of the affective component. In: Marneros A, Tsuang MT (eds) Schizoaffective psychoses. Springer, Berlin Heidelberg New York Tokio, pp 155–163

Marneros A, Steinmeyer EM, Deister A et al. (1989 a) Long-term outcome of schizoaffective and schizophrenic disorders: a comparative study. III. Social consequences. Eur Arch Psychiatry Neurol Sci 238:135–139

Marneros A, Rohde A, Deister A (1989 b) Unipolar and bipolar schizoaffective disorders: a comparative study. II. Long-term course. Eur Arch Psychiatry Clin Neurosci 239:164–170

Marneros A, Deister A, Rohde A (1990 a) Psychopathological and social status of patients with affective, schizophrenic and schizoaffective disorders after long-term course. Acta Psychiatr Scand 82:352–358

Marneros A, Deister A, Rohde A (1990 b) Sociodemographic and premorbid features of schizophrenic, schizoaffective, and affective psychoses. In: Marneros A, Tsuang MT (eds) Affective and schizoaffective disorders. Springer, Berlin Heidelberg New York Tokio, pp 130–145

Marneros A, Deister A, Royde A (1991) Stability of diagnoses in affective, schizoaffective and schizophrenic disorders: cross-sectional versus longitudinal diagnosis. Eur Arch Psychiatry Clin Neurosci 241:187–192

Marneros A, Deister A, Rohde A (1992) Comparison of long-term outcome of schizophrenic, affec-

tive and schizoaffective disorders. Br J Psychiatry 161:44–51

Marneros A, Rohde A, Deister A (1993) Factors influencing the long-term outcome of schizoaffective disorders. Psychopathology 26:215–224

Maziade M, Bissonnette L, Rouillard E et al. (1997) 6p24–22 region and major psychosesz in the Eastern Quebec population. Am J Med Genet Neuropsychiatr Genet 74:311–318

McElroy SL, Dessain EC, Pope HG Jr et al. (1991) Clozapine in the treatment of psychotic mood disorders, schizoaffective disorder, and schizophrenia. J Clin Psychiatry 52:411–414

McElroy SL, Keck PE Jr, Pope HG et al. (1992) Valproate in the treatment of bipolar disorder: literature review and clinical guidelines. J Clin Psychopharmacol 12:42S–52S

**McGlashan TH, Williams PV (1990) Predicting outcome in schizoaffective psychosis. J Nerv Ment Dis 178:518–520

Montigny C de, Cournoyer G, Morissette R et al. (1983) Lithium carbonate addition in tricyclic antidepressant-resistant unipolar depression: correlations with neurobiologic actions of tricyclic antidepressant drugs and lithium ion on serotonin system. Arch Gen Psychiatry 40:1327–1334

Müller-Oerlinghausen B, Ahrens B, Grof E et al. (1992) The effect of long-term lithium treatment on the mortality of patients with manic-depressive and schizoaffective illness. Acta Psychiatr Scand 86:218–222

Nelson JC, Mazure CM (1986) Lithium augmentation in psychotic depression refractory to combined drug treatment. Am J Psychiatry 143:363–366

Okuma T, Yamashita I, Takahashi R et al. (1989 a) Clinical efficacy of carbamazepine in affective, schizoaffective and schizophrenic disorders. Pharamacopsychiatry 22:47–53

Okuma T, Yamashita I, Takahashi R et al. (1989 b) A double-blind study of adjunctive carbamazepine versus placebo on excited states of schizophrenic and schizoaffective disorders. Acta Psychiatr Scand 80:250–259

Pfohl B, Winokur G (1983) The micropsychopathology of hebephrenic/catatonic schizophrenia. J Nerv Ment Dis 171:296–300

Pope JG Jr, Lipinski J (1978) Diagnosis in schizophrenia and manic-depressive illness: a reassessment of the specificity of „schizophrenic" symptoms in the light of current research. Arch Gen Psychiatry 35:811–828

Pope JG Jr, Lipinski JF, Cohen BM, Axelrod DT (1980) Schizo-affective disorder: an invalid diagnosis? A comparison of schizo-affective disorder, schizophrenia and affective disorder. Am J Psychiatry 137:921–927

Prien RF, Point P, Caffey EMJ, Klett CJ (1972) A comparison of lithium carbonate and chlorpromazine in the treatment of excited schizoaffectives: report of the veterans administration and nation institute of mental health collaborative study group. Arch Gen Psychiatry 27:182–189

Prusoff BA, Williams DH, Weissman MM, Astrachan BM (1979) Treatment of secondary depression in schizophrenia: a double-blind, placebo-controlled trial of amitriptyline added to perphenazine. Arch Gen Psychiatry 36:569–575

Ricca V, Galassi F, La Malfa G et al. (1997) Assessment of basic symptoms in schizophrenia, schizoaffective and bipolar disorders. Psychopathology 30:53–58

Rice JP, Goate A, Williams JT et al. (1997) Initial genome scan of the NIMH genetics initiative bipolar pedigrees: chromosomes 1, 6, 8, 10, and 12. Am J Med Genet Neuropsychiatr Genet 74:247–253

Rio Vega JM del, Ayuso-Gutierrez JL (1990) Course of schizoaffective psychosis: a retrospective study. Acta Psychiatr Scand 81:534–537

Rosenthal NE, Rosenthal LN, Stallone F et al. (1980) Toward the validation of RDC schizoaffective disorder. Arch Gen Psychiatry 37:804–810

Samson JA, Simpson JC, Tsuang MT (1988) Outcome studies of schizoaffective disorders. Schizophr Bull 14:543–554

Simpson JC (1988) Mortality studies in schizophrenia. In: Tsuang MT, Simpson JC (eds) Handbook of schizophrenia, vol 3. Nosology, epidemiology and genetics of schizophrenia. Elsevier, Amsterdam, pp 245–273

Siris SG, Kammen DP van, Docherty JP (1978) Use of antidepressant drugs in schizophrenia. Arch Gen Psychiatry 35:1368–1377

Siris SG, Morgan V, Fagerstrom R et al. (1987) Adjunctive imipramine in the treatment of postpsychotic depression. Arch Gen Psychiatry 44:533–539

Smeraldi E, Gasperini M, Macciardi F et al. (1983) Factors affecting the distribution of age at onset in patients with affective disorders. J Psychiatr Res 17:309–317

Spitzer RL, Endicott J, Robins E (1978) Research diagnostic criteria: rationale and reliability. Arch Gen Psychiatry 35:773–782

Stephens JH, Astrup C, Mangrum JC (1966) Prognostic factors in recovered and deteriorated schizophrenics. Am J Psychiatry 122:116–1121

Stine OC, Xu J, Koskela R et al. (1995) Evidence for linkage of bipolar disorder to chromosome 18 with a parent-of-origin effect. Am J Hum Genet 57:1384–1394

Taylor MA, Amier N (1994) Are schizophrenia and affective disorder related?: the problem of schizoaffective disorder and the discrimination of the psychoses by signs and symptoms. Compr Psychiatry 35:420–429

Tien AY, Eaton WW (1992) Psychopathologic precursors and sociodemographic risk factors for the schizophrenia syndrome. Arch Gen Psychiatry 49:37–46

Torrey EF (1987) Prevalence studies in schizophrenia. Br J Psychiatry 150:598–608

Tsuang D, Coryell W (1993) An 8-year follow-up of patients with DSM-III-R psychotic depression, schizoaffective disorder, and schizophrenia. Am J Psychiatry 150:1182–1188

**Tsuang MT (1990) Follow-up studies of schizoaffective disorders: a comparison with affective disorders. In: Marneros A, Tsuang MT (ed) Affective and schizoaffective disorders. Springer, Berlin Heidelberg New York Tokio, pp 123–129

Tsuang MT (1991) Morbidity risks of schizophrenia and affective disorders among first-degree relatives of patients with schizoaffective disorders. Br J Psychiatry 158:165–170

Tsuang MT, Dempsey GM, Fleming JA (1979) Can ECT prevent premature death and suicide in „schizoaffective" patients? J Affect Disord 1:167–171

*Tsuang MT, Simpson JC, Fleming JA (1986) Diagnostic criteria for subtyping schizoaffective disorder. In: Marneros A, Tsuang MT (eds) Schizoaffective psychoses. Springer, Berlin Heidelberg New York Tokio, pp 50–62

Tsuang MT, Simpson JC, Fleming JA (1992) Epidemiology of suicide. Int Rev Psychiatry 4:117–129

Valliant GE (1964) Prospective prediction of schizophrenic remission. Arch Gen Psychiatry 11:509–518

Welner A, Croughan JL, Robins E (1974) The group of schizoaffective and related psychoses – critique, record, follow-up and family studies. I: A persistent enigma. Arch Gen Psychiatry 31:628–631

Widiger TA, Frances A (1985) The DSM-III personality disorders: perspectives for psychology. Arch Gen Psychiatry 42:615–623

Wildenauer D, Hallmayer J, Albus M et al. (1996) A susceptibility locus for affective and schizophrenic disorder? Psychiatr Genet 6:152

Zerbin-Rudin E (1986) Schizoaffective and other atypical psychoses: the genetical aspect. In: Marneros A, Tsuang MT (eds) Schizoaffective psychoses. Springer, Berlin Heidelberg New York Tokio, pp 225–231

KAPITEL 30

Vorübergehende akute psychotische Störungen

J. E. COOPER und S. P. SINGH

Übersetzung: M. Kraft

1 Einleitung: Störungen, aber keine Krankheiten

Eigenständigkeit der Beschwerdebilder

Die traditionelle Zweiteilung der funktionellen Psychosen in Schizophrenien und manisch-depressive Psychosen läßt sich auf akute psychotische Störungen, die einen abrupten Beginn, eine kurze Dauer und gute Prognose, jedoch keine organische Ursache aufweisen, nicht zufriedenstellend anwenden. Diese Störungen werden jetzt sowohl in der ICD-10 als auch im DSM-IV als eigenständig neben den schizophrenen Syndromen und affektiven Psychosen anerkannt. Das zeigt die weitgehende internationale Übereinstimmung darüber, daß diese Beschwerdebilder über ein hinreichendes Maß an Eigenständigkeit als beschreibbare klinische Zustände verfügen. Jedoch wird in beiden Klassifikationen die Einordnung lediglich als „Störung" vorgenommen, d.h. als Gruppe von Symptomen und Verhaltensweisen, die „klinisch erkennbar" (ICD-10) oder „klinisch bedeutsam" (DSM-IV) sind. Bis jetzt ist zu wenig über ihre Ätiologie, ihre Genetik oder die Mechanismen und Prozesse bekannt, die den Symptomen zugrunde liegen, um dieses Beschwerdebild von seinem bescheidenen Status als klinische Störung zu einer anerkannten Krankheitsentität befördern zu können.

Unterschiedliche Begriffe

Die psychiatrische Literatur ist reich an Begriffen für solche kurz andauernden, nichtaffektiven Psychosen mit guter Prognose. Floru (1974) sammelte einhundert derartiger Begriffe. Die gebräuchlichsten waren akute, atypische, psychogene, reaktive, hysterische und dritte Psychose. Einige dieser Begriffe wie psychogene Psychose, reaktive Psychose und hysterische Psychose unterstellen, daß Streß oder persönliche Faktoren für die Ätiologie bedeutsam sind, während andere wie atypische Psychose und dritte Psychose nur einen vermuteten Unterschied zu anderen funktionellen Psychosen widerspiegeln. Bewahrt hat sich die regionale Beliebtheit einiger der ursprünglichen Begriffe, wie beispielsweise bei der reaktiven Psychose in Schweden, der „bouffée délirante" in Frankreich und der hysterischen Psychose in Indien. In der Monographie über zykloide Psychosen von Perris ist die Überschneidung zwischen den Konzepten sehr gut dargestellt. Perris listet 28 verschiedene, von Psychiatern in 5 Ländern vorgeschlagene Begriffe auf, die, wie er hervorhebt, recht ähnliche psychotische Syndrome bezeichnen (Perris 1974).

Abgrenzungskriterien

Das wichtigste Kriterium für die vorliegende deskriptive Trennung der akuten und vorübergehenden Psychosen von anderen funktionellen Psychosen besteht nicht allein in dem sehr akuten Beginn, da dieser bei fast allen Arten von Psychosen in Verbindung mit einer vergleichsweise kurzen Krankheitsdauer beobachtet wurde. So enthält beispielsweise der Bericht über die International Pilot Study of Schizophrenia die Schlußfolgerung, daß akute Fälle, unabhängig von den kulturellen Rahmenbedingungen, dazu tendieren, wieder zu genesen (Sartorius et al. 1978). Es ist die Verbindung von akutem Beginn und günstiger Prognose mit einem ungewöhnlich vielseitigen und wechselnden klinischen Bild, das sich aber bei einem Wiederauftreten durchaus ähnelt, was den Ausschlag zugunsten einer getrennten Einordnung gibt. Andere Studien liefern noch weitere Gründe (Guinness 1992; Ohaeri 1993; Susser et al. 1995a).

Einige der Urheber dieser Konzepte vertraten offen die Meinung, daß diese Symptome durch tieferliegende pathologische Prozesse oder Mechanismen verursacht seien, die man bald entdecken würde. Fast 100 Jahre später sind diese Mechanismen (wenn es sie denn überhaupt gibt) noch immer unbekannt. Manschreck u. Petri (1978) machen auf die diversen methodologischen Mängel bei der Forschung auf diesem Gebiet aufmerksam, insbesondere auf die unzureichenden Definitionen, ätiologisch vorgefaßten Meinungen, den Gebrauch nichtstandardisierter Beurteilungsmethoden oft in Notfallsituationen, mangelhafte Vor- und Nachuntersuchungen und ein nur begrenztes Verständnis für die Wechselwirkung zwischen kulturellen Einflüssen und Psychopathologie. Ihr ausführlicher Überblick über dieses Thema macht deutlich, daß bis heute die unterschiedlichen Ergebnisse nicht in allen Einzelheiten vergleichbar sind. Die Bedeutung kultureller Faktoren bei akuten Psychosen ist ausgiebig diskutiert worden (German 1972; Leff 1981) und ist weiterhin eine der vorrangigen Bereiche für weitere Feldstudien (s. auch Kap. 14, Bd.3).

Frage
der zugrundeliegenden
Mechanismen

Der aktuelle Diskussionsstand (veranschaulicht durch die in der ICD-10 und im DSM-IV aufgeführten Kriterien; s. auch Übersicht 1 und 2) wird am ehesten verständlich, wenn man sich ihm über eine kurze Erläuterung der historischen Entwicklung der Konzepte annähert. Eine Weiterentwicklung ist so lange unwahrscheinlich, wie es nicht zur Durchführung groß angelegter, epidemiologisch begründeter Prospektivstudien kommt, bei denen definierte Kriterien und eine vergleichbare Methodik angewendet werden. Zusätzlich bedarf es einer direkten Beteiligung medizinischer Anthropologen und Sozialanthropologen sowohl an der Forschung als auch an der Auswertung der Daten, um kulturelle Einflüsse klären zu können.

Dieses Kapitel orientiert sich an den Klassifikationen ICD-10 und DSM-IV, so daß akute Psychosen mit überwiegend depressiven oder manischen Symptomen, unabhängig davon, wie abrupt ihr Beginn oder wie kurz ihre Dauer sein mag, von dieser Gruppe ausgeschlossen werden. Zwei Arten von Psychosen, die gewöhnlich akut und von kurzer Dauer sind, werden in diesem Kapitel der Vollständigkeit halber erwähnt und an anderer Stelle ausführlicher beschrieben. Es handelt sich dabei um die schizoaffektiven Psychosen (s. Kap. 29 in diesem Band) und die Wochenbettpsychosen (s. Kap. 13, Bd.3).

2 Historische Entwicklung der Konzepte

Die historische Entwicklung der Konzepte wird in 4 Abschnitten erläutert:
1. drei unterschiedliche nationale Traditionen (Frankreich, Deutschland und skandinavische Länder),
2. schizoaffektive und schizophreniforme Psychosen,
3. akute Psychosen in Verbindung mit sozialen Veränderungen oder bestimmten Kulturen und
4. die Wochenbettpsychosen.

2.1 Drei nationale Traditionen

Die 3 nationalen Traditionen, die hier besprochen werden, überschneiden sich in Entstehungszeit und klinischem Bild. Die historische Abfolge verlief in etwa wie folgt:
a) das französische Konzept der „bouffée délirante",
b) die deutsche Schule der „zykloiden Psychosen" nach Kleist und Leonhard, später weiterentwickelt von Perris und
c) das skandinavische Konzept der reaktiven (oder psychogenen) Psychosen.

Bouffée délirante
Magnan (im Jahre 1886) und Legrain (im Jahre 1890) waren die ersten, die vorschlugen, eine bestimmte Gruppe sehr akuter, vorübergehender psychotischer Zustände gesondert von anderen, länger andauernden psychischen Störungen anzuerkennen (Pichot 1982). Ihre Beschreibung der Bouffée délirante als Krankheitsbild ist – genau betrachtet – bis heute noch klinisch zutreffend. Über die Häufigkeit außerhalb Frankreichs ist jedoch nur wenig bekannt. Und sogar dort verringert sich möglicherweise die Anzahl dieser ohnehin recht selten gestellten Diagnose (ungefähr 10% in der Untersuchung einer psychiatrischen Klinik) zugunsten eher traditioneller Kategorien wie der akuten Schizophrenie (Johnson-Sabine et al. 1983).

In den ersten Schilderungen wird hervorgehoben, daß bei 75–80% der Fälle kein auslösender Faktor erkennbar gewesen sei. Die ersten Autoren versuchten das abrupte und spektakuläre Erscheinungsbild dieser Störung mit Beschreibungen zu veranschaulichen wie „die Wahngedanken können erstaunlich schnell hervorbrechen", „die Wahnideen sind zahlreich und unterschiedlich", „die Halluzinationen sind häufig und stark ausgeprägt" und „der Patient unterliegt starken Stimmungsveränderungen, heftigen Schwankungen und ‚Wellen' von Wahngedanken" (Ey 1960).

Nach der ersten Episode komme es gewöhnlich innerhalb von wenigen Tagen bis zu einigen Wochen zu einer vollständigen Remission, jedoch sei bei mindestens 40–50% der Patienten mit einem Rückfall zu rechnen. Außerdem stimmen verschiedene Langzeitkatamnesen darin überein, daß sogar 20% der Patienten schließlich eindeutig eine chronische Schizophrenie entwickeln.

Die deutsche Schule von Kleist und Leonhard und das Konzept der zykloiden Psychose
Kleist (1928) und sein Schüler Leonhard (1961, 1972) untersuchten über viele Jahre hinweg einige spezielle Formen der akuten Psychose, denen sie Namen gaben wie Angst-Glücks-Psychose, Verwirrtheitspsychose und Motilitätspsychose, die unter dem Begriff der zykloiden Psychosen zusammengefaßt wurden (s. Kap. 28, Bd. 5). Deren wesentliche Merkmale waren ein plötzlicher Beginn, ein uneinheitliches und schwankendes klinisches Bild sowie eine rasche Rückbildung. Sie weisen somit viele Ähnlichkeiten mit der Bouffée délirante auf. Kleist selbst machte deutlich, daß er diese Krankheitsbilder als eigenständige nosologische Entitäten neben der Schizophrenie ansah, da er vermutete, daß es im Hirnstamm

verschiedene Zentren gibt, in denen diese Psychosen ihren Ursprung haben. Die meisten anderen Autoritäten auf diesem Gebiet waren nicht der Ansicht, es gäbe einen bestimmten anatomischen oder physiologischen Ursprung und werteten diese Krankheitsbilder eher als spezielle Varianten entweder der Schizophrenie oder der manisch-depressiven Psychose.

Das Konzept der zykloiden Psychose wurde von Perris in Schweden weiterentwickelt (Perris 1974). Ebenso wie Kleist und Leonhard war er der Einschätzung, daß diese Psychose von den schizophrenen Syndromen und affektiven Psychosen zu trennen sei, jedoch weniger aufgrund einer vermuteten physiologischen oder strukturellen Störung des Gehirns, als vielmehr aufgrund der familiären Häufung und der klinischen Merkmale. In Großbritannien wurde in den letzten Jahren versucht, dieses Konzept zu überprüfen (retrospektiv durchgeführte erneute Diagnosestellungen unter Verwendung von Verlaufsnotizen von ursprünglich aus anderen Gründen untersuchten Patienten), wobei die Nützlichkeit einer eigenständigen klinischen Kategorie nur bedingt bestätigt werden konnte (Cutting et al. 1978; Brockington et al. 1982 a).

Weiterentwicklung des Konzeptes

Das skandinavische Konzept der reaktiven (oder psychogenen) Psychose

Seit der Jahrhundertwende ist die psychogene Psychose in den skandinavischen Ländern eine gebräuchliche Diagnose. Sie wird für Patienten verwendet, die eine akute Psychose entwickeln, die gewöhnlich von kurzer Dauer ist, bei der es zu einer vollständigen Genesung kommt und die unmittelbar im Anschluß an ein schweres seelisches Trauma auftritt. Wimmer aus Kopenhagen begründete 1916 diese Tradition, Faergeman (1963) und andere entwickelten die psychoanalytischen und psychodynamischen Aspekte des Konzeptes.

Merkmale der psychogenen Psychose

Jedoch wurde bei einer Follow-up-Studie von Faergeman die Problematik dieser Konzepte erneut offensichtlich: Nahezu die Hälfte der 70 nachuntersuchten Patienten hatte 16–19 Jahre später eindeutig eine Schizophrenie oder eine affektive Psychose entwickelt. Im Gegensatz dazu kam es in einer neueren Untersuchung von Anderson u. Laerum (1980) in einem Nachuntersuchungszeitraum von 10–14 Jahren nur bei 10% ihrer Kohorte mit psychogener Psychose zur Entwicklung einer Schizophrenie. Bei der Hälfte der Patienten, die einen Rückfall erlebte, wurde erneut die Diagnose einer psychogenen Psychose in sich wiederholenden Episoden gestellt.

Ergebnisse von Follow-up-Studien

McCabe (1975) wandte die Kriterien von Jaspers für psychogene Reaktionen auf alle Patienten an, die neu in ein dänisches Krankenhaus aufgenommen wurden. Die Kriterien von Jaspers beinhalten einen zeitlichen Zusammenhang zwischen dem Krankheitsbeginn und einem auslösenden Belastungsfaktor, eine angemessene Bedeutung der Belastung für die Psychogenese und einen nachvollziehbaren symbolischen Zusammenhang zwischen Abwehrmechanismus, Wunscherfüllung, etc. und den Inhalten der Reaktion und der Belastung. Patienten, bei denen nach diesen Kriterien eine reaktive Psychose diagnostiziert wird, zeigen einen akuten Krankheitsbeginn, ausgelöst durch einen Belastungsfaktor, affektive Symptome, eine gute prämorbide Anpassung, Erhaltung der Affektivität

Klinische Studien anhand der Kriterien von Jaspers

und eine kurze Krankheitsdauer; in der Familienanamnese findet sich keine Schizophrenie. Leider erwiesen sich diese logischen Kriterien bei der Anwendung an wirklichen Patienten häufig als nicht zutreffend. McCabe begann seine Studie mit 388 Patienten, die im Krankenhaus die Diagnose einer reaktiven Psychose erhalten hatten. 250 von ihnen schienen aufgrund der Unterlagen diese Kriterien zu erfüllen, etwas über 100 von ihnen wurden in die Studie aufgenommen und lediglich 40 erfüllten schließlich die oben angeführten Kriterien. Mit anderen Worten, seine Studie bestätigt die verwirrende Tatsache, daß die Mehrheit der Patienten mit akuten und kurz andauernden Psychosen Krankheiten haben, die in keinem nachvollziehbaren Zusammenhang mit ihrer Persönlichkeit oder ihrer Lebensgeschichte stehen.

Nosologische Eigenständigkeit reaktiver Psychosen

Dessenungeachtet ist das Konzept der psychogenen und reaktiven Psychosen in den skandinavischen Ländern weiterhin sehr populär und könnte auch anderswo an Akzeptanz gewinnen. Stromgren (1989) vertrat den Standpunkt, daß reaktive Psychosen nosologisch eigenständig seien und in jedem Fall eine gute Prognose haben. In einer neueren multizentrischen Studie skandinavischer Psychiater kamen Hansen et al. (1992) zu dem Schluß, daß die Interraterreliabilität für reaktive Psychosen ebenso hoch war wie für Schizophrenie und affektive Psychosen (allerdings basierte die Studie lediglich auf Fallzusammenfassungen und nicht auf einer gemeinsamen direkten klinischen Beurteilung des Patienten). Bei einer 6monatigen Prospektivstudie über reaktive Psychosen in Chandigarh in Nordindien wurde festgestellt, daß die gestellte Diagnose im Laufe der Zeit stabil blieb und sich die meisten Patienten während der 6 Monate klinisch und sozial wieder erholten (Chavan u. Kulhara 1988). Im Vergleich zu skandinavischen Patienten wiesen indische häufiger Wahngedanken, Halluzinationen und emotionale Syndrome auf.

Zeitliche Beständigkeit der Diagnose

Andere retrospektiv durchgeführte Fallstudien betonen die zeitliche Beständigkeit dieser Diagnose, den Zusammenhang mit einer seelischen Belastung und die im Vergleich mit der Schizophrenie bessere Prognose. Es ist wahrscheinlich, daß die Verfasser vieler dieser Berichte der Auffassung sind, bei der Schizophrenie handle es sich per definitionem um eine lang andauernde Erkrankung mit ungünstiger Prognose (Kapur u. Pandurangi 1979; Andersen u. Laerum 1980; Stephens et al. 1982; Beighley et al. 1992). Die reaktive Psychose ähnelt sowohl der hysterischen Psychose, abgesehen von prämorbiden histrionischen Merkmalen bei der Letztgenannten (Modestin u. Bachmann 1992), als auch der französischen Diagnosekategorie der Bouffée délirante (Pichot 1986).

2.2 Schizoaffektive und schizophreniforme Psychosen

Merkmale schizoaffektiver Psychosen

Schizoaffektive Störungen werden in Kap. 29 dieses Bandes behandelt, verdienen aber an dieser Stelle eine kurze Erwähnung, da einige der Patienten, die in der Vergangenheit diese Diagnose erhalten haben, ebenso von den in diesem Kapitel beschriebenen akuten psychotischen Zuständen erfaßt werden. Der Begriff schizoaffektiv wurde erstmals von Kasanin (1933) in den USA gebraucht, um Patienten zu beschreiben, deren Psychose geprägt war von „einem sehr plötzlichen Beginn im Zusammenhang mit deutlicher emotionaler Aufgewühltheit bei einer verzerrten Wahrnehmung der Außenwelt ... die Psychose dauert von einigen Wochen bis zu einigen Monaten, anschließend kommt es zu einer Genesung" (Kasanin, 1933). Kasanin wies weiter darauf hin, daß diese Psychosen gewöhnlich mit einer schweren psychischen Belastung in Zusammenhang stünden. Er war offensichtlich eher der Auffassung, diese Patienten würden unter einer speziellen Form der Schizophrenie leiden als an einer anderen Krankheit. Die Ähnlichkeit mit den oben beschriebenen klinischen Krankheitsbildern ist jedoch deutlich erkennbar.

In jüngster Zeit wurde der Begriff schizoaffektiv sowohl in der ICD-10 als auch im DSM-IV in einem ganz anderen Sinn gebraucht, nämlich um damit Störungen zu bezeichnen, bei denen gleichzeitig und zu etwa gleichen Anteilen deutlich schizophrene und affektive Symptome gemischt auftreten, wobei weder ein abrupter Beginn noch psychologische Ursachen oder eine kurze Dauer gegeben sein müssen (obwohl diese Faktoren gleichwohl vorhanden sein können).

Der Begriff schizophreniform hat im Laufe der Jahre ebenfalls eine Bedeutungsänderung erfahren. Ursprünglich war er von Langfeldt (1939) benutzt worden, um damit Patienten mit atypischen Formen von Schizophrenie zu bezeichnen, die eine klare psychogene Ursache hatten, schnell auf eine Behandlung ansprachen und eine günstige Prognose aufwiesen. Langfeldt war es wichtig, diese Krankheiten von jenen typischeren oder „Prozeßformen" abzugrenzen, die einen schleichenden Beginn und eine schlechte Prognose aufwiesen. Im DSM-III (APA 1980) wird dieser Begriff anders verwendet und zwar um damit solche Patienten zu erfassen, die schizophrenietypische Symptome zeigen, jedoch für einen kürzeren Zeitraum als den für die Diagnose erforderlichen von 6 Monaten. Das DSM-IV bringt insofern eine Änderung, als es diesen Begriff wieder der Bedeutung von Langfeldt annähert; er bleibt jedoch getrennt von der DSM-IV-Kategorie der kurzen psychotischen Störung. In der ICD-Klassifikation wurde der Begriff schizophreniform nie verwendet.

Merkmale schizophreniformer Psychosen

2.3 Akute Psychosen in Verbindung mit sozialen Veränderungen oder bestimmten Kulturen

Oft wurde vom Auftreten atypischer und akuter psychiatrischer Störungen – einschließlich der Psychosen – im Zusammenhang mit potentiell belastenden sozialen Änderungen wie beispielsweise der Immigration berichtet (Lambo 1965; Leff 1981; Collins et al. 1996). Es gibt außerdem viele Studien, die nahelegen, daß in nichteuropäischen Kulturen lebende Menschen eher atypische Psychosen entwickeln als in Europa lebende Europäer (German 1972). Dabei wird der Begriff atypisch selbstverständlich aus der Sicht eines Europäers verwendet, und es erstaunt daher nicht, daß medizinische Anthropologen und einige Psychiater aus nichteuropäischen Kulturen Einwände erhoben gegen die implizite Annahme, es würde auch in anderen Ländern das, was europäische Psychiater als atypisch ansehen, als solches akzeptiert werden. Dies ist einer der Kernpunkte, der zeigt, daß eine Beteiligung von Sozialanthropologen an zukünftigen Studien über akute Psychosen notwendig ist.

Problematik des Begriffs der atypischen Psychose

Merkmale

Psychiatrische Störungen mit einem abrupten Beginn und oft spektakulären Symptomen, die mutmaßlich nur unter bestimmten kulturellen Rahmenbedingungen vorkommen, wurden seit vielen Jahrzehnten beschrieben und sind nun in die ICD-10-Forschungskriterien (und ebenfalls in das DSM-IV) aufgenommen worden. Vorher oft als kulturspezifische Psychosen bezeichnet, herrscht nun zunehmend Einigkeit darüber, daß es sich dabei nicht um Psychosen handelt, unabhängig davon, wie der Begriff definiert ist. Seitdem eine direktere und gründlichere Beschäftigung mit diesen Störungen eingesetzt hat, wird immer deutlicher, daß diese bestenfalls als kulturell beeinflußte (und in gewissem Sinne sozial akzeptierte) Zustände von Angst, akuter Depression, Verzweiflung, Aggression und aufmerksamkeitssuchendem Verhalten angesehen werden können (Yap 1974; Leff 1981; s. auch Kap. 14, Bd. 3).

2.4 Andere Konzepte

Hysterische Psychose

Der Begriff der hysterischen Psychosen lebte in den USA (Hollander u. Hirsch 1964; Hirsch u. Hollander 1969) kurz als Versuch wieder auf, um das häufig individuelle und reaktive klinische Bild dieser Störungen zu erfassen. Das Konzept beschreibt eine Störung mit einem plötzlichen und dramatischen Beginn im zeitlichen Zusammenhang mit einem streßauslösenden Faktor bei einer Person mit „hysterischem Charakter". Die klinischen Symptome umfassen Halluzinationen, Wahngedanken, Depersonalisation, vorübergehende und umschriebene Denkstörungen, das Fehlen von Affektverflachung sowie grob störendes und auffälliges Verhalten. Die Störung dauert zwischen 1 und 3 Wochen, es kommt zu einer vollständigen Wiederherstellung und es bleiben keine Restsymptome. Hysterische Psychosen wurden ebenfalls in Indien (Kuruvilla u. Sitalakshmi 1964) und der Schweiz (Modestin u. Bachmann 1992) beschrieben.

2.5 Wochenbettpsychose

Frage der Eigenständigkeit

Seit langem gibt es eine Diskussion darüber, ob die Wochenbettpsychose als eigenständige klinische Entität zu behandeln ist oder nicht. Da diese Störungen mit der Geburt in Zusammenhang stehen, wurden sie in den letzten Jahren wesentlich aufmerksamer untersucht als andere Formen der akuten Psychose und die meisten der verfügbaren Daten sind qualitativ gut. Die große Mehrheit der Fachleute ist sich heute einig, daß Wochenbettpsychosen bestenfalls als ungewöhnlich akute Varianten entweder der affektiven Psychosen (etwa 80–90% der Fälle) oder der schizoaffektiven und schizophrenen Psychosen anzusehen sind (Brockington et al. 1982b; s. auch Kap. 13, Bd. 3). Ihre Bedeutung liegt darin, daß es sich bei ihnen um die häufigsten der vorübergehenden akuten psychotischen Störungen handelt: Nach der zweiten Geburt kommen sie bei jeder tausendsten Frau vor. Rund 75% dieser Störungen manifestieren sich innerhalb von 16 Tagen nach der Entbindung.

Symptome

Als häufigste Symptome zeigen sich einige Tage nach der Geburt bei der Mutter Ratlosigkeit, Unruhe und Verwirrtheit (sie ist jedoch nicht desorientiert in einem organischen Sinne). Etwa im Laufe der folgenden Woche entwickelt sich ein deutlich affektiveres Krankheitsbild, häufig mit manischen Symptomen. Eine optimale Behandlung von Frauen mit einer Wochenbettpsychose erfordert eine fachmännische Beurteilung durch erfahrenes Personal, das als spezialisiertes Team zusammenarbeitet. Es sollte die Möglichkeit bestehen, stationäre Einrichtungen für eine kleine Anzahl von Müttern und Babies mit einer umfangreichen sozialen und häuslichen Betreuung zu verknüpfen (Oates 1989).

Behandlung

3 Der gegenwärtige nosologische Status

Die zunehmende Verwendung standardisierter Interview- und Ratingmethoden, beispielsweise in den Studien der WHO über Schizophrenie und verwandte Störungen (Sartorius et al. 1978; Jablensky et al. 1992), hat zu einer Qualitätsverbesserung der Forschungsdaten einiger wichtiger Aspekte der psychotischen Störungen geführt. Zwar betraf nur ein kleiner Teil dieser Daten die akuten und atypischen Psychosen, dies war jedoch ausreichend, einen neuen und systematischeren Ansatz für dieses Thema bei der Vorbereitung des Kapitels V (F) der ICD-10 vorzunehmen. Der Aufbau der letzten Version von F23 (vorübergehende akute psychotische Störungen) erlaubt die Aufnahme der wichtigsten klinischen Syndrome, die sich von den bereits besprochenen nationalen Traditionen ableiten, ohne dabei jedoch Vermutungen über Zusammenhänge zwischen den Syndromen und dem Vorhandensein oder Fehlen von entweder akuten Belastungssituationen oder typisch schizophrenen Symptomen anzustellen (Übersicht 1).

Qualitätsverbesserung der Forschungsdaten durch Studien der WHO

ICD-10

Dieser Punkt muß ausdrücklich betont werden, da die häufige (aber falsche) klinische Annahme besteht, es könne immer eine psychische Belastung als Ursache für eine akute Psychose gefunden werden und es würden niemals typisch schizophrene Symptome vorkommen. Das Kriterium der 3monatigen Dauer in der ICD-10 wird durch das Ergebnis einer neueren Studie bestätigt, das besagt, daß bei 80% der Patienten mit einer akuten Psychose diese durchschnittlich 2 Monate andauert (Susser et al. 1995 b).

Die diagnostischen Kriterien für eine kurze psychotische Störung im DSM-IV (Übersicht 2; APA 1994) ähneln weitgehend denen von F23 in der ICD-10, jedoch weist diese Kategorie weniger Unterteilungen auf. Sie entspricht in etwa einer komprimierten Fassung von F23.

DSM-IV

4 Epidemiologie

Es gibt nur sehr wenige epidemiologische Studien über akute und kurze Psychosen, bei denen standardisierte und reliable Methoden zur Einschätzung der Symptome und Diagnosen angewandt wurden. Bei der Auswertung einiger groß angelegter Studien der WHO über psychotische Störungen, den International Collaborative Studies, (Jablensky et al.

Belege für die Eigenständigkeit der akuten kurzen Psychosen

Übersicht 1.
Diagnostische Kriterien
für vorübergehende akute
psychotische Störungen
nach ICD-10,
Kapitel V (F)

(Aus Platzgründen wird hier nur die kurze Beschreibung aus dem kleinen Glossar gegeben. Ausführlichere Beschreibungen enthalten die *klinisch-diagnostischen Leitlinien* (WHO 1992) und die *Forschungskriterien* (WHO 1993) der ICD-10.)

F23 Vorübergehende akute psychotische Störungen

Es handelt sich um eine heterogene Gruppe von Störungen, die gekennzeichnet sind durch ein akutes Einsetzen solcher psychotischen Symptome wie Wahnphänomene, Halluzinationen und Wahrnehmungsstörungen sowie einer schwerwiegenden Veränderung des normalen Verhaltens. Akuter Beginn wird definiert als zunehmende Entwicklung eines deutlich abnormen klinischen Erscheinungsbildes innerhalb von 2 Wochen oder weniger. Es lassen sich keinerlei Hinweise für eine organische Ursache dieser Störungen finden. Häufig zeigen sich Ratlosigkeit und Zerstreutheit, jedoch ist die Desorientiertheit zu Zeit, Ort und zur Person nicht anhaltend genug, um die diagnostischen Kriterien für ein organisch bedingtes Delir zu erfüllen. Die vollständige Besserung vollzieht sich gewöhnlich innerhalb weniger Monate, oft auch innerhalb weniger Wochen oder sogar Tage. Dauert die Störung an, so ist ein Wechsel der Diagnose vorzunehmen. Die Störung kann, muß aber nicht in Verbindung mit einer akuten Belastung auftreten, die in der Regel definiert wird als belastendes Ereignis, das dem Ausbruch der Krankheit 1–2 Wochen vorausgeht.

F23.0 Akute polymorphe psychotische Störung ohne Symptome einer Schizophrenie

Es handelt sich dabei um eine akute psychotische Störung, bei der Halluzinationen, Wahnvorstellungen und Wahrnehmungsstörungen vorhanden, aber sehr unterschiedlich ausgeprägt sind und täglich oder sogar stündlich wechseln. Häufig zeigt sich auch eine emotionale Aufgewühltheit mit intensiven vorübergehenden Glücksgefühlen und Ekstase oder Angst und Reizbarkeit. Ein vielgestaltiges und wechselndes klinisches Bild ist charakteristisch. Die psychotischen Symptome erfüllen nicht die diagnostischen Kriterien für eine Schizophrenie (F20.x). Diese Störungen haben häufig einen abrupten Beginn, entwickeln sich schnell innerhalb weniger Tage und zeigen oft eine rasche Symptombesserung ohne Rückfall. Wenn die Symptome andauern, ist die Diagnose in eine anhaltende wahnhafte Störung (F22.x) zu ändern.

Dazugehörige Begriffe:
• Bouffée délirante ohne Symptome einer Schizophrenie, oder nicht näher bezeichnet
• Zykloide Psychose ohne Symptome einer Schizophrenie, oder nicht näher bezeichnet

F23.1 Akute polymorphe psychotische Störung mit Symptomen einer Schizophrenie

Es handelt sich um eine akute psychotische Störung mit einem vielgestaltigen und wechselnden klinischen Bild, wie dies in F23.0 beschrieben wird. Trotz des wechselnden Erscheinungsbildes sind einige schizophrenietypische Zeichen in der überwiegenden Zeit vorhanden. Wenn die schizophrenen Symptome andauern, ist die Diagnose in Schizophrenie (F20. -) zu ändern.

Dazugehörige Begriffe:
- Bouffée délirante mit Symptomen einer Schizophrenie
- Zykloide Psychose mit Symptomen einer Schizophrenie

F23.2 Akute schizophreniforme psychotische Störung

Es handelt sich um eine akute psychotische Störung, bei der die psychotischen Symptome relativ stabil sind und die diagnostischen Kriterien für eine Schizophrenie (F20.x) erfüllen, jedoch weniger als 1 Monat vorhanden waren. Das in F23.0 beschriebene vielgestaltige, wechselnde klinische Bild fehlt. Wenn die schizophrenen Symptome andauern, ist die Diagnose in Schizophrenie (F20.x) zu ändern.

Dazugehörige Begriffe:
- Akute (undifferenzierte) Schizophrenie
- Kurze schizophreniforme Störung/Psychose
- Oneirophrenie
- Schizophrene Reaktion

F23.3 Andere akute vorwiegend wahnhafte psychotische Störungen

Es handelt sich um akute psychotische Störungen, bei denen vergleichsweise stabile Wahnphänomene oder Halluzinationen die wesentlichen klinischen Symptome ausmachen, jedoch die diagnostischen Kriterien für eine Schizophrenie (F20.x) nicht erfüllt sind. Wenn die Wahnphänomene andauern, ist die Diagnose in eine anhaltende wahnhafte Störung zu ändern (F22.x).

Dazugehörige Begriffe:
- Paranoide Reaktion
- Psychogene paranoide Psychose

F23.4 Andere vorübergehende akute psychotische Störungen

An dieser Stelle sind die übrigen akuten psychotischen Störungen zu klassifizieren, für die es keine Hinweise auf eine organische Ursache gibt und welche die Kriterien für eine Einordnung unter F23.0–F23.3 nicht erfüllen.

Anmerkung: Alle anderen akuten psychotischen Störungen, die sich in keiner der Kategorien von F23 einordnen lassen (wie beispielsweise akute psychotische Zustandsbilder, bei denen deutliche Wahnphänomene oder Halluzinationen vorkommen, aber nur für kurze Zeit andauern), sind hier zu klassifizieren. Desgleichen sind hier undifferenzierte Erregungszustände einzuordnen, wenn keine genaueren Informationen über die psychische Verfassung des Patienten vorliegen, vorausgesetzt, es finden sich keine Hinweise für eine organische Ursache.

Übersicht 2.
Diagnostische Kriterien
für kurze psychotische
Störungen nach DSM-IV

A. Vorhandensein von mindestens einem der folgenden Symptome:
   1. Wahn
   2. Halluzinationen
   3. Desorganisierte Sprachweise (z. B. häufiges Entgleisen oder Inkohärenz)
   4. Grob desorganisiertes oder katatonisches Verhalten

Anmerkung: Schließe ein Symptom nicht ein, wenn es ein kulturell akzeptiertes Reaktionsmuster darstellt.

B. Eine Episode des Störungsbildes dauert mindestens 1 Tag, aber weniger als 1 Monat an, mit schließlich vollständiger Wiederherstellung des prämorbiden Leistungsniveaus.
C. Das Störungsbild kann nicht besser durch eine affektive Störung mit psychotischen Merkmalen, eine schizoaffektive Störung oder eine Schizophrenie erklärt werden, und es geht nicht auf die direkte körperliche Wirkung einer Substanz (z. B. Droge, Medikament) oder eines medizinischen Krankheitsfaktors zurück.

Bestimme, ob
- mit deutlichen Belastungsfaktoren (kurze reaktive Psychose): Wenn die Symptome kurz nach und offensichtlich als Reaktion auf Ereignisse eintreten, die einzeln oder zusammengenommen für fast jede Person desselben Kulturkreises unter ähnlichen Umständen erheblich belastend wären
- ohne deutliche Belastungsfaktoren: Wenn die psychotischen Symptome *nicht* kurz nach oder offensichtlich in Reaktion auf Ereignisse auftreten, die einzeln oder zusammengenommen für fast jede Person desselben Kulturkreises unter ähnlichen Umständen erheblich belastend wären
- mit postpartalem Beginn: Bei Beginn innerhalb von 4 Wochen nach einer Entbindung

1992; Varma et al. 1992; Cooper et al. 1990) und einer weiteren Studie aus den USA fanden Susser und seine Mitarbeiter Belege, die für eine getrennte Einordnung der akuten kurzen Psychosen neben der Schizophrenie und auch den affektiven Psychosen sprechen. Die Felduntersuchungen dieser Studien gingen den Veröffentlichungen der ICD-10 und des DSM-IV voran, aber die zusammengestellten Kriterien für akute nichtaffektive sich zurückbildende Psychosen ähneln denen der ICD-10 und des DSM-IV weitgehend (Susser u. Wanderling 1994; Susser et al. 1995a, b).

Inzidenz

Diese Studien deuten darauf hin, daß es möglicherweise bei der Inzidenz der akuten kurzen Psychosen große Unterschiede zwischen den verschiedenen wissenschaftlichen Zentren gibt. Im Gegensatz zu den Schizophrenien und den affektiven Psychosen ergaben sich bei diesen Störungen bei den Geschlechtern jedoch keine Unterschiede in der Inzidenz. Bis jedoch Studien durchgeführt werden, deren Methodik speziell für die Untersuchung von akuten Psychosen entworfen wurde, müssen diese Ergebnisse als vorläufig betrachtet werden.

5 Klinische Merkmale

Die klinischen Merkmale der akuten psychotischen Krankheitsbilder sind bereits in Abschn. 2 beschrieben worden. Der dramatische und häufig unerwartete Krankheitsausbruch sowie die Tendenz des im Vordergrund stehenden Symptoms, sich innerhalb weniger Stunden zu verändern, sind die wichtigsten Merkmale, die diese Störung von anderen Psychosen unterscheidet. Eine gute prämorbide Anpassung und das häufige Fehlen psychiatrischer Störungen in der Familienanamnese machen die Entwicklung dieses deutlich abnormalen Krankheitsbildes so überraschend für Familie und Freunde. Die Ratlosigkeit und „Verwirrtheit", die in den frühen Phasen vorherrschen, müssen von der eher persistenten und stabilen Desorientiertheit der organischen Krankheitsbilder unterschieden werden. Diese Unterscheidung ist bei einer sorgfältigen Beobachtung gewöhnlich nicht schwer zu treffen. Der Inhalt der psychotischen Symptome ist vor dem kulturellen Hintergrund und gerade erlebter Belastungen manchmal nachvollziehbar, bei einem großen Teil der Patienten findet sich aber kein klarer Zusammenhang.

Zentrale Merkmale

Es ist nicht ungewöhnlich, daß Personen mit einer akuten Psychose gleichzeitig eine unspezifisch erhöhte Temperatur haben (Collins et al. 1996) oder nicht toxische Mengen an Alkohol, anderen Drogen oder regional üblichen pflanzlichen Heilmitteln eingenommen haben (d.h. Mengen oder Substanzen, die für die betreffende Person oder den soziokulturellen Rahmen nicht ungewöhnlich sind). Die Bedeutung dieser häufigen Beobachtung läßt sich nicht einschätzen. In den meisten Fällen ist es wahrscheinlich, daß diese Substanzen in der Hoffnung genommen wurden, den bereits spürbaren unangenehmen Frühsymptomen der Psychose entgegenzuwirken.

Begleitende Beobachtungen

Ein großer Teil der Patienten mit akuter Psychose erfährt innerhalb weniger Monate eine vollständige Genesung und drei Viertel dürften sich nach 1 Jahr in kompletter Remission befinden. Bei den Patienten, bei denen die Symptome persistieren, ist ein Wechsel der Diagnose zu einer Schizophrenie, einer affektiven Psychose oder einer anhaltenden wahnhaften Störung vorzunehmen.

Prognose

6 Management und Behandlung

Die Hauptziele in der frühen Phase der Behandlung sind, einen raschen Rückgang der Symptome zu ermöglichen und den zerstörerischen Einfluß der Erkrankung auf die persönlichen und familiären Beziehungen und Aktivitäten des Patienten auf ein Minimum zu reduzieren.

6.1 Initiale Beurteilung

Normalerweise gelangen Personen, die an einer akuten Psychose erkrankt sind, erst an eine medizinische Notaufnahme, bevor sie von einem erfahrenen Psychiater untersucht werden, oft zu ungewöhnlicher Stunde an einem ungewöhnlichen Ort. Häufig vergehen mehrere Stunden, wenn nicht sogar Tage, bevor eine gründliche und fachmännische Untersuchung durchgeführt wird. Zu diesem Zeitpunkt ist die akuteste (und klinisch wichtige) Phase meist vorüber oder durch Medikamente beeinflußt worden. Die initiale Beurteilung sollte eine normalerweise ausführliche persönliche Anamnese sowie eine vollständige Untersuchung der psychischen Verfassung beinhalten. Es sind Interviews mit engen Angehörigen oder Freunden durchzuführen, da die Wahrscheinlichkeit groß ist, daß der Patient lediglich imstande ist, Informationen zu geben, die stark von den Symptomen beeinflußt sind oder nur eine lückenhafte Darstellung liefern kann.

Persönliche Anamnese und vollständige Untersuchung

Schwerpunkt auf Krankheitsbeginn

Der Schwerpunkt sollte auf dem Krankheitsbeginn und der frühen Entwicklung der Symptome liegen bei besonderer Berücksichtigung möglicher Zusammenhänge mit besonderen Lebensereignissen. Die Erfassung der prämorbiden Coping-Fähigkeiten, früherer Vulnerabilität bei seelischen Belastungen, der Alkohol- und Drogenanamnese, der Familienanamnese hinsichtlich der psychischen Störungen und der derzeitigen sozialen Situation, einschließlich der Unterstützung durch die Familie, ermöglicht es, einen individuellen Behandlungsplan aufzustellen. Nicht zu vergessen sind die Laboruntersuchungen, um sicherzustellen, daß keine somatische Erkrankung vorliegt. Eine sorgfältige Beurteilung der kognitiven Funktionen ist besonders wichtig, da die Ratlosigkeit einer akuten Psychose der akuten Verwirrtheit aufgrund organischer Ursachen sehr ähneln kann. Jedoch zeigen Patienten mit einer funktionellen akuten Psychose nicht die deutliche und anhaltende Desorientiertheit, die für ein organisch bedingtes Delir typisch ist.

Beurteilung der kognitiven Funktionen

Differentialdiagnostische Abgrenzung

Differentialdiagnostisch sind eine Reihe somatischer Störungen zu berücksichtigen, v. a. das drogeninduzierte Delir, Schädel-Hirn-Traumata, Epilepsien und drogeninduzierte Psychosen. Gewöhnlich sind einige Laboruntersuchungen einschließlich eines Drogenscreenings durchzuführen.

6.2 Initiale Behandlung

Stationäre Aufnahme

Es wird normalerweise notwendig sein, den Patienten stationär aufzunehmen. Dies erlaubt die direkte Beobachtung des klinischen Zustandes (der sich häufig schnell verändert) und bietet eine sichere Umgebung, in der Hyperaktivität und emotionale Aufgewühltheit besser beherrscht werden können. Die stationäre Aufnahme ermöglicht es dem Patienten, einige Tage ohne Medikamente unter Beobachtung zu bleiben. Das ist deshalb wichtig, weil manche akute psychotische Krankheitsbilder innerhalb von einigen Tagen auch ohne Medikation wieder abklingen können. Wird die medikamentöse Therapie jeweils zum frühestmöglichen Zeitpunkt begonnen, so ist es unmöglich, eine spontane Remission von der

Wirkung der Medikamente zu unterscheiden. Eine medikamentöse Behandlung sollte nur dann sofort begonnen werden, wenn die Symptome sehr schwer oder sehr quälend sind. Halten die Symptome länger als 3–4 Tage an, ist eine medikamentöse Therapie zu beginnen.

Antipsychotika sind die Basis jeder medikamentösen Therapie einer akuten Psychose. Es können hochpotente Antipsychotika, wie beispielsweise Haloperidol, verwendet werden, obwohl andere wie Chlorpromazin den Vorteil einer sedierenden Wirkung aufweisen. Im Normalfall ist eine orale Verabreichung ausreichend, bei einigen Patienten jedoch können flüssige Präparate erforderlich werden, um eine Einnahme sicherzustellen oder es wird eine intramuskuläre Verabreichung notwendig, um einen schnelleren Wirkungseintritt zu erzielen. Anfänglich sollten die Antipsychotika niedrigdosiert gegeben werden und die Dosissteigerungen der Körpergröße und dem Verhalten des Patienten angepaßt werden. Es gibt Belege dafür, daß akute Psychosen schneller auf die Behandlung ansprechen als Schizophrenien.

Antipsychotika

Anti-Parkinson-Mittel sollten nicht routinemäßig gegeben werden, da eine medikamentöse Behandlung evtl. nur für eine verhältnismäßig kurze Zeit erforderlich ist. Es ist sinnvoller, diese Medikamente für den Fall aufzuheben, daß Antipsychotika in relativ hoher Dosierung erforderlich werden oder wenn sich extrapyramidale Symptome einstellen. Unter diesen Umständen kann deren Anwendung später die Compliance bei einer medikamentösen Therapie verbessern.

Anti-Parkinson-Mittel

Die kurzzeitige Gabe von Benzodiazepinen bei akuten psychotischen Störungen ist allgemein akzeptiert. Sie ermöglichen eine rasche Kontrolle von Agitiertheit, Erregung und anderen Verhaltensstörungen. Außerdem erlauben sie eine niedrigere Dosierung der Antipsychotika. Stehen Erregung, Hyperaktivität und Euphorie im Vordergrund (so daß die Erkrankung vielleicht eher als eine manische Episode angesehen werden sollte), dann sollte daran gedacht werden, daß Lithium eine kurzfristige antimanische therapeutische Wirkung haben kann, abgesehen von seinem Nutzen als langfristiges Prophylaktikum.

Benzodiazepine

Lithium

6.3 Mittelfristige Behandlung und Management

Das frühe Stadium der Erkrankung bietet keinerlei Anhaltspunkte für eine zuverlässige Voraussage, bei welchen Patienten es zu einer raschen Rückbildung der Symptome ohne späteren Rückfall kommt (ungefähr jeder Vierte) und bei welchen Patienten die Symptome andauern werden (wieder ungefähr jeder Vierte). Ebensowenig ist es möglich, vorauszusagen, welche Patienten nach der Genesung von einer Episode erneut einen Rückfall erleben werden. Daher sollte bei der Entscheidung, wie lange die Behandlung mit Antipsychotika fortgesetzt wird, vorsichtig vorgegangen werden.

Keine Anhaltspunkte zur Krankheitsentwicklung in frühem Krankheitsstadium

Alle Patienten mit einer akuten psychotischen Erkrankung – unabhängig von der Art, aber von kurzer Dauer – sollten die Behandlung mit Antipsychotika mindestens 6 Monate lang weiterführen. Dabei ist während

Antipsychotische Behandlung

der letzten 3 Monate eine vergleichsweise niedrige Dosierung gerechtfertigt, so lange die Symptome nicht wiedererscheinen. Zeigen sich zu irgendeinem Zeitpunkt schizophrene Symptome, so ist die antipsychotische Behandlung mindestens 1 Jahr lang fortzusetzen. Das Absetzen der Antipsychotika sollte niemals abrupt erfolgen. Die Dosierung sollte allmählich schrittweise über einen Zeitraum von 2–3 Monaten ausgeschlichen werden, wobei Patient und Familie genaue Informationen erhalten sollen, so daß alle Beteiligten auf frühe Anzeichen eines Rückfalls achten können. Eine Langzeitprophylaxe mit Antipsychotika (wie sie auch bei anderen anhaltenden psychotischen Störungen wie wahnhaften Störungen oder schizophrenen Syndromen angewandt wird) ist bei den Patienten gerechtfertigt, bei denen es innerhalb von 2 Jahren zu 2 oder mehr Episoden einer akuten Psychose kommt.

Änderung der Diagnose bei andauernden Symptomen

Bei den Patienten, deren Symptome länger als die in den diagnostischen Klassifikationen angegebenen Zeiträume andauern, ist eine Änderung der Diagnose erforderlich. Zu diesem Zeitpunkt sollten die Patienten erneut einer vollständigen Untersuchung unterzogen und ein neues, langfristigeres Programm für Management und Behandlung entworfen werden. In Kap. 11 dieses Bandes findet sich die Beschreibung der Behandlung einer akuten Schizophrenie, in Kap. 23 dieses Bandes die einer akuten Manie und Depression und in den Kap. 13–17 in Bd. 4 wird die Behandlung von akuten psychiatrischen Krankheitsbildern beschrieben, die von einer somatischen Erkrankung begleitet werden.

6.4 Psychosoziale Maßnahmen

Aufrechterhaltung des Kontakts zu Verwandten und Freunden

Wie bei allen Patienten, die aufgrund schwerer psychiatrischer Störungen in ein Krankenhaus aufgenommen werden, ist der Aufrechterhaltung des Kontaktes zwischen dem Patienten, seiner Familie und den Freunden eine hohe Priorität von allen Mitgliedern des therapeutischen Teams einzuräumen. Das unerwartete und häufig sehr ungewöhnliche Verhalten erweist sich oft als außerordentlich quälend für alle Beteiligten und somit profitieren sowohl der Patient als auch die direkt Betroffenen von einem positiven Umgang und der Unterstützung durch die professionellen Betreuer. Krankenhausbesuche sollten gefördert werden, auch während der akuten Phase.

Stützende Psychotherapie

In jedem Fall sollte im akuten Stadium eine individuelle stützende Psychotherapie mit einer primären Bezugsperson begonnen werden. Bei einem Nachlassen der akuten psychotischen Symptome sind dann weitere psychosoziale Maßnahmen in Erwägung zu ziehen.

Therapeutische Ziele

Die therapeutischen Ziele bestehen in einer Wiederherstellung des Selbstwertgefühls beim Patienten und einer Reduzierung der Selbstvorwürfe, des Gefühls der Unzulänglichkeit und der Angst vor weiteren Gewaltausbrüchen oder Kontrollverlust. Es ist wichtig, die Vulnerabilität des Patienten gegenüber Belastungen und solchen Lebensereignissen einzuschätzen, welche die Psychose ausgelöst haben könnten. Dies sollte auch eine Prüfung der Coping-Mechanismen des Patienten und seiner Familie beinhalten. Möglicherweise ist die Fähigkeit zur Problembewältigung zu verbessern und es sind Strategien zu entwerfen, die persönliche Krisen in der Zukunft vermeiden helfen. Die Rückkehr zur normalen Leistungsfähigkeit kann durch die zeitweise Aufnahme in eine strukturierte Umgebung, wie beispielsweise eine Tagesklinik, unterstützt werden. Eine langfristige soziale Betreuung sowie eine Psychotherapie ist bei den Patienten zu erwägen, die unter anhaltenden persönlichen oder familiären Problemen leiden.

Bei all diesen Maßnahmen sind die familiäre Unterstützung und die Zusammenarbeit mit der Familie unerläßlich, um eine bestmögliche Compliance für die Behandlung sicherzustellen und erste Zeichen eines Rückfalles wahrnehmen zu können. Ein wichtiger Bestandteil der Behandlungsmaßnahmen sind erzieherische Gespräche der verschiedenen Mitglieder des therapeutischen Teams sowohl mit dem Patienten als auch der Familie, in denen es um Symptome und Art der Erkrankung, Probleme und Sinn der medikamentösen Behandlung und die voraussichtliche Prognose sowie mögliche Folgeerscheinungen geht.

Zusammenarbeit mit der Familie

6.5 Frühzeitige Intervention und kognitive Therapie

In jüngster Zeit ist die frühzeitige Erkennung jeder Art von beginnender Psychose in den Vordergrund gerückt (Birchwood et al. 1997; Yung et al. 1996), um die Behandlung des psychotischen Krankheitsbildes zum frühestmöglichen Zeitpunkt beginnen zu können. Bei diesem neuen Ansatz werden die allgemeinen, oben beschriebenen Prinzipien für Behandlung und Management häufig ergänzt durch neue Formen der kognitiven Therapie für akute und auch länger andauernde psychotische Symptome (Drury et al. 1996 a, b; Kuipers et al. 1997). Diese Arbeit wird von großem Interesse begleitet und dürfte sich in näherer Zukunft schnell weiterentwickeln.

7 Literatur

Anderson J, Laerum H (1980) Psychogenic psychosis: a retrospective study with special reference to clinical course and prognosis. Acta Psychiatr Scand 62:331–342

APA (1980) Diagnostic and statistical manual of mental disorders, 3rd edn (DSM-III). APA, Washington DC

APA (1994) Diagnostic and statistical manual of mental disorders, 4th edn (DSM-IV). APA, Washington DC

Beighley P, Brown G, Thompson J (1992) DSM-III-R brief reactive psychosis among Air Force recruits. J Clin Psychiatry 53:283–288

Birchwood M, McGorry P, Jackson H (1997) Early intervention in schizophrenia. Br J Psychiatry 170:2–5

Brockington IF, Perris C, Kendell RE, Hillier VE, Wainwright S (1982a) The course and outcome of cycloid psychosis. Psychol Med 12:97–105

Brockington IF, Winokur G, Dean C (1982b) Puerperal psychoses. In: Brockington IF, Kumar R (eds) Motherhood and mental illness. Academic Press, London

Chavan B S, Kulhara P (1988) A clinical study of reactive psychosis. Acta Psychiatr Scand 88:712–715

Collins P, Wig N, Day R et al. (1996) Psychosocial and biological aspects of acute brief psychosis in three developing country sites. Psychiatr Q 67:177–193

Cooper J E, Jablensky A, Sartorius N (1990) WHO collaborative studies on acute psychoses using the SCAAPS schedule. In: Stefanis CN, Rabavilas AD, Soldatos CR (eds) Psychiatry: a world perspective, vol 1. Elsevier, Amsterdam, pp 185–192

Cutting J, Clare A, Mann A (1978) Cycloid psychosis: an investigation of the disease concept. Psychol Med 8:637–648

Drury V, Birchwood M, Cochrane R, Macmillan F (1996a) Cognitive therapy and recovery from acute psychosis: a controlled trial. I. Impact on psychotic symptoms. Br J Psychiatry 169:593–601

Drury V, Birchwood M, Cochrane R, Macmillan F (1996b) Cognitive therapy and recovery from acute psychosis: a controlled trial. II. Impact on recovery time. Br J Psychiatry 169:602–607

Ey H, Bernard P, Brisset C (1960) Psychoses delirante aigues. In: Manuel de psychiatrie. Masson, Paris, pp 244–254 [Nachdruck in: Hirsch SR, Shepherd M (1974) (eds) Themes and variations in European psychiatry. Wright, Bristol]

Faergeman P (1963) Psychogenic psychoses. Butterworth, London

Floru L (1974) Reactive, psychogene und schizophrenie-ähnliche Psychosen. Ein Überblick des Problems. Schweiz Arch Neurol Neurochir Psychiatrie 114:107–123

German GA (1972) Aspects of clinical psychiatry in sub-Saharan Africa. Br J Psychiatry 121:461–480

Guinness E (1992) Brief reactive psychosis and the major functional psychoses: descriptive case studies in Africa. Br J Psychiatry Suppl 16:24–41

Hansen H, Dahl A, Bertelsen A et al. (1992) The Nordic concept of reactive psychosis – a multicenter reliability study. Acta Psychiatr Scand 86:55–59

Hirsch S, Hollander MH (1969) Hysterical psychosis; clarification of the concept. Am J Psychiatry 125:909–915

Hollander MH, Hirsch SJ (1964) Hysterical psychosis. Am J Psychiatry 120:1066–1074

Jablensky A, Sartorius N, Ehrenberg G et al. (1992) Schizophrenia: manifestations, incidence and course in different cultures. A World Health Organisation ten country study. Psychol Med Monogr Suppl 20:7–16

Johnson-Sabine EC, Mann AH, Jacoby RJ, Wood KH, Peron-Magnan P, Olie JP, Deniker P (1983) Bouffee delirante: an examination of its current status. Psychol Med 13:771–778

Kapur R, Pandurangi A (1979) A comparative study of reactive psychosis and acute psychosis without precipitating stress. Br J Psychiatry 135:544–550

Kasanin J (1933) The acute schizoaffective psychoses. Am J Psychiatry 13:97–126

Kleist K (1928) Über zykloide, paranoide und epileptoide Psychosen und über die Frage der Degenerationspsychosen. [Nachdruck in: Hirsch SR, Shepherd M (1974) (eds) Themes and variations in European psychiatry. Wright, Bristol]

Kuipers E, Garety P, Fowler D, Dunn G, Bebbington P, Freemen D, Hadley C (1997) London–East Anglia randomised controlled trial of cognitive-behavioural therapy for psychosis. 1. Effects of the treatment phase. Br J Psychiatry 171:319–327

Kuruvilla K, Sitalakshmi N (1964) Hysterical psychosis. Ind J Psychiatry 120:1066–1074

Lambo T (1965) Schizophrenia and borderline states. In: Reuck AVS de, Porter R (eds) Transcultural psychiatry. Ciba Found Symp:78–94

Langfeldt G (1939) The schizophrenic states. Munksgaard, Copenhagen

Leff J (1981) Psychiatry around the globe. Dekker, New York

Leonhard K (1961) Cycloid psychoses – endogenous psychoses which are neither schizophrenic nor manic-depressive. J Ment Sci 107:633–648

Leonhard K (1972) Aufteilung der endogenen Psychosen in der Forschungsrichtung von Wernicke und Kleist. In: Kisker KP, Meyer JE, Müller M, Stromgren E (eds) Psychiatrie der Gegenwart, Bd 2, Teil 1, 2. Aufl. Springer, Berlin Heidelberg New York

Manschreck TC, Petri M (1978) The atypical psychoses. Culture Med Psychiatry 2:233–268

McCabe M (1975) Reactive psychosis. Acta Psychiatr Scand Suppl 259:1–33

Modestin J, Bachmann K (1992) Is the diagnosis of hysterical psychosis justified?: clinical study of hysterical psychosis, reactive/psychogenic psychosis, and schizophrenia. Compr Psychiatry 33:17–24

Oates M (1989) Management of major mental illness in pregnancy and the puerperium. In: Oates M (ed) Psychological aspects of obstetrics and gynaecology. Baillieres Clin Obstet Gynaecol 3/4:905–920

Ohaeri J (1993) Long-term outcome of treated schizophrenia in a Nigerian cohort. Retrospective analysis of 7-year follow-ups. J Nerv Ment Dis 181:514–516

Perris C (1974) A study of cycloid psychoses. Acta Psychiatr Scand Suppl 253:1–77

Pichot P (1982) The diagnosis and classification of mental disorders in French-speaking countries: background, current views and comparison with other nomenclatures. Psychol Med 12:475–492

Pichot P (1986) The concept of „bouffee delirante" with special reference to the Scandinavian concept of reactive psychosis. Psychopathology 19:35–43

Remington GJ, Bezchlibnyk-Butler K (1998) Current concepts in the pharmacotherapy of acute psychosis. CNS Drugs 9:191–202

Sartorius N, Jablensky A, Shapiro R (1978) Cross-cultural differences in the short-term prognosis of schizophrenic psychoses. Schizophr Bull 4:102–113

Stephens JH, Shaffer JW, Carpenter WT (1982) Reactive psychosis. J Nerv Ment Dis 170:57–663

Stromgren E (1989) The development of the concept of reactive psychoses. Br J Psychiatry 154(Suppl 4):47–50

Susser E, Wanderling J (1994) Epidemiology of nonaffective acute remitting psychosis vs. schizophrenia. Arch Gen Psychiatry 51:294–301

Susser E, Varma VK, Malhotra S, Conover S, Amador XF (1995a) Delineation of acute and transient psychoses in a developing country setting. Br J Psychiatry 167:216–219

Susser E, Fennig S, Jandorf L, Amador X, Bromet E (1995b) Epidemiology, diagnosis and course of brief psychoses. Am J Psychiatry 152:1743–1748

Varma VK, Malhotra S, Jiloha RC (1992) Acute non-organic states in India: symptomatology. Ind J Psychiatry 34:89–101

Varma VK, Malhotra S, Yoo ES et al. (1996) Course and outcome of acute non-organic psychotic states in India. Psychiatr Q 67:195–207

WHO (1992) The ICD-10 classification of mental and behavioural disorders: clinical descriptions and diagnostic guidelines. WHO, Geneva

WHO (1993) The ICD-10 classification of mental and behavioural disorders: diagnostic criteria for research. WHO, Geneva

Yap PK (1974) Comparative psychiatry. University of Toronto Press, Toronto

Yung A, McGorry P (1996) The prodromal phase of first episode psychosis; past and current conceptualisations. Schizophr Bull 22:353–371

Besondere somatische Therapieverfahren

KAPITEL 31

Elektrokrampftherapie

M. S. NOBLER und H. A. SACKEIM

Übersetzung: M. Basten

1 Einführung

Fehlendes Wissen über EKT

Trotz ihrer langen Tradition als wirksame Behandlungsmethode für eine Reihe von ernsthaften psychischen Erkrankungen wird die Elektrokrampftherapie (EKT) von vielen Menschen, darunter auch von in der psychiatrischen Versorgung Tätigen, nicht richtig verstanden. Zum Teil beruht dies auf negativen Berichten in den Medien, in denen häufig wesentliche Informationen über die Auswahl von Patienten (z.B. die Behauptung, EKT würde zur Bestrafung antisozialen Verhaltens eingesetzt) oder Einzelheiten der Behandlung (z.B. die Behauptung, EKT würde ohne Anästhesie durchgeführt) verzerrt dargestellt wurden. Auf der anderen Seite ist das fehlende Wissen über die EKT vielleicht auch auf einen relativen Mangel an kontrollierten Studien zurückzuführen, insbesondere im Vergleich zu den überaus zahlreichen psychopharmakologischen Forschungsarbeiten, die zwischen 1960 und 1980 erschienen. Diese Diskrepanz sowie die anerkannte Wirksamkeit von Psychopharmaka führte in der Zeit von Anfang der 60er bis zu den frühen 80er Jahren zu einem verringerten Einsatz der EKT.

Verstärktes Interesse an EKT

Dieser Trend hat sich inzwischen umgekehrt: Das Interesse an EKT ist in den vergangenen 15 Jahren wieder gestiegen, was sich an einem gleichbleibend häufigen Einsatz der Behandlungsmethode sowie an verstärkten Forschungsbemühungen, insbesondere im Hinblick auf technische Einzelheiten der Behandlung, ablesen läßt. Neben der Darstellung neuer Erkenntnisse soll in diesem Kapitel ein Überblick über zentrale klinische Fragen bei der EKT sowie über Forschungsergebnisse zu möglichen Wirkmechanismen im Vordergrund stehen.

Verkürzte Behandlungszeiten durch EKT

Der Einsatz der EKT ist auch unter ökonomischen Gesichtspunkten für das Gesundheitssystem von Bedeutung. Aktuelle Forschungsarbeiten haben gezeigt, daß die Dauer der Unterbringung im Krankenhaus und die damit verbundenen Kosten bei depressiven Patienten, die sich zu Beginn ihrer Krankenhausbehandlung einer EKT unterziehen, im Vergleich zu Patienten, die nicht mit EKT behandelt werden, geringer sind. Dieser Effekt ist bei Patienten mit psychotischer Depression besonders deutlich ausgeprägt (Olfson et al. 1998).

2 Auswahl von Patienten: Indikationen und Kontraindikationen

2.1 Diagnostische Gesichtspunkte

Einer der interessantesten Aspekte der EKT ist, daß sie eine wirksame Behandlungsmethode für eine Vielzahl von schweren psychiatrischen und neuropsychiatrischen Krankheitsbildern darstellt. Allerdings sollte das breite Anwendungsspektrum der EKT nicht dazu verleiten, vor einer Behandlungsempfehlung auf eine sorgfältige diagnostische Untersuchung zu verzichten.

Obgleich die EKT ursprünglich als Behandlungsmethode für schwere Psychosen eingesetzt wurde, wurde schnell klar, daß die Behandlung eine ausgeprägte antidepressive Wirkung hatte. Diese klinische Beobachtung bestätigte sich nach sorgfältiger wissenschaftlicher Überprüfung: Sowohl direkte Vergleiche der EKT mit antidepressiver Medikation als auch eine Reihe von kontrollierten Untersuchungen (bei denen eine Bedingung mit Vollnarkose, aber ohne Strombehandlung als Kontrollbedingung eingesetzt wurde) in Großbritannien bestätigten die Wirksamkeit der EKT bei Major-Depression (Sackeim et al. 1995). Von keinem anderen medizinischen Behandlungsverfahren hat man nachweisen können, daß es der EKT bei der Behandlung der Major-Depression überlegen ist, und die EKT wurde bald zum Vergleichsmaßstab, an dem neuentwickelte Antidepressiva gemessen wurden. Aktuelle Forschungsarbeiten, in denen häufig strikte Erfolgskriterien zugrundegelegt werden, zeigen für die Major-Depression Erfolgsquoten in der Größenordnung von 65–80%. Konservative Schätzungen der Erfolgsraten bei klinischen Stichproben lassen sich wohl noch höher ansetzen; sie dürften in einem Bereich von 80–90% liegen.

Depression

Auch wenn hierzu weniger Daten vorliegen, weisen klinische Berichte und kontrollierte Studien auf einen deutlichen antimanischen Effekt der EKT hin (Mukherjee et al. 1994). Dabei scheint die EKT auch bei Maniepatienten, bei denen Behandlungsversuche mit Lithium oder Neuroleptika erfolglos geblieben sind, wirksam zu sein. Die klinische Bedeutung der Rolle der EKT bei der Behandlung der Manie kann gar nicht genug hervorgehoben werden. Im Falle eines manischen Delirs kann der EKT sogar lebensrettende Bedeutung zukommen.

Manie

Die Rolle der EKT in der Schizophreniebehandlung ist wohl der Aspekt der EKT, über den man am wenigsten weiß und der zugleich am umstrittensten ist. Wie bereits erwähnt, wurde die EKT zuerst bei chronisch psychotischen, hospitalisierten Patienten eingesetzt, für die im Grunde keine alternativen Behandlungsmöglichkeiten zur Verfügung standen. Zum Teil aufgrund soziokultureller Faktoren und zum Teil aufgrund der Einführung neuroleptischer Medikamente in den 50er Jahren trat die Anwendung der EKT im Rahmen der Schizophreniebehandlung in der Folgezeit immer mehr in den Hintergrund. Da in diesem Bereich lange Zeit sehr wenig geforscht wurde, sind die im Laufe der Jahre entwickelten Richtlinien für den Einsatz der EKT bei Schizophreniepatienten eher konservativ und ziemlich vage. Beispielsweise wird die EKT bei Schizophreniepatienten, bei denen eine „affektive Symptomatik im Vordergrund steht", für geeignet gehalten (APA 1990, S. 8).

Schizophrenie

Eine solch konservative Haltung wird von mindestens 2 empirischen Ergebnissen in Frage gestellt (Krueger u. Sackeim 1995). Zum einen stellt man bei genauer Betrachtung der wenigen publizierten Studien in diesem Bereich fest, daß die Wirksamkeit der EKT bei der Schizophreniebehandlung derjenigen der Neuroleptika gleichkam und daß ein frühzeitiger Einsatz der EKT im Krankheitsverlauf einen besonders großen Nutzen versprach. Zum anderen gibt es mittlerweile eine Reihe von Forschungsergebnissen, die darauf hindeuten, daß die Kombination von Neuroleptika und EKT im Falle eines Nichtansprechens auf Psychopharmaka sinnvoll sein kann und daß die Kombinationstherapie wirksamer ist als antipsychotische Medikation oder EKT allein.

Weitere Einsatzgebiete

– Katatonie

Nicht nur bei diesen schweren psychiatrischen Krankheitsbildern, sondern auch bei einigen Syndromen, die an der Grenze zwischen psychischer und neurologischer Erkrankung anzusiedeln sind, ist die EKT von Nutzen (APA 1990). Eine dieser Erkrankungen ist die Katatonie; sie läßt sich mit EKT ausgesprochen gut behandeln. Ein der Katatonie pathophysiologisch möglicherweise verwandtes Krankheitsbild ist das maligne neuroleptische Syndrom, bei dem die EKT verschiedenen Berichten zufolge von beträchtlichem Nutzen ist.

– Parkinson-Krankheit

Unter den neurologischen Erkrankungen ist man auf das Parkinson-Syndrom als mögliche Indikation für EKT aufmerksam geworden (Kellner et al. 1994). Viele Patienten mit Parkinson-Syndrom neigen dazu, eine schwerwiegende Depression zu entwickeln. Darüber hinaus verliert bei einigen Patienten die Anti-Parkinson-Medikation immer mehr an Wirkung, was zu psychomotorischem Stupor führt, während sich bei anderen Patienten aufgrund der pharmakologischen Behandlung eine sekundäre Psychose entwickelt. In diesen klinischen Situationen ist die EKT häufig überaus wirksam. Unabhängig von ihrer antidepressiven und antipsychotischen Wirkung scheint die EKT beim Parkinson-Syndrom auch motorische Symptome zu lindern, vermutlich auf dem Wege über dopaminerge Bahnen. Leider stellt sich dieser günstige Effekt bisweilen nur für einen begrenzten Zeitraum ein.

Zusammenfassend läßt sich festhalten, daß die klinische Wirksamkeit der EKT in der heutigen Zeit zwar überwiegend an Stichproben von Patienten mit Major-Depression überprüft worden ist; allerdings sollte EKT auch bei der Behandlung der Manie (insbesondere medikamentenresistenter Manie), Katatonie, medikamentenresistenter Psychose, schwerem Parkinsonismus und einigen seltenen organischen Psychosyndromen als nützliches Behandlungsverfahren in Betracht gezogen werden.

2.2 Medizinisches Risiko-Nutzen-Verhältnis

Die Entscheidung für den Einsatz der EKT ist nicht nur von einer geeigneten diagnostischen Indikation, sondern auch vom gesundheitlichen Zustand des Patienten insgesamt abhängig. Tatsächlich wird EKT häufig dann in Betracht gezogen, wenn ein Patient die Nebenwirkungen psychotroper Medikation nicht verträgt. Die EKT ist insgesamt ein sicheres Verfahren; potentielle medizinisch nachteilige Folgen (vgl. Abschn. 4) müssen gegenüber dem potentiellen Nutzen der Verminderung schwerer psychopathologischer Symptome, wie etwa einer extremen Suizidalität, abgewogen werden.

Bedeutung der medizinischen Voruntersuchung

Bei allen Patienten, bei denen eine EKT geplant ist, muß eine grundlegende medizinische Untersuchung durchgeführt werden, die eine körperliche Untersuchung, ein Elektrokardiogramm sowie Blut- und Urinuntersuchungen einschließt. Im allgemeinen ist auch eine Röntgenaufnahme des Thorax empfehlenswert. Eine Computertomographie (CT) oder eine

Magnetresonanztomographie (MRT) ist für den Fall, daß klinisch ein Verdacht auf intrakranielle Veränderungen vorliegt, zweifellos ebenfalls angezeigt; allerdings ist das Kosten-Nutzen-Verhältnis einer routinemäßigen Anwendung dieser Verfahren fraglich.

Es gibt zwar keine *absoluten* Kontraindikationen für den Einsatz der EKT, doch existieren Fälle, in denen ein erhöhtes medizinisches Risiko vorliegt (APA 1990; Abrams 1992). Die zwei häufigsten Bereiche betreffen kardiale Erkrankungen (z.B. ischämische Herzerkrankungen, dekompensierte Herzinsuffizienz oder schwere Herzrhythmusstörungen) und Erkrankungen des Zentralnervensystems (raumfordernde Läsionen, die zu erhöhtem intrakraniellen Druck führen). Zu den weiteren relativen Kontraindikationen zählen instabile Gefäßfehlbildungen, Phäochromozytom und Netzhautablösung. Wenn bekannt ist, daß eine dieser Bedingungen vorliegt (oder wenn sie im Laufe der vor der EKT stattfindenden medizinischen Untersuchungen entdeckt wird), sollte der nächste Schritt in einer Konsultation eines geeigneten medizinischen oder chirurgischen Spezialisten bestehen, und es sollten ggf. weitere diagnostische Untersuchungen (z.B. Belastungs-EKG) durchgeführt werden.

Kontraindikationen

Sind die Untersuchungen abgeschlossen, müssen Patient, Angehörige und Arzt den potentiellen Nutzen der EKT (z.B. rasches Nachlassen von Suizidabsichten) gegen die potentiellen medizinischen Risiken (z.B. kardiale Ischämie) abwägen. Eine wichtige Rolle bei diesem Entscheidungsprozeß kommt der Möglichkeit zu, besondere Sicherheitsvorkehrungen für die EKT zu treffen, wie beispielsweise eine Abdämpfung der kardiovaskulären Reaktion mit Hilfe von intravenös verabreichten Betablockern. Falls schließlich eine Entscheidung zugunsten der EKT getroffen wird, sollten alle während des Informations- und Einverständniserklärungsprozesses erörterten Aspekte in den Behandlungsunterlagen festgehalten werden.

Kosten-Nutzen-Abwägungen

2.3 Erfolgsprädiktoren

Ähnlich wie bei anderen Behandlungsverfahren wäre auch die Möglichkeit, vorherzusagen, ob ein Patient auf EKT anspricht oder nicht, von beträchtlichem klinischen Nutzen. Im Laufe der letzten 4 Jahrzehnte hat man einiges an Forschungsanstrengungen unternommen, um klinische oder biologische Prädiktoren für den Erfolg einer EKT-Behandlung zu identifizieren (Nobler u. Sackeim 1996). In der weitaus überwiegenden Zahl der Fälle wurden dabei Patienten mit Major-Depression untersucht. Paradoxerweise sind es gerade die gleichförmig guten Behandlungsergebnisse der EKT, die es aus statistischer Sicht schwermachen, mögliche Erfolgsprädiktoren zu finden. Einige Forscher haben die Auffassung vertreten, daß sich die Frage einer Vorhersage des Behandlungserfolges bei EKT im Grunde überhaupt nicht stellt, solange nur gewährleistet ist, daß die klinische Diagnose einer Major-Depression zutrifft. Auf der anderen Seite wird die EKT immer mehr als letzte verbliebene Behandlungsmöglichkeit eingesetzt, so daß ein Mißerfolg bei Patienten und ihren Familien zu großer Demoralisierung führt. Aus diesem Grunde wäre

Schwierigkeit des Nachweises spezifischer Erfolgsprädiktoren

die Möglichkeit, Patienten eine realistischere Einschätzung der Erfolgs-
wahrscheinlichkeit geben zu können, jedenfalls sehr von Vorteil.

Subformen der Depression

Eingedenk dieser Einschränkungen lassen sich aus den vorliegenden Untersuchungen einige allgemeine Schlußfolgerungen ziehen. Im Hinblick
auf Subformen der Depression ist festzustellen, daß trotz der verbreiteten klinischen Überzeugung, daß Patienten mit einer Major-Depression
des melancholischen Typus in besonderem Maße auf EKT ansprechen,
die verfügbaren Belege darauf hindeuten, daß ein Behandlungserfolg bei
Patienten ohne melancholische Merkmale genauso wahrscheinlich ist.
Patienten, die an einer wahnhaften Depression leiden, sprechen offenbar
– wie es die klinische Erfahrung vermuten läßt – tatsächlich besonders
gut auf EKT an. Der Schweregrad der Depression selbst hingegen, unabhängig vom klinischen Subtyp der melancholischen oder wahnhaften
Depression, scheint keinen Vorhersagewert für einen Behandlungserfolg
der EKT zu haben.

Alter

Das Alter des Patienten ist möglicherweise eine Variable, für die ein statistischer Zusammenhang mit dem Behandlungserfolg besteht (ältere Patienten profitieren mehr von der Behandlung), doch ist diese Korrelation zu schwach, um von klinischer Bedeutung zu sein. Der beste klinische Prädiktor des Erfolges einer EKT ist die Episodenlänge, wobei eine

Episodenlänge

kürzere Zeitdauer der ersten Episode einer Depression ein besseres Ergebnis der EKT-Behandlung erwarten läßt (Nobler u. Sackeim 1996).

Medikamentenresistenz

In jüngerer Zeit hat sich eine Forschungsrichtung entwickelt, in der man
die Bedeutung einer nachgewiesenen Medikamentenresistenz für die
Vorhersage eines Erfolges der EKT untersucht (Prudic et al. 1990, 1996).
Dieser Ansatz spiegelt die Veränderung in der Auswahlpraxis von Patienten für eine EKT wider, derzufolge diese Behandlungsmethode nur nach
mehreren erfolglosen medikamentösen Therapieversuchen in Betracht
gezogen wird. Tatsächlich ist es so, daß bei einer nachgewiesenen Un-
wirksamkeit einer regelgerecht durchgeführten Pharmakotherapie ein
schlechterer Behandlungserfolg auch für die EKT zu erwarten ist. Dieses
Ergebnis könnte seinerseits erklären, warum sowohl eine längere Zeitdauer einer depressiven Episode als auch der nichtwahnhafte Subtypus
(im Vergleich zum wahnhaften Subtypus) einen Zusammenhang mit geringeren Erfolgsquoten der EKT aufweisen. Im ersten Fall ist es, je länger eine Episode andauert, um so wahrscheinlicher, daß bei einem Patienten zumindest ein angemessener (aber erfolgloser) Behandlungsversuch mit Psychopharmaka unternommen wurde. Im zweiten Fall könnte
genau das Gegenteil zutreffen: Bei Patienten mit einer wahnhaften Depression ist es eher unwahrscheinlich, daß eine regelgerechte Pharmakotherapie (in diesem Falle eine Kombinationsbehandlung mit antidepressiver und zusätzlich neuroleptischer Medikation) durchgeführt worden
ist. Aktuelle Daten deuten darauf hin, daß nur sehr wenige Patienten
mit wahnhafter Depression, bei denen eine EKT vorgeschlagen wird, vorher eine geeignete medikamentöse Behandlung erhalten und vertragen
haben (Prudic et al. 1996).

Biologische Prädiktoren

Neben der Suche nach klinischen Prädiktoren eines Erfolges der Elektrokrampfbehandlung ist sehr viel Anstrengung darauf verwandt worden,

biologische Prädiktoren, darunter endokrine, biochemische und neurophysiologische Maße, zu identifizieren (Nobler u. Sackeim 1996). Am meisten Aufmerksamkeit hat sich dabei im Laufe der Jahre auf den Dexamethasonsuppressionstest (DST) gerichtet. Leider hat sich der DST nicht als reliabler Prädiktor des Behandlungserfolges erweisen können. Auch der Thyrotropin-releasing-Hormon-Test besitzt in diesem Zusammenhang nur einen sehr fraglichen Wert. Zwei vielversprechende Forschungsansätze richten sich auf die Rolle der Neurophysine und Biopterine, doch sind die vorliegenden Ergebnisse nur als vorläufig anzusehen und bedürfen noch der Replikation durch unabhängige Forschergruppen.

– EEG-Daten

Viel Interesse hat in jüngster Zeit die Verwendung von elektroenzephalographischen Daten, die im Laufe individueller EKT-Behandlungen gewonnen wurden, als mögliche Erfolgsprädiktoren gefunden. So scheint beispielsweise das Ausmaß postiktaler bioelektrischer EEG-Suppression unmittelbar im Anschluß an eine EKT-Behandlung einen Zusammenhang mit dem Behandlungserfolg aufzuweisen (Nobler et al. 1993; Krystal et al. 1995). Allerdings könnte es sein, daß die Höhe dieser Korrelation – auch wenn sie statistisch signifikant ist – nicht bedeutsam genug ist, um von direktem klinischen Nutzen zu sein.

– CBF und CMR

Ein weiteres vielversprechendes Forschungsgebiet betrifft den Zusammenhang zwischen klinischem Behandlungserfolg und Veränderungen im zerebralen Blutfluß („cerebral blood flow"; CBF) und im zerebralen Stoffwechselumsatz („cerebral metabolic rate"; CMR) (Nobler u. Sackeim 1998). Auch hier müssen die vorliegenden Ergebnisse noch repliziert werden.

3 Technische Fragen der Behandlungsdurchführung

3.1 Infragestellen grundlegender Prämissen

Historische Entwicklung

Aus historischer Sicht muß man darauf hinweisen, daß die EKT nicht die erste Form einer konvulsiven Therapie gewesen ist (Fink 1979). Therapeutische Krampfanfälle wurden nämlich ursprünglich chemisch ausgelöst. Aus verschiedenen Gründen ging man aber bald dazu über, Anfälle mittels Durchleitung eines elektrischen Stroms zu initiieren; diese Methode wurde zum gängigen Behandlungsverfahren. Das gemeinsame Bindeglied zwischen allen Formen der konvulsiven Therapie war aber das Auslösen eines generalisierten Krampfanfalls. Während der nachfolgenden Jahrzehnte galt das Auslösen eines Krampfanfalls bei der EKT für die therapeutische Wirksamkeit sowohl als notwendig als auch als hinreichend. Mit anderen Worten, man war der Überzeugung, daß im Falle, daß ein Krampfanfall von zumindest ausreichender Dauer hervorgerufen wurde, die Behandlung ihre volle Wirkung entfaltete.

– Bedeutung
des Krampfanfalls

Diese Auffassung wurde zunächst von Untersuchungen gestützt, die darauf hindeuteten, daß die EKT weniger wirksam war, wenn subkonvulsive elektrische Reize appliziert wurden (d.h. Reize, die keinen generalisier-

*– Intensität
des Krampfanfalls*

ten Krampfanfall auslösten). Eine in den 60er Jahren durchgeführte Reihe klassischer Forschungsstudien erbrachte später weitere Belege für diese Auffassung. Es wurde nämlich gezeigt, daß Krampfanfälle, die mit Hilfe von Lidocain (was antikonvulsive Wirkung besitzt und dementsprechend die Ausbildung von Krampfanfällen hemmt) abgeschwächt wurden, eine verminderte therapeutische Wirksamkeit aufwiesen, während Krampfanfälle, die mit Hilfe von sehr starken elektrischen Reizen ausgelöst wurden, umfangreichere kognitive Nebenwirkungen nach sich zogen (Ottosson 1960). Von dieser Ausnahme abgesehen, wurde die Bedeutung der Intensität des elektrischen Reizes in dieser Zeit vernachlässigt, und es entstand die Überzeugung, daß das Durchleiten des Stroms zwar kognitive Nebenwirkungen verursacht, aber einen unverzichtbaren Schritt zur Auslösung des alles entscheidenden Krampfanfalls darstellt.

*– Dauer
des Krampfanfalls*

Das Ergebnis dieser frühen Forschungsarbeiten war, daß Praktiker allein darauf achteten, daß bei der EKT sichergestellt war, daß Krampfanfälle ausgelöst wurden, und sich nicht für Aspekte des elektrischen Reizes, der zur Verursachung des Krampfanfalls notwendig war, oder für Merkmale der Krampfanfälle selbst (abgesehen von ihrer Dauer) interessierten. Ein vielbeachteter Aufsatz aus den 70er Jahren wies darauf hin, daß eine längere Dauer des Krampfanfalls mit einem besseren Erfolg der EKT einherging (Maletsky 1978).

*Differenzierungen
bezüglich der Bedeutung
eines generalisierten
Krampfanfalls*

Mitte der 80er Jahre wurden diese Vorstellungen jedoch zunehmend hinterfragt, und zwar aufgrund von 2 Forschungsrichtungen:
1. der Entdeckung, daß generalisierte Krampfanfälle von geeigneter Dauer mittels einer rechten unilateralen (RUL-) EKT ausgelöst werden konnten, diese Behandlung allerdings therapeutisch nicht sonderlich wirksam war (Sackeim et al. 1987), und
2. der Erkenntnis, daß die Geschwindigkeit des Ansprechens auf bilaterale (BL-) EKT von der Intensität des elektrischen Reizes beeinflußt werden kann (Robin u. de Tissera 1982).

Diese Daten führten zu einer kritischen Überprüfung der grundlegenden Vorstellungen hinsichtlich der vorrangigen Bedeutung des Krampfanfalls und seiner Länge und der Bedeutung des elektrischen Reizes.

3.2 Dosierung des Reizes und Plazierung der Elektroden

Elektrodenplazierung

Neben der Wellenform (Sinuswelle versus kurzer Puls), der Gesamtintensität und spezifischen Parametern (Frequenz der Pulse, Pulsbreite, Dauer von Stromfluß und Strompulsreihe) des elektrischen Reizes betrifft das andere technische Hauptmerkmal der EKT die Plazierung der beiden Elektroden. Im Laufe der vergangenen Jahrzehnte sind eine Vielzahl von Elektrodenplazierungen eingesetzt worden, wobei das Hauptunterscheidungsmerkmal darin besteht, ob die Reize an beiden Kopfhälften (BL) oder nur an einer Hälfte des Kopfes (unilateral) appliziert werden. In der praktischen Anwendung wird die BL-EKT heute standardmäßig mit einer bifrontotemporalen Positionierung der Elektroden durchgeführt, während bei der unilateralen EKT eine weit auseinanderliegende Plazierung der Elektroden (frontotemporal und vertex) die gebräuchlichste Anwendung der RUL-EKT darstellt.

Schon früh in der Geschichte der EKT erkannte man, daß eine RUL-Plazierung der Elektroden zu geringeren ungünstigen Nebenwirkungen führt als eine BL-Plazierung; dieser Unterschied ist oft sogar dramatisch. Auf der anderen Seite herrschte jedoch beträchtliche Uneinigkeit darüber, ob die antidepressive Wirkung der RUL-EKT an diejenige der BL-EKT heranreichte. Dies führte zu einer noch heute andauernden Kontroverse darüber, ob BL- oder RUL-EKT die Behandlung der Wahl darstellt. Allerdings häufen sich in den letzten 10 Jahren Ergebnisse, die diese Debatte möglicherweise bald beenden.

BL- vs. RUL-Plazierung

Wie bereits erwähnt, wußte man bereits früher, daß eine Form der RUL-EKT geeignete Krampfanfälle auslösen konnte, die allerdings im Vergleich zur BL-EKT therapeutisch weniger wirksam waren. Es handelte sich dabei um eine RUL-EKT, bei der die Reizintensität gerade über der minimalen Intensität lag, die für die Auslösung eines generalisierten Krampfanfalls erforderlich war (auch Anfallsschwelle genannt). Diese Anfallsschwelle wurde auf empirischem Wege bestimmt, indem bei der ersten EKT-Behandlung eines Patienten zunächst eine sehr geringe Reizstärke gewählt wurde, die dann sukzessive erhöht wurde, und zwar so lange, bis ein Anfall ausgelöst wurde. Eine spätere Untersuchung zeigte, daß sich die Wirksamkeit der RUL-EKT an diejenige der BL-EKT annähert, wenn man die Stimulusintensität auf das 2,5fache der ursprünglichen Anfallsschwellenintensität erhöht (Sackeim et al. 1993). (Die Länge der Krampfanfälle unterschied sich bei diesen Versuchsbedingungen nicht, was darauf hinweist, daß die Anfallslänge keinerlei prognostische Bedeutung besitzt.) Aus aktuellen Forschungsarbeiten wird ersichtlich, daß die RUL-EKT, deren Reizintensität deutlich oberhalb der Anfallsschwelle liegt, genauso wirkungsvoll ist wie die BL-EKT, in bezug auf kognitive Nebenwirkungen aber ihre Vorzüge behält. Diese sowie andere Forschungsarbeiten (Abrams et al. 1991) haben im wesentlichen nachgewiesen, daß für die RUL-EKT eine Dosis-Wirkungs-Beziehung existiert, die es erlaubt, diese Art der EKT zu optimieren.

*– Einfluß
der Reizintensität*

Es läßt sich also festhalten, daß eine Erhöhung der Stimulusintensität bei der RUL-EKT zu einer verbesserten Wirksamkeit dieser Methode führt, während eine Steigerung der Intensität sowohl der BL- als auch der RUL-EKT offenbar die Schnelligkeit des Eintretens der Reaktion auf beide dieser Therapiemethoden erhöht. Zu unterstreichen ist, daß möglicherweise nicht die absolute Stärke des elektrischen Reizes, sondern vielmehr das Maß, in dem er über die Anfallsschwelle hinausgeht, entscheidend ist. Die Anfallsschwelle zweier Patienten kann sich um einen Faktor von 50 unterscheiden, und die gegenwärtig einzig verfügbare Methode, diese Variable mit einem Mindestmaß an Präzision zu bestimmen, besteht in einer empirischen Schwellenbestimmung auf dem Wege der graduellen Intensitätserhöhung (Lisanby et al. 1996). Es kann also – insbesondere bei der RUL-EKT – bei Patienten mit hohen Anfallsschwellen zu einer unzureichenden Reaktion kommen, selbst wenn die absolute Reizintensität hoch ist.

*– Bedeutung
der individuellen
Anfallsschwelle*

3.3 Anzahl und Frequenz der Behandlungen

Anzahl

Eine typische Elektrokrampfbehandlung besteht aus 6–12 Einzelbehandlungen – auch wenn sich gelegentlich bereits nach 2 oder 3 Einzelbehandlungen eine Remission einer Major-Depression einstellen kann. Die genaue Anzahl der bei einem bestimmten Patienten erforderlichen Behandlungen läßt sich natürlich im vorhinein nicht genau festlegen. Die EKT wird vielmehr solange fortgesetzt, bis eine Remission der Zielsymptome eintritt. Erhält ein Patient eine RUL-EKT und sind nach mindestens 8 Behandlungen keine bedeutsamen Fortschritte erkennbar, kann es sinnvoll sein, zur BL-EKT überzugehen. Wenn sich bei einem Patienten nach 10–15 BL-Behandlungen keine Besserung zeigt, sollte man ernsthaft überlegen, ob es ratsam ist, die Behandlung fortzusetzen.

Frequenz

Die Behandlung findet in der Regel 2- bis 3mal pro Woche statt, allerdings nicht an aufeinanderfolgenden Tagen. Auch wenn eine EKT mit einer Frequenz von 3mal pro Woche zu rascheren Resultaten führt, läßt sich mit einer 2mal pro Woche durchgeführten EKT ein gleiches Maß an symptomatischer Verbesserung erzielen (Lerer et al. 1995). Darüber hinaus sind Einzelbehandlungen, zwischen denen größere Zwischenräume liegen, mit geringeren negativen Nebenwirkungen verbunden.

4 Nebenwirkungen

4.1 Medizinische Gesichtspunkte

Ablauf der Behandlung

Für die große Mehrheit der Patienten ist EKT eine ausgesprochen risikoarme Behandlungsmethode. Zur Behandlung erscheinen Patienten nüchtern, d.h. sie sollten mindestens 6 h nichts mehr gegessen oder getrunken haben. Es wird ein intravenöser Katheter gelegt, und routinemäßig werden Geräte zur Aufzeichnung von Elektrokardiogramm, Blutdruck, Puls, Sauerstoffsättigung und EEG angeschlossen. Um bradykardialen Abweichungen vorzubeugen, erfolgt eine Vorbehandlung mit anticholinergen Substanzen wie Atropin. Im Anschluß daran wird eine Vollnarkose mit einer kurzzeitig wirksamen Substanz, wie beispielsweise Methohexital, durchgeführt.

Narkose

Methohexital wird zwar von den meisten Praktikern bevorzugt, doch es stehen auch Alternativen zur Verfügung, wie etwa Thiopental, Propofol, Etomidat und Ketamin. Sobald der Patient das Bewußtsein verloren hat, wird Succinylcholin verabreicht, um eine muskuläre Paralyse zu erreichen. Der Patient wird während dieser Zeit mit Hilfe einer Gesichtsmaske mit 100% Sauerstoff beatmet – solange, bis die Spontanatmung wieder einsetzt. Der elektrische Reiz wird appliziert und ein Krampfanfall ausgelöst, der meist weniger als 1 min andauert. Dieser gesamte Vorgang nimmt etwa 5–7 min in Anspruch. Sobald die Patienten das Bewußtsein wiedererlangt haben und ohne äußere Hilfe atmen und die Vitalfunktionen wieder ihr Ausgangsniveau erreicht haben, werden die Patienten in einen Erholungsraum verlegt. In diesem Erholungsraum werden die Patienten in der Regel noch ca. 30 min beobachtet, bevor sie reorientiert werden und wieder allein gehen können.

Komplikationen

In der Zeit vor der Verfügbarkeit von Anästhetika war die Häufigkeit von Komplikationen bei der EKT hoch, in erster Linie aufgrund der nicht abgedämpften Krämpfe, die zu Knochenbrüchen und Hypoxie führten. Bei der heutigen Anwendung der EKT gilt die größte Sorge den potentiellen kardiovaskulären Effekten (Zielinski et al. 1993). Generalisierte Krampfanfälle sind mit einem dramatischen Anstieg der Herzfrequenz und des systolischen und diastolischen Blutdrucks verbunden. Personen ohne ischämische Herzerkrankungen können eine solche anhaltende Erhöhung für die kurze Dauer der iktalen Phase verkraften. Bei anfälligen Patienten kann derselbe hämodynamische Zustand jedoch zur Entwicklung einer Koronararterienischämie führen. Wie bereits ausgeführt, sollten solche Risikopatienten im Rahmen der ausführlichen medizinischen Voruntersuchung identifiziert werden; neben einer allgemeinen Optimierung der Medikation kann während der EKT eine Verabreichung von intravenösen Substanzen (beispielsweise Betablockern) erfolgen, um die kardiovaskuläre Reaktion abzuschwächen.

– kardiovaskuläre Effekte

– Vorgehen bei Risikopatienten

In der unmittelbaren postiktalen Phase kann es weiterhin zu Tachyarrhythmien kommen. In den meisten Fällen sind sie harmlos und transient; malignere Rhythmen können mit Lidocain rasch behandelt werden. Ähnlich wie bei den ischämischen Herzerkrankungen ist auch hier die Wahrscheinlichkeit, infolge der EKT eine Arrhythmie zu entwickeln, bei Patienten mit bereits vorhandenen Rhythmusstörungen sehr viel höher. Unabhängig von existierenden kardiovaskulären Risikofaktoren sollte die Voruntersuchung vor der EKT auf den individuellen Gesundheitszustand des Patienten zugeschnitten sein. Auch wenn Röntgenaufnahmen der Wirbelsäule beispielsweise nicht mehr zu den routinemäßigen Untersuchungen zählen, könnten sie bei Patienten mit schwerer Osteoporose oder vielen Knochenbrüchen in der Vorgeschichte sinnvoll sein. In all diesen Fällen lassen sich mit Hilfe einer gründlichen medizinischen Untersuchung und Modifikationen der verwendeten Narkosetechnik schädliche Nachwirkungen der EKT minimieren.

– Tachyarrhythmien in der postiktalen Phase

4.2 Kognitive Nebenwirkungen

Größere praktische Bedeutung kommt den kognitiven Nebenwirkungen der EKT zu: sie sind der Hauptfaktor, der die Anwendung der Behandlung begrenzt (Sackeim 1992). Zu den häufigsten und regelmäßigsten Nebenwirkungen zählen eine transiente postiktale Desorientiertheit und eine retrograde und anterograde Amnesie. Weniger häufig, dafür aber um so beunruhigender sind schwere organische Psychosyndrome. Im allgemeinen kommt es unmittelbar nach Abschluß einer EKT-Behandlung zu einer raschen Erholung der kognitiven Funktionsfähigkeit; innerhalb von wenigen Wochen nach der Behandlung wird das vorherige Funktionsniveau wieder erreicht. Allerdings kann die Erinnerung für Ereignisse vor, während und direkt nach der EKT-Behandlung dauerhaft getrübt sein. In sehr seltenen Fällen kann es vorkommen, daß der Patient über schweren, dauerhaften und weitreichenden Gedächtnisverlust

Desorientiertheit und Amnesie

Organische Psychosyndrome

klagt. Leider liegen über solche Fälle kaum systematische Erkenntnisse vor.

Einfluß der technischen Vorgehensweise

Großen Einfluß auf das Auftreten von kognitiven Nebenwirkungen haben die technischen Einzelheiten der EKT-Behandlung. Eine BL-Plazierung der Elektroden zieht mit sehr viel höherer Wahrscheinlichkeit eine verlängerte postiktale Desorientiertheit, eine Amnesie oder organische Psychosyndrome nach sich als eine RUL-Plazierung. Auch die Art der elektrischen Wellenform, die vom EKT-Apparat erzeugt wird, beeinflußt die kognitive Symptomatik. Weniger effiziente Wellenformen des Reizes, wie etwa Sinuswellen, entfalten eine sehr viel größere toxische Wirkung als kurze oder ultrakurze Pulsreize. Schließlich scheint auch eine Erhöhung der elektrischen Reizdosis relativ zur Anfallsschwelle die kurzfristigen kognitiven Nebenwirkungen zu verstärken und – im Falle der BL-EKT – das Risiko für ein schweres organisches Psychosyndrom zu erhöhen (Sackeim 1992).

5 Langfristige Prognose

Hohe Rückfallraten

Auch wenn die EKT vielleicht die wirksamste somatische Antidepressionsbehandlung darstellt, ist man sich seit langem darüber im klaren, daß die Rückfallraten nach einer erfolgreichen EKT-Behandlung enttäuschend hoch sind. Trotz der offensichtlichen Kosten, die dieses Phänomen für das Gesundheitssystem verursacht, liegen bisher kaum empirische Daten über mögliche Prädiktoren für einen Rückfall nach einer EKT vor. In bezug auf klinische Variablen kam eine Untersuchung zu dem Ergebnis, daß eine vor einer erfolgreichen EKT zu beobachtende Medikamentenresistenz bei Patienten, die anschließend eine Fortsetzungsbehandlung mit Psychopharmaka erhielten, mit höheren Rückfallraten einherging (Sackeim et al. 1990). Auch biologische Prädiktoren für einen Rückfall fehlen bisher. Am häufigsten untersucht worden ist der DST, doch sind die Ergebnisse alles andere als einheitlich und überdies von geringem klinischen Nutzen (Nobler u. Sackeim 1996).

Fortsetzungsbehandlung mit Psychopharmaka

Hohe Rückfallraten nach einer Behandlung mit EKT plus Placebo zeigten sich im Rahmen einer ganzen Reihe von Untersuchungen in den 60er Jahren, in denen die bessere Wirksamkeit einer Fortsetzungsbehandlung mit trizyklischen Antidepressiva oder Monoaminoxidasehemmern (MAOH) nachgewiesen wurde. Unter dem Eindruck dieser Studien ging man dazu über, im Anschluß an eine EKT generell eine Behandlung mit solchen Medikamenten zu empfehlen. Bei vielen der untersuchten Patienten stellte die EKT jedoch den ersten Behandlungsversuch dar; man weiß daher nicht, bei wie vielen von ihnen eine Behandlung mit Antidepressiva unwirksam geblieben wäre.

Angesichts der Tatsache, daß die EKT in der klinischen Praxis und gemäß den üblichen Behandlungsempfehlungen in der Rangreihe der Behandlungsalternativen einen hinteren Platz eingenommen hat (was bedeutet, daß viele Patienten vor einer EKT eine Reihe von erfolglosen Behandlungsversuchen mit Antidepressiva hinter sich gebracht haben), und des Umstandes, daß eine nachgewiesene Resistenz gegenüber Psychopharmaka einen Prädiktor für einen Rückfall nach einer EKT darstellt, ist der Sinn einer routinemäßigen Verabreichung dieser Medikamente im Anschluß an eine EKT in Frage gestellt worden (Sackeim et al. 1990). Derzeit laufen einige neue Versuche, die medikamentöse Fortsetzungsbehandlung im Anschluß an eine EKT zu verbessern. Vorläufige Ergebnisse einer jüngst durchgeführten multizentrischen Untersuchung deuten darauf hin, daß die Kombination von trizyklischen Antidepressiva mit Lithium in bezug auf die Reduzierung der Rückfallquote nach 6 Monaten wirksamer ist als Placebo und als trizyklische Antidepressiva allein.

Im Bereich der Psychopharmakologie ist es gang und gäbe, eine Substanz, die sich im Laufe einer Intensivbehandlung als wirksam erwiesen hat, für eine bestimmte Mindestzeitdauer (z.B. 6–9 Monate) weiter zu geben (in Abhängigkeit von der vorliegenden Erkrankung und der Schwere der Symptome). Unter rein logischen Gesichtspunkten könnte man daher die Tatsache, daß man die Behandlung mit EKT abbricht, sobald ein Patient darauf anspricht, als merkwürdig ansehen. Natürlich wäre eine endlose Fortführung der EKT mit 2–3 Behandlungen pro Woche mit dem Risiko einer weiteren Beeinträchtigung der kognitiven Funktionsfähigkeit verbunden, vom gesundheitlichen Risiko einer häufig wiederholten Vollnarkose einmal ganz abgesehen.

Fortsetzungsbehandlung mit EKT

Praktiker der EKT wissen allerdings seit vielen Jahren, daß viele Patienten einen Übergang von einer üblichen EKT-Behandlung zu einer EKT-Fortsetzungsbehandlung gut vertragen. Eine EKT-Fortsetzungsbehandlung ist sogar möglicherweise die einzig realistische Behandlungsoption für Patienten, die eine medikamentöse Fortsetzungsbehandlung nicht vertragen (bzw. bei denen diese Behandlung keinen Erfolg hat) und bei denen ein hohes Rückfallrisiko besteht. Es existiert eine Vielzahl von (nicht kontrollierten) Studien, die auf den Nutzen einer EKT-Fortsetzungsbehandlung hinweisen (Sackeim 1994a). Aus verschiedenen praktischen Gründen ist es in diesem Bereich schwierig, prospektive, randomisierte und kontrollierte Studien durchzuführen; allerdings läuft in den Vereinigten Staaten gegenwärtig eine große multizentrische Behandlungsstudie.

– Nutzen

Eine EKT-Fortsetzungsbehandlung fängt mit 1 Einzelbehandlung pro Woche an, und in der Folge wird die Zeitspanne zwischen den Behandlungen allmählich nach Bedarf vergrößert, bis man eine Frequenz von etwa 1 Behandlung pro Monat erreicht. Fortsetzungsbehandlungen sind im übrigen gut für ambulante Patienten geeignet und stellen nur eine geringe Störung der normalen Lebensführung des Patienten dar.

– Vorgehensweise

6 Wirkmechanismen

Es mutet schon etwas ironisch an, daß die EKT zwar möglicherweise die wirksamste somatische Behandlungsform im Bereich der Psychiatrie ist,

Wirkmechanismen immer noch unbekannt

die verantwortlichen Wirkmechanismen jedoch noch immer unbekannt sind. Statt dessen verfügen wir über eine riesige Menge an klinischen Daten und Daten aus Tierversuchen, die die Auswirkungen der EKT auf Neurophysiologie, Biochemie und endokrine Physiologie betreffen, was letztlich die unzähligen Veränderungen widerspiegelt, die sich nach einem generalisierten Krampfanfall in Körper und Gehirn abspielen. Diese Daten wiederum haben zu einer ganzen Reihe von Theorien hinsichtlich möglicher Wirkmechanismen geführt. Wenn man sich mit diesen Theorien befaßt, ist es wichtig, sich darüber im klaren zu sein, daß sie sich gegenseitig möglicherweise gar nicht ausschließen, sondern vielmehr miteinander verwandte Phänomene auf unterschiedlichen hierarchischen Ebenen beschreiben. Da es sich hierbei um ein vieldiskutiertes Thema handelt, soll im folgenden nur eine Zusammenfassung gegeben werden; im übrigen sei der Leser auf aktuelle umfassende Übersichtsarbeiten verwiesen (Fochtmann 1994; Sackeim 1994b).

6.1 Methodische Überlegungen

Grundsätzliche methodische Einschränkungen

Wenn man sich auf Daten aus Tierversuchen stützt, sollte man sich über einige grundsätzliche Einschränkungen im klaren sein. Zum ersten stammt der Großteil dieser Daten aus Untersuchungen an Nagetieren. Ungeachtet des generellen Problems von Interspeziesunterschieden wird die Möglichkeit, die Ergebnisse auf den Menschen zu übertragen, auch durch das Fehlen von guten Tiermodellen für die wichtigsten psychiatrischen Syndrome eingeschränkt. Zum zweiten muß dem Zeitverlauf biologischer Veränderungen im Anschluß an die Verabreichung elektrischer Reize besondere Beachtung geschenkt werden. Beispielsweise könnte es sein, daß weder die Auswirkungen eines einzelnen elektrokonvulsiven Schocks noch die Verabreichung multipler elektrokonvulsiver Schocks im Verlaufe eines einzigen Tages für die in der klinischen Praxis anzutreffende Situation von Relevanz sind. Zum dritten wird in der Mehrzahl der präklinischen Studien die Wirkung von elektrokonvulsiven Schocks mit derjenigen etablierter Antidepressiva verglichen. Zwar gibt es für die EKT und antidepressive Medikation eine gewisse Überlappung in der klinischen Anwendung, doch ist das Wirkungsspektrum der EKT eindeutig breiter. Aus diesem Grunde wäre es möglich, daß der Vergleich von elektrokonvulsiven Schocks mit trizyklischen Antidepressiva oder MAOH die Interpretation der Ergebnisse zu sehr in Richtung auf einen gemeinsamen Wirkmechanismus hin verzerrt.

Klinische Studien

Klinische Studien sind demgegenüber zwar unmittelbar relevant, doch wird ihre Aussagekraft unter praktischen Gesichtspunkten dadurch eingeschränkt, daß eine Untersuchung des Zentralnervensystems oft nur auf indirektem Wege erfolgt, wenn beispielsweise periphere Messungen eines Neurotransmittermetaboliten als Indikator für Vorgänge im ZNS verwendet werden. Aus theoretischer Sicht ist gerade die Tatsache, daß die EKT so überaus wirkungsvoll ist, dafür verantwortlich, daß unsere Möglichkeiten, Erkenntnisse über entscheidende Wirkfaktoren zu gewinnen, beschränkt geblieben sind. Mit anderen Worten, um angenommene Wirkmechanismen nachweisen zu können, müßte man im Grunde die biologischen Effekte einer anerkannt wirksamen Interventionsmethode bei Personen, die auf die Behandlung ansprechen, mit denjenigen bei Personen, die nicht auf die Behandlung ansprechen, vergleichen. Eine alternative Vorgehensweise bestünde darin, die Effekte einer wirksamen Interventionsmethode entweder mit einer unwirksamen Behandlungsmethode oder mit einer abgeschwächten Form der wirksamen Behandlung zu vergleichen. Da Studien mit einer vorgetäuschten EKT nicht mehr durchgeführt werden, eröffnet nur der Vergleich der Effekte einer „wirksamen" EKT (BL- und hochdosierte RUL-EKT) mit den Effekten einer „schwachen" EKT (niedrigdosierte RUL-EKT) gewisse Möglichkeiten, Theorien über Wirkmechanismen zu überprüfen.

6.2 Biochemische Mechanismen

Die Auswirkungen von elektrokonvulsiven Schocks und EKT auf das klassische Neurotransmittersystem werden schon seit mehreren Jahrzehnten erforscht, meist mit Hilfe von Tierversuchen (Kety 1974; Fochtmann 1994). Ein Großteil dieser Forschung beruht auf im Tierversuch durchgeführten Vergleichsuntersuchungen zwischen elektrokonvulsiven Schocks und trizyklischen Antidepressiva bzw. MAOH. Eines der am besten belegten Ergebnisse dabei ist, daß ein elektrokonvulsiver Schock – ähnlich wie antidepressive Medikation – zu einer verminderten Empfindlichkeit der β-adrenergen Rezeptoren führt. Diese Tatsache hat viele Forscher zu der Schlußfolgerung veranlaßt, daß der antidepressive Effekt sowohl der etablierten Medikamente als auch der EKT über noradrenerge Bahnen vermittelt wird.

Auswirkungen auf das Neurotransmittersystem

Untersuchungen am Menschen haben jedoch im Hinblick auf Veränderungen im noradrenergen System kein einheitliches Bild ergeben. Darüber hinaus wäre es schwierig, im Rahmen einer solchen Theorie eine Erklärung dafür zu finden, warum EKT bei Patienten, die auf trizyklische Antidepressiva oder MAOH nicht ansprechen, effektiv sein kann. Anders als Antidepressiva, die typischerweise eine verminderte Empfindlichkeit des 5-Hydroxitryptamin-Rezeptors ($5\text{-}HT_2$) verursachen, führt ein elektrokonvulsiver Schock zu einer höheren Dichte von $5\text{-}HT_2$-Rezeptoren. In Untersuchungen am Menschen wurde nach einer EKT-Behandlung denn auch ein Anstieg von 5-HT-Metaboliten in der zerebrospinalen Flüssigkeit gefunden; allerdings ist die Befundlage bei anderen Parametern der 5-HT-Funktion nicht eindeutig.

Uneinheitliche Ergebnisse

In Tierversuchen sind nach einzeln und wiederholt appliziertem elektrokonvulsivem Schock durchgängig deutliche Steigerungen der dopaminergen Funktion gefunden worden. Die Ergebnisse aus klinischen Studien sind weniger einheitlich, weisen aber auch tendenziell auf eine gesteigerte dopaminerge Funktion nach EKT hin. Dies wäre eine Erklärung für den beobachteten Anti-Parkinson-Effekt der EKT. Andere präklinische Forschungsarbeiten haben sich mit Transmittern wie γ-Aminobuttersäure (GABA), Adenosin und den endogenen Opioiden beschäftigt. Erkenntnisse über diese Systeme könnten für das Verständnis der biochemischen Grundlagen der antikonvulsiven Effekte der EKT einen wichtigen Beitrag leisten.

Gesteigerte dopaminerge Funktion nach EKT

6.3 Endokrine Mechanismen

Wirkmechanismen
vs. Epiphänomene

Die EKT führt zu einer großen Zahl an endokrinen Veränderungen, und es ist ziemlich schwierig, potentiell therapeutisch wirksame Mechanismen von Veränderungen zu trennen, bei denen es sich vielleicht nur um Epiphänomene des Krampfanfalls handelt. Beispielsweise wird unmittelbar nach einer EKT-Behandlung vermehrt Prolaktin ausgeschüttet, und dementsprechend sind wiederholt erhöhte Plasmaspiegel dieses Hormons festgestellt worden. BL- und höher dosierte EKT führen dabei zu einer relativ stärkeren Prolaktinausschüttung. In einer jüngst publizierten Studie zeigte sich jedoch, daß kein eigenständiger Zusammenhang zwischen Prolaktinwerten und dem Behandlungserfolg besteht, wenn der Einfluß der Behandlungsmethode statistisch kontrolliert wird (Lisanby et al. 1998).

Keine konsistenten
Ergebnisse

Andere endokrine Hypothesen haben sich auf beobachtete Veränderungen im Hypothalamus-Hypophysen-Nebennierenrinden-System oder im thyreoidalen System gestützt. Wie bereits erwähnt, ist die Befundlage zum Zusammenhang zwischen DST und Behandlungserfolg nicht eindeutig. Untersuchungen der Hypothalamus-Schilddrüsen-Achse haben ebenfalls keine konsistenten Ergebnisse erbracht; der Befund, daß Schilddrüsenhormone die Wirksamkeit der EKT erhöhen können, weist allerdings darauf hin, daß in diesem Bereich weiterer Forschungsbedarf besteht (Stern et al. 1991).

6.4 Neurophysiologische Mechanismen

Veränderungen
der Permeabilität
der Blut-Hirn-Schranke

Veränderung von CBF,
CMR und EEG

Auf neurophysiologischer Ebene gehen generalisierte Krampfanfälle – die wiederholte hypersynchrone Depolarisation von Neuronen – mit dramatischen Veränderungen der Permeabilität der Blut-Hirn-Schranke und einem markanten Anstieg des zerebralen Blutflusses und des zerebralen Stoffwechselumsatzes einher (Nobler u. Sackeim 1998). Die postiktale Phase ist durch ein Absinken von CBF und CMR sowie durch typische Veränderungen im EEG gekennzeichnet. Unmittelbar im Anschluß an eine EKT-Behandlung können CBF und CMR erniedrigt sein und bleiben, während im EEG Slow-wave-Aktivität dominiert. Ausmaß, anatomische Lokalisation und zu einem gewissen Grad auch die Persistenz dieser Effekte stehen scheinbar in Zusammenhang mit der Wirksamkeit der EKT-Behandlung (Nobler et al. 1994; Sackeim et al. 1996).

Untersuchungen mit bildgebenden Verfahren haben meist Belege dafür ergeben, daß bei der Major-Depression die Baselinewerte von CBF und CMR erniedrigt sind, und zwar sowohl regional als auch global. Auf den ersten Blick scheint es daher paradox, daß eine weitere Herabsetzung des CBF mit einem therapeutischen Wirkmechanismus in Zusammenhang stehen soll. Gegenwärtig werden einige Studien durchgeführt, die Aufschluß über diese Frage erbringen sollen.

6.5 Antikonvulsive Mechanismen

Eine spezielle neurophysiologische Theorie zum Wirkmechanismus der EKT stützt sich auf ihre antikonvulsive Wirkung. Im Tierversuch führt ein elektrokonvulsiver Schock zu einer Erhöhung der Schwelle für nachfolgende Krampfanfälle. Ebenso erhöht sich im Verlauf einer EKT-Behandlung die Anfallsschwelle der Patienten immer mehr, während sich die Anfallsdauer verkürzt. Beides – ein Anstieg der Anfallsschwelle und eine Verkürzung der Anfallsdauer – sind die typischen Merkmale eines antikonvulsiven Effekts. Weitere theoretische Anhaltspunkte für einen antikonvulsiven Wirkmechanismus ergeben sich aus der Tatsache, daß sowohl antikonvulsive Medikamente als auch EKT sehr wirksame Behandlungen für die Manie sind.

Antikonvulsive Wirkung der EKT

Die antikonvulsive Theorie besagt, daß die therapeutischen Wirkmechanismen der EKT nicht auf die Krampfanfälle selbst zurückgehen, sondern mit den endogenen Prozessen zusammenhängen, die zu einem Abklingen des Krampfanfalls führen. Zu diesen Prozessen gehört die Freisetzung endogener inhibitorischer oder antikonvulsiver Substanzen wie GABA und Adenosin. Das Ausmaß dieser aktiven Inhibition wird vermutlich durch den kurzfristig zu beobachtenden Abfall von CBF und CMR und durch die unmittelbar postiktal erkennbare bioelektrische Suppression im EEG angezeigt.

Inhibitorische Prozesse

7 Literatur

Abrams R (1992) Electroconvulsive therapy, 2nd edn. Oxford Univ Press, New York

Abrams R, Swartz CM, Vedak C (1991) Antidepressant effects of high-dose right unilateral electroconvulsive therapy. Arch Gen Psychiatry 48:746–748

APA (1990) The Practice of ECT: recommendations for treatment, training and privileging. American Psychiatric Press, Washington DC

Fink M (1979) Convulsive therapy: theory and practice. Raven, New York

Fochtmann LJ (1994) Animal studies of electroconvulsive therapy: foundations for future research. Psychopharmacol Bull 30:321–444

Kellner CH, Beale MD, Pritchett JT et al. (1994) Electroconvulsive therapy and Parkinson's disease: the case for further study. Psychopharmacol Bull 30:495–500

Kety SS (1974) Biochemical and neurochemical effects of electroconvulsive shock. In: Fink M, Kety S, McGaugh J, Williams TA (eds) Psychobiology of convulsive therapy. Winston, Washington DC, pp 285–294

Krueger RB, Sackeim HA (1995) Electroconvulsive therapy and schizophrenia. In: Hirsch SR, Weinberger D (eds) Schizophrenia. Blackwell, New York, pp 503–545

Krystal AD, Weiner RD, Coffey CE (1995) The ictal EEG as a marker of adequate stimulus intensity with unilateral ECT. J Neuropsychiatr Clin Neurosci 7:295–303

Lerer B, Shapira B, Calev A et al. (1995) Antidepressant and cognitive effects of twice- versus three-times-weekly ECT. Am J Psychiatry 152:564–570

Lisanby SH, Devanand DP, Nobler MS et al. (1996) Exceptionally high seizure threshold: ECT device limitations. Convulsive Ther 12:156–164

Lisanby SH, Devanand DP, Prudic J et al. (1998) Prolactin response to ECT: effects of electrode placement and stimulus dosage. Biol Psychiatry 43:146–155

Maletzky BM (1978) Seizure duration and clinical effect in electroconvulsive therapy. Compr Psychiatry 19:541–550

Mukherjee S, Sackeim HA, Schnur DB (1994) Electroconvulsive therapy of acute manic episodes: a review of 50 years' experience. Am J Psychiatry 151:169–176

Nobler MS, Sackeim HA (1996) Electroconvulsive therapy: clinical and biological aspects. In: Goodnick P (ed) Predictors of treatment response in mood disorders. American Psychiatric Press, Washington DC, pp 177–198

Nobler MS, Sackeim HA (1998) Mechanisms of action of electroconvulsive therapy: functional brain imaging studies. Psychiatr Ann 28:23–29

Nobler MS, Sackeim HA, Solomou M et al. (1993) EEG manifestations during ECT: effects of electrode placement and stimulus intensity. Biol Psychiatry 34:321–330

Nobler MS, Sackeim HA, Prohovnik I et al. (1994) Regional cerebral blood flow in mood disorders. III. Treatment and clinical response. Arch Gen Psychiatry 51:884–897

Olfson M, Marcus S, Sackeim HA et al. (1998) Use of ECT for the inpatient treatment of recurrent major depression. Am J Psychiatry 155:22–29

Ottosson J (1960) Experimental studies of the mode of action of electroconvulsive therapy. Acta Psychiatr Scand [Suppl] 145:1–141

Prudic J, Sackeim HA, Devanand DP (1990) Medication resistance and clinical response to electroconvulsive therapy. Psychiatr Res 31:287–296

Prudic J, Haskett RF, Mulsant B et al. (1996) Resistance to antidepressant medications and short-term clinical response to ECT. Am J Psychiatry 153:985–92

Robin A, de Tissera S (1982) A double-blind controlled comparison of the therapeutic effects of low and high energy electroconvulsive therapies. Br J Psychiatry 141:357–366

Sackeim HA (1992) The cognitive effects of electroconvulsive therapy. In: Moos WH, Gamzu ER, Thal LJ (eds) Cognitive disorders: pathophysiology and treatment. Dekker, New York, pp 183–228

Sackeim HA (1994a) Central issues regarding the mechanisms of action of electroconvulsive therapy: directions for future research. Psychopharmacol Bull 30:281–308

Sackeim HA (1994b) Continuation therapy following ECT: directions for future research. Psychopharmacol Bull 30:501–521

Sackeim HA, Decina P, Kanzler M et al. (1987) Effects of electrode placement on the efficacy of titrated, low-dose ECT. Am J Psychiatry 144:1449–1455

Sackeim HA, Prudic J, Devanand DP et al. (1990) The impact of medication resistance and continuation pharmacotherapy on relapse following response to electroconvulsive therapy in major depression. J Clin Psychopharmacol 10:96–104

Sackeim HA, Prudic J, Devanand DP et al. (1993) Effects of stimulus intensity and electrode placement on the efficacy and cognitive effects of electroconvulsive therapy. N Engl J Med 328:839–846

Sackeim HA, Devanand, DP, Nobler MS (1995) Electroconvulsive therapy. In: Bloom F, Kupfer D (eds) Psychopharmacology: the fourth generation of progress. Raven, New York, pp 1123–1142

Sackeim HA, Luber B, Katzman GP et al. (1996) The effects of electroconvulsive therapy on quantitative electroencephalograms. Relationship to clinical outcome. Arch Gen Psychiatry 53:814–824

Stern RA, Nevels CT, Shelhorse ME et al. (1991) Antidepressant and memory effects of combined thyroid hormone treatment and electroconvulsive therapy: preliminary findings. Biol Psychiatry 30:623–627

Zielinski RJ, Roose SP et al. (1993) Cardiovascular complications of ECT in depressed patients with cardiac disease. Am J Psychiatry 150:904–909

KAPITEL 32

Psychochirurgie

S. ECKER und F. HENN

1 Begriffsdefinition

Definition der American
Psychiatric Association

Unter dem Begriff Psychochirurgie versteht man neurochirurgische Eingriffe am Gehirn, deren Ziel eine Verbesserung der psychischen Befindlichkeit des Patienten ist. Anders formuliert kann man auch sagen, daß Eingriffe am Gehirn aus psychiatrischer Indikation als psychochirurgische Eingriffe bezeichnet werden. Die American Psychiatric Association definiert Psychochirurgie „as a neurosurgical intervention to sever fibers connecting one part of the brain with another or to remove or destroy brain tissue with the intent of modifiying or altering severe disturbances of behaviour, thought content or mood" (Stone 1989).

Angemessenheit
des Begriffs

Die Deutung der Wortkonstruktion Psychochirurgie als direkten chirurgischen Eingriff in die Psyche des Menschen ist nicht gemeint und könnte einen unmittelbaren Zusammenhang zwischen der Psyche und den Leitungsverbindungen des Gehirns suggerieren, der nicht beabsichtigt ist. Die Bezeichnung ist insofern vielleicht irreführend. Trotz dieser etymologischen Problematik konnten sich andere Begriffe wie psychiatrische Chirurgie, Verhaltenschirurgie oder Neurochirurgie bei psychiatrischen Indikationen bislang nicht durchsetzen. Unseres Erachtens wäre die Einführung und Durchsetzung des Begriffes „stereotaktische neurochirurgische Interventionen bei psychiatrischen Indikationen" dem Sachverhalt besser angemessen.

2 Geschichtliche Aspekte

Präfrontale Leukotomie
durch Moniz

Der erste psychochirurgische Eingriff wurde 1935 von Egaz Moniz, Professor für Neurologie, gemeinsam mit der Neurochirurgin Almeida Lima durchgeführt, wobei sie zunächst eine präfrontale Leukotomie durch Injektion von reinem Alkohol in den Frontallappen vollführten. Nach 7 Operationen wechselten sie die Technik und durchtrennten fortan die weiße Substanz des Stirnhirns mit Hilfe einer kleinen Nadel (Leukotom) (Moniz 1936, 1937).

Zur damaligen Zeit gab es nur geringe therapeutische Möglichkeiten um psychiatrisch erkrankten Menschen zu helfen. Die Mitteilung von Monitz, daß es bei 14 von vorher 20 schwerst psychisch kranken Patienten (7 schizophrene Patienten und 13 Patienten mit affektiven Erkrankungen oder Angsterkrankungen) zu einer deutlichen Besserung nach dem Eingriff kam (Moniz 1936), rief dementsprechend bei den Medizinern Begeisterung für diese Methode der Leukotomie hervor.

Entwicklung neuer
Operationstechniken

Der Neuropsychiater Walter Freeman entwickelte 1937 gemeinsam mit dem Neurochirurgen James Watts eine modifizierte Operationstechnik, bei der die Durchtrennung aller Verbindungen zu den präfrontalen Bahnen durch eine bilaterale Punktion des Gehirns erfolgte (Freeman u. Watts 1937, 1950). Diese Technik wurde rasch in aller Welt übernommen und in den folgenden 2 Jahrzehnten kam es zu einer deutlichen Zunahme neurochirurgischer Eingriffe bei psychiatrischen Patienten. Unterschiedlichste Gruppen entwickelten mit dem Ziel einer Verkleinerung der Läsion neue Operationsmethoden, die aber immer noch mit einer relativ hohen Rate an unerwünschten Nebenwirkungen behaftet waren. 1949 erhielt Professor Moniz den Nobelpreis für Medizin für seine herausragenden Tätigkeiten auf dem Gebiet der Psychochirurgie. Die Psychochirurgie war mittlerweile eine häufig eingesetzte Behandlungsmethode. Man schätzt, daß allein im Jahr 1950 ca. 5000 neurochirurgische Operationen aus psychiatrischer Indikation durchgeführt wurden. In den Jahren 1952 und 1953 wurden jeweils ca. 300 Publikationen über psychochirurgische Eingriffe veröffentlicht.

Trotz neuer Techniken schränkte sich die Indikation für psychochirurgische Eingriffe und damit ihre Durchführung in der 2. Hälfte der 50er Jahre erheblich ein (Cosyns et al. 1994). Ursächlich dafür war einerseits die Entwicklung neuer effektiver pharmakologischer Behandlungsmöglichkeiten (Chlorpromazin 1952, Benzodiazepine 1957, Haloperidol 1958, trizyklische Antidepressiva 1958) und andererseits die zum Teil recht unkritische Anwendung der neuen Methoden mit den daraus resultierenden unbefriedigenden Ergebnissen.

Einschränkung psychochirurgischer Eingriffe

– aufgrund der Entwicklung neuer Psychopharmaka

So wurden in Deutschland von Mitte der 60er bis Ende der 70er Jahre stereotaktische Eingriffe bei Sexualdeviationen durchgeführt (Adler u. Saupe 1979). Drei verschiedene Arbeitsgruppen führten bis zu 80 solcher Eingriffe überwiegend bei Straftätern mit zum Teil recht fragwürdigen Indikationen und letztendlich unklaren Ergebnissen durch (Schorsch u. Schmidt 1979). Es kam zu einer vehementen, öffentlichen Diskussion (Fülgraff u. Barbey 1978), welche eine zunehmend kritische Beurteilung der Psychochirurgie zur Folge hatte.

– aufgrund unkritischer Anwendung der Psychochirurgie

Ein weiterer Grund war, daß verstärkt Psychotherapien zur Behandlung manifest psychiatrischer Erkrankungen wie Depressionen eingesetzt wurden. Die Psychoanalyse war zwar bei schwerst erkrankten Patienten nur selten hilfreich, aber mit der Einführung der Verhaltenstherapie Anfang der 60er Jahre gab es eine berechtigte Hoffnung vielen Patienten mit Depressionen, Zwangs- oder Angsterkrankungen helfen zu können.

– aufgrund verstärkten Einsatzes von Psychotherapien

Aufgrund dieser Entwicklung könnte man annehmen, daß die Methode der Psychochirurgie zur Behandlung psychiatrischer Patienten mittlerweile völlig aufgegeben wurde. Dies ist für einige Länder wie Japan, USA und Deutschland auch fast zutreffend. In diesen Ländern werden psychochirurgische Eingriffe nur noch vereinzelt vorgenommen. Dagegen praktizieren andere europäische Ländern – wie beispielsweise Schweden, England, Spanien, Belgien und die Niederlande – die Psychochirurgie noch regelmäßig, in spezialisierten Zentren mit erfahrenen Teams. Dies ist einerseits bedingt durch die neuen stereotaktischen Operationstechniken, welche das sehr genaue Setzten von präzisen kleinen Läsionen, auch in tieferen Hirnregionen erlauben; andererseits aber auch durch die Erkenntnis der Psychiater, daß es trotz aller neuen pharmakologischen und psychotherapeutischen Behandlungsmethoden eine Gruppe von Patienten gibt, der man mit diesen konservativen Methoden nicht ausreichend helfen kann.

Unterschiedliche Anwendungshäufigkeit in verschiedenen Ländern

3 Ethische Aspekte

Vorbehalte

Die Psychochirurgie wird in allen Ländern – insbesondere in Deutschland aufgrund seiner geschichtlichen Vorbelastung – von der Bevölkerung, wie auch von den Medizinern selbst, mit Vorbehalten gesehen. Dies ist verständlich, wenn man bedenkt, daß in der Psychochirurgie – im Gegensatz zu anderen chirurgischen Eingriffen – 2 schwerwiegende Aspekte zu berücksichtigen sind:

1. Der notwendige Eingriff an anatomisch normalem Hirngewebe bei dem z. Z. noch begrenzten Wissen über die Funktion einzelner Hirnstrukturen beinhaltet für den Patienten ein in gewisser Hinsicht unkalkulierbares Risiko bezüglich der möglichen Folgen. Dabei ist von besonderer Bedeutung, daß es sich um eine irreversible Schädigung von Hirngewebe handelt.
2. Da die psychochirurgische Maßnahme darauf abzielt, die mentalen bzw. emotionalen Funktionen des Patienten zu beeinflussen, dringt sie notwendigerweise auch in der Erkenntnis des Patienten in den Bereich seiner psychischen Verfassung vor und berührt somit die moralischen und/oder religiösen Bindungen seines sittlichen Handelns. Man muß davon ausgehen, daß ggf. die Überwindung entsprechender ethischer Bedenken für den Patienten eine erhebliche Hürde darstellt.

Empfehlungen
zum Umgang
mit psychochirurgischen
Methoden

Die ethischen Probleme der Psychochirurgie, die Arzt und Patienten gleichermaßen betreffen, umfassen sowohl Fragen der Moralphilosophie als auch Fragen hinsichtlich der verantwortbaren praktischen Möglichkeit menschliches Leiden zu lindern. A. J. Bouckoms an der Harvard Medical School in Boston formulierte 1988 u. a. folgende Empfehlungen (Bouckoms 1988):

1. Keine Überlegung zur Ethik der Psychochirurgie ist vollständig, sofern man nicht beide Seiten, d. h. sowohl die moralischen Konflikte als auch die wissenschaftlichen Fakten beachtet.
2. Eine uneingeschränkte Auslegung des Begriffs der Patientenautonomie kann den Arzt nicht aus seiner moralischen Verantwortung und seinem ärztlichen Bemühen entlassen. Speziell in der Psychochirurgie wäre ein solches Handeln unmoralisch, da die Patienten nur über einen unzureichenden Kenntnisstand für die Entscheidungsfindung verfügen.
3. Die Politik sollte als ein ernstes ethisches Problem bei der Entscheidungsfindung angesehen werden. Politische Einmischungen in das Gebiet der Wissenschaft und in die Arzt-Patienten-Beziehung haben in der Vergangenheit ethische Konflikte für die Psychochirurgie geschaffen und werden dies weiterhin tun. Als Beispiel seien die psychochirurgischen Behandlungen von Sexualstraftätern in den 70er Jahren genannt (Fülgraff u. Barbey 1978)

Die Wahrscheinlichkeit des Erfolges der wissenschaftlichen Forschung sollte gegen die philosophischen Normen und Regeln abgewogen werden, unter Beachtung ethischer und moralischer Konflikte in Bezug auf Altruismus, Autonomie und Leiden.

Bei psychochirurgischen
Eingriffen zu beachtende
Prinzipien

Generell sind bei psychochirurgischen Eingriffen folgende Prinzipien zu beachten:

1. Es müssen alle konservativen, also reversiblen Behandlungsmethoden (medikamentöse, psychotherapeutische, ggf. Elektrokrampftherapie) vor einem psychochirurgischen Eingriff adäquat und mit unzureichendem Erfolg durchgeführt worden sein. Ein psychochirurgischer Eingriff sollte die Ultima ratio sein.
2. Psychochirurgische Eingriffe sind somit grundsätzlich keine Notfallbehandlungen, sondern bedürfen einer intensiven Vorbereitung und Planung mit ausreichender Zeit für den Patienten sich über die möglichen Risiken und Folgen des Eingriffs klar zu werden und eine entsprechende Entscheidung zu treffen. Dabei ist wünschenswert, daß die Angehörigen die Entscheidung des Patienten mittragen.
3. Psychochirurgische Eingriffe müssen grundsätzlich ein therapeutisches Ziel haben und sollten keinesfalls aus experimentellen Gesichtspunkten erwogen werden. Dies bedeutet, daß es aufgrund der bisherigen Erfahrungen eine realistische Chance geben muß, das Leiden des Patienten hinsichtlich seiner psychiatrischen Erkrankung mit dem psychochirurgischen Eingriff zu lindern.
4. Die Indikation und Durchführung psychochirurgischer Eingriffe sollte nur durch ein Team von erfahrenen Psychiatern und Neurochirurgen erfolgen. Der Neurochirurg sollte kompetent und versiert in der Planung und Ausführung entsprechender stereotaktischer Eingriffe sein. Der Psychiater muß eine angemessene intensive prä- und postoperative Betreuung gewährleisten können.

– vorherige konservative Behandlung

– intensive Vorbereitung

– therapeutisches Ziel

– Durchführung durch erfahrenes Behandlungsteam

Einige Länder wie Holland und Belgien haben in diesem Sinne Beratungskomitees, bestehend aus unabhängigen Psychiatern, Neurochirurgen, Neurologen sowie teilweise Ethikern und Juristen gebildet. Auch in den Vereinigten Staaten wurde eine Kommission gebildet, die sich mit der Untersuchung psychochirurgischer Eingriffe beschäftigt und neue Konzepte erarbeiten soll.

Einrichtung von Beratungskommissionen

4 Indikation und Patientenselektion

In Anbetracht der geschilderten kontroversen Diskussion über das Thema ist die Frage, bei welchen psychiatrischen Krankheitsbildern ein neurochirurgischer Eingriff überhaupt erfolgversprechend ist, von besonderer Bedeutung. In den euphorischen Anfängen der Psychochirurgie gab es ein diffuses Indikationsspektrum, erst in den letzten 10–15 Jahren haben sich klare Indikationen herauskristallisiert:

Indikationen für einen psychochirurgischen Eingriff können bei den folgenden psychiatrischen Erkrankungen gegeben sein: affektive Erkrankungen (unipolare und bipolare Depressionen), Zwangserkrankung, Angsterkrankungen (generalisierte Angsterkrankung, Agoraphobie mit Panikattacken). Umstritten, aber möglicherweise indiziert können psychochirurgische Eingriffe bei extrem aggressivem Verhalten in Kombination mit geistiger Retardierung sein.

Indikationen

Schizophrenien, Alkohol- oder Drogenabhängigkeit werden kontrovers diskutiert, von den meisten Autoren jedoch nicht als Indikationen angesehen (Balasubramaniam 1997; Meyerson 1996). Persönlichkeitsstörungen aus Cluster A und B nach DSM-III-R hingegen gelten allgemein als relative Kontraindikationen, nicht jedoch Persönlichkeitsstörungen aus dem Cluster C. Schwerwiegende Störungen der Achse III nach DSM-III-R wie z. B. Hirntumoren oder Leukodystrophie sind Kontraindikationen für einen psychochirurgischen Eingriff.

Kriterien für die Patientenselektion

Im Gegensatz zu vielen anderen Bereichen der Psychochirurgie scheint zumindest was die Patientenselektion betrifft ein weitgehender und fachübergreifender Konsens hinsichtlich der Selektionskriterien zu bestehen. Um einen psychochirurgischen Eingriff bei einem Patienten in Erwägung zu ziehen, sollten folgende Kriterien erfüllt sein:

- standardisierte Diagnosestellung

1. Die Diagnose der psychiatrischen Erkrankung sollte anhand von standardisierten Instrumenten (ICD-10 oder DSM-III-R) gesichert sein.

- chronische Erkrankung

2. Es muß sich um eine chronische Erkrankung handeln, d. h. der Patient muß seit mindestens 3 Jahren (von einigen Autoren werden sogar 5 Jahre gefordert) an der Erkrankung leiden und er muß in diesen Zeitraum durch seine Erkrankung wesentlich in der Ausübung eines normalen Privat- und Berufslebens beeinträchtigt sein.

- Leidensdruck des Patienten
- funktionelle Einbußen des Patienten

3. Es muß ein deutlicher Leidensdruck bei dem Patienten aufgrund der psychiatrischen Erkrankung bestehen.

4. Die psychiatrische Erkrankung muß im vorangegangen Jahr bei dem Patienten zu erheblichen funktionellen Einbußen geführt haben. Dementsprechend sollten die Werte bei der Globalbeurteilung des psychosozialen Funktionsniveaus (Achse V nach DSM-III-R) zwischen 30 und 50 liegen.

- Erfolglosigkeit konservativer Behandlungen

5. Die Erkrankung muß hinsichtlich konservativer Behandlungsmöglichkeiten therapierefraktär sein. Sämtliche pharmakologischen Behandlungsmöglichkeiten müssen trotz ausreichender Dosierung und adäquat langer Behandlungsdauer keine zufriedenstellende Besserung erbracht haben oder wegen erheblicher, ernsthafter Nebenwirkungen vorzeitig abgebrochen worden sein. Außerdem müssen umfangreiche psychotherapeutische Behandlungen, insbesondere kognitive Psychotherapie und Verhaltenstherapie keine zufriedenstellende Veränderung erbracht haben.

Im einzelnen gelten unipolare Depressionen als therapierefraktär, wenn folgende Behandlungsversuche erfolglos waren:

a) Behandlung mit verschiedenen trizyklischen Antidepressiva mit Dosierungen um 300–400 mg pro Tag für mindestens 2 Monate, sowie entsprechende Kombinationsbehandlungen. Zusätzlich sollten adäquate Behandlungen mit Monoaminooxidasehemmern und Serotoninwiederaufnahmehemmern durchgeführt worden sein;

b) mindestens ein Behandlungsversuch mit Lithium allein und in Kombination mit einem Antidepressivum;

c) 2 Behandlungszyklen mit Elektrokrampftherapie in mehrmonatigem Abstand.

Im einzelnen gelten Zwangserkrankungen als therapierefraktär, wenn folgende Behandlungsversuche erfolglos waren:

a) mindestens 3 medikamentöse Behandlungszyklen mit Medikamenten, die nachweislich gegen Zwangserkrankungen wirken. Jeder Behandlungszyklus sollte die Dauer von mindestens 10 Wochen umfassen und ein Behandlungszyklus sollte mit Clomipramin durchgeführt worden sein. Dabei sollte die Compliance mit Hilfe von Bestimmung der Medikamentenspiegel im Blut überprüft werden.

b) Darüber hinaus sollten mindestens 3 weitere Behandlungszyklen mit medikamentösen Kombinationstherapien durchgeführt worden sein, wovon 1 Zyklus mit Clonazepam erfolgen sollte.

c) Parallel zur medikamentösen Behandlung sollte eine intensive Verhaltenstherapie mit Exposition- und Reiz-Reaktions-Verhinderung über mindestens 30 Stunden durchgeführt worden sein.

d) Zuletzt sollte auch eine intensive stationäre Behandlung durchgeführt worden sein.

6. Die Prognose der psychiatrischen Erkrankung muß ohne psychochirurgischen Eingriff als schlecht eingeschätzt werden.

– schlechte Prognose

Weitere Bedingungen müssen bei einem psychochirurgischen Eingriff erfüllt sein:

Weitere Bedingungen für einen psychochirurgischen Eingriff

1. Die Aufklärung des Patienten sollte umfassend und sorgfältig, am besten durch ein interdiziplinäres Expertenteam erfolgt sein und nach Möglichkeit auch enge Bezugspersonen mit einbezogen haben. Der Patient sollte ausreichend Zeit gehabt haben die Bedeutung und die möglichen Folgen des Eingriffs zu verstehen und sich eine eigene Meinung diesbezüglich zu bilden. Der Patient sollte mit dem psychochirurgischen Eingriff nicht nur einverstanden sein, sondern den psychochirurgischen Eingriff auch selbst anstreben.

– umfassende Patientenaufklärung

2. Es sollte eine intensive psychiatrische prä- und auch postoperative Versorgung einschließlich möglicher Rehabilitationsmaßnahmen gewährleistet sein.

– intensive psychiatrische Versorgung

3. Eine gewissenhafte Erhebung des präoperativen Status unter Verwendung anerkannter psychologischer Tests, wie z.B. *Hamilton-Depression-Rating-Scale, Yale-Brown-Obsessive-Compulsive-Scale* etc., ist unbedingt erforderlich. Eine ebenso präzise Erfassung des postoperativen Status ist wünschenswert zur kritischen Beurteilung des Erreichten und zum Erfahrungsaustausch.

– gewissenhafte Erhebung des präoperativen und des postoperativen Status

Ausschlußkriterien für einen psychochirurgischen Eingriff sind:

Ausschlußkriterien für einen psychochirurgischen Eingriff

1. Alter unter 20 Jahre oder über 65 Jahre,
2. Patienten, die sich zwangsweise in Einrichtungen aufhalten wie z.B. forensische Patienten,
3. Patienten, die für den Bereich Gesundheitsfürsorge unter gerichtlicher Betreuung stehen.

Die letzten beiden Ausschlußkriterien wurden in der Vergangenheit – speziell im Zusammenhang mit psychochirurgischen Eingriffen bei sexuellen Deviationen – häufig kontrovers diskutiert. Einerseits scheint die Fähigkeit solcher Patienten zur freiwilligen Zustimmung oder Ablehnung zu einem psychochirurgischen Eingriff, welcher bei der Durchführung möglicherweise noch andere therapiefremde Ziele, wie z.B. eine vorzeitige Haftentlassung, beinhaltet, eingeschränkt. Andererseits könnte möglicherweise gerade bei diesen Patienten ein psychochirurgischer Eingriff die einzig effektive therapeutische Hilfe sein. Heutzutage wird überwiegend die Meinung vertreten, daß Patienten in Haftanstalten, Sicherheitsverwahrung oder geschlossenen Anstalten „Abhängige" sind, deren scheinbar freie Willensentscheidungen von unterschiedlichsten, aus medizinischer Sicht nicht wünschenswerten Faktoren bestimmt werden (Adler u. Saupe 1979).

5 Techniken und Zielgebiete

5.1 Allgemeine neurochirurgische Technik

Stereotaktische Vorgehensweise

Im Gegensatz zu den Anfängen der Psychochirurgie werden heutzutage fast alle neurochirurgischen Eingriffe bei psychiatrischen Erkrankungen stereotaktisch durchgeführt. Diese Vorgehensweise erlaubt eine genaue Plazierung der Läsion bei gleichzeitiger Minimierung der Läsionsgröße. Ein stereotaktischer Eingriffe erfordert keine Vollnarkose, vielmehr erhalten die meisten Patienten lediglich eine Lokalanästhesie mit milder Sedierung, so daß die Patienten während des Eingriffs ansprechbar sind. Dies erlaubt durch intraoperative Stimulation des geplanten Läsionsortes krankheitsspezifische Symptome beim Patienten hervorzurufen und somit in Rücksprache mit dem Patienten die Sondenlage zu überprüfen und ggf. zu verändern.

Durchführung der Operation

Die Operation selbst beinhaltet zunächst das Anlegen eines stereotaktischen Rahmens mit Lokalisatoren am Kopf des Patienten sowie die anschließende Durchführung einer Bildgebung (früher Ventrikulographie, heute kraniale Computertomographie oder zunehmend häufiger Magnetresonanztomographie). In einem zweiten Schritt erfolgt die Zielpunktbestimmung und Koordinatenberechnung anhand der angefertigten Bilder. Entsprechend dieser Koordinaten erfolgt die Einstellung des Zielbügelsystems, welches am stereotaktischen Rahmen in definierter Position befestigt wird und der Führung der Instrumente dient. In der Regel werden dann über jeweils ca. 3 cm lange Hautschnitte beidseits 2 kleine Bohrlöcher (12 mm Durchmesser) direkt vor der Kranznaht ca. 2 cm lateral von der Mittellinie angelegt. Nach Inzision der Dura mater und punktförmiger Koagulation des Kortex wird eine Sonde über das Führungssystem des Zielbügels vorgeschoben, wobei die Genauigkeit dieses Vorgehens bei etwa 1 mm liegt. Die Läsion selbst erfolgt durch Thermokoagulation des entsprechenden Gewebes in der gewünschten Größe.

5.2 Allgemeine anatomische Überlegungen

Ungeklärte Wirkungsweise der läsionellen Therapie

Das morphologische Substrat der psychiatrischen Erkrankungen ist ebenso wie die genaue Wirkungsweise der angewandten läsionellen Therapie bis heute ungeklärt. Es existieren lediglich Hinweise aus verschiedenen bildgebenden Studien (und zwar mittels Positronenemissionstomographie, Single-Photon-Emissions-Computertomographie und funktioneller Magnetresonanztomographie), daß bei einigen psychiatrischen Erkrankungen der präfrontale Kortex, das Cingulum und die Basalganglien eine wesentlichen Rolle spielen. Zwischen den einzelnen Läsionsorten besteht eine enge Beziehung, wobei für die Wirksamkeit der läsionellen Therapie Zusammenhänge mit dem limbischen System und dem Papez-Regelkreis postuliert werden. Auffallend ist jedenfalls, daß sowohl Läsionen an verschiedenen Stellen für ein und dieselbe Erkrankung als auch Läsionen derselben Lokalisation für unterschiedliche Erkrankungen effektiv zu sein scheinen. Dies unterstützt die These, daß ursächlich die Dysregulation von Regelkreisen für die Entstehung der psychiatrischen Erkrankungen bedeutsam sind (Meyerson 1996; Cosgrove u. Rauch 1995; Cosgrove u. Ballantine 1996).

Es sollen nun die verschiedenen Zielregionen im einzelnen dargestellt werden, wobei die Läsionen grundsätzlich bilateral symmetrisch ausgeführt werden.

5.3 Zielgebiete

Die anteriore Cingulotomie, zuerst von Fulton (Fulton 1951) vorgeschlagen, ist zumindest in den USA der am häufigsten durchgeführte psychochirurgische Eingriff. Zunächst zur Schmerztherapie eingesetzt (Foltz u. White 1962), wurde dann später zunehmend über eine sichere und erfolgreiche Anwendung bei größeren Zahlen von Psychiatrischen Patienten berichtet (Ballantine et al. 1987). In der aktuellen Literatur ist dieser Eingriff wohl der am meisten beachtete (Baer et al. 1995; Jenike et al. 1991; Cosgrove u. Ballantine 1996). Er beinhaltet eine bilaterale Läsion im Gyrus cinguli mit Durchtrennung der darin verlaufenden limbischen Bahnverbindungen des Papez'schen Regelkreises. Zielpunkt ist ein Punkt im Cingulum ca. 2 cm dorsal der Vorderhörner der Seitenventrikel und 7 mm lateral der Mittellinie. Die Läsion selbst wird durch Thermokoagulation (Ballantine et al. 1995) vorgenommen und entspricht etwa einem Zylinder von 1 cm Durchmesser und 2 cm Länge. Unmittelbar postoperativ kann es in den ersten 4 Tagen zu vorübergehenden Blasen- sowie Temperaturregulationsstörungen kommen. Andauernde Verhaltens- oder kognitive Defizite wurden nicht festgestellt, sondern es wird vielmehr über eine Verbesserung der Leistungsfähigkeit, sowohl in Intelligenztests als auch in Gedächtnistests berichtet (Cosgrove u. Ballantine 1996; Ballantine et al. 1995; Tippin u. Henn 1982), die von den Autoren auf eine verbesserte Konzentrationsfähigkeit zurückgeführt wird. Die Cingulotomie scheint somit der komplikationsärmste psychochirurgische Eingriff zu sein. Die psychiatrischen Indikationen sind z.Z. schwere Affektive Störungen, chronische Angststörungen und Zwangserkrankungen.

Cingulotomie

Zunächst von Talairach (Talairach et al. 1949) beschrieben, wurde die anteriore Capsulotomie v.a. von Lars Leksell (Bingley et al. 1977) für unterschiedliche psychiatrische Indikationen eingesetzt. Dieser Eingriff scheint der in Europa gebräuchlichste zu sein (Cosgrove u. Ballantine 1996). Ziel ist der vordere Schenkel der inneren Kapsel, in dem die frontothalamischen Bahnverbindungen verlaufen, die das limbische System mit dem Frontallappen verbinden. Die Läsionen werden durch Thermokoagulation oder auch durch radiochirurgische Methoden („Gamma knife") (Mindus u. Meyerson 1995; Leksell u. Backlund 1979) produziert. Als Komplikationen wird eine vorübergehende Verwirrtheit am 2.–5. postoperativen Tag bei ca. 90% der Patienten beschrieben (Mindus u. Nyman 1991). An längerfristigen Nebenwirkungen wurden Gewichtszunahme, schnelle Ermüd-

Anteriore Capsulotomie

barkeit und Gedächtnisstörungen beschrieben (Mindus u. Nyman 1991). Wesentliche kognitive Einschränkungen konnten nicht nachgewiesen werden (Bingley et al. 1977; Burzaco 1981; Herner 1961). Eine zeitabhängige Tendenz zu Rezidiven scheint nicht zu bestehen (Meyerson 1977), allerdings war ein erneuter Eingriff bei 17 von 85 Patienten wegen nicht optimaler Läsionsgröße und -lage notwendig und bei 52% von diesen wiederum erfolgreich (Burzaco 1981). Die Indikationen bestehen v. a. in chronischen Angststörungen, Zwangsstörungen und Depressionen.

Subcaudatus-Traktotomie

Die Subcaudatus-Traktotomie wurde von Knight 1964 eingeführt um die Läsionsgröße und damit die Nebenwirkungen im Vergleich zu den ausgedehnten Leukotomien einzuschränken. Die Läsion kann durch stereotaktische Plazierung von radioaktiven Seeds oder durch Thermokoagulation hervorgerufen werden (Cosyns et al. 1994). Zielregion ist hier die weiße Substanz direkt unterhalb des Caput nuclei caudati mit den darin verlaufenden Bahnverbindungen des orbitalen Kortex. Als Komplikationen traten in 2,2% epileptische Anfälle auf, in 6,7% der Fälle fanden sich unerwünschte Persönlichkeitsveränderungen, und eine vorübergehende Enthemmung konnte häufig beobachtet werden. Die Hauptindikationen bestehen in Depressionen, Zwangsstörungen und Angstzuständen. Patienten mit Persönlichkeitsstörungen, Schizophrenie, Drogen- oder Alkoholabhängigkeit zeigten eher schlechte Ergebnisse (Goktepe et al. 1975; Balasubramaniam 1997).

Limbische Leukotomie

Die limbische Leukotomie stellt eine Kombination aus der schon oben beschriebenen anterioren Cingulotomie und Subcaudatus-Traktotomie dar und wurde 1973 von Kelley eingeführt (Kelley et al. 1973), um eine Verbesserung der Ergebnisse bei Zwangsstörungen zu erzielen. An Nebenwirkungen wurden Blasenstörungen, Müdigkeit und Verwirrtheit in der unmittelbaren postoperativen Phase berichtet (Cosgrove u. Rauch 1995). 12% der Patienten klagten postoperativ über anhaltende Lethargie, Epilepsien traten nicht auf, und der Intelligenzquotient zeigte einen leichten Anstieg. Die Indikationen bestehen wie bei den Einzeleingriffen in affektiven Psychosen, Zwangs- und Angststörungen.

Intralaminäre und dorsomediale Thalamotomie

Von Hassler u. Dieckmann (1973) eingeführt, besteht die intralaminäre und dorsomediale Thalamotomie aus einer Läsion im Nucleus dorsomedialis thalami, sowie in der angrenzenden Lamella medialis. Aufgrund der schwierigen Lokalisation nahe des wichtigen Tractus mamillothalamicus ist der Eigriff umstritten. Er sollte daher am ehesten bei Störungen mit aggressivem Verhalten in Kombination mit geistiger Retardierung durchgeführt werden (Gybels u. Cosyns 1995), da es für diese Indikation wenig Alternativen gibt. Die Komplikationen beinhalten vorübergehende Somnolenz, die Entwicklung eines Hydrocephalus und bei einem Patienten zeigte sich postoperativ eine leichte Hemiparese (Cosyns et al. 1994). Die Erfahrungen sind jedoch im Vergleich zu den anderen Methoden äußerst gering.

Amygdalotomie

Nach Narabayashi (Narabayashi u. Shima 1973) beruht die Amygdalotomie auf einer Läsion des kortikomedialen Nucleus der Amygdala und wird ebenso wie die dorsomediale Thalamotomie bei aggressiven Störungen mit geistiger Retardierung eingesetzt. Auch hier sind die Erfahrungen nur sehr begrenzt (Cosyns et al. 1994).

Hergeleitet von verschiedenen, widersprüchlich bewerteten tierexperimentellen Ergebnissen (Orthner 1982; Schorsch u. Schmidt 1979) wurde die ventromediale Hypothalamotomie zur Therapie sexueller Deviationen eingesetzt (Müller u. Orthner 1973). Ziel der Läsion war die Beeinflussung des Sexualverhaltens mit Reduktion von „Hypersexualität" und „Perversion", wie sie z.B. bei Läsionen beider medialer Temporallappen beobachtet wurden (Klüver u. Bucy 1939). Die Erfahrungen mit der Methode sind fast ausschließlich auf Deutschland begrenzt, nur von geringem Umfang und darüber hinaus unzureichend dokumentiert (Schorsch u. Schmidt 1979).

Ventromediale Hypothalamotomie

Grundsätzlich kann es bei jedem psychochirurgischen Eingriff natürlich auch zu – vom Läsionsort unabhängigen – Komplikationen kommen. Mit unterschiedlichen Häufigkeiten werden allgemeine Komplikationen wie intracerebrale Blutungen (0–2%), Infektionen (0–1%) und das Auftreten postoperativer epileptischer Anfälle (ca. 1%) angegeben.

Komplikationen

6 Ergebnisse und Perspektiven

Mit der Bewertung und dem Vergleich der Ergebnisse neurochirurgischer Eingriffe zur Behandlung psychiatrischer Krankheitsbilder sind etliche Schwierigkeiten verbunden.

Eine Schwierigkeit ist, daß die einzelne Zentren Präferenzen für bestimmte Eingriffe haben und unterschiedliche diagnostische Kriterien und Standards für die Nachuntersuchungen anwenden. Außerdem beruhen die meisten der veröffentlichten Arbeiten auf retrospektiven Untersuchungen und es existieren nur wenige prospektive Studien mit jeweils nur relativ geringen Patientenzahlen (Baer et al. 1995; Kartsounis et al. 1991). Prospektive randomisierte Studien lassen sich bei der begrenzten, schwerkranken Patientenpopulation kaum durchführen und Doppelblindstudien sind aufgrund der Operation weder möglich noch ethisch vertretbar. Mit Hilfe radiochirurgischer Methoden ist dies jedoch denkbar und so wird derzeit auch eine solche Studie zur Capsulotomie bei zwangserkranken Patienten durchgeführt, deren Ergebnisse hoffentlich Entscheidungshilfen zur Anwendung neurochirurgischer Eingriffe bei psychiatrischen Erkrankungen liefern können (Mindus et al. 1994).

Probleme der Vergleichbarkeit verschiedener Eingriffe

Für die Cingulotomie werden bei Verwendung äußerst strenger Kriterien für den Therapieerfolg immerhin noch 25–30% Therapieresponder bei 18 Zwangspatienten in einer prospektiven Studie ermittelt (Baer et al. 1995). Bei 196 cingulotomierten Patienten, aber weniger strengen Kriterien fand Ballantine (Ballantine et al. 1987) eine Verbesserung bei 64% der Patienten mit affektiven Psychosen, bei 56% der Zwangspatienten und bei 79% der Patienten mit Angstsymptomatik (Phobiker).

Erfolgsrate

– bei Cingulotomie

Für die Capsulotomie wird bei Zwangspatienten eine Erfolgsrate zwischen 64% und 70% (Mindus u. Meyerson 1995; Bingley et al. 1977; Meyerson 1977; Meyerson 1996), bei Angsterkrankungen wird der Anteil von Patienten mit gutem Erfolg mit 71% (Rylander 1979) angegeben.

– bei Capsulotomie

- bei Subcaudatus-Traktotomie

Bei der Subcaudatus-Traktotomie finden sich in 68% gute Ergebnisse bei depressiven Patienten, in 62,5% Erfolge bei Patienten mit Angsterkrankungen und in 50% Verbesserungen bei zwangserkrankten Patienten (Goktepe et al. 1975).

- bei limbischer Leukotomie

Für die limbische Leukotomie berichten Mitchell-Heggs et al. (Mitchell-Heggs et al. 1977) über Besserungen bei 89% der Zwangspatienten, bei 68% der Patienten mit einer chronischen Angsterkrankung und bei 78% der Depressiven.

Grundsätzlich scheint das gleichzeitige Vorliegen ausgeprägter vegetativer Symptome und/oder Angst bei Patienten mit einer Depression oder Zwangsstörung als Grunderkrankung ein Prädiktor für ein besseres Outcome zu sein.

Ein Vergleich der Ergebnisse verschiedener Zentren untereinander ist problematisch, da ungenaue Diagnosekriterien, nichtstandardisierte Instrumente zur präoperativen Evaluation und unterschiedliche Skalen zur Beurteilung der Ergebnisse benutzt wurden.

Kategorisierung des Behandlungsoutcome

In nahezu allen Publikationen läßt sich jedoch eine Modifikation der Pippard Postoperative Rating Scale (Pippard 1955) erkennen, die das Outcome in 5 Kategorien einstuft:
1. symptomfrei,
2. deutlich gebessert mit Restsymptomatik aber ohne zusätzliche Behandlung,
3. leicht gebessert,
4. unverändert,
5. verschlechtert.

Tabelle 1 zeigt die prozentualen Raten für ein positives Outcome bei verschiedenen Erkrankungen bzw. Eingriffen (Cosgrove u. Rauch 1995), wobei eine Klassifikation unter 1. und 2. als erfolgreiches Behandlungsergebnis gewertet wurde.

Weitgehend gleiche Wirksamkeit der verschiedenen Methoden

Grundsätzlich gilt somit, daß mit restriktiver und gezielter Indikationsstellung durchaus bei einem beträchtlichen Anteil von mehr als 50% der Patienten eine Besserung erzielt werden kann. Die veröffentlichten Ergebnisse lassen jedoch keine statistisch signifikante Aussage zur vergleichenden Wirksamkeit verschiedener Operationsmethoden zu, so daß bislang von einer weitgehend gleichwertigen Wirksamkeit der verschiedenen Methoden ausgegangen werden muß. Übereinstimmend scheint

Tabelle 1.
Prozentuale Verteilung erfolgreicher Behandlungen bei verschiedenen Erkrankungen und Eingriffen. (Nach Cosgrove u. Rauch 1995)

	Anteriore Cingulotomie	Anteriore Capsulotomie	Subcaudatus-Traktotomie	Limbische Leukotomie
Zwangsstörung	56%	67%	50%	61%
Affektive Störung	65%	55%	68%	78%

auch zu gelten, daß sowohl die depressive Symptomatik als auch die Zwangssymptomatik erst mit einer Latenz von bis zu 6 Monaten auf den Eingriff ansprechen, wogegen die Angstsymptomatik häufig unverzüglich eine Besserungstendenz zeigt.

7 Literatur

Adler M, Saupe R (1979) Psychochirurgie. Enke, Stuttgart

*Baer L, Rauch SL, Ballantine HT Jr et al. (1995) Cingulotomy for intractable obsessive-compulsive disorder. Prospective long-term follow-up of 18 patients. Arch Gen Psychiatry 52:384–392

Balasubramaniam V (1997) Magnetic resonance image-guided stereotactic cingulotomy for intractable psychiatric disease [letter]. Neurosurgery 40:107–94

Ballantine HT, Bouckoms AJ, Thomas EK (1987) Treatment of psychiatric illness by stereotactic cingulotomy. Biol Psychiatry 22:807–819

Ballantine HT Jr, Cosgrove GR, Giriunas IE (1995) Surgical treatment of intractable psychiatric illness and chronic pain by stereotactic cingulotomy. In: Schmiedek HH, Sweet WH (eds) Operative neurosurgical techniques, 3rd edn. Saunders, Philadelphia, pp 1423–1430

Bingley T, Leksell L, Meyerson BA (1977) Long term results of stereotactic capsulotomy in chronic obsessive compulsive neurosis. In: Sweet WH, Obrador S, Martin-Rodriguez JG (eds) Neurosurgical treatment in psychiatry, pain and epilepsy. University Park Press, Baltimore, pp 287–289

Bouckoms AJ (1988) Ethics of psychosurgery. Acta Neurochir Suppl (Wien) 44:173–178

Burzaco J (1981) Stereotactic surgery in the treatment of obsessive compulsive neurosis. In: Perris C, Struwe G, Janssen B (eds) Biological psychiatry. Elsevier, Amsterdam, pp 1108–1109

Cosgrove GR, Rauch SL (1995) Psychosurgery. Neurosurg Clin N Am 6:167–176

**Cosgrove GR, Ballantine HT (1996) Cingulotomy in psychosurgery. In: Gildenberg PL, Tasker RR (eds) Textbook of stereotactic and functional neurosurgery.

McGraw-Hill, New York, pp 1965–1970

Cosyns P, Caemaert J, Haaijman W, Veelen C van, Gybels J, Manen J van, Ceha J (1994) Functional stereotactic neurosurgery for psychiatric disorders: an experience in Belgium and The Netherlands. Adv Tech Stand Neurosurg 21:239–279

Foltz EL, White LE Jr (1962) Pain relief by frontal cingulotomy. J Neurosurg 19:89–94

Freeman W, Watts JW (1937) Prefrontal lobotomy in the treatment of mental disorders. South Med J 30:23–31

Freeman W, Watts JW (1950) Psychosurgery in the treatment of mental disorders and intractable pain. 2nd edn. Thomas, Springfield/Ill

Fülgraff G, Barbey I (Hrsg) (1978) Stereotaktische Hirnoperationen bei abweichendem Sexualverhalten. Reimer, Berlin (Abschlußbericht der Kommission beim Bundesgesundheitsamt)

Fulton JE (1951) Frontal lobotomy and affective behaviour: a neurophysiological analysis. Norton, New York

Goktepe EO, Young LB, Bridges PK (1975) A further review of the results of stereotactic subcaudate tractotomy. Br J Psychiatry 126:270–280

Gybels JM, Cosyns PR (1995) Cerebral lesions for psychiatric disorders and pain. In: Schmiedek HH, Sweet WH (eds) Operative neurosurgical techniques, 3rd edn. Saunders, Philadelphia, pp 1413–1421

Hassler R, Dieckmann G (1973) Relief of obsessive-compulsive disorders, phobias and tics by stereotactic coagulation of the rostral intralaminar and medial-thalamic nuclei. In: Laitinen LV, Livingston KE (eds) Surgical approaches in psychiatry. Medical and Technical, Lancaster, pp 206–212

Herner T (1961) Treatment of mental disorders with frontal stereotactic

thermo-lesions. A follow-up study of 116 cases. Acta Psychiatr Neurol Scand 36(Suppl 158):1–146

Jenike MA, Baer L, Ballantine T et al. (1991) Cingulotomy for refractory obsessive-compulsive disorder. A long-term follow-up of 33 patients. Arch Gen Psychiatry 48:548–555

Kartsounis LD, Poynton A, Bridges PK, Bartlett JR (1991) Neuropsychological correlates of stereotactic subcaudate tractotomy. A prospective study. Brain 114:2657–2673

Kelley D, Richardson A, Mitchell-Heggs N (1973) Stereotactic limbic leucotomy: neurophysiologic aspects and operative technique. Br J Psychiatry 123:133–140

Klüver H, Bucy PC (1939) Preliminary analysis of functions of the temporal lobes in monkeys. Arch Neurol Psychiat 42:979–1000

Knight GC (1964) The orbital cortex as an objective in the surgical treatment of mental illness. The development of the stereotactic approach. Br J Surg 51:114–124

Leksell L, Backlund EO (1979) Stereotactic gammacapsulotomy. In: Hitchcock ER, Ballantine HT Jr, Meyerson BA (eds) Modern concepts in psychiatric surgery. Elsevier North Holland Biomedical, Amsterdam, pp 235–240

Schorsch E, Schmidt G (1979) Hypothalamotomie bei sexuellen Abweichungen. Eine Kritik aus sexualwissenschaftlicher Sicht. Nervenarzt 50:689–699

Stone EM (ed) (1989) American psychiatric glossary. American Psychiatric Press, Washington

Talairach J, Hecean H, David M (1949) Recherches sur la coagulation thérapeutique des structures sous-corticales chez l'homme. Rev Neurol (Paris) 81:4–24

Tippin J, Henn F (1982) Modified leukotomy in the treatment of intractable obsessional neurosis. Am J Psychiatry 139:1601–1608

Sachverzeichnis